HANDBUCH DER MIKROSKOPISCHEN ANATOMIE DES MENSCHEN

BEGRÜNDET VON
WILHELM v. MÖLLENDORFF

FORTGEFÜHRT VON
WOLFGANG BARGMANN
KIEL

DRITTER BAND
HAUT UND SINNESORGANE

DRITTER TEIL
DIE HAUT · DIE MILCHDRÜSE
ERGÄNZUNG ZU BAND III/1

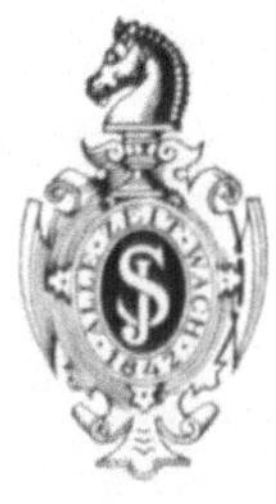

SPRINGER-VERLAG
BERLIN · GÖTTINGEN · HEIDELBERG
1957

HAUT UND SINNESORGANE

DRITTER TEIL

DIE HAUT · DIE MILCHDRÜSE

ERGÄNZUNG ZU BAND III/1

BEARBEITET VON

ERNST HORSTMANN   ADOLF DABELOW

MIT 359 ZUM TEIL FARBIGEN ABBILDUNGEN

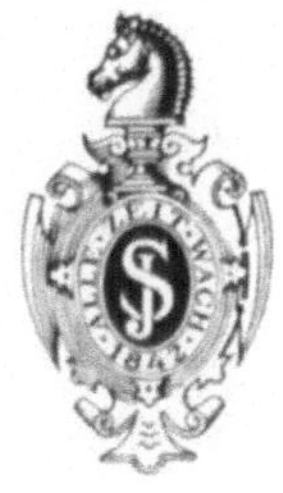

SPRINGER-VERLAG

BERLIN · GÖTTINGEN · HEIDELBERG

1957

ISBN-13: 978-3-642-47922-9   e-ISBN-13: 978-3-642-47921-2
DOI: 10.1007/ 978-3-642-47921-2

Inhaltsverzeichnis.

Die Milchdrüse. Von Professor Dr. Adolf Dabelow, Mainz a. Rh.

Die Haut.

Von

Ernst Horstmann, Kiel.

Mit 210 Abbildungen.

Einleitung.

Der vorliegende Nachtrag zu HOEPKEs (1927) Darstellung der mikroskopischen Anatomie der Haut versucht, die Gliederung HOEPKEs beizubehalten. Das war in großen Zügen leicht möglich. Da sich aber die Akzente auch auf diesem Gebiet histologischer Forschung in den vergangenen $2^1/_2$ Jahrzehnten verschoben haben, und neue Gesichtspunkte in den Kreis der Bearbeitung gerückt worden sind, ist es notwendig, manches näher auszuführen, was früher nur gestreift zu werden brauchte. Dazu mußte gelegentlich auch älteres Schrifttum herangezogen werden. Aus dem gleichen Grunde erscheint es wünschenswert, jedem Kapitel einen kurzen entwicklungsgeschichtlichen Überblick voranzustellen. Hat doch die Entwicklungsgeschichte für das Verständnis des Verhornungsvorganges, der Pigmentbildung und der topographischen Unterschiede Wichtiges beigetragen.

Die große Zahl histochemischer Bemühungen um die Aufklärung des Verhornungsprozesses läßt sich nur in einer zusammenfassenden Darstellung dieses komplexen Vorganges unter Berücksichtigung chemischer und physikalischer Methoden bewältigen.

In die Dynamik der Zellen und Gewebe vermögen besonders die experimentellen Untersuchungen mit Transplantationen, in vitro-Kulturen und Versuche mit carcinogenen Stoffen Einblicke zu geben. Es liegt im Interesse eines weiten Überblickes, auch diese Untersuchungen bei der Darstellung der mikroskopischen Anatomie heranzuziehen.

Ein Schlußkapitel über die topographischen Unterschiede soll die Variationsbreite der Haut veranschaulichen und Ergebnisse und Wege der für die pathologischen Verhältnisse wichtigen Erfassung örtlicher Verschiedenheiten darlegen.

I. Die Epidermis.

1. Entwicklung.

Die epithelialen Anteile der Haut und ihre Anhangsgebilde entwickeln sich aus dem Ektoderm. Erst nach Anlage der Medullarplatte und Sonderung der Neuralleiste wird ihre Abgrenzung möglich. Es kann vermutet werden, daß die Grenze der präsumptiven Epidermis an der Keimscheibe des Menschen ähnlich verläuft wie beim *Hühnchen* (PASTEELS 1936/37). Das präsumptive Epidermisfeld umschließt aber noch das Material für die Riech-, Linsen- und Epidermisplacoden, für den Sinus urogenitalis und die Mund- und Afterbucht (FISCHEL 1929).

Bis zum Beginn des zweiten Monats besteht die Epidermis aus einer *einfachen Zellage* mit zahlreichen Mitosen (STEINER 1929a, b, FISCHEL 1929), mit Ausnahme der freien Enden der Extremitätenknospen, wo die Epidermis eine vielschichtige Leiste bildet (Abb. 1). An dem einschichtigen Epithel unterscheidet STEINER

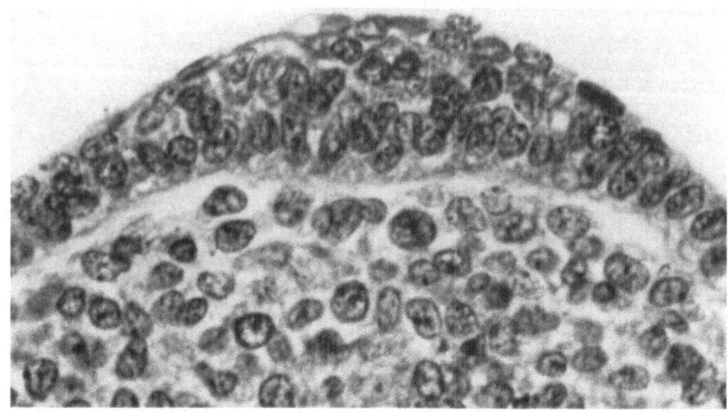

Abb. 1. Schnitt durch die Epithelleiste an der Spitze einer Extremitätenknospe. Embryo 10 mm SSL. Hier ist die Epidermis mehrschichtig, rechts im Bild einschichtig. Vergr. 800fach. (Hämatoxylin-Eosinfärbung.)

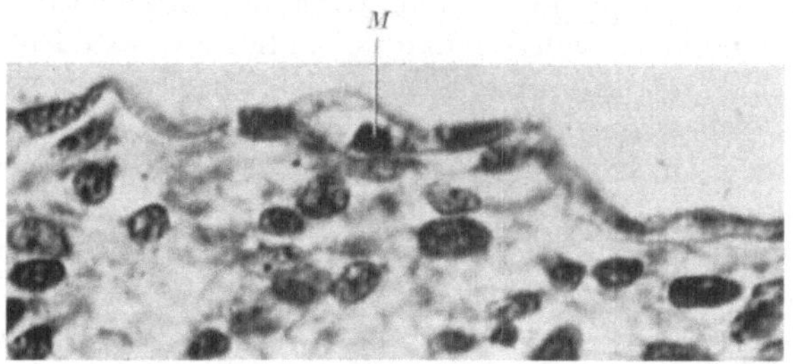

Abb. 2. Einschichtiges plattes Epithel über der Extremitätenanlage eines Embryo von 10 mm SSL. *M* Mitose. Zellarme Cutisanlage. Vergr. 800fach. (Hämatoxylin-Eosinfärbung.)

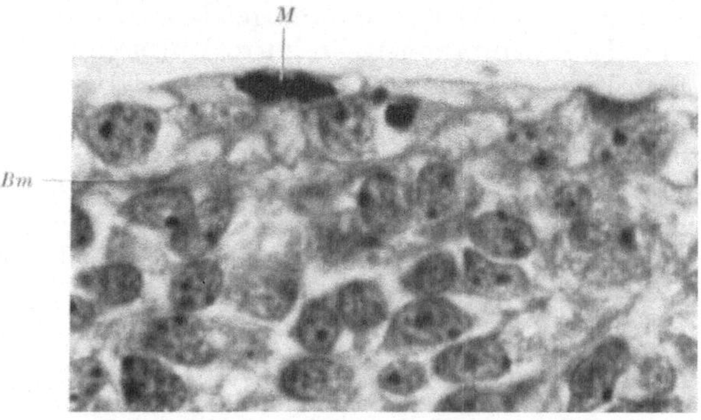

Abb. 3. Einschichtiges, vorwiegend kubisches Epithel, dem stellenweise eine zweite Zellschicht aufgelagert ist, in der auch Mitosen (*M*) erscheinen. *Bm* Basalmembran. Zellreiche Cutisanlage mit wenig Intercellularsubstanz. Embryo 10 mm SSL. Vergr. 1200fach. (Hämatoxylin-Eosinfärbung.)

3 Formen: 1. kubisches, 2. mehrreihig prismatisches, 3. plattes Epithel. Bereits bei Embryonen mit 4 Urwirbelpaaren kommen nach STEINER diese Formen an bestimmten Orten vor. Im Gegensatz zu HÄGGQVIST (1921) und unter Bezug auf LUDWIGS (1928) Beobachtungen an einem Embryo von einem Urwirbelpaar hält STEINER das kubische Epithel für das primitivste, das mehrreihig prismatische und platte Epithel für differenzierter. Das letztere bildet sich im

Bereich der Perikardialplatte und des Medullarrohres, wo es unter dem Wachstumsdruck der darunter sich entwickelnden Organe steht. FISCHEL nimmt wie STEINER eine gewisse Druckfestigkeit der einschichtigen Epidermis an, der BLECHSCHMIDT (1951) und WURMBACH (1954) auch eine entwicklungsmechanische

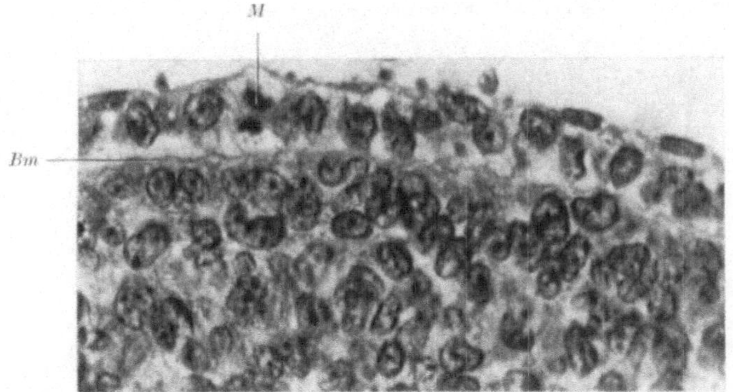

Abb. 4. Zylindrische einschichtige Epidermis der Extremitätenanlage. Beginn der Peridermbildung. Sehr zellreiche Cutisanlage. Vgl. Abb. 2 des gleichen Embryo. *M* Mitose, *Bm* Basalmembran. Vergr. 800fach. (Hämatoxylin-Eosinfärbung.)

Bedeutung zusprechen. Wenn der Zuwachs an Volumen nicht von einer entsprechenden Oberflächenvergrößerung begleitet ist, kann eine mechanische Belastung eintreten. Sie wird sich aber nicht als Druck-, sondern als Zugbeanspruchung (Gurtung) auf die umhüllende Epidermis und Cutisanlage auswirken. Dem entspricht neben der Abplattung eine Zunahme des Fibrillenreichtums im

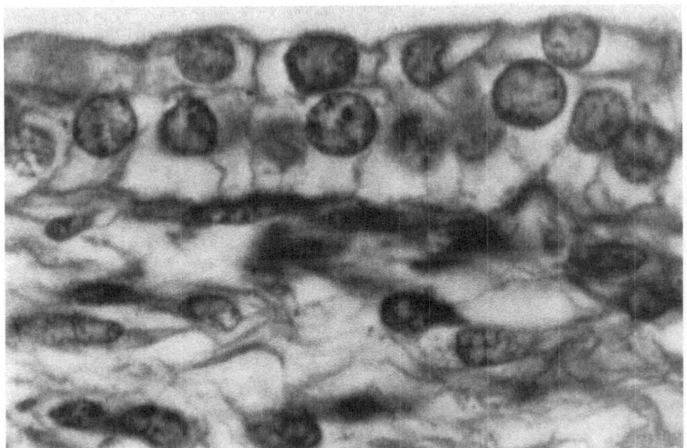

Abb. 5. Epidermis mit Periderm über dem Unterschenkel eines 2 cm langen Embryo mit wenig abgeplattetem Periderm. Vergr. 1400fach. (Hämatoxylin-Eosinfärbung.)

Cutismesoderm der gedehnten Bezirke (Abb. 2—4) (STEINER 1929a, b, 1930). HOLMGREN und JOHANSSON (1933), deren Befunde im wesentlichen mit denen STEINERs übereinstimmen, sehen das Epithel höher werden, wenn das Mesoderm an Mächtigkeit zunimmt und damit die Epidermis von der Zugbeanspruchung entlastet wird. Die Verletzbarkeit junger Embryonen zeigt indessen, daß die Festigkeit der Haut am Anfang der Entwicklung sehr gering ist.

Zu Beginn des zweiten Monats, nach STEINER (1929) bei Keimlingen von etwa 16 mm totaler Länge, wird die ganze Epidermis *zweischichtig*. Vorher sind schon hie und da zwei Zellagen vorhanden, aber keine geschlossene Peridermschicht (Abb. 3 und 4). Die dem Mesenchym aufliegenden Zellen sind ungleich-

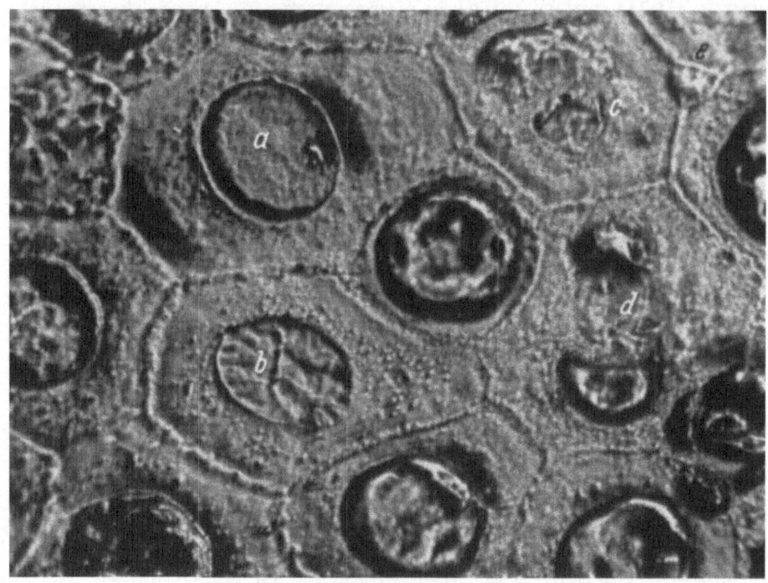

Abb. 6. Die Peridermoberfläche eines Feten (9 cm) aus der Temporalgegend. a glattwandiges Bläschen, b, c Reste von Bläschen, die ihren Inhalt abgegeben haben, d zwei neu sich entwickelnde Bläschen neben dem Rest einer entleerten Blase, e Zellausläufer der tieferen Lage. Vergr. 780fach. (Mikroreliefpräparat nach Wolf bei schräger Beleuchtung.) (Aus Zástava 1950.)

mäßig kubisch bis rundlich und enthalten einen großen Kern. Gegen das Bindegewebe sind die einzelnen Zellen mehr oder weniger vorgetrieben, so daß die Begrenzung hier unregelmäßig erscheint (Abb. 5).

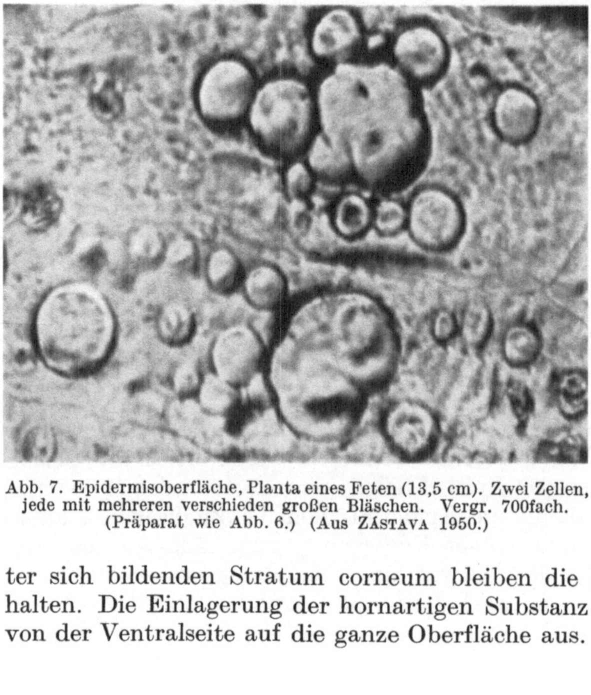

Die obere Zellage, das *Periderm*, besteht zunächst aus kubischen Zellen. Später sind die Zellen abgeplattet, oft so sehr, daß sie durch ihren mittelständigen Kern aufgetrieben erscheinen (Pinkus 1910). Die Peridermzellen verlieren vom zweiten Monat an ihre Teilungsfähigkeit und wandeln ihr Cytoplasma in eine hornartige Substanz um, die unverdaulich ist (Unna 1883) und sich mit Pikrinsäure gelb färbt (Cedercreutz 1907). Im Gegensatz zu den verhornten Zellen des spä-

Abb. 7. Epidermisoberfläche, Planta eines Feten (13,5 cm). Zwei Zellen, jede mit mehreren verschieden großen Bläschen. Vergr. 700fach. (Präparat wie Abb. 6.) (Aus Zástava 1950.)

ter sich bildenden Stratum corneum bleiben die Kerne der Peridermzellen erhalten. Die Einlagerung der hornartigen Substanz breitet sich im dritten Monat von der Ventralseite auf die ganze Oberfläche aus. Stellenweise entstehen durch lokale Vermehrung der Peridermzellen kleine Häufchen, die der embryonalen Epidermis aufliegen. Bevor die Peridermzellen abgeschilfert werden, entstehen in ihnen mehrere blasige Auftreibungen, die im Zentrum der Zelle als einfache Blase beginnen und sich unter Aufteilung schließlich über die ganze Zelle erstrecken (Abb. 6 und 7) (ZÁSTAVA 1950).

Bei einigen Tieren (z. B. *Bradypus tridactylus* WELCKER 1866) bleibt das Periderm bis zur Geburt erhalten, umhüllt als geschlossene Membran die gesamte Oberfläche einschließlich der Haare und wird deshalb als *Epitrichium* bezeichnet. Beim Menschen wird das Periderm am Ende des dritten und im Laufe des vierten und fünften Monats allmählich über den ganzen Körper fortschreitend durch den endgültigen Verhornungsprozeß verdrängt (PINKUS 1910). Dabei trübt sich die Epidermis durch die Einlagerung von Ceratohyalinkörnchen und Eleidintropfen so sehr, daß die frühere Durchsichtigkeit verlorengeht. Bei Beginn dieser Umwandlung wird das Periderm in größeren Lamellen abgestoßen.

Bei 30 mm langen Embryonen beginnt an den Ventralpartien die Ausbildung einer dritten Zellschicht, des *Stratum intermedium*, indem sich Zellen aus dem Stratum germinativum zwischen dieses und das Periderm schieben. Da die Zellen teilungsfähig bleiben, besteht das Stratum germinativum jetzt aus zwei Lagen, dem Stratum basale und dem Stratum inter-

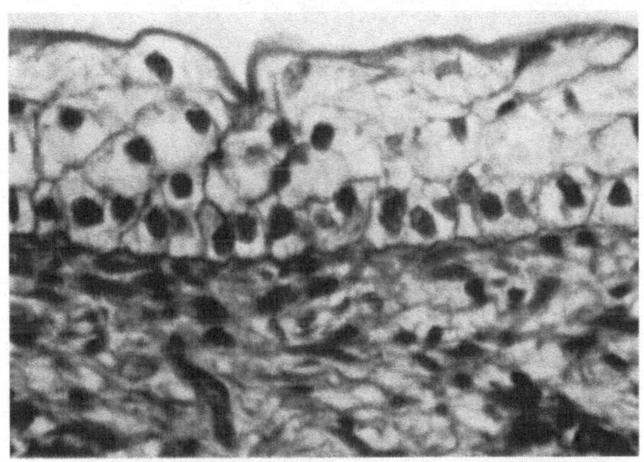

Abb. 8. Mehrschichtige Epidermis ohne Poriderm über der Brust eines Feten von 5 cm SSL. Vergr. 600fach. (Hämatoxylin-Eosinfärbung.)

medium (Abb. 8). An den meisten Körperstellen bleibt die Epidermis bis zum vierten Monat zweischichtig.

Im Bereich der Milchleiste, der Haarkeime, des Nagelbettes und im Gesicht treten Keratohyalinkörnchen zuerst reichlich in den oberen Lagen des dort vielschichtigen Stratum intermedium auf. Doch bietet der größte Teil der Epidermis zu Beginn des fünften Monats noch keine Anzeichen einer vollständigen Verhornung. Mit der Ausbildung der Ceratohyalinkörnchen tritt in der darübergelegenen Zellschicht auch das Eleidin auf. Die oberste Lage der verhornten Zellen zeigt keine Kerne mehr. Ihr Zustand entspricht dem der Zellen des Stratum corneum der erwachsenen Epidermis. Nach HALE (1952) findet sich an der Leistenhaut der Hand die erste Verhornung bei 115 mm SSL. ERNST (1896) und STEINER (1929, 1930) sehen sie an der gleichen Stelle erst bei 170 mm SSL. Nach Abschluß des fünften Monats ist die Epidermis überall verhornt (UNNA 1883).

Die für die Epidermis charakteristischen *Epithelbrücken der Stachelzellen* erscheinen erst, wenn die Epidermis vielschichtig wird. Erst dann erscheinen auch die *Epithelfasern*, Tonofibrillen. Sie treten anscheinend sogar erst mit der bleibenden Verhornung auf (HALE 1952). Nach eigenen Beobachtungen lassen sich in den embryonalen Epidermiszellen fibrilläre Elemente polarisationsoptisch schon früher entdecken, lange bevor sie färberisch dargestellt werden können.

Ehe die Haaranlagen sichtbar werden, stellen sich die Zellen des Stratum basale in der Oberflächenebene parallel zueinander, so daß die Basalzellen bei Betrachtung von abgelösten Epidermishäuten bevorzugte Richtungen an ihren

mandelförmigen Kernen erkennen lassen (FLEISCHHAUER 1953a). Die Richtung
der Zellen entspricht der Ebene, in der die Haare später geneigt sein werden.
Die Peridermzellen bleiben dabei runde Scheiben ohne Bevorzugung einer
Richtung (Abb. 9). An der unbehaarten Haut der Palma und Planta zeigt die
Längsachse der Zellen den späteren Verlauf der Papillarleisten an, am weiblichen
Genitale die Richtung der epithelialen Leisten, die sich später ins Bindegewebe
senken.

2. Das Stratum germinativum.

Das vielschichtige Epithel der Haut wird durch eine laufende Produktion
von Zellen in ihren tieferen Lagen trotz der Abschilferung der äußersten Schichten
auf einer gleichmäßigen Dicke gehalten. Während des Nachschubes an die Oberfläche — es handelt sich um einen langsamen gleichmäßigen Zellstrom (BENNINGHOFF 1936) — erleiden die Zellen die Veränderungen, die zur Verhornung führen. Das geschieht so regelmäßig, daß im Momentbild des histologischen Schnittes die verschieden alten und somit verschieden differenzierten Zellen als scharf begrenzte Schichten übereinandergelagert sind. Als *Stratum germinativum* (Keimschicht) wird die Zellschicht bezeichnet, die als Quelle des Zellstromes durch Zellteilung neue Zellen hervorbringt. Das geschieht in den untersten Lagen der Epidermis bis zum Stratum granulosum. Rein morphologisch läßt sich in der Keimschicht das *Stratum basale*, das aus einer Lage

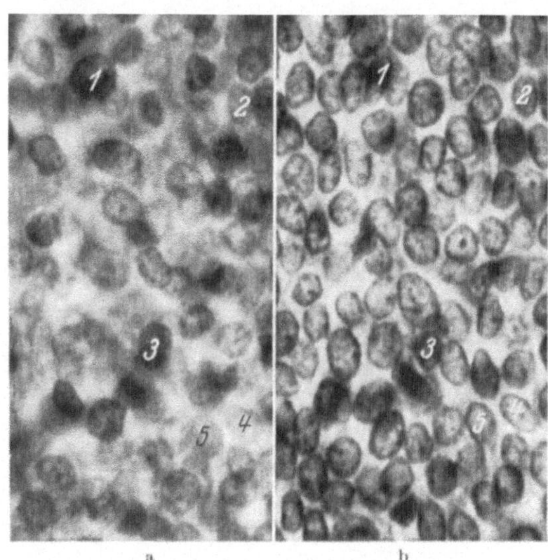

Abb. 9a u. b. Unterschenkel distal. Macerationspräparat, mit
Hämatein gefärbt. a Die Kerne des Periderm sind scharf eingestellt. b Die Kerne des Stratum germinativum scharf. Fünf
auf beiden Abbildungen erkennbare Kerne sind mit Zahlen
bezeichnet. Vergr. 800fach. (Fet 15 cm SSL.)
(Aus FLEISCHHAUER 1953a.)

regelmäßiger kubischer bis zylindrischer Zellen aufgebaut ist, von dem darübergelegenen, mehrschichtigen *Stratum spinosum* unterscheiden.

a) Das Stratum basale.

Die Zellen des Stratum basale sind in der Regel iso- bis hochprismatisch
und gegen das Stratum spinosum mehr oder weniger kuppelartig gewölbt
(PINKUS 1927). Ihre Seitenflächen sind meist glatt. Die basale Fläche ist mit
cytoplasmatischen, in die Basalmembran eintauchenden Fortsätzen besetzt.
Die Ausbildung dieser *Wurzelfüßchen* ist verschieden stark und nach ODLAND
(1951) von den an der Haut wirksamen scherenden Kräften abhängig. Sie
dienen nach allgemeiner Ansicht der Verankerung der Epidermis auf ihrer
Unterlage (s. S. 69).

Die *Wurzelfüßchen* sind von fibrillärem Material erfüllt, das sich färberisch
und polarisationsoptisch wie Tonofibrillen verhält (Abb. 10). In jedem Füßchen
sind ein oder mehrere Fibrillenbündel gelegen, die sich nach dem Bindegewebe

hin aufsplittern. Gegen die Epidermisoberfläche setzen sich die Bündel in Form der HERXHEIMERschen *Spiralen* durch die Basalzellen und 2—3 Zellreihen weiter fort (HOEPKE 1927). Ihr Aussehen wechselt mit der Form der Basalzellen (GRYNFELT 1930). An isolierten Basalzellen entspringen die Füßchen von einer Fußplatte, dem proximalen Ende der Zellen. Die Basalzellen umgreifen mit

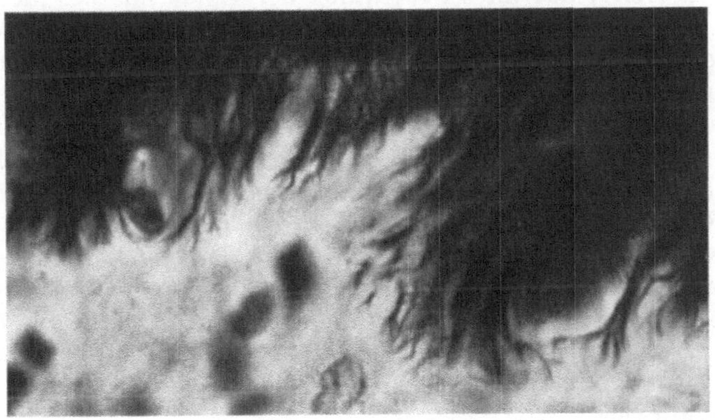

Abb. 10. Wurzelfüßchen der Basalzellen aus der Lippe eines Erwachsenen. Die Epidermis-Cutisgrenze ist schräg geschnitten. Deshalb erscheinen die Füßchen länger. Übergänge in HERXHEIMERsche Spiralen. Vergr. 960fach. (Eisenhämatoxylin nach HEIDENHAIN.)

dieser Platte die zwischen ihnen gelegenen „hellen Zellen" (Abb. 11) oder in Mitose begriffene, abgerundete Nachbarzellen.

Elektronenoptische Bilder der *Amphibien*epidermis zeigen den basalen Zellrand mit feinen spulenartigen Körpern (1800 Å breit) ausgestattet, aus denen sehr feine Fäden zu entspringen scheinen, die das Cytoplasma weitgehend erfüllen (Abb. 15). Die Zelle ist basal durch eine 600 Å dicke Doppelmembran abgegrenzt, in der feine Körnchen gelegen sind (WEISS und FERRIS 1954a, b).

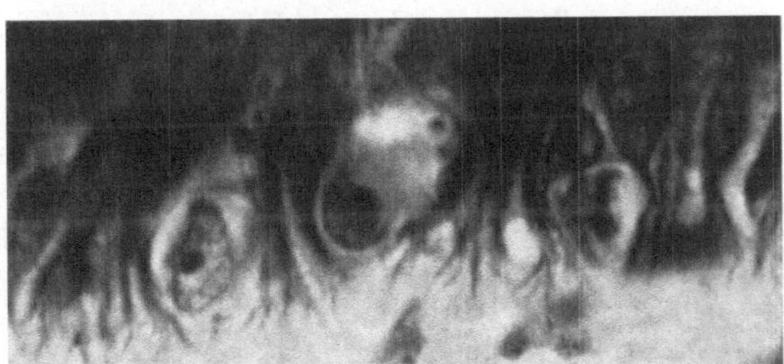

Abb. 11. Die Wurzelfüßchen umgreifen die im Stratum basale gelegenen „hellen Zellen". (Präparat und Vergrößerung wie Abb. 10.)

Das Verhältnis von Breite und Höhe der Basalzellen ist von der Gesamthöhe der Epidermis und damit von der Anzahl der Schichten abhängig. Die überall vielschichtige Epidermis des Menschen besitzt auch allenthalben ein deutliches Stratum basale mit meist iso- und bathyprismatischen Zellen. An Orten mit sehr dünner Oberhaut, wo die Epidermis nur aus wenig Zellagen besteht, können die Basalzellen flach ausgebreitet sein. Indessen ist die Konfiguration kein unveränderliches Merkmal der basalen Zellen.

An den Rändern frischer Epitheldefekte kippen die Basalzellen um, platten sich ab und gleiten in dieser Form über die Wundoberfläche, wodurch sie rasch einen größeren Defekt bedecken (HOEPKE 1927, FIRKET 1951d, BLAZSÓ 1932).

Nach HARTWELL (1928) wird diese erste Tapete des Defektes nicht von den Basalzellen, sondern von den Zellen des Stratum spinosum gebildet.

Bei dichtbehaarten *Säugetieren* setzt sich die Epidermis nur aus wenigen Lagen zusammen. Hier besteht das Stratum germinativum oft aus 1—2 Zellreihen, und es ist zweifelhaft, ob alle Zellen der basalen Lage auch wirklich Basalzellen sind. HANSON (1947) hat die Entwicklung der Epidermis bei *Ratte* und *Maus* eingehend untersucht und die gleiche Histogenese in vitro finden können (1953). Sie unterscheidet die Zellen des Stratum basale (von ihr „Stratum germinativum" genannt) von denen des Stratum spinosum durch den geringeren Cytoplasmagehalt, die unscharfe Zellbegrenzung und durch die weniger deutlichen Tonofibrillen der Basalzellen. Die so gekennzeichneten Basalzellen bilden bei der *Maus* eine kontinuierliche Lage nur bis zum 10. Tage post partum; dann bleiben in einigen Regionen, besonders am Rücken, in der untersten Lage nur noch Gruppen dieser Zellen erhalten, die in der Nähe der Haare angehäuft sind. An anderen Körperstellen wie an der Fußsohle bleibt eine geschlossene Basalzellschicht bestehen. Bei der *Ratte* wird das Stratum basale nirgends so weit wie bei der *Maus* zurückgebildet (HANSON 1947, FRASER 1928, STEINER 1929, 1930, DIOMIDOVA 1953), obwohl auch da die Höhe der Basalzellen starke regionale Unterschiede aufweist.

b) Das Stratum spinosum.

Die Zellen des Stratum spinosum sind mehr oder weniger abgeflacht. Der Grad der Abflachung hängt wie die Höhe der Basalzellen von der Gesamthöhe der Epidermis und damit von der Entfernung zur Oberfläche ab. Bei sehr dicker Epidermis, besonders in hohen Reteleisten, sind die unteren Zellreihen des Stratum spinosum hochgestellt, so daß ihr längster Durchmesser senkrecht zur Epidermisoberfläche steht. Je weiter sich die Zellen dem Stratum corneum genähert haben, desto mehr sind sie parallel zur Oberfläche ausgebreitet. Es besteht also bei den Zellen des Stratum spinosum wie bei den Basalzellen eine Beziehung zwischen der Zellform und der Entfernung von der Epidermisoberfläche.

Oft sind die Zellen des Stratum spinosum am Schnittpräparat noch mehr als die des Stratum basale durch intercelluläre *Saftlücken* voneinander getrennt. Nach PEASEs (1951, 1952) elektronenoptischen Untersuchungen liegen die Spalten nicht intercellulär, sondern unter einer sehr hinfälligen und schwer fixierbaren Zellmembran. Es sind also *intracelluläre Schrumpfräume*, die UNNA und GOLODETZ (1907, 1909, UNNA 1928) für ein besonderes Ektoplasma halten. Damit ist die UNNAsche Hypothese, wonach die Zellgrenze in Höhe der BIZZOZEROschen Knötchen verlaufen, wieder diskutabel geworden, die vor allem durch PATZELTs Untersuchungen (1926, 1929) widerlegt zu sein schien. PATZELT glaubt die Intercellularspalten durch Füllung mit einem Thionin-Pikrinsäureniederschlag bzw. durch starke Färbung mit Sudan nachgewiesen zu haben. MELCZER (1926a, b) nimmt einen Saftstrom in diesen Lücken an, die er durch Silberimprägnation darstellt, und die nach seiner Ansicht bis ins Stratum corneum reichen. Die Intercellularsubstanz soll in reichem Maße einen Zucker-Eiweiß-Fettkomplex enthalten und der Ernährung der Epidermiszellen dienen (DUPRÉ 1953). PATZELT (1929) und HOEPKE (1927) lassen die Saftlücken nur bis zum Stratum corneum reichen. Dort werden sie nach PATZELT (1926) durch eine Kittsubstanz ersetzt, die durch Protoplasmabrücken unterbrochen ist, während nach HOEPKE die Zellen verkeilt und ohne besondere Kittsubstanz fest zusammengefügt sind, wie schon früher UNNA (1913) angenommen hat (s. Nachtrag S. 486).

Nach den Untersuchungen von PEASE (1951, 1952) verankern die Tonofibrillen die Zellen gegenseitig und bleiben bei der Schrumpfung gespannt. Durch anheftende Cytoplasmateilchen täuschen sie die Stacheln vor, die die Zelloberfläche scheinbar überragen und die Zellen untereinander cytoplasmatisch verbinden. Nach Ansicht der meisten Autoren (s. HOEPKE 1927 und ABULAFIA 1950) stellen die Stacheln cytoplasmatische Verbindungen zwischen den benachbarten Zellen dar, die den intercellulären Spalt überbrücken. Andere Autoren (WEIDENREICH 1900, HOEPKE 1924, v. ALBERTINI 1946) glauben, daß sie von nackten Tonofibrillen gebildet werden, die den intercellulären Spalt durchziehen.

Im Zusammenhang mit den Zellbrücken sind die RANVIERschen Knötchen (BIZZOZEROschen Knötchen, Desmosome) viel diskutiert worden (HOEPKE 1927). Auf die Tatsache, daß die Knötchen an der Nahtstelle der Stachelzellen liegen, hat HOEPKE schon hingewiesen. Gegen seine Hypothese, daß die Knötchen Überkreuzungspunkte von Tonofibrillen seien, die neuerdings wieder von NIEUW-MEIJER (1953) vertreten wird, wendet sich PATZELT (1928), der die Knötchen mit SCHAFFER (1927) für eine Ausscheidung der Zellen nach Art einer Kittsubstanz hält und sie mit den Schlußleisten vergleicht. In vitro sah H. PINKUS (1932) „prickles" sich an isolierten Zellen bilden und bei einem Carcinom Zellbrücken, obwohl die Zellen keine Tonofibrillen enthielten. In dem undulierenden Ektoplasma isolierter Zellen der in vitro-Kulturen konnte er Mitochondrien nachweisen. Nach FAVRE (1946) sind RANVIERsche Knötchen mitochondrienartige Bildungen, denen eine Rolle bei der „intercellulären Keratinisierung" zukommt. Die äußere Hornschicht der verhornten Zellen wird nach seiner Ansicht durch eng zusammenliegende Knötchen gebildet, und er zeigt ihre verschiedene Gestalt bei pathologisch veränderter Epidermis. Die elektronenoptischen Aufnahmen PEASEs (1952) lassen an Stelle der Ektosomen gestreckte Granula erkennen, die innerhalb der Zellmembran gelegen sind. In den tieferen Lagen handelt es sich nach PEASEs Ansicht um Pigmentgranula, die in den höheren Lagen ohne Formveränderung ausgebleicht sind. Man wird aber wohl nicht in allen Fällen, in denen Desmosomen zu sehen sind, diese für Pigmentkörnchen halten können. Dagegen spricht auch ihr Vorkommen in unpigmentierter Epidermis. Die verschiedenen Theorien über die Morphologie der intercellulären Zellbrücken und RANVIERschen Knötchen wurden von ABULAFIA (1950) zusammengestellt (s. Nachtrag S. 486).

Um die Aufklärung der chemischen Natur der Desmosomen hat man sich in jüngster Zeit mehrfach bemüht (BRAUN-FALCO 1954). LEBLOND (1951) wies nach, daß sie eine positive Polysaccharidreaktion (PJS nach HOTCHKISS und McMANUS) geben, während WISLOCKI (1951, WISLOCKI, BUNTING und DEMPSEY 1947, WISLOCKI, FAWCETT und DEMPSEY 1951) an den gleichen Gebilden der Vaginal- und Mundhöhlenschleimhaut bei Mensch und Rhesusaffe sowohl eine positive PJS-Reaktion (Abb. 12) wie auch eine Anfärbung mit Sudanschwarz B und BAKERs saurem Hämatin sah. WISLOCKI schließt daraus, daß die Brückenknötchen aus Phospholipiden bestehen. Seine Befunde wurden an der Epidermis des Menschen von SACCHI (1952, 1954), DUPRÉ (1952) und ROMANINI (1953a) bestätigt. DUPRÉ nimmt an, daß in den Knötchen eine fetthaltige Substanz und ein Polysaccharid nebeneinander vorhanden seien.

Bisher ist nicht entschieden, ob hier die PJS-Reaktion nicht nur fettartige Substanzen anzeigt (WOLMAN 1950, WISLOCKI, FAWCETT und DEMPSEY 1951). ROMANINI (1953b, 1954), die bei allen Klassen der Wirbeltiere beide Reaktionsgruppen, PJS-Reaktion und Sudanschwarz, in den Brückenknötchen des Mundhöhlen- und Oesophagusepithels positiv findet, schließt sich der WISLOCKIschen Deutung an. Die Gegenwart von Phospholipiden in den Desmosomen spricht

gegen die Annahme einer bloßen Überkreuzung von Tonofibrillen wie auch
gegen PATZELTs (1929) Annahme einer interstitiellen Kittsubstanz. Ich finde
auch in der Haut des *Braunfisches* (*Phocaena phocaena* L.) die PJS-Reaktion und
die Anfärbbarkeit mit Sudanschwarz an den Desmosomen der Epidermis (Abb 13).
Dieser Befund erscheint mir erwähnenswert, da bei den *Cetaceen*, zu denen der
Braunfisch gehört, der Verhornungsvorgang ganz anders ist als bei den land-
lebenden Säugetieren. Da in der Mundschleimhaut und in der regelrecht verhornenden Epidermis des Menschen und des Säugetieres die Reaktionen ganz
gleichartig ausfallen, wird die Annahme FAVRES unwahrscheinlich, wonach die
Bizzozeroschen Knötchen eine Vorstufe der Keratinbildung darstellen.

Solange das Stratum basale als einziger Ort der Zellvermehrung in der Epidermis gelten konnte, schien eine biologische Sonderstellung seiner Zellen gegeben.

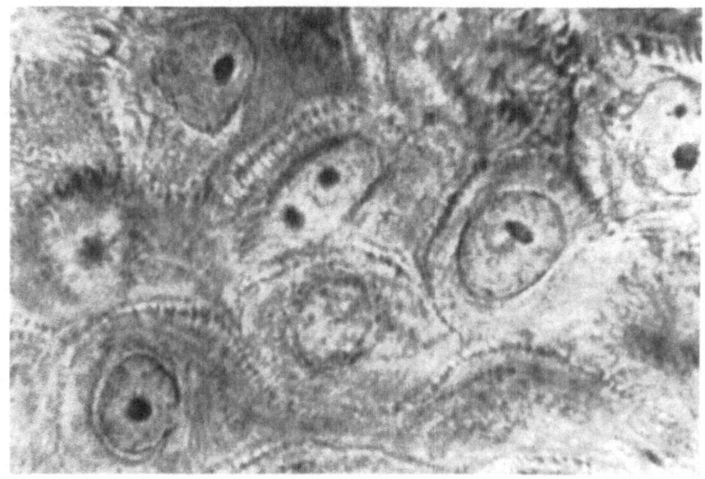

Abb. 12. BIZZOZEROsche Knötchen, zum Teil in perlschnurartiger Anordnung. Die Knötchen sind durch die
PJS-Reaktion angefärbt. Vergr. 1200fach. (Aus BRAUN-FALCO 1954.)

Nachdem aber sicher ist, daß auch im Stratum spinosum noch rege Zellteilung
stattfindet, ist die Frage erneut aufzuwerfen, ob sich die Basalzellen überhaupt
in ihrer Reaktionsbereitschaft von den Zellen des übrigen Stratum germinativum
unterscheiden. Da die hohe Mitosefrequenz im Stratum basale zu der Annahme
zwingt, daß die dort neugebildeten Zellen zum größten Teil in das Stratum
spinosum aufsteigen, müssen die Basalzellen die Potenzen zu allen Differenzierungen der adulten Epidermis besitzen. Möglicherweise ist ihre Potenz größer
als die der Spinosumzellen, und sie sind deshalb z. B. zur Differenzierung der
Basalfüßchen oder zur pathologischen Bildung von Basaliomen fähig. Diese
Potenzen müßten die Zellen beim Aufsteigen in höhere Lagen verlieren.

Die *Basalzellenepitheliome* sind weniger primitiv und bösartig (keine Meta-
stasenbildung) als die *spinocellulären Carcinome.* Auf den Unterschied in der
Wuchsform hat OBERSTE-LEHN (1954) wieder aufmerksam gemacht. Solange die
Basalzellen als einzige Quelle aller Epidermiszellen angesehen wurden, erschien
ihre relative Benignität paradox (EICHENLAUB und OSBOURNE 1951). Durch die
Untersuchungen über die Verteilung der Mitosen in den verschiedenen Schichten
des Stratum germinativum ist erwiesen, daß nicht alle Stachelzellen Tochterzellen
der basalen Elemente zu sein brauchen, sondern selbst in hohem Maße reproduk-
tionsfähig sind. Nach THURINGER (1928) liefert die Basalzellschicht sogar überhaupt keine Zellen für die oberen Lagen, sondern ersetzt lediglich den in ihr

bestehenden Verschleiß. Nach HARTWELL (1928) erweist sich die Stachelzelle bei der Regeneration als die ursprünglichere Zellart mit universelleren Potenzen. HARTWELL beobachtet im Gegensatz zu FIRKET (s. S. 8) an chirurgischen Wunden, daß die Stachelzellen amöboid über den Epitheldefekt wandern. Erst wenn dieser bedeckt ist, beginnt eine rege mitotische Tätigkeit, die auch zur Ausbildung eines Stratum basale aus den Nachkömmlingen der ausgewanderten Spinosazellen führt. Die Basalzellen beteiligen sich nach HARTWELL dagegen nicht oder nur unmittelbar am Wundrand durch Ausspreitung an der Deckung des Defektes (HOEPKE 1927, ältere Literatur über Regeneration bei J. SCHAFFER 1927). Im Hinblick auf die verschiedene histogenetische Potenz, wie sie sich bei Neoplasmen und bei der Regeneration ausdrückt, untersuchten EICHENLAUB und OSBOURNE (1951) die embryonale *Schweine*epidermis und fanden, daß sie vor der Bildung einer Basalzellschicht vielschichtig wird, und daß die basale Lage in der untersuchten Entwicklungsphase von 8—50 mm Gesamtlänge eine geringere Mitoserate zeigt als die darübergelegenen Zellschichten. Auf eine Mitose der basalen Zellen fallen sechs in den wenigen Schichten darüber.

Weitere Unterschiede zwischen den beiden Zellformen des Stratum germinativum lassen sich, von den wohl durch ihre Grenzlage bedingten Wurzelfüßchen der Basalzellen abgesehen, nicht auffinden. Histochemisch sind Konzentrationsunterschiede von

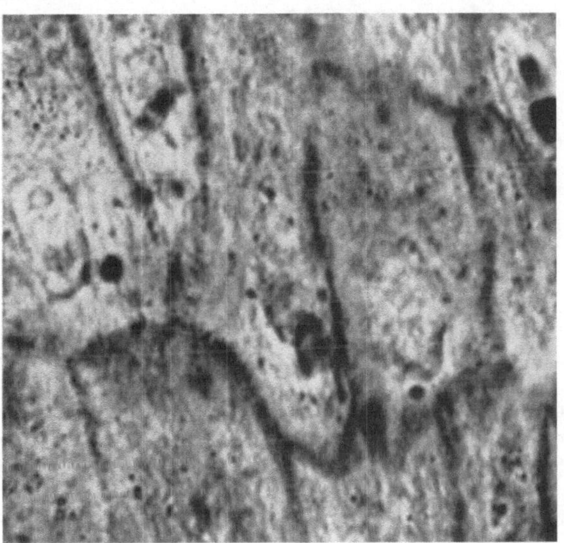

Abb. 13. Epidermis des Braunfisches *(Phocaena phocaena)*. Sudanschwarz. Die Zellgrenzen sind durch die angefärbten Desmosomen erkennbar. Vergr. 1500fach.

Stoffen gefunden worden. Die Veränderungen der stofflichen Zusammensetzung zeigen keine scharfe Grenzen zwischen den einzelnen Schichten. Lediglich die Arginaseaktivität ist in den Stachelzellen und Stachelzelltumoren beträchtlich, dagegen in den Basalzellen und ihren Epitheliomen nur sehr gering (VAN SCOTT 1951a, b).

Das Verhalten beider Zellformen ergibt also kein eindeutiges Bild über die biologischen Potenzen und den Determinationsgrad, das die Deutung der verschiedenen Entartungsformen der Neoplasmen erleichtern könnte. Ob die Unterschiede in einer anderen Reaktionsbereitschaft oder in verschiedenen auslösenden Ursachen ihren Grund haben, muß vorerst dahingestellt bleiben.

c) Die physiologische Regeneration der Epidermis.

Die physiologische Regeneration ersetzt die verhornten Epidermiszellen, die an der Hautoberfläche abgestoßen werden. Ihr Ausmaß läßt sich schwer bestimmen (VOIT 1930c). v. VOLKMANN (1950) hat in der Epidermis schräge, mit Tusche gefüllte Stichkanäle gesetzt, die mit den aufsteigenden Schichten emporgetragen wurden. Nach seinen Untersuchungen hängt die Erneuerungsdauer der Epidermis von ihrer jeweiligen Dicke ab. So benötigt die 600 bzw.

800 μ dicke Epidermis der menschlichen Hand 32 bzw. 36 Tage zu ihrer Erneuerung, die etwa 55 μ dicke Epidermis des Oberarmes nur 17 Tage. Entsprechende Experimente an der Sohlenhaut des *Meerschweinchens* ergaben bei 1,4 mm dicker Oberhaut 6—7 Wochen bis zur Abstoßung der letzten Tuscheteilchen. Hoffmann (1950) berechnet die Verweildauer der Zellen in den einzelnen Schichten unter Benutzung der von Thuringer (1924, 1939) angegebenen Mitoserate. In Anlehnung an Beobachtungen von Zellteilungen in vitro setzt er die Mitosedauer mit 30 min an und schließt, daß die Basalzellen 128 Tage, die Zellen des Stratum spinosum 120 Tage und die des Stratum granulosum 8 Tage in ihrer Schicht verbleiben. Da man für den Durchgang durch die noch bleibenden Schichten, das Stratum lucidum und das Stratum corneum, etwa die gleiche Zeit rechnen muß, gelangt man für die gesamte Verweildauer bis zur Abschilferung zu auffallend langen Zeiten. Storey und Leblond (1951) errechnen für die Fußsohlenhaut der *Ratte* und Katzberg (1952) für die Bauchhaut des *Menschen* kürzere Zeiten aus den Mitosezahlen (Tabelle 1).

Tabelle 1. *Verweildauer der Zellen im Stratum basale und Stratum spinosum der menschlichen Bauchhaut in Tagen.* (Nach Katzberg 1952, aus Rothman 1954.)

Alter in Jahren	Stratum basale	Stratum spinosum
0—20	91,2	81,3
21—40	43,1	60,6
41—60	28,5	56,5
61—80	27,5	57,3

Fular (1955) schwärzte das Stratum corneum mit Osmiumsäure und stellte dann fest, daß 25 Schichten der Hornschicht an der Unterarmbeugeseite in 100 Tagen, am Knie in 20 und am Ellenbogen in 10 Tagen abgestoßen werden. Da seine vergleichenden Zellzählungen ergaben, daß auf 1 Zelle des Stratum corneum am Knie 30 Zellen des Stratum basale, an der Unterarmbeuge aber nur 10 Zellen kommen, konnte er die zur Deckung des Zellverschleißes notwendigen mitotischen Teilungen errechnen. Sie betragen am Ellenbogen 1 Teilung je 24 Zellen, am Unterarm 1 je 40 und am Knie 1 je 48. So wirkt sich die starke Verzahnung der Epithelunterfläche gegen das Bindegewebe auch als vergrößerte „Basalreserve" für die Regeneration an den stärker beanspruchten Stellen aus.

H. Pinkus (1951) hat zunächst die Hornschichten der Epidermis mit der von Wolf (1939/40) angegebenen Methode nach und nach abgetragen, bis er das Stratum spinosum freigelegt hatte. Nach 24 und 48 Std wurde excidiert. Nach 24 Std findet er teilweise eine einfache Granulosaschicht und eine oder wenige Lagen normal verhornter Zellen neben parakeratotischen Stellen. Nach 48 Std ist das Stratum granulosum 3—4 Zellagen dick und bedeckt den ganzen Defekt. Es fehlen aber jetzt die verhornten Zellen. Der Mitoseindex beträgt nach 24 Std 1:433, nach 48 Std 1:66. Bei einem Mitoseindex von 1:66 und einer angenommenen Mitosedauer von 30 min würden sich die Zellen in 33 Std verdoppeln. Die Untersuchungen von H. Pinkus zeigen, daß derartige Methoden wie auch andere Beobachtungen von Regenerationsvorgängen nach Verletzungen für die Beurteilung der physiologischen Regeneration nicht verwendbar sind, weil mit der Verletzung Regulationen in Gang gesetzt werden, die sowohl den Verhornungsvorgang wie die Zellvermehrung betreffen.

Der ständige Zellstrom, der die Epidermis normalerweise erhält, setzt eine ebenso stetige Erneuerung ihrer Zellen voraus, die nach allgemeiner Auffassung durch Zellteilungen innerhalb der Epidermis erfolgt. Cameron (1936) und Andrew (W. Andrew 1949, 1951, W. und N. V. Andrew 1949, 1954) vertreten die Meinung, daß die allmählich absterbenden Epidermiszellen sich aus Elementen ergänzen, die aus dem Corium einwandern. Cameron findet in der *Froschhaut* Mitosen nur bei *Kaulquappen* bis zum 10. Tage ihres Larvenlebens. Danach sollen die abgestoßenen Epithelien von spindeligen Zellen ersetzt werden, die aus dem Corium in die Epidermis einwandern, ein Vorgang, der angeblich besonders lebhaft nach Röntgenbestrahlung abläuft. Die beigegebenen Abbildungen zeigen jedoch nichts Derartiges. Auch Boström (1928) und Levander (1950) vertreten ähnliche Anschauungen. Nach Andrew sind 1—4% aller im Stratum germinativum vorkommenden Zellen Lymphocyten, die aus dem Bindegewebe aufgestiegen sind und sich über „helle Zellen" und „intermediate cells" zu normalen Epidermiszellen entwickeln. Andrew glaubt nicht, daß die wenigen Mitosen der Epidermiszellen ausreichen, um ihren Verschleiß an der Oberfläche der Haut wettzumachen. Billingham und Reynolds (1952) weisen in der Auseinandersetzung mit dieser Hypothese darauf hin, daß bei der Ablösung von Epidermis in vivo nur eine Regeneration von der Epidermis her zu beobachten ist.

Nach Andreasen (1952) stellen die *Lymphocyten* im Stratum germinativum bei *Ratten* 1—4%, nach Andrew und Andrew (1954) in jedem Lebensalter 2,8% aller Zellen dar. Auch beim *Menschen* kommen 1—4% Lymphocyten in der Keimschicht der Oberhaut vor (Andreasen 1952). Trill (1938) findet in der Epidermis und in der Cutis sauer ernährter *Mäuse* mehr Lymphocyten als in der mit Basenüberschuß ernährten Tiere. Dieses Ergebnis steht zu der von Hoff (1938) beobachteten Lymphocytose alkalisch ernährter *Menschen* in Widerspruch und kann nach Trill seine Ursache nur in Verschiedenheiten des alimentären Stoffwechsels haben, zumal die Vermehrung der Lymphocyten in der Haut einer allgemeinen Lymphocytose bei saurer Ernährung entspricht (Hoepke, Hempfing und Desaga 1938).

Den Meinungen von Cameron und Andrew steht die Ansicht Mühlmanns (1933) entgegen, nach der die subepidermalen Zellanreicherungen beim Embryo aus der basalen Zellschicht ausgewandert sind, und daß die Bindegewebsbildung die Folge einer ständig rückschreitenden Epithelmetaplasie ist. Kollagene und Silberfibrillen entstehen nach Mühlmann in den Basalzellen. Auch für diese Auffassung liegen keine zwingenden Beobachtungen vor. So weitgehende Metaplasien, wie sie nach diesen Autoren statthaben müßten, sind bisher meines Wissens nicht beobachtet.

In der Epidermis kommen nach Patzelt (1926, 1928) und Hoepke (1927) neben mitotischen auch amitotische Zellteilungen vor. Die amitotischen Teilungen werden hauptsächlich in den obersten Lagen des Stratum germinativum unmittelbar unter dem Stratum granulosum gefunden. Hier liegen verhältnismäßig häufig *zweikernige Zellen* (Ludford 1924a, b, F. Pinkus 1927). Ob aber alle zweikernigen Zellen, wie Patzelt (1928) anzunehmen scheint, aus amitotischen Teilungen hervorgegangen sein müssen, erscheint mir fraglich. Zahlenmäßig sind die Amitosen bisher nicht erfaßt. Ortiz Picon (1933) hat keine direkte Zellteilung beobachten können (s. a. Masshoff 1955).

Für eine *quantitative Erfassung der Mitosen* war es notwendig, vergleichbare Zahlen zu gewinnen. Thuringer (1924) und viele nachfolgende Autoren zählten die Mitosen, die unter einem bestimmten Oberflächenareal gelegen sind. Später verbesserte Thuringer (1928) seine Methode, indem er die Zahl der in Mitose befindlichen Zellen mit der Gesamtzahl der Zellen verglich, und findet regionale Unterschiede des Mitoseindex. Der Index beträgt in der Kopfhaut 1:2414, am Ohr 1:268275 und am Bein 1:378325. Für weitere Untersuchungen wäre es empfehlenswert, wenn in der gleichen Weise von allen Autoren vorgegangen würde, da die Mitosezahlen je Flächeneinheit der Oberfläche bei verschiedener Dicke der Epidermis und bei der ungleichmäßigen Verzahnung mit dem Corium nur unter starker Einschränkung des Materials vergleichbar sind.

Tabelle 2. *Verteilung der Mitosen in der Epidermis.*
(In Prozent der Gesamtmitosen.)

Art und Hautgebiet	Untersucher	Basale Lage	Stratum spinosum		
			unteres Drittel	mittleres Drittel	oberes Drittel
Mensch, Kopfhaut . . .	THURINGER 1924	12	30	46	12
Mensch, Präputium . . .	THURINGER 1928	10,6	76,6	11,8	0,6
Mensch, Bauchhaut:					
Alter: 0—20	THURINGER und	38	46	14	2
21—40	COOPER	47	45	5,9	1,1
41—60	1949	49,5	43,1	7,1	0,1
61—80		49,1	43	5,6	2,2
Katze, Sohlenballen . . .	THURINGER 1939	45	54	1	0
Maus, Bauch und Rücken	ORTIZ PICON 1933	90—97		3—10	
Maus, Sohlenballen . . .	COWDRY und THOMPSON 1944	51,5		48,5	

THURINGER (1928) konnte zeigen, daß die geringe Zahl der Mitosen im Schnittpräparat (z. B. 1:330—500, CHAMPY und VASILIU 1923) durch ihr postmortales Auslaufen vor der Fixierung bedingt ist. Die Mitoserate in der Epidermis des Präputium eines 17 Tage alten Knaben fiel im Laufe von 15 min von 1:178,2 auf 1:638,8.

Schon 1924 hatte THURINGER gefunden, daß über die Hälfte der Mitosen im Stratum spinosum gelegen ist (Tabelle 2). Die Mitosehäufigkeit in den einzelnen Schichten des Stratum germinativum wechselt nach den vorliegenden Untersuchungen in verschiedenen Körperregionen. Trotz des gegenteiligen Befundes von ORTIZ PICON (1933) und BILLINGHAM und MEDAWAR (1953), die Mitosen fast ausschließlich im Stratum basale finden, kann gesagt werden, daß in der Regel über die Hälfte der Mitosen im Stratum spinosum liegt (THURINGER und COOPER 1949, 1950, MILLER und MACMANUS 1940, COWDRY und THOMPSON 1944). Es scheint aber so, als träten mit zunehmendem Alter mehr Mitosen im Stratum basale auf (KATZBERG 1952). Gegen die Annahme, daß die Anhäufung von Mitosen in den basalen Zellschichten durch die günstigen Versorgungsbedingungen verursacht würde, sprechen die in vitro-Beobachtungen, bei denen trotz ungünstigerer Versorgung des Stratum basale Mitosen gerade in ihm auftraten, nicht aber in dem besser umspülten Stratum spinosum (BULLOUGH und JOHNSON 1951).

Anhäufungen von Mitosen, die auf *Mitosewellen* oder *mitotische Zentren* schließen lassen, sind von THURINGER (1928) und nach örtlicher Applikation von Testosteronpropionat von MONTAGNA, KENYON und HAMILTON (1949) gefunden worden. Von angedeuteten lokalen Vermehrungen der Prophasen berichtet auch ORTIZ PICON (1933).

THURINGER (1928) machte darauf aufmerksam, daß die Achsen der Mitosespindeln im Stratum basale parallel zu der Grenzfläche zwischen Stratum basale und Corium gelegen sind, während sie im Stratum spinosum schräg stehen und bald einen größeren, bald einen kleineren Winkel mit der Ebene der Grenzfläche bilden (THURINGER und COOPER 1949). THURINGER (1924) findet bei seiner ersten Untersuchung nur 12% der Mitosen im Stratum basale der Kopfhaut. Da er auch niemals eine Zelle des Stratum basale in das Stratum spinosum aufsteigen sah, nimmt er an, die basalen Mitosen würden zur Ergänzung der basalen

Zellschicht benötigt, eine Auffassung, die für die Fälle schwer aufrecht erhalten werden kann, in denen höhere Mitoseraten im Stratum basale gefunden werden (Tabelle 2).

Zur Bestimmung der *Mitosedauer* arretierten KNOWLTON und WIDNER (1950) die Mitosen in der Prophase durch Röntgenstrahlen und ermittelten durch Vergleich mit unbestrahltem Gewebe die Dauer der Mitose und der Ruhepausen in verschiedenen *Mäuse*geweben. Danach beträgt in der Epidermis des Ohres die Mitoserate 1:1300, die Mitosedauer 30,2 ± 12 min und die Dauer der Pause zwischen 2 Mitosen 670 ± 300 Std. Die Dauer der Mitose war in allen Geweben ziemlich konstant 20—36 min. Die Zeit der Pausen schwankte dagegen in allen Geweben stark. BULLOUGH (1949f) stoppte die Mitosen durch 0,1 mg Colchicin für 5 Std in der Metaphase. Die Anzahl der Mitosen 6 Std nach der Injektion

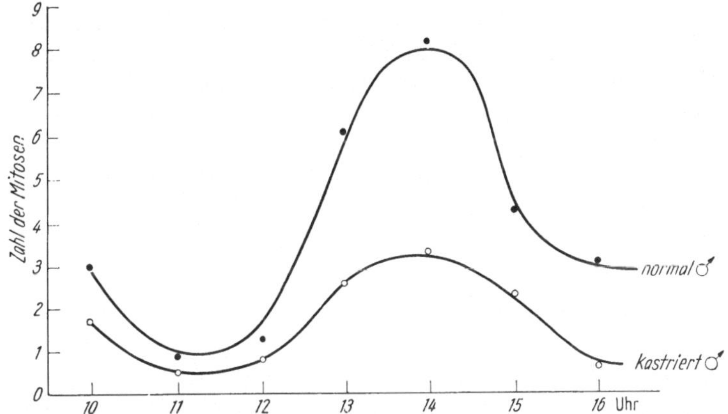

Abb. 14. Zahl der Mitosen in der Epidermis je Zentimeter Schnittlänge. Ohr normaler und kastrierter männlicher *Mäuse*. (Aus BULLOUGH und VAN OORDT 1950.)

ist etwa $1/3$ der Summe der Mitosen, die in den stündlichen Kontrollen aus unbehandelten Tieren gezählt wurden. Das darf bei einer Mitosedauer von $2^1/_2$ Std erwartet werden, da man dann eine Mitose bei stündlicher Auszählung etwa 3mal mitzählen wird. Beide Untersuchungen sind am *Mäuse*ohr ausgeführt. Die Schwierigkeiten bei der Ermittlung der Mitosedauer gehen aus der Diskrepanz der ermittelten Werte — 30 min bzw. $2^1/_2$ Std — hervor. Verständlicherweise hat sich die Forschungsarbeit auf die am Schnitt feststellbare Mitoserate konzentriert.

Die täglichen Mitoseschwankungen. Die Reproduktion der Epidermis unterliegt als ein lebendiger Vorgang vielen beschleunigenden oder hemmenden Einflüssen, die durch Bestimmung der Mitoserate erkannt und quantitativ abgeschätzt werden können. Wenn auch die Schwankungen der Mitosetätigkeit sicher nicht auf die Zellteilungsvorgänge der Haut beschränkt sind, so sind sie doch dank den Arbeiten von BULLOUGH u. a. dort am besten bekannt und demonstrieren in eindrucksvoller Weise, wie sehr die Haut am gesamten Stoffwechselgeschehen teilnimmt und hormonalen Einflüssen unterliegt.

Nach den ersten hinweisenden Untersuchungen über einen Tagesrhythmus der Mitosehäufigkeit in der Epidermis von ORTIZ PICON (1933) geht bei der *Maus* die Zahl der Mitosen in der Nacht auf $1/3$ der Mittagswerte zurück (Abb. 14). COOPER und FRANKLIN (1940), BULLOUGH (1946, 1949a—e), BULLOUGH und EISA (1949, 1950), BULLOUGH und VAN OORDT (1950) haben am *Kaninchen* und BLUMENFELD (1939) bei der *Ratte* den Häufigkeitsgipfel am Mittag bestätigt. Im Gegensatz zu diesen Autoren berichtet CARLETON (1934), daß das Maximum der Mitosetätigkeit bei neugeborenen *Mäusen* zwischen 20 und 24 Uhr liegt, das Minimum gegen Mittag. *Mäuse* und *Ratten* sind Nachttiere. Der Mitosegipfel liegt also in der Ruhezeit am Tage (BULLOUGH 1948a). Möglicherweise lassen sich die umgekehrten Verhältnisse in den Beobachtungen CARLETONs daraus erklären, daß das Material dieser Autorin aus ganz jungen (8 Std bis 7 Tage alten) Tieren bestand, deren Saug- und Ruheperioden gegen die Freß- und Ruheperioden des Muttertieres zeitlich versetzt sein können.

Der beim *Menschen* nachweisbare Mitosenrhythmus hat seinen Höhepunkt in der Nacht (COOPER und SCHIFF 1938, COOPER 1939, BRODERS und DUBLIN 1939, SCHEVING und GATZ 1955). COOPER und SCHIFF finden am Präputium etwa 8 Tage alter Knaben das Maximum der Mitosetätigkeit gegen 22 Uhr, das Minimum gegen 10 Uhr.

BULLOUGH und Mitarbeiter (s. oben) gingen den Ursachen des täglichen Mitoserhythmus an *Mäusen* nach und fanden, daß die Mitosezahlen bei excessiver Muskeltätigkeit und bei Hunger tief abfallen. Subcutane Injektionen von Stärkelösungen lassen die Mitoserate ansteigen. Insulin und Phlorrhizin senken sie. Injiziert man den Tieren mit der Stärke Na_2HPO_4, so steigt die Mitoserate mehr an, als wenn man nur Stärke gibt. Im ischämischen Schock fällt die Mitoserate zusammen mit dem Blutzuckerspiegel. Damit war der von BULLOUGH (1948b) vermutete Zusammenhang des täglichen Mitoserhythmus mit dem Kohlenhydratstoffwechsel nachgewiesen, und BULLOUGH (1949b, c) präzisiert seine Ansicht dahin, daß die Mitoserate in direktem Verhältnis zur verfügbaren Menge von oxydiertem Zucker steht.

Über tägliche Mitoseschwankungen in der Epidermis und Cornea von *Rana temporaria*-Larven liegen Beobachtungen von MÖLLERBERG (1948) und MEYER (1954) vor. Während der erstere ein Maximum zwischen 12 und 15 Uhr findet, sieht MEYER die meisten Mitosen 12 Std später. Nach ihm ist bei diesem Objekt der Lichtwechsel für die Tagesrhythmen verantwortlich. — Über tägliche Mitoseschwankungen bei *Pflanzen* gibt TISCHLER (1951) eine zusammenfassende Darstellung.

Für die Beurteilung pathologischer Erscheinungen ist die Kenntnis der *altersbedingten Veränderungen* der reproduktiven Tätigkeit in der Epidermis von großer Bedeutung. THURINGER und COOPER (1949) haben an einem größeren Material operativ gewonnener Hautstücke (Bauchhaut von Laparotomien) die Mitoserate und die Verteilung der Mitosen in den Schichten der Epidermis untersucht (Tabelle 2). Danach findet während des Lebens ein ständiges Anwachsen der Mitoserate statt, wobei diese aber in der Basalschicht mehr als in den übrigen Schichten ansteigt. Wenngleich das Material bei der starken Streuung der Einzelwerte noch gering ist — 27 Fälle für die Zeit von 1 Monat bis 77 Jahre —, so zeigen diese mühsam erworbenen Ergebnisse doch eine deutliche Tendenz. Die Autoren weisen weiter darauf hin, daß mit dem Anwachsen der Mitosezahl die Ausbildung der in das Corium vordringenden Epidermisleisten abnimmt (s. auch S. 60). KATZBERG (1952) untersuchte Biopsiematerial von *Menschen* aller Altersklassen bis zum 77. Lebensjahr (Tabelle 1 und 3). Der mitotische Index steigt von 1:4840 in der ersten Dekade auf 1:222 in der achten. Gleichzeitig vermindert sich die Gesamtzahl der Zellen je Flächeneinheit. Das bedeutet ein Abfall der Lebenszeit der einzelnen Zellen von 101 auf 46 Tage. Die Abschilferungsquote überflügelt im vorgerücktem Alter die Proliferationsquote. Aus KATZBERGs Bestimmung der Mitosenlage in den einzelnen Schichten geht hervor, daß sich die Basalzellen mehr und mehr an dem Ersatz der verlorenen Zellen beteiligen, worauf schon die Untersuchungen von THURINGER und COOPER (1950) hinweisen. Nach den Untersuchungen von Manganotti (1955a) nimmt im Alter die Dicke des Stratum spinosum ab und die Mitosenzahl zu, was er ebenfalls als Ausdruck einer verkürzten Lebenszeit der Epidermiszellen wertet. Nach diesem Autor sind sonst keine Altersveränderungen in der Epidermis zu finden, auch nicht beim Verhornungsvorgang.

Die jüngste in Tabelle 2 zusammengefaßte Altersgruppe verbirgt einen Rückgang der Mitoserate in den ersten Lebensjahren, den Thuringer (1928) in der Epidermis des Präputium beim Vergleich eines 17 Tage alten mit einem 3jährigen Knaben festgestellt hat. Dabei hat sich die Mitoserate auf etwa $^1/_7$ vermindert. Nach Ortiz Picon (1933) geht sie bei der *Maus* in den ersten 4 Wochen von 348 (Bauchhaut) bzw. 495 (Rücken) auf 38 bzw. 45 Mitosen je Quadratmillimeter Haut zurück. Am Ende des ersten Lebensmonates hat die Epidermis der *Maus* den tiefsten Stand ihrer Mitoserate erreicht. Die Rate steigt dann bis zur Pubertät im 6. Monat wieder auf 119—130 Mitosen an, um nach dem 9. Monat auf einen bleibenden Wert von 60 Mitosen abzufallen. Bullough (1949e) findet bei der *Maus* 4 Altersperioden der Mitosetätigkeit. Solange die Tiere noch wachsen, sind die Mitosen reichlich, während der Reifung sind sie spärlicher. Ihre Zahl steigt im mittleren Alter mit der Pubertät an, um im Senium wieder abzufallen. Mit Ausnahme des Abfalles im Senium, der bei Thuringer nur angedeutet ist, stimmen die Lebenskurven der Mitosetätigkeit bei den 3 zuletzt genannten Autoren ungefähr überein. Es liegt nahe, in der Pubertätssteigerung während des 6. Lebensmonates der *Maus* hormonale Einflüsse zu vermuten.

Tabelle 3. *Altersveränderung des Mitoseindex in der Bauchhaut des Menschen.* (Zahl der Mitosen je 1000 Zellen.) (Nach Katzberg 1952.)

Alter	Stratum basale	Stratum spinosum	Zusammen
0—20	0,23	0,26	0,49
21—40	0,48	0,34	0,82
41—60	0,73	0,37	1,1
61—80	0,76	0,36	1,12

Loeb und Haven (1927) stellten als erste *hormonale Einflüsse auf die Mitosetätigkeit der Haut* fest, als sie nach *Kastration* weiblicher *Meerschweinchen* einen Rückgang und bei normalen Tieren eine Zunahme der Mitosezahl im *Oestrus* und mehr noch in der *Gravidität* beobachteten. Ortiz Picon (1933), Bullough und van Oordt (1950) sahen bei männlichen und weiblichen *Mäusen* die Mitoserate nach *Kastration* sinken (Abb. 14). H. F. Bullough (1943, 1947) und W. S. Bullough (1946—1948, 1946, 1950a, b) untersuchten den Einfluß des *Follikelhormons* auf die Mitosetätigkeit bei weiblichen *Mäusen*.

W. S. Bullough und van Oordt (1950) sowie Eartly, Grad und Leblond (1951) studierten die Wirkung von *Testosteron* und *Follikelhormon* auf die Haut kastrierter Männchen. Ihre Ergebnisse sind zusammengefaßt folgende: Sowohl Testosteron wie auch Follikelhormon lassen die Mitoserate kastrierter Tiere auf die bei normalen Männchen anzutreffende Rate ansteigen, wobei der Tagesrhythmus ohne Rücksicht auf die Injektionszeit innegehalten wird. Ein Unterschied besteht zwischen beiden Hormonen insofern, als Oestron die normale Dauer der Mitose von $2^1/_2$ Std auf 1 Std verkürzt, Testosteron die durch Kastration verkürzte Dauer von 2 Std wieder auf $2^1/_2$ Std verlängert. Bullough (1950b) hat gezeigt, daß der Oestroneffekt nicht allein durch die hormonbedingte Steigerung des Glykogenspiegels ausgelöst sein kann, da Glykogen die Mitosezeit niemals verkürzt. Bei Beginn des Oestrus wird die Mitosedauer beim Normalweibchen von $2^1/_2$ Std auf 45 min verkürzt. Die Wirkung des Testosterons könnte, wie Bullough und van Oordt bei der Erörterung der Hormoneffekte diskutieren, auf einer besseren Durchblutung der Haut beruhen, zumal Edwards, Hamilton und Duntley (1939), Edwards, Hamilton, Duntley und Hubert

(1941) sowie Reynolds, Hamilton, di Palma, Hubert und Foster (1942) eine Verminderung des arteriellen Blutes in der Haut von kastrierten Männern beschrieben haben, die sich durch Testovironbehandlung beseitigen ließ. Nach percutanen Oestrogengaben *(Meerschweinchen)* werden die Epidermiszellen besonders bei jungen Weibchen hypertrophisch (Pliske 1953).

Ein weiterer Unterschied in der Wirkung der beiden Sexualhormone besteht in der *Wirkungsdauer*. Die Wirkung von androgenem Hormon hält, zwar etwas vermindert, über längere Zeit an, während die des Oestrogens nur einen, höchstens 2 Tage vorhält (W. S. Bullough 1946, H. F. Bullough 1947) und bei fortgesetzter Verabreichung zur Verdünnung der Epidermis, zu Haarausfall und zum Schwund der Talgdrüsen führt (Hooker und Pfeiffer 1943, Ebling 1946—1948, 1951, 1952, 1953, s. S. 133, 171). Über eine Steigerung der Mitosefrequenz nach lokaler Anwendung von Testoviron berichten Montagna, Kenyon und Hamilton (1949), über einen Antagonismus in der Wirkung auf die Mitoserate von Testosteron und Thyroxin Eartley, Grad und Leblond (1951).

Ebenso wie die oestrogenen Hormone wirken Dauergaben von *adrenocorticotropem Hormon* (Baker, Ingle, Li und Evans 1948) und lokale Anwendung von *11-Dehydro-17-Hydroxycorticosteron* (Castor und Baker 1950, Studer und Frey 1952, Teir und Isotalo 1952). Sie verändern die Epidermis bis zu weitgehender Atrophie. Der starke Schwund des Stratum germinativum macht wahrscheinlich, daß auch die Mitoseaktivität erheblich verringert ist, wenn auch quantitative Angaben über die Mitoserate bei Anwendung dieser Hormone noch fehlen.

Green und Bullough (1952) konnten die Mitoseaktivität durch *Schockwirkung* für $6^1/_2$ Std völlig zum Stillstand bringen, wenn sie beim *Kaninchen* Arterienklemmen, die 24 Std gelegen hatten, plötzlich lösten. Wie bei der Insulinwirkung wurde dadurch der Eintritt in die Prophase verhindert, während die in Gang befindlichen Mitosen weiter abliefen. Nach Bullough (1955) hemmt Adrenalin die Mitosetätigkeit der Epidermis. Der Mechanismus der Hemmung konnte noch nicht geklärt werden.

Die dem Oestrus entsprechenden *cyclischen Schwankungen* der Mitoserate in der Epidermis der *Maus*, die Bullough auf einen mitogenetischen Effekt des Follikelhormons zurückführt, konnte Carter (1953) bei der *Ratte* nicht bestätigen. Weder in der Epidermis noch im Epithel des Oesophagus, Duodenum und der Urethra waren statistisch gesicherte cyclische Schwankungen der Mitoseaktivität feststellbar. Auch Ebling (1953) konnte kein sicheres Ansteigen der Mitoserate im Prooestrus der Ratte nachweisen, wohl aber eine Verdickung des Stratum germinativum, die er auf einen von der Mitoserate unabhängigen hormonalen Einfluß zurückführt (s. S. 53).

Die Dicke des Stratum germinativum und die Anzahl der Mitosen je Oberflächeneinheit ist also nicht proportional. Bei gleicher Dicke kann, z. B. bei reichlichem Futter (Bullough und Ebling 1952) die Zahl der Mitosen ansteigen. Sie kann gleichbleiben, obwohl das Stratum germinativum zellreicher wird (Ebling 1953). Dann sinkt also in Wirklichkeit die Mitoserate ab. Man wird Ebling darin zustimmen müssen, daß nicht alle Species in gleicher Weise auf einen der mitosewirksamen Faktoren anzusprechen brauchen. Die mitogenetische Wirkung des Oestrogens scheint bei der *Maus* stärker zu sein als bei der *Ratte*.

Carter wendet gegen die Bestimmungen der Mitoserate nach einem Colchicinstop ein, daß die Wirkung des Colchicins in einem Organismus komplexer Natur ist. Das gleiche gilt auch für die Kohlenwasserstoffe, deren cancerogene Wirkung nicht nur auf einem die Mitosen beschleunigenden Effekt beruht (Cramer und Stowell 1942, Bauer 1949, Bujard, Jadassohn und Paillard 1953). Bassleer (1953) beobachtete, wenn er mehrere Verletzungen setzte, „effets à distance" auf die Mitosefrequenz in der Epidermis. Diese Effekte waren abhängig von der Zahl der Verletzungen.

Die Mitosefrequenz in der Epidermis bietet sich nach dem bisher erarbeiteten Material als ein durch viele Faktoren bedingter Teilvorgang der physiologischen Regeneration dar. Die gesamte Stoffwechsellage, auch der Vitaminhaushalt — Vitamin H-Mangel erhöht die Mitoserate (MONTAGNA 1950a), ebenso Gaben von Vitamin A (STUDER und FREY 1952) und Pantothensäure (MOUCHETTE 1953) — und das hormonale Geschehen spiegeln sich in der Mitosefrequenz wieder. Eine gewisse Unabhängigkeit des Zellteilungsmechanismus von dem weiteren Schicksal der Epidermiszellen zeigen die Befunde an der alternden Haut und die Wirkung oestrogener Hormone auf die Epidermis der *Ratte*.

Auch *örtliche Reize* vermögen die Mitosefrequenz zu ändern. THURINGER (1939) reizte die *Katzen*pfote elektrisch, durch Reiben und durch Laufen in der Trommel. Danach fand er einen Anstieg in der ersten und zweiten Stunde, der in einen Abfall umschlägt, wobei die Veränderungen der Mitosefrequenz im Stratum basale denen im Stratum spinosum um eine Stunde vorauslaufen.

Inwieweit die einzelnen Faktoren direkt oder indirekt auf die Mitoserate in der Epidermis wirken, und ob sie gar für dieses Gewebe spezifisch sind, bedarf noch der Erforschung.

d) Die Tonofibrillen.

Das auffallendste Merkmal des Stratum germinativum sind die Tonofibrillen (HEIDENHAIN 1911, HOEPKE 1927), die sich mit verschiedenen Färbemethoden als Fasern unterschiedlicher Dicke darstellen lassen und in ihrem Verlauf durch mehrere Zellen verfolgt werden können. Nach der Ansicht von KING (1949), der die histologischen Veränderungen der Epidermis nach Applikation von Podophyllin und Methylcholanthren studiert hat, sind nach der mehr oder weniger starken „Chromophilie" und nach der verschiedenen Reaktion auf diese Stoffe drei Arten von Tonofibrillen zu unterscheiden: 1. Die Fibrillen der intercellulären Brücken, 2. die HERXHEIMERschen Spiralen in der äußersten Zellperipherie und 3. sehr zarte zentrale Tonofibrillen mitten im Cytoplasma. Ob aber die Tonofibrillen in vivo in der Form vorhanden sind, wie wir sie im histologischen Präparat zu sehen gewohnt sind, ist in den letzten Jahren mehr und mehr fraglich geworden. DE MOULIN (1923), der lebensfrische Zellen aus verschiedenen Schichten der Epidermis betrachtete, äußerte als erster Zweifel an dem Vorhandensein der Tonofibrillen in der *lebenden* Zelle und hielt sie für postmortale Cytoplasmaveränderungen. Auch CHAMBERS und RÉNYI (1925) konnten an der lebenden Zelle keine Tonofibrillen finden. Nach MARTINOTTI (1921) ist ihre Zahl in Präparaten, die mit Osmium enthaltenden Flüssigkeiten fixiert sind, sehr verringert wie auch nach Fixierung mit Essigsäure (HOEPKE 1927). Die Beobachtungen an lebenden Zellen können aber nicht durch die artifizielle Verquellung mit den genannten Fixantien erklärt werden. In lebenden Gewebekulturen der Epidermis fanden LEWIS, POMERAT und EZELL (1949) mit dem Phasenkontrastverfahren nur die Andeutung einer Fibrillenstruktur, CHAMBERS und LUDFORD (1931) gar keine, während PARSHLEY und SIMMS (1950) sie weder erwähnen noch abbilden. CHLOPIN (1933) findet Tonofibrillen in fixierten Gewebskulturen, die aus Epidermis 2—2$^1/_2$ Monate alter Embryonen gezüchtet waren. Nach H. PINKUS (1938) werden Tonofibrillen nicht in allen Zellen der Kulturen gebildet.

Elektronenoptische Bilder nach Osmiumfixierung (GESSLER, GREY, SCHUSTER, KELSCH und RICHTER 1948a, b) zeigen gar keine fibrillären Elemente. Der intracelluläre Spalt wird von Reihen feiner Körnchen gefüllt, die wie intercelluläre Brücken angeordnet sind. Diese Reihen setzen sich nur ein kurzes Stück weit in das Cytoplasma hinein fort, wo sie von gröberen Granula gebildet werden, die nach Ansicht dieser Autoren peripher liegende Melaningranula sind. PEASE (1951) sieht im Elektronenmikroskop an oxmiumfixiertem Material Tonofibrillen, die ein kurzes Stück weit in das Cytoplasma hineinreichen, auch nur in seltenen Ausnahmen. Das Cytoplasma ist eher granulär als fibrillär strukturiert. Man sieht ein sehr feines Netzwerk, dessen Einzelfasern aber zu dünn sind, um im Lichtmikroskop sichtbar werden zu können. Mit dieser Darstellung decken sich die elektronenoptischen Beobachtungen von ADOLPH, BAKER und LEIBY (1951) und LADEN, ERICKSON und ARMEN (1952), die auch am osmiumfixierten Material erhoben wurden. GRAY, BLANK, RAKE und OSKAY (1952) finden mit Hilfe des Elektronenmikroskops im Cytoplasma zahlreiche etwa 0,1 μ dicke Granula, die sie für Mitochondrien oder Pigmentkörnchen halten. Ihre Befunde stimmen mit denen von GESSLER und Mitarbeitern (1948a, b) weitgehend überein. Andererseits haben v. ALBERTINI (1946) mit dem Phasenkontrastmikroskop in unfixierter normaler Epidermis und GESSLER, GREY, SCHUSTER, KELSCH und RICHTER (1948b) mit dem Elektronenmikroskop in einem Epitheliom sowie v. ALBERTINI (1953) in hyperkeratotischer Epidermis Tonofibrillen gesehen (s. Nachtrag S. 486).

MEIROWSKY und FREEMAN (1953a, b) fanden bei elektronenoptischen Untersuchungen spiralig aufgewundene Tonofibrillen und daneben in jungen Hornfibrillen bandartige Strukturen und Verzweigungen von Keratinfibrillen. Die Autoren halten es für möglich, daß die Keratinfibrillen aus einzelnen rundlichen Körperchen zusammengesetzt sind. Auffallend ist aber bei allen elektronenoptischen Bildern eine große Unschärfe der als Fibrillen bezeichneten Strukturen, die ich an eigenen Aufnahmen ebenfalls sehe. Hierbei finde ich verschieden dicke, unscharf begrenzte Züge und wolkige Anhäufungen dichterer Substanz, die MEIROWSKY und FREEMAN für Ausgangspunkte neuer hornartiger Fäden halten. Scharf begrenzte Fibrillen wurden bisher jedenfalls nur vereinzelt beschrieben und die Elektronenmikroskopie konnte bislang zur Klärung der Tonofibrillennatur nichts Entscheidendes beitragen. In den Epidermiszellen der *Amphibien*haut haben WEISS und FERRIS (1954a) lange, sehr feine 200 Å dicke Filamente elektronenmikroskopisch nachgewiesen, die vielleicht feine Röhrchen darstellen (Abb. 15). Die Filamente entspringen in Büscheln von spulenartigen Körpern, die der Zellmembran innen anliegen. In der Epidermis der Säugetiere sind derartige Fibrillen bisher nicht zu finden.

Polarisationsoptisch lassen sich formdoppelbrechende Fibrillen auch in der lebenden Zelle und überall in der Epidermis, im Nagel und in den Haaren feststellen. Deshalb muß wenigstens eine submikroskopische fibrilläre Struktur im Cytoplasma dieser Zellen angenommen werden.

Die Vorstellung eines gerichteten Filzes aus äußerst feinen und nicht sehr langen, submikroskopischen, fibrillären Einheiten, die sich bei der Fixierung zu dicken langen Bündeln zusammenlegen und dann auch im Lichtmikroskop sichtbar werden (CHAMBERS und RÉNYI 1925), läßt auch die Beobachtung erklären, daß an fetaler Epidermis polarisationsoptisch Formdoppelbrechung nachweisbar ist, wenn sich färberisch noch keine Tonofibrillen nachweisen lassen (s. S. 5).

Bei der Besprechung der Textur der Tonofibrillen im Nagel (MÖRIKE 1954) und in der äußeren Wurzelscheide des Haares (W J. SCHMIDT 1924) werden wir mehrfach auf die Frage stoßen, wie die Richtung des Zellstromes mit dem Verlauf der Tonofibrillenzüge zu vereinen ist. In einem gekreuzten Tonofibrillensystem

müssen die intercellulären Verbindungen und der intracelluläre Verlauf einer
stetigen Veränderung unterliegen, die der Wanderungsgeschwindigkeit der Zellen

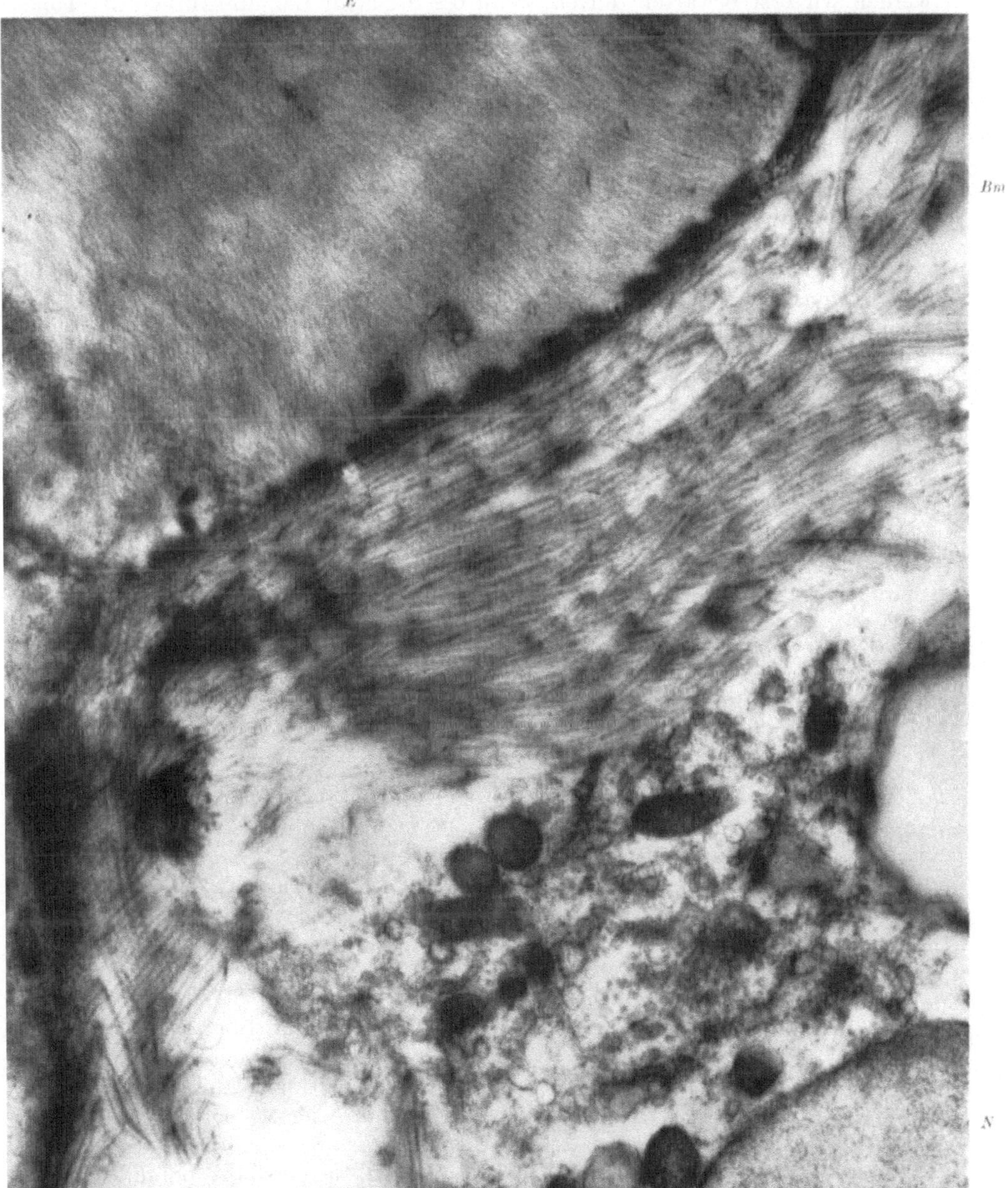

Abb. 15. Grenze der Epidermis gegen das Bindegewebe bei *Amphibien*. An der Grenze der Epidermiszelle (*E*) zur
Basalmembran (*Bm*) liegen noch im Cytoplasma spulenartige Körperchen, von denen die Filamente des Cytoplasmas (Tonofibrillen) zu entspringen scheinen. Darunter ist eine feine Basallamelle mit kugeligen Körperchen
von 500 Å Dicke eben zu sehen. Die Fasern der Basalmembran sind quergestreift. Vergr. 20 000fach. (Larve
von *Rana pipiens*. Osmiumsäure.) (Aus WEISS und FERRIS 1954a, b.)

angepaßt ist. Je feiner und je kürzer die einzelnen fädigen Elemente sind, um so
leichter kann dieser Umbau vor sich gehen. Veränderungen der Tonofibrillen

bei der Bildung intraepidermaler Bläschen sollen mechanische Ursachen haben (Nelemans, Keuning, Rijssl und Ruiter 1952). Ein volles Verständnis der zum Teil einander widersprechenden Befunde über die Struktur der Tonofibrillen werden wir erst erwarten dürfen, wenn die Struktur der am Aufbau der Tonofibrillen beteiligten Eiweißkörper besser bekannt ist (s. S. 35 f.).

e) Mitochondrien und Golgi-Apparat im Stratum germinativum.

Unter Mitochondrien sollen in Übereinstimmung mit Montagna (1952) im Cytoplasma gelegene, morphologisch faßbare Elemente bezeichnet werden, die sich in frischem Gewebe mit Janusgrün B, einem basischen Anilinfarbstoff, supravital anfärben lassen, und die nach Chromieren des Paraffinschnittes mit Regauds oder Heidenhains Eisenhämatoxylin darstellbar sind. Physiologisch-chemische Untersuchungen (Lang 1952) ergaben, daß in den Mitochondrien Fermente angereichert sind, elektronenoptische, daß sie eine komplizierte Intimstruktur haben.

Mit der von Regaud (1910) angegebenen Methode zur Darstellung von Mitochondrien (EH und EH nach Chromierung) stellen sich die Herxheimerschen Spiralen in elektiver Weise dar (Regaud und Favre 1912, Favre 1924, 1946, 1950). Durch längeres Chromieren am Schnitt konnte Favre (1924) auch in den Zellen des Stratum spinosum spiralige Fäden wie in den Basalzellen anfärben. Mit den Mitochondrien und Spiralfilamenten fand er auch die Bizzozeroschen Knötchen elektiv dargestellt und hält diese deshalb ebenfalls für Mitochondrialstrukturen. Favres Studien ergaben im ganzen folgendes: Die Herxheimerschen Spiralen sind Mitochondrien, doch liegen nicht alle Mitochondrien des Stratum basale in dieser Form vor. Bei Nachchromierung über einen Monat zeigen sich die Spiralfilamente im Stratum basale. Erst nach längerer Nachchromierung sind sie auch in den oberen Lagen dargestellt. In der Epidermis von Palma und Planta sind die Mitochondrien dicker, zahlreicher und gleichmäßiger geformt als in der übrigen Epidermis. Aber überall liegen sie parallel zur Längsachse der Zellen. Im ganzen Stratum germinativum nachweisbar, werden sie in den oberen Lagen des Stratum spinosum gröber und weniger zahlreich. Im Stratum basale bilden sie unterhalb des Kerns gelegen eine Bürste von Fortsätzen, die innerhalb der cytoplasmatischen Wurzelfüßchen in die Basalmembran hineinreichen. Im Stratum granulosum zerfallen sie in Bruchstücke, die noch in den oberen Lagen zwischen den Keratohyalinkörnchen zerstreut zu finden sind. Favre nimmt auf Grund dieser Befunde an, daß sie sich an der Verhornung beteiligen. Der Autor läßt deshalb den Verhornungsprozeß bereits im Stratum basale beginnen. Die Verlagerung der Mitochondrien in die Bizzozeroschen Knötchen, die nach seiner Ansicht in den intercellulären Spalten liegen, führt ihn zur Annahme einer teilweisen „intercellulären Keratinbildung".

Favre stützt seine Vorstellungen durch Beobachtungen an pathologischem Material. Bei der Psoriasis z. B. liegen die frakturierten polymorphen Mitochondrien basal unter dem Kern, der in den distalen Zellbereich verschoben erscheint. Bei epidermalen Neoplasmen werden sie ebenfalls polymorph und verschwinden außerdem an den Bizzozeroschen Knötchen.

Parat (1938) färbt die Haut neugeborener *Ratten* supravital mit Janusgrün und findet Mitochondrien, die in Form und Verteilung den Favreschen Spiralfilamenten entsprechen. Auch im Stratum granulosum sieht er noch zahlreiche, gewundene Mitochondrien und Stäbchen. Nach der Supravitalfärbung durchgeführte Eisenhämatoxylinfärbung zeigt, daß die mit beiden Methoden dargestellten Strukturen kongruent sind. Durch die Untersuchungen Parats wird die Anschauung Favres stark gestützt.

Die Natur des Golgi-*Apparates* wird bisher noch nicht einheitlich beurteilt. Wie schon Deineka (1912) zeigt, der diese cytoplasmatische Bildung zuerst in den Zellen des mehrschichtigen, verhornten Plattenepithels bei *Mensch, Pferd, Hund, Katze* und im *Enten*schnabel festgestellt hat, ist das netzförmige Gebilde, das sich nach Osmiumvorbehandlung mit Silber imprägnieren läßt, keine in der Mitose exakt sich teilende Struktur. Bei Beginn der Mitose zerfällt das Golgi-Netz in viele kleine Körnchen, den *Dictyosomen*, die zu etwa gleichen Teilen in die Tochterzellen gelangen.

Die vielfach nachgewiesene Veränderung des Golgi-Apparates bei der Resorption bzw. Sekretion lassen ihn als eine Arbeitsstruktur der Zelle erscheinen. Die Struktur steht zu bestimmten lipoidenthaltenden, granulären oder fädigen Gebilden, den sog. *Lipochondrien*, in Beziehung (Ries und Gersch 1953, Palade und Claude 1949a und b, Hirsch 1939).

Deineka (1912) zeigt, daß der Golgi-Apparat der Zellen des Stratum basale supranucleär gelegen ist, daß aber diese streng polare Lage mit Annäherung an die Oberfläche der Epidermis in den Zellen mehr und mehr verlorengeht. In dem oberen Drittel des Stratum germinativum nehmen die Golgi-Elemente eine perinucleäre Anordnung ein, lockern sich auf und sind schließlich dicht unter dem Stratum granulosum im ganzen Cytoplasma verstreut. Diese Darstellung stimmt mit den von Ludford (1925a, b) an der *Mäuse*epidermis erhobenen Befunden überein. Auch Ludford betont, daß der Golgi-Apparat mit dem Auftreten der Ceratohyalinkörnchen verschwindet.

Parat (1938), der die Golgi-Elemente in der Epidermis neugeborener *Ratten* mit der supravitalen Neutralrotfärbung untersucht hat, sieht in den Basalzellen über den Kernen eine Anhäufung von rotgefärbten Vacuolen, die an den Seiten der Kerne häufig abwärts zu wandern scheinen. In den oberen Zellagen des Stratum germinativum liegen die neutralrotgefärbten Vacuolen mehr unterhalb des Kernes und sind etwas mehr zerstreut, halten aber ihre nachbarlichen Beziehungen zur Kernmembran im Gegensatz zu den Mitochondrien aufrecht. In den obersten Schichten verlieren die größeren Vacuolen ihre Färbbarkeit, während sich die kleineren noch leicht mit Neutralrot darstellen lassen.

Im Stratum granulosum sind die Vacuolen großenteils zwischen den Keratohyalinkörnchen zerstreut; man kann diese oft von einem roten Saum umschlossen finden. Die größeren Vacuolen liegen unter, die kleineren über dem Kern. Mit fortschreitender Verhornung wird das „*Vacuom*" mehr und mehr vermindert und verschwindet ganz.

Die Golgi-Elemente unterscheiden sich von den Mitochondrien nicht nur durch die Lage, sondern auch dadurch, daß die mitochondrialen Spiralfilamente zwischen den Keratohyalinkörnchen immer nachweisbar bleiben.

In den unteren Lagen des Stratum germinativum erscheinen die Golgi-Elemente auch in Form von Anhäufungen kleiner Kugeln und Zylinder, den *Dictyosomen*. Sie sind wie das Golgi-Netz in der Zelle verteilt und werden beim Aufsteigen im Cytoplasma zerstreut (Deineka 1912, Ludford 1925). Die Golgi-Elemente, Vacuom und Dictyosomen, scheinen sich an der Bildung der Keratohyalinkörnchen ebenso zu beteiligen, wie das für die Bildung von Sekretgranula in Drüsen, z. B. im Pankreas, wahrscheinlich gemacht ist. Nach Hirsch (1939), Worley (1944, 1946), Baker (1944, 1945, 1946, 1949, 1955), Ries (1936, 1953), Cain (1947, 1949, 1950), Dalton und Felix (1952), Elftmann (1954), Sjöstrand und Hanzon (1954) sowie Palade und Claude (1949a, b) haben sich die Beobachtungen von Parat auch an anderen Stellen bestätigen lassen. Es scheint sich die Ansicht durchzusetzen, daß das klassische Golgi-Netz ein durch Bildung von Myelinfiguren aus dem lipoidhaltigen Externum einzelner Golgi-Elemente entstandenes Artefakt ist. Nach Baker (1944, 1949, 1955) und Palade und Claude (1949a, b) haben die Golgi-Bläschen Lipoidnatur.

Parat (1928, 1938) empfiehlt aber bei der Identifizierung von Fett- und Lipoidtröpfchen mit dem Golgi-Apparat große Vorsicht. Er konnte in der basalen Schicht der Epidermis der neugeborenen *Ratte* mit Sudan III und Scharlach R Fetttröpfchen nachweisen, die in den oberen Schichten nicht vorhanden waren, und die ihrer Lage nach nicht zum Vacuom gehören. Nicolau (1911) sowie Kollmann und Papin (1914) fanden osmiophobe, sudanophile Granula in der Basalzellschicht der *menschlichen* Epidermis und im Oesophagusepithel des *Meerschweinchens*, die ebenfalls nicht dem Golgi-Apparat entsprachen. Andererseits konnte Montagna (1950a, b, Montagna, Chase und Hamilton 1951), der die Fettverteilung in der Epidermis verschiedener Laboratoriumstiere am Gefrierschnitt mit Sudanschwarz untersuchte, im Stratum germinativum eine Reihe von perinucleären Fettkügelchen beobachten. Sie liegen wie die Golgi-Elemente der Kernmembran an und sind am distalen Pol des Kernes angehäuft. Im Stratum granulosum enthalten die Zellen nur schlecht sichtbare Fettgranula.

Die mit Bakers (1945) saurem Hämatein nachgewiesenen Phospholipidgranula entsprechen diesen perinucleären, sudanophilen Körnchen, wie Montagna an der Epidermis des *Rhesusaffen* zeigt. Cain (1949) bestätigt dies für das *Meerschweinchen* und vergleicht die Phospholipidgranula dem mit Silberimprägnation oder Osmiumtetroxyd darstellbaren Vacuom, da sie an der gleichen Stelle liegen. Die „*Lipochondrien*", um die es sich bei den Phospholipidgranula Montagnas (1952) handelt, entsprechen also offenbar dem Vacuom. Gegen die Auffassung Bakers (1950, 1955), wonach „Golgi-Substanz" und „Lipochondrien" Synonyme sind, haben Bensley (1951) und Dalton (1952) Bedenken geltend gemacht. Dalton kommt nach elektronenoptischen Untersuchungen an Leberzellen und Darmepithel zu dem Schluß, daß die Golgi-Substanz und die Phospholipide der Lipochondrien zu unterscheiden sind (Dalton und Felix 1952, 1953, Sjöstrand und Hanzon 1954).

Es wird aber von allen Autoren bestätigt, daß beide Strukturen am gleichen Ort in der Zelle liegen und gleichsinnige Veränderungen mit den Zellen erleiden. Das läßt auf ein Zusammenwirken beider cytoplasmatischer Gebilde schließen. Die Mitochondrien und Golgi-Elemente sind insofern in den Keratinisierungsvorgang einbezogen, als sie mit dessen Fortschreiten kontinuierliche Veränderungen erleiden und schließlich verschwinden. Ein Unterschied besteht darin, daß die Golgi-Elemente bei der Bildung der Keratohyalinkörnchen schon verschwinden, wenn die — zwar veränderten — Mitochondrien noch nachweisbar sind. Sie gehen erst mit der Bildung von Eleidin beim Eintritt der Zellen in das Stratum lucidum verloren. Das spricht dafür, daß die beiden Strukturen in verschiedene Vorgänge des komplizierten Verhornungsprozesses eingreifen.

3. Das Stratum granulosum.

Mit dem Auftreten der *Keratohyalinkörnchen* erlischt die mitotische Teilungsfähigkeit der Epidermiszellen, und es beginnen die groben cytologischen Veränderungen, die mit der Verhornung enden. Diesen gehen andere feinere Vorbereitungen in den Zellen voraus. Neben den erwähnten Wandlungen der Mitochondrien und des Golgi-Apparates werden noch zu besprechende Unterschiede des stofflichen Gehaltes der Zellen im Stratum germinativum beobachtet.

Morphologisch stellen die Keratohyalingranula gewöhnlich kugelige oder gestreckte, oft unregelmäßig gestaltete Gebilde verschiedener Größe dar (Abb. 16, 17, 18). Besonders derbe, ungleichmäßige, schollige Granula finden sich am Haartrichter. Sie sind anscheinend aus mehreren kleineren Granula zusammengeflossen (Abb. 18, 19, s. Nachtrag S. 486). Zwischen den Granula dünnerer und dickerer Epidermis sind keine Unterschiede feststellbar. Elektronenoptisch sieht man an Stelle der Körnchen unregelmäßige nadelartige Gebilde.

Ein Stratum granulosum als geschlossene Schicht keratohyalinhaltiger Zellen gibt es nur dort, wo eine vielschichtige Epidermis ausgebildet ist. Die Breite der Körnerschicht ist der Breite der übrigen Schichten proportional (OLIN 1943) (Abb. 20). Insofern besteht auch eine Beziehung zu der Höhe der Epidermisleisten und -zapfen, die früher angenommen wurde (PINKUS 1927). Das Stratum granulosum ist 2—3 Zellagen dick an der Stirn, am Ellenbogen, in der Glutäalgegend und über dem Knie, wo auch grobe Leisten gefunden werden. OLINs Untersuchungen stimmen großenteils mit denen von KAJAVA

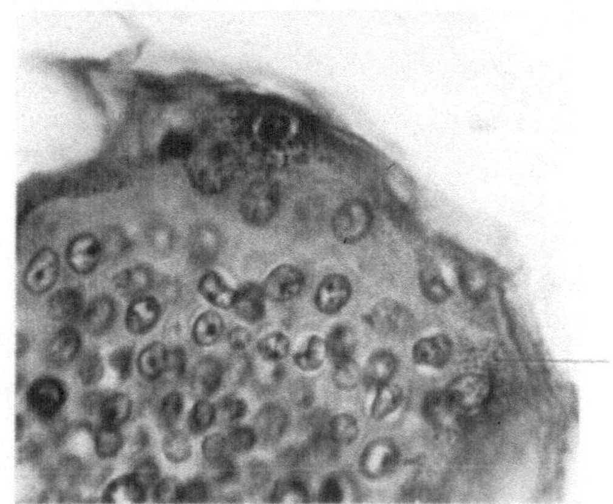

Abb. 16. Staubförmige Keratohyalingranula (*K*) in der Achselhöhlenhaut eines Erwachsenen. Vergr. 550fach. (WEIGERTs Hämatoxylin, Benzopurpur.)

(1927) überein. Die Dicke des Stratum lucidum geht der des Stratum granulosum parallel. Die Höhe des Stratum germinativum und die der beiden eben genannten Schichten sind im ganzen gesehen einander proportional, doch bestehen regionale und topographische Unterschiede, die eine verschiedene „Verhornungsbereitschaft" der Zellen des Stratum spinosum vermuten lassen.

Auch bei dünner Epidermis durchlaufen alle Zellen vor der Verhornung das Stadium der Bildung von Keratohyalingranula. Aber da dieses Stadium nur relativ kurz ist, kann sich dann keine geschlossene Lage bilden.

Der Vorgang der Verhornung findet in der *menschlichen* Epidermis kontinuierlich statt; selbst das in einem rhythmischen Geschehen gebildete und abgestoßene Haar bildet seine Hornsubstanz in einem ständigen Zuwachs. Demgegenüber differenziert sich bei anderen Wirbeltierklassen die ganze Epidermis in Schüben und wird schließlich bei der Häutung abgeworfen. BIEDERMANN (1926, 1928a), RABL (1931) und LANGE (1931) haben hierüber die bis dahin bekannten Tatsachen zusammengetragen. Das große vergleichend-histologische Material ist noch nicht erschöpfend ausgewertet. Daß der

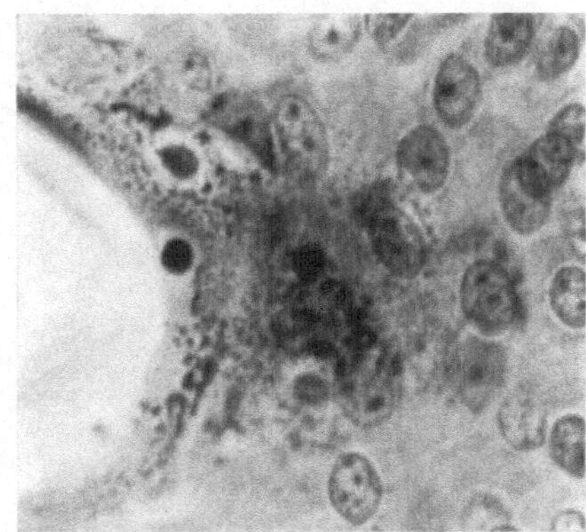

Abb. 17.   Grobe Keratohyalingranula in der Epidermis eines Haartrichters.   Vergr. 800fach. (Präparat wie Abb. 16.)

Verhornungsvorgang offensichtlich in verschiedener Weise ablaufen kann, geht aus den angeführten Beispielen aus dem Tierreich hervor. Die Verhornung der Epidermis der *Säuger* und des *Menschen* ist die Bildung von Keratohyalingranula als *Spezialfall* charakterisiert.

Eine echte Verhornung kommt in der Reihe der Wirbeltiere schon bei den *Cyclostomen* vor an den Hornzähnen in der Umgebung des Mundes (BIEDERMANN

1928a). Die Hornzähne werden nach einiger Zeit abgestoßen. Dann hat sich aber darunter bereits ein neuer Zahn gebildet, der von dem alten durch eine Schicht nichtverhornter, acidophiler Zellen getrennt ist, die sich beim Abwerfen des alten Zahnes von der Oberfläche des neuen Horngebildes lösen.

Eine lockere Schicht nicht verhornender acidophiler Zellen unter der kompakten Hornschicht findet sich mit großer Regelmäßigkeit überall dort, wo größere Hornschuppen oder die ganze Haut auf einmal abgestoßen wird (W. J. SCHMIDT 1914). Es sei ferner verwiesen auf die eigenartigen pinselförmigen Auffaserungen der verhornten Deckzellen an den Haftpolstern der *Geckotiden*-Zehen (W. J. SCHMIDT 1913), auch auf die cuticularähnlichen Bildungen der Pokalzellen bei *Myxine*, einem Cyclostomen (W. J. SCHMIDT 1924) und im Epithel der Haftscheiben der beiden *Knochenfische Liparis montagni* und *Cyclopterus lumpus* (W. J. SCHMIDT 1937a, b). Die wenigen Beispiele mögen genügen, um die große Mannigfaltigkeit verhornter Gebilde bei den Wirbeltieren zu beleuchten. Alle diese Bildungen harren einer erneuten Untersuchung mit Hilfe moderner histochemischer Methoden. Das unmittelbare Nebeneinander verschiedenster Epidermistypen am gleichen Objekt, z. B. bei Cyclostomen und Teleostiern, wirft kausalhistogenetische Fragen auf.

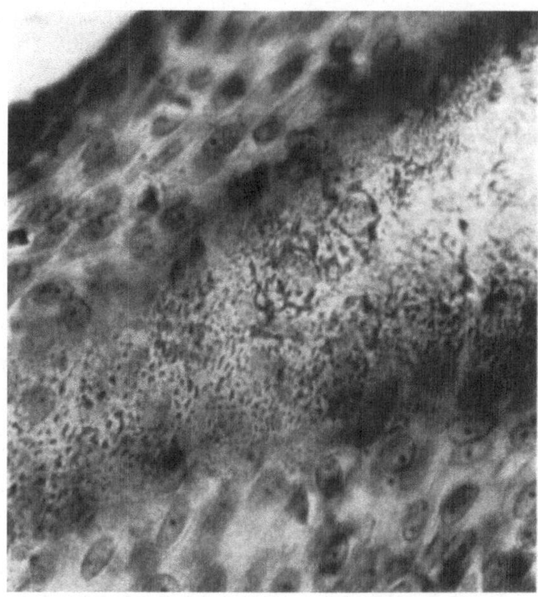

Abb. 18. Keratohyalin des tiefen Haartrichters. Die Körnchen sind zu zusammenhängenden Massen vereint. Vergr. 630fach. (Präparat wie Abb. 16.)

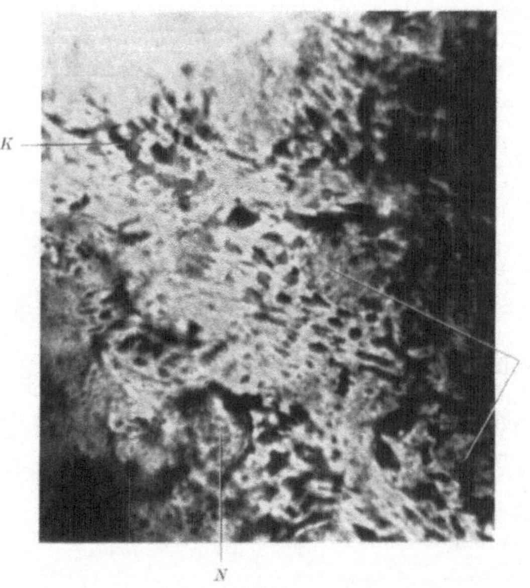

Abb. 19. Wie Abb. 16. Vergr. 1250fach. Die zusammenhängenden Massen von Keratohyalin (*K*) durchsetzen das ganze Cytoplasma und hüllen die Kerne (*N*) ein.

Die Zellen des Stratum granulosum sind charakterisiert durch den Gehalt an Keratohyalin. Wo diese Schicht aus mehreren Zellreihen besteht, enthalten die unteren Zellen weniger Körnchen als die oberen. Die meisten Körnchen finden sich in der dem Stratum lucidum angrenzenden Zellage. Ihre Bildung nimmt also mit dem Aufsteigen in höhere Zellagen zu. Neben dem völligen Verschwinden der GOLGI-Elemente und Mitochondrien sowie der Aufteilung und Verminderung der Lipochondrien ist in der Keratohyalinschicht eine Fragmentierung der Tonofibrillen, die Ausstoßung von Nucleolarmaterial (HOEPKE 1927) und eine Zunahme des Zellvolumens zu beobachten. PETERSEN (1935) hält das Keratohyalin für eine Art Abfallprodukt. Es ist aber schwer zu verstehen, warum dieses Abfallprodukt bei der weiteren Verhornung verschwindet, statt mit den verhornten Zellen ausgestoßen zu werden. Wegen der Auflösung der Tonofibrillen im Stratum granulosum nehmen KÜNTZEL, VAGO und SEITZ (1937) an, daß in dieser Schicht der Epidermis die Tonofibrillen „umgeschmolzen" werden, wodurch die Möglichkeit der Abschuppung gegeben werden soll (s. Nachtrag S. 486). An den Haaren findet dieser Vorgang nicht statt; sie werden in toto abgestoßen.

Bekanntlich treten die Keratohyalinkörnchen nicht überall dort auf, wo Hornsubstanzen gebildet werden. Beim *Menschen* fehlen sie in der den Nagel bildenden

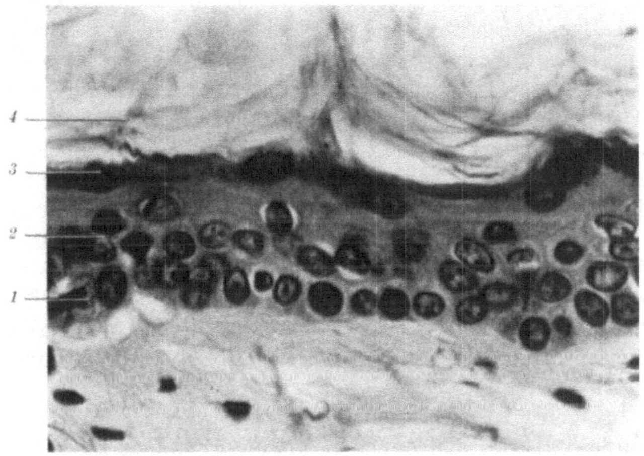

Abb. 20. Dünne Epidermis mit wenigen Schichten des Stratum germinativum und kubischen Basalzellen. Das Stratum lucidum ist nicht als durchgängige Schicht erkennbar. *1* Str. basale, *2* Str. spinosum, *3* Str. granulosum, *4* Str. corneum. Achselhöhle, Erwachsener. Vergr. 600fach. (WEIGERTs Eisenhämatoxylin, Benzopurpur.)

Matrix und im Hyponychium (Abb. 149). In der Epidermis der *Sauropsidier* kommen sie in der Regel nicht vor (BIEDERMANN 1927, LANGE 1931). W. J. SCHMIDT (1914) findet in der Haut der *Blindschleiche (Anguis anguis)* im Schuppenfalz Zellen mir körnigem Inhalt, den er für Keratohyalin hält. In meinen Präparaten sehe ich dort zwar die von LEYDIG beschriebenen vacuoligen Zellen, in deren Nachbarschaft die keratohyalinhaltigen vorkommen sollen, aber nirgends basophile Granulationen wie die Keratohyalinkörnchen der Säugerepidermis. Weder in der Haut des Panzers noch an den Extremitäten der *Sumpfschildkröte (Emys europaea* L.) sind sie festzustellen. Auch an den Hornzähnen der *Cyclostomen* und an der Daumenschwiele des *Krallenfrosches (Xenopus laevis)* waren keine Keratohyalinkörnchen zu finden (s. auch RABL 1931). Man kann also die Keratohyalinbildung nicht als eine conditio sine qua non der Verhornung betrachten. Diese Substanz spielt nur eine Rolle bei der speziellen Verhornung der Säugerepidermis.

Die *chemische Natur der Keratohyalingranula* ist nicht aufgeklärt. Die Ergebnisse histochemischer Untersuchungen sind nicht in allen Punkten eindeutig (MEUSCHEL 1925, LISON 1936). LANSING, ROSENTHAL und AU (1948) finden nach Veraschung Ca und bzw. oder Mg im Stratum granulosum, GANS (1930) Ca, während SMITH und PARKHURST (1949) auf Grund von Farbreaktionen Fe, dagegen kein Ca nachgewiesen haben. Die Reaktionen auf SH- und SS-Gruppen sind negativ (MONTAGNA, EISEN, RADEMACHER und CHASE 1954). Da sich die Granula wie Chromatin mit Hämatoxylin anfärben, hat man sie als Teile des zugrunde gehenden Kernes angesehen, als ein Degenerationsprodukt also von Zellen, die sich in einer absterbenden Zone befinden (PETERSEN 1935, HUECK 1937). STAM (1951) hält sie für ausgestoßene Kernkörperchen.

LEUCHTENBERGER und LUND (1951) haben den Gehalt der *Kerne* an Desoxyribosenucleinsäure im Stratum germinativum und Stratum granulosum verglichen und keine Unterschiede feststellen können. Sie nehmen an, daß die Kerne des Stratum granulosum funktionstüchtig sind und nicht absterbenden Zellen angehören können, da man sonst erwarten muß, daß die Desoxyribosenucleinsäure in das Cytoplasma übergetreten wäre. Da die Behandlung mit Ribonuclease nur einen Teil der Anfärbbarkeit der Keratohyalinkörnchen mit Hämatoxylin beseitigt, glauben die Autoren, daß die Ribonucleinsäure nur eine Komponente des Keratohyalins darstellt. Die vielfältigen Beobachtungen über Abschnürung und Umbildung von Kernmaterial in das Cytoplasma, die in der älteren Literatur niedergelegt sind (HOEPKE 1927), erscheinen heute unter dem Eindruck der CASPERSSONschen Untersuchungen (1950) nicht mehr als ein Zeichen der Degeneration, sondern vielmehr als ein Merkmal vitaler Kernfunktionen.

Nach SMITH und PARKHURST (1949), LEUCHTENBERGER und LUND (1951) sowie BERN, ELIAS, PICKETT, POWERS und HARKNESS (1955) werden die Ceratohyalinkörner durch Ribonuclease angegriffen, was LANSING und PARKHURST (1950) bestreiten. Die FEULGEN-Reaktion wurde von allen Autoren negativ gefunden. LANSING und OPDYKE (1951) berichten über eine Metachromasie, die weder durch Ribonuclease noch durch Hyaluronidase beseitigt werden kann. Trypsin löst die Keratohyalingranula auf. Die positive GRAM-Färbung läßt sich weder durch vorhergehende Aceton- noch durch Ribonucleasebehandlung zum Verschwinden bringen. LANSING und OPDYKE finden Glykogen und alkalische Phosphatase außerhalb der Körnchen besonders reichlich nach Oestrogengaben (auch BOURNE 1944). Während LEUCHTENBERGER und LUND (1951) sowie SMITH und PARKURST (1949) annehmen, daß Ribonucleinsäure in den Keratohyalinkörnern enthalten sei, glauben LANSING und OPDYKE aus ihren Befunden schließen zu können, daß dies nicht der Fall sei. Diese Autoren weisen dagegen auf eine mögliche chemische Verwandtschaft der Körnchen mit einer der beiden Komponenten des elastischen Materials hin, da sich die Granula mit der Elasticamethode von VERHOEFF darstellen lassen, nicht aber mit Orcein und Resorcinfuchsin.

Somit bietet die Vorbereitung des Verhornungsvorganges im Stratum granulosum das Bild einer die ganze Zelle erfassenden durchgreifenden Veränderung, an der außer den Kernen noch andere cytologische Elemente wie der GOLGI-Apparat und die Mitochondrien beteiligt zu sein scheinen.

4. Das Stratum lucidum und Stratum corneum.

Seit HOEPKEs Handbuchbeitrag sind nur vereinzelt morphologische Befunde am Stratum lucidum und corneum erhoben worden. ZEIGER (1936b) konnte einen sprunghaften Zuwachs der Strukturdichte im Stratum lucidum durch Anfärbung mit kolloidalen Farbstoffen verschiedener Teilchengröße feststellen. Aus den zahlreichen von RABL (1901), HOEPKE (1927) und PINKUS (1927) zusammengestellten Arbeiten geht die Sonderstellung des Differenzierungsschrittes vom Stratum granulosum in das Stratum lucidum hervor. — Anscheinend werden alle Strukturen des Stratum granulosum eingeschmolzen. Dabei tritt eine Alkalisierung der Zellen ein (ZEIGER 1936a, s. S. 50ff.). Wo kein Stratum granulosum ausgebildet ist, wie unter den verhornten Lagen in der Matrix des Nagels, im Hyponychium und unter den Hornschichten der Hornzähne beim *Neunauge*, bei den Daumenschwielen der *Anuren* und bei der Verhornung der *Sauropsidier* ist im Stratum lucidum eine auffallende *Acidophilie* sichtbar, die ebenfalls auf eine alkalische Reaktion des Cytoplasmas schließen läßt. HAUSER (1929) beschreibt bei Verhornungsvorgängen im *Wiederkäuer*magen eine starke Aufquellung der Zellen vor ihrem Eintritt in das Stratum lucidum, die von einer Entquellung nach dem Übertritt gefolgt wird. In der Epidermis der *Vögel* ist

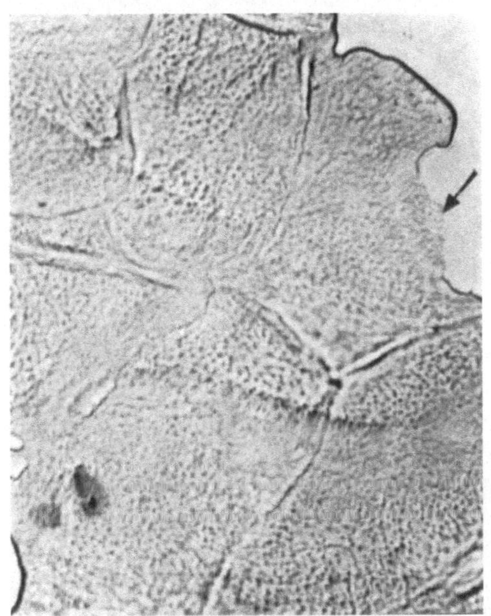

Abb. 21. Höckerige Form des primären Reliefs der oberflächlichen Epidermiszellen, Scrotum. Vergr. 1400fach. (Abstreifmethode ungefärbt. Aus WOLF 1940.)

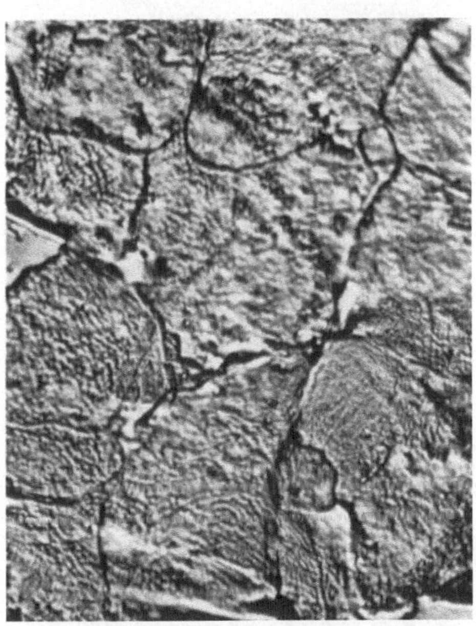

Abb. 22. Höckeriges und kammartiges primäres Relief der oberflächlichen Epidermiszellen des Handrückens. Vergr. 1400fach. (Wie Abb. 21.) (Aus WOLF 1940.)

das Stratum lucidum die dickste Schicht. Ihre oberflächlichen Zellen sollen sich auflösen und dabei Fett freigeben, das zur Isolierung gegen Wasser dienen könnte.

Es mag mit der großen Strukturdichte zusammenhängen, daß die Formdoppelbrechung der fibrillären Elemente im Stratum lucidum bei polarisationsmikroskopischer Betrachtung stärker auffällt als im Stratum germinativum und oft stärker als im Stratum corneum. Der Doppelbrechungseffekt ist im Stratum granulosum am geringsten.

RAUSCH (1897) hatte schon feine Unebenheiten an der Oberfläche der Zellen des Stratum disjunctum gesehen, deren Existenz aber später in Zweifel gezogen wurde (PINKUS 1927, RALPH 1947). WOLF (1937a, 1939/40, 1940) beschreibt die Oberflächenbeschaffenheit der Epidermis und unterscheidet ein *primäres Relief* (Abb. 21, 22), welches durch feine höckerige und kammartige Erhebungen auf der Zelloberfläche gebildet wird, ein *sekundäres*, das durch die Vorwölbung der ganzen Zellen bedingt ist, und ein *tertiäres*, welches in Furchen und Falten besteht, die sich über mehrere Zellen erstrecken. Diesen auf die Epidermis beschränkten Arten des Reliefs stellte er als *quartäres* Relief Vorwölbungen gegenüber, an denen das Corium beteiligt ist, und schließlich als *quintäres* Relief die Felderung der Haut, die ebenfalls bis ins Corium reicht (Abb. 29, 30). Das primäre Relief kann höckerig sein (Scrotum Abb. 21). Die Höcker sind manchmal

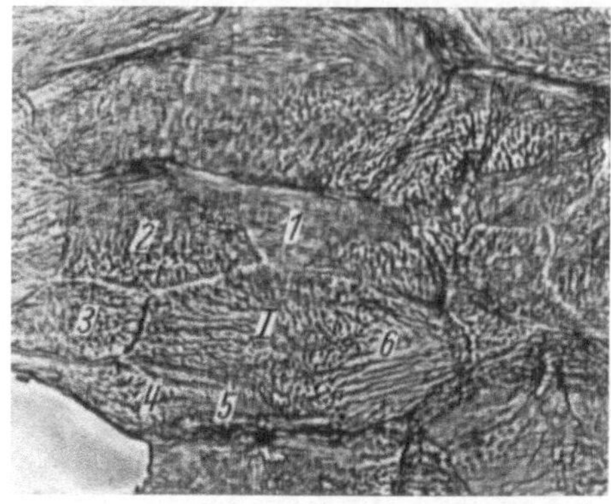

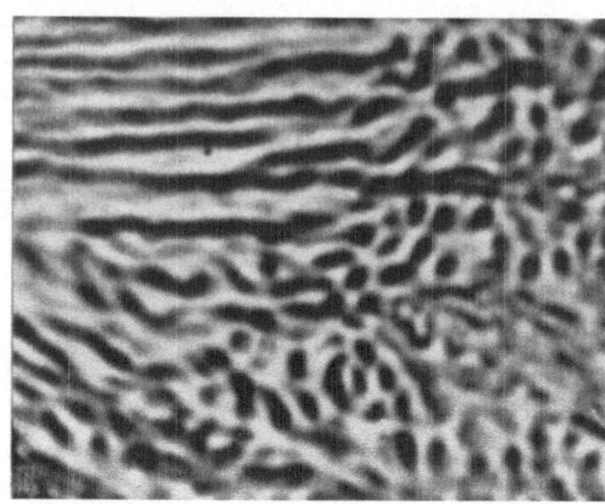

Abb. 23.   Abb. 24.

Abb. 23. Hornzelle des regenerierenden Stratum desquamans. Unterarm. 10 Tage nach Verätzung mit Silbernitrat. Gut entwickeltes kammartiges und höckeriges Relief. *I* Zentrale Zelle, 1—6 die Zelle *I* überlappende Nachbarzellen. Vergr. 750fach. (Wie Abb. 21.) (AUS WOLF 1939.)

Abb. 24. Detail des Reliefs aus Abb. 23. Vergr. 3500fach. (Aus WOLF 1939.)

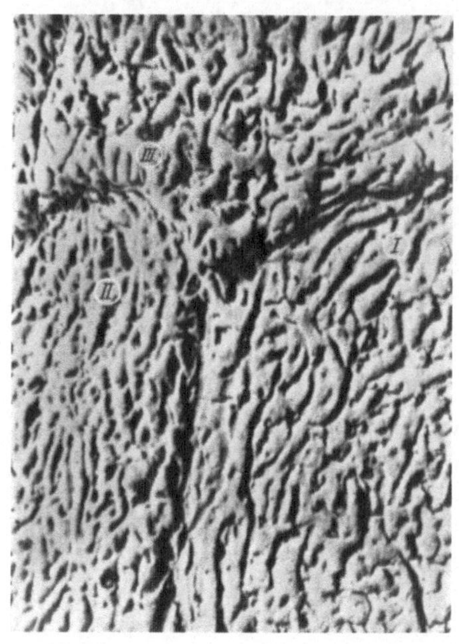

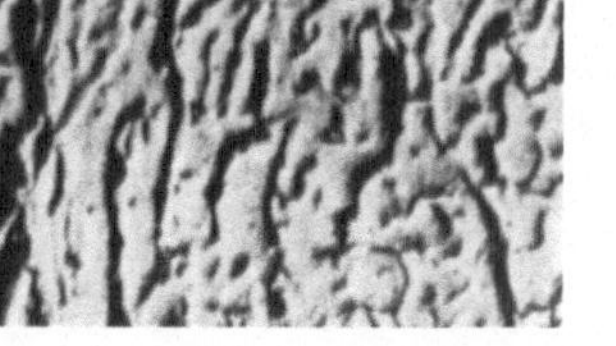

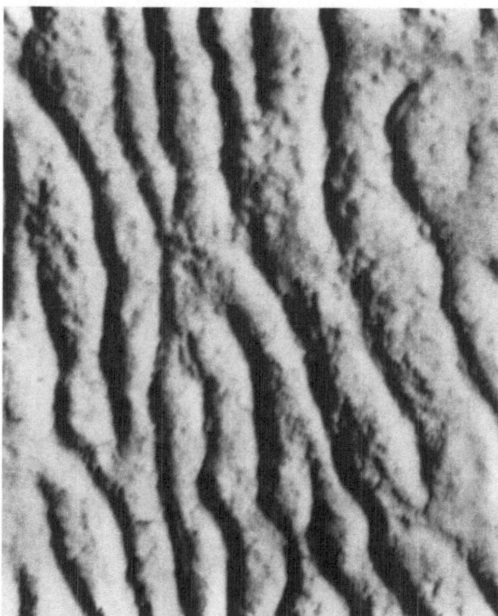

Abb. 25.   Abb. 26.

Abb. 25. Oberflächenrelief der Epiglottis. *Rind.* Primäres höckeriges und kammartiges Relief, mit dem die Zellen untereinander verzahnt sind. *I—III* Teile einzelner Zellen. Elektronenoptisch. Vergr. 6800fach. (Aus WOLF 1954.)

Abb. 26. Kammartiges Relief einer Plattenepithelzelle aus dem Oesophagus eines *Schweines.* Ein ähnliches Relief findet sich auch auf der Oberfläche der Epidermis. Vgl. Abb. 24. Elektronenoptisch. Vergr. 16000fach. (Aus WOLF 1954.)

in kammartigen Reihen angeordnet (Handrücken Abb. 22). Das Relief ist auf der Ober- und Unterseite der Zellen des Stratum corneum ausgebildet und wird in der für den jeweiligen Ort typischen Weise immer wieder hergestellt (Abb. 23

und 24). Elektronenoptisch fand WOLF (1954), daß die übereinandergelagerten Zellen durch das primäre Relief miteinander verzahnt sind (Abb. 25, 26). Eine Verschränkung der Hornzellen sahen MEIROWSKY und BEHR (1948) auch im Lichtmikroskop.

Das *sekundäre Relief* gibt die Konfiguration der Zellen als flache, sechseckig begrenzte Konvexitäten wieder, über die die Falten und Furchen des *tertiären Reliefs* laufen, und die an den Falten der Hautfelderung die Oberfläche der Deckschicht des Stratum corneum parallel zu den Linien der Felderung harmonikaartig fälteln (Abb. 27, 28, 29). Die Aufgabe dieser Fältelung sieht WOLF in einem Ausgleich der Felderungsfurche bei der Bewegung. Das tertiäre Relief findet sich auch um die Schweißdrüsenmündungen (Abbildung 30). Die Vorwölbung ganzer Zellen dient nach seiner Ansicht der Druckaufnahme und

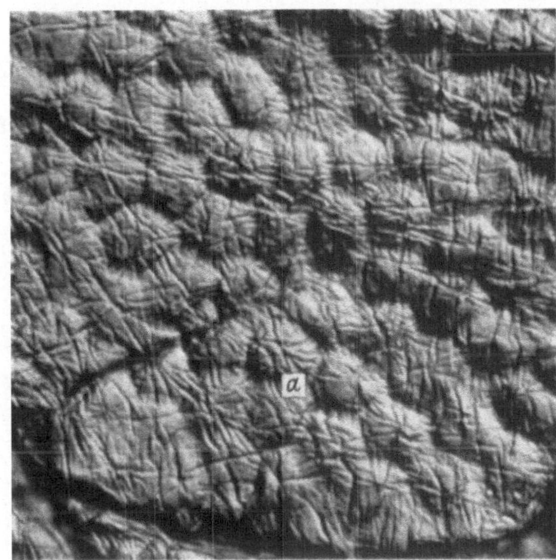

Abb. 27. Reliefbild der Hautoberfläche des Bauches. *a* Feine Furchen des tertiären Reliefs. Die Zellen erscheinen als flache napfartige Vertiefungen (sekundäres Relief). Vergr. 350fach. Streiflicht von oben. (Aus WOLF 1940.)

wie die höcker- und kammartigen Erhebungen des primären Reliefs dazu, ein Anhaften der Haut an glatten Oberflächen zu verhindern. Eine dem primären Relief vergleichbare Oberflächenstruktur findet v. ALBERTINI (1946) an den Pflasterzellen des Mundhöhlenepithels. Die verschiedenen Reliefs kommen in durchfallendem Licht als Linien unterschiedlicher Dicke zur Geltung (Abb. 31 und 32).

Daß Epidermiszellen in Haftorganen eigenartige Formen annehmen können, zeigte W. J. SCHMIDT an den Haftlappen des *Gecko Uroplatus* (1913) und an der Haftscheibe des *Teleosteers Liparis* (1937) sowie SIEBERT (1933) an den Pinselzellen der Nickhaut von *Vögeln*.

Als Ergebnis früherer Untersuchungen berichten HOEPKE (1927) und F. PINKUS (1927) in ihren Handbuchbeiträgen, daß

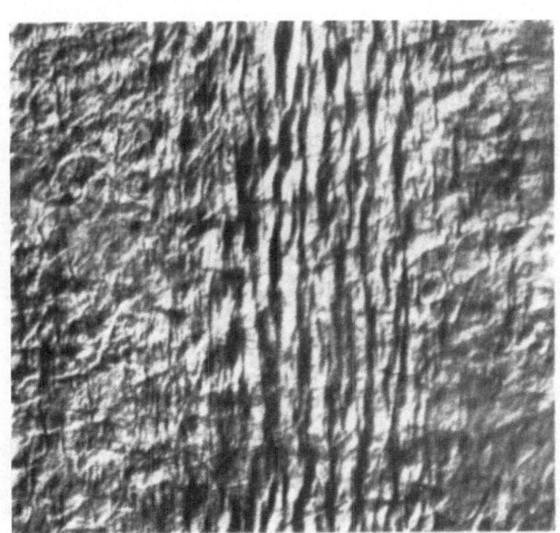

Abb. 28. Reliefbild einer Furche des Handrückens. Harmonikaartige Fältelung des tertiären Reliefs. Vergr. 350fach. (Wie Abb. 27.) (Aus WOLF 1940.)

die verhornten Epithelzellen eine dichte Hornmembran besitzen, daß Tonofibrillen in ihnen nachweisbar sind, und daß sich ein staubförmiger Inhalt in ihnen befindet.

LAGERMALM, PHILIP und LINDBERG (1951) beschreiben an der Oberfläche der menschlichen Haut und Fingernägel eine dünne Membran, die sie elektronenoptisch untersuchten, nachdem die Zellen durch Kaliumsulfidbehandlung aufgelöst waren. Die 100 Å dicke Membran

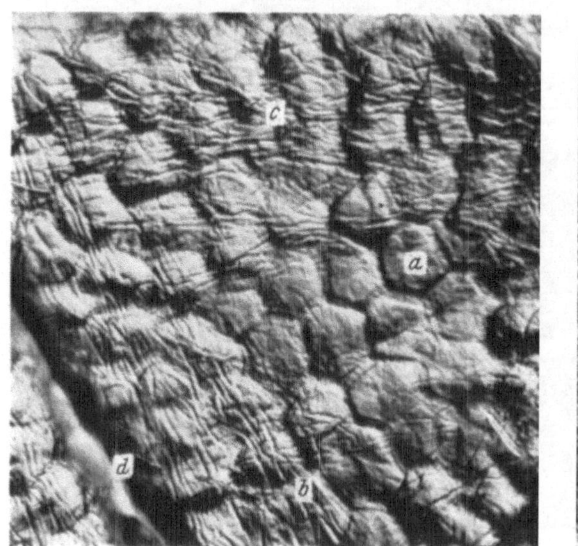

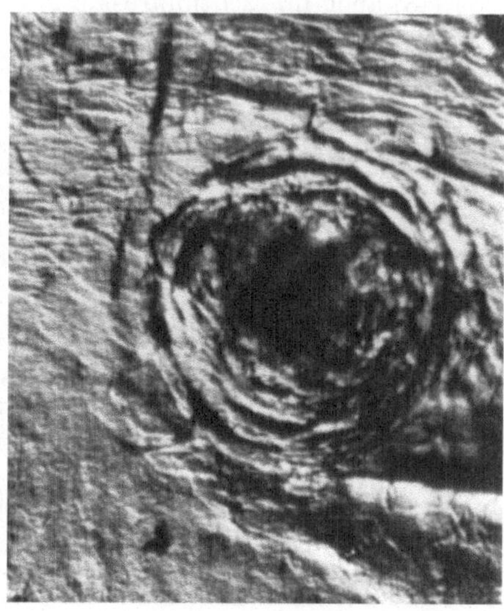

Abb. 29.   Abb. 30.

Abb. 29. Relief der Hautoberfläche des Bauches. *a* Sechseckige Umrisse der Zellen, die das sekundäre Relief geben. *b* Feine Furchen, die als tertiäres Relief die Furchen (*d*, quintäres Relief) begleiten. *c* Tertiäres Relief einer anderen Furche. Vergr. 350fach. (Wie Abb. 27.) (Aus WOLF 1940.)

Abb. 30. Oberflächenrelief einer Schweißdrüsenmündung an der Stirn. Vergr. 400fach. (Wie Abb. 27.) (Aus WOLF 1940.)

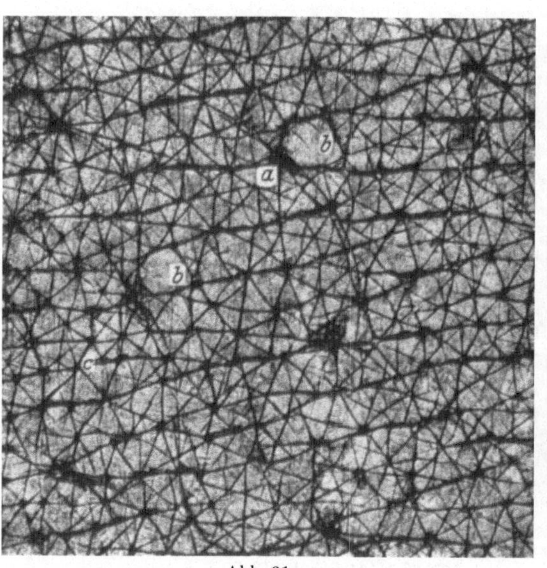

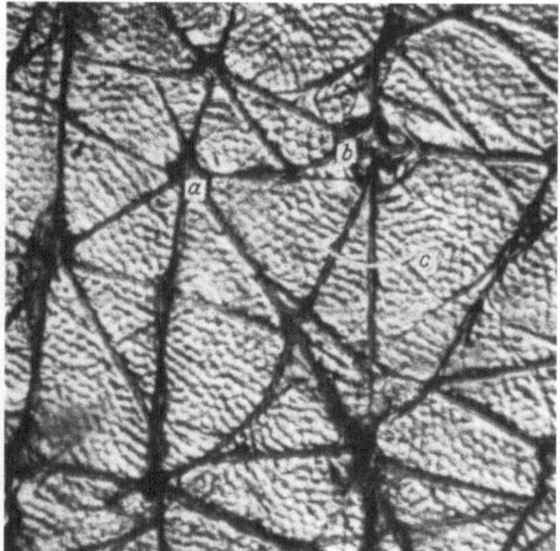

Abb. 31.   Abb. 32.

Abb. 31. Oberflächenrelief der Bauchhaut bei durchfallendem Licht. *a* Follikelmündung, *b* größere, nicht unterteilte Felder, *c* sternförmige Kreuzungen des quintären Reliefs. Vergr. 11fach. (Aus WOLF 1940.)

Abb. 32. Oberflächenrelief der Bauchhaut bei seitlicher Beleuchtung. *a* Sternförmige Kreuzung der Furchen, *b* größerer Stern, um den die Zellen konzentrisch angeordnet sind (*c*). Die Zellen erscheinen als kleine seichte Vertiefungen (sekundäres Relief). Vergr. 54fach. (Aus WOLF 1940.)

zeigt faserige Struktur. Die Dicke der im Mikroskop sichtbaren Mäntel der Hornzellen liegt um 1 μ. Die von den Autoren beobachtete Membran soll der Epicuticula des Haares (s. S. 161) entsprechen.

WOLF (1937) hat die Zellen des von ihm als Stratum desquamans bezeichneten Stratum disjunctum eingehend untersucht. Er gewinnt durch Abziehen

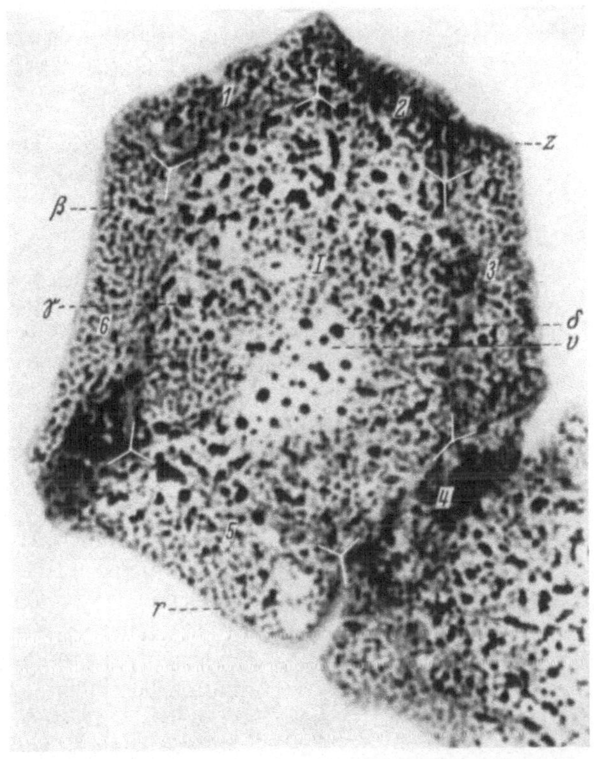

Abb. 33. Eine Zelle (*I*) des Stratum desquamans der Bauchregion. *Z* Zellgrenze, *r* Hornsubstanz, β zarte β-Granula in Reihen angeordnet, γ intensiv gefärbte gröbere γ-Granula, *v* Kernvacuole mit groben δ-Granula (δ). *1—6* Auflageflächen der Nachbarzellen. Vergr. 2000fach. (Modifizierte GRAM-Färbung. Aus WOLF 1939.)

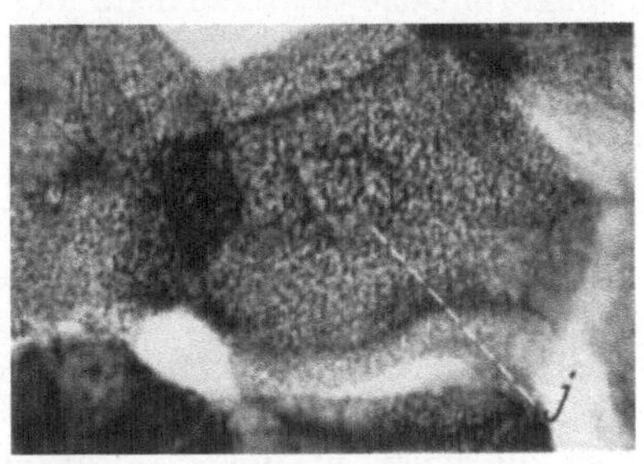

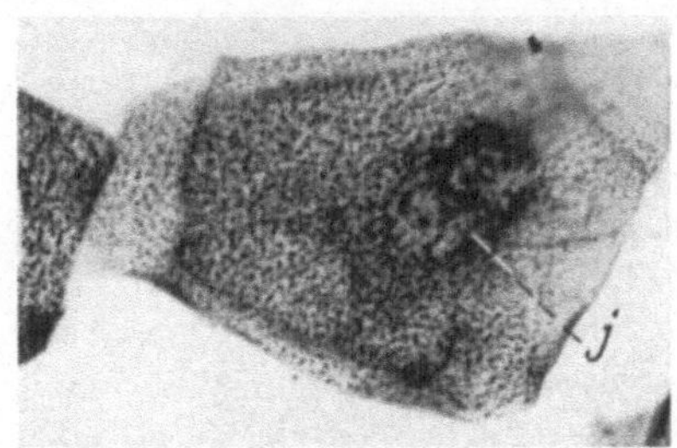

Abb. 34.   Abb. 35.

Abb. 34. Zellen der tieferen Schichten des Stratum corneum am Oberarm. Die höheren reifen Hornzellen des Stratum desquamans sind abgetragen. Beachte die gleichmäßige Körnelung durch α-Granula. *j* Kern. Vergr. 750fach. Wie Abb. 33. (Aus WOLF 1939.)

Abb. 35. Zelle des regenerierenden Stratum desquamans am Oberarm. Intensiv gefärbte α-Granula der nicht ganz ausgereiften Zellen. Vergr. 750fach. Wie Abb. 33. (Aus WOLF 1939.)

einschichtiger Zellagen mit einem Klebestreifen unverletzte Zellen, die er fixiert und unfixiert beobachtet. Durch Färbung mit der schon von ERNST (1896) angewandten GRAMschen Methode gelingt es ihm, in den Zellen verschiedene Arten von Granula darzustellen, die er für Keratinkörnchen hält (s. S. 31). Die grampositiven Körner im Cytoplasma und Kern erfahren einen Reifungsprozeß, in dem

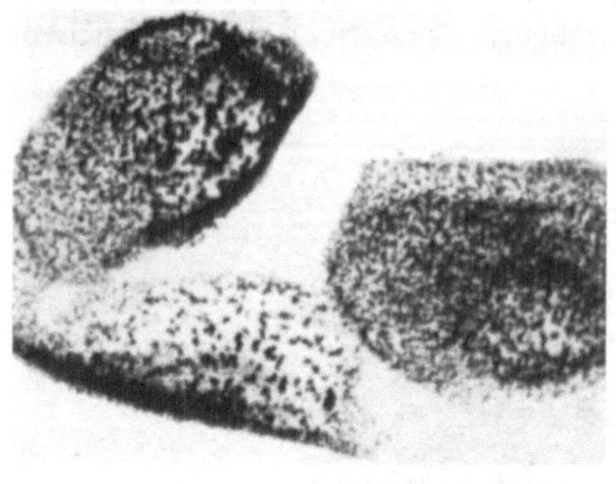

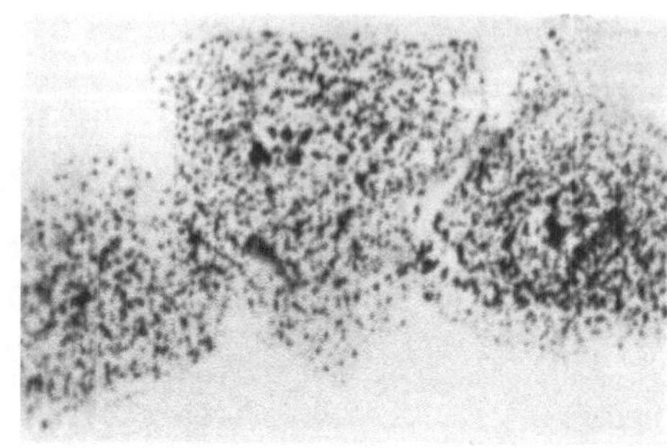

Abb. 36.   Abb. 37.

Abb. 36. Zelle des Stratum desquamans der Wangenhaut. Vergr. 750fach. Wie Abb. 33. (Aus WOLF 1937.)

Abb. 37. Zellen des Stratum desquamans der Scrotalregion. Vergr. 600fach. Wie Abb. 33. (Aus WOLF 1939.)

sich die blauen α-Granula in violette β-Granula umwandeln. Diese fließen im Cytoplasma zu gröberen γ-Klümpchen und in der Kernvacuole zu δ-Klümpchen zusammen (Abb. 33). Die Gründe für die Annahme eines Reifungsprozesses sieht WOLF darin, daß die Einschlüsse sich in aufeinanderfolgenden Lagen der Hornschicht verändern, und darin, daß die typischen α-Granula bei Regenerationsvorgängen und der dadurch bedingten beschleunigten Keratinisierung vermehrt auftreten (Abb. 34, 35). In verschiedenen Körperregionen sind die Hornzellen der obersten Lagen verschieden weit ausgereift und zeigen topographische Unterschiede des Verhornungsprozesses an (Abb. 36—38).

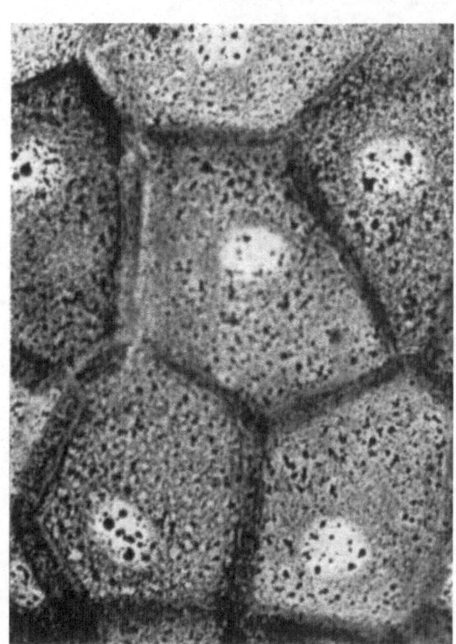

Abb. 38. Zellen des Stratum desquamans der Bauchhaut. Mosaikartige Zellbindung mit schmalen Seitenflächen. Vergr. 750fach. Wie Abb. 33. (Aus WOLF 1939.)

5. Verhornung.

Als HOEPKE (1927), F. PINKUS (1927) und BIEDERMANN (1928) ihre zusammenfassenden Darstellungen der mikroskopischen Anatomie der Haut schrieben, lag die Verhornungstheorie UNNAS (1913) vor, die zwar in vielen Punkten bestritten war, aber doch als einzige versuchte, die Vielfalt morphologischer und histochemischer Befunde übersichtlich zusammenzustellen. UNNA hatte durch Osmiumfixierung und -färbung oberhalb des Stratum granulosum folgende Schichten differenzieren können: Das Stratum infrabasale, welches ungefärbt blieb, das schwarze Stratum basale und das Stratum suprabasale, welches in den tieferen Lagen farblos war, aber in den oberen wieder dunkel wurde. Dem

Stratum suprabasale liegt ein lockeres Stratum corneum medium auf. Darüber folgt als äußerste Schicht ein festes Stratum corneum superficiale. MARTINOTTI (1921, s. auch HOEPKE 1927) nannte die Hornsubstanz des Stratum infrabasale „Präeleidin", die des Stratum basale „Eleidin" und die des suprabasale „Posteleidin", welches nach außen in Präkeratin übergehen soll. Diese Vielzahl der Schichten zwischen Stratum granulosum und Stratum corneum medium läßt sich nur an der dicken Epidermis der Handfläche und Fußsohle nachweisen. Die Schichten sind auch hier nur Ausdruck einzelner Phasen der Verhornung, die auch dort, wo diese Schichten nicht gefunden werden, durchlaufen werden müssen. In der Leistenhaut der Finger und Zehen ist die Hornschicht in den Furchen lockerer als im Bereich der Leisten (Abb. 73) und zeigt bei Imprägnation eine stärkere Affinität zu Silbersalzen (Abb. 174).

Stofflich deutet UNNA (1913, 1928) das Stratum infrabasale als eine Zone, in der Eiweiß in Kohlenhydrat und Kohlenhydrat in Fett umgewandelt wird. Diese Umbildung entspräche dem von UNNA gebrachten Glykogennachweis im Stratum infrabasale und der Osmiumschwärzung im Stratum basale, die UNNA auf den Ölsäuregehalt des Stratum lucidum bezieht.

Inzwischen ist eine sehr große Zahl chemischer, physikalisch-chemischer und histochemischer Untersuchungen über das Horn und seine Vorstufen erschienen. Das Stratum lucidum wird nicht mehr als eine besonders fettreiche Schicht angesprochen. Im folgenden werde ich von der Hornsubstanz ausgehen, die heute zur Diskussion stehenden Fragen anschneiden und danach die vorhandenen histochemischen Daten aufführen. Im übrigen verweise ich auf die umfangreichen zusammenfassenden biochemischen Darstellungen von KÜNTZEL (1944a, b), GRASSMANN und TRUPKE (1944, 1951), BLIX, FELIX, GRASSMANN und TRUPKE (1951), ROTHMAN und SCHAAF (1929), FARBER und LOBITZ jr. (1952) sowie ROTHMAN (1954).

a) Die Eiweißkörper.

Die Biochemie der Epidermis wurde durch die Untersuchungen von UNNA und GOLODETZ (1907, 1909) begründet, die nach der Löslichkeit zwei Hornsubstanzen unterscheiden konnten. Das *Keratin A* ist in Salpetersäure und $H_2SO_4 + H_2O_2$ unlöslich, während das *Keratin B* in diesen Säuren löslich ist. Das widerstandsfähigere Keratin A liegt in der Zellmembran, das weniger resistente Keratin B im Inneren der Zelle. Als *Keratin C* bezeichnet UNNA die Hornsubstanz der Haare.

Die Methoden der Trennung von Keratin A und B lassen die Annahme zu, daß es sich bei diesen Substanzen um hydrolytische Spaltstücke eines Eiweißkomplexes handelt (ROTHMAN und SCHAAF 1929). CHAMPETIER und LITVAC (1940) zerstörten am Schnitt in kalter Kalilauge das Keratin B. Dabei blieben die Zellmembranen des Stratum corneum übrig. Diese zeigten keine Doppelbrechung mehr. Nach Pepsin- und Trypsinverdauung waren die Tonofibrillen im Stratum germinativum zerstört, nicht aber im Stratum corneum, wo sie nach Ansicht der Untersucher durch die Keratin-A-Membran geschützt waren. Das entspricht ganz der Ansicht von UNNA und SCHUMACHER (1925) über die Funktion des Keratins A. Man kann das Keratin A als isotropes Membrankeratin dem Keratin B als anisotropes Faserkeratin gegenüberstellen.

Diese Unterscheidung erscheint mir wichtig, weil einige chemisch und physikalisch-chemisch orientierte Autoren (KÜNTZEL 1944, GRASSMANN und TRUPKE 1944, 1951, ASTBURY 1950) unter Keratin Eiweißkörper verstehen, die durch *Faserstruktur* mit einem bestimmten *Faserdiagramm* gekennzeichnet sind. Dieses Faserdiagramm zeigen aber auch die noch nicht verhornten Tonofibrillen des

Stratum germinativum (DERKSEN und HERINGA 1936, DERKSEN, HERINGA und WEIDINGER 1937, LITVAC 1939, CHAMPETIER und LITVAC 1940, MERCER 1949). Für den Histologen ist die Verhornung erst im Stratum corneum vollständig, und nur dort findet sich das isotrope Membrankeratin.

ASTBURY (ASTBURY und WOODS 1930, ASTBURY 1933, 1940, 1944, 1950) fand für die verhornte und unverhornte Epidermis sowie für die Haare in ungedehntem Zustand ein Röntgenfaserdiagramm (α-Keratin), das sich von dem der gedehnten Fasern (β-Keratin) unterschied. Auch die unverhornte Epidermis verändert ihr Diagramm bei Dehnung (DERKSEN und HERINGA 1936). Das α-Diagramm soll einer regelmäßigen Faltung des Fasermoleküls entsprechen, während das β-Diagramm einem gestreckten Molekül entspricht. Ein Haar kann reversibel bis zur doppelten Länge gedehnt werden. Die gefaltete Form ist an einen gewissen Wassergehalt gebunden. Bei Austrocknung geht die α-Form in die β-Form über (Haarhygrometer). Nach neueren Vorstellungen von PAULING (1952, 1953, PAULING und BRANSON 1951) sind die Peptidketten nicht gefaltet, sondern schraubig aufgedreht, wobei die Höhe des Schraubenganges mit den von ASTBURY im Röntgendiagramm gemessenen Werten einigermaßen übereinstimmt. Den kleinen Schraubenperioden von 5,44 Å sind Großperioden bis 198 Å überlagert (Abb. 39). Die einzelnen schraubigen Peptidketten sind in diesen größeren Perioden miteinander verzwirnt (PAULING und COREY 1954, s. auch FRASER 1953, FREY-WYSSLING 1953, 1955).

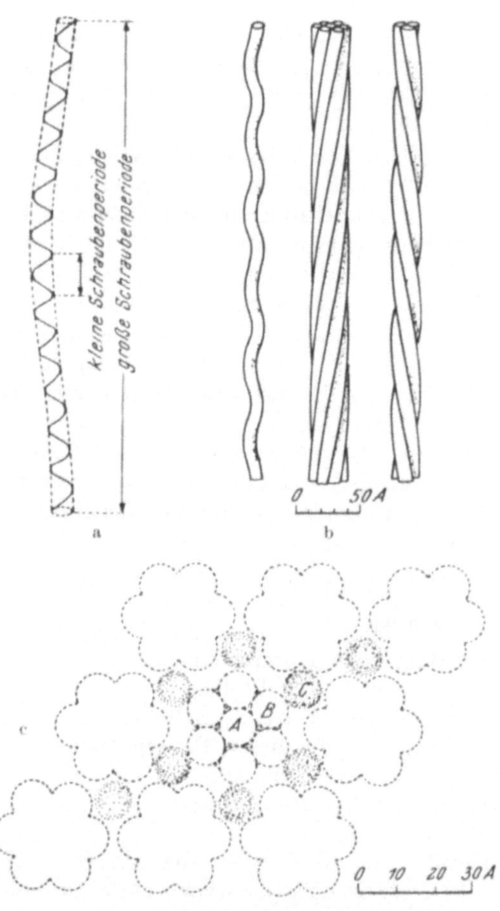

Abb. 39a—c. Schraubenbau der fibrillären Proteine aus der α-Keratinfamilie. a α-Schraube als Doppelwendel; Ganghöhe der Kleinschraube 5,44 Å, der Großschraube 48 Å. b Verzwirnung der Großschrauben zu Kabeln. c Querschnitt eines Kabels AB_6 + zusätzliche C-Schrauben. (Nach PAULING und COREY 1953; aus FREY-WYSSLING 1955.)

Vergleichend-anatomisch interessiert, daß RUDALL (1946, 1947) bei *Cyclostomen*, *Teleosteern*, *Amphibien* und *Säugetieren* fast nur die α-Form in unbehandelten Geweben fand. Bei *Reptilien* und *Vögeln* kommt auch die β-Form vor. In der Federanlage bilden die mittleren Zellagen eine große Menge von β-Keratin, während die äußeren Lagen des Stratum corneum und das Stratum cylindricum viel α-Keratin und wenig oder kein β-Keratin enthalten. Die *Schlangen*epidermis enthält in den äußeren kompakten Lagen β-Keratin, in den inneren lockeren Lagen α-Keratin. Bei *Vögeln* und *Reptilien* überwiegt an den Stellen, die auf Biegung beansprucht werden, das α-Keratin. Später (1952) hat

RUDALL auch aus *Säuger*epidermis (*Rinder*schnauze) ein nichtfaseriges Protein isoliert, das sich röntgenographisch wie β-Keratin verhält. CHAMPETIER und LITVAC erhielten nach Auslösung des Faserkeratins weder ein α- noch ein β-Diagramm. Solange aber die Tonofibrillen erhalten waren, was die Autoren am Polarisationseffekt überprüften, bekamen sie ein α-Diagramm, das sich unter Druck oder im Autoklaven in das β-Diagramm umwandeln ließ. Damit läßt sich das Keratin B UNNAs, das anisotrope Faserkeratin, mit dem α- und bzw. oder β-Keratin identifizieren. Nach Ansicht dieser Autoren muß das isotrope Membrankeratin (Keratin A UNNAs) eine ganz andere Substanz sein.

Mit Hilfe des Röntgendiagramms ist es möglich, Ordnungen im Molekulargefüge festzustellen. Welcher Art die beteiligten Elemente sind, bleibt dabei verborgen. So kann der Strukturplan des Molekulargefüges, der dem Röntgendiagramm zugrunde liegt, bei sonst sehr verschiedenen Eiweißkörpern der gleiche sein. Die Hornsubstanz kann sich bei gleichbleibendem Diagramm während ihres Bildungsganges vom Stratum germinativum bis zu den abschilfernden Epidermiszellen chemisch noch ändern. Diese Änderung wird durch die chemische Analyse der „Keratine" wahrscheinlich, die alle entweder das α- oder β-Diagramm geben.

Von *chemischer Seite* werden die Keratine als Eiweißkörper definiert, die im Wasser unlöslich und gegen Trypsin- und Pepsinverdauung resistent sind. Ein hoher Prozentsatz der Epidermis und ihrer Hornbildungen besteht aus diesen Eiweißkörpern, die sich durch relativ hohen Gehalt an Cystin auszeichnen. Der hohe Thyrosingehalt gilt nur für die Epidermis und besonders für solche Stellen, die starke Verhornung wie die Fußsohle zeigen (KAWABE 1939), nicht aber für das Haar (STOVES 1946).

Chemisch charakteristisch für alle Keratine ist die Proportion der Aminosäuren Histidin:Lysin:Arginin = 1:4:12 (BLOCK 1944, BEVERIDGE und LUCAS 1944a, b, ROBERTS und TISHKOFF 1949). Auf dieser Tatsache aufbauend hat LINDLEY (1950) die Keratinstruktur behandelt. Das von BLOCK angegebene molekulare Verhältnis der 3 Aminosäuren, welches sich in den Keratinen von Haaren und Rinderhorn (BLOCK und VICKEREY 1931) findet, wurde von WILKERSON (1934) mit 1:5:15 bestimmt. Nach BLOCK (1944) macht von diesem festliegenden Verhältnis der Aminosäuren nur das Keratin der Epidermis eine Ausnahme, das er deshalb zusammen mit dem Neurokeratin als *Pseudokeratin* den *Eukeratinen* von Haar, Horn, Huf und Nagel gegenüberstellt.

ASTBURY (1933, 1944), ELÖD, NAWOTNY und ZAHN (1940), LINDLEY (1950) haben versucht, die am Faserdiagramm gewonnenen Erkenntnisse auf ein chemisches Modell zu übertragen. Die Kenntnis der Länge der Seitenketten und der Abstände, in denen die Seitenketten am Fadenmolekül hintereinander gereiht sind, geben für solche Modellvorstellungen gewisse Voraussetzungen ab. Doch ist vorerst noch keine einheitliche Auffassung erzielt worden. Die von ASTBURY entwickelte Vorstellung, wonach das Cystin durch Disulfidbindung freier SH-Gruppen in SS-Verbindungen die Polypeptidketten vernetzen soll, steht nicht nur im Widerspruch mit den quantitativen Werten des Faserdiagramms, sondern läßt auch die Verteilung der SH- und SS-Gruppen in den verschiedenen Schichten der Epidermis unberücksichtigt. Vielleicht vermögen die Vorstellungen PAULINGs (s. S. 36) für diese Fragen fruchtbarere Hypothesen zu entwickeln.

So wichtig diese vom histologischen Ort absehenden Untersuchungen für die Beurteilung der fertigen Hornsubstanzen sind, so sieht sich doch der Morphologe durch die topische Verknüpfung eng an bestimmte Entwicklungslinien des Verhornungsvorganges gebunden. Wo er Histochemie betreibt, geht es ihm in erster Linie um den Ort des Vorkommens oder der Umwandlung von Stoffen.

b) Die Sulfhydrylgruppen.

Der mehr oder weniger hohe Schwefelgehalt aller Keratine ist zum größten
Teil auf das *Cystin* zurückzuführen (Grassmann und Trupke 1944, 1952),
das nach Ansicht vieler Autoren die wichtigste Aminosäure der Hornsubstanzen
darstellt. Nach der von Küntzel (1944) vertretenen Vorstellung liegt im unverhornten Keratin oder Präkeratin, das sich durch den Gehalt an *Cystein* statt
Cystin vom Keratin in den verhornten Zellen unterscheidet, das gleiche Struktur-
eiweiß vor. Durch Oxydation kann Cystein leicht in Cystin umgewandelt werden.

$$CH_2-SH \qquad\qquad CH_2-S-S-CH_2$$
$$| \qquad\qquad\qquad\qquad | \qquad\qquad |$$
$$H-C-NH_2 \times 2-H_2 = \quad H-C-NH_2 \quad H-C-NH_2$$
$$| \qquad\qquad\qquad\qquad | \qquad\qquad |$$
$$COOH \qquad\qquad\qquad COOH \qquad COOH$$

$$\text{Cystein} \qquad\qquad\qquad\qquad \text{Cystin}$$

Das Cystein läßt sich durch die Nitroprussidnatriumreaktion am Schnitt darstellen. Allerdings geben auch andere SH-Gruppen enthaltende Verbindungen
einen positiven Ausfall dieser Reaktion. Chèvremont und Frédéric (1943)
und Szodoray (1951) benutzten eine Modifikation der Preußischblaureaktion,
in der die SH-Gruppen das Ferricyanid in Ferrocyanid reduzieren. Mescon
und Flesch (1952) wandten ein von Bennett (1951) synthetisiertes Reagens an,
welches für die Sulfhydrylgruppen spezifisch sein soll.

Alle Methoden ergaben etwa die gleiche Verteilung der SH-Gruppen, die
schon Kaye (1924), Walker (1925) und Giroud und Bulliard (1930, 1933,
1935) gezeigt haben: Im Stratum germinativum sind die SH-Gruppen deutlich,
im Stratum granulosum reichlich nachweisbar. Im Stratum corneum fehlen
sie oder sind nur spärlich vorhanden. Gelegentlich werden sie aber auch hier
sehr reichlich gefunden (Eisen, Montagna und Chase 1953). Die chemisch
fundierte Unterscheidung von Eukeratin und Pseudokeratin (Block 1944) trifft
mit dem Vorkommen von Keratohyalinkörnchen beim Pseudokeratin und ihrem
Fehlen beim Eukeratin zusammen. Die Unterscheidung läuft parallel mit der
Einteilung in „*weiche*" und „*harte*" *Keratinisierung* der Epidermis bzw. der
Haare, die von Giroud und Bulliard (1930, 1933, 1935), Giroud und Leblond (1951) und Leblond (1951) vertreten wird. Diese Untersucher finden,
daß die SH-Gruppen bei der weichen Keratinisierung der Epidermis gleichmäßig
über das ganze Stratum germinativum verteilt sind und im Stratum corneum
ganz fehlen. Bei der harten Keratinisierung des Haares, der Federn und der
Nägel zeigen sie sich besonders in der „keratogenen Zone" reichlich und verschwinden abrupt beim Übergang auf den verhornten Teil des Haarschaftes
(Abb. 40 und 41). Das harte Keratin ist reicher an Schwefel und ärmer an Fett
als das weiche.

Giroud und Bulliard nehmen auf Grund ihrer Untersuchungen mit
Nitroprussidnatrium an, daß zwei Typen von SH-Verbindungen vorkommen,
die auch verschiedene Keratinisierung bedingen: Eine lösliche SH-Verbindung
(Glutathion ?), die eine weiche Verhornung gibt, und eine unlösliche, die viel reichlicher ist und eine harte Verhornung erzeugt. Chèvremont und Frédéric (1943,
Frédéric 1950, 1952) lehnen die Annahme von zwei Arten der Keratinisierung
ab, bestätigen aber im ganzen mit ihren Methoden am *Menschen* und am *Meerschweinchen* die Verteilung der SH-Gruppen. Sie finden im Stratum granulosum
und in den eleidinhaltigen Partien noch eine intensive Färbung. Rudall (1946)

und GUSTAVSON (1949) sowie MESCON und FLESCH konnten mit direkten chemischen Methoden in menschlichen Hornschuppen freie Sulfhydrylgruppen in ge-

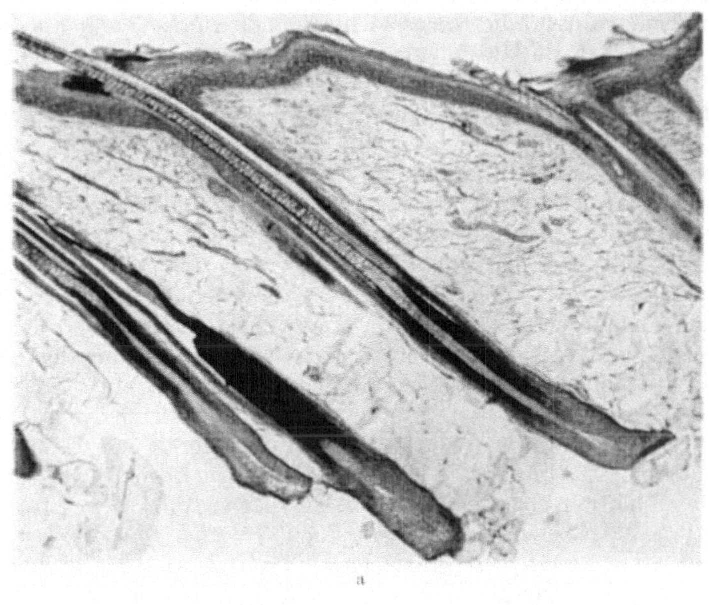

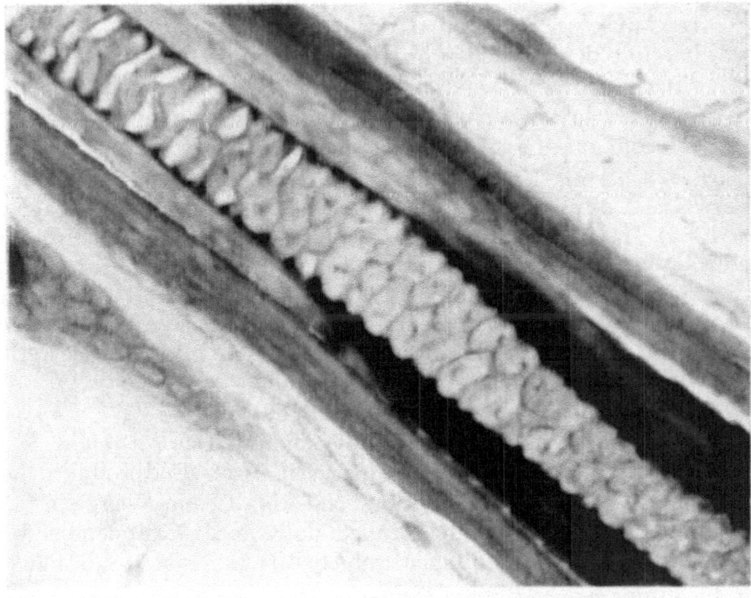

Abb. 40a u. b. Darstellung der SH-Gruppen nach BARRNETT und SELIGMAN (1952) beim *Meerschweinchen*. a Haarfollikel im späten Anagen. Die „keratogene" Zone ist intensiv gefärbt. Die Reaktion endet plötzlich mit dieser Zone. Das Mark enthält in der ganzen Länge des Schaftes SH-Gruppen. Vergr. 60fach. b Ausschnitt aus a mit dem oberen Ende der „keratogenen Zone". Vergr. 270fach. (Aus EISEN, MONTAGNA und CHASE 1953.)

ringen Mengen nachweisen. Nach Ansicht der letzteren wird in den äußeren Lagen des Stratum corneum die Disulfidbindung wieder gespalten. Die Hypothese von GIROUD, BULLIARD und LEBLOND wird auch von LAPIERE (1947), HARDY

(1952), BARRNETT (1953) und EISEN, MONTAGNA und CHASE (1953) sowie von MONTAGNA, EISEN, RADEMACHER und CHASE 1954 auf Grund ihrer Beobachtungen abgelehnt. MONTAGNA und Mitarbeiter finden das Sohlenhorn besonders reich an SH-Gruppen, während die Hornschicht an anderen Stellen nichts davon zeigt. MENEFEE (1955) hat die Verteilung der SH-Gruppen bei Mäuseembryonen in Epidermis und Haaren verfolgt.

Auffallend ist die Verteilung der SH-Gruppen beim *Haar*, über die alle Autoren übereinstimmend berichten. Der Gehalt an SH-Gruppen nimmt von der Haarpapille an bis an die verjüngte Stelle des Haarschaftes langsam zu. An dieser Stelle, die sich durch geringe Transparenz auszeichnet und die nach KÜNTZEL (1944) dem Stratum lucidum der Epidermis entspricht, verschwinden die freien SH-Gruppen plötzlich. Hier zeigt sich die stärkste Violettfärbung mit Nitroprussidnatrium, und darüber hört die Färbung schlagartig auf. Das fertige Kolbenhaar zeigt an seinem unteren Ende keine Reaktion auf freie Sulfhydrylgruppen. In der äußeren Wurzelscheide ist sie nur dort positiv, wo auch verhornte Zellen vorkommen, nämlich ganz außen an der Mündung des Haarkanals (SZODORAY 1951). SZODORAY bedient sich zum Nachweis der SH-Gruppen der TURNBULL-Blaureaktion von CHÈVREMONT und FRÉDERIC (1943). Er findet nur im Stratum basale und in den unteren Lagen des Stratum germinativum die Reaktion positiv. Schon in den Lagen unter dem Stratum granulosum ist sie negativ, ebenso bei *Basalzelltumoren* und *spinocellulären Tumoren* sowie bei *multiplen malignen Melanomen*. Die LANGERHANSschen Zellen der normalen Haut sind dagegen positiv. Im Bereich der inneren Wurzelscheide entspricht die Verteilung der SH- und SS-Gruppen der Verhornung der HENLEschen und HUXLEYschen Schicht. In der ersteren reicht sie bis zur Haarzwiebel. MONTAGNA hat mit der Methode von BARRNETT und SELIGMAN (1952, 1954) die SH- und SS-Gruppen an zwei Schnitten durch das gleiche Haar dargestellt. Die SH-Gruppen erscheinen tiefer im Haar, und wo sie spitzenwärts verschwinden, wird die Reaktion auf die SS-Gruppen positiv (Abb. 41).

Die bisher zitierten Untersuchungen über den Verbleib der SH-Gruppen werden erweitert durch den Keratinnachweis mit der GRAMschen Methode (FISCHER 1953). Das harte Keratin der Haare und der Nägel ergibt eine gramnegative Färbung, das weiche Keratin der Epidermis ist vom Stratum granulosum an nach außen zunehmend grampositiv. Wolle, Haare und Nägel zeigen nach Behandlung mit Alkalien oder reduzierenden Reagentien eine positive GRAM-Färbung, die durch Säuren und Oxydantien rückgängig gemacht werden kann. Die GRAM-Färbung des weichen Keratins ist nicht reversibel.

Alle diese Beobachtungen sprechen dafür, daß die *freien Sulfhydrylgruppen* bei der Bildung der Hornsubstanz eine Rolle spielen. Das Ansteigen des Gehaltes an diesen Gruppen in den Vorstufen der verhornten Endprodukte beim Haar und Nagel (KÜNTZEL 1944) und der plötzliche Abfall beim Übergang in die völlig verhornten Zellen machen es wahrscheinlich, daß die SH-Gruppen bei der Bildung des Eukeratins in Disulfidbindungen aufgehen (VAN SCOTT und FLESCH 1954).

Auch die in der Kosmetik zur Erzielung der „*Kaltwelle*" angewandten Thioglykolate spalten die SS-Gruppen im Faserkeratin des Haares und ermöglichen durch die Lockerung und Aufhebung der Bindungen zwischen den parallel gelagerten Polypeptidketten die Verformung der Keratinfasern, wobei der SS-Spaltung eine Quellung durch Einlagerung von Flüssigkeit vorausgeht (WOODS 1949, FREYTAG 1953).

Die Larven der *Kleidermotten (Tineola biselliella* HUMM.) besitzen in ihrem Mitteldarm ein System, das aus einem reduzierenden Agens und einer im alkalischen Bereich wirksamen Proteinase besteht. Das Ferment wird wirksam, wenn die Micellarstruktur der Haare unter dem Einfluß des reduzierenden Agens aufgebrochen ist, wobei freie SH-Gruppen entstehen (LINDERSTRØM-LANG und DUSPIVA 1936, DUSPIVA 1936).

Eine abschließende Beurteilung der Rolle der SH- und SS-Bindung bei der Verhornung ist aus all diesen Untersuchungen noch nicht möglich (FLESCH 1954). Auch das Faserdiagramm hat, wie oben erwähnt, keine Lösung dieser Frage gebracht. PERCIVAL und STEWART (1930) berichten, daß die Verdickung der Haut nach UV-Bestrahlung ohne eine Vermehrung von SH-Gruppen einhergeht, und daß auch das unverhornte Epithel der Mundhöhle eine ebenso intensive Färbung bei der Nitroprussidnatriumreaktion gibt wie die Epidermis. Man wird deshalb auch an andere Aufgaben der SH-Gruppen in einem Epithelverband denken müssen.

REIMANN und HAMMETT (1929, 1930) und Mitarbeiter schreiben den SH-Gruppen eine ganz andere Bedeutung zu. Sie fanden bei *Pflanzen* (HAMMETT 1929), *Protozoen* (SHARPE 1930, VOEGTLI und CHALKLEY 1930), *Wirbellosen* (HAMMETT und SMITH 1931, CHAPMAN 1937) und in der *Säugetier*haut (HAMMETT 1931, REIMANN 1930) eine wachstumanregende Wirkung. Auch das regenerative Wachstum bei der *Wundheilung* und bei lange bestehenden *Ulcera* (REIMANN und HAMMETT 1930) sowie das Wachstum in vitro konnte durch SH-

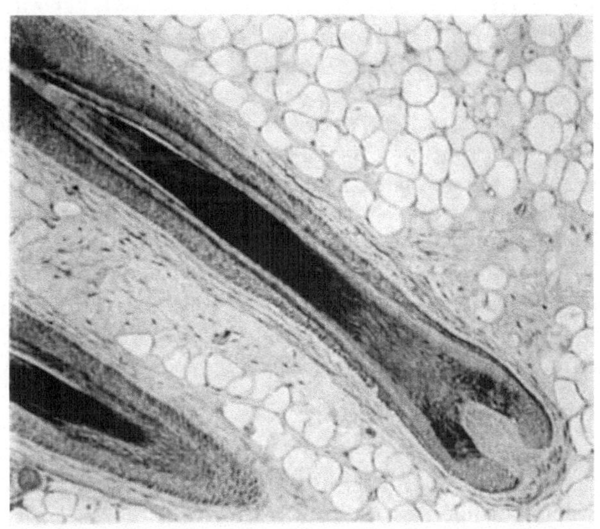

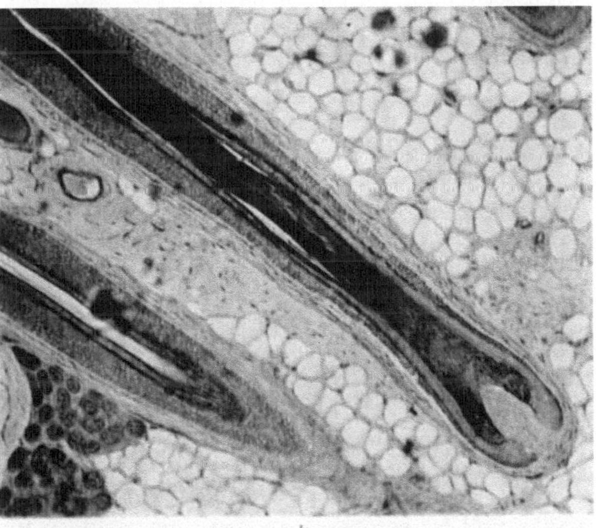

Abb. 41a u. b. a Wachsender Haarfollikel aus der Kopfhaut eines 26jährigen Mannes. SH-Gruppennachweis nach BARRNETT und SELIGMAN (1952). Die keratogene Zone des Haares ist tiefblau und in ihrem unteren Abschnitt fibrillär. Die HENLEsche Schicht ist stark positiv, die Trichohyalinkörnchen der HUXLEYschen Schicht enthalten keine SH-Gruppen. Der Schnitt verläuft tangential. b Die Verteilung von SS-Gruppen im gleichen Haar. Das ganze Haar ist von der keratogenen Zone an stark positiv. Die Trichohyalinkörnchen der HUXLEYschen Schicht enthalten keine SS-Gruppen. SS-Gruppennachweis von BARRNETT und SELIGMAN (1952). Vergr. 65fach. (Präparat und Photographie von W. MONTAGNA.)

Verbindungen angeregt werden. Unabhängig davon hat COLDWATER (1930) bei *Planarien* einen entsprechenden Einfluß nachgewiesen. Die stimulierende Wirkung der verschiedenen von den Autoren verwendeten Substanzen ist von dem Vorhandensein der SH-Gruppen abhängig. Allerdings sind auch stimulierende Wirkungen von SS-Bindungen enthaltende Substanzen beobachtet worden (VOEGTLI und CHALKLEY 1930 bei *Protozoen*). An der *Mäuse*haut erhielt HAMMETT (1930) durch Bestreichen mit Benzylmercapten, einer SH-Verbindung, eine starke Hypertrophie der Epidermis mit Zunahme der Mitosezahlen und Ausbildung eines Stratum spinosum, das bei der *Maus* normalerweise fehlt. In Gebieten, in denen die Mitoserate erhöht ist, ist auch der Gehalt an SH-Gruppen erhöht (HAMMETT und SMITH 1931, CHAPMAN 1937). Auch in der Regenerationsphase nach Röntgenschädigung findet FRÉDERIC (1948, 1949, 1950, 1952) im Stratum germinativum und Stratum granulosum den Gehalt an SH-Gruppen mit der Mitoserate erhöht. Nach Vereisung mit Kohlensäureschnee steigt der Gehalt an diesen Verbindungen erst nach der regenerativen Vermehrung (FIRKET 1951). HAMETT und Mitarbeiter sowie FRÉDERIC nehmen eine spezifische, mitoseanregende Wirkung der SH-Gruppen an. FIRKET, der eine Parallele bei der Zunahme der SH-haltigen Verbindungen und der Ribonucleinsäure sieht, glaubt, daß die SH-haltigen Verbindungen auch zum Aufbau spezifischer Eiweißkörper verwendet werden, wobei an das Keratin zu denken ist.

Die SH-Gruppen haben neuerdings auch deshalb erhöhtes Interesse im Hinblick auf grundsätzliche Stoffwechselvorgänge gefunden, da durch Untersuchungen von LIPMANN, LYNEN u. a. (s. FLASCHENTRÄGER 1954, 2/1b, S. 1050ff.) klargestellt worden ist, daß im Acetyl-Coenzym A, der „aktiven Essigsäure", eine energiereiche SH-Verbindung vorliegt. Die „aktive Essigsäure" nimmt eine Schlüsselstellung im Citronensäurecyclus ein, über den der oxydative Endabbau der Kohlenhydrate und Fette erfolgt. Auch in den Mitochondrien sind SH-Verbindungen nachweisbar (LANG und SIEBERT 1954).

c) Kohlenhydrate.

An Kohlenhydraten sind in der Haut histochemisch *Glykogen* und in *Mucoproteinen gebundene Polysaccharide* nachgewiesen. Bei der chemischen Aufarbeitung von Hautstücken ist ein reichlicher Glykogengehalt festzustellen (FOLIN, TRIMBLE und NEWMAN 1927, CALVERY, DRAIZE und LAUG 1946), was im Widerspruch zu stehen scheint zu den geringen Mengen, die sich in der Epidermis histochemisch nachweisen lassen. Da aber die äußere Wurzelscheide der Haare, die Schweißdrüsen und Talgdrüsen auch histochemisch reichlich Glykogen enthalten, hält es MONTAGNA (1952) für möglich, daß der durch die Analyse der ganzen Haut erschlossene Reichtum an Glykogen durch den hohen Gehalt der Anhangsgebilde bedingt ist.

Nach den Angaben von MONTAGNA, CHASE und HAMILTON (1951) liegt das *Glykogen* in den oberen Lagen des Stratum spinosum, aber nicht im Stratum basale, und ist besonders an den Haartrichtern und Schweißdrüsenausführungsgängen reichlicher. Das Glykogen kommt besonders reichlich in der äußeren Wurzelscheide der Haare in Form langgestreckter, feiner Körnchen vor, die den Tonofibrillen zu entsprechen scheinen und sich durch die intercellulären Brücken erstrecken (MONTAGNA, CHASE und LOBITZ 1952, HARDY 1952). Dieser Befund konnte von BRAUN-FALCO (1954) nicht bestätigt werden. Im Stratum granulosum und in den Schichten darüber wurde kein Glykogen nachgewiesen, während es in den vielschichtigen Plattenepithelien der Mundhöhle, des Oesophagus und der Vagina reichlich vorhanden ist (WISLOCKI, FAWCETT und DEMPSEY 1951). Man vermutet, daß das Glykogen zur Keratinisierung gebraucht wird.

Auch in der *embryonalen Entwicklung* taucht das Alternieren von Glykogen und Hornsubstanz auf. In den ersten 6 Monaten der Schwangerschaft ist in der Epidermis und in allen Horngebilden reichlich Glykogen vorhanden (GAGE 1906,

Lombardo 1907, Sasakawa 1921). Nach dem 6. Monat verschwindet es in der Epidermis mehr und mehr und beschränkt sich schließlich auf die äußere Wurzelscheide und auf die sezernierenden Abschnitte der Schweißdrüsen. Beim *Rattenembryo* findet Parat (1928) Glykogen in allen Lagen der Epidermis mit Ausnahme der oberflächlichen Zellen des Stratum corneum. Am dicksten und zahlreichsten sind dort die Glykogenkörnchen in den tiefsten Schichten des Stratum germinativum. Sie nehmen nach oben an Zahl und Dicke ab. Im Stratum granulosum, Stratum lucidum und im unteren Stratum corneum ist nur noch wenig Glykogen zu finden.

Bullough und Eisa (1949) fanden einen der Mitoseaktivität parallel laufenden *Tagesrhythmus des Glykogens in der Epidermis* (s. S. 16). Wie bei der Beurteilung der SH-Gruppen stehen sich bei der des Glykogens zwei Auffassungen gegenüber. Nach der einen (Bullough und Parat) spielt das Glykogen eine wichtige Rolle als Energiespender für die Zellteilung, nach der anderen (Firket 1951 b und Bradfield 1951) wird es für die der Zellteilung folgenden Differenzierungsvorgänge gebraucht. Vermutlich wird es als Energiedepot bald für die eine, bald für die andere Aufgabe zur Verfügung gestellt. Damit wird der Ort der Stapelung wechseln können, wofür folgende Versuche sprechen.

Der geringe Glykogenspiegel der Epidermis steigt bei der *Regeneration nach Schädigungen* an (Lombardo 1907, Hanawa 1913, Sasakawa 1921, Mancini 1948, Firket 1950 a, b, 1951 b, Bradfield 1951, Washburn 1954 a). Firket zerstörte die Epidermis vom *Meerschweinchen* mit Kohlensäureschnee und beobachtete die Regeneration. Am 4. Tag nach der Verletzung erschienen die ersten Glykogenkörnchen in den obersten Lagen der unter dem Schorf regenerierenden Epidermis. Bis zum 11. Tag reichert es sich unter der nekrotischen Schicht an und verschwindet danach wieder. Da sich das Glykogen weitab von den Blutgefäßen befindet, vermutet Firket, daß die Synthese bei der pathologischen Regeneration wenigstens teilweise anaerob verläuft. Bradfield, dessen Befunde an regenerierenden Wunden mit denjenigen Firkets weitgehend übereinstimmen, nimmt an, daß dieses Glykogen durch anaeroben Abbau die für die Keratinisierung notwendige Energie liefert. Der Annahme, daß das Glykogen für die Bildung der Hornsubstanz benötigt wird, neigen auch R. J. und A. W. Scothorne (1953) auf Grund histochemischer Untersuchungen am Transplantaten menschlicher Haut zu. Braun-Falco (1954) hat an normaler und pathologisch veränderter Haut viel Glykogen im Stratum spinosum gefunden, in Übereinstimmung mit Dupré (1952, 1953) besonders dort, wo die Keratinisierung schnell verläuft. Er warnt aber davor, aus den bisher vorliegenden histochemischen Untersuchungen allzu weit gehende Schlußfolgerungen zu ziehen.

Jedenfalls muß man den Gedanken an eine *mehrfache Verwendung des Glykogens* aufrechterhalten, wie Lobitz jr. und Holyoke (1954) neuerdings darlegen. Die Autoren benutzten die Abstreifmethode von Wolf (1939/40) und H. Pinkus (1951), um dosierte Traumen zu setzen. Nach 8—24 Std fanden sie Glykogen stark in den Basalzellen vermehrt, noch bevor eine rege mitotische Tätigkeit einsetzte. 3—5 Tage später zeigen die Spinosumzellen den stärksten Glykogengehalt, während die Basalzellen nur noch wenig oder nichts mehr enthalten.

Anaerobe und aerobe *Glykolyse* kommt in der Haut vor (Dickens 1941, Berenblum, Chain und Heatley 1940). Nach Medawar (1947) überleben Hautexplantate unter anaeroben Bedingungen eine Woche lang, wobei Zucker fermentativ gespalten wird. Wachstum und Zellbewegung erscheinen in den Kulturen aber nur bei Anwesenheit von Zucker und Sauerstoff.

Über die Art der *aeroben Glykolyse* in der Epidermis liegen orientierende Untersuchungen vor (Wohnlich 1948, 1949/50). Barron (1951), Barron und

KALNITZKY (1947), BARRON, MEYER und MILLER (1948), CARRUTHERS und
SUNTZEFF (1947, 1953) konnten Bernsteinsäuredehydrogenaseaktivität in der
Haut von *Ratte* und *Maus* nachweisen, weshalb BARRON annimmt, daß hier
beim Kohlenhydratstoffwechsel Oxydationen kurz geschlossen über ein reversibles
Bernsteinsäure-Fumarsäuresystem laufen. Über das Vorkommen von Citronen-
säure berichtet DICKENS (1941). BRAUN-FALCO und RATHJENS (1954b) weisen
die Bernsteinsäuredehydrogenase durch Reduktion von Tetrazoliumsalzen im
frischen Gewebsstück nach und finden in der Epidermis eine deutliche Aktivität,
die in der Basalschicht am deutlichsten ist und nach oben hin bis zum Stratum
granulosum abnimmt (Abb. 42, 43) (s. auch v. GLASENAPP und LEONARDI 1953).
Die gelegentliche Anfärbung von Keratohyalinkörnchen bei dieser Methode wird
wie die diffuse Färbung der Talgzellen als ein Reduktionseffekt von Lipoiden

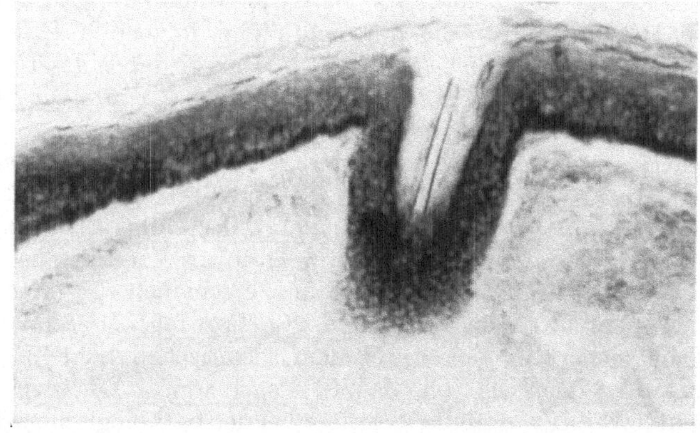

Abb. 42. Bernsteinsäuredehydrogenase in der Epidermis. Die Intensität der Reaktion nimmt vom Stratum
basale zur Oberfläche hin ab. Anschnitt eines Haarkanals. Vergr. 80fach. (Aus BRAUN-FALCO und RATHJENS 1954.)

gedeutet. Die Verteilung der Bernsteinsäuredehydrogenasen entspricht der Verteilung von SH-Gruppen, deren Anwesenheit eine wesentliche Voraussetzung
für die Enzymaktivität nach BARRON (1951), BARRON und KALNITZKY (1947)
zu sein scheint. Der Glykogengehalt, der gerade in den unteren Schichten des
Stratum germinativum sehr gering und im Stratum basale nicht nachweisbar
ist, spricht nach BRAUN-FALCO nicht gegen diese Vorstellung, weil die Zellen in
Capillarnähe nicht genötigt sind, ein Depot von Glykogen zu halten. FORMISANO
und MONTAGNA (1954, MONTAGNA und FORMISANO 1955) erheben beim *Meerschweinchen* und *Menschen* die gleichen Befunde. Sie vermuten, daß die intracelluläre Bernsteinsäuredehydrogenase in den Mitochondrien gelegen ist. Sie
halten es für wahrscheinlich, daß das Ferment bei der Zellproliferation und bei der
Differenzierung eine Rolle spielt.

Stärkere Glykogendepots als in der Epidermis finden sich in anderen verhornenden und nichtverhornenden *Anhangsgebilden der Haut*. Das Vorkommen
in der *äußeren Wurzelscheide der Haare*, in den *Schweiß-* und *Talgdrüsen* (LOM-
BARDO, SASAKAWA, MONTAGNA und NOBAK 1947, MONTAGNA und HAMILTON 1949)
wurde bereits erwähnt. Bei der *Ratte* (JOHNSON und BEVELANDER 1946), beim
Kaninchen und *Meerschweinchen* (BOLLIGER und McDONALD 1949) wurden
in der äußeren Wurzelscheide bis zur Höhe der Talgdrüseneinmündung besonders
an den starken Schnauzenhaaren ebenfalls beträchtliche Mengen gefunden
(s. S. 166). Es wird schwer sein zu entscheiden, ob das Glykogen hier überall
nur als Energielieferant oder auch als Quelle von Baumaterial für die Hornsubstanz deponiert ist.

WISLOCKI, FAWCETT und DEMPSEY (1951), WOHNLICH (1951) sowie BRAUN-
FALCO (1954a) weisen neben dem Glykogen noch ein *Polysaccharid* mit der
Perjodsäurereaktion nach Salivaverdauung nach. Die Reaktion ist im Epithel
des Oesophagus, der Vagina und in der Mundhöhle positiv. Sie wird von einer
homogenen Substanz, vermutlich einem *Mucopolysaccharid* gegeben, das in den
intercellulären Spalten (s. S. 9) liegen soll, sowie von Körnchen, die sich an
oder in der Zellmembran befinden. Die Autoren fassen sie wie PATZELT (1954) als
eine Art Kittsubstanz, „cementing substance" auf. Auch im Stratum germinativum und im Stratum corneum der Epidermis finden sie, wenn auch in viel
geringerem Ausmaß, eine entsprechende Reaktion. Die dazwischen gelegenen
Schichten, das Stratum granulosum und Stratum corneum, färben sich sehr
viel schwächer an. Die Verfasser vermuten, daß die PJS-positive Substanz
und das Keratin in den mehrschichtigen
Plattenepithelien in umgekehrter Proportion vorkommt. Sowohl das Mucopolysaccharid wie auch das Keratin
enthalten Schwefel als SH- oder SS-
Gruppen.

In diesem Zusammenhang gewinnt
der histochemische Nachweis von Keratin
nach Oxydation mit Perameisensäure
Interesse. Nach dieser Oxydation kann
das Keratin mit saurem Fuchsin,
Methylenblau oder Kobaltnitrat nachgewiesen werden [PEARSE 1951, 1953 (vgl.
hierzu auch LILLIE 1950, LILLIE und
BANGLE 1954, FINDLAY 1955)]. Die
metaplastische Verhornung von Schleim-
häuten, z. B. die des Vaginalepithels,
erscheint damit in einem neuen Licht.

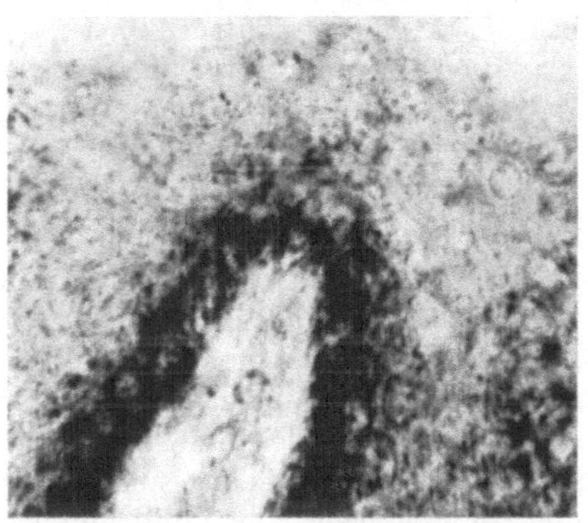

Abb. 43. Intensive Bernsteinsäuredehydrogenase-
aktivität im Stratum basale um die Spitze einer
Bindegewebspapille. Vergr. 320fach.
(Aus BRAUN-FALCO und RATHJENS 1954.)

THALE (1951) hat Haut der Labia minora zur Plastik einer Mammille benutzt und dabei starke Verhornung der Epidermis beobachtet. Auch die
Schleimhaut prolabierter Vagina verhornt. Bei autoplastischer Transplantation
zur Konstruktion einer fehlenden Vagina sahen WHITACRE und ALDEN (1951)
die Anhangsgebilde der Haut verschwinden und den Verhornungstyp sich dem
der unverhornten Schleimhäute annähern. Doch entsteht auch nach Oestrogenbehandlung kein Glykogen in den oberen Schichten der veränderten Epidermis.
Einerseits können also Zellen, die an ihrem natürlichen Ort Glykogen bilden,
in anderer Umgebung keratinisieren. Andererseits vermögen aber die Zellen, die
an ihrem normalen Platz keratinisieren, kein Glykogen zu bilden. Daher kann
nicht alternativ determiniert sein, ob Glykogen oder ob Keratin in den oberen
Lagen des vielschichtigen Epithels gebildet wird. Die Plattenepithelien der
Schleimhäute scheinen eine größere Differenzierungspotenz zu besitzen als die
Epidermis. Auch im Transplantat behalten sie eine hohe Reaktionsbereitschaft
gegenüber hormonalen Beeinflussungen (KROHN 1955). SCHRAMM (1954) hält
den unterschiedlichen Gehalt an Glykogen für ein Zeichen dafür, daß dieses
Polysaccharid bei der Verhornung keine Rolle spielt.

Über *Phospholipide* in der Epidermis, die auch eine positive PJS-Reaktion
geben und Polysaccharide in gebundener Form enthalten, ist oben im Kapitel
über die Desmosome berichtet worden (s. S. 9). Ebenso ist auch auf das Vorkommen von *Glykoproteiden* in Form der Ribonucleinsäure in den Keratohyalinkörnchen hingewiesen (s. S. 28).

d) Nucleinsäure und Basophilie.

Der relativ hohe Gehalt des Stratum germinativum an Kationen macht sich bei den üblichen histologischen Methoden als *Basophilie* des Cytoplasmas bemerkbar. Im Stratum granulosum färbt sich das Cytoplasma weniger mit basischen Farbstoffen an, dagegen zeigen die Keratohyalinkörnchen eine starke Affinität zu diesen. Das Stratum lucidum nimmt gar keine basischen Farbstoffe an, das Stratum corneum in nur geringem Ausmaße. MONTAGNA (1952) hat Hautschnitte, vor der Färbung mit Ribonuclease bei einem p_H von 6,7 behandelt. Danach verschwand die Basophilie des Cytoplasmas und des Nucleolus. Lediglich die Färbbarkeit der Kerne und Ceratohyalingranula war geblieben. Entsprechendes beobachtete er an der äußeren Wurzelscheide der Haarfollikel. MONTAGNA entnimmt diesen Versuchen, daß die Basophilie des Stratum germinativum durch die *Ribonucleinsäure* — und vielleicht noch durch saure Mucopolysaccharide — bedingt sei. MOBERGER und DE (1955) untersuchten die Epidermis spektrographisch, nachdem CASPERSSON (1941, 1950) eine beträchtliche Absorption von UV-Licht (260 mμ) im Stratum granulosum gefunden hatte, die für einen hohen DNS-Gehalt sprechen könnte. Das Absorptionsband wird aber nach ihren Untersuchungen nicht von der DNS, sondern von einer höheren Konzentration schwerlöslicher organischer Verbindungen bewirkt.

FIRKET (1951 a, b) hat an der nach Vereisung regenerierenden Haut den Gehalt an Ribonucleinsäure histochemisch untersucht und findet am 4. Tage nach der Läsion, zu einer Zeit hoher Mitoseaktivität nur noch wenig mehr Ribonucleinsäure als an der unverletzten Haut. Am 11. Tage, wenn sich die neuentstandenen Epidermiszellen vom Rande her gegen das Zentrum der nekrotischen Zone vorschieben, sind sie reich an Ribonucleinsäure, an SH-Gruppen und an Glykogen. Zu ähnlichen Ergebnissen gelangt WASHBURN (1954 b). Er sieht die gleichen Veränderungen auch bei frisch angelegten in vitro-Kulturen der Epidermis. MONTAGNA bestätigt damit auch für die pathologische Regeneration, daß das Vorkommen von Glykogen und freien SH-Gruppen zusammen mit der durch die Ribonucleinsäure bedingten Basophilie in ihrem Ausmaß schwankt, was der Verteilung dieser Substanzen in der normalen Epidermis entspricht (MONTAGNA (1952). Eine parallele Verschiebung des Glykogen- und Ribonucleinsäuregehaltes finden auch R. J. und A. W. SCOTHORNE (1953) beim Einheilen ihrer Transplantate. MONTAGNA (1952) erwägt, ob die Ribonucleinsäure, deren Bedeutung für die Proteinsynthese durch CASPERSSONs Untersuchungen wahrscheinlich gemacht ist, eine Rolle bei der Umwandlung von SH-Gruppen in SS-Gruppen spielen könnte.

Eine gleichsinnige Veränderung zeigt außerdem die *Ascorbinsäure*, wie GIROUD, LEBLOND und RATSIMAMANGA (1935) in der Epidermis des *Meerschweinchens*, im *Schweinehuf* und im Epithel der Kastanie des *Pferdes* zeigen konnten. Eine beträchtliche Menge von Ascorbinsäure wurde im Stratum germinativum gefunden, während im Stratum corneum nur Spuren davon nachweisbar sind. BOURNE (1935) macht Angaben über die Verteilung der Ascorbinsäure in der Haut des *Fuchses (Vulpes vulpes)*. MONTAGNA (1952) hält es für möglich, daß auch die Ascorbinsäure bei der Umwandlung von SH-Gruppen in SS-Gruppen eine Rolle spielen könnte. Die Bedeutung der Ascorbinsäure für die Permeabilität der Haut hat PERSSON (1951) an adrenektomierten *Ratten* untersucht.

Daß noch *andere saure Gruppen* in der Epidermis vorkommen, schlossen DEMPSEY, SINGER und WISLOCKI (1950) aus folgendem Experiment: die Autoren oxydierten Hautschnitte aus der Umgebung des *Wapiti*geweihes mit Perjodsäure und fanden danach die Basophilie im Toluidinblaupräparat stark vermehrt. Die

„induzierte" Basophilie verlor nichts an Intensität, wenn die Nucleinsäuren und sauren Mucopolysaccharide durch Salzsäure zerstört waren. Nach ihrer Ansicht steht die durch die Oxydation entstandene Basophilie zum Schwefelgehalt des Proteins in Beziehung. Es könnte aus Disulfid- und SH-Gruppen schweflige Säure entstanden sein.

e) Phosphatasen.

In diesem Zusammenhang interessiert auch das Vorkommen von *Phosphatasen*, GOMORI (1941a, b) und BOURNE (1944) fanden in der Epidermis des *Menschen* keine alkalische Phosphatase. FISHER und GLICK (1947) konnten lediglich im Stratum granulosum eine geringe Phosphataseaktivität entdecken, während MONTAGNA (1952) in der Epidermis der *Katze* und des *Kaninchens* dieses Ferment in unregelmäßig zerstreuten Herden, in der Regel um die Ausführungsgänge der Schweißdrüsen gruppiert, nachweisen konnte. J. J. und M. M. BIESELE (1944) sahen in der Epidermis verschiedener Laboratoriumssäuger eine Zunahme der alkalischen Phosphatase nach Methylcholantrenapplikation. FIRKET (1951a) findet in der normalen Haut des *Meerschweinchens* keine alkalische Phosphatase und bei der Regeneration lediglich in den Kernen zur Zeit lebhafter mitotischer Tätigkeit (4. Tag nach der Vereisung) eine schwache Phosphataseaktivität bei deutlicher Markierung der Chromosomen.

BEJDL (1954) weist auch *saure Phosphatase* in der Epidermis, im Nagelbett und im Vaginalepithel nach. Besonders das Stratum granulosum wird von der Fermentreaktion markiert. Die entsprechende Schicht in der Matrix des Nagels und im Hyponychium ist schwächer positiv. Die Vagina zeigt nur in den basalen Lagen ihres Stratum germinativum Aktivität dieses Fermentes, während die obere Hälfte des Epithels keine Reaktion gibt. BEJDL vermutet einen Zusammenhang mit dem Fettstoffwechsel und meint, daß die Ablagerung von Fettstoffen im Stratum lucidum durch das Fehlen der sauren Phosphatase erklärt werden kann. Bezüglich der *Bernsteinsäuredehydrogenase* siehe S. 44.

f) Fette.

Fett wurde überall in der menschlichen Epidermis in Form feiner mit Sudan färbbarer Granula gefunden, besonders reichlich in der Achselhöhle, am behaarten Kopf, im Gesicht und am Ohrläppchen (NICOLAU 1911). Die Körnchen liegen im Stratum germinativum, Stratum granulosum und Stratum lucidum, sie fehlen im Stratum corneum. Am reichlichsten sind sie im Stratum basale der Reteleisten. Hier liegen die meisten Tröpfchen um den Kern. In den Lagen darüber sind sie weniger zahlreich und anscheinend regellos in den Zellen zerstreut. NICOLAU hat die Fetttröpfchen vom 6. Fetalmonat bis zum 90. Lebensjahr gefunden. Ein Unterschied in der Menge war in diesem Zeitraum nicht festzustellen, auch nicht bei Menschen verschiedenen Ernährungszustandes. Bei pathologisch veränderter Epidermis (Seborrhoe und Parakeratose) können auch die höheren Zellagen noch Fetttröpfchen enthalten, die vermutlich dort gebildet werden (UNNA und GOLODETZ 1910, KREIBICH 1913a, b, 1916).

Über die mit Osmiumsäure und Sudanschwarz nachweisbaren *Lipide* an den Zellgrenzen bzw. im intercellulären Spalt, die den BIZZOZEROschen Knötchen entsprechen (s. S. 10), sowie über fein verteilte Lipoidtropfen, die den Lipochondrien oder dem GOLGI-Apparat zuzurechnen sind (s. S. 24), habe ich oben referiert.

Abundante Mengen von Fett findet sich in der Epidermis der haarlosen *Meeressäuger*, z. B. beim *Braunfisch (Phocaena phocaena)*. Das Fett liegt hier in sehr verschieden großen Vacuolen vor. Die Hauptmasse befindet sich im Cytoplasma. Aber auch die Kerne enthalten größere Fettvacuolen (Abb. 13).

g) Fermente.

THOMPSON und WHITTAKER (1944) fanden in der Epidermis des *Menschen* und der *Ratte* mit manometrischen Methoden keine *Lipasen*. Doch konnten MONTAGNA, NOBACK und ZAK (1948) beim *Menschen*, KUNG (1949) bei der *Maus* und MONTAGNA und HAMILTON (1947) beim *Hamster* geringe Mengen von Lipasen im Stratum corneum nachweisen. Beträchtliche Mengen von *Esterasen* fanden sich im subcutanen Fett.

Nach MONTAGNA (1955) gibt der histochemische Nachweis unspezifischer Esterasen ein stark positives Band zwischen Stratum granulosum und Stratum corneum. Es fehlt aber in der Epidermis der Handfläche. Auch die Matrix der Haare und die apokrinen Drüsen sind stark positiv. Die Verteilung der unspezifischen Esterasen ist bei verschiedenen Säugetieren nicht ganz gleich (MONTAGNA und FORMISANO 1955).

MAGNUS und THOMPSON (1954) gelang der Nachweis von *Cholinesterase* und einer unspezifischen *Pseudocholinesterase* in der Haut. Sie bestimmten den Anteil weiterer Fermente in der Epidermis mit etwa $^1/_{10}$, während die Hauptmasse ($^2/_{10}$) in der Cutis liegt. Die Autoren haben die Epidermis von der Cutis gelöst und dann aufgearbeitet, aber keine histochemischen Untersuchungen durchgeführt.

Im Vergleich mit der lebhaft Glykogen umsetzenden Leber zeigt die Epidermis nur eine geringe Aktivität der Enzyme des Zuckerstoffwechsels. Die Fermentaktivitäten von Epidermis und Leber der *Maus* verhalten sich für die Bernsteinsäuredehydrogenase wie 1:24, Cytochromoxydasen 1:16 (CARRUTHERS und SUNTZEFF 1947), Adenylpyrophosphatase 1:4 (ROBERTS und CARRUTHERS 1948), Arginase 1:76 (ROBERTS und FRANKEL 1946). Die zuerst von GREENSTEIN (1947) in der Haut nachgewiesene *Arginase* befindet sich hauptsächlich im Stratum spinosum (VAN SCOTT 1951a, b).

BOLLIGER und HARDY (1945a, b) bestimmten colorimetrisch den *Harnsäure*gehalt in den Haaren von *Schaf*, *Ratte* und *Trichosurus vulpecula* und fanden beachtliche Mengen bis zu 500 mg-%. Die Harnsäure war nur durch Kochen zu lösen, was die Autoren darauf schließen läßt, daß sie an das Keratinmolekül gebunden sei. Durch Haarausfall und Epithelabschilferung findet demnach eine ständige Ausschneidung von Harnsäure statt.

h) Mineralien.

Der Gehalt der Haut an *anorganischen Stoffen* wurde zuerst von GANS (1930) mit Hilfe der Schnittveraschung (Spodogramm) untersucht. Die Verteilung der Gesamtasche und des *Kalkgehaltes* entspricht den Schichten der Epidermis. Das Stratum germinativum ist in seinen unteren Schichten etwas reichlicher mit aschenbildenden Substanzen besetzt als in seinen oberen Schichten. Die *Calcium*asche gibt diese Unterschiede noch deutlicher. Das Calcium ist besonders an den Spitzen der Epidermisleisten angereichert und fehlt im oberen Stratum spinosum fast ganz. Ebenfalls aschenarm und noch mehr Ca-arm ist das Stratum lucidum, während das Stratum präeleidinicum und posteleidinicum reicheren Aschengehalt zeigen (Abb. 45). Im Stratum corneum der Leistenhaut enthalten die Wellentäler mehr Gesamtasche als die Wellenberge, ein Unterschied, der im Calciumbild noch deutlicher ist. HINTZSCHE (1956) gibt einen Überblick über die Methode der Veraschung und berichtet dabei auch ausführlich an Hand eigener Bilder über weitere Untersuchungen mit Hilfe der Schnittveraschung von der Haut und ihren Anhangsgebilden (Abb. 44).

Soweit die Aschenbilder zeigen, bestehen in den einzelnen Hautbezirken Schwankungen im Gehalt an aschebildenden Stoffen, doch bleiben die geschilderten Unterschiede in den einzelnen Schichten erhalten. Der Aschengehalt

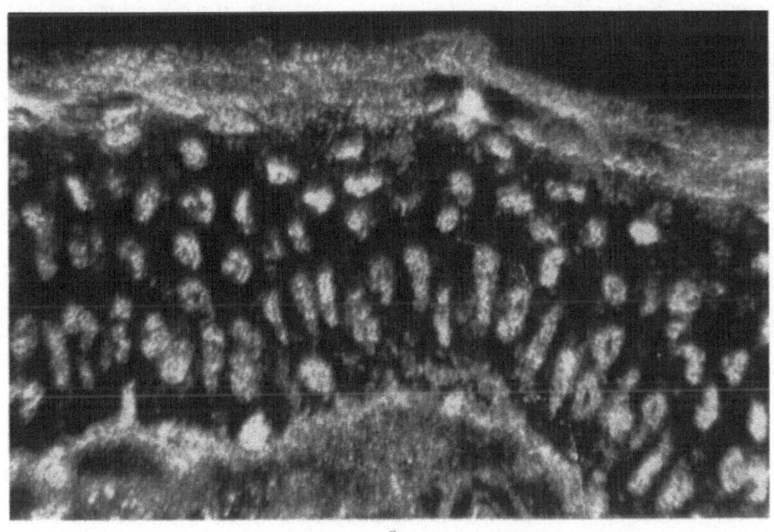

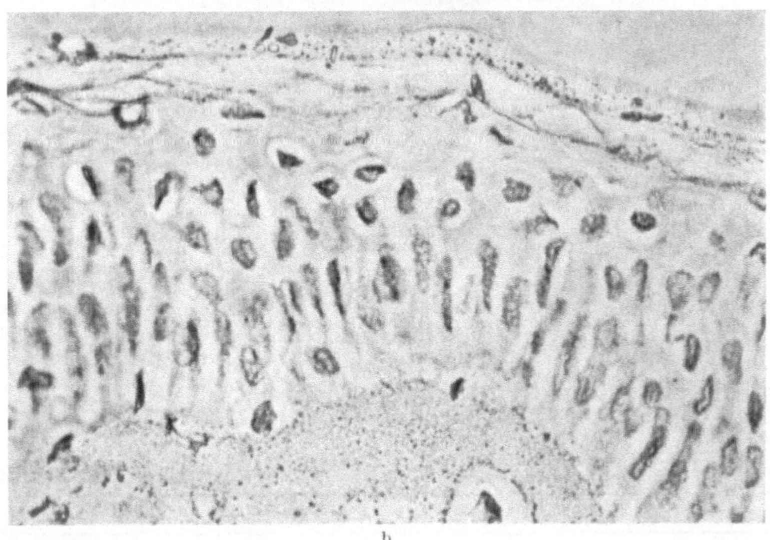

Abb. 44a u. b. Epidermis, Bauchhaut, 57jähriger Mann. Nativer Gefrierschnitt 7,5 μ, entfettet in Äther-Chloroform-Alkohol, verascht in Luft bei 520° C, Vergr. 760mal. a Dunkelfeld durch Cardioid-Kondensor; b Phasen-Kontrastaufnahme derselben Stelle. Die Dunkelfeldaufnahme ermöglicht bessere Schätzung der Menge des anorganischen Rückstandes, wenn die örtlichen Differenzen des Aschengehaltes geringen oder mittleren Grades sind. (Aus HINTZSCHE 1956.)

ist keineswegs konstant, sondern unterliegt kurzfristigen Veränderungen, wie GANS in der Zunahme der Gesamt- und Ca-Asche 6 Std nach UV-Bestrahlung und bei Ekzemen feststellt (Abb. 45). SUNTZEFF und CARRUTHERS (1945), COWDRY, CARRUTHERS und SUNTZEFF (1948) bestimmten den Gehalt der Epidermis an *Cu*, *Zink* und *Ca*-Ionen bei verschiedenalten *Mäusen* und fanden bei jungen Tieren mehr Cu-Ionen als bei alten, während der Ca- und Zinkgehalt sich nicht veränderte (über Cu auch HAHN und FAIRMAN 1936). Die Tabelle 4 gibt den Gehalt an Mineralien der Epidermis nach SUNTZEFF und CARRUTHERS (1943, 1945, CARRUTHERS und SUNTZEFF 1942, 1944, 1945, 1953, CARRUTHERS 1950) wieder. Nach ihren Feststellungen enthält die Epidermis der *Maus* 61% Wasser (SUNTZEFF und CARRUTHERS 1946). Über die Bedeutung des *Cu* wird bei der *Pigmentbildung* zu berichten sein. Bei induzierten *Carcinomen* verändert sich der Mineralgehalt (SUNTZEFF und CARRUTHERS 1945). Über die Rolle der Mineralsalze bei der *Allergie* siehe auch CORNBLEET, INGRAHAM und SCHORR (1942).

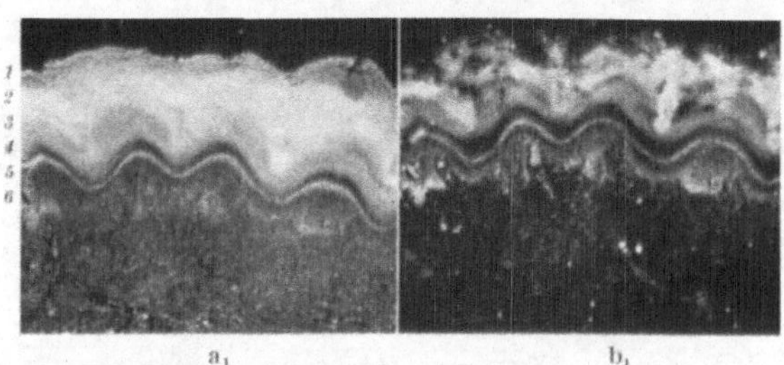

Abb. 45a₁ u. b₁. Aschengehalt der Epidermis. a₁ Gesamtasche, b₁ Calcium. *1* Stratum disjunctum, *2* Stratum corneum medium, *3* Stratum posteleidinicum, *4* Stratum lucidum, *5* Stratum praeeleidinicum, *6* Stratum granulosum. Normale Haut. (Aus GANS 1930.)

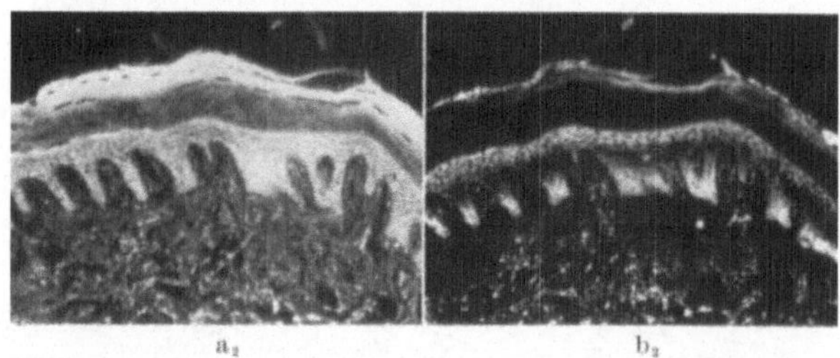

Abb. 45a₂ u. b₂. Aschengehalt der Epidermis beim Ekzem. a₂ Gesamtasche, b₂ Calcium. Der Gehalt an Gesamtasche und Calcium ist hier im Stratum germinativum größer als in der normalen Epidermis. (Aus GANS 1930.)

In diesem Zusammenhang soll auf die radiographische Methode hingewiesen werden, von deren Hilfe weitere Aufklärung über den chemischen Aufbau der Haut zu erwarten ist. Bisher haben MOBERGER und ENGSTRÖM (1954) hiermit bei gesunder und kranker Haut Unterschiede in der Massendichte der verschiedenen Schichten gefunden.

Tabelle 4. *Mineralgehalt der Epidermis in μg/100 mg Epidermis.* (Nach CARRUTHERS 1950.)

	K	Na	Ca	Mg	Fe	Zn	Cu
Mensch . . .	322	123	16	18		2,4	0,54
Maus	347	168	44	19	6,4	5,2	0,58

i) Das Ladungsmosaik (ZEIGER) und die Strukturdichte der Epidermis.

UNNA und GOLODETZ (1910) stellten unter Verwendung von Nilrot als Indicatorfarbstoff an makroskopischen Flachschnitten fest, daß die Epidermis sauer und die Cutis alkalisch reagiert. ROTHMAN (1929) bestätigt dies mit Bromthymolblau. REIN (1924, 1929) ermittelte im Elektroosmoseversuch den *isoelektrischen Punkt* der Epidermis bei einem p_H von 3—4. Den gleichen Wert bestimmten SCHADE und MARCHIONINI (1917, 1928, MARCHIONINI und SCHADE

1927, 1929) mit der Gaskette. Der genaue Wert schwankt in den verschiedenen Körperregionen (OHARA 1949, ARBENZ 1952), was mit der regionären Verschiedenheit der Wasserstoffionenkonzentration an der Hautoberfläche in Zusammenhang stehen dürfte (MARCHIONINI und HAUSKNECHT 1938). Der *Säuremantel* der Haut wirkt als Bakterienschutz (s. die Lehrbücher der Dermatologie). Die äußeren Hornschichten können mehr und rascher Alkali neutralisieren als Säuren (SCHMID 1952).

Eine genauere Bestimmung für die verschiedenen Schichten der Epidermis hat SCHMIDTMANN versucht (1925), indem sie verschiedene Indicatorfarbstoffe mit dem Mikromanipulator in überlebende Zellen brachte. Die von ihr bestimmten Werte sind zwar nur im Vergleich zueinander brauchbar, zeigen aber in Übereinstimmung mit anderen Methoden, daß die Basalzellen von allen lebenden Zellen der Oberhaut am sauersten reagieren. Nach dem Stratum corneum zu wird die Reaktion alkalischer, die Hornschicht ist aber wieder sauer und zwar noch saurer als die Basalzellenschicht.

Zur Bestimmung der elektrischen Ladung eines Gewebes geht PISCHINGER (1926) von der Vorstellung aus, daß das Ladungsvorzeichen des zu bestimmenden Substrates seine Anfärbbarkeit mit sauren und basischen Farbstoffen bestimmt. Die sauren, negativ geladenen Farbstoffe werden die Gewebsteile um so intensiver färben, je relativ basischer, also je mehr positiv geladen diese sind. Die basischen Farbstoffe dagegen werden dank ihrer positiven Ladung die relativ negativ geladenen Gewebselemente um

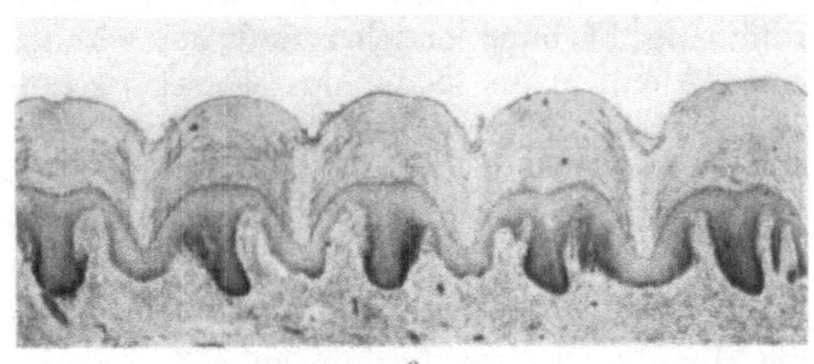
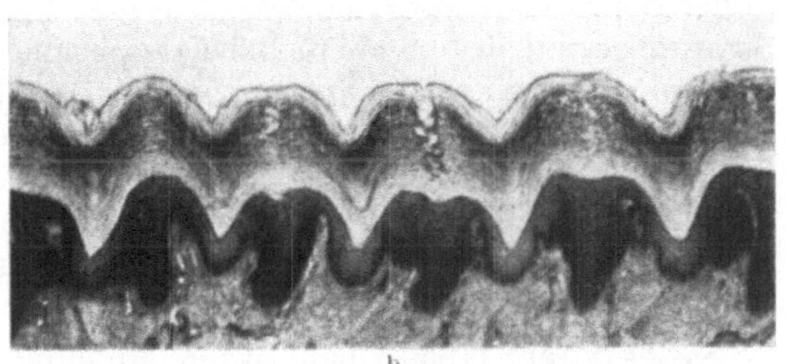
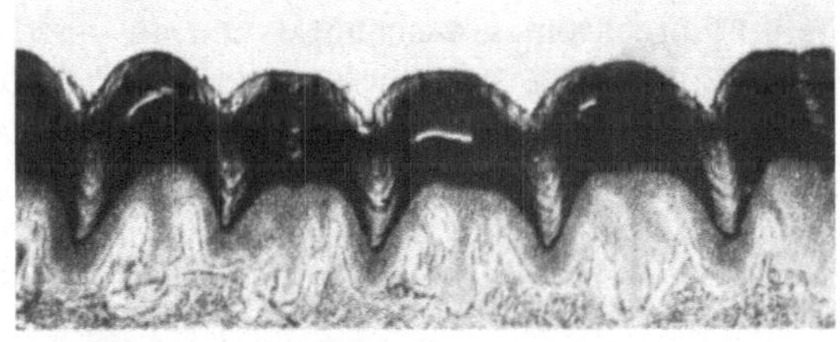
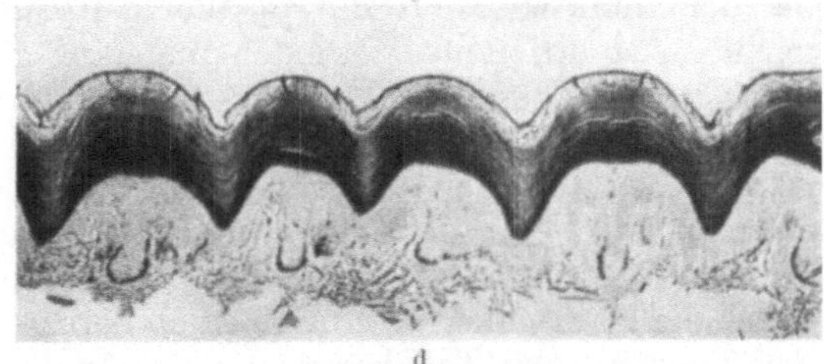

Abb. 46a—d. Haut, *Hutaffe*, Fixation Formalin, Gefrierschnitt a Färbung mit m/200 Methylenblau von pH = 2,97. Nur die untersten Schichten des Stratum germinativum sind angefärbt. b Färbung mit m/200 Methylenblau von pH = 3,95. Nur das Stratum lucidum und seine Grenzschichten, sowie die obersten Lagen des Stratum disjunctum sind ungefärbt. c Färbung mit m/200 Ponceau pH = 3,95. Kontrastbild zu b. d Färbung mit m/200 Ponceau pH = 5,02. Stratum germinativum bis Stratum lucidum ist ungefärbt. Die basale Zellschicht ist durch die natürliche Pigmentierung dargestellt. (Aus ZEIGER 1936a.)

so mehr anfärben, je mehr sie sich von ihnen in ihrer Ladung nach der negativen Seite hin unterscheiden. Die Intensität der Färbung muß bei sauren Farbstoffen mit zunehmender H-Ionenkonzentration ansteigen und ihr Maximum um so früher erreichen, je weniger negativ das Substrat geladen ist. Bei abnehmender H-Ionenkonzentration dagegen wird es beim isoelektrischen Punkt des zu färbenden Substrates einen starken Intensitätsabfall geben. Mit einem basischen Farbstoff wird man am gleichen Substrat nur mit geringer Wasserstoffionenzahl eine Färbung erzielen und bei ständiger Erhöhung der H-Ionen wieder einen Abfall in der Nähe des isoelektrischen Punktes erhalten. Dabei müssen aber Farbstoffe gewählt werden, deren eigene Ladung durch die Wasserstoffionenkonzentration nicht wesentlich beeinflußt wird.

WILKERSON (1934, 1935) hat den isoelektrischen Punkt von Keratin bei p_H 3,7 in der Epidermis, 3,67 im Haar und 3,78 im Nagel bestimmt. Die Tatsache, daß die Werte so nahe beieinanderliegen, führt er auf das gleiche Verhältnis Histidin: Lysin: Arginin zurück. ZEIGER (1936a) tastete mit der Methode PISCHINGERs die isoelektrischen Bereiche der Epidermisschichten ab und fand in der Sohlenhaut des *Hutaffen (Macacus sinicus)* folgende Werte: Zellkerne im Stratum germinativum bei p_H 2,3, Cytoplasma des Stratum germinativum bei 3,9, Keratohyalingranula des Stratum granulosum bei 5,5, Stratum infrabasale bei 8,5, Stratum lucidum bei 7,5, Stratum suprabasale bei 6,5, Stratum corneum medius bei 3,5, Stratum corneum superficiale bei 4,5 (Abb. 46). Dieses Ladungsmosaik stimmt in der Verschiebung der Werte mit den relativen Werten von SCHMIDT-MANN und mit der Bestimmung der aktuellen Reaktion von REIN und MARCHIONINI gut überein.

STOCKINGER (1950) hat unter Anlehnung an die Untersuchungen von PISCHINGER und ZEIGER die Abhängigkeit des Bindungseffektes von der H-Ionenkonzentration der Lösung und von der Ladung des Substrates für die Färbung mit Fluorochromen ausgenutzt und an verschiedenen Objekten geprüft. BEJDL (1950) bestätigt mit dieser Methode an der menschlichen Sohlenhaut die Ergebnisse ZEIGERs in großen Zügen, ohne dessen Differenzierung zu erreichen.

Nach ZEIGERs kritischen Bemerkungen zu seinen eigenen Arbeiten, die auch für die späteren Arbeiten von STOCKINGER und BEJDL gelten, sind die gefundenen Werte nur als *relative Werte* zu betrachten. Wahrscheinlich werden aber auch bei der intakten Haut die p_H-Werte in dem gleichen Größenbereich liegen, nachdem so differente Methoden ungefähr gleiche Zahlen geliefert haben. Vermutlich hat aber die Säuerung im Stratum germinativum eine andere Bedeutung als die im Stratum corneum. Das Ladungsbild im Stratum germinativum ist von der Tätigkeit der vollvitalen Zellen bestimmt. Im Stratum corneum dagegen ist es von der Imbibition gewebsfremder Flüssigkeiten mit abhängig. Schon REIN (1924, 1929) hat festgestellt, daß wäßrige und alkoholische Lösungen durch die Hornschicht wie durch einen porösen Körper dringen. Auch die Sekrete der Schweiß- und Talgdrüsen dringen in das Stratum corneum ein und verändern seinen physikalisch-chemischen Zustand.

Die Aufrechterhaltung des elektrischen Potentials setzt eine oder mehrere ionenundurchlässige Membranen voraus. REIN nimmt diese Membran an der Grenze von Stratum germinativum zum Stratum corneum an. ZEIGER glaubt in der großen Strukturdichte des Stratum lucidum die isolierenden Eigenschaften für den Ionentransport zu sehen und zeigt durch Färbungsversuche mit hochkolloidalen Farbstoffen (Baseler Blau SS und Isaminblau), daß an der Grenze zum Stratum lucidum die Strukturdichte sprunghaft zunimmt, und daß das Stratum lucidum überhaupt die größte Strukturdichte der Epidermis besitzt. SAWACHIKA (1951) findet topographische Unterschiede in der Strukturdichte der Epidermis.

j) Die hormonale Beeinflussung der Verhornung.

Der Einfluß der Hormone auf die Proliferation von Epidermiszellen, wie er sich bei der Betrachtung der Mitoserate ergibt, erstreckt sich auch auf den zeitlichen Ablauf der Verhornung. Darüber hinaus stellte EBLING (1953) im Prooestrus eine von der Mitoserate unabhängige Verdickung des Stratum germinativum fest. PLISKE (1953) sah eine Hypertrophie der Epidermiszellen bei lokaler Anwendung von Oestrogen. Über hormonale Einflüsse auf die Verhornung liegen zahlreiche klinische Beobachtungen vor (SELYE 1950). Eine verstärkte Verhornung nach Oestrogen ist an der Glutealhaut beim *Rhesusaffen* (AYKROYD und ZUCKERMAN 1938) und an der Mammille beim *Menschen* (OBERSTE-LEHN und KÜHL 1951), und beim *Meerschweinchen* (LANSING und OPDYKE 1950) beobachtet worden. Sie betrifft aber nicht nur Zonen, die auch mit stärkerer Pigmentierung auf Oestrogengaben ansprechen und im Sexualleben eine Rolle spielen. Dem Cyclus des Vaginalepithels entspricht nach SCHREUS (1952) ein vergleichbarer, freilich wenig auffälliger Cyclus der Epidermis, ja aller Körperstellen und der Intercellularsubstanz. Auch Testosteronpropionat bringt die Epidermis zur Proliferation (*Ratte*, STUDER und FREY 1952), was allein durch den mitotischen Effekt bedingt sein kann. Bei Überfunktion des Vorderlappens der Hypophyse ist die Verdickung der Epidermis eine Begleiterscheinung der Akromegalie. Bei Nebennierenrindentumoren wird neben dem Hirsutismus auch Hyperkeratose beschrieben. Nach Thyreoidektomie tritt ebenfalls Hyperkeratose auf.

Besser als an *Säugetieren* läßt sich der hormonale Einfluß auf die Keratinisierung am Häutungscyclus der *Reptilien* studieren. Ausgehend von den Untersuchungen SCHAEFERs (1932), EGGERTs (1936) und KROKERTs (1941), die eine Abhängigkeit der Häutungsfrequenz von der Schilddrüsenfunktion sahen, stellt HALBERKANN (1953, 1954a, b) fest, daß die zur Häutung führenden Differenzierungsvorgänge durch kontinuierliche Gaben hoher Thyroxindosen so weit gestört werden, daß die Häutung deutlich gehemmt ist. Aus seinen Versuchen mit Thyreostatica schließt er, daß die Schilddrüsentätigkeit für das Zustandekommen der Häutungsbereitschaft notwendig ist, zu große Aktivität der Schilddrüse aber Einsatz und Ablauf der Häutungen selbst verhindert. Auch bei *Amphibien* bestehen Beziehungen zwischen der Schilddrüsentätigkeit und der Häutung (MEISENHEIMER 1936).

Aus den bisher über die Epidermis und den Verhornungsvorgang erhobenen Befunden kann man noch kein abgeschlossenes Bild der Veränderungen in der Epidermis geben. Morphologisch scheinen alle Zellbestandteile an der Umwandlung, die zur Verhornung führt, beteiligt zu sein. Physiologisch-chemisch fällt besonders die Umwandlung von SH- in SS-Gruppen auf, ein Umstand, der bei dem relativ hohen Gehalt der Epidermis an diesen Stoffen sicher besondere Beachtung verdient, selbst wenn die SH-Gruppen noch andere dynamische Wirkungen, z.B. auf die Zellteilung, haben. Die Verteilung der Wasserstoffioner und die der Ca- und anderer aschebildenden Ionen läßt außerdem den Schluß zu, daß mit oder neben der Verhornung auch das Ladungsmosaik in der Epidermis schwankt. Hierbei muß man sich vor Augen halten, daß dieselben Zellen inre Ladungen beim Aufsteigen in der Epidermis verändern. Die vielfältigen Veränderungen laufen offensichtlich mit großer Präzision ab, ohne die eine so regelmäßige Schichtung nicht möglich wäre, ganz gleichgültig, welche der vielen Komponenten des komplexen Vorganges man betrachtet. Die Präzision ist um so erstaunlicher, als nicht alle Zellen den gleichen Weg aus der Tiefe der Epidermis bis an die Oberfläche zurücklegen, sondern wegen der Ausbildung oft beträchtlicher Epidermisleisten recht unterschiedliche Strecken zurücklegen müssen, bevor sie als totes Material der Abschilferung unterliegen.

6. Vergleichendes.

Auf die Vielfalt der Verhornungsvorgänge in den verschiedenen Wirbeltierklassen wurde schon mehrfach hingewiesen. Hier sollen die Veränderungen der Epidermis von *Walen (Cetaceen)* noch kurz gestreift werden. Ihre Zellen lassen keine Anzeichen einer Verhornung erkennen (RAWITZ 1899, 1906, PATZELT 1928b). Die Epidermis ist bei allen *Cetaceen* verhältnismäßig dick. Bei *Delphinapterus leucas* mißt sie 9 mm, die Cutis 3—5 mm und die Fettschicht 17 cm. Beim *Blauwal (Balaenopterus musculus* L.) ist die Epidermis 4 mm dick (PATZELT), beim *Braunfisch (Phocaena phocaena)* 2 mm. In der Epidermis stellen sich die *Tonofibrillen* gut dar und sind durch mehrere Zellen zu verfolgen (BONIN und VLADYKOV 1940). Die Zellen enthalten sehr viele *Fettvacuolen.* Die Vacuolen sind von unterschiedlicher Größe und liegen im Cytoplasma und im Kern. Mit Sudanschwarz färben sich besonders kräftig auch die BIZZOZEROschen Knötchen (Abb. 13) an. Das Cytoplasma ist in den unteren Lagen acidophil. An den dunklen Stellen der Haut von *Phocaena phocaena* sind die Zellen mit dichten, aus *Melaningranula* bestehenden Kernkappen ausgerüstet. Die Epidermis ist in der Cutis durch tiefe blattartige Leisten verankert. Auf den entsprechenden Bindegewebsleisten stehen noch hohe Papillen (PATZELT 1928b).

Beim Hochwandern an die Oberfläche werden die Zellen flach und bilden ganz oben eine etwa 100—300 μ dicke Schicht sehr platter Zellen, die ein dichtes Cytoplasma und schwach färbbare Kerne zeigen. Das Fett, das in den tieferen Schichten in Form großer Vacuolen vorliegt, verteilt sich dabei feiner zu staubfeinen Tröpfchen (Braunfisch, eigene Beobachtung). Die unteren $^2/_3$ der Epidermis enthalten reichlich *Glykogen* (PATZELT).

Die Epidermis und die Cutis werden zusammen noch heute zu Schuhriemen verarbeitet (HOWELL 1930). Der Fett- und Glykogenreichtum der Epidermis erklärt die Beliebtheit, der sich die vom Speck gelöste Haut bei den Eskimos als Speise erfreut (GRAY 1930, NANSEN zit. nach PATZELT).

II. Das Corium.

1. Entwicklung.

Das Corium entwickelt sich aus der lateralen Lamelle der mesodermalen Urwirbel, die deshalb als Cutislamelle oder -platte bezeichnet wird, obwohl sich nicht nur Corium aus ihr bildet. Durch die Herkunft aus den Urwirbeln ist zunächst eine Metamerie gegeben, die aber am äußeren Umfang der Ursegmente unter Umwandlung des epithelialen Gewebes in Mesenchym verschwindet. Die Mesenchymzellen vereinigen sich über die Ursegmentgrenzen hinweg zu einer zusammenhängenden Platte. So entsteht eine einheitliche Lage eines zellreichen Mesenchyms, an der Cutis und Subcutis noch nicht unterschieden werden können.

Durch Ausbildung intercellulärer Flüssigkeit rücken die Mesenchymzellen zu einem weitmaschigen Netz auseinander. Die ersten *kollagenen Fibrillen* treten dann zwischen den Zellen im 3. Monat auf (FISCHEL 1929). Die *elastischen Fasern der Haut* sind erstmalig im 7.—8. Monat nachweisbar; ihre Zahl nimmt nach der Geburt noch wesentlich zu. Die Bindegewebsbündel ordnen sich zu parallelen Zügen, die ringförmig um den Rumpf verlaufen. Ihre Anordnung soll durch die Spannung bedingt sein, die als Folge des Wachstums der umschlossenen Organe auftritt (BURKARD 1903, WEISS 1929, 1945, BLECHSCHMIDT 1947, 1951). Wenn im 4. Monat die Haaranlagen in die Tiefe wachsen, wird die parallele Anordnung der Bindegewebsbündel gestört, und es bildet sich ein Maschenwerk, auf dessen Faserverlauf aus den *Spaltlinien* geschlossen werden kann. In ihm herrschen bestimmte Richtungen vor, die sich im Laufe der Entwicklung noch mehrfach ändern (BURKARD 1903, LUDWIG 1921, HUTCHINSON und LAM 1949, HUTCHINSON 1951, GARDNER und RAYBUCK 1954).

Die Ausbildung des Coriums ist schon bei Embryonen von 18 und 25 Urwirbelpaaren nicht an allen Stellen gleich. STEINER (1929a, b) hat den verschiedenen Zellformen der Epidermisanlage in diesem Alter auch verschieden ausgebildetes Cutismesenchym zuordnen können. Unter dem kubischen Epithel ist das Mesenchym ärmer an Zellen, die Zellfortsätze sind hier besser entwickelt als unter dem prismatischen Epithel. Unter dem Plattenepithel sind nur wenig Mesenchym-

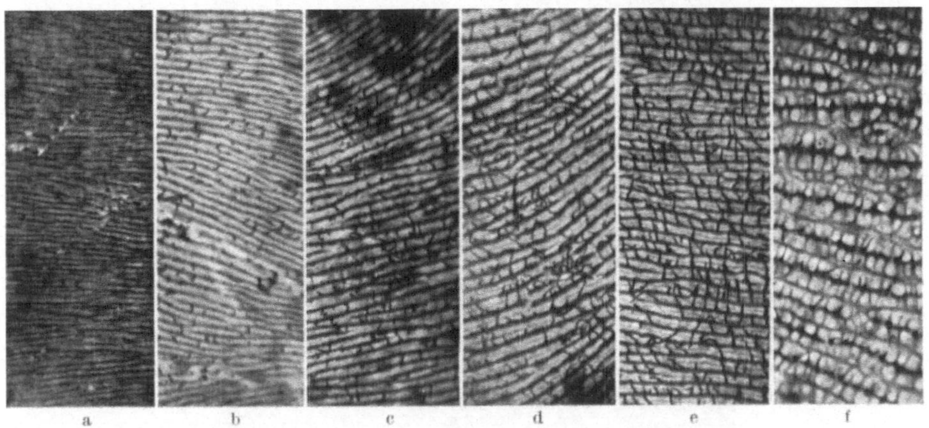

Abb. 47a—f. Die Unterseite der Leistenhautepidermis in verschiedenen Entwicklungsphasen. a 10 cm, b 13,5 cm, c 14,5 cm, d 17,5 cm, e 21 cm SSL, f Neugeborenes. Vergr. 27fach. Bei a sind die Drüsenleisten kurz, bei b erscheinen die Drüsen, bei d die Haftleisten, bei f Querleisten zwischen Drüsen- und Haftleisten. (Macerationspräparat im Durchlicht. Aus FLEISCHHAUER und HORSTMANN 1951.)

zeilen zu finden. Diese Unterschiede prägen sich im Laufe der Frühentwicklung noch mehr aus (Abb. 1—5, 8).

Stratum papillare und *Stratum reticulare* werden erst gegen Ende der Schwangerschaft unterscheidbar. Im Stratum papillare ziehen die Bindegewebsfasern zum größten Teil senkrecht zur Oberfläche. Zwischen diesen beiden Schichten des Coriums wird an manchen Stellen wie an der Hand- und Fußsohle im Laufe des 1. und 2. Jahres der postnatalen Entwicklung ein *Stratum subpapillare* unterscheidbar. In der Zeit um die Geburt entwickelt sich das Corium besonders rasch (BECKER 1921, 1929). Dieses birgt einen arteriellen und venösen Gefäß-*plexus* und feinere *Nervenstämmchen*.

Die *Grenze zwischen Epidermis und Cutis*, die topographische Unterschiede aufweist, erhält ihr Relief zuerst an der Leistenhaut der Hände und Füße. Die Entwicklung dieses Reliefs beginnt bei 4 cm SSL (BONNEVIE 1927) an den distalen Tastballen mit den Drüsenleisten. Sie haben bei Keimlingen von 10 cm SSL schon die ganze Palma und Planta bedeckt [BLASCHKO 1887, BONNEVIE 1927, 1929, LOEB und HAVEN 1929, GOULD 1949, HALE 1949, 1952, FLEISCHHAUER und HORSTMANN 1951, BAITSCH 1952 (Abb. 47)]. Nach den Drüsenleisten erscheinen die Schweißdrüsen, dann die Haftleisten und schließlich die Querleisten, aber keine neuen Drüsenleisten mehr. Aber auch an der Hand ist diese Entwicklung mit der Geburt noch nicht abgeschlossen. An den behaarten Körperstellen bleibt die Grenzfläche noch lange nach dem Auftreten der Schweißdrüsen glatt. Erst kurz vor der Geburt zeigen sich hie und da die ersten Bildungen des Reliefs, das dann im Laufe der ersten Lebensjahre ausgestaltet wird (Abb. 48).

Histologisch ist die Grenze gekennzeichnet durch die „Basalmembran". Die *Basalmembran der Epidermis*, die von den meisten Autoren als eine bindegewebige Differenzierung betrachtet wird, bildet sich bei der *Maus* (STEINER und HITSCH-MANN 1927) und beim *Menschen* (STEINER 1928a) durch Verflechtung von Bindegewebsfasern, die von Mesodermzellen unter dem Epithel gebildet werden.

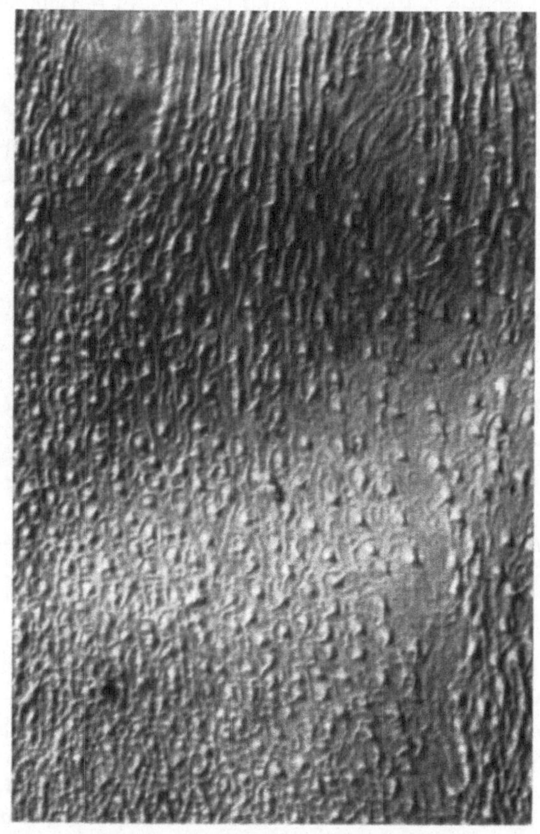

Abb. 48. Epidermis der Interdigitalfalte eines Neugeborenen. Grenzfläche durch Maceration dargestellt, Auflicht. Die im Bilde von oben kommenden breiten Drüsenleisten lösen sich in Reihen von Schweißdrüsen auf. Die feinen Haftleisten verschwinden. Statt dessen sieht man die einzelnen Drüsen von feinen Epithelleisten umgeben. Vergr. 20fach.

STEINER sieht bei Embryonen von 13,5 cm Gesamtlänge zum ersten Male Anzeichen des Faserfilzes, der die Membran bildet. Ihre Entwicklung läuft mit derjenigen der Bindegewebsfibrillen im Corium parallel.

Unter dem Corium entwickelt sich in der 2. Hälfte der Schwangerschaft ein lockeres Gewebe, in das mehr und mehr Fett eingelagert wird. Das Fett ist zum überwiegenden Teil weiß, doch kommt in der Rückenhaut atrophischer Neugeborener auch sog. *braunes Fett* vor (FISCHEL 1929, SCHAFFER 1930).

2. Die Grenzfläche zwischen Epidermis und Corium.

Die formale Ausbildung des Papillarkörpers spiegelt sich im Verlauf der Grenzfläche zwischen Epidermis und Cutis wieder. Ihre Darstellung gelingt am Macerationspräparat verhältnismäßig einfach. Das Relief der Epidermisunterseite ist ein Negativ des Papillenkörpers und für die Untersuchung meist geeigneter als die Bindegewebsseite. Die Papillen quellen nämlich bei der Macerationsmethode stark auf und verändern ihre Form, worauf schon BLASCHKO (1887) hingewiesen hat. Die dichtere Epidermisfläche gibt außerdem bessere Bilder. GREB (1940) hat allerdings die Coriumpapillen durch einen photographischen Trick gut zur Darstellung gebracht, indem er die macerierten Coriumstücke nur kurz anfärbte. Dadurch werden die Spitzen der Papillen intensiver als die Basen gefärbt und erscheinen nun im Negativbild hell, als wenn sie beleuchtet wären. Dennoch gibt die Epidermisunterfläche das Muster des Papillarkörpers besser wieder als die Oberfläche des Coriums.

Zur Maceration kann man sich verschiedener Flüssigkeiten bedienen. Bei Wasserleichen ist die Epidermis gelegentlich schon so weit maceriert, daß sie sich von selbst ablöst. LEHMENSIECK (1936) benutzte auf Grund einer Beobachtung an faultoten Früchten Fruchtwasser. Wie die älteren Autoren verwendeten wir 1%ige Essigsäure (FLEISCHHAUER und HORSTMANN 1951, 1955, HORSTMANN 1952a und b, FLEISCHHAUER 1953a, b, OBERSTE-LEHN 1951, 1952). VAN SCOTT (1950) und OBERSTE-LEHN (1952) haben auch mit Hyaluronidase und letzterer mit Kochsalzlösungen maceriert. BILLINGHAM und MEDAWAR (1953) erwärmten die Haut in gespanntem Zustand und konnten so die Epidermis von der Unterlage ablösen. Auch nach Trypsinverdauung (MEDAWAR 1941) sind die Epidermishäutchen gut erhalten. Die macerierten Oberhautstücke können anschließend noch gefärbt werden (BILLINGHAM und MEDAWAR, FLEISCHHAUER). Bei den stark behaarten Tieren läßt sich die Epidermis nach Maceration nur schwer ablösen. Deshalb verursachten FLESCH, KLIGMAN und BALDRIGDE (1951) mit Dimeren von Chloropren Haarausfall und konnten dann die Epidermis in der Hitze leicht ablösen.

BLASCHKO (1887) und GREB (1940) haben die sehr verschiedenen Bilder des Papillarkörpers, die man auf diese Weise zu Gesicht bekommt, zu ordnen versucht. BLASCHKO unterscheidet 4 Typen:

1. Fehlen von Leisten und Papillen: Stirn, Raphe perinei, Teile der Scrotalhaut, Achselhöhle;

2. streifenförmige flache Leisten, die parallel ziehen und sich häufig gabeln: Hals, Mons pubis;

3. halbgeschlossene Netze mit länglichen Maschen: Rücken, Bauch;

4. geschlossene Netze: Kopf, Beugeseite der Extremitäten.

Zwischen dem 3. und 4. Typ liegt das Grenzflächenbild des Gesäßes, der Streckseiten der Extremitäten und häufig der Rücken. Die haarlose Haut von Palma und Planta sowie des äußeren Gehörganges zeigen Sonderformen, bei denen parallele Leisten die Grenzfläche beherrschen.

BLASCHKOs Befunde sind an Feten, Neugeborenen und Kindern erhoben. Der Papillarkörper bildet sich nach eigenen Beobachtungen erst nach den ersten Lebensjahren voll aus, so daß die Abweichungen von BLASCHKOs Darstellung, die ich an der Haut Erwachsener feststellte (1952a), durch das verschiedene Alter bedingt sein dürften.

GREB unterscheidet fünf Typen:

1. Kopfhaut, entspricht BLASCHKOs Typ 1;

2. Haut der Extremitäten mit reichlich kleinen und schlanken Papillen;

3. Haut des Rumpfes mit breiten, niedrigen sockelartigen Papillen;

4. funktionell stark beanspruchte Haut über der Achillessehne, Kniescheibe, dem Ellenbogen und dem Gesäß mit zahlreichen derben und hohen Papillen;

5. der mächtige, in Kämme gegliederte Papillarkörper der Handflächen und Fußsohlen.

Beide Untersucher haben charakteristische topographische Unterschiede herausgearbeitet, über die am Schluß dieses Beitrages noch zu handeln sein wird. Ich habe versucht, das Ornament der Grenzfläche in seiner Ordnung zu erfassen

und bin dabei von den *motivartig wiederkehrenden Elementen* des wechselvollen
Bildes ausgegangen (Horstmann 1952a, b).

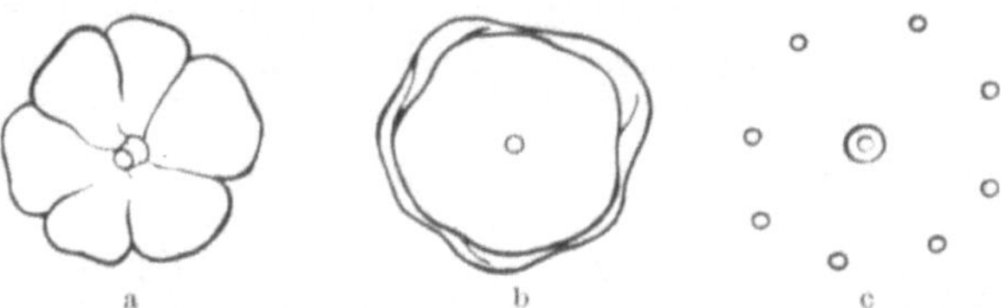

Abb. 49a—c. a Rosette: Konzentrischer Epithelwall mit radiären Leisten um eine Schweißdrüse oder ein Haar.
b Kokarde: Konzentrische Epithelleisten um Schweißdrüse oder Haar. c Zifferblatt: Häufige Anordnung der
Schweißdrüsen um ein Haar. (Horstmann 1952a.)

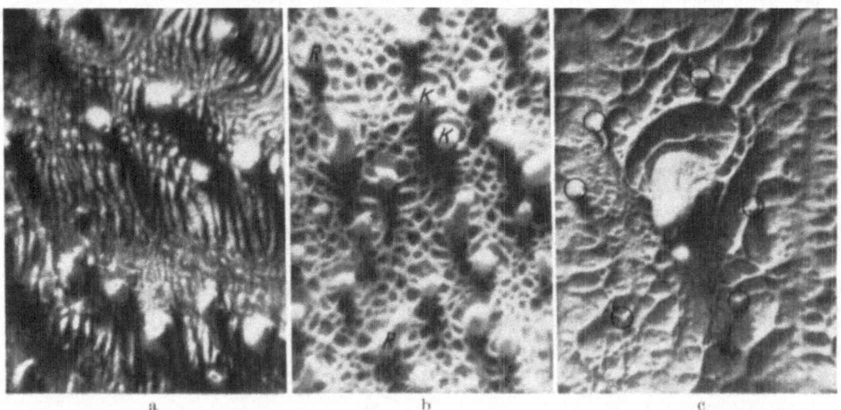

Abb. 50a—c. Grenzflächenrelief der Epidermis. a Augenlid 49jährige Frau. Beachte die Reihe der Epidermisleisten und -höcker, sowie deren Zuordnung zu den Haaren. b Ohrmuschel 49jährige Frau. *K* Kokarden,
R Rosette. c Bauchhaut 37jähriger Mann. oo Schweißdrüsenausführungsgänge um den dicken, nach unten
geneigten Haarfollikel. Dem Haarfollikel im Bilde oben angeschlossen liegt eine bohnenförmige Bildung der
Epidermis (Haarscheibe von Pinkus). Vergr. etwa 40fach. (Wie Abb. 48.) (Aus Horstmann 1952.)

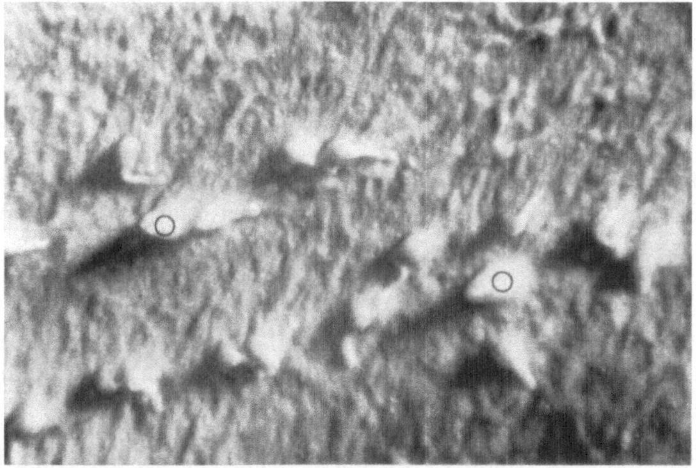

Abb. 51. Epidermisunterfläche, Hals, Neugeborener. Die Schweißdrüsen stehen um die Haare (o) in Zifferblattstellung und in Fortsetzung der Haarreihen. Vergr. etwa 150fach. (Wie Abb. 48.) (Aus Fleischhauer 1953b.)

Um die Einmündung der Haare und Schweißdrüsen· stehen in der Regel an
allen Körperstellen besonders kräftige Papillen oder wallartige, konzentrische

Bindegewebsleisten, die auch Greb an den Haarkanälen der Schulterhaut gesehen hat.

Am Negativ der Epidermisunterfläche erscheinen diese Papillen als „*Rosetten*" oder „*Kokarden*" der Epidermisleisten (Abb. 49, 50, 52). Sie sind überall, wo es ein mehrschichtiges Plattenepithel mit Bindegewebspapillen und anhängenden Epithelformationen (Haare oder Drüsen) gibt, auch in der Schleimhaut des Mundes, Oesophagus und der Portio vaginalis uteri wiederzufinden (Horstmann 1952b, 1954). Die konzentrischen Leisten sind je nach Herkunft des Epidermisstückes mehr oder weniger deutlich in einfachen oder in doppelten Kreisen vorhanden (Abb. 50, 52). Kokarden und Rosetten fehlen überall dort, wo keine Anhangsgebilde vorkommen wie an den Lippen, im proximalen Abschnitt des äußeren Gehörganges, an Teilen des äußeren Genitales und unter dem Nagel. Zwischen den an die Anhangsorgane gebundenen Motiven der Epidermisleisten bilden die Leisten ein netzförmiges System (Blaschkos 3. und 4. Typ, Abb. 50).

Die *Verteilung der Rosetten und Kokarden* innerhalb eines größeren Hautareals ist von der Anordnung der Haare und Schweißdrüsen abhängig. Auf die Anordnung der Haare in Gruppen wird unten eingegangen (s. S. 137ff.). Die Verteilung der Schweißdrüsen ist in gewissen Grenzen an die Haare gebunden, wie sich bei unseren entwicklungsgeschichtlichen Studien ergeben hat (Horstmann 1952b, Fleischhauer 1953a, b). So entsteht um ein Haar oder eine Haargruppe ein

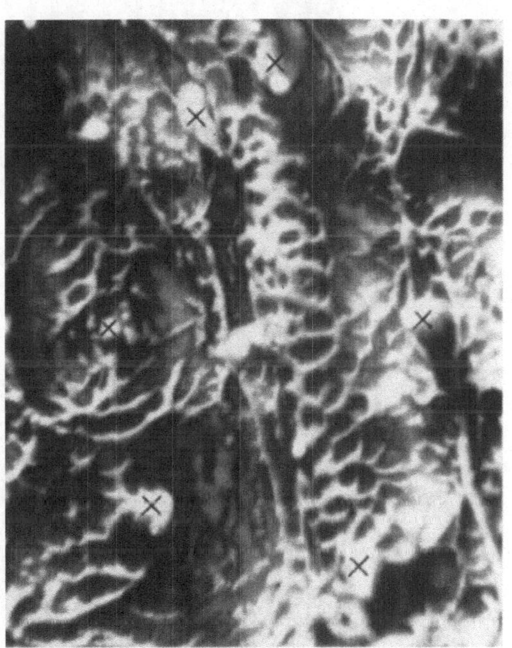

Abb. 52. Labium minus, Außenfläche, 45jährige Frau. × Anhangsgebilde, teilweise mit Kokarden versehen. Vergr.35fach. Wie Abb. 84. (Aus Horstmann 1952a.)

Kranz von Schweißdrüsen, der kreisrund oder eliptisch sein kann (Abb. 50c). Ich habe dieses „Motiv" der Zuordnung von Schweißdrüsenausmündungen zum Ursprung des Haarfollikels im Ornament der Grenzfläche als „*Zifferblatt*" bezeichnet. Nicht alle Schweißdrüsen gehören einem Zifferblatt an. Zu Beginn der Schweißdrüsenentwicklung ist diese Anordnung klarer, da sich die ersten Schweißdrüsen vornehmlich in der Nachbarschaft der Haare entwickeln (Abb. 51).

Die formalen Einheiten des Papillarkörpers, die Motive, sind durch diese Beziehungen der Schweißdrüsen zu den Haaren und durch die der Haare untereinander in immer größerem Zusammenhang geordnet. Ein morphologisches Merkmal anderer Art bilden die Eindrücke, die durch die Hautfältelung im Papillarkörper entstehen. Die schon mit unbewaffnetem Auge sichtbaren, die Hautfelder begrenzenden Fältchen, sind auf ihrer Unterseite nur von flachen oder gar keinen Papillen besetzt, so daß die Fältchen auch am Grenzflächenpräparat zu erkennen sind.

An den Hand- und Fußflächen, ist die Grenzfläche durch die Haft- und Drüsenleisten ausgezeichnet, welch letztere in mancher Hinsicht den Haaranlagen entsprechen. Auf den Leisten stehen Papillen, die den Schweißdrüsen zugeordnet sein können. So entsteht das Bild dicht nebeneinander liegender Rosetten. Wo auch die Schweißdrüsen fehlen, wie im Ohr, an den äußeren Genitalien, den Lippen und am Anus, beherrschen die Epidermisleisten das Bild vollständig und können der einzige Ausdruck der epidermo-cutanen Verzahnung sein (Abb. 53 und 54). An diesen Stellen verlaufen die Epidermisleisten meistens in eigenartigen Bögen und Spiralen.

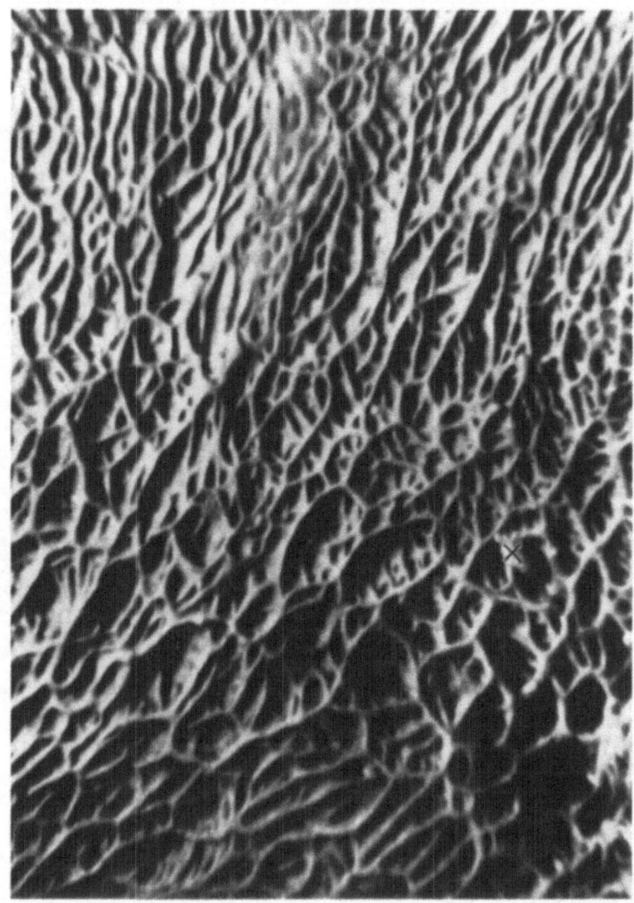

Abb. 53. Labium minus, Innenfläche, 45jährige Frau. Die Grenzfläche ist durch großenteils parallele Epidermisleisten charakterisiert. × Vereinzelter Drüsenausführungsgang. Vergr. 40fach.

Das *Stratum papillare* ist von verhältnismäßig zarten Bindegewebsfasern kollagener und elastischer Natur durchsetzt. Auch Silberfibrillen sind besonders als innerste Hüllen von Nerven und feinen Gefäßen reichlich zu finden. Fettzellen fehlen hier fast immer. Die Blutgefäße im Stratum papillare sind fast ausschließlich Capillaren. Kurze Arteriolen und Venulen schließen sie an das bereits im Stratum subpapillare gelegene arterielle und venöse Netz an (s. S. 198). In höherem Alter werden die Bindegewebspapillen an der behaarten Haut niedriger (HILL und MONTGOMERY 1940), das Grenzflächenrelief wird flacher (HORSTMANN 1951 b).

Das *Stratum subpapillare*, auf dem sich die Papillen erheben, wird wie das Stratum papillare aus einem lockeren Geflecht von Bindegewebsfasern gebildet. Nicht überall ist es gut gegen die eigentliche Lederhaut, das *Stratum fibrosum*, abgegrenzt. Das subpapillare Gefäßnetz ist aber überall sichtbar. Stratum papillare und subpapillare enthalten meistens mehr ungeformte Intercellularsubstanz als das Stratum fibrosum.

Die Betrachtung des Papillarkörpers pathologisch veränderter Haut hat gezeigt, daß diese in weiten Grenzen veränderlich ist, und daß *das Grenzflächenbild*

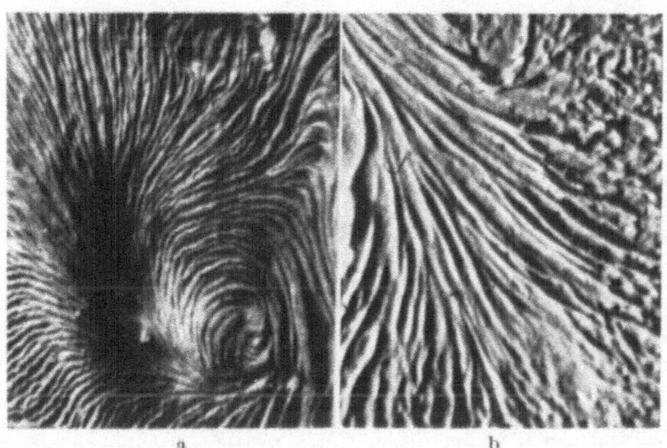

Abb. 54a u. b. a Äußerer Gehörgang eines 7 Monate alten Feten (SSL = 21 cm). Vergr. 40fach. b Glans penis eines 28jährigen Mannes. Vergr. 30fach. (Aus HORSTMANN 1952b.)

pathognomonisch für bestimmte Hautkrankheiten sein kann (Abb. 55). Dabei kann das gesamte Leistenwerk der Epidermis wie bei der Psoriasis in Dicke und Volumen verändert sein. Krankhafte Veränderungen können sich an bestimmten Orten, z. B.

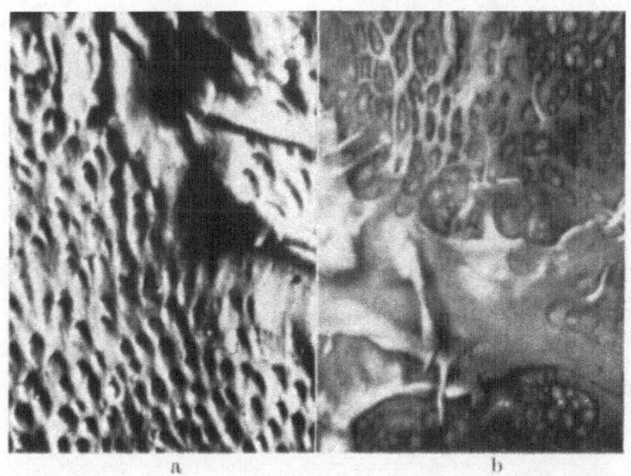

Abb. 55a u. b. a Vegetierende Pyodermie mit blattartigen Epidermisformationen, die teilweise unter noch normale Grenzflächenabschnitte gewachsen sind. b Lupus vulgaris, Randzone eines Herdes, der links oben außerhalb des Bildes gelegen ist. Vergr. etwa 40fach. (Aus HORSTMANN 1952b.)

an den Motiven um die Anhangsgebilde, bemerkbar machen wie beim Lichen ruber planus. So gelang es OBERSTE-LEHN (1951, 1952a, 1954a, b) Krankheitsbilder zu differenzieren, die bisher am histologischen Schnitt nicht sicher auseinander gehalten werden konnten.

Am *Übergang krankhafter Hautstellen in gesunde* wird ein Wall besonders kräftiger Papillen entwickelt und so die Reaktionsbereitschaft des Papillarkörpers angezeigt (HORSTMANN 1952b). Narbig veränderte Haut ist durch das Fehlen von Rosetten und Kokarden ausgezeichnet. Statt dieser Motive zeigt die

Narbenepidermis parallele Leisten, die dem Zentrum der Störung radiär zustreben. Der Papillarkörper ist dem Gesamtbild der Haut auch in krankhaften Zuständen plastisch angepaßt. Seine Beachtung am Macerationspräparat dürfte gerade bei

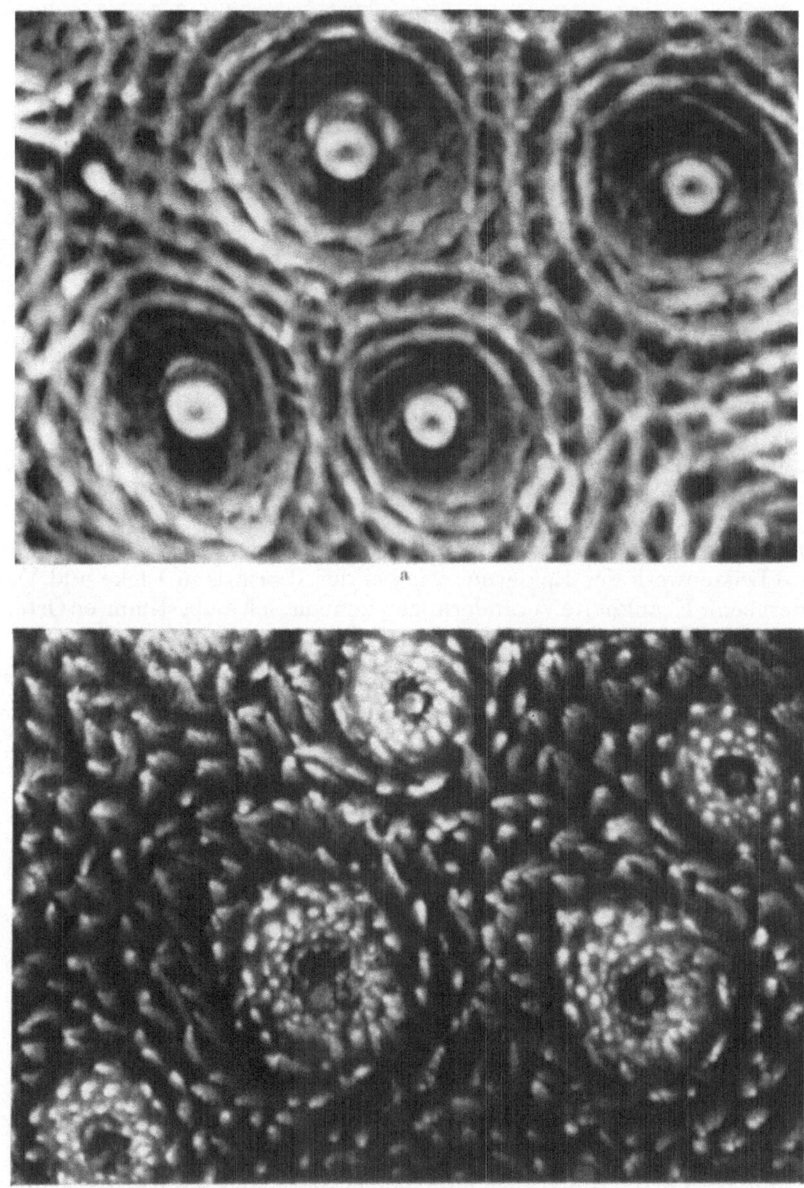

Abb. 56a u. b. Wildschwein, Rüsselscheibe. a Epidermisunterfläche mit wohlgebildeten Kokarden um die Borstenkanäle. b Coriumoberfläche. Vergr. 25fach. (Macerationspräparat.) (Aus SIMON 1952.)

pathologischen Verhältnissen noch mehr morphologische Merkmale auffinden lassen, als bisher durch die Schnitthistologie entdeckt wurden. LUGER und SCHULHOF (1949) finden bei Männern dickere Bindegewebspapillen als bei Frauen. Doch kann ich diesen Unterschied nicht bestätigen.

Simon (1951 a—c) hat das Grenzflächenrelief verschiedener Tiere an typischen Körperstellen gleichzeitig und unabhängig von mir untersucht (Abb. 56). Seine Terminologie unterscheidet sich von der hier vorgetragenen. Doch lassen sich auch bei Tieren bestimmte, regelmäßig wiederkehrende Motive aufzeigen. Beziehungen zwischen Haaren und Papillarkörper bestehen ebenfalls (Abb. 57). Weitere Untersuchungen und vor allem ein Vergleich mit dem menschlichen Papillarkörper wären wünschenswert.

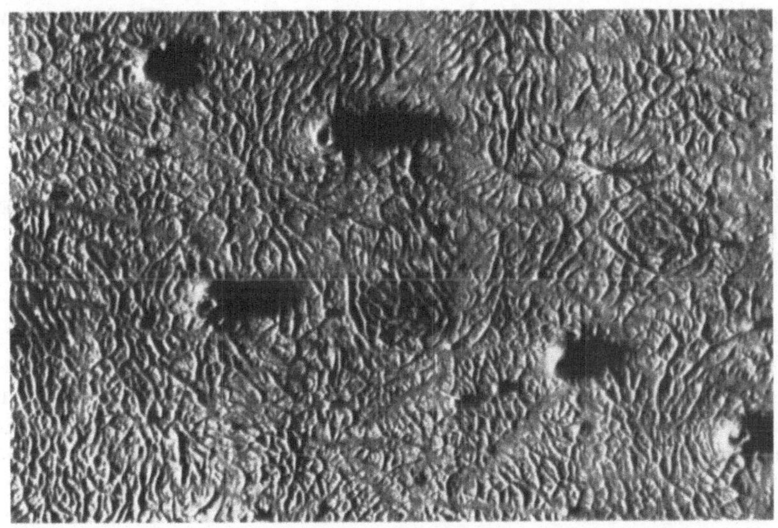

Abb. 57. Epidermis der Bauchhaut eines Schweines mit 5 Borstenkanälen, um die das Leistenrelief konzentrisch angeordnet ist. Dazwischen einige Schweißdrüsen. (Macerationspräparat und Photo von Dr. H. Oberste-Lehn.)

3. Fasern und Grundsubstanz des Corium.

Das Fasergeflecht des Coriums wird von *kollagenen, elastischen* und *argyrophilen Fasern* gebildet und von *glatten Muskelbündeln*, den *Musculi arrectores pilorum*, durchzogen. Die epithelialen Anhangsgebilde, Haare und Drüsen werden von dem Bindegewebsgeflecht umsponnen und damit in die Textur der Lederhaut eingebaut, die außerdem Leitungsbahnen für Blut und Lymphe, Nerven und Sinnesorgane enthält. Die derbe Textur stellt einen wirksamen Schutz gegen äußere Verletzungen dar. Ihre Fähigkeit zu schrumpfen (Lindquist 1946) hilft beim Verschluß von Wunden mit.

Wie in jedem lockeren Bindegewebe kommen neben den Fibrocyten *phagocytierende Elemente, Mast-* und *Plasmazellen* vor. Ihre Zahl ist wie die der übrigen „freien Bindegewebszellen" vom physiologischen und pathologischen Zustand des betrachteten Ortes abhängig (Asboe-Hansen 1950c, d).

Alle Veränderungen des Bindegewebes betreffen auch das Corium. Die Lederhaut macht die Hauptmasse der Haut aus (Leider 1949). Sie ist unter den Bildungen bindegewebiger Natur dadurch ausgezeichnet, daß sie insgesamt eine sehr große zusammenhängende Masse von Bindegewebe darstellt, und daß alle Veränderungen an der großen Oberfläche verhältnismäßig früh und leicht bemerkbar werden. Die Beobachtung des Corium, z. B. beim Spreadingtest (Duran-Reynals 1929), nimmt deshalb einen breiten Raum in den experimentellen und klinischen Untersuchungen der bindegewebigen Grundsubstanz ein.

Das *intercelluläre, amorphe Material*, welches die Hauptmasse des Bindegewebes ausmacht, besteht aus einer Flüssigkeit von hoher Viscosität und hohem

Gehalt an Mucopolysacchariden (Hyaluronsäure, Chondroitinschwefelsäure und Glucoproteide) (STOUGHTON und WELLS 1950, MEYER und RAPPORT 1951) und Skleroproteinen (BENSLEY 1934, ROBB-SMITH 1952/53). Der Gehalt an *Mucopolysacchariden* läßt sich im Gewebsschnitt durch die Perjodsäure-SCHIFF-Reaktion nachweisen (LILLIE 1950, GRAUMANN 1953, PEARSE 1953). COWDRY (1939) verglich die amorphe bindegewebige Grundsubstanz mit dem Blutplasma, aus dem sie gebildet wird, und stellte fest, daß sie außer durch den Gehalt an Mucopolysacchariden und Skleroproteinen durch eine höhere Hormonkonzentration, mehr Milchsäure und Mineralsalze und durch einen lebhafteren Wechsel der Wasserstoffionenkonzentration, des Wasser-, Salz- und Glucosegehaltes ausgezeichnet ist. Die Fähigkeit, diese Stoffe zu stapeln und abzugeben, lassen die Grundsubstanz als eine Flüssigkeit mit sehr dynamischen Eigenschaften erscheinen.

Grundsubstanz und Fibrillen ändern sich mit dem *Alter* und damit auch das morphologische Bild des intercellulären Materials (COWDRY, COOPER und SMITH 1947, PERCIVAL, HANNAY und DUTHIE 1949, MA und COWDRY 1950, ORECHOVIČ 1950, KIERLAND und O'LEARY 1953). Bei der Bakterienabwehr soll die Grundsubstanz mitwirken (TAYLOR und SPRUNT 1943).

In der mehr oder weniger flüssigen, amorphen Grundsubstanz sind die Bündel kollagener Fibrillen, die Reticulinfasern und die elastischen Fasern eingelassen (MAXIMOW 1929, WASSERMANN 1929). Die *kollagenen Fasern*, die aus häufig sich aufspleißenden und wechselweise sich wieder verflechtenden Bündeln feiner Fibrillen, *Elementarfibrillen*, bestehen, zeigen polarisationsoptisch Formdoppelbrechung und im Elektronenmikroskop eine Querstreifung mit einer Periodizität von 640 Å (SCHMITT, HALL und JAKUS 1942, WOLPERS 1943, GROSS und SCHMITT 1948).

Die Fibrillendicke beträgt in der *menschlichen* Haut 1000 Å (GROSS und SCHMITT 1948), in der *Kaninchen*haut 500 Å (WOLPERS 1950a) und ist bei jugendlichen Organismen geringer als bei Erwachsenen. Die Elementarfibrille ist um so breiter, je mehr sie beansprucht wird (INGELMARK 1948, WOLPERS 1950b).

Elektronenoptik, Röntgendiagramm und physiko-chemische Methoden zeigen, daß sich die Fibrillen aus *Polypeptidketten* von Faser-, Zylinder- oder Spiralstruktur aufbauen (BEAR 1952). Die Ketten setzen sich zu je einem Drittel aus Prolin und Hydroxyprolin sowie einem Drittel aus Glycin mit einem geringen Gehalt an Kohlenhydraten zusammen (ROBB-SMITH 1952/53).

Die *argyrophilen Fasern* bestehen aus sehr feinen, etwa 100 Å dicken Fibrillen, die wie die kollagenen Fibrillen eine Periodizität von 640 Å zeigen und ein Netzwerk bilden, das in einer von Polysacchariden und unfibrilliertem Kollagen gebildeten Hülle gelegen ist (KRAMER und LITTLE 1952, ROBB-SMITH 1952). v. HERRATH und DETTMER (1951) finden die argyrophilen Fibrillen unverzweigt. Nach Imprägnationen mit Silbersalzen sehen sie (wie SCHWARZ 1953a, b) die groben Silbergranula ihrer Oberfläche aufgelagert, während die Kollagenfibrillen das Silber mehr im Inneren der Fibrillen zeigen. Die *embryologische Differenzierung* der menschlichen Lederhaut hat LINKE (1955) im Elektronenmikroskop unter Berücksichtigung von Fibrillendicke, Versilberungsmodus und Kittsubstanz untersucht. Danach werden die Fibrillen im Laufe der Entwicklung dicker, während die Kittsubstanz abnimmt. Bei Feten bis zu 33 cm Gesamtlänge imprägnieren sich alle Fasern wie die Reticulinfasern mit Silber. Erst in diesem Alter treten die ersten Fibrillen auf, die sich im Silberbild wie die Kollagenfibrillen des Erwachsenen darstellen. Im Alter werden die Fibrillen dünner, die amorphe Kittsubstanz nimmt wieder zu. Die Versilberungserscheinungen werden außerdem unregelmäßig. Die verschiedenen Versilberungsmodi lassen sich schwer deuten. Möglicherweise hängt der Versilberungsmodus mit der Oberflächenbeschaffenheit der Fibrillen zusammen (THIESSEN 1942).

Nach GRAUMANN (1954) liegen bei den Reticulinfasern die PJS-reaktionsfähigen Polysaccharide in der Kittsubstanz zwischen den Fasern, bei den kollagenen Fasern intrafibrillär. Über physikalisch-chemische Unterschiede, die für den Gerbprozeß Bedeutung haben, berichten RODDY und FLAHERTY (1939).

Das *elastische Material* besteht chemisch aus *Polypeptiden* mit einem hohen Gehalt an Glycin, Alanin und Valin, doch scheinen die Moleküle in nur geringem Maße ausgerichtet zu sein, wodurch die elastischen Eigenschaften bedingt sein können (HASS 1939).

Die reversible Dehnungsfähigkeit elastischer Sehnen in der Flughaut von *Vögeln* beträgt 250—270% der Ausgangslänge. Die Elastizität der Fasern wird weder durch die üblichen Fixationsmittel noch durch Paraffineinbettung zerstört. Sobald die Sehnen sich in wäßriger Lösung befinden, zeigen sie ihre ursprünglichen physikalischen Eigenschaften (PETRY 1951c, d). Durch Fixierung in Phosphormolybdänsäure wird die Dehnbarkeit des Elastins blockiert, wobei sich auch sein optisches Verhalten ändert (PETRY 1951c, d, 1952). Die so fixierten elastischen Fasern und Membranen auch *menschlichen* Materials können anschließend mit Hämatoxylin gefärbt werden (PETRY 1952a).

Elektronenoptisch fand WOLPERS (1944) verzweigte Fibrillen in einer Hülle von amorpher Grundsubstanz. Spätere Untersucher (GROSS 1949, 1951, BAHR 1951, HALL, REED und TUNBRIDGE 1952) bestätigen und erweitern diesen Befund. Die letzteren nehmen an, daß verzweigte Proteinketten in einer amorphen Grundsubstanz liegen. Die Anteile der beiden Elemente wechseln in der Weise, daß bei der Fibrillenbildung der Gehalt an Kohlenhydraten abnimmt. Zu ähnlichen Resultaten kommen LANSING, ROSENTHAL, ALEX und DEMPSEY (1952). TUNBRIDGE, TATTERSALL, HALL, ASTBURY und REED (1952) wiesen an Fasern der Haut, die sich wie Elastica anfärben lassen, im Elektronenmikroskop eine Querstreifung wie bei den Kollagenfibrillen nach. SCHWARZ und DETTMER (1952, 1953) finden die gleiche Querstreifung wie bei kollagenen Fibrillen auch an den elastischen Fasern der Media der Aorta. Die allseitige Durchflechtung hauptsächlich aus elastischem Material bestehenden Gewebes mit kollagenen und Reticulinfibrillen läßt es sehr schwer werden, am zerzupften Präparat im Elektronenmikroskop eine Entscheidung zu treffen, ob elastische oder andere Fasern vorliegen. Deshalb wird man die endgültige Entscheidung darüber, ob die Fibrillen des elastischen Materials eine Querstreifung besitzen, durch Schnittuntersuchungen herbeiführen müssen.

Im einzelnen sei noch auf die zusammenfassenden Darstellungen über die Struktur und Chemie des Kollagens und der Grundsubstanz von KÜNTZEL (1944b), GRASSMANN und TRUPKE (1944), DAY (1947), BLIX, FELIX, GRASSMANN und TRUPKE (1951), WASSERMANN (1951), FELSHER (1954) hingewiesen.

Die Untersuchungen dieser überall im Organismus verwendeten Baumaterialien sind noch mitten im Fluß und werden ergänzt durch die zunehmende Kenntnis der Fermente, die diesen Stoffen zugeordnet sind, die *Kollagenasen* und *Hyaluronidasen* (FLASCHENTRÄGER 1951). Für die praktische Medizin besitzt die Anwendbarkeit dieser Kenntnisse auf die Bindegewebselemente der Haut insofern ein besonderes Interesse, als der physikalisch-chemische Zustand des Unterhautzellgewebes die Resorption dort applizierter Pharmaka beeinflußt. Die Hyaluronidase, welche die polymerisierten Mucopolysaccharide der Grundsubstanz zerschlägt, fördert damit die Diffusionsgeschwindigkeit löslicher Stoffe im intercellulären Raum. Der Saftstrom in die Cantharidenblasen wird durch Unterspritzen mit einer Hyaluronidaselösung um das $2^{1}/_{2}$—4fache gesteigert (BARTELHEIMER, STEINORTH und

OLK 1951). Durch Spaltung der Mucopolysaccharide wird die Ausbreitung von Bakterien im Corium erleichtert (DURAN-REYNALS 1942). Der „Spreading-Effekt" (DURAN-REYNALS 1929, 1954), der als „Spreading-Test" (KOCH und HAASE 1952) zur Bestimmung der Permeabilitätsverhältnisse ausgebaut wurde, ist bedingt durch eine Veränderung des Gleichgewichtes von Polymerisation und Depolymerisation, das seinerseits als Funktion des Verhältnisses von Hyaluronsäure und Hyaluronidase aufgefaßt werden kann.

Dieses Verhältnis ist aber vielfachen steuernden Einflüssen ausgesetzt, die teils lokal, teils generalisiert wirksam werden. So ist die Hyaluronsäure in der Haut der Streckseiten der Extremitäten, am Hand- und Fußrücken und an den Brustwarzen reichlicher als an anderen Stellen (ASBOE-HANSEN 1950a, b). Die Bedeutung hormonaler Einflüsse läßt sich aus dem geringeren Hyaluronsäuregehalt der Cutis von Frauen (PEARCE und WATSON 1949) vermuten. Die Kollagenaseaktivität menschlicher Haut ist im ersten Lebensjahr doppelt, im ersten Jahrzehnt $1^{1}/_{2}$mal so hoch wie jenseits des 30. Lebensjahres (KEECH 1954). Vielleicht erklärt sich aus der nachlassenden Aktivität der Kollagenase, Elastase und Hyaluronidase die beträchtliche Zunahme der intercellulären Substanzen in der Greisenhaut (MANGANOTTI 1955b, c). Das Myxödem bei Schilddrüsenmangel ist unter anderem durch die Wasserretention und durch eine Zunahme metachromatischer, hochpolymerisierter Substanzen gekennzeichnet. Möglicherweise ist diese Veränderung durch eine excessive Produktion thyreotroper Vorderlappenhormone bedingt (ASBOE-HANSEN und WERSEN 1951).

Eine hemmende Wirkung auf die Hyaluronidase ist von den Cortexhormonen der Nebenniere (OPSAHL 1949, OPSAHL, WAITE und DURAN-REYNALS 1950, CAMERON 1953), Cholesterin, Testosteron und Oestron bekannt (HENCH, KENDALL, SLOCUMB und POLLEY 1949). Sie findet ihren biologischen Ausdruck in der Schwellung der Sexualhaut beim Mandrill (AYKROYD und ZUCKERMAN 1938, DURAN-REYNALS, BUNTING und VAN WAGENIN 1950) und im Hahnenkamm (HARDESTY 1931), aber auch in der Entwicklung der weiblichen Brustdrüse und des Genitaltraktes (OBAL 1950, M. L. R. und R. D. HARKNESS 1953). Die Oestrogene scheinen beide Partner des Hyaluronsäure-Hyaluronidasesystems so zu beeinflussen, daß ein Anstieg der Hyaluronsäure zustande kommt (OBAL 1950), wobei auch die Wasserbindungskapazität der Haut beeinflußt wird (KULONEN 1953). Nach LAYTON (1951) hat Cortison einen Einfluß auf die Chondroitinsulfatsynthese. BÜRGER und SCHLOMKA (1928, BÜRGER 1934) haben versucht, die Altersveränderungen der Bindegewebssubstanzen chemisch zu erfassen. Über die hormonale Beeinflussung dieses Systems sowie über die Rolle der Mucopolysaccharide bei krankhaften Bindegewebserscheinungen, besonders auch bei Hautkrankheiten, liegt ein ausgedehntes Schrifttum vor (ROBB-SMITH 1952/53, KORTING 1953).

Am Stoffwechsel der Mucopolysaccharide beteiligen sich auch die Mastzellen (HOLMGREN und WILANDER 1937, WILANDER 1938), die sich aus Fibroblasten durch Einlagerung metachromatischer Körnchen entwickeln, wobei sie ihre Fortsätze einziehen (MONTAGNA und MELARAGNO 1953). Sie enthalten das Heparin, ein hochpolymerisiertes Mucopolysaccharid. Das Heparin ist nach den Untersuchungen von SYLVÉN (1950a, 1951), JULÉN, SNELLMAN und SYLVÉN (1950) sowie HEDBOM und SNELLMAN (1955) nicht, wie HOLMGREN und WILANDER annehmen, in den Mastzellgranula enthalten, sondern in elektronenoptisch sichtbaren Teilchen von 100 Å Durchmesser. Diese Teilchen liegen innerhalb des lichtoptisch homogenen Cytoplasmas und sollen allein Metachromasie zeigen, was von MONTAGNA und MELARAGNO (1953), FRIEBERG, GRAF und ABERG (1951), HOLMGREN (1938, 1939, 1940) und BUÑO (1953a, b) nicht bestätigt wird. Nach

Buño entspricht die Argyrophilie der Granula der Reduktion von Silbersalzen durch Heparin in vitro. Die Mastzellengranula des *Goldhamsters* enthalten kein Mucopolysaccharid. Die Metachromasie, die bislang als typisch für Mucopolysaccharide angesehen wurde, ist nach Sylvén (1954) nicht spezifisch, sondern erscheint bei allen Stoffen mit großer negativer Ladungsdichte an ihrer Oberfläche, zu denen auch Mucopolysaccharide gehören. Jedenfalls geben die Mastzellen Granulasubstanz und Heparin an die Gewebe ab, die sich im Wachstum befinden, so auch an die regenerierende Epidermis (Sylvén 1938, 1941, 1949, 1950b).

Nach Hirt (1939), der die lebenden Mastzellen der *Maus* fluorescenzmikroskopisch untersuchte, enthalten die Mastzellen außer Heparin noch den Vitamin B$_2$-Komplex.

Die *Anzahl der Mastzellen in der Haut des Menschen* nimmt mit zunehmendem Alter von 7000 je Kubikmillimeter in den ersten Lebensjahren auf 1000 je Kubikmillimeter im 8. Lebensjahrzehnt ab, wobei gleichzeitig die Mastzellen, die eine ganz geringe Metachromasie zeigen, prozentual zunehmen (Hellström und Holmgren 1950). In der *Mäuse*haut liegen Bestimmungen der Mastzellen von Trill (1938), Larsson und Sylvén (1947a, b, Sylvén und Larsson 1948) vor. Trill sieht sie besonders häufig, wenn das subcutane Fettgewebe abgebaut oder zu lymphoidem Gewebe umgewandelt wird. Larsson und Sylvén entwickeln eine Methode zur möglichst fehlerfreien quantitativen Bestimmung (1947a) und finden die Granulasubstanz nach Pinselung mit Benzen, Phenol und

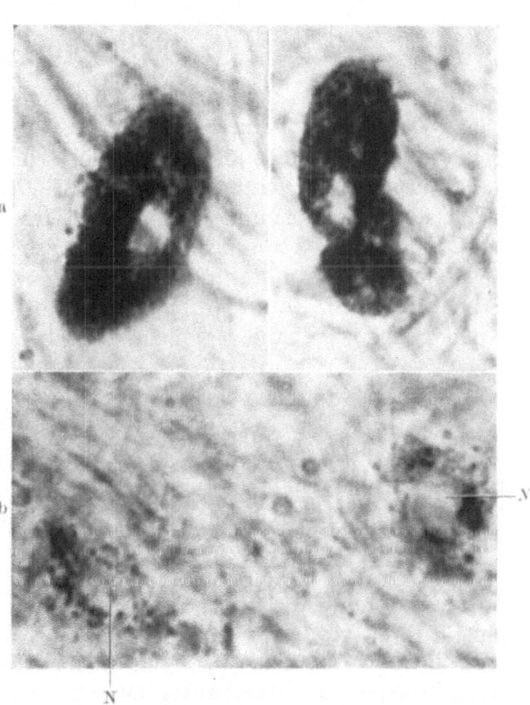

Abb. 58a u. b. a Mastzellen aus dem subcutanen Bindegewebe der weißen *Ratte* mit Toluidinblau vital gefärbt. b Die gleichen Mastzellen nach einstündiger Behandlung mit Cortison. *N* Kerne der behandelten Mastzellen, die nur noch perinucleäre Granula zeigen. (Nach Buño 1951.)

Naphthalen vermindert. Sie vermuten eine lokal entgiftende Wirkung durch die Abgabe organischer Sulfate. Nach Röntgen- und γ-Bestrahlung fand Sylvén (1940) unter gleichzeitiger Verminderung der Mastzellengranula einen Anstieg freier Schwefelsäure. Eine rasche Aufnahme von S-Atomen aus injiziertem Calciumsulfat durch die Mastzellen ist mit Hilfe des Isotops S^{35} von Boström, Odeblad und Frieberg (1953) festgestellt worden.

Nach Leblond (1951) und Montgomery (1953) sollen die Granula eine positive *PJS-Reaktion* geben, während Lillie (1950) und Compton (1952) nur wechselnde Ergebnisse bei Anwendung der Reaktion sahen.

Wahrscheinlich sind die beobachteten Mastzellveränderungen in der Haut nur die lokalen Erscheinungen ubiquitärer Veränderungen. Sie sprechen dafür, daß die Mastzellen in den physiologischen Aufbau der Grundsubstanz und bei der Abwehr toxischer Stoffe eingeschaltet sind. Ihre Tätigkeit unterliegt dabei *hormonalen Einflüssen*. Beim Anschwellen der Sexualhaut von *Macaca mulatta* (Aykroyd und Zuckerman 1938) im Oestrus geben die Mastzellen

Granulasubstanz ab, wobei der Proteingehalt der Intercellularflüssigkeit des Bindegewebes ansteigt. Auch das *Cortison* bewirkt bei Mastzellen (Asboe-Hansen 1952) und bei Mastzellentumoren einen Verlust von Körnchen (Bloom 1952), der bis zur Degeneration der Zellen führen kann. Buño (1953a, b) färbt die Granula supravital mit Toluidinblau und sieht sie in wenigen Minuten verschwinden, wenn er die Hautstücke in einer cortisonhaltigen Lösung badet (Abb. 58). Eine ausführlichere Darstellung der Mastzellen geben Maximow (1929) und neuerdings Arvy (1955).

4. Die Struktur des Corium.

Die Flexibilität des Corium und dessen Stoffwechsel im weitesten Sinne wird vom Wassergehalt und vom Gehalt an amorpher Grundsubstanz bestimmt. Seine Fähigkeit, gegen Verletzungen Schutz zu bieten, ist durch die Textur. d. h. durch Art, Dichte und Verlaufsrichtung der Bindegewebsfasern bedingt. Die Textur des Corium erlaubt eine Einteilung in zwei Schichten, das *Stratum papillare* und das *Stratum fibrosum*, zwischen denen an einigen Stellen, wie an der Leistenhaut der Hände und Füße noch eine dritte, hauptsächlich gefäßführende Schicht, das *Stratum subpapillare*, unterschieden werden kann. Das Stratum papillare ist gegen die Epidermis durch die *Basalmembran* abgeschlossen.

a) Basalmembran.

Die als Basalmembran bezeichnete Grenzschicht zwischen Epidermis und Bindegewebe erscheint bei vielen Färbungen homogen. Sie ist von verschiedener Dicke und kann pathologisch vergröbert sein (Born 1921, Kogoj 1923, Manganotti 1930, 1955b, Allara 1950). Seit Schmidts (1921) klassischer Untersuchung über den Panzer der *Weichschildkröte* muß die schon früher geäußerte Auffassung, daß in der Basalmembran eine dicht verfilzte Schicht von argyrophilen Bindegewebsfasern vorliegt, als gesichert gelten. Dennoch glauben so gründliche Untersucher wie Schaffer und Patzelt (1929) von der Annahme einer besonderen Kittsubstanz zwischen Cutis und Epidermis nicht abgehen zu können.

Nach Plenk (1927) stellt der *subepitheliale Gitterfaserfilz* ein regelmäßiges Leistensystem dar. Die Leisten bilden ein von Ort zu Ort verschiedenes Maschenwerk, das zwischen mehr oder weniger weiten polygonalen Maschen und vorwiegend parallelen Leisten wechselt, letztere besonders an den Seiten der Papillen. In dieses Maschenwerk sind die Füßchen der Basalzellen eingelassen, und die Form der Maschen korrespondiert mit der verschieden starken Ausbildung der Wurzelfüßchen (Abb. 59). Die versilberbaren Fibrillen setzen die feinsten Ausläufer der kollagenen Bündelchen fort. Der Zusammenhang zwischen kollagenen und argyrophilen Fibrillen ist trotz der elektronenoptischen Untersuchungen von Wolpers (1948), v. Herrath und Dettmer (1951), Wassermann (1951), Schwarz (1953a, b), Linke (1955) u. a. noch immer problematisch.

Steiner und Hitschmann (1927) und Steiner (1928) haben die Entwicklung der Basalmembran von *Maus* und *Mensch* an jungen Embryonen verfolgt. Bei dem frühesten Stadium von 4 Urwirbelpaaren findet Steiner lediglich ein basal verdicktes Exoplasma der untersten Epidermiszellen, das bis zu 25 Urwirbelpaaren immer auffälliger wird. Schon bei 18 Urwirbeln legen sich die Mesodermzellen dicht an die Epidermis, und bei 13,5 mm Gesamtlänge färbt sich im Mallory-Präparat eine feine, von Bindegewebsfasern gebildete Membran blau an. Mit zunehmendem Alter der Embryonen läßt sich der faserige Aufbau dieser Membran immer besser feststellen, während die Exoplasmaschicht in der Epidermis zurücktritt. Nur an der basalen Seite der äußeren Wurzelscheide der Haare verdickt sich diese Schicht zur inneren Glashaut. Die Herkunft dieses Häutchens aus dem Exoplasma der Epithelzellen bleibt an ihren den Zellen entsprechenden Begrenzungslinien erkennbar. Die Verhältnisse stimmen bei *Maus* und *Mensch* überein.

An Schnitten senkrecht zur basalen Fläche der vollentwickelten Epidermis kann der Eindruck entstehen, als setzten sich die feinen Bindegewebsfibrillen in die *Tonofibrillen* kontinuierlich fort, ein Eindruck, der auch an eine gemeinsame Genese dieser färberisch sich verschieden verhaltenden Faserarten denken ließ (FRIBOES 1920 s. auch HOEPKE 1927). Soweit ich sehe, haben zuletzt SZODORAY (1931) und GRZYCKI (1949) gestützt auf TRYB (1923) und KOGOJ (1923) einen kontinuierlichen Zusammenhang der beiden Faserarten angenommen, obwohl

sich PLENK (1927a, b), STEINER und HITSCHMANN (1927), STEINER (1928), PATZELT (1929) und PAUTRIER und WORINGER (1930) mit allem Nachdruck gegen diese Fibrillenkontinuität ausgesprochen haben.

DICK (1947) untersucht die Art der *Anordnung* und die *Dicke der Fibrillen* in der Basalmembran und zeigt, daß sie von Ort zu Ort variieren. An Hand und Fußfläche sind die senkrecht gegen die Grenze zwischen die Wurzelfüße der Epidermis vordringenden Silberfibrillen am längsten und kolbig verdickt. Auch an

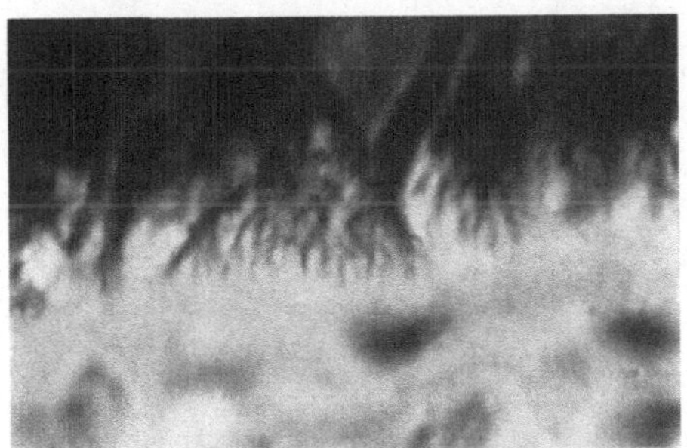

Abb. 59. Aufsplitterung der Wurzelfüßchen, deren Enden in die Basalmembran eintauchen. Lippe, Erwachsener. Vergr. 960fach. (Eisenhämatoxylin nach HEIDENHAIN.)

der Streckseite des Ellenbogens reichen lange und kräftige Fibrillen zwischen die Basalzellfüßchen. Schwächer sind sie an Stellen geringer mechanischer Belastungen ausgebildet wie am Fußrücken. ODLAND (1950) hat das subepitheliale Reticulum wie DICK durch Silberimprägnation dargestellt und gefunden, daß die Fortsätze der Basalzellen in ein kontinuierliches Netzwerk von Silberfibrillen eintauchen. Die von früheren Untersuchern beobachteten keulenförmigen Endungen hat er in sorgfältiger Analyse als bogenförmige Bügel erkannt, die keineswegs blind enden oder gar in den Tonofibrillenzügen weiter verlaufen, sondern in mehr oder weniger steilen Kurven gegen die Epidermis aufsteigen und wieder zurücklaufen. Es handelt sich also bei dem Gitterfaserfilz um ein geordnetes dreidimensionales Maschenwerk, dessen oberflächlichste Maschen aus der Grenzebene gegen das Epithel in Bügelform ausgezogen sind.

Eine *homogene Kittsubstanz*, die zwischen den Faserfilz und den Epithelzellen gelegen ist, findet PLENK mit Sicherheit nur in der Glashaut der Wurzelscheiden des Haares und schlägt für derartige nur selten vorkommende Membranen wirklich epithelialer Herkunft die Bezeichnung „*Membrana propria*" vor. Als „Basalmembran" will er nur die bindegewebige, faserige Grenzschicht bezeichnet wissen. Eine derartige Unterscheidung erscheint mir auch für die sonst an der Basis der Epithelien vorkommenden Grenzschichten (ALLARA 1950) notwendig, und es sei noch einmal darauf hingewiesen, daß unter der Epidermis eine Membrana propria bisher nicht nachgewiesen ist, wenn man nicht die von STEINER (1929a, b) als Exoplasma beschriebene Schicht als solche anerkennen will. Strukturlos ist diese aber nicht, sondern durch die Zellgrenzen in feine Felder verteilt. Nach PATZELT (1929) soll die Membrana propria aber eine strukturlose, homogene Kittsubstanz sein, die zwischen den Bindegewebsfibrillen und den

Epidermiszellen gelegen ist. Im Elektronenmikroskop sehen LADEN, LINDEN, ERICKSON und ARMEN (1953) eine Grenzlinie zwischen Corium und Basalzellen,

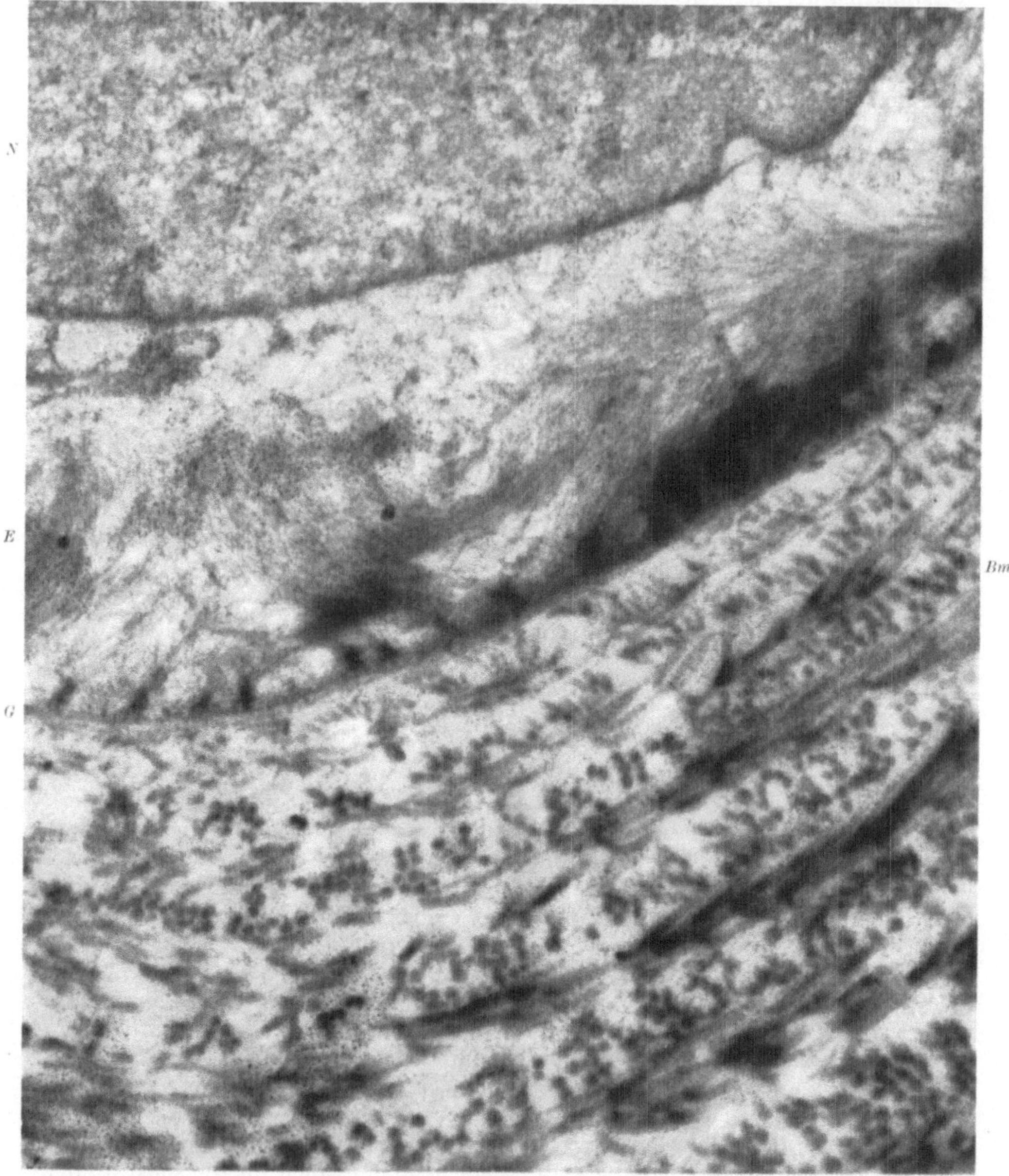

Abb. 60. Grenze der Epidermis gegen das Bindegewebe einer Larve von *Ambystoma punctatum*. *N* Kern der Epidermiszelle (*E*), an deren basaler Grenze (*G*) zur Basalmembran (*Bm*) spulenartigen Körperchen gelegen sind. Die Basalmembran zeigt im Querschnitt eine regelmäßige Schichtung. Vergr. 28000fach. (Aus WEISS und FERRIS 1954.)

die sie für eine Basalmembran halten. Sie wird von OTTOSON, SJÖSTRAND, STENSTRÖM und SVAETICHIN (1953) für eine sprunghafte elektrische Potential-differenz an dieser Grenze verantwortlich gemacht.

Bei *Amphibienlarven* haben WEISS und FERRIS (1954a, b) die Basalmembran der Epidermis ebenfalls elektronenoptisch untersucht (Abb. 60, 61). Sie finden eine doppelkonturierte Zellmembran an der dem Bindegewebe zugekehrten Seite der Basalzellen. Unter ihr befindet sich ein sehr regelmäßiges Fasergitter von 20 ($\pm$ 2)

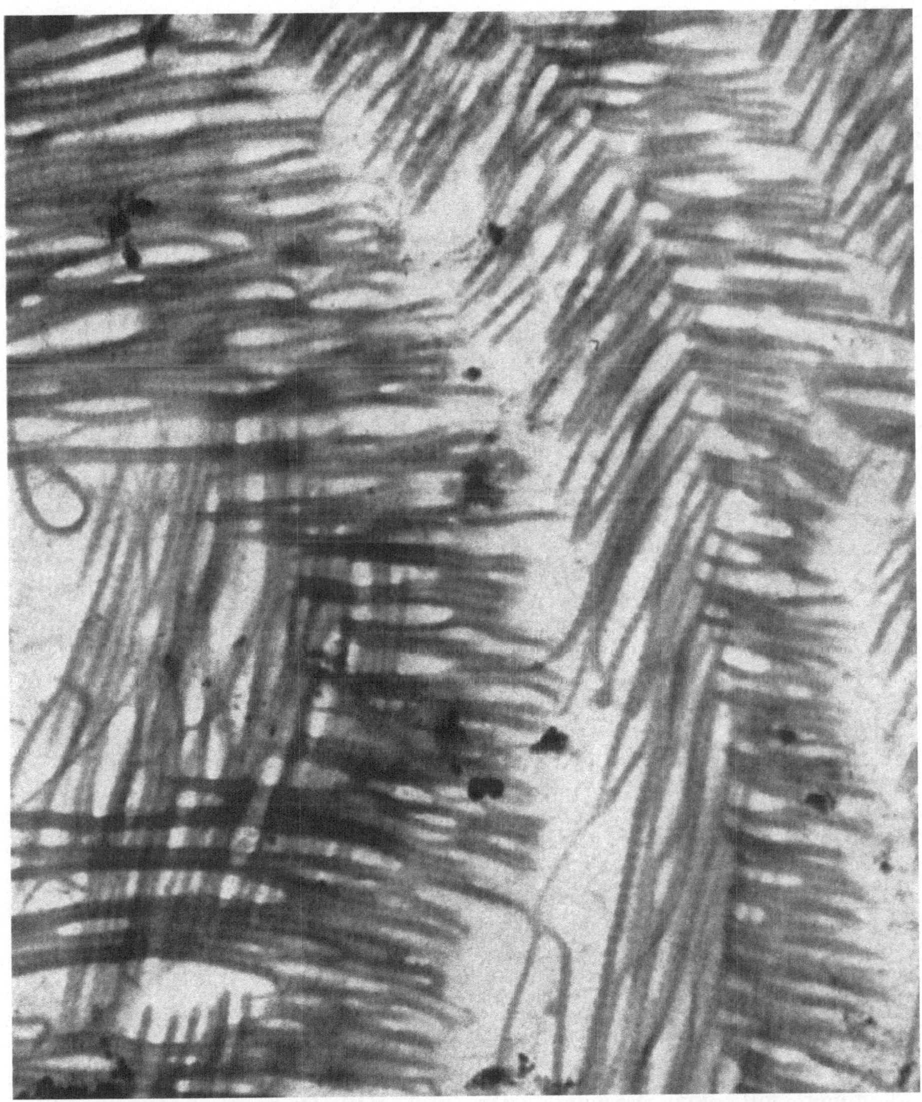

Abb. 61. Schrägschnitt durch die Basalmembran einer Larve von *Rana pipiens* zur Darstellung der Textur. Beachte die periodische Querstreifung der Fasern. Vergr. 28000fach. (Aus WEISS und FERRIS 1954.)

Lagen. Die einzelnen Lagen bestehen je zur Hälfte aus Grundsubstanz und feinen parallel verlaufenden Kollagenfibrillen von 500 Å Dicke und einer Periodizität von 500—550 Å. Jede Lage ist 5 Fibrillen stark. In den aufeinanderfolgenden Lagen überkreuzen sich die Fibrillen rechtwinklig.

PEASE (1951) gibt elektronenoptische Bilder der Basalmembran von *Säugetieren* und zeigt dabei eine scharf sichtbare Zellmembran der Basalzellen

(Exoplasma Steiners ?). Bis an diese heran reichen die argyrophilen Fibrillen. Die argyrophile Substanz alterniert mit den Wurzelfüßchen. In sie hinein erstrecken sich die feinfibrillierten Zellausläufer mit den intracellulären Fibrillenbündeln, den Herxheimerschen Spiralen. Ein kontinuierlicher Übergang zwischen den Silber- und Plasmafibrillen ist auch im elektronenoptischen Bild nirgends festzustellen.

Die zugfeste *Verbindung der Epidermis mit der Cutis* kann durch *Maceration* leicht gelöst werden (s. S. 57). Dabei kann der Macerationsprozeß so vorsichtig durchgeführt werden, daß das Bindegewebe von einer mehr oder weniger starken Quellung abgesehen in seiner Form erhalten bleibt und die Bindegewebsfasern noch nachzuweisen sind. Die Wirkung verschiedener Mittel stimmt für die Quellung des Corium und für die Ablösbarkeit der Epidermis überein (Felsher 1940); beide Vorgänge können durch entquellende Mittel wieder rückgängig gemacht werden (Baumberger, Suntzeff und Cowdry 1942, Felsher 1946, eigene Beobachtungen).

Mit Perjodsäure und Säurefuchsin läßt sich die Basalmembran intensiv anfärben (MacManus 1946, 1948, Lillie 1951). Die *Perjodsäurereaktion* ist, wie Hotchkiss (1948) zeigte, für Polysaccharide und polysaccharidhaltige Proteinkomplexe spezifisch. Auch Phospholipide (Gersh und Catchpole 1949) können diese Reaktion geben. Dupré (1952) sieht bei Anfärbung mit Sudanschwarz B eine Anreicherung von *Lipoiden* an der Grenze von Epidermis und Cutis in der normalen Haut, die Braun-Falco (1954) nicht bestätigen kann. Im Bindegewebe zeigen besonders die mucinartigen Grundsubstanzen eine positive PJR. Gersh und Catchpole haben mit dieser Methode unter anderem auch die Basalmembran der Haut einer systematischen Untersuchung unterzogen. Die durch die PJR angefärbte Basalmembran tritt mit zunehmendem Alter immer mehr hervor, wobei es gleichzeitig schwerer wird, die Grundsubstanz zu extrahieren. Die Anfärbung der Membran beruht nach ihrer Ansicht auf ihrem Gehalt an einem oder mehreren Glykoproteinen, die als optisch homogene Grundsubstanz den Filz der Fibrillen einschließen. Der Polymerisationsgrad der Polysaccharid-Proteinkomplexe, der nach Gersh und Catchpole umgekehrt proportional der Stärke des metachromatischen Effektes ist, bestimmt ihre Löslichkeit und Plastizität. Er ist durch Alter, Funktion und pathologische Verhältnisse veränderbar. *Mucinasen* wie die *Hyaluronidase* und *Kollagenase* können diese Änderungen herbeiführen. Die *Kollagenase* läßt sich in vielen *Neoplasmen* nachweisen, bei denen es ja zu einem Durchbruch der epidermalen Zellen durch die Basalmembran kommt. Für die Bildung der Glykoproteine und ihre fermentativen Veränderungen glauben die Autoren die Bindegewebszellen verantwortlich machen zu können. Braun-Falco (1954) findet die Basalmembran frei von Glykogen, Hyaluronsäure, Fibrin, Desoxynucleoproteiden und Chondroitin A und C. Das Polysaccharid scheint Chondroitinsulfat B zu sein. Mengenmäßig verändert sich sein Vorkommen mit dem Vorhandensein und der Dicke der Basalmembran (Meyer 1947).

Die Basalmembran der Epidermis besteht also aus einem Filz von Gitterfasern, der in eine mucopolysaccharidhaltige Grundsubstanz eingebettet ist. In diese Membran erstrecken sich die Wurzelfüßchen der Basalzellen (Abb. 59), die vielleicht an der Berührungsfläche mit der Basalmembran durch ein dichteres Exoplasma ausgezeichnet sind. Die Basalmembran ist danach eine Bildung bindegewebiger Natur, die sich wohl quantitativ von anderen bindegewebigen Strukturen unterscheidet, bei der aber keine besonderen nur in ihr vorkommenden Elemente gefunden sind.

b) Die Architektur des Corium und der Subcutis.

Das Corium dient zur Festigung der schützenden Oberfläche. Mit der Epidermis ist es Verschiebungen und Verbiegungen ausgesetzt. Dank der dem Corium innewohnenden Elastizität kehrt die normale Haut nach Deformation wieder in ihre Ruhelage zurück: Die *Verteilung der elastischen Fasern* zeigt starke topographische Unterschiede, die durch den Einbau dicker und langer sowie dünner und kurzer Fasern bedingt sind (DICK 1947). Unterschiede zwischen männlicher und weiblicher Haut (LINDHOLM 1931) konnte DICK nicht bestätigen, wohl aber Beziehungen zwischen der Dehnbarkeit und der Verteilung elastischer Fasern. Er untersuchte die elastische Dehnbarkeit eines Hautareals definierter Größe und fand den Widerstand bei geringen Drucken abhängig vom Zustand der elastischen Fasern (DICK 1951). Sind diese lang und dick, so bietet die Haut auch schon bei geringer Formveränderung erheblichen Widerstand. Wird die Haut stärkeren dehnenden Kräften ausgesetzt, so hängt der Verlauf der Dehnungskurve vom Zustand der kollagenen Fasern ab. Im *Alter* wird der Widerstand der Haut bei geringer Dehnung zusammen mit dem Anteil der elastischen Fasern vermindert. Die Dehnbarkeit zeigt regionale Unterschiede, die der Ausbildung der elastischen Fasern entsprechen. Bei akutem Ödem ist die Dehnungskurve annähernd normal, bei chronischem Ödem verläuft die Kurve steiler, entsprechend der damit verbundenen histologisch nachweisbaren Veränderung der elastischen Fasern. Etwa gleichzeitig veröffentlichte ROLLHÄUSER (1950) Untersuchungen über die Zugfestigkeit an Streifen von Bauchhaut unter Berücksichtigung des Querschnittes. Der Autor ging dabei von einem leicht gedehnten Zustand aus. Da er sich für die Festigkeit der kollagenen Fasern interessierte, untersuchte er jenseits des Dehnungsabschnittes, den DICK prüfte. Er findet mit vorrückendem Lebensalter eine Zunahme der Zugfestigkeit bei gleichzeitiger Verminderung der Dehnbarkeit und führt dies auf ein Absinken des Wassergehaltes und eine bessere Bündelung und Durchflechtung der kollagenen Fasern im Laufe des Lebens zurück. WENZEL (1950) interessierten hauptsächlich die mechanischen Eigenschaften der *Striae distensae*, die so wenig widerstandsfähig sind wie die Haut von Säuglingen. In diesem Zusammenhang sei noch daran erinnert, daß die Elementarfibrillen mit zunehmendem Alter elektronenoptisch nachweisbar breiter werden (INGELMARK 1948).

Für den *Menschen* liegen meines Wissens keine Untersuchungen über regionale Unterschiede der Zerreißfestigkeit vor. Bei *Tier*häuten sind die topographischen Unterschiede der Textur und der Zerreißfestigkeit besser bekannt, da sie die *Qualität des Leders* verschiedener Körperstellen bestimmen (KÜNTZEL 1944a). Bei *Säuge*tieren mit besonders dickem Corium, z. B. beim *Nilpferd* (SCHUMACHER 1908), beim *Seehund* (KÜNTZEL 1944a), beim *Delphin* (LOMBARDINI 1950), weniger ausgeprägt beim *Pferd* und *Rind* (KÜNTZEL), ist die Textur am Quer- und Flachschnitt sehr regelmäßig. Aber noch regelmäßiger ist sie bei *Fischen*, z. B. beim *Schellfisch* (KÜNTZEL), bei manchen *Amphibien (Ochsenfrosch)* und besonders unter den Schuppen der *Reptilien* (*Schlangen*, KÜNTZEL, *Weichschildkröte, Emyda granosa*, W. J. SCHMIDT 1921). Es scheint sich als Regel zu erweisen, daß die Textur der Lederhaut um so übersichtlicher ist, je weniger kompliziert die Körperoberfläche ist, und je einförmiger die Haut bei Bewegungen belastet wird. Auch überall dort, wo Anhangsgebilde, Haare und Drüsen, tief in die Lederhaut eindringen, wird deren Faserwerk komplizierter, wie sich schon bei der Entwicklung des Coriums zeigt.

Die Beweglichkeit der Haut drückt sich in einer gröberen und feineren *Faltung der Hautoberfläche* aus. Bei der Wiedergabe von WOLFs Befunden über die

Oberflächenbeschaffenheit der Epidermis (s. S. 30) wurde auf die das Corium miterfassenden Furchen hingewiesen, die WOLF als quarternäres und quintäres Relief bezeichnet hat. PINKUS (1927) hat eine Systematik der Hautfalten und -furchen ausgearbeitet, bei der Bildungsfalten und Bewegungsfalten unterschieden werden. Zu den *groben Bildungsfalten* rechnet er die Nasolabialfalte, Achselfalte, Oberschenkel-Gesäßfalte, aber auch die Falten, die bei Fettsucht und beim Abmagern entstehen. Als *feine Bildungsfalten* stellt er diesen die Papillarleisten der Hände und Füße gegenüber. *Bewegungsfalten* sind alle Falten, die bei aktiver Bewegung entstehen. Unter diesen sind die gröberen durch Skeletmuskulatur bedingt; sie sind bei mageren Menschen zahlreicher. Hierher gehören die Linien der Hände, die Gelenkfalten der Finger und Zehen und die mimischen Gesichtsfalten. Die feine Fältelung der Haut, die der *Hautfelderung* entspricht, kann nach Ansicht von PINKUS durch die Tätigkeit der Musculi arrectores pilorum wenn nicht aufgeworfen, so doch wenigstens festgehalten werden. PINKUS weist aber darauf hin, daß diese Felderung zu den *Spaltlinien* in Beziehung steht, wie LANGER (1861a, b) und vor diesem schon DUPUYTREN (1834) und MALGAIGNE (1861) dargestellt haben. Die sehr unterschiedliche Felderung und Fältelung der Hautoberfläche läßt ein nach Dichte, Dicke und Textur unterschiedliches Corium erwarten. Die Unterschiede betreffen auch die *Dicke der kollagenen Bündel* und die *Verteilung der elastischen Fasern*. PINKUS (1927) bedauerte, daß noch kein Ordnungsprinzip gefunden sei, nach dem die topographischen Unterschiede in der Architektur systematisch erfaßt werden könnten. Einerseits waren einige Forscher bemüht, durch Klärung der Textur der Cutis und Subcutis ein plastisches Bild von dieser Bindegewebsbildung zu erhalten. Andererseits suchte man durch Vergleich der einzelnen Hautpartien die Unterschiede in der Dicke des Stratum compactum, in Verteilung und Gehalt der elastischen Fasern aufzuzeigen. Für die ersten Bemühungen bot die Felderung der Haut und die Kenntnis der Spaltlinien gewisse Anhaltspunkte.

Voss (1937), hat die *Beziehungen zwischen Spaltlinien, Spannungslinien* und *Furchensystemen* am Oberschenkel untersucht. Die Spaltlinien zeigen die Richtung der geringsten Dehnbarkeit in der Haut an. Ihr Verlauf ist von der Richtung des Haarstriches unabhängig (JONES 1940, 1941). Sie sollen im allgemeinen dem Verlauf der stärksten Spannungsänderung bei Bewegungen, den Spannungslinien ausweichen. Die sich kreuzenden Furchensysteme der Haut bezeichnen die Richtung der stärksten Zugspannungen, die bei Bewegungen auftreten (COX 1941, GARDNER und RAYBUCK 1951, 1954). Bei der großen Beweglichkeit der gesamten Haut und bei dem filzartigen Charakter des Corium wird man eine gewisse Dehnbarkeit in jeder Richtung annehmen dürfen. Jedenfalls bildet die Lederhaut ein dreidimensionales Maschenwerk mit Faserbündeln, die sich in allen drei Ebenen des Raumes überkreuzen.

SCHREIBER (1942) hat die Unterschiede zwischen palmarer und dorsaler Seite des cutanen und subcutanen Bindegewebes der Finger herausgearbeitet. Während das dorsale Corium mehr oberflächenparallele bandförmige Lagen von rhombischen, in proximo-distaler Richtung gestreckten Maschen kollagener Faserbündel zeigt, stehen die kollagenen Maschen in der Lederhaut der palmaren Fingerfläche senkrecht zur Oberfläche und sind in radio-ulnarer Richtung verzogen. Die radiär zur Fingerachse ziehenden Septen der palmaren Cutis dringen tief in die Subcutis ein und bilden dort ein System von „Druckkammern" aus. Sie reichen vom Corium bis zu den Sehnenscheiden, mit denen sie sich verbinden (GRAYSON 1940, 1941).

Ein solches *System von Druckkammern* ist zum ersten Male von BLECHSCHMIDT (1934) beim *Fersenpolster* an Hand von dicken Flachschnitten beschrieben worden, nachdem schon TIETZE (1922) sich um die Klärung der Bindegewebstextur der Fußsohle bemüht hatte. BLECHSCHMIDT konnte hier ein System spiralig-

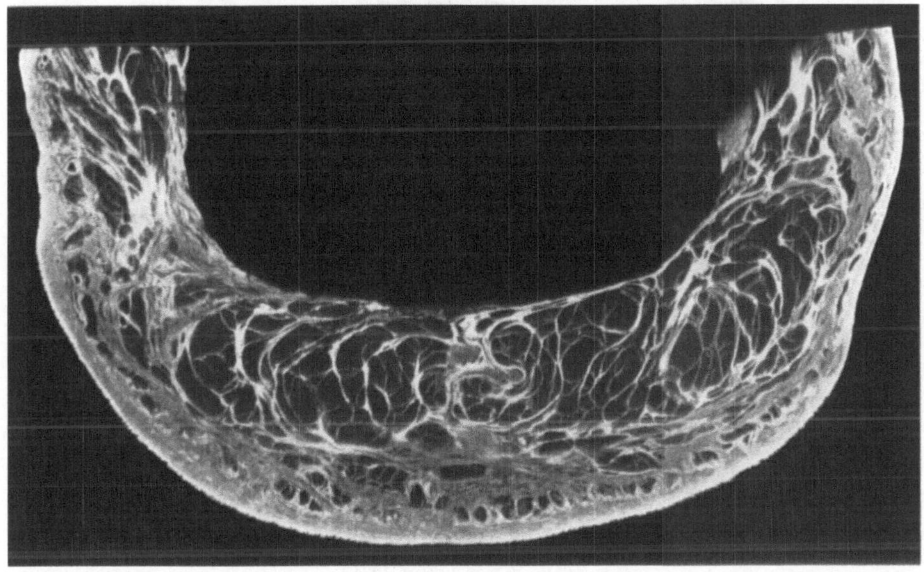

Abb. 62. Frontaler Querschnitt durch die Ferse eines Erwachsenen. Vergr. etwa 2fach. Negativbild einer Elasticafärbung. Die elastischen Fasern sind weiß, die kollagenen grau. Die Kammern des Fersenpolsters sind vorwiegend von elastischem Material gebildet, ihr derber Boden von kollagenem Gewebe. (Aus BLECHSCHMIDT 1934.)

konvergierender Kammern nachweisen, die durch bindegewebige Septen gebildet werden (Abb. 62—66). Diese Kammern legen sich bei Belastung um und wirken wie

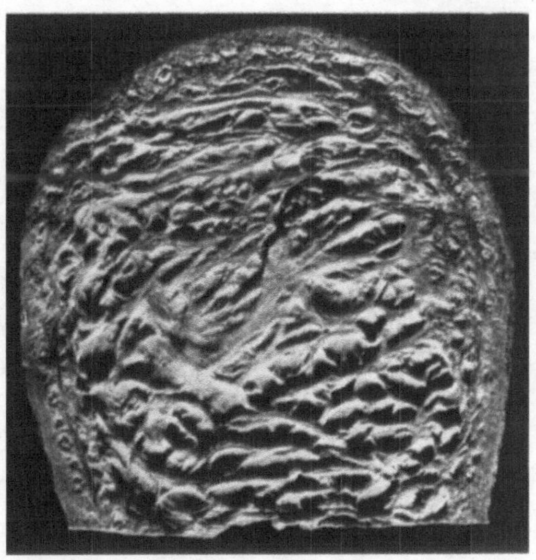

Abb. 63. Blick auf den Boden des Fersenpolsters. Die Faserrichtung im Bindegewebsmantel des Polsters ist quer. (Rechte Ferse eines Erwachsenen, SEMPER-Präparat.) (Aus BLECHSCHMIDT 1934.)

ein strömungsfreies Wasserkissen (Abb. 62—66). Das ganze System ist am Periost des Knochens fixiert. In den Belastungspausen (z. B. beim Gehen) wird es durch

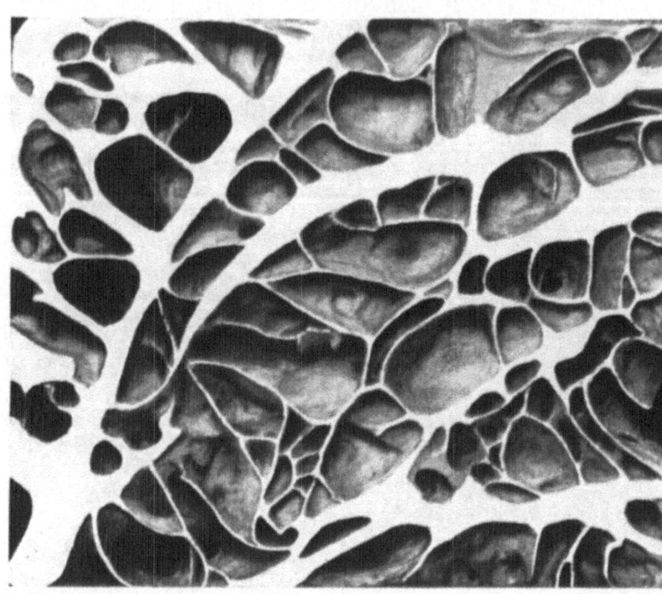

Abb. 64. Aus dem Bindegewebsmantel steigen kräftige Septen in das Fersenpolster auf. Sie bilden die Seiten-
wände der groäen Kammern. Rekonstruktion einer Schicht über der in Abb. 63 dargestellten. Vergr. 20fach.
(Aus BLECHSCHMIDT 1934.)

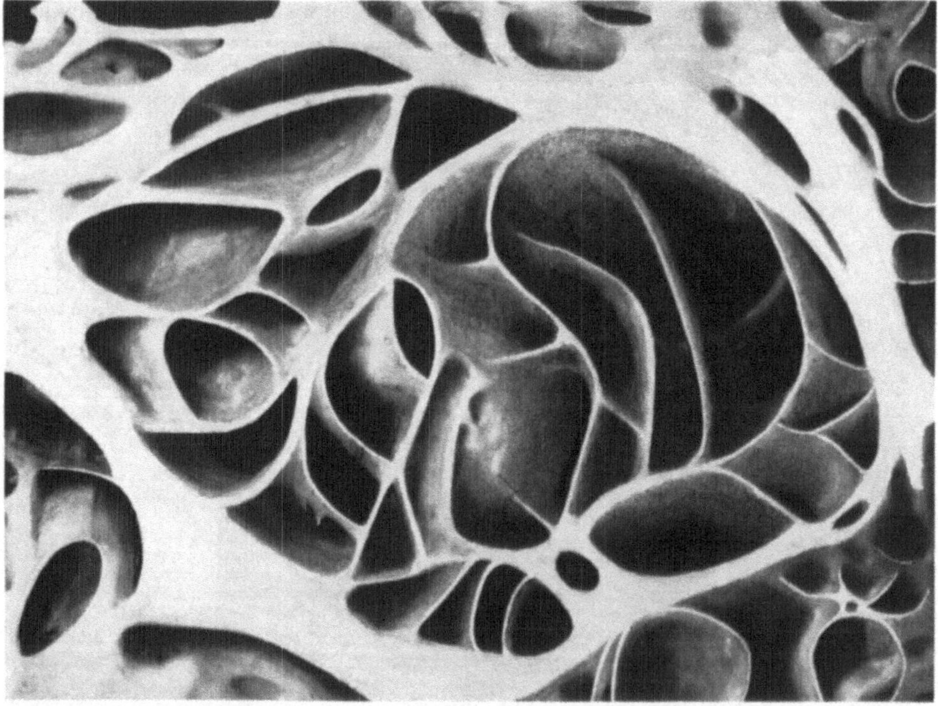

Abb. 65. Innenarchitektur einer großen Kammer. Fortsetzung der Rekonstruktion von Abb. 64 calcanearwärts.
Durch blattartige Septen ist ein kompliziertes Kammersystem entstanden mit konzentrisch sich umhüllenden
abgegrenzten Räumen, die mit Fett gefüllt sind. Vergr. 30fach. (Aus BLECHSCHMIDT 1934.)

die elastischen Fasern in die Ausgangslage zurückgebracht. Eine vergleichbare Bindegewebskonstruktion fand BOCHUD (1954) im Großzehenballen des Neugeborenen, wo das subcutane Fettgewebe in vier Kissen unterteilt ist, die in zwei Stockwerken übereinanderliegen. Schon beim Neugeborenen ist die Architektur für die spätere funktionelle Belastung eingerichtet. Die Architektur des subcutanen Bindegewebes der Gesäßgegend ermöglicht eine weite Verschiebung der Haut gegen die Unterlage. Ihre funktionelle Bedeutung ist nur im Zusammenhang mit den umhüllten Teilen des Bewegungsapparates verständlich (NOETZEL 1936).

Über *topographische Unterschiede* in der Verteilung elastischer, kollagener und argyrophiler Fasern (s. S. 219ff.). Über die *regionalen Unterschiede* im bio-

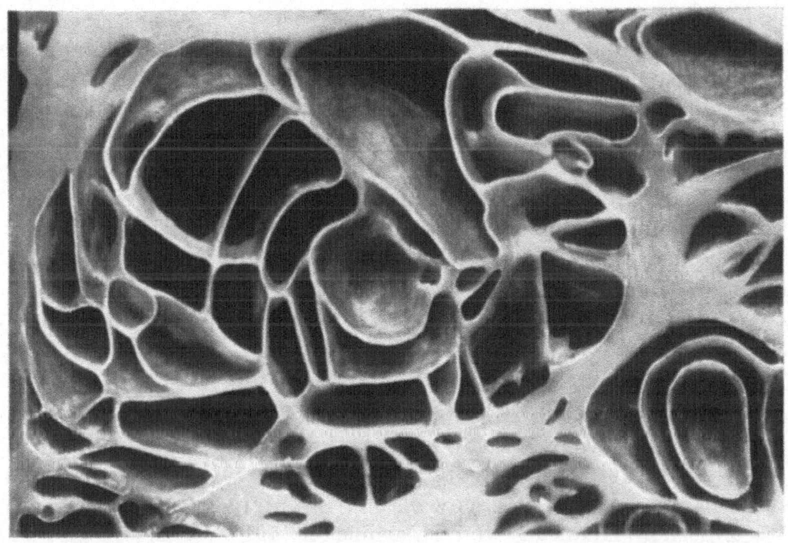

Abb. 66. Fortsetzung der Rekonstruktion von Abb. 65. Die konzentrische Architektur der großen Kammer ist hier noch deutlicher. Auch die kleineren Kammern sind durch Aufspaltung schalenartiger Septen konzentrisch geschichtet (s. rechts unten im Bild). Vergr. 25fach. (Aus BLECHSCHMIDT 1934.)

logischen Verhalten der Cutis und Subcutis, wie es sich in der Retention von Flüssigkeiten bei örtlich begrenzten Ödemen oder in der Speicherung und Entspeicherung von Fett ausdrückt, ist wenig bekannt. HOFF (1941, 1955) sah 10 Jahre nach der Transplantation von Bauchhaut auf den Handrücken, daß das Unterhautfettgewebe herkunftsgemäß Fett ansetzte. Die *individuellen Unterschiede* gelten als konstitutionelles Merkmal (GÜNTHER 1955).

Die komplizierte Struktur der Cutis und Subcutis reagiert auf neu auftretende Spannungen mit einer *Umordnung* ihrer Fasern, wie BENNINGHOFF (1931) nach Narbenbildung in der Rückenhaut der *weißen Maus* mit der Spaltlinienmethode zeigen konnte. Auch in der *menschlichen* Lederhaut findet nach Amputationen und Versteifungen ein Umbau der Architektur des Coriums statt (KÖNIG 1942). Der Einfluß, den die funktionelle oder mechanische Beanspruchung auf die Richtung der Faserzüge in einer Narbe ausübt, ist den Chirurgen lange bekannt (KOCHER 1902, HARTWELL 1930, TAMANN 1933, LINDQUIST 1946). Die Ursachen der gegenseitigen Beeinflussung von Faserläufen bei der Narbenbildung sind bisher nicht ermittelt worden. Entsprechend den radiär auf den Narbenmittelpunkt ziehenden kollagenen Faserzügen werden im Grenzrelief zwischen Cutis und Epidermis durch Ausbildung von Epidermisleisten radiäre

Strukturen sichtbar (HORSTMANN 1952 b). Mit zunehmendem *Alter* wird die Grundsubstanz reichlicher. Die Fibrillen erfahren eine Veränderung insofern, als sich ihre Ordnung und Struktur sehr deutlich verändert. Elastoides Material wird mehr und mehr abgelagert, die kollagenen Fibrillenbündel werden vergröbert. So entsteht allmählich ein breites subepidermales Band intercellulären Materials als die auffälligste Veränderung der Greisenhaut (MANGANOTTI 1955 b, c).

5. Musculi arrectores pilorum.

HOEPKE (1927) weist auf die Schwierigkeit der Unterscheidung der Musculi arrectores pilorum von anderen glatten Muskelzügen in der Haut hin. Er stellt den Arrectores die Muscularis sexualis und die Musculi cutis diagonales gegenüber.

OKAJIMA und KANAIZUKA (1929 a, b) haben mehrere Haarbalgmuskeln von *Tieren* rekonstruiert. Wie beim *Menschen* (KANAIZUKA 1926) variieren die Formen der einzelnen Muskeln stark. Die Muskelfasern bilden bei Tieren häufig größere Platten, die breiter sind als die einzelnen Fasern lang. Die Platten stehen zu mehreren Haaren und Haargruppen in Beziehung. Die Fasern umschließen die Haarbälge oft, ohne an ihnen zu inserieren. Wie bei der Kopfhaut des *Menschen* ist hier nicht ein Muskelbündel einem Haarbalg oder einer Haarbalggruppe zugeordnet, wenngleich diese Beziehung die embryologisch ursprüngliche zu sein schein (STÖHR 1903).

Die mit *elastischen Sehnen* (HÄGGQVIST 1931) im Stratum subpapillare entspringenden Fasern scheinen in der Neigungsebene des Haarbalges zu verlaufen und mit dem Balg einen bestimmten Winkel α zu bilden. Nach OKAJIMA und KANAIZUKA (1929 b) verläuft die Achse der Muskelfasern tatsächlich aber schräg zu dieser Ebene, so daß Haarbalg und zugehöriger Muskel von der Oberfläche der Haut her betrachtet einen Winkel β miteinander bilden, der wie der Winkel α regionalen Schwankungen unterworfen ist. Der wirkliche Winkel γ zwischen Haarbalg und Haarmuskel läßt sich demnach nicht ohne weiteres aus einem senkrechten Schnitt durch die Haarwurzel an deren Neigungswinkeln ablesen. Er ist vielmehr etwas größer als α und zwar um so mehr, je mehr der Muskel in seinem Verlauf von der Neigungsebene abweicht (OKAJIMA (1932). OKAJIMA und KOIBUCHI (1932) haben bei japanischen *Neugeborenen*, OKAJIMA und ONOZAWA (1932) bei einem *Ainu*, OKAJIMA und YAMADA (1933 a, b) bei einem Japaner und einem Deutschen, OKAJIMA und ITO (1933) bei einer Japanerin die Winkel γ bzw. β in verschiedenen Körperregionen bestimmt und zum Teil an Wachsplattenkonstruktionen nachgemessen. Feste Beziehungen zu bestimmten Regionen ergaben sich nicht. Vielleicht hätte die Berücksichtigung des Haarstriches (Wirbel usw.) zu besseren Einsichten geführt.

Die *Verbreitung der Haarbalgmuskeln* ist unterschiedlich. Wie schon HOEPKE mitgeteilt hat, fehlen diese Muskeln ganz am Knie, an Lippe und Stirn, an den Augenwimpern, Brauen, Lidern, an der Nase und an den Vibrissen.

Bezüglich der *Muscularis sexualis* verweise ich auf die Darstellungen der weiblichen (SCHRÖDER 1930) und männlichen Genitalorgane (STIEVE 1930) in diesem Handbuch. Zu dieser glatten Hautmuskulatur gehört noch ein kleiner variabler Muskel, der in der Haut des Mons pubis beschrieben ist (MORITA 1953 a, b bei Japanerinnen). Auch die in der Mammille vorkommende, von NAGEL (1942) rekonstruierte Muskulatur ist glatte Muskulatur der Haut, die freilich an diesem Ort eine spezielle Ausbildung erfahren hat. Über die *Musculi cutis diagonales*, liegen, soweit ich sehe, keine neueren Untersuchungen vor.

Den Haarbalgmuskeln vergleichbar ist die *Hautmuskulatur der Vögel,* die besonders in den Federfluren der Handschwingen ein regelmäßiges sternförmiges Muster zeichnen (Abb. 67). In das regelmäßige Netz der glatten Muskelfasern, die an elastische Sehnen angeschlossen sind, strahlen auch an einigen Stellen *quergestreifte Muskelfasern* ein (NAGEL 1945, PETRY 1951a, b).

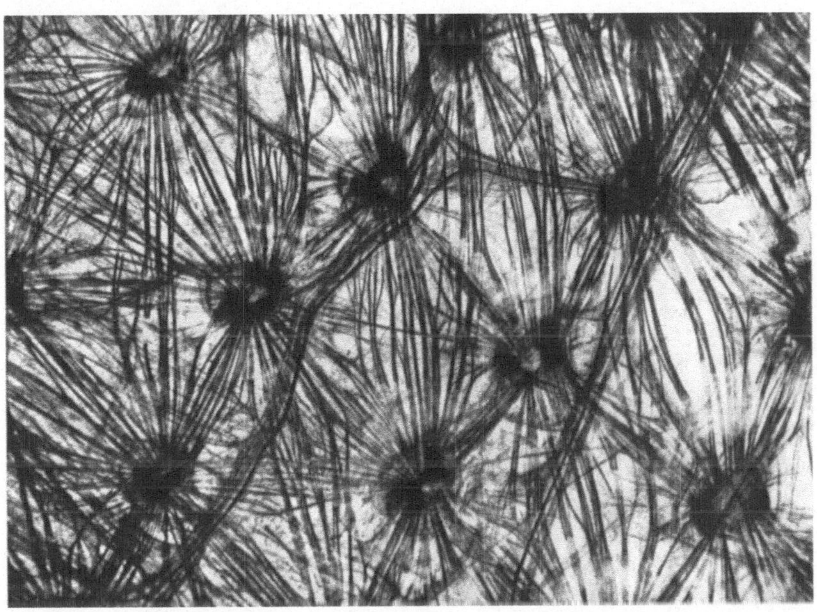

Abb. 67. Federareale am lateralen Rand der Rückgratflur im Bereich der Achselgegend einer *Taube* mit sternförmig angeordneten glatten Muskelfasern um die Federpapeln, die in gleichen Abständen in die dunkleren elastischen Sehnen übergehen. Vergr. 7,5fach. (Totalpräparat, Resorcin-Fuchsin.) (Aus PETRY 1951.)

III. Das Pigment.

Seit HOEPKEs Bericht (1927) hat sich trotz sehr zahlreicher chemischer, histochemischer und physiologischer Untersuchungen bisher weder die chemische Seite der Melaninbildung ganz aufklären lassen, noch konnte eine einheitliche Auffassung über den Zellort erzielt werden, an dem das Pigment gebildet wird.

1. Die Hautfarbe.

Die *Farbe der Haut* wird durch fünf Pigmente und einen zusätzlichen optischen Effekt bestimmt (EDWARDS und DUNTLEY 1939a, b, 1941, 1948, 1949). In den tieferen Lagen der Epidermis befindet sich *Melanin* und in geringeren Mengen ein zweites melaninähnliches Pigment, das *Melanoid,* ein Abbauprodukt des Melanins. Nach RICHTER (1947) kommt in roten Haaren und in solchen mit „verdeckter Rothaarigkeit" ein besonderer Farbstoff das „*Rhodokeratid*" vor. *Carotin* konnten die Autoren im Stratum corneum und im Fett des dermalen und subdermalen Bindegewebes nachweisen. Es scheint die „Hornfarbe" UNNAs zu sein. Außerdem wird die Hautfarbe durch *reduziertes* und *oxydiertes Hämoglobin* mitbestimmt (Abb. 68). Die trüben oberen Schichten der Epidermis fügen diesen Pigmenten einen bläulichen, opalescenten Ton hinzu. Das *Carotin* im Stratum lucidum und corneum soll durch die Intercellularspalten in diese Schichten gelangen. Der *Carotingehalt* der Haut hängt von der Zusammensetzung der

Nahrung ab (HASHIMOTO 1922). Die weibliche Haut der weißen Rasse enthält mehr Carotin und weniger Melanin und Blutfarbstoffe als die männliche. Auch die Farbe des Coriums hat einen Einfluß auf die Hautfarbe (*Mongolenfleck*, STRONG 1927). Die Zusammensetzung der Farbkomponenten der Haut bedingt, daß sich die Farbe auch beim selben Individuum stark ändern kann.

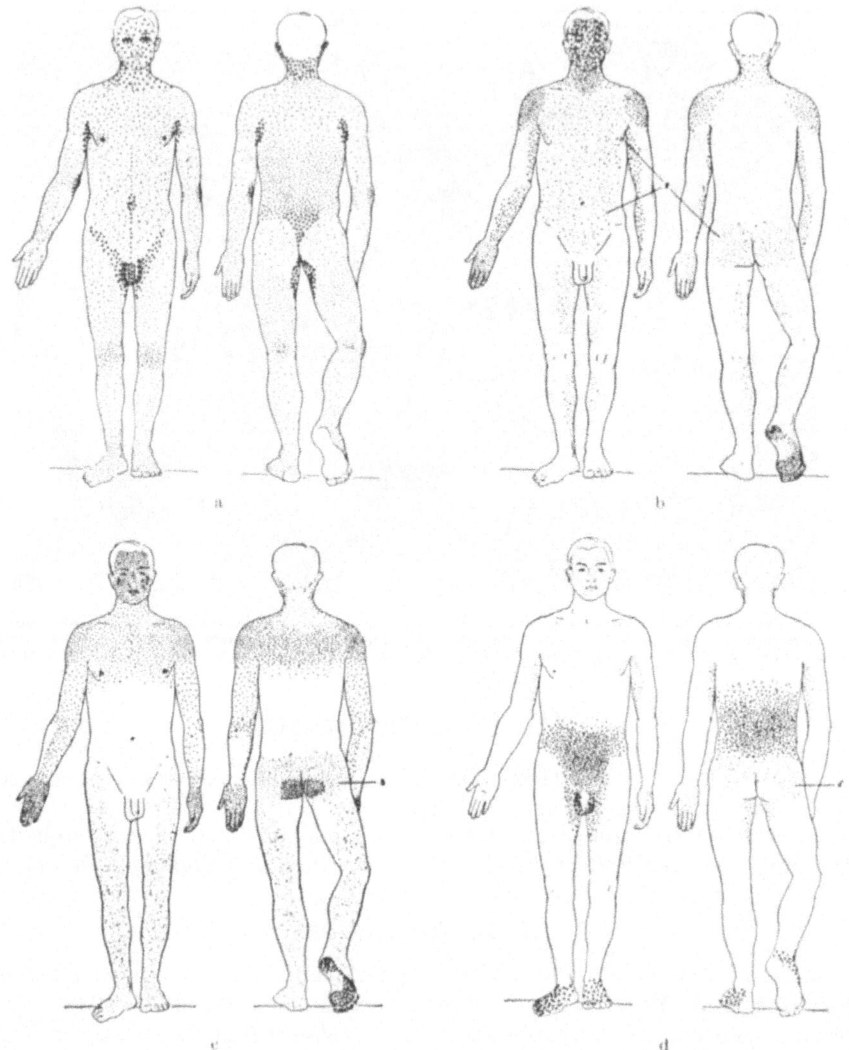

Abb. 68a—d. Die Verteilung der Farbkomponenten beim Lebenden. a Die Verteilung des Melanins, b die Verteilung des Carotins, c der Anteil des arteriellen Blutes an der Hautfarbe, d der Anteil des venösen Blutes. (Aus EDWARDS und DUNTLEY 1939a.)

Nach BLOCH (1927) hat das Melanin die schädliche UV-Strahlung von dem empfindlichen Stratum germinativum abzuhalten und als Wärmespeicher zu dienen (LATERJET 1938). Absorptionsmessungen von SCHULTZE 1926, BODE 1934, EDWARDS und DUNTLEY (1939), MEYER-ARENDT (1951), EDWARDS (1953) und BAYER (1954) zeigen, daß das Maximum der Absorption nicht im sichtbaren Licht, sondern im UV-Bereich liegt. Ein großer Teil der UV-Strahlung wird schon durch die unpigmentierten verhornten Zellen verschluckt, die nach UV-Bestrahlung vermehrte Verhornung zeigen (MIESCHER 1935, PFLEIDERER und BÜTTNER 1940).

Das gelbe bis braune Pigment kommt in den unteren Schichten des Stratum germinativum, im Haar und im Bindegewebe (hier in Melanocyten und in Phago-cyten) in Form feiner Granula vor.

Das Gesamtgewicht des Melanins wurde bei einem Neger auf knapp 1 g bei einem Trockengewicht der gesamten Oberhaut von 40 g berechnet (ABEL und DAVIS 1896).

2. Die chemische Konstitution des Melanins.

Die chemische Konstitution des Melanins ist nicht bekannt (THUNBERG 1951). Unter der Wirkung von Tyrosinase, einer Mono-Phenoloxydase, entwickelt sich aus l-Tyrosin das unlösliche Melanin in einer Reaktionskette, bei der vor der Pigmentbildung 3-, 4-Dioxyphenyl-l-Alanin, die als *Dopa* bezeichnete Amino-säure auftritt. Die früher für die Oxydation von Dopa zu Melanin angenommene Dopaoxydase wird jetzt ebenfalls als Tyrosinase angesprochen (LERNER und FITZPATRICK 1950a, b, FITZPATRICK und LERNER 1950). Sie ist auch in der menschlichen Haut nachgewiesen (FITZPATRICK, BECKER jr., LERNER und MONT-GOMERY 1950). Es scheinen mehrere Melanogene Ausgangssubstanz für Melanin sein zu können (ROBERT und ZÜRCHER 1952). Doch ist der Farbstoffkern des natürlichen Melanins nach den chromatographischen Untersuchungen von SCHMIDLI und ROBERT (1954) ein einheitlicher Stoff.

Die Tyrosin-Tyrosinasereaktion ist bei der Melaninbildung der *Pflanzen, Insekten, Cephalopoden* und *Wirbeltiere* beteiligt (FOSTER 1951a). Sie hängt von der verfügbaren Konzentration dreier Stoffe ab: 1. Tyrosinase (FOSTER 1951b), 2. eines geeigneten Substrates, gewöhnlich Tyrosin oder Dopa (PUGH 1933) und 3. molekularen Sauerstoffs. Die Reaktion dieser drei Grundsubstanzen wird gesteuert von physiko-chemischen Faktoren, welche das Ausmaß der Melanin-bildung bestimmen.

Diese Faktoren sind a) eine oder mehrere katalytische Substanzen, die die Reaktion beschleunigen können, b) chemische Gruppen, welche normalerweise die Tyrosinase hemmen, z. B. Sulfhydrylgruppen und c) physikalische bzw. chemische Bedingungen wie Temperatur, p_H, Redoxpotential. Die melanin-bildenden Tyrosinasen haben ohne Rücksicht auf die Art, von der sie gewonnen sind, folgende Eigenschaften: 1. Sie katalysieren die Oxydation von Tyrosin zu Melanin; 2. die enzymatische Reaktion mit der Mono-hydro-phenylverbindung (Tyrosin) wird ihrerseits katalysiert durch einige Ortho-Dihydro-Phenylverbin-dungen (Dopa, Katechol u. a.); 3. die Tyrosinase ist ein Kupferprotein, bei dem das Kupfer eine wichtige Rolle für die enzymatische Tätigkeit spielt. Bei Zugabe geringer Mengen von Dopa verläuft die Melaninbildung viel rascher.

Für die Mitwirkung eines kupferhaltigen Fermentes spricht, daß der *Kupfer-gehalt* dunkler Haare höher ist als der heller (CUNNINGHAM 1931, SARATRA 1935), und die Pelzfarbe vom Kupfergehalt des Futters abhängt (KEIL und NELSON 1931, GORTER 1935, HENDERSSON, MacINTIRE, WAISMAN und ELVESHIEM 1942, SMITH und ELLIS 1947). Die Konzentration des Kupfers ist dementsprechend in der Epidermis höher als im Corium (CUNNINGHAM 1931 und FLESCH 1949a, b). Nach ROBERT und ZÜRCHER (1950), ROBERT, ZÜRCHER und SCHMIDLI (1953) spielt außer Cu auch Eisen in einer anderen Phase der Pigmentbildung eine Rolle als Katalysator. Rotes Haar hat einen höheren Eisen- und Aschengehalt als blondes oder schwarzes (FLESCH und ROTHMAN 1945, DUTCHER und ROTHMAN 1951).

Nach den Untersuchungen von HESSELBACH, WOODS und BURK (1950, s. dort weitere Literatur) an verschiedenen *Melanomformen* bei *Mäusen* kann die von LERNER und FITZPATRICK (1950a, b) vorgetragene Darstellung nur ein Modell für die Umwandlung von Tyrosin in Melanin sein. Diese Autoren finden drei Oxydasetypen, die verschiedene chemische Wirkungen haben, und die getrennt bei Melanomformen verschiedenen biologischen Verhaltens vorkommen. Auch VAN DUIJN (1953) warnt vor einer voreiligen Gleichsetzung von Dopase und Tyrosinase und gibt zu bedenken, daß die Vorgänge hauptsächlich an Preßsäften oder Gewebsextrakten untersucht seien, jedoch nicht in vivo verfolgt werden konnten.

Für die weitere Aufklärung ist es von Interesse, daß der Melaningehalt nicht immer mit dem Kupfergehalt parallel geht. Bei menschlichen Haaren aller Farben fanden DUTCHER und ROTHMAN (1951) den gleichen Cu-Gehalt. FLESCH (1949a) findet beim Weißen 29,7—186,6 μg Cu/g in der Epidermis und 12—39,6 μg/g im Corium, beim Neger liegen die Werte bei 49,4—43,5 bzw. 6,2—24,4 μg/g. Im HARDING-PASSEY-*Melanom* der *Maus* schwankt der Cu-Gehalt zwischen 11,5 und 59,2 μg/g getrockneten fettfreien Tumorgewebes. Die niedrigen Werte stimmen mit denen anderer Autoren (CUNNINGHAM 1931, GREENSTEIN und Mitarbeiter 1944, HAHN und FAIRMAN 1936) überein. An diesen Tumoren konnte FLESCH außerdem bestätigen, daß der Kupfergehalt des isolierten Melanins 20—95mal höher ist als der des Gesamtgewebes.

Auf die hemmende Wirkung der Sulfhydrylgruppen bei der Tyrosin-Tyrosinasereaktion wurde oben schon hingewiesen. Solche hemmenden, wasserlöslichen, nichtproteinartigen Sulfhydrylverbindungen, die hitzebeständig sind, ließen sich aus *menschlicher* Epidermis und aus Homogenisaten der Haut weißer *Ratten* gewinnen (ROTHMAN und Mitarbeiter 1946, FLESCH und ROTHMAN 1948, 1949, FLESCH 1950, LORINCZ 1954). Sie sollen normalerweise in den Melanocyten vorkommen, aber durch melaninbildende Reize wie Röntgenstrahlen, Sonnenlicht, Hitze und entzündliche Veränderungen zerstört werden, wodurch die Tyrosinase zur Melaninbildung befähigt würde. Diese Annahme wird gestützt durch die Beobachtung, daß die wasserlöslichen SH-Verbindungen nach UV-Belichtung in der Haut *gefärbter Kaninchen* stark vermindert sind, nicht aber in der Haut *weißer Kaninchen* (FLESCH 1950); weiteres über die Hemmung der Dopareaktion bei VAN DUIJN 1953).

Die *histologische Dopareaktion* von BLOCH (1917) wurde von LAIDLAW und BLACKBERG (1932, LAIDLAW 1932) und von BECKER (1935) modifiziert und verbessert. Sie beruht auf der Bildung des tiefschwarzen Dopamelanins, durch die im Schnitt vorhandene Dopaoxydase bei Zugabe von Dopa als Substrat für den enzymatischen Vorgang. Über die Spezifität dieser Reaktion diskutieren RAWLES (1948) und LERNER und FITZPATRICK (1950a). Colorimetrisch wurde die Dopaschwärzung bei der Melaninbildung in pigmentierter Haut und bei *Melanomen* von SCHRADER und PFEIFFER (1950) gemessen.

3. Genetische Faktoren.

DANNEEL (1941) hat die *genetischen Faktoren* der Melaninbildung in mehreren Untersuchungen schrittweise untersucht und dabei an *Kaninchen* verschiedener Rassen eine Reihe multipler Allele gefunden durch die die Fermentbildung (Oxydasen) beeinflußt wird. Von A = schwarze Alaska über a^{chi} = Chinchilla, a^m = Marder und a^n = Russe bis a = ungefärbte „Schwarz"-Albinos besteht eine Reihe von Faktoren, deren Wirkung durch die *Hauttemperatur* modifizierbar ist (SCHULTZ 1915, 1920, ENGELSMEIER 1935). Die Haarbildungszellen der Russenkaninchen (a^n) verhalten sich bei tiefer Temperatur wie die der Alaskaform A, bei hoher Temperatur wie die der „Schwarz"-Albinos (a) (Phänokopie). Die Kälteschwärzung gelingt auch an überlebenden Hautexplantaten aus den weißen Körperpartien von Russenkaninchen (SCHULTZ 1928, 1930). Dabei ist nur die Fermentbildung temperaturabhängig; die Pigmentbildung findet auch bei höherer Temperatur statt. Sie ist aerob, während das Ferment auch unter anaeroben Bedingungen gebildet wird (SCHULTZ 1932, ENGELSMEIER 1935, 1937). Die Entstehung des Fermentes während der Unterkühlung ließ sich an den Hautexplantaten messend verfolgen (SCHAUMANN und DANNEEL 1938). Sie ist von dem Grad und der Dauer der Unterkühlung sowie von der Reihe der multiplen Allele abhängig. Bei gleichen Temperaturbedingungen sind $a^m a^m$-Tiere dunkler als $a^m a^n$-Tiere, und diese wieder dunkler als $a^m a$-Tiere. An den dem Kältereiz mehr ausgesetzten Acren ist dabei die Marderfärbung a^m dominant. Über weitere Analysen der genetischen Faktoren aus der Schule DANNEELs wird noch zu berichten sein.

Der *Zeitpunkt der Determination der Haarpigmentierung* ist von REED und SANDER (1937) sowie von KALISS (1942) bei der *Maus* untersucht. RUSSEL (1950) hat verschiedene Tyrosinasen mit genetischer Methode bei *Mäusen* erschlossen. Neben der Fermentbildung ist auch die Verteilung der Melanocyten genetisch bedingt. So gibt es bei *Ratten* gefleckte Stämme, deren unpigmentierte Hautstellen keine Melanocyten besitzen (BILLINGHAM und MEDAWAR 1953). Für die Pigmentbildung sind also mehrere genetische Faktoren verantwortlich. Der Mechanismus der Genabhängigkeit bei der Pigmentbildung und insbesondere die Abhängigkeit der steuernden Fermente ist für *Insekten* besser bekannt (BUTENANDT 1953). Vielleicht läßt sich die dort erarbeitete Vorstellung modellhaft auch auf die Wirbeltiere übertragen.

Die *Abhängigkeit der Pigmentierung vom Genom* geht in eindrucksvoller Weise auch aus Experimenten BALTZERs (1941a) hervor, der kernlose Eizellen dunkler *Axolotl* mit Spermien weißer Tiere befruchtet. Eines der haploiden Tiere entwickelte sich bis zur Pigmentierung. Sie entsprach derjenigen der weißen Tiere. Auch Transplantate jüngerer Stadien in weiße und dunkle Wirte verhielten sich wie Material weißer *Axolotl*. Daraus muß geschlossen werden, daß ein für die Pigmentbildung notwendiger Faktor genabhängig ist.

Der Überblick über die biochemischen Untersuchungen und der kurze Hinweis auf die genetischen Analysen zeigt, daß der Melaninbildung ein von vielen Bedingungen abhängiger Prozeß zugrunde liegt. Auch *hormonale Einflüsse* spielen dabei eine Rolle (OSTERHAGE 1932, SCHRADER 1949, HESSELBACH 1953, s. auch S. 98ff.).

4. Die Melanocyten.

Der ursprünglich allgemeinen Auffassung, daß in allen Zellen der Epidermis, die Pigment enthalten, dieses auch gebildet wird, wird mit gewichtigen Argumenten entgegengetreten. Nach der von MASSON (1926, 1948a) besonders nachdrücklich vertretenen Anschauung kann Melanin nur von einer bestimmten Zellart, den *Melanocyten* gebildet werden. Von diesen wird es an die anderen Zellen, z. B. an die Epidermiszellen, abgegeben, die selbst nicht imstande sind, Pigment zu produzieren. Daß eine derartige Übertragung von Melaninkörnchen bei *Wirbeltieren* vorkommt, hatte STRONG (1902) bei der Bildung der *Vogel*federpigmentierung beobachtet (Abb. 69). Über andere Hypothesen der Pigmentbildung, die in der älteren Literatur vertreten werden, berichten die Zusammenfassungen von HOEPKE (1927), BLOCH (1927) und BIEDERMANN (1928). BLOCH (1927)

hat die Argumente aufgeführt, die gegen eine Bildung von Pigment in Bindegewebszellen und einen Abtransport in die Zellen der Epidermis sprechen, und
die seine Auffassung von der Entstehung des Melanins in allen Zellen der Epidermis stützen: 1. Die Epidermiszellen haben nicht die Fähigkeit der Stoff-
aufnahme aus der Umgebung. 2. Die histologischen Bilder vom Übertritt desmaler

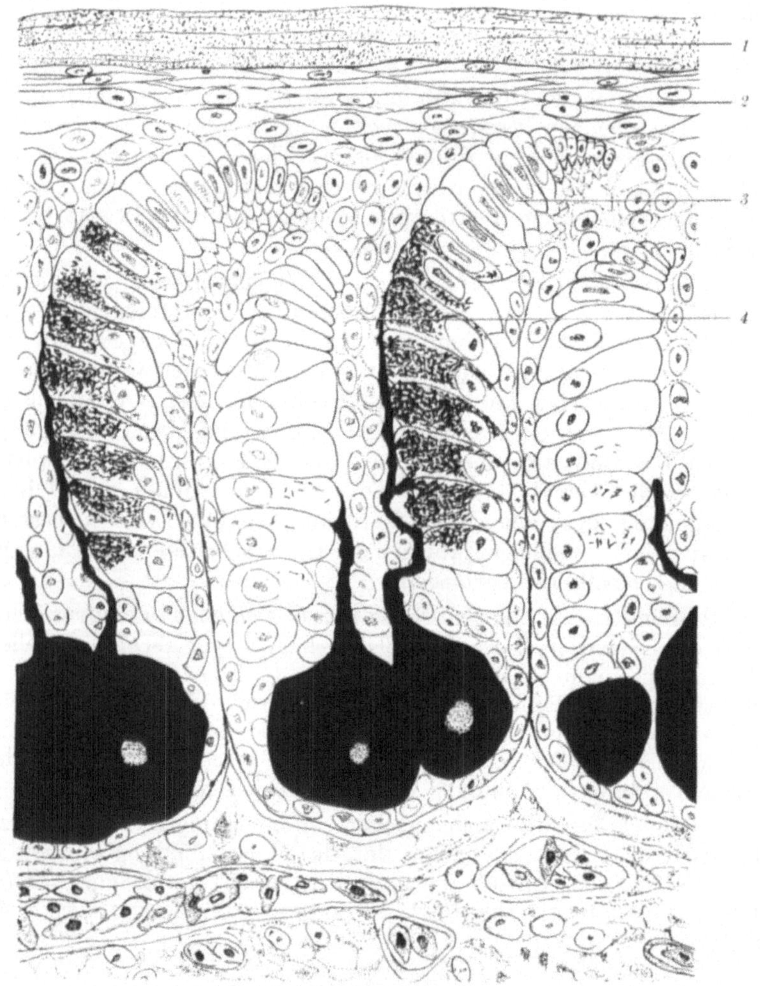

Abb. 69. Cytokrinie der Melanocyten. Dunenfeder in der Entwicklung. *1* Äußere Federscheide, *2* innere Federscheide, *3* hakenförmige Umbiegung der Radien, *4* Axialplatte, *5* Melanocyt, der an die Bildungszellen der Radien
Melaninkörnchen abgibt. (Aus STRONG 1902.)

Melanophoren in die Epidermis sind Täuschungen. 3. Das Pigment tritt bei
Embryonen in der Matrix der Haare und in der Epidermis im 5.—7. Monat
bzw. kurz vor der Geburt auf, wenn im Mesoderm (gemeint ist das Corium) überhaupt noch kein Farbstoff vorhanden ist. 4. Dopase läßt sich in der ganzen
Epidermis, aber nicht im Corium nachweisen. Dabei sagt BLOCH ausdrücklich,
daß die Basalzellen und die Dendritenzellen Melanin bilden können.

In den beiden Zellrassen der Epidermis, in den Basalzellen mit den von
ihnen abstammenden Spinosazellen und in den pigmentierten Dendritenzellen
wird Pigment abgelagert. Außer BLOCH nehmen PECK (1930), DANNEEL und

Lúbnow (1936), Lúbnow (1939), Danneel (1941), Ormsby und Montgomery (1948), Quiroga und Follmann (1952) sowie Meirowsky, Freeman und Weisman (1951) an, daß alle Epidermiszellen zur Melaninbildung fähig sind. Danneel (Danneel und Weissenfels 1953, Danneel und Cleffmann 1954, Meng 1955) hat sich in neueren Arbeiten davon überzeugt, daß ausschließlich die dendritischen Melanocyten Melanin bilden.

Den Argumenten Blochs ist entgegen zu halten, daß das Pigment zwar zuerst in der Epidermis erscheint, daß dies aber durch eine unterschiedliche, von der Umgebung abhängige Ausreifung der Melanocyten bedingt sein könnte. Nach anderen Autoren (Rawles 1948, Becker jr. 1942, Billingham und Medawar 1953) ist die Dopareaktion in den Epidermiszellen negativ und nur in den Melanocyten positiv, in diesen aber auch, wenn sie in der Cutis liegen. Sicher sind die histologischen Bilder vom Übertritt dermaler Melanocyten in die Epidermis mit größter Vorsicht zu bewerten, da die unregelmäßigen Grenzflächen zwischen Epidermis und Cutis nur an Serienschnitten eine Beurteilung zulassen (Becker jr., Fitzpatrick und Montgomery 1952). An den glatten Grenzflächen der *Amphibien*epidermis (Abb. 70) sind jedoch im Larvenstadium immer wieder Zellen zu beobachten, die gerade in die Epidermis einwandern (Kornfeld 1920, Berwerger 1926). Daneben stützt Bloch seine Vorstellung mit dem Hinweis auf die Spezifität der Keimblätter, kann aber nicht umhin, das Einwandern der Melanocyten bei *Amphibien* anzuerkennen. Die durch die entwicklungsphysio-

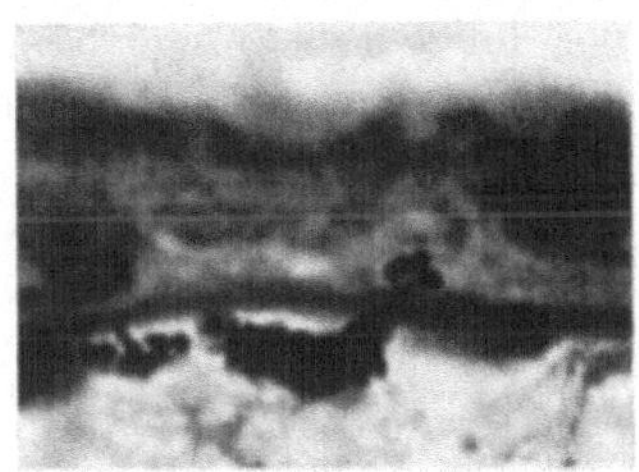

Abb. 70. *Axolotl*-Larve. Eine Pigmentzelle dringt mit einem melaninhaltigen Fortsatz durch die Basalmembran in die Epidermis vor. Vergr. 1200fach. (Hämatoxylin-Eosinfärbung.)

logischen Untersuchungen von Rawles und du Shane (s. unten) erwiesene Herkunft dieser Zellen aus der Ganglienleiste, also aus dem *Ektoderm*, war Bloch noch nicht bekannt. So bleibt als einziges unwidersprochenes Argument von Bloch die Tatsache, daß die Epidermiszellen im allgemeinen keine phagocytierenden Eigenschaften haben.

Die zuerst 1926 von Masson vertretene Theorie, daß die Dendritenzellen die einzigen Melaninbildner sind, die zusammen mit den Langerhansschen Zellen Elemente nervöser Natur seien, die ein „tropho-melanotisches Netz" kommunizierender Zellen bilden, war Bloch (1927) bereits bekannt und wurde von ihm als interessante Hypothese gewertet. Nach Masson gehören die dendritischen Zellen als die cellulären Terminalorgane einem komplexen nervösen Apparat an und bilden mit den Epidermiszellen einen „symbiotischen" Verband. Das in ihnen gebildete Melanin geben sie an die Epidermiszellen direkt ab, welchen Vorgang Masson (1926, 1948a) als „Cytokrinie" bezeichnet. Die dendritischen Zellen sind also Drüsenzellen (s. auch Stearner 1946, *Amphibien*).

Im Gefolge dieser Hypothese sind in jüngerer Zeit vor allem von pathologischer und klinischer Seite Veröffentlichungen erschienen, die den Dendritenzellen eine endokrine oder nervöse Funktion zuschreiben (s. S. 211ff.). Auch deshalb erscheint es angezeigt, den embryologischen Unterbau der Massonschen Hypothese, der in den letzten beiden Jahrzehnten erarbeitet wurde, etwas ausführlicher zu schildern.

a) Die Herkunft der Melanocyten.

Der eigenartige Entwicklungsgang der später zum größten Teil in der Epidermis gelegenen melaninbildenden Zellen erinnert an die Wanderung der Urgeschlechtszellen. Die Melanocyten entstammen der *Neuralleiste*, die vor Schluß des Neuralrohrs das Feld der Neuralplatte vollständig begrenzt (RAWLES 1953). Beim Schluß des Rohres sondert sich links und rechts je ein Streifen von Zellmaterial ab, das noch weiter vom Neuralrohr abwandert und die Kopfganglien, die Kette der Spinalganglien und des Sympathicus, SCHWANNsche Scheidenzellen, das Visceralskelet der Kiemenbogen, also Knorpel, sowie Mesenchym der Flossen und der Cutis, die Leptomeninx (Arachnoidea und Pia mater) und die Chromatophoren bildet (HARRISON 1938). HARRISON (1910a, b) war bei seinen ersten Experimenten, die sich mit der Genese des peripheren Nervensystems befaßten, das Erscheinen von Melanocyten in Zellkulturen aufgefallen, von Zellen, deren Herkunft aus der Neuralleiste oder dem Neuralrohr nicht genau zu klären war. WEIDENREICH (1912) erschien es nach sorgfältigen Untersuchungen, daß „die Pigmentzellen ektodermaler Herkunft wären und sich aus der Zellmasse des Verschlußgebietes des Neutralrohres ähnlich wie die Neuralleiste loslösten, um sich von da aus im Organismus auf bestimmten Wegen auszubreiten". Auch bei den entwicklungsphysiologischen Experimenten der SPEMANNschen Schule waren immer wieder Pigmentzellen zusammen mit Neuralmaterial aufgetreten (z. B. MANGOLD 1929). HOLTFRETER (1933) untersuchte die Beziehungen zwischen nervösen Differenzierungen und Pigmentzellen genauer und kam zu dem Schluß, daß sich die Anlage der Pigmentzellen höchstwahrscheinlich gemeinsam mit derjenigen der Ganglienleiste im Medularplattenwulst befindet, da pigmentlose Tiere nur nach Entfernung des Randwulstes entstehen. Die Bildung von Pigmentzellen läßt sich in ganz ähnlicher Weise induzieren wie die der Abkömmlinge der Ganglienleiste.

DU SHANE (1934, 1935, 1938), bestätigt durch HARRISON (1938), sieht nach Entfernung der Neuralleiste im Neurulastadium bei *Urodelen* pigmentlose Embryonen sich entwickeln. Pflanzt er dagegen Stücke der Neuralleiste in pigmentlose Stellen oder irgendwo in die Haut des weißen *Axolotls* so bilden sich dort Pigmentzellen. Die Entstehung von Pigmentzellen aus Neuralleistenmaterial wurde bei *Amphibien* immer wieder in verschiedenen Versuchsanordnungen beobachtet (HOLTFRETER 1933, 1935, 1947, RAVEN 1935, 1936, TWITTY 1936, BYTINSKI-SALZ 1938, BALTZER 1941a, b, DU SHANE 1943, FLICKINGER 1949, HÖRSTADIUS 1950). Doch nicht nur die *Ganglienleiste* ist befähigt, Melanocyten zu bilden, sondern auch die *Neuralplatte* selbst (NIU 1947, TWITTY 1949). In der Neuralplatte von *Urodelen* können die kranialen und caudalen Partien (NIU 1954), bei den *Anuren* die Rumpfpartien (STEVENS 1954) Melanocyten bilden.

Auch bei *Teleosteern* (LOPASHOW 1944, GOODRICH und BIESINGER 1953, GOODRICH, MARZULLO und BRONSON 1954), bei *Vögeln* (STRONG 1902, DORRIS 1936, 1938, 1939, WILLIER und RAWLES 1938, 1940, RAWLES 1940a, b, EASTLICK 1940, RIS 1941, WILLIER 1942a, b, DU SHANE 1944, FOX 1949, SAUNDERS und QUEVEDO 1952, LEPORI 1952) und *Säugetieren* (RAWLES 1940a, b, 1947) konnte der Nachweis erbracht werden, daß die Neuralleiste die Quelle der melaninbildenden Zelle ist. RAWLES (1940b) gelang es, embryonales *Mäuse*gewebe in das Cölom albinotischer *Hühner*keime zu transplantieren. Wenn im Transplantat kein Material der Neuralleiste enthalten war, blieb die sich entwickelnde Epidermis mit ihren Haaren farblos. War dagegen ein Teil der Neuralleiste mitverpflanzt worden, so entwickelte sich ein pigmenthaltiger Pfropf, dessen Epidermis und Haare Melanin enthielten.

Schon 1940 hatten REED und HENDERSON bei Transplantaten embryonaler *Mäuse*haut in neugeborene Tiere durch Kombination genetisch verschiedener Pigmentierungen festgestellt, daß Epidermiszellen und Melanoblasten in das Implantat einwandern. Dabei ist die Fähigkeit zu wandern bei den Melanocyten größer als bei den Epidermiszellen. Ähnliches beobachtete MEDAWAR (1950) und MENG (1955) beim *Meerschweinchen*. DANNEEL und CLEFFMANN (1954), MENG (1955) und RAWLES (1955) verfolgten bei Nagetieren die Melanocytenwanderung von der Cutis in die Epidermis und von da entlang der Wurzelscheide in die Haarpapille.

ZIMMERMANN und CORNBLEET (1948, 1950) wiesen bei *Negerfeten* die Herkunft des Melanins aus Dendritenzellen nach und stellten fest, daß diese vom 3. Schwangerschaftsmonat an in die Epidermis einwandern. DANNEEL und WEISSENFELS (1953) finden auch bei dreimonatigen Embryonen weißer Rassen die ersten Melanoblasten. A. A. ZIMMERMANN (1954 BECKER jr. und ZIMMERMANN 1955) hat diese Untersuchungen durch genaue Registrierung der Melanocytenzahlen in der Epidermis und im Haar vertieft. Danach erscheinen die ersten dendritischen Melanocyten früh im 3. Monat; sie liegen weit zerstreut an der Basalmembran oder im Stratum intermedium der embryonalen Epidermis. Ihre argyrophilen Granula hält ZIMMERMANN für Promelanin. Vom 4. Monat an geben die Zellen eine positive Dopareaktion und haben jetzt bis 50 μ lange, zwischen den Epidermiszellen verlaufende Fortsätze entwickelt. Im 5. Monat sind die Verästelungen reicher und bilden ein kompliziertes Netzwerk. Zelleib und Fortsätze enthalten Pigmentkörnchen. Vom 3.—5. Monat nimmt die Zahl der Melanocyten in der Epidermis stark zu, wie ZIMMERMANN an der Verminderung ihrer Abstände feststellt. Am Ende des 5. Monats beginnt die Übertragung des Melanins auf die epidermalen Basalzellen. Die Fortsätze der Melanocyten schmiegen sich vorwiegend dem apikalen Pol der Epidermiszellen an und geben an diese Melaninkörnchen ab, die sich in Form der „Kernkappen" im apikalen Teil der Epidermiszellen anreichern, während das basale Cytoplasma frei von Melanin bleibt.

Dieser Prozeß der *Cytokrinie* (MASSON) steigert sich vom 6. Monat bis in die nachgeburtliche Entwicklung, ohne daß neuartige Vorgänge auftreten. ZIMMERMANN vermutet, daß weniger die Zahl der Melanocyten als vielmehr die Fermentaktivität bei der Bildung des Pigmentes von genetischen, die Hautfarbe bestimmenden Faktoren abhänge. Die Pigmentbildung in den Haarpapillen, die zu Beginn des 4. Monats erscheint, verläuft in der gleichen Weise. Bevor die Epithelzellen der Matrix sich mit Pigment beladen, werden von den Melanocyten Pigmentkörnchen an den Haarschaft abgegeben.

War durch die geschilderten Untersuchungen sichergestellt, daß die Melanocyten eine größere *Wanderung* durchführen, um an den im Färbungsmuster sichtbaren Ort zu gelangen, so ergab sich hieraus die Frage, wie diese Wanderung gelenkt wird. ROSIN (1943) und HOLTFRETER (1947) nehmen an, daß die Ansiedlung der Melanocyten auf Gewebsaffinität bzw. auf chemischer Anziehung beruhe, während WEISS (1945) die Wirkung einer Leitstruktur („contact guidance") bei der gerichteten Bewegung vermutet, ähnlich wie er es für das Auswachsen der Neuriten und der SCHWANNschen Zellen in vitro zeigen konnte. TWITTY (1945) gelang zunächst bei Transplantationen der Nachweis, daß die Wanderung der Melanocyten sich gar nicht an festgelegte Bahnen hält (Abb. 71). Durch entsprechende Verpflanzung der Ganglienleiste läßt sich erreichen, daß die Zellen sich nicht wie normalerweise von dorsal nach ventral bewegen, sondern in umgekehrter Richtung (TWITTY und NIU 1948). Die Promelanocyten (= praepigment cells TWITTYs) haben nämlich die Eigenschaft, aus einem Komplex von Zellen ihrer Art radiär auseinander zu streben (Abb. 72). Dieses Verhalten, das zu einem gleichmäßigen Ausbreiten der Zellen führt, wird durch einen Stoff ausgelöst, den die Promelanocyten selbst produzieren, und auf dessen Konzentrationsgefälle die Zellen reagieren (TWITTY 1944, 1947, TWITTY und NIU 1948, 1954). Nicht nur bei der Ausbreitung wirken die Promelanocyten aufeinander ein, auch bei der Melaninbildung können sich die Melanocyten gegenseitig hemmen, wie

Transplantationsversuche zeigten (TWITTY und BODENSTEIN 1939, 1944, DALTON 1950, LEHMANN 1951).

Die *Promelanocyten* dunkler Tiere bilden kein Pigment, wenn sie nach Transplantation auf die Epidermis einer unpigmentierten Haut treffen (DU SHANE

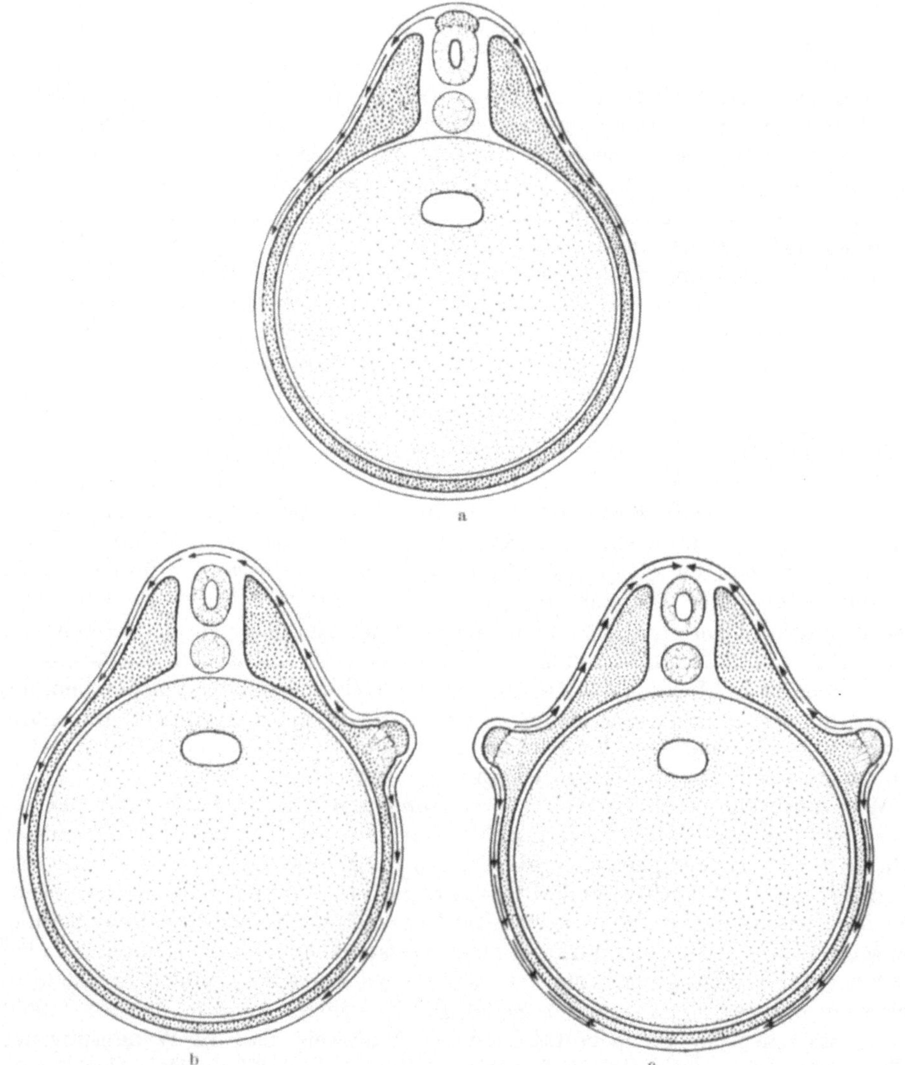

Abb. 71a—c. Wanderung des Neuralleistenmaterials bei *Triturus*-Keimen. (a) Im Normalfall, b und c nach Transplantationen. Das Material wandert zunächst dorsal wie beim Schluß der Neuralrinne (b). Danach wandern die Zellen in allen Richtungen aus, meiden jedoch Stellen, an denen schon Promelanocyten liegen. Bei doppelseitigen Transplantaten (c) greift die Wanderung deshalb nicht auf die andere Seite über. (Aus TWITTY 1949, nach TWITTY und NIU 1948.)

1935). Die Fähigkeit, Pigment zu bilden, ist bei Melanocyten von schwarzen und weißen *Axolotl* ungefähr gleich. Es muß am Endpunkt ihrer Wanderung im mesodermalen Bindegewebe oder in der ektodermalen Epidermis noch ein Stoff hinzukommen — DU SHANE denkt an Dopase und Tyrosinase —, der das Pigment aus dem von den Melanocyten gebildeten Präpigment herstellt (vgl. auch STEVENS 1954). Nur die dunkeln *Axolotl* besitzen diese Substanz.

Sie ist im Ektoderm reichlicher als im Mesoderm vorhanden. Demnach können pigmentlose Stellen aus 3 Gründen entstehen: 1. Durch Fehlen von Melanoblasten, 2. durch Mangel an Substanzen, die den Promelanocyten die Bildung des Pigments ermöglichen, und 3. durch das Zusammentreffen der beiden Ursachen (DU SHANE 1936). Von der Verteilung der auf die Pigmentbildung in den Melanocyten wirksamen Substanz ist die Musterbildung innerhalb der Epidermis bei gestreiften *Molch*arten zurückzuführen.

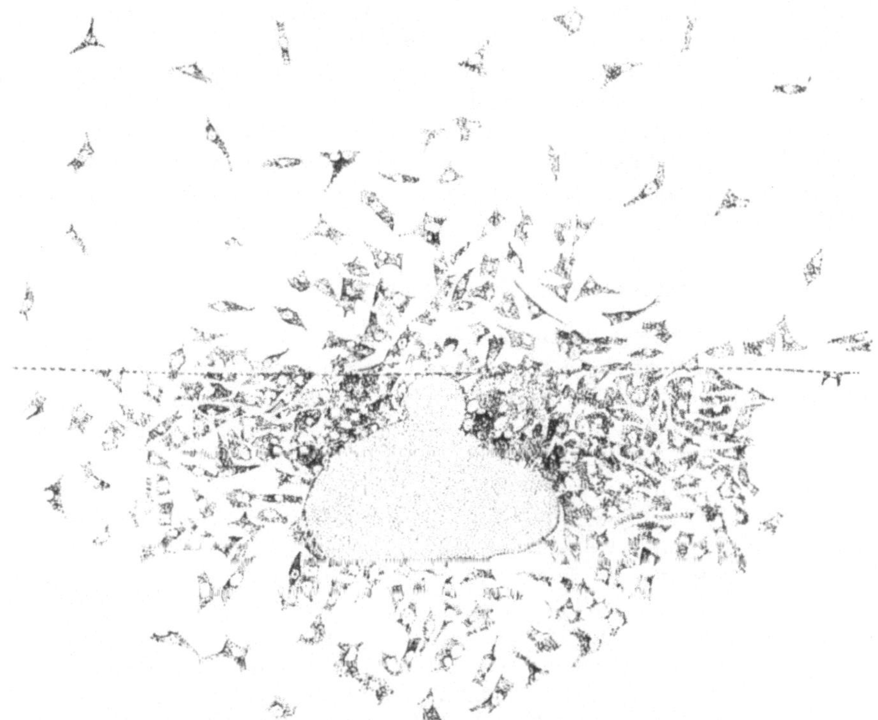

Abb. 72. Explantiertes Melanocytenmaterial in der Kultur. Die punktierte Linie zeigt den Rand eines der Kultur teilweise aufgelegten Deckglases an. Durch das Deckglas ist die Zellwanderung im unteren Bereich behindert. Das Bild gibt den Zustand nach 18stündiger Auflage des Deckglases wieder. Im oberen unbedeckten Teil sind die Melanocyten auseinander gewandert. (Aus TWITTY 1949, nach TWITTY und NIU 1948.)

Wie das Pigment der Haut verhalten sich auch die verschiedenen Pigmentzellen im Peritoneum und Pericardium, die ebenfalls aus der Neuralleiste stammen (DU SHANE 1936).

Die weitere Analyse der Melanogenese ergab, daß die Pigmentbildung nicht nur von Art zu Art in verschiedener Weise von der zusätzlichen Substanz gefördert wird (TWITTY 1936, TWITTY und BODENSETIN 1939, 1944, DU SHANE 1939, DE LANNEY 1941, LEPORI 1953), sondern daß auch *innerhalb des gleichen Individuums* Differenzen bestehen. So wurde in Verbreitung und Intensität der Pigmentierung ein Gefälle von rostral-dorsal nach caudal-ventral (TWITTY und BODENSTEIN 1944) festgestellt, das nach TWITTY (1945) durch die pigmentierungsfördernde Eigenschaft des Neuralrohres und der dorsalen Ränder der Somiten bedingt ist.

Die Fähigkeit zur Pigmentbildung ist außerdem *altersabhängig* (LEHMAN 1951) und zwar für die verschiedenen Chromatophoren in unterschiedlicher Weise, obwohl in erster Linie die embryonale Epidermis und Cutis das Muster der

verschiedenen Formen von Pigmentzellen bestimmen (Lehmann 1953). Die endgültige Pigmentierung hängt nicht nur von der Wanderungstendenz der Promelanocyten und vom örtlichen Gehalt an melaninbildenden Fermenten des
umgebenden Gewebes am Endpunkt der Wanderung der Pigmentzellen ab. Die
Ausbreitung der Promelanocyten kann auch durch besondere Eigenschaften des
zu durchwandernden Mesenchyms gehemmt sein. So konnte De Lanney (1941)
an *Tritonen* zeigen, daß die dorsale Dottersackwand bei *Triturus torosus* eine
für Melanocyten unüberschreitbare Barriere bildet.

Durch die hier skizzierten Ergebnisse der Experimente an *Amphibien* konnten
einige Faktoren des sehr komplexen Vorganges der Ausbildung von Farbmustern
aufgezeigt werden. Inwieweit diese und noch andere Faktoren bei der Pigmentierung der Säugetiere eine Rolle spielen, ist bisher unbekannt (Lehman 1953).
Es steht aber fest, daß die gleichen Melanocyten gelbes und zu anderer Zeit
schwarzes Pigment bilden können (Danneel und Cleffmann 1954). Nach
Fábián (1953) soll beim *Meerschweinchen* auch die *Innervation* einen Einfluß
auf implantierte Melanocyten haben.

b) Die verzweigten Zellen der ausgebildeten Epidermis.

Die neurogenen Zellen in der Epidermis stellen also genetisch eine *eigene
Zellrasse* dar, deren Vertreter uns in der Epidermis in mannigfaltiger Form ent-
gegentreten (Billingham und Medawar 1947). Nach Billingham (1948, 1949)
bilden sie 1. *Melanocyten* und 2. *helle verzweigte Zellen*, die mit Ausnahme des
Pigmentgehaltes den melaninbildenden Zellen in jeder Beziehung gleichen. Ihr
Verhalten in vitro wurde von Grand und Cameron (1948) studiert.

Die morphologischen Beziehungen der verschiedenen verzweigten Zellen untereinander, die schon früher vielfach diskutiert wurden (Hoepke 1927, Bloch 1927),
sind von Billingham und Medawar (1947, 1948, 1953) sowie von Schaaf
(1938), Shukla, Karkun und Meikerji (1953) mit verschiedenen histologischen
Methoden untersucht. In der hellen Haut der Weißen und an schwach pigmentierten Stellen bei verschiedenen Tieren lassen sich verzweigte Zellen supravital
mit Chinon-iminfarben wie Methylenblau, Toluidinblau usw. in schwach alkalischer Lösung anfärben. Diese Zellen sind dopapositiv und besitzen reichlich
basophiles Cytoplasma. Zu ihrer Identifizierung haben Billingham und Medawar (1947) zunächst die pigmentierten Melanocyten an ungefärbten Epidermishäutchen betrachtet und dann eine Vitalfärbung mit Methylenblau durchgeführt.
Dabei waren die hellen Zellen blau. Schließlich ließen sich dieselben Zellen
noch mit der Dopareaktion bräunen. Ihre Perikarya fallen in der Reihe der
basophilen Basalzellen als „hellen Zellen" auf (Abb. 11). Die verzweigten Fortsätze sind im Hämatoxylin-Eosinpräparat nicht leicht auszumachen. Im Gegensatz zu den übrigen Epidermiszellen sind die verzweigten Zellen nicht durch
Zellbrücken miteinander verbunden und enthalten keine Tonofibrillen. Diese
Zellen sind mit den Melanocyten identisch. Doch kann ihre Pigmentierung in
der Haut des weißen Menschen so schwach sein, daß man sie auch am ungefärbten
Präparat nur schwer erkennt. In den weißen Arealen bei gefleckten *Meerschweinchen* (Ginsburg 1944) und *Ratten* (Taylor 1949, Billingham und
Medawar 1935) fehlen sie vollständig.

Auch Masson (1948b), Zimmermann und Cornbleet (1948) halten die
hellen Zellen im Stratum basale für die Perikarya von Melanocyten, die das
Pigment häufig nur in den dendritischen Fortsätzen angereichert haben. Billingham (1948) empfiehlt zu ihrer Darstellung die Fixation mit Osmiumtetroxyd-
Kaliumbichromat. In stark pigmentierten Häuten sind auch die Perikarya ganz

mit Melaninkörnchen angefüllt. Dort gibt es keine „hellen Zellen". Sie treten nach Ausbleichen des Pigments durch Kaliumchlorid in 70%igem Alkohol, der mit HCl angesäuert ist, am Hämatoxylinpräparat durch ihre geringere Basophilie wieder in Erscheinung.

In den *höheren Zellagen der Epidermis*, wo im ungefärbten Präparat keine Melanocyten nachweisbar sind, lassen sich verzweigte Zellen supravital mit Methylenblau anfärben, deren Fortsätze mit denen der basalen Melanocyten anastomosieren. Diese Zellen sind dopa-negativ, ohne Rücksicht auf die Pigmentierung der Haut. Sie kommen auch bei Weißen und bei Albinos vor, fehlen aber überall dort, wo bei weißer und pigmentierter Haut Melanocyten grundsätzlich vermißt werden, nämlich am Haarkanal, in der Cornea, im Epithel der Zunge des *Meerschweinchens* und an den weißen Stellen gefleckter *Ratten* und *Meerschweinchen*. Dies erscheint wichtig im Hinblick auf die Melaninbildung durch Kälteeinwirkung und UV-Bestrahlung bei Albinos und weißhäutigen Menschen. In ganz oberflächlichen Lagen lassen sie sich nur noch schlecht mit Vitalfarbstoffen färben; dort sind sie leichter durch Goldimprägnation darstellbar.

Die Goldimprägnation der verzweigten Zellen geht auf LANGERHANS (1868) zurück (MASSON 1948b). Die vergoldeten Zellen, LANGERHANS-*Zellen*, liegen in höheren Lagen und sind die gleichen Zellen wie die vital färbbaren. Auch sie kommen nicht an jenen Stellen vor, an denen niemals pigmentierte Zellen zu finden sind. Nach SZODORAY (1951) geben sie die positive TURNBULL-Blaureaktion von CHÈVREMONT und FRÉDERIC (1942) und sollen deshalb freie SH-Gruppen enthalten.

REDSLOB (1922), der sie schon für degenerierte Melanocyten gehalten hat, konnte ihr Vorkommen in pigmentiertem Conjunctivalepithel nachweisen, wo sie einen Ring um die Cornea bilden. Bei Corneaverletzungen können sie von hier im Stroma und Epithel der Cornea über die ganze Hornhaut wandern (MAUMENEE und SCHOLTZ 1948).

Auch „helle Zellen" sind in den höheren Lagen des Stratum germinativum beschrieben worden. Sie sind nach MASSON (1948a, b), BILLINGHAM und MEDAWAR (1953) die Perikarya der hochgelegenen unpigmentierten verzweigten Zellen, was sowohl dem Verhalten ihres Cytoplasmas wie ihrer Verteilung entspricht.

Mitotische Zellteilungen der verzweigten Zellen sind von H. PINKUS (1949), NIU und TWITTY (1950), die in einem Gesichtsfeld gleich mehrere Mitosen photographieren konnten, und von BILLINGHAM und MEDAWAR (1953) innerhalb des Stratum basale gefunden worden, während MASSON (1948b) nur amitotische Teilungsformen sieht. Nach H. PINKUS ziehen die verzweigten Zellen ihre Fortsätze bei der Mitose nicht ein. MENG (1955) beobachtet beim *Meerschweinchen*, daß die Dendriten vor der Mitose abgeschnürt werden. ZIMMERMANN und CORNBLEET (1950) haben in der Haut eines Negerfeten keine Zellteilungen entdecken können. BILLINGHAM und MEDAWAR (1953) betonen, daß die dendritischen Zellen in den höheren Lagen sich nicht mehr teilen. Unter Verlust ihrer Pigmentkörnchen steigen die Melanocyten mit den anderen Zellen des Stratum germinativum in die höheren Lagen des Stratum spinosum auf. Dabei sterben sie allmählich ab und lassen sich dann auch mit Vitalfarbstoffen nur noch schwer anfärben, gewinnen aber die Fähigkeit zur Goldimprägnation. Nach RAWLES (1948a) und WILLIER (1942, WILLIER und RAWLES 1938, 1940) nehmen auch die verzweigten Zellen in den *Vogel*federn die in die Federwurzel eintreten, an der Aufwärtsbewegung der Zellen während des Federwachstums teil. Anders verhalten sich die Melanocyten der *Haarwurzeln*. TAYLOR (1949) zeigte, daß die

Melanocyten jeder Haargeneration von der vorhergehenden Wurzel abstammen und daß sie nicht frei von einem Haar zum anderen wandern. Nach WEISSENFELS (1954) und MENG (1955) lösen sie sich aus dem Epithel und treten vorübergehend in das Bindegewebe, wenn die Wurzel sich beim Haarwechsel zur Bildung des Kolbens anschickt. Dabei ziehen die Melanocyten ihre Fortsätze ein. Sobald sich die Zwiebel des neuen Haares bildet, wandern die Melanocyten in diese ein, bilden wieder Fortsätze aus und nehmen die Melaninproduktion erneut auf. Beim letzten Haarwechsel vor dem Ergrauen verlassen die Melanocyten die Wurzel des Haares nicht, sondern werden mit dem Kolbenhaar ausgestoßen. Deshalb fehlen sie den nachfolgenden Haargenerationen, die farblos sind (WEISSENFELS 1954).

Beim *Ergrauen* und nach Behandlung mit *Röntgenstrahlen* verlieren die Melanocyten die Fähigkeit, Pigment zu bilden (LUBNOW 1939, CHASE 1946, 1948, 1949a, b, CHASE und SMITH 1950). Das gleiche ist auch bei *erblicher Silberfärbung* von *Mäusen* der Fall (CHASE und RAUCH 1950). Das Ergrauen bei *Biotinmangel* beruht dagegen auf einer fehlerhaften Konstitution der Melaninkörnchen. Nach Vitamingaben schwärzen sich die Pigmentkörnchen im Laufe weniger Stunden (CHASE und RAUCH 1950). Über die Weißfärbung durch Luftfüllung siehe HOEPKE (1927) und PINKUS (1927).

Die Pigmentbildung durch die Melanocyten kann *periodisch* erfolgen, wodurch dann gebänderte oder Mosaikhaare entstehen (CHASE 1953).

Nach BILLINGHAM und MEDAWAR müssen pigmentfreie Hautstellen, die gar keine verzweigten Zellen besitzen wie die Cornea, der Halsteil des Haarkanals, die Zunge des *Meerschweinchens* und andere von solchen unterschieden werden, die zwar verzweigte Zellen enthalten, aber diese als *pigmentlose Melanocyten*. In allen Fällen, wo es durch Kälteeinwirkung gelingt, pigmentlose Hautstellen anzufärben, müssen auch Melanocyten gefunden werden, wenn diese Vorstellung richtig ist. Die Anwesenheit der Melanocyten ist eben nur eine der Voraussetzung für die Pigmentbildung. Die insbesondere von BILLINGHEIM und MEDAWAR entwickelte Ansicht über die verzweigten Zellen deckt sich gut mit den entwicklungsphysiologischen Untersuchungen DU SHANEs und anderer (s. S. 85ff.).

Der Auffassung, daß die „hellen Zellen" und die LANGERHANSschen Zellen verschiedene Lebensphasen der Melanocyten sind, stehen andere Ansichten gegenüber, die in diesen beiden Zellarten ein besonderes neuro-hormonales oder sensitives System erblicken (s. S. 211ff.).

Da in den Basalzellen und den Zellen des Stratum spinosum Pigmentkörnchen nachweisbar sind, müssen die Melanocyten die Melaningranula an die Epidermiszellen abgeben. Die Abgabe von Pigmentkörnchen an andere Zellen ist zuerst für die Haarwurzel von RIEHL (1884) angenommen und von KARG (1888) auf Grund seiner Studien an transplantierter Haut erschlossen worden. MASSON (1926) bezeichnete die Übergabe des Melanins als „Cytokrinie". BLOCH (1927) hat MASSONs Vorstellungen ausgiebig gewürdigt. MASSON (1928a, b) und VILTER (1935) haben weitere histologische Argumente beigebracht. Der Vorgang der Cytokrinie ist aber, wie auch BILLINGHAM und MEDAWAR (1953) betonen, bisher nicht beobachtet worden. Hier besteht eine von diesen Forschern erkannte Schwierigkeit, die um so schwerer wiegt, als die Abgabe so großer geformter Sekrete, wie es die Melaninkörnchen sind, bisher meines Wissens nirgends beobachtet worden ist. Die Vorstellung, daß die Körnchen an die intercellulären Spalten abgegeben und von da in die Epidermiszellen durch Phagocytose aufgenommen werden, ist schwer annehmbar, da die Epidermiszellen die Fähigkeit der Phagocytose bei Farbstoffinjektion nicht zeigen, worauf schon BLOCH (1927) hingewiesen hat.

Da weder die Cytokrinie noch das Hochwandern der Melanocyten bisher direkt beobachtet wurden, halten BILLINGHAM und MEDAWAR (1953) ihre Hypothese noch nicht für endgültig bewiesen und schlagen deshalb eine Benennung der verschiedenen Zelltypen vor, die ihre Genese noch nicht präjudiziert. Während MASSON (1948a, b), BILLINGHAM und MEDAWAR (1948a, b), BECKER sen. (1948), ZIMMERMANN und CORNBLEET (1948), BECKER jr., FITZPATRICK und MONT-GOMERY (1952), STARCK (1955), VOLLAND (1955) und neuerdings auch DANNEEL (1954) annehmen, daß die dendritischen Zellen einschließlich der Melanocyten von der Neuralleiste abstammen und eine eigene Zellart in der Epidermis dar-stellen, vertreten BLOCH (1927), MIESCHER (1927), PECK (1930) sowie ORMSBY und MONTGOMERY (1948) die Ansicht, daß sich die Melanocyten durch Bildung verzweigter Fortsätze *aus Basalzellen* entwickeln. Dabei stützt sich MIESCHER auf Beobachtungen bei der Entstehung bösartiger *Melanome*, PECK auf Haut-veränderungen nach *Thorium X-Behandlung*. ORMSBY und MONTGOMERY (1948) schließen sich dieser Ansicht auf Grund von Beobachtungen an pathologisch ver-ändertem Material an. Es ist besonders bei stärker pigmentierter Epidermis sehr schwierig, die Perikarya der verzweigten Melanocyten von denen der Basalzellen zu unterscheiden. Soweit auf diese Schwierigkeiten nicht besonders eingegangen ist, wird man besonders bei den bösartigen *Melanomen*, wo eine gezielte Schnitt-führung unmöglich ist, nur mit äußerster Zurückhaltung urteilen können. MEIROWSKY, FREEMAN und WISEMAN (1951) haben amelanotische Haare aus akromelanotischen Partien neugeborener Himalaja*kaninchen* isoliert und ge-funden, daß sie trotz der Abwesenheit von Melanocyten in der Lage waren, Melanin zu bilden. Nach ihrer Ansicht ist das Melanin ein Produkt der Stoff-wechseltätigkeit dieser Haarzellen. Nachdem die oben angeführten entwick-lungsgeschichtlichen Untersuchungen gezeigt haben, daß die Neurogenese der Melanocyten experimentell gestützt ist, konnte die Umwandlung der Basal-zellen bestenfalls als zweite Quelle der Melanocytenbildung in Frage kommen. Da diese Ansicht aber durch neuere Untersuchungen nicht mehr gestützt wird, darf man sie wenigstens für die normale Entwicklung der Melanocyten wohl fallen lassen.

c) Die Verteilung der verzweigten Zellen.

Die stärkere *Pigmentierung des äußeren Genitale*, der Perinealhaut und der Mamillen zeigt schon makroskopisch die auch histologisch nachweisbare An-häufung von Pigmentzellen (Abb. 68a). F. PINKUS (1927) hat eine kurze Be-schreibung der makroskopisch sichtbaren topographischen Pigmentierungsunter-schiede brünetter Personen gegeben. Die bei der *Schwangerschaft* sich verstärkende Pigmentierung entlang der unteren Linea alba sowie andere makroskopisch sicht-bare Pigmentierungsunterschiede, wie sie PINKUS beschrieben hat, sind histo-logisch noch nicht auf die Häufigkeit von Melanocyten untersucht worden. Lediglich SZABO (1954) hat die Melanocytenhäufigkeit an Häutchenpräparaten menschlicher Epidermis bestimmt und gefunden, daß in der Haut der Extremi-täten je Quadratmillimeter etwa 1000 Melanocyten vorkommen, daß sie aber im Gesicht und an der Stirn 2—4mal so häufig sind. Damit wird der von WRIGHT, CLARK und MILNE (1953) vermutete Zusammenhang zwischen dem bevorzugten Sitz von *Melanomen* im Gesicht, Nacken, an den Füßen und am äußeren Genitale und der Häufigkeit der Melanocyten in der Epidermis dieser Stellen zum Teil bestätigt. BILLINGHAM und MEDAWAR (1948a, b, 1950a, 1953) haben mit der gleichen, von ihnen ausgearbeiteten Methode in der Fußsohlenhaut der *Meer-schweinchen* sehr viel mehr Melanocyten gesehen als in der Haut des Ohres und des Stammes. In der Epidermis des Mäuseschwanzes sind die Melanocyten in pigmentierten gleichmäßigen Flecken angeordnet, die in Querringen nebeneinander liegen (REYNOLDS 1954). Bei Menschen mit verschieden dunkler Hautfarbe haben GATES und ZIMMERMANN (1953) einen der Hautfarbe entsprechenden Melaningehalt gefunden.

Die Verteilung der dendritischen Zellen in den epithelialen Hautgebilden ist, soviel ich sehe, bei allen *Säugetieren* prinzipiell die gleiche. Dabei besteht zwischen dem Vorkommen der pigmentierten und unpigmentierten dendritischen Zellen kein Unterschied, da überall dort, wo pigmentierte Zellen gefunden werden, auch unpigmentierte auftreten können und umgekehrt (BILLINGHAM und MEDA-WAR 1953). So gibt es zwar überall in der Epidermis und an den Haarzwiebeln Pigmentzellen oder unpigmentierte dendritische Zellen mit Ausnahme der albinotischen Gebiete bei der *Ratte*, aber es sind bisher noch keine derartigen Zellen an der Wurzelscheide beobachtet worden. Epidermis und Haarzwiebel sind also durch eine pigmentfreie Zone getrennt. Die Melanocyten des Haarbulbus können mit denen der Epidermis ausgetauscht werden (PEPPER 1954). Im Epithel der apo- und ekkrinen Schweißdrüsen und an den Talgdrüsen finden sich beim Menschen und bei den meisten Säugetieren keine Melanocyten. Bei einigen Tieren kommen jedoch Hautdrüsen vor, die ein mit Melanin gefärbtes Sekret absondern. Beide Varianten von dendritischen Zellen fehlen nach eigenen Beobachtungen im Hyponychium des menschlichen Nagels sowie in dem des *Rhesusaffen* und an der Klaue des *Wildschweines (Sus scrofa)*. Sie sind aber vorhanden in der Matrix des Nagels und im übrigen Perionychium.

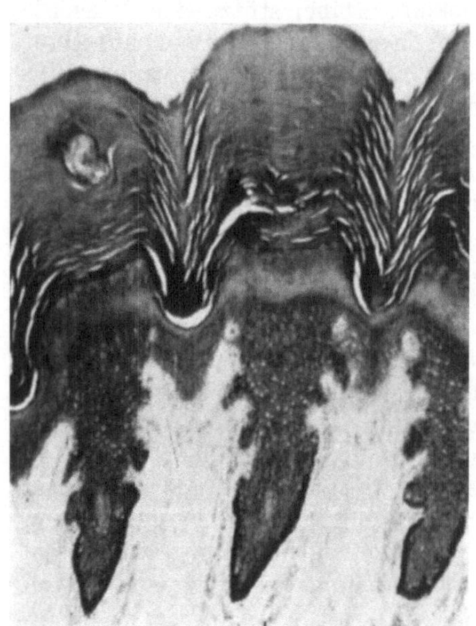

Abb. 73. Fingerbeere, *Hutaffe*. Die Spitzen der Epithelleisten sind in den basalen Lagen durch Melanin gefärbt. Die Hornschicht ist in den Furchen zwischen den Papillarleisten lockerer. Vergr. 90fach. (Keratinfärbung nach MARTINOTTI.)

Im histologischen Bild ist das Pigment nicht gleichmäßig über die ganze Basalschicht verteilt, sondern an den Kanten der Epidermisleisten angereichert, während die Epidermis über den Spitzen der Bindegewebspapillen schwächer pigmentiert ist, wie ADACHI (1903) zuerst bei *Menschen* und *Affen* gezeigt hat (BLOCH 1927). SZABO (1954) konnte diesen Befund an seinen Häutchenpräparaten für den *Menschen* ebenfalls bestätigen. Besonders eindrucksvoll ist die dem Relief der Grenzfläche zugeordnete Pigmentierung an den Hand- und Fußflächen des *Rhesusaffen (Macacus rhesus)* zu sehen (Abb. 73 und 74). Wie an einer physikalisch-geographischen Karte kann man am Macerationspräparat die Tiefe der Epithelleisten an der Pigmentierung ablesen. Die am tiefsten ins Corium reichenden Drüsenleisten sind schwarzbraun. Über den Spitzen der Bindegewebsleisten und -papillen blaßt die Färbung ganz ab und ist an den wenig stark ausgebildeten Haftleisten deutlich blasser als an den Drüsenleisten (Abb. 74). Auch an anderen Hautstellen ist diese Verteilung zu erkennen, sobald überhaupt ein Grenzflächenrelief ausgebildet ist.

Die *Zuordnung der Melanocytenverteilung zum Grenzflächenrelief* ist offenbar für alle *Säugetiere* gleich. Sie konnte beim *Furchenwal (Balaenopterus borealis,*

JAPHA 1907), beim *Delphin* (*Delphinus delphis*, STIGLBAUER 1913), beim *Braunfisch Phocaena phocaena* L., eigene Beobachtungen) und bei *Grampus griseus* (KRÜGER 1921), also bei einer Reihe von wasserlebenden Säugetieren beobachtet werden. Diese Verteilung fällt aber nur an Stellen auf, wo die Pigmentierung hellgrau ist, da die dunkle Epidermis in der ganzen Basalschicht mit Melanocyten dicht besetzt ist.

Die gleiche Verteilungsregel zeigt sich auch an den *Haarwurzeln*. Nur die Haarzwiebel enthält Pigmentzellen, während das Epithel des Haarkanals keine verzweigten Zellen besitzt (BILLINGHAM und MEDAWAR 1953). Die gleiche Verteilung konnte ich an den Haarwurzeln des *Wildschweines* beobachten, die durch Essigsäuremaceration aus dem Corium herausgelöst waren. Alle Melanocyten aus der äußeren Wurzelscheide scheinen an den tiefsten Punkt der Haarwurzel gerückt zu sein.

Beim Nagel des *Menschen* und des *Rhesusaffen* finden sich die dendritischen Zellen nur in der Matrix, aber nicht im Hyponychium, auch hier also nur in den tiefer eingefalteten Partien. Beim *Rhesusaffen*, wo die Pigmentierung der Matrix an derem distalen Ende schwächer wird, finden sich an der Leistenkante wieder reichlicher Pigmentzellen als über den Bindegewebsleisten, wo sie sogar ganz fehlen können. Auch die Klauen des *Wildschweines* zeigen nur an der der Nagelmatrix entsprechenden Stelle eine pigmentierte Basalschicht.

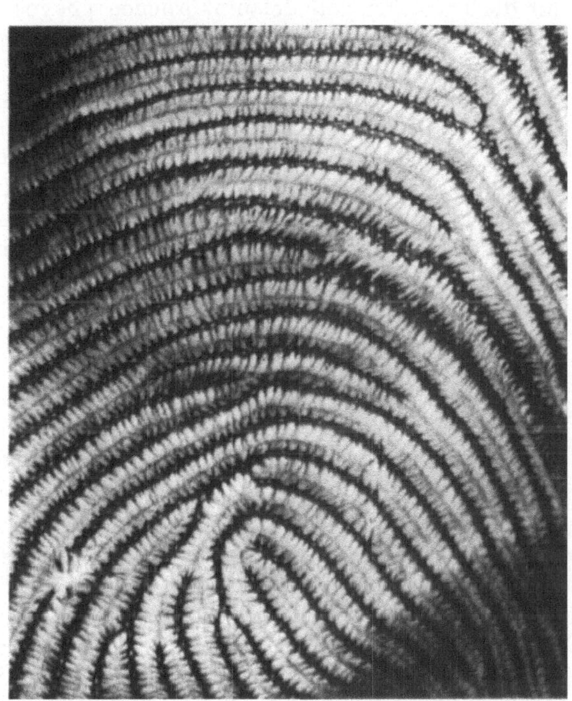

Abb. 74. Zehenbeere, *Hutaffe*. Epidermisunterfläche. Die Epidermisleisten sind durch die natürliche Pigmentierung dargestellt. Die tieferen Drüsenleisten enthalten mehr Melanin als die flacheren Haftleisten. Vgl. Abb. 73. Vergr. etwa 20fach. (Macerationspräparat.)

Die hohen, blattähnlichen Epithelleisten des Hyponychiums sind vollkommen pigmentfrei. Man darf voraussagen, daß in dem Hyponychium ebensowenig dendritische Zellen zu finden sind, wie das nach unseren Beobachtungen am menschlichen Nagel der Fall ist. Deshalb entstehen Pigmentnaevi auch nur in der Matrix menschlicher Nägel (NOBLE, FERRIN und MERANDINO 1952).

Das Grenzflächenrelief pigmentierter *Rinder*hörner zeigt blattartige Epidermisleisten, die nach SCHMIDT und SPRANKEL (1954) besonders an der Spitze des Matrixkegels ausgebildet sind. Hier sind die Kanten der epithelialen Leisten gleichfalls dunkler als das dazwischen liegende Epithel über den Bindegewebsleisten.

Weder die Ursache noch die funktionelle Bedeutung der eigentümlichen Verteilungsregel ist bekannt.

d) Die Melanocyten des Corium.

Auch im Corium läßt sich ein System verzweigter Zellen, BLOCHs „mesodermale Melanoblasten", finden (STEINER-WOURLISCH 1925, BLOCH 1917, 1927,

Koller 1929 beim *Huhn*). Wenn Melanoblasten durch Wanderung aus der Neuralleiste in die Epidermis gelangen, ist es leicht vorstellbar, daß auf dem Wege dahin im Corium Zellen liegenbleiben, die dort Pigment bilden. Nach der Anschauung von Becker sen. (1927) und Miescher (1922), die die Phagocytose injizierten Melanins durch Bindegewebszellen wie E. R. und E. L. Clark (1926) beobachtet haben, sind die verzweigten Zellen des Corium phagocytierende Elemente, die das Melanin aus der Epidermis aufgenommen haben. Doch scheint mir die Tatsache, daß Melaninkörnchen phagocytiert werden, nicht bindend zu sein für den Schluß, daß dies auch immer so sei. Watanabe (1950) findet bei Mischlingsfeten (Japaner und Europäer) mehr Melanocyten im Bindegewebe und in der Epidermis als bei Europäern und weniger als bei Japanern. Nach Holmes (1953) sind die pigmentführenden Zellen der Cutis dopapositiv. Demnach sind es Melanocyten, die außerdem die Fähigkeit haben, Trypanblau zu phagocytieren. Beim *Salamander (Triturus)* haben Niu und Twitty (1950) melaninphagocytierende Bindegewebszellen beschrieben, die besonders während der Metamorphose aktiv sind, wenn sich die Pigmentierung verändert. Sie bezeichnen diese Elemente mit Harvey, Dawson und Janes (1940), die ähnliche Zellen auch in menschlichen melanomartigen Geschwülsten angetroffen haben, als „*Melanophagen*". Meirowsky und Freeman (1951a) nehmen für die Bindegewebszellen wie für die Epithelzellen an, daß sie zur Melaninbildung befähigt sind (vgl. S. 83f.).

Bei *Amphibien* verschwinden die Melanophoren in der Metamorphose aus dem Corium und werden in der Epidermis häufiger. Stearner (1946) nimmt an, daß die dermalen Pigmentzellen in die Epidermis umsiedeln. Niu und Twitty (1950) vermuten dagegen eine Degeneration der dermalen Melanocyten, nach welcher die Melaninkörnchen durch Melanophagen aufgenommen werden.

Die Melanophagen unterscheiden sind von den aus der Neuralleiste stammenden Melanocyten durch die ungleichmäßige Verteilung des phagocytierten Pigmentes im Cytoplasma und durch ihren ausschließlichen Gehalt von vollständig differenzierten Melaninkörnchen. Die Pigmentgranula der Melanocyten sind dagegen immer gleichmäßig verteilt und zuerst sehr fein und schwach gefärbt. Niu und Twitty halten es für möglich, daß sich die Melanophagen in Melanocyten umwandeln.

e) Cytologie der Pigmentbildung.

Für die Bildung der Melaninkörnchen in den Zellen werden *Kern, Mitochondrien* und Golgi-*Apparat* verantwortlich gemacht. Meirowsky (1908), v. Szily (1911), Ludford (1924a, 1925a), Meirowsky (1940), Freeman, Meirowsky und Fischer (1950), Meirowsky, Freeman und Fischer (1950), Meirowsky und Freeman (1951a, b, 1953) nehmen eine Bildung der Melaninkörnchen aus dem *Kern* an. Meirowsky und Mitarbeiter gehen von der Tatsache aus, daß der Kern das Zentrum des Nucleoproteinstoffwechsels ist, und daß der *Nucleolus* die intensivste Produktion von Nucleoproteinen zeigt. Nach du Buy und Woods (1945, Woods und du Buy 1945) enthält das Melanin bestimmter *Melanome* 20% Nucleinsäure, woraus die Autoren auf eine Verwandtschaft der Melanoproteine und Nucleoproteine schließen. Meirowsky, Freeman und Mitarbeiter finden das Melanin zuerst im Nucleolus, von wo es sich entlang dem intranucleären Liningerüst über den Kern ausbreite. Es erscheint dann in intranucleären Vacuolen und schließlich überall im Kern und in der Kernmembran und soll endlich den Kern verlassen, wie dies bei Chromatinderivaten der Fall sei. Neue Melaningranula bilden sich an einer Muttersubstanz durch Knospung und Teilung. Die Melaninkörnchen sind nach dieser Anschauung lebende, teilungs-

und sprossungsfähige Strukturen, die von Kernmaterial abstammen. Diese schon früher von MEIROWSKY (1908) entwickelte Vorstellung (s. HOEPKE 1927, BLOCH 1927) wird von JELIASKOWA (1930) und APITZ (1937), der melanotische Geschwülste untersucht hat, ebenfalls vertreten.

Mitochondriennatur besitzen die Melaningranula nach MAKAROV (1929), GODA (1928, 1931), WOODS, DU BUY, BURK und HESSELBACH (1949), DU BUY, WOODS, BURK und LACKEY (1949), DU BUY und WOODS (1945,) WOODS und DU BUY (1945), WOODS, DU BUY und BURK (1950). Sie fanden in den Zellen der *Mäusemelanome* (HARDING-PASSEY- und CLOUDMAN S 91-Tumoren) Melanin in den cytoplasmatischen Körnchen. Bei einigen Zellen sind alle oder wenigstens fast alle sichtbaren Granula melanisiert. Die pigmentierten und unpigmentierten Körnchen sind die einzigen Strukturen, die sich mit Janusgrün B färben, wodurch sie sich als Mitochondrien ausweisen. Nach spektographischen Untersuchungen besitzen sie ein starkes Absorptionsvermögen bei 2580 Å und enthalten organischen Phosphor und Pentose. Die Körnchen amelanotischer *Melanome* besitzen die für Mitochondrien anderer Herkunft (Leber, Niere, Herz) typische Fermentaktivität (Cytochromoxydase, Bernsteinsäureoxydase, glykolytische Fähigkeit). Die abzentrifugierten Melaninkörnchen der genannten Melanome enthalten außer diesen Enzymen noch Dopaoxydase. ALGARD (1953) stellte im Phasenkontrastmikroskop eine Abnahme der filamentösen Mitochondrien bei der Pigmentbildung fest, konnte aber ihre Umwandlung in Pigmentkörnchen nicht sehen. An dieser Stelle sei an die hohe Empfindlichkeit der Pigmentbildung gegenüber Blausäure erinnert (A. A. ZIMMERMANN 1928).

Die *Form und Struktur der Melaninkörnchen* ist trotz elektronenoptischer Untersuchungen noch nicht zweifelsfrei geklärt. CONITZER hat 1931 die Literatur über das Haarpigment zusammengestellt. Nach HAUSMAN (1928/29) und RUSSEL (1946, 1948/49) sind die Melaninkörnchen in hellem Haar kleiner als in dunklem. Auch bei den hellen pastellfarbenen Mutanten von *Fuchs* und *Nerz* sind die Granula kleiner als bei den dunklen Tieren (SHACKLEFORD 1948). MASON, KAHLER, McCARDLE und DALTON (1947) sowie DALTON und FELIX (1953) untersuchten das Melanin aus *Mäusemelanomen*, LAXER, SIKORSKI, WHEWELL und WOODS (1954) aus Wolle und Haaren verschiedener *Säuger*. Elektronenoptische Befunde an Melaninkörnchen aus normaler menschlicher Epidermis wurden von LADEN, ERICKSON und ARMEN (1952) sowie von diesen Autoren mit LINDEN (1953) an Schnitten erhoben. Die Autoren fanden in Kernkappen angereichert rundliche Melaningranula, die öfters in Reihen angeordnet waren. GESSLER, GREY, SCHUSTER, KELSCH und RICHTER (1948a, b) sehen die Melaninkörnchen zum Teil in den intercellularen Brücken liegen. Nach BARNICOT, BIRBECK und CUCKOW (1955) sind die Melaninkörnchen im menschlichen Haar länglich, $0,54—0,83\,\mu$ lang und $0,22—0,34\,\mu$ breit. Im Einzelfall scheint es sich um einfache Körnchenpopulationen mit großer Variationsbreite zu handeln. Diese Untersucher beschreiben als Inhalt der Melaninkörnchen dichtere Partikel. Die Melaningranula sind demnach nicht homogen. Bildungsstadien konnten die Untersucher nicht mit Sicherheit ausmachen, aber sie sahen kleine ellipsoide Körnchen, die in der Regel hohl erscheinen. Diese Granula waren aus gefärbtem und albinotischem Haar zu gewinnen. Bei roten Haaren fanden die Autoren Übergänge von dünnwandigen Ellipsoiden bis zu soliden Körperchen ähnlicher Form und Größe, die mit dickeren Partikeln beladen sind. Die Untersucher mahnen zu vorsichtiger Deutung.

Auf Grund von Untersuchungen an *röntgengeschädigten Haarpigmentierungen* des *Kaninchens* kamen DANNEEL und LUBNOW (1936, LUBNOW 1939, GÜTTES 1953a, b) zu der Meinung, der GOLGI-*Apparat* müsse bei der Pigmentbildung eine besondere Rolle spielen. Durch die Röntgenbestrahlung soll eine Substanz zerstört werden, aus der die Mitochondrien hervorgehen. Als Ergebnis erbbiologischer und experimenteller Studien nimmt Danneel (1941) wenigstens drei Teilreaktionen bei der Haarpigmentbildung des Kaninchens an, die in kausalem Zusammenhang stehen: 1. Bildung des Golgi-Systems und der Lipochondrien (Reaktion I), 2. Fermentbildung (Reaktion II) und 3. Pigmentbildung (Reaktion III). Die Reaktion I wird dabei von Erbfaktoren beeinflußt, die über die Scheckung bestimmen (S/s, K/k, X/x). Die Reaktion II dagegen von den Faktoren A/a, die auf den Ablauf der Unterkühlungsphase (s. S. 82) Einfluß nehmen. Diese Faktoren bestimmen jedoch nicht, ob überhaupt, sondern nur *wieviel* Pigment gebildet wird.

Die bei der Wildfärbung des *Kaninchens* auftretende Bindenfärbung der Haare, bei der helle und dunkle Abschnitte hintereinander am gleichen Tage entstehen, ist von einem weiteren Erbfaktor abhängig (Cleffmann 1953, Dry 1928). Wie bei der rhythmischen Pigmenteinlagerung in *Vogel*federn (Montalenti 1934, Henke 1936, 1939 u. a.) hängt auch die Bindenbreite der gebänderten Haare des *Kaninchens* von der Wachstumsgeschwindigkeit des Haares ab. Je langsamer ein Haar wächst, desto schmaler sind die hellen Binden und desto dunkler ist das ganze Haar (Cleffmann).

Eine Entscheidung über den Ort in der Zelle, an dem die Melaninkörnchen gebildet werden, ist auf Grund der vorliegenden Beobachtungen nicht möglich. Die bisherigen Untersuchungen, vor allem die Analyse der Pigmentbildung von Danneel, Lubnow, Cleffmann und Güttes lassen erkennen, daß die Melaninbildung ein sehr komplexer Vorgang ist, dessen Einzelheiten noch keineswegs befriedigend aufgedeckt werden konnten.

Über die üppige Färbung der *Vogel*federn liegt eine ausgedehnte Literatur vor. Die Bildung der Melaninkörnchen in verzweigten Zellen ist nach Strong (1902) immer wieder beobachtet worden (Lillie und Juhn 1932, Hamilton 1940, Greite 1931, 1934, Rawles 1944, Trinkaus 1948a, b u. a.). Die Bildung der *Schillerfarben* in den Vogelfedern wird zum Teil durch die regelmäßige Lagerung dünner Melaninblättchen hervorgerufen (Schmidt 1948, 1952). Die bunten Farben sind indessen durch *Lipochrome* mitbedingt (Desselberger 1930, Driesen 1953), die nicht an bestimmte Chromatophoren gebunden, sondern diffus verteilt sind. Ähnlich verhält es sich mit den Farbstoffen, die in *fluorescierenden Federn* gefunden werden (Völker 1937, 1940, 1944, Franck 1939, Driesen 1953).

5. Die hormonale und nervöse Beeinflussung der Pigmentierung.

Hormonale Einflüsse auf die Pigmentierung des Menschen werden auf Grund klinischer Erscheinungen schon lange vermutet. Die Verstärkung der Pigmentierung in der *Schwangerschaft* betrifft nicht nur die Mamillen und die Haut über der unteren Linea alba. Eine verstärkte Melaninbildung kann mehr oder weniger gleichmäßig am ganzen Körper und besonders im Gesicht (Cloasma uterinum) einsetzen (Proppe 1953). Auch die pigmentierten Naevi werden dunkler, und neue *Naevi pigmentosi* entstehen. Wahrscheinlich werden die Melanocyten in der Schwangerschaft zu stärkerer Pigmentbildung angeregt.

Behandlung mit *Progesteron, Oestrogen* und *Androgen* führt beim *Menschen* (Bloch und Schrafl 1932, Jeghers 1944, Davis, Boynton, Ferguson und Rothman 1945, Lerner und Fitzpatrick 1950) und beim *Meerschweinchen* (Wheeler, Cawley und Curtis 1953) zu einem Pigmentierungseffekt. Das Oestrogen löst beim Manne eine zunehmende Pigmentierung der Scrotalraphe aus, wie bei der Behandlung des Prostatacarcinoms mit Follikelhormon auffällt (STAEHLER 1949, GÖTZ und KREBS 1949, EUFINGER 1953).

Nach *Cortison-* und *Hydrocortisongaben* blaßt die durch Nebenniereninsuffizienz bedingte Überpigmentierung bei der ADDISONschen Krankheit ab (HALL, MACCRACKEN und THORN 1953). Die gleiche Cortisonwirkung hat HAMILTON (1940) an den Federmelanocyten in vitro gesehen. Das *adrenocorticotrope Hormon* des Hypophysenvorderlappens (ACTH) verstärkt die Pigmentierung sowohl an der isolierten *Froschhaut* (SULMAN 1952a, b, JOHNSSON und HÖGBERG 1952) als auch an pigmentierten menschlichen *Naevi* (SPRA-GUE, POWER, MASON, ALBERT, MATHIESON, HENCH, KENDALL, SLOCUMB und POLLEY 1950, GOLDMAN und RICHFIELD 1951) und in vitro (WHITLOCK 1954).

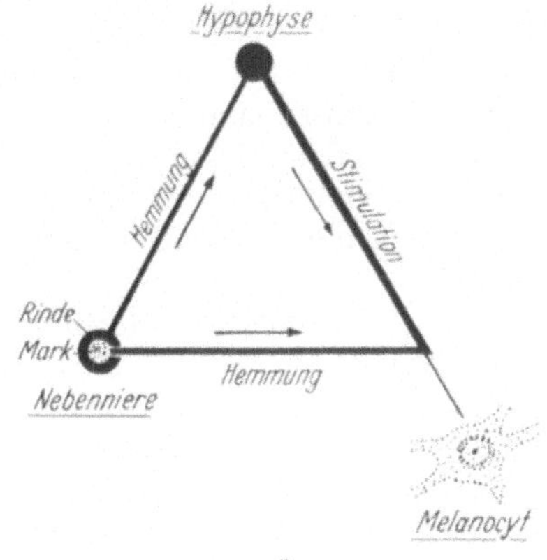

Die Rolle des *Thyroxins* bedarf weiterer Untersuchungen. Nach MARKERT (1948) und LYNN (1948) wirken thyreostatische Stoffe (Thioharnstoff, Phenylthioharnstoff) direkt auf die Melanocyten in vitro. Nach LERNER, SHIZUME und BUNDING (1954) hemmt aber auch Thyroxin die Pigmentierung (Literatur bei KABELITZ 1942 und KOHN 1953). Auch

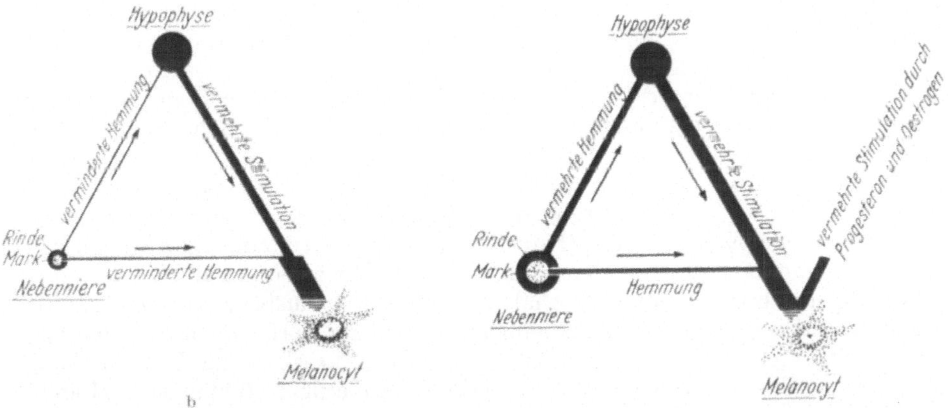

Abb. 75a—c. Der hormonale Einfluß auf die Pigmentierung. a Normale Pigmentierung. Hydrocortison hemmt die Abgabe von melanocytenstimulierendem Hormon aus der Hypophyse (MSH). Adrenalin und Noradrenalin hemmt die Wirkung des MSH auf die Melanocyten. b ADDISONsche Krankheit. Die MSH-Abgabe ist erhöht, da die hemmende Wirkung der Nebennierenrindenhormone vermindert ist. Die MSH-Wirkung kommt bei den Melanocyten voll zur Geltung, da das zerstörte Nebennierenmark kein Adrenalin und Noradrenalin liefert. c Schwangerschaft. Progesteron und Oestrogen wirken vermehrt direkt auf die Melanocyten ein. Auch die Abgabe von MSH ist angestiegen. (Nach LERNER, SHIZUME und BUNDING 1954.)

Adrenalin und *Noradrenalin* behindern die stimulierende Wirkung des Melano-phorenhormons auf die Melanocyten direkt (WARING und LANDGREBE 1950).

Das *Melanophorenhormon* aus dem *Hypophysenzwischenlappen* niederer Wirbel-tiere verursacht die intracelluläre Ausbreitung der Pigmentkörnchen. Dabei werden die Granula vom Perikaryon aus in präformierten Melanocytenfortsätzen trans-portiert, oder es bilden sich neue amöboide Fortsätze. Neuerdings sind auch bei Säugetieren Melanophoren- bzw. Chromatophorenhormone in der Pars intermedia der Hypophyse gefunden worden, die auf die intracelluläre Körnchenwanderung in den Chromatophoren niederer Wirbeltiere Einfluß nehmen (s. ABDERHALDEN

1952, KABELITZ 1942, BARGMANN 1954). Früher wurde bestritten, daß das Melanophorenhormon oder ein anderes Hypophysenhormon einen Einfluß auf die Pigmentierung der *Säugetiere* und des *Menschen* ausübe (DIETEL 1932, ZONDEK 1937 u. a.). Von LERNER, SHIZUME und BUNDING (1954), LERNER und LEE (1955) ist aber aus der Säugerhypophyse ein Hormon extrahiert worden, das die Haut und Naevi sich stärker pigmentieren und neue Naevi entstehen läßt. SHIZUME und LERNER (1954) stellten an der *Froschhaut* die Anwesenheit eines die Melanocyten stimulierenden Hormons der Hypophyse (MSH) im Blut und Urin von Patienten fest. Der Gehalt an diesem Hormon steigt in der Schwangerschaft und bei der ADDISONschen Erkrankung sowie bei der Retinitis pigmentosa an. Bei Negern, Albinos und bei der Vitiligo ist er nicht verändert. Die Autoren nehmen an, daß die Nebennierenhormone sowohl über die Hypophyse wie direkt auf die Melanocyten melaninbildend wirken. Progesteron und Oestrogen sollen nur direkt an den Melanocyten angreifen (Abb. 75).

Bei der *Pigmentierung der Vogelfedern* üben die *Sexualhormone* einen direkten Einfluß auf die Pigmentzellen aus, indem sie hier Art und Menge der zu bildenden Melaningranula bestimmen (WILLIER 1942a, b, 1948, 1950, 1952, 1953). Doch sind nicht alle Melanocyten hormonempfindlich. Die Vielfalt der auf die Melaninbildung einwirkenden Faktoren geht aus Beobachtungen von TRINKAUS (1948) hervor, wonach die oestrogenabhängige *Hennen*färbung sich auch an *Kapaunen* durch Hormongaben, aber erst mit Eintritt in das Alter der Geschlechtsreife, hervorrufen läßt. Dabei ist das Zeichnungsmuster durch Genfaktoren festgelegt.

Bei den *niederen Wirbeltieren* und bei den *Vögeln* spielt die Färbung der Körperoberfläche im Sexualleben eine sehr viel größere Rolle als bei den *Säugetieren*. Die Geschlechter der *Säugetiere* unterscheiden sich in der Regel nur wenig in der Färbung, dagegen mehr in der Körperform, in der Behaarung und in Ausbildung und Sekretion der Hautdrüsen.

Über den *Einfluß des Nervensystems* auf die Haut- und Haarpigmentierung liegen zwei gesicherte Beobachtungen von plötzlichem Ergrauen vor, eine nach schwerer seelischer Erschütterung (HOLZGRAEFE 1947) und eine nach kurzer zentralnervöser Erkrankung unklarer Genese (HOFF 1954). Im zweiten Fall lag eine akute Schädigung im Bereich des Hypothalamus vor. Die Ausbleichung der Haare, die mit büschelweisem Haarausfall einherging, trat im Verlauf von Stunden ein. Dabei blaßte auch die Hautpigmentierung ab. Die mikroskopische Untersuchung der Haare ergab einen völligen Melaninverlust. Außerdem stellten sich Hodenatrophie, vagotone Kreislauflage und rapider Gewichtssturz ein. HEINICKE (1904) berichtet über einen Fall von Dementia praecox, bei dem in fünf psychopathischen Anfällen im Laufe von 23 Tagen jedesmal eine bestimmte Haarsträhne in wenigen Stunden silberweiß und nach dem Anfall wieder dunkel wurde. In diesem Falle zeigte die mikroskopische Untersuchung Luft in den silberhellen Haaren.

IV. Die Schweißdrüsen.

1. Entwicklung der ekkrinen und apokrinen Schweißdrüsen.

Während die apokrinen Schweißdrüsen (a-Drüsen) aus der epithelialen Haaranlagen hervorgehen, entstehen die *ekkrinen Schweißdrüsen* (e-Drüsen) unmittelbar von der Epidermis aus. An den haarlosen Stellen der Palma und Planta entwickeln sie sich von den Drüsenleisten aus. Nach GREFBERG (1883) sind dort die ersten Schweißdrüsenanlagen im 4. Monat sichtbar. An den Macerationspräparaten treten sie als Vorbuchtungen der Drüsenleisten erstmalig bei 13 cm SSL auf (FLEISCHHAUER und HORSTMANN 1951). Das entspricht den Beobachtungen von AURELL (1938) und BORSETTO (1950), die die ersten Anlagen bei einer Gesamtlänge von 17,5 cm finden. Im histologischen Präparat wird an der Stelle der Schweißdrüsenanlage zunächst eine Zellverdichtung im Stratum basale und Stratum intermedium sichtbar. Die verdichtete Stelle wölbt sich im Binde-

gewebe vor und bildet einen flaschenförmigen Fortsatz aus. Die Auftreibung dieses Fortsatzes ist als Anlage des sezernierenden Teiles anzusehen und erscheint zu Beginn des 5. Monats. Etwa um die Mitte dieses Monats beginnen die freien Drüsenenden sich hakenförmig umzubiegen. Sie bilden auch bald die ersten Schlingen des Drüsenknäuels. Nach AURELL ist die Umbiegung dadurch bedingt, daß die Drüsen beim Vordringen in die Tiefe auf straffe Bindegewebsbündel treffen, die sie nicht zu durchbohren vermögen. Die Länge des gestreckten Ganges und der Grad der Windung ist von dem zur Verfügung stehenden Raum abhängig. Die Drüsen treten zuerst in den Falten zwischen den Zehen und der Fußsohle auf (AURELL).

In der gleichen Weise entwickeln sich auch die ekkrinen Schweißdrüsen an anderen Körperstellen. Hier treten die ersten Anlagen entgegen der Annahme SCHIEFFERDECKERs (1917) in der Nachbarschaft der Haare auf, wo sie in einem Kreis um die Haaranlage angeordnet sein können (PINKUS 1927) und dann das Bild eines „Zifferblattes" bieten, wenn man die Stümpfe der Schweißdrüsengänge um ein Haar oder eine Haargruppe an der macerierten Epidermis betrachtet (HORSTMANN 1952) (Abb. 49—51). Wo die Nebenhaare einer Haargruppe in einer Reihe angeordnet sind, kann die Reihe nach

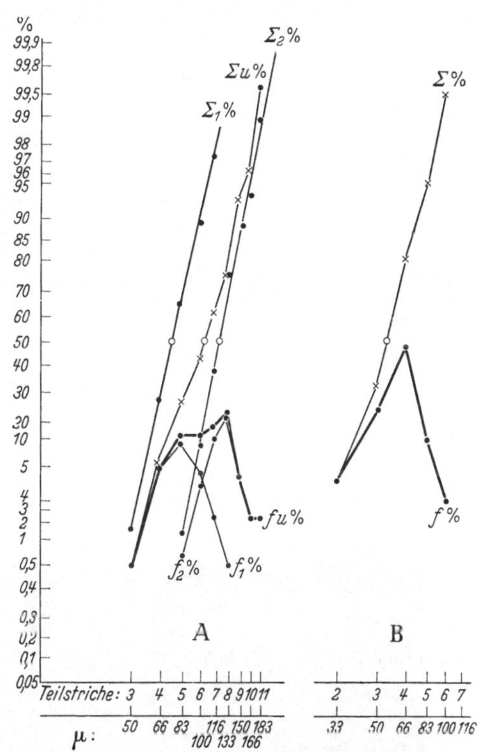

Abb. 76 A u. B. Die Drüsenzwischenräume (A) und Leistenabstände (B) eines Feten von 14,5 cm SSL im Wahrscheinlichkeitsnetz. Demonstration von 2 wahrscheinlichen Kollektiven der Zwischenraumgrößen von A. Abszisse (log.) = Zwischenräume in μ, Ordinate = Anzahl der gemessenen Werte in Prozent. Gesamtzahl der Werte 299. A $fu\%$ = Gesamtverteilung der Drüsenzwischenräume in Prozent, $\Sigma u\%$ = Summenprozentkurve der Drüsenzwischenräume. $f_1\%$ und $f_2\%$ = Verteilungskurven der Kollektive. $\Sigma_1\%$ und $\Sigma_2\%$ = Summenprozentkurven der Kollektive 1 und 2. B $f\%$ und $\Sigma\%$ = Verteilung und Summenprozentkurve der Drüsenleistenabstände. (Aus FLEISCHHAUER und HORSTMANN 1951.)

den Seiten durch Schweißdrüsen fortgesetzt werden (FLEISCHHAUER 1953b). So entstehen verschiedene, für bestimmte Regionen typische Muster der Zuordnung von Haaren und Schweißdrüsen (s. S. 58ff.). Zwischen den an die Haare gebundenen Schweißdrüsen treten später weitere Drüsen auf.

FLEISCHHAUER und HORSTMANN (1951) haben die Zwischenräume der Schweißdrüsen und der Leisten von Palma und Planta bei Feten bestimmt. Aus den Messungen geht hervor, daß die Anzahl der Schweißdrüsen je Flächeneinheit zwischen 13 und 22 cm SSL zunimmt. Die Neubildung der Drüsen erfolgt in diesem Zeitraum, wie schon GREFBERG (1883) vermutete, schubweise so, daß die Zwischenräume auf den Leisten eine bestimmte maximale Größe nicht überschreiten (Abb. 76). Mißt man die Drüsenabstände auf den Leisten eines Feten, so findet man bei statistischer Auswertung zwei Häufigkeitsgipfel der Maße.

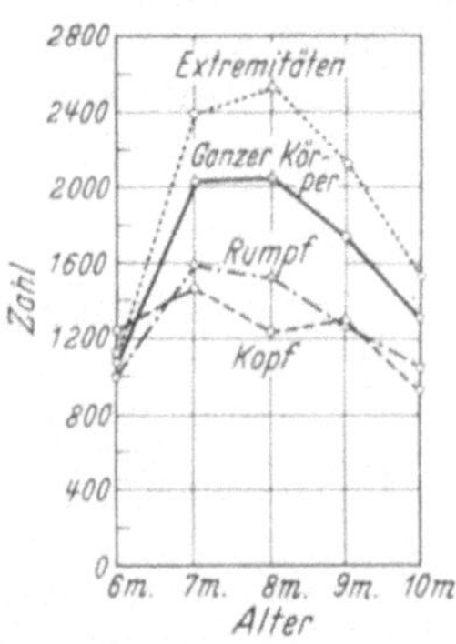

Der erste liegt bei 83 μ (Abb. 76A), der zweite bei 133 μ. Der Wert des ersten Gipfels entspricht etwa der Hälfte des Maximalabstandes (183 μ). Spätestens, wenn durch das Längenwachstum der Leisten dieser Abstand erreicht ist, tritt zwischen zwei Drüsen eine neue Anlage auf. Da keine neuen Drüsenleisten entstehen, ist deren Zwischenraum verschieden groß. Er hängt allein vom Flächenwachstum nach der ersten Anlage ab (Abb. 47, 76, 78). Bei Feten von 22 cm SSL an erfolgt keine faßbare Neubildung der Drüsen mehr. Die Drüsenräume vergrößern sich dann parallel zum Wachstum der Leisten und damit zu dem der Hand und des Fußes. Zeitlich läuft die zahlenmäßige Entwicklung der Schweißdrüsen an den behaarten Körperstellen hinter derjenigen der Leistenhaut mit einer Verschiebung von 1—2 Monaten her. Während an Palma und Planta die Zahl je Kubikzentimeter vom 6. Fetalmonat an abnimmt (TANIGUCHI und KURIKI 1937), fällt diese Zahl am Rumpf und am

Abb. 77. Zahl der Schweißdrüsen je cm² im 6.—10. Fetalmonat. (Nach TANIGUCHI und MOCHIZUKI 1937, aus FLEISCHHAUER und HORSTMANN 1951.)

Kopf erst im 7. Monat und an den Extremitäten im 8. Monat (Abb. 77) ab (STEINER 1926, KURIKI 1936, KOYAMA 1937, MOCHIZUKI 1937, TANIGUCHI und MOCHIZUKI 1937, TANIGUCHI und KURITA 1938).

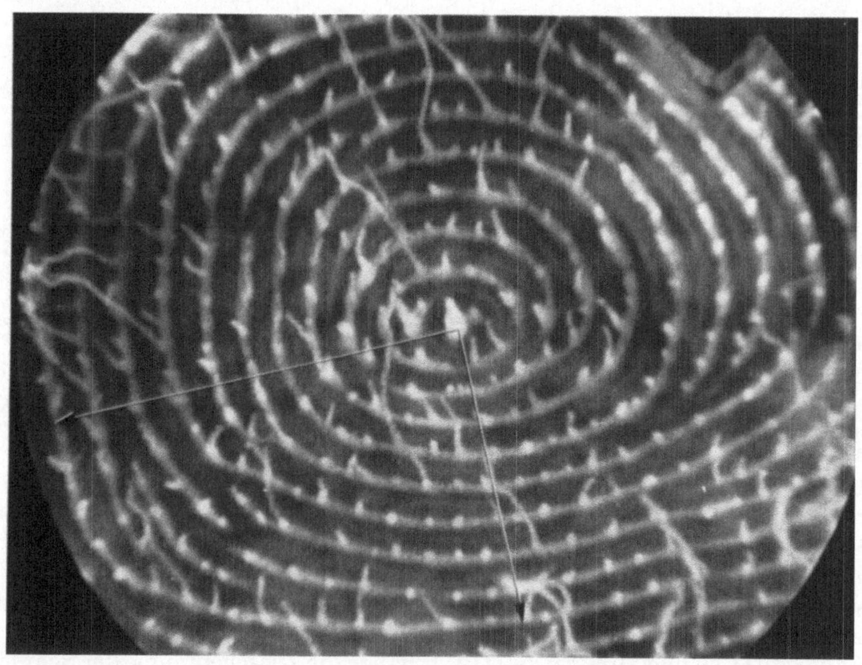

Abb. 78. Wirbel auf der Fußsohle eines Feten von 17 cm SSL. Epidermisunterseite. Gleichmäßige Drüsenabstände auf den Leisten. Die Leistenabstände sind in senkrecht aufeinanderstehenden Radien des Wirbels verschieden groß. Vergr. 45fach. (Macerationspräparat. Aus FLEISCHHAUER und HORSTMANN 1951.)

Die *apokrinen Schweißdrüsen* entwickeln sich bekanntlich aus dem Epithel der Haarfollikel. Nicht überall bleibt jedoch beim Erwachsenen diese Beziehung durch Einmündung in den Haarkanal erhalten. Das Haar, an dessen Follikel sich die Drüse entwickelt hat, kann später zurückgebildet werden wie an Mamille und Labium minus, oder der Ausführungsgang verschiebt sich im Laufe der Entwicklung soweit an die Oberfläche, daß er schließlich neben dem Haarkanal mündet, so in der Achselhöhle, am Labium majus und Scrotum (STEINER 1926).

Beim *Neugeborenen* sind die Drüsen bereits gut entwickelt, nehmen aber nach der Geburt noch kontinuierlich an Volumen zu. Zur Zeit der Geburt enthalten die Lumina bereits Sekret. Nach BORSETTO (1951) soll zu Beginn der Drüsenentwicklung kein Unterschied zwischen apo- und ekkrinen Drüsen bestehen und eine Umwandlung von ekkrinen Drüsen in apokrine möglich sein. Jedenfalls sind in den ersten Lebensjahren e- und a-Drüsen schwer voneinander zu unterscheiden (ENDO 1938, 1939).

2. Verteilung und Schweißbildung.

Die *Gesamtzahl der Schweißdrüsen*, die mit wenigstens 2 Millionen geschätzt wird, verteilt sich nicht gleichmäßig auf den ganzen Körper (RANDALL 1946a). Nach KRAUSE (zit. nach RAUBER-KOPSCH 1912) kommen auf 1 cm² an der Volarfläche der Hand 373, Plantarfläche des Fußes 366, Handrücken 203, Stirn 172 Drüsen. Die ventrale Rumpfhaut hat etwa 2—3mal soviel Schweißdrüsen wie die dorsale, die Beugeseiten der Extremitäten wenig mehr als die Streckseiten. Weitere Angaben über quantitative Unterschiede werden unten (s. S. 218ff.) mitgeteilt. Keine Schweißdrüsen kommen nach WAY und MEMMESHEIMER (1936) an den Labia minora, an der Innenseite der Labia majora, Innenfläche des Präputium, Glans, unter dem Nagel sowie auf der Innenseite der Ohrmuschel vor. Als kongenitale Mißbildung können alle Schweißdrüsen oder die Schweißdrüsen am größten Teil der Körperoberfläche *fehlen* (SCHWENKENBECHER 1929, MACQUAIDE 1944). WAGNER (1952) beschreibt Mutter und Tochter mit weitgehendem Ausfall der Schweißdrüsen.

Die *Menge* Schweiß, die gebildet wird, ist sehr unterschiedlich, wie auch die Zahl der Schweißdrüsen von Individuum zu Individuum wechselt. Über Methoden der Schweißbestimmung in kleinen Arealen siehe MANUILA und ISLER (1951), BRUN, FAVRE und LINDER (1954) sowie BRUN (1954). In den Tropen oder in feucht-warmem Arbeitsklima können bis zu 11 Liter Schweiß am Tage gebildet werden, wenn für Wasser- und Chloridzufuhr gesorgt wird. Dabei wird die Schweißmenge im Laufe von einer Stunde erhöht und fällt nach der zweiten Stunde wieder ab (ADOLPH 1947). Als mittlere Leistung einer einzelnen Schweißdrüse wurden 0,003 mg min gemessen (RANDALL 1949, s. auch KUNO 1934, ADOLPH 1947). Die regionale Verteilung der Schweißproduktion am Körper entspricht der Dichte der Schweißdrüsen.

In kleineren Arealen ist die Schweißproduktion nicht gleichmäßig, wovon man sich schon durch Lupenbetrachtung des schwitzenden Fingers überzeugen kann: Nacheinander leuchten hie und da Schweißtröpfchen auf. Bei genauerer Beobachtung lassen sich in der Reihenfolge gelegentlich Regelmäßigkeiten erkennen (RANDALL 1946). Der Ausstoß der Schweißtröpfchen erfolgt bei einer lebhaft tätigen Schweißdrüse in 6—7 rhythmischen Pulsationen je Minute (ALBERT und PALMES 1949, 1951). Nach TAKAHARA (japanisch, zit. bei KUNO 1934) erfolgt in der Ruhe in wenigen Minuten nur eine Entleerung. Bei körperlichen Anstrengungen nimmt die Zahl der Entleerungen und die Schweißmenge je Entleerung zu. OBERSTE-LEHN (1955) hat die Schweißsekretion des Fingers über längere Zeit an Filmaufnahmen analysiert. Danach können sich einzelne Drüsen sehr viel seltener entleeren als die Nachbardrüsen. Bisweilen entleeren sich ganze

Reihen von Drüsen gleichzeitig und manchmal erscheinen regelmäßige Rhythmen (Abb. 79). Für diesen Ausstoß werden im allgemeinen die *Myoepithelzellen* verantwortlich gemacht. Nach SULZBERGER, HERRMANN, KELLER und PISHA (1950) besteht entlang der inneren Oberfläche des Schweißdrüsenganges am äußeren

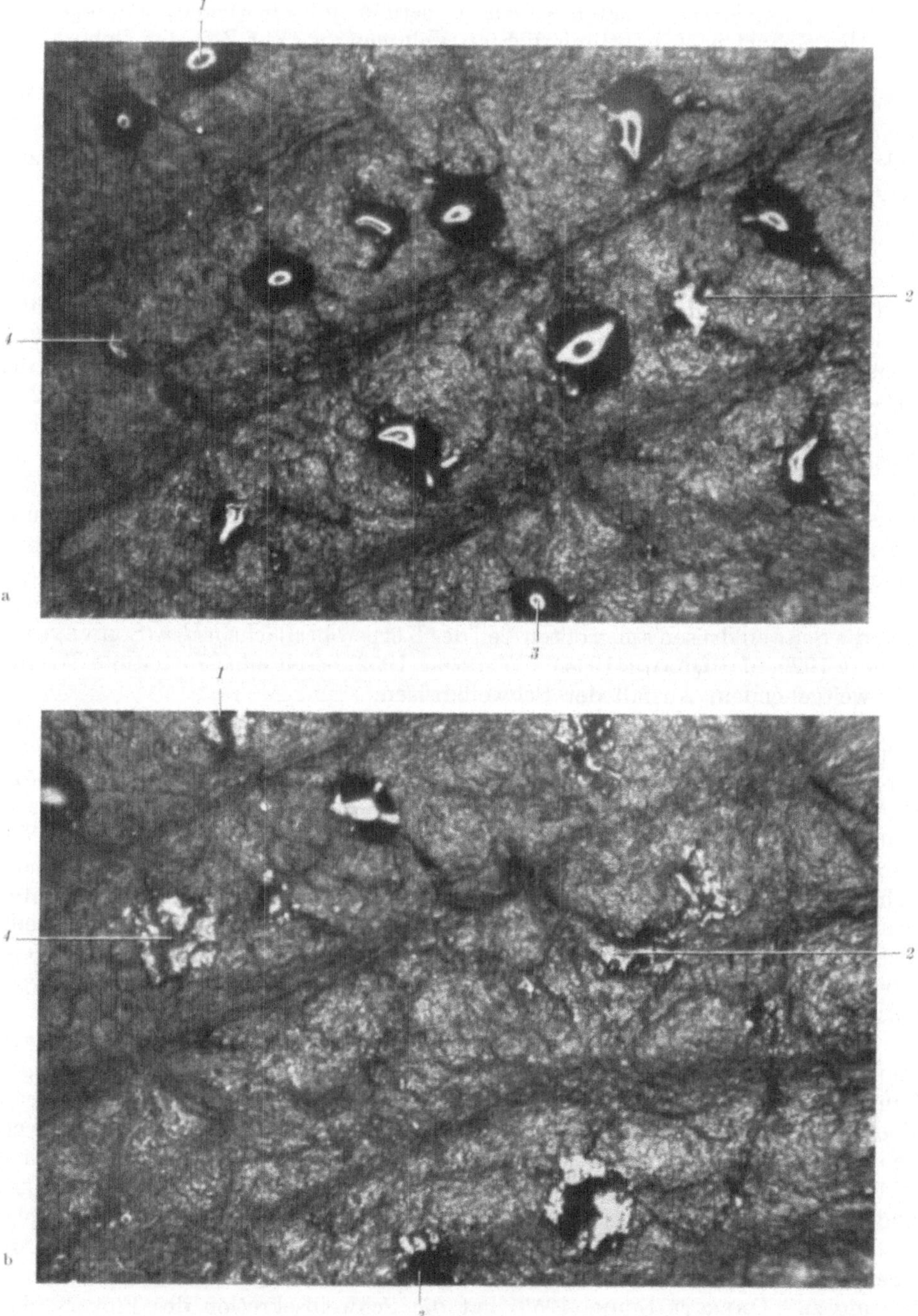

Abb. 79a u. b. Aufsicht auf 3 Leisten der Fingerbeere eines Erwachsenen. a In dem beobachteten Areal sind eben 12 Schweißdrüsen nahezu gleichzeitig ausgestoßen worden. b 30 sec später ist der Schweiß fast ganz aufgetrocknet. *1—4* in beiden Aufnahmen identische Schweißporen. (Einzelaufnahmen aus einem Film von Dr. H. OBERSTE-LEHN.)

Ende ein elektrisches Potential, das sich histologisch in der Basophilie des die
Oberfläche begrenzenden Cytoplasmas ausdrückt. Dieses Potential soll den Abfluß
des Schweißes durch Elektroosmose erleichtern. Über physiologische Daten der
Schweißbildung bei Säugetieren siehe HEINZ und NETTER (1955), MELCZER
(1926c), über Pathologie: LEE, PACK und SCHARNAGEL (1933), KUNO (1934)
und FIEDLER (1955), über die Beziehungen des Schweißes zum „Säuremantel"
der Haut: MARCHIONINI (1929a, b), MARCHIONINI und HAUSKNECHT (1938).

3. Die Formen der e- und a-Drüsen.

CLAUSEN und ALEXANDERSON (1929) haben auf Grund von Wachsplattenrekonstruktionen die Ansicht vertreten, daß die e-Drüsen neben einfachen
tubulösen Formen auch solche mit mehreren alveolären Auftreibungen, Ringbildungen im Glomerulumteil und zusammengesetzten Drüsen mit mehreren
Ausführungsgängen bilden. Ihre Befunde suchten sie (1932) durch das Studium
von Entwicklungsstadien zu stützen. Nach PERNKOPF und PATZELT (1933) besteht
der ganze Drüsenschlauch zur Hälfte aus dem sezernierenden Abschnitt, der sich
auch teilen kann. HORN (1935) dagegen zeigte an Feten und Erwachsenen,
daß die ekkrinen Schweißdrüsen isolierte Einheiten bilden, „deren Rohr un-
geteilt, ohne Blindsäcke zu bilden und ohne sich mit benachbarten Gängen zu
vereinigen, verläuft". AURELL (1938) hat an dicken Schnitten ebensowenig wie
wir an zahlreichen Macerationspräparaten (FLEISCHHAUER und HORSTMANN 1951)
eine Verzweigung oder Ringbildung finden können.

Für die a-Drüsen ist die Frage nach Verzweigungen, Ringbildungen und
Appendices gleichfalls aufgetaucht. KOELLIKER (1852, 1889) hat sich für das
Vorkommen von Verzweigungen ausgesprochen, obschon HÖRSCHELMANN (1875)
weder Divertikel noch dichotome Teilungen finden konnte. Die Ansicht KOEL-
LIKERs wurde in viele Lehrbücher übernommen (v. MÖLLENDORFF, SCHAFFER,
SOBOTTA, PERNKOPF und PATZELT) und auch in Untersuchungen über die a-Drüsen
von ALVERDES (1932, 1934) und SPERLING (1935) erneut behauptet. Demgegenüber bestreitet PETER (1935) nach sorgfältigen Untersuchungen an macerierten
und rekonstruierten Drüsen jede Verzweigung energisch. Auch GROTH (1935)
findet die a-Drüsen der Achselhaut einfach und unverzweigt. Nach PETER und
HORN (1935) bilden Ceruminal-, Circumanal- und Ciliardrüsen ebenfalls lange
unverzweigte Röhren ohne Blindsäcke, Anastomosen und Ringbildungen. Ausnahmsweise können zwei Drüsenknäuel an einem Ausführungsgang hängen. Der
verhältnismäßig kurze Ausführungsgang beteiligt sich weder hier noch bei den
anderen a-Drüsen an der Knäuelbildung. Nach KATO (1938) können die a-Drüsen
des *Vestibulum nasi* verzweigt sein. KATO (1938) findet verzweigte Ausführungsgänge, aber auch nur unverzweigte Sekretstücke.

Die Knäuel der ekkrinen und apokrinen Drüsen sind in sehr komplizierte
Windungen gelegt. Doch liegen stets Anfang und Ende der Windungen nahe
beieinander, so daß sie als rückläufige Schleifen aufgefaßt werden können. Die
MOLLsche *Drüse* dagegen ist korkzieherartig gewunden. Die Nachbarschaft von
Anfang und Ende des Knäuels erinnert an das Verhalten des Nephrons und hat
vielleicht funktionelle Bedeutung.

4. Die ekkrinen Drüsen.

a) Cytologie des sezernierenden Teiles.

Das einschichtige Epithel des Endstückes der Schweißdrüsen besteht aus
Zellen von sehr unregelmäßiger Gestalt und Anordnung (Abb. 80). Ihr Kern ist
rundlich bis elliptisch mit einem Durchmesser von etwa 6 μ. Er ist ebenso wie

das meist doppelte oder dreifache Kernkörperchen kleiner als die entsprechenden Strukturen der a-Drüsen. Nach MINAMITANI (1941a) enthält das apikale Cytoplasma sehr reichlich feine *basophile Granula* und zeigt in der Art apokriner Drüsenzellen *Fortsätze*, die in das Lumen ragen und dort zerfallen. Auch andere Autoren sehen die apokrine Sekretion in den ekkrinen Endstücken mehr oder weniger häufig (ITO 1943, ITO und IWASHIGE 1951, ITO, TSUCHIYA und IWASHIGE 1951, IWASHIGE 1952). Nach ITO, TSUCHIYA und IWASHIGE (1951) wird die basophile Substanz, die auf Grund der Ribonucleaseprobe als Ribonucleinsäure angesprochen wird, bei der apokrinen Sekretion der e-Drüsen ausgeschieden. MONTAGNA, CHASE und LOBITZ jr. (1953) können die apokrine Sekretion nicht bestätigen. Sie finden die freie Zelloberfläche glatt und oft mit einem feinen *Cuticularsaum* versehen. Mit steigender sekretorischer Tätigkeit nimmt die Größe der Drüsenzellen ab (RING und RANDALL 1947).

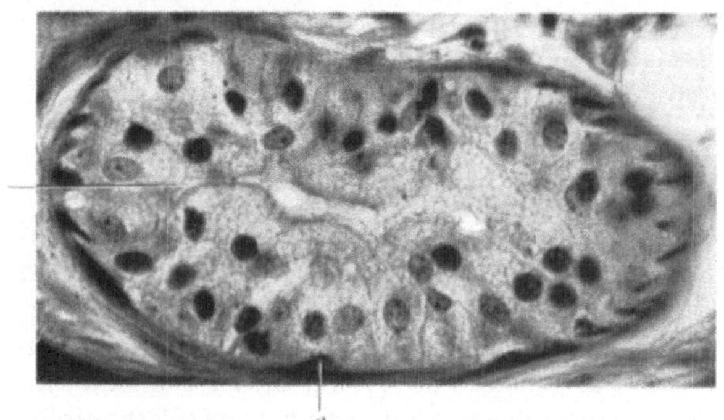

Abb. 80. Schnitt durch den Sekretteil einer ekkrinen Drüse. *1* Intercelluläre Sekretcapillare; *2* Kern einer Myoepithelzelle. Vergr. 460fach. (Hämatoxylin-Eosinfärbung.)

ITO (1943) hat als erster darauf hingewiesen, daß in den ekkrinen Endstücken zwei Arten von Drüsenzellen vorkommen, die er als „*Superficialzellen*" und „*Basalzellen*" bezeichnet. Die *Basalzellen* erreichen nach seinen Beobachtungen das Drüsenlumen nicht und sind durch intercelluläre Kanälchen, die schon K. W. ZIMMERMANN (1898) beschrieben hat, mit diesem verbunden (Abb. 80, 85). Außer den oben genannten Mitarbeitern ITOS haben KANO (1952) bei Greisen und TSUKAGOSHI an der Handtellerhaut von *Hund, Katze* (1951), *Affen* (1953) und *Ratte* (1956), die beiden Zelltypen bestätigt. Bei *Hund* und

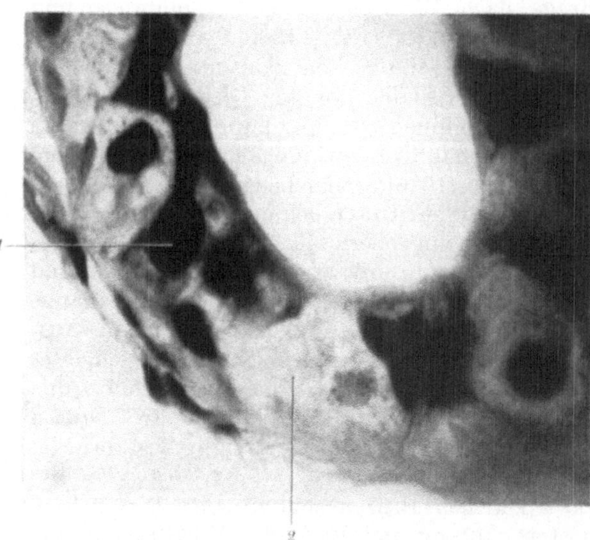

Abb. 81. Ekkrine Drüse der Achselhöhle einer Frau. *1* Dunkle Zelle, deren Cytoplasma von der Basalmembran bis zum Lumen reicht; *2* helle Zelle, die ebenfalls die ganze Wanddicke des Drüsenschlauches einnimmt. Beachte den Cuticularsaum der dunklen Zellen in der Bildmitte. Vergr. 1300fach. (0,05% Toluidinblau auf pH 5,0 gepuffert.) (Aus MONTAGNA, CHASE und LOBITZ jr. 1953a.)

Katze sind die Typen weniger different als beim *Affen (Macacus rhesus)*. MONTAGNA und Mitarbeiter bestätigen das Vorkommen zweier Zelltypen, halten aber die von ITO gegebene Bezeichnung für irreführend, weil beide Typen von der Basalmembran bis zum Drüsenlumen reichen. Die Zellarten unterscheiden sich in strukturellen und histochemischen Merkmalen.

Die „*Superficialzellen*" sind schmal, ihr Cytoplasma ist reichlich mit basophilen Körnchen beladen, weshalb sie von MONTAGNA und Mitarbeitern als „*dunkle Zellen*" bezeichnet werden im Gegensatz zu den „*hellen Zellen*", den Basalzellen ITOs, die größer und breiter sind und keine oder nur wenige, schwer sichtbare, feine basophile Granula in der Nachbarschaft des Kernes besitzen (Abb.. 81). Die von ITO gegebenen Lagebeziehungen der Zelltypen in den Drüsenschläuchen sind nicht eindeutig genug, um sie danach benennen zu können, weshalb im folgenden die Bezeichnung MONTAGNAs übernommen wird. Die basophilen Granula der dunklen Zellen werden gegen die Zelloberfläche hin gröber und zeigen dort eine metachromatische Färbung (MONTAGNA, CHASE und LOBITZ jr. 1953). Alle basophilen Körnchen verschwinden nach Ribonucleasebehandlung (BUNTING, WISLOCKI und DEMPSEY 1948, ITO, TSUCHIYA und IWASHIGE 1951, MONTAGNA und Mitarbeiter).

Die *Mitochondrien* sind in beiden Zellarten nach ITO und IWASHIGE (1951) stäbchen- und fadenförmig und im Cytoplasma verteilt oder um den Kern angehäuft (TSUKAGOSHI 1956). Nach Ansicht dieser Autoren zerfallen sie in kleine Sekretgranula. Ihre Zahl schwankt stark mit der Sekretbildung. Nach MONTAGNA und Mitarbeitern sind die Mitochondrien grobe, abgestumpfte Stäbchen, die im apikalen Cytoplasma der dunklen Zellen auch fadenförmig sein können. In den hellen Zellen sind die stäbchenförmigen Mitochondrien in der ganzen Zelle diffus verteilt und im ganzen weniger zahlreich als in den dunklen. Nach TSUKAGOSHI (1953) soll das Sekret auch in den e-Drüsen der *Affen*haut auf Kosten der Mitochondrien gebildet werden. In höherem Alter werden die Mitochondrien stäbchen- und körnchenförmig. Fädige Mitochondrien sind bei Greisen nicht mehr zu finden (IWASHIGE 1952). Über die Rolle der Mitochondrien bei der Sekretbildung liegen bezüglich der Schweißdrüsen keine ausreichenden Informationen vor. Doch werden nach neueren elektronenoptischen Untersuchungen an anderen Drüsen die Mitochondrien selbst *nicht* in Sekret umgewandelt. Nach ITO und IWASHIGE kommen in den hellen Zellen keine Sekretvacuolen vor.

Der GOLGI-*Apparat* ist nach ITO (1943) netzförmig (komplexer Typ von HIRSCHLER 1927), derjenige der hellen Zellen besteht aus einzelnen Elementen (diffuser Typ HIRSCHLERs). MELCZER (1931, 1935) fand in den ekkrinen Schweißdrüsen einen polyvacuolären GOLGI-Apparat von stark wechselnder Größe (0,1—12 μ). Externum und Internum waren bei Bläschen von 2 μ an gut zu unterscheiden. Mit ITO (1943) möchte ich annehmen, daß es sich bei den großen, von MELCZER beobachteten osmiophilen Kugeln um Fetttröpfchen gehandelt hat. ITO schließt aus seinen eigenen Untersuchungen auf eine Umwandlung von GOLGI-Elementen in osmiophile Körper. Über die Veränderung des GOLGI-Apparates liegt eine kurze Mitteilung von DEME (1940) vor, wonach sich der GOLGI-Apparat unter Einwirkung von Atropin nicht verändert, aber bei starkem Schwitzen nach Pilocarpin in kleine Schollen fein verteilter GOLGI-Substanz zerfällt.

BUNTING, WISLOCKI und DEMPSEY (1948) finden drei verschiedene *fettartige Substanzen* im Epithel der e- und a-Drüsen; 1. enthalten die Zellen verhältnismäßig reichlich *sudanophile Tröpfchen*, die eine gelbe *Fluorescenz* und eine positive *Plasmalrekation* geben. Sie sind in Aceton unlöslich und in den apokrinen Drüsen reichlicher vorhanden. MELCZER (1935) rechnet sie zum GOLGI-Apparat, während ITO (1943) sie als ein Umwandlungsprodukt der GOLGI-Elemente betrachtet, da sich der GOLGI-Apparat mit ihrer Vermehrung schwächer darstellt. Ein 2. *Lipid*, ein gelbes *Pigment*, ist in den Fetttröpfchen gelöst und kann durch seine Acetonlöslichkeit von ihm getrennt werden. Eine 3. *fettartige Substanz*, die ebenfalls acetonlöslich ist, zeigt *Doppelbrechung* (BUNTING, WISLOCKI und DEMPSEY

1948). Diese Substanz wird mit den von WAY und MEMMESHEIMER (1938) im Schweiß nachgewiesenen Fettsäuren und mit den von LEVIN, SILVERS und BEARMAN (1940) gefundenen Spuren von Cholesterol in Zusammenhang gebracht. MONTAGNA, CHASE und HAMILTON (1951) konnten im e-Drüsenepithel des Mons pubis kein anisotropes Fett finden.

BOMMER (1929) hat zuerst auf die *Fluorescenz* in der Nachbarschaft von Haarbälgen im Gesicht aufmerksam gemacht. HAMPERL (1934) und POPPER (1941) betrachten die fluorescierenden Tröpfchen als *Lipochrome* und bezeichnen sie als *Abnutzungspigment* oder *Lipofuscin*. KANO (1952) berichtet über das Vorkommen und die Zunahme von Lipofuscingranula in den e-Drüsen von Greisen neben anderen, weniger auffälligen Altersveränderungen (s. auch IWASHIGE 1952). Möglicherweise hängt dieses Pigment mit dem *Carotinstoff-wechsel* zusammen. MONTAGNA, CHASE und LOBITZ jr. (1953 a,b) bestätigen die Untersuchungen

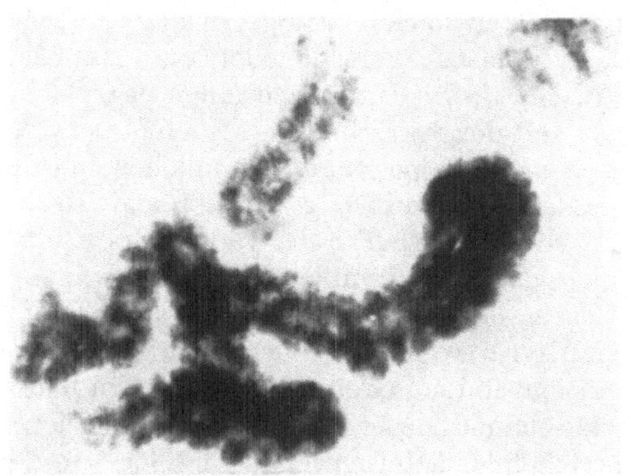

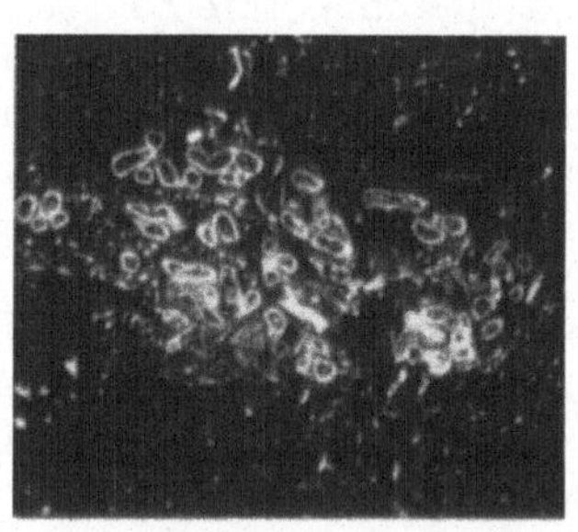

Abb. 82. Bernsteinsäuredehydrogenase in einem ekkrinen Drüsen-tubulus, *Mensch*. Vergr. 80fach. (Aus BRAUN-FALCO und RATHJENS 1954b.)

Abb. 83. Calciumgehalt einer ekkrinen Drüse des *Menschen*. Ca-Spodogramm. (Aus GANS 1930.)

von BUNTING, WISLOCKI und DEMPSEY, finden aber das fluorescierende Pigment auch noch am Paraffinschnitt.

BUNTING und Mitarbeiter haben mit Sudanschwarz eine im Cytoplasma fein verteilte graue Körnung dargestellt, die sie auf die Mitochondrien beziehen. Da die größte Zahl der sudanophilen Tröpfchen der Fettextraktion widerstehen und im BAKERschen Test mit saurem Hämatein positiv reagieren, nehmen diese Autoren an, daß es sich um *Phospholipide* handelt.

Glykogen wird in den Drüsenendstücken reichlich gefunden (BUNTING und Mitarbeiter, MONTAGNA, CHASE und HAMILTON 1951, SHELLEY und MESCON 1952, MONTAGNA, CHASE und LOBITZ jr. 1953a, b, YUYAMA 1935, ITO und ŌTA 1949). Die zuletzt genannten Autoren machen darauf aufmerksam, daß das Glykogen um die intra- und intercellulären Kanälchen der hellen Zellen angereichert ist. YUYAMA (1935) und SHELLEY und MESCON (1952) fanden nach starker Schweiß-produktion in den e-Drüsenzellen kein Glykogen mehr. In der *Greisenhaut* ist weniger Glykogen in den hellen Zellen vorhanden (KANO 1952). MONTAGNA, CHASE und LOBITZ jr. (1953) finden in beiden Zelltypen Glykogen, aber in Über-einstimmung mit den japanischen Autoren in den hellen Zellen mehr als in den dunklen. Zweifellos ist die Anwesenheit von Glykogen ein Zeichen lebhafter sekretorischer Tätigkeit. Die dunklen Zellen enthalten in ihrem apikalen Teil außerdem eine PJS-positive Substanz, die nicht durch Speichel verdaut wird, und die auch im Drüsenlumen vorkommt, also mitausgeschieden wird (MONTAGNA, CHASE und LOBITZ jr. 1953, TSUKAGOSHI 1956). Schon im 7. Fetalmonat lassen sich die beiden Zelltypen unterscheiden, in der Handtellerhaut schon im 6. Monat, wie es dem Entwicklungsvorsprung der Drüsen an dieser Stelle entspricht, da die hellen Zellen schon in diesem frühen Stadium glykogenhaltiger sind (TSUCHIYA 1954).

In den a- und e-Drüsenzellen konnten geringe Mengen von *alkalischer*, aber keine *saure Glycerophosphatase* nachgewiesen werden (BUNTING, WISLOCKI und DEMPSEY 1948, PIRILÄN und ERÄNKÖ 1950). SHELLEY und MESCON fanden alkalische Phosphatase in den basalen Teilen der Drüsenwand und in den Myoepithelien, *saure Phosphatase* in den lumennahen Wandteilen, ohne Unterschiede vor und nach dem Schwitzen feststellen zu können. HIER, CORNBLEET und BERGHEIM (1946) sowie ROTHMAN und SULLIVAN (1949) weisen *Arginase* in den e-Drüsen nach, die aus Arginin Harnstoff bilden kann. BRAUN-FALCO und RATHJENS (1954) finden deutliche *Bernsteinsäuredehydrogenase*-Aktivität in den Tubuli der e-Drüsen (Abb. 82). Unter Hinweis auf das Vorkommen von Glykogen und Sulfhydrylgruppen (EISEN, MONTAGNA und CHASE 1953) in den Schweißdrüsen nehmen sie an, daß ein großer Teil der Oxydationsvorgänge zur Energiegewinnung über den Citronensäurecyclus läuft. Auch FORMISANO und MONTAGNA (1954, MONTAGNA und FORMISANO 1955) finden einen relativ hohen Gehalt an diesem Ferment, das in den Mitochondrien liegen dürfte. Der *Sauerstoffverbrauch* von Hautstücken wächst mit dem Gehalt an Schweißdrüsen (OHARA 1951). BRAUN-FALCO und RATHJENS (1955) wiesen eine starke Aktivität von *Kohlensäureanhydratase* nach, durch die nach ihrer Meinung die saure Reaktion des Schweißes bedingt sein könnte. — Der Aschengehalt des Drüsenepithels ist relativ hoch (GANS 1930) (Abb. 83).

Alle diese Untersuchungen sprechen eindeutig dafür, daß die Zellen der ekkrinen und apokrinen Drüsenendstücke sich aktiv an der Sekretbereitung beteiligen (HOLYOKE und LOBITZ 1952). Die Verschiedenheiten der Organellen der beiden Zelltypen wie auch histochemische .Unterschiede machen es sehr wahrscheinlich, daß die beiden Zellarten verschiedene Bestandteile des Schweißes liefern. Gegen eine Umwandlung einer Zellform in die andere spricht, daß ITO und IWASHIGE (1951) bei beiden Zellformen mit gleicher Häufigkeit *Mitosen* gefunden haben.

b) Der Ausführungsgang.

Der Ausführungsgang, *Ductus sudorifer*, der ekkrinen Schweißdrüsen ist in den Knäuel miteinbezogen. Nachdem der Gang das Knäuel verlassen hat, verläuft er mehr oder weniger gestreckt durch das Corium und tritt in 2—16 schraubigen, meist rechtsläufigen Windungen durch die Epidermis (TAKAGI und TAGAWA 1955). Sein Durchmesser ist etwas kleiner als der Durchmesser des Drüsenteils. Vor Eintritt in die Epidermis kann der Gang *ampullenartig erweitert* sein. SPERLING und KOPPANYI (1949) nehmen an, daß in dieser ampullenartigen Erweiterung, die sich auf das Vierfache ihres Durchmessers ausdehnen kann, der kontinuierlich aus dem Drüsenabschnitt sickernde Schweiß aufgefangen und von da rhythmisch entleert wird. Das Epithel des Ausführungsganges ist vom Beginn des Ganges bis zu seinem Eintritt in die Epidermis zweischichtig. Über den pathologischen Verschluß der Schweißporen gibt O'BRIEN (1950) eine Übersicht.

HOEPKE (1928) unterscheidet am Ausführungsgang drei Abschnitte: Anfangs-, Mittel- und Endstück. Das proximale Anfangsstück ist an der Bildung des Knäuels beteiligt. Als Endstück bezeichnet er den intraepithelialen Anteil. Während die meisten Autoren einen allmählichen Übergang der Drüse in ihren Ausführungsgang sehen, beschreiben ITO und ENJO (1949) eine besonders gestaltetes Schaltstück („Übergangsteil"), das mit einem hohen Zylinderepithel ausgestattet ist. Diese Zylinderzellen enthalten nach ihren Angaben niemals Sekretgranula. Der GOLGI-Apparat bildet ein einfaches, oberhalb des Kernes gelegenes Netz. Die Mitochondrien sind stäbchen- und fadenförmig. Ein gleichartiges Schaltstück finden sie bei den apokrinen Schweißdrüsen.

In der *Epidermis* wird die Wand von Zellen der Oberhaut gebildet (Hoepke 1927) (Abb. 84). Nach Schaffer (1927, 1933) ist die Wand im Stratum germinativum noch isolierbar, weshalb er für diesen Teil eine eigene Zelltapete annimmt. Unterhalb des Stratum granulosum treten in den Wandzellen des Ganges bereits Keratohyalinkörnchen auf. In den obersten Schichten der Epidermis sind die Zellen des Ganges nicht mehr scharf von denen des Stratum corneum zu unterscheiden. Nur die innerste Lage hebt sich dadurch von den übrigen Zellen der Epidermis ab, daß sie nicht vollständig verhornt (Hoepke 1927, 1928). Nach Takagi (1952) besitzt der ganze intraepitheliale Schweißdrüsenkanal eine eigene Wand von drei Schichten abgeplatteter Zellen, die sich durch besondere Resistenz gegen Hitze auszeichnen. Dieser Autor sieht auch die tieferen Teile des Ganges im Corium von einem dreischichtigen Epithel ausgekleidet. Lobitz jr., Holyoke und Montagna (1954a) wollen mit dem Ausdruck „epidermal sweat duct unit" ausdrücken, daß der intraepidermale Teil des Schweißdrüsenganges (eine Zellschicht) und wenigstens zwei weitere epidermale Zellagen mit dem Schweißporus eine morphologische und biologische Einheit darstellen. Die innerste Lage des intraepidermalen Schweißganges zeichnet sich durch den Gehalt an PJS-positivem Material, durch reichlich S—S- und SH-Gruppen sowie durch eine verstärkte Basophilie ihrer Kerne aus. Nach selektiver Zerstörung des Ganges finden die Autoren (1954b), daß seine Regeneration von einer schmalen um den Gang gelegenen Zone des Stratum basale ausgeht. Damit ist die schon 1939 von H. Pinkus gestellte Frage beantwortet, ob der intraepitheliale Anteil des Schweißdrüsenganges aus der Epidermis oder von den subepidermal gelegenen Teilen her regeneriert wird.

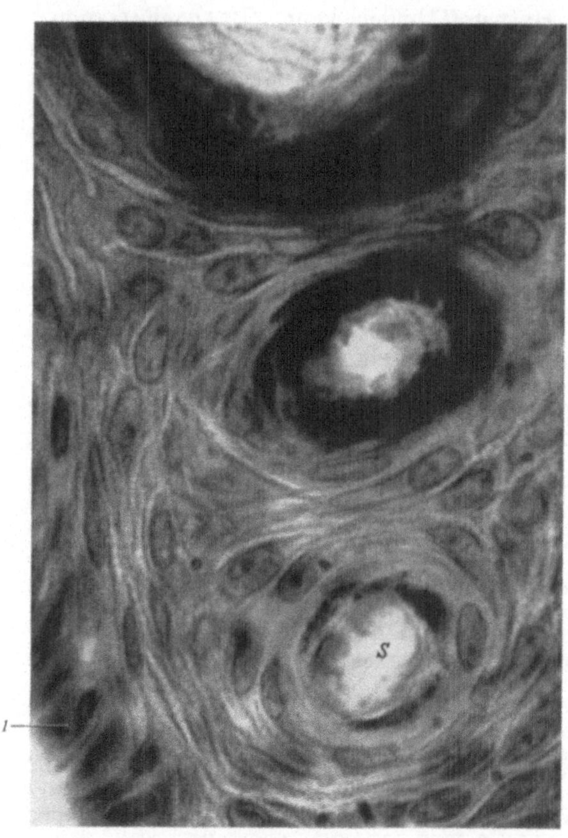

Abb. 84. Schweißdrüsengang innerhalb der Epidermis. Beachte die rasch zunehmende Anfüllung der Wandzellen mit Keratohyalinkörnchen. *1* Stratum basale. Vergr. 960fach. (Hämatoxylin-Eosin.)

Sulzberger, Herrmann, Keller und Pisha (1950) vermuten, daß die negative Ladung des intraepidermalen Ausführungsganges, die sich in der Basophilie ihrer Zellen ausdrückt, ein elektrisches Potential entlang dem Ausführungsgang aufrechterhält. Das Potential könnte die Bewegung des Schweißes durch Elektroosmose erleichtern. Elektropositive Substanzen und positiv geladene Elektrolyte hatten in ihren Versuchen die Abgabe des Schweißes verzögert.

Das *Anfangsstück*, häufig als Übergangsregion („transition zone") bezeichnet, hat eine zweischichtige Wand. Die basalen Zellen sind kubisch. Die oberflächlichen Zellen können abgeplattet sein und zeigen eine feine gelbliche, hyaline Cuticula (MONTAGNA, CHASE und LOBITZ 1953). Im *Mittelstück* wird die Cuticula dicker und deutlicher (Abb. 85). Beim Eintritt in die Epidermis verschwindet die Cuticula, das Epithel wird mehrschichtig. Unter der Cuticula der oberen Zellen des Übergangsstückes und um den Kern dieser Zellen liegen basophile Granula. Im Mittelteil fehlen die Granula. Die basalen Zellen dagegen zeigen im ganzen Übergangs- und Mittelteil eine diffuse Basophilie, die nach Behandlung mit Ribonuclease verschwindet.

Mitochondrien finden sich reichlich in den basalen Zellen des ganzen Drüsenganges; sie sind klein und dicht gepackt. Die Oberflächenzellen besitzen im

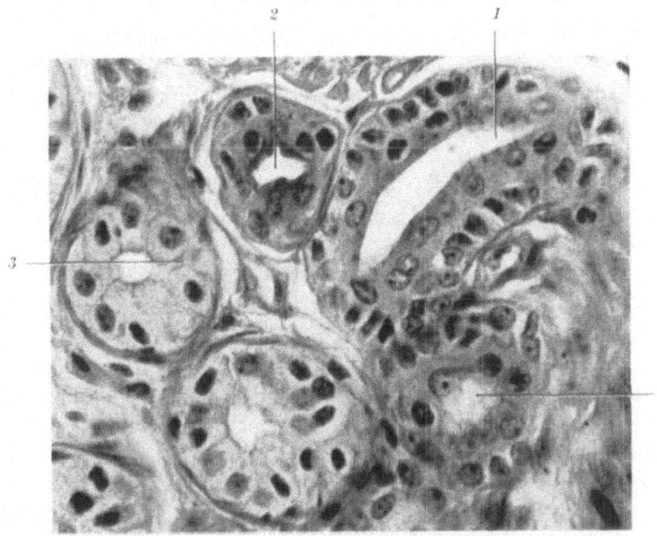

Abb. 85. Schnitt durch ein ekkrines Schweißdrüsenknäuel aus dem Nasenflügel eines Erwachsenen. *1* Lumina des proximalen Abschnittes mit geringer Verdichtung des Cytoplasmas in Lumennähe. Die Deckzellschicht ist mit Kittleisten ausgerüstet. *2* Distales Ganglumen mit Verdichtung des apicalen Deckzellencytoplasmas. *3* Intercelluläre Sekretcapillaren im Epithel des sezernierenden Abschnittes. Vergr. 460fach. (Hämatoxylin-Eosin.)

Übergangsteil perinucleär liegende Mitochondrien, nicht im Mittelteil. *Glykogen* wird überall in der basalen Schicht gefunden. In der Oberflächenschicht kommt Glykogen nur im Übergangsteil und im äußeren Abschnitt, nicht im Mittelteil vor (MONTAGNA, CHASE und LOBITZ jr. 1953). Nach ITO und ENJO (1949) besteht der GOLGI-*Apparat* des Gangepithels aus kurzen Elementen, die um den Kern herum liegen, aber in den oberflächlichen Zellen mehr supranucleär konzentriert sind. PIRILÄN und ERÄNKÖ (1950) fanden *alkalische Phosphatase* nur im proximalen Gangteil. LOBITZ und MASON 1948 sowie MONTAGNA und Mitarbeiter betrachten die Drüse als selektiven Ausscheider, wobei im Drüsengang Wasser *rückresorbiert* werden soll.

Nach SPERLING und KOPPANYI (1947, 1949) wird von aktiven Schweißdrüsen die unter Anwesenheit von O_2 stattfindende Umwandlung neutralen Leukomethylenblaus in Methylenblau verhindert. Diese Eigenschaft haben nur sekretorisch tätige Schweißdrüsen. Sie kann als Zeichen der Funktion gelten, ist aber nicht auf den Drüsenteil beschränkt, sondern betrifft auch den proximalen Teil des Ausführungsganges, woraus die Autoren auf eine aktive sekretorische Tätigkeit dieses Abschnittes schließen.

Der Ausführungsgang ist offenbar wenigstens in seinen proximalen Teilen an der Bereitung des Schweißes beteiligt (Mathis 1928), sei es, daß er selbst Stoffe zu der von dem Drüsenabschnitt gelieferten Flüssigkeit hinzu gibt, oder daß er aus dieser Flüssigkeit Stoffe zurückresorbiert.

Da Shelley und Mescon (1952) auch an Drüsen, die eine Stunde lang stark sezerniert hatten, keine histochemisch faßbaren Veränderungen des Gangepithels finden konnten, lehnen sie die Annahme einer Beteiligung des Ausführungsganges beim Schwitzen ab. Das milchige Sekret der a-Drüsen unterscheidet sich von dem wasserhellen der e-Drüsen (Hurley und Shelley 1954).

5. Die apokrinen Drüsen.

a) Cytologie des sezernierenden Teiles.

Die apokrinen Schweißdrüsen sind bekanntlich auf bestimmte Körperstellen beschränkt und weisen je nach Sitz charakteristische cytologische Merkmale auf. Beim Menschen finden sich a-Drüsen in der Achselhöhle, circumanal, am Mons pubis, an den Labia majora, an der Brustwarze und dem Warzenhof, im Vestibulum nasi und am Nasenflügel, im äußeren Gehörgang und als Mollsche Drüsen im Augenlid. Das Vorkommen der a-Drüsen in der Axilla ist streng an die dort typische Behaarung gebunden und zeigt makroskopisch keine Geschlechtsdifferenzen (Gloor-Rutishauser 1953).

Als Folge des apokrinen Sekretionsvorganges ist das Epithel der a-Drüsen von ungleichmäßiger Höhe. Neben Abschnitten mit hohem zylindrischen Epithel, das kurz vor der Abgabe seines apikalen Sekretteiles steht. sieht man niedrige kugelige, ja platte Zellen, die sich in einer Ruhepause befinden oder im Beginn der Bildung neuen Sekretes stehen. Man gewinnt bei der Betrachtung histologischer Präparate den Eindruck, daß die Stadien der Sekretionstätigkeit in Drüsenabschnitten gemeinsam durchlaufen werden. Genaue Untersuchungen über die Rhythmik der Sekretionstätigkeit liegen meines Wissens nicht vor. Die Drüsenabschnitte mit niedrigem Epithel sind häufig besonders weitlumig (Montagna, Noback und Zak 1948, Montagna, Chase und Lobitz jr. 1953b). Nach Holmgren (1922) sollen auch ganze Zellen in den a-Drüsen abgestoßen werden.

Die *Cytologie* der einzelnen Sekretionsstadien ist seit Hoepkes Darstellung (1927 von mehreren Autoren untersucht worden. Das Cytoplasma der Drüsenzellen enthält mit Ausnahme einer Zone über dem Kern eine feine *basophile Granulierung*, die nach Ribonucleasebehandlung verschwindet (Bunting, Wisloscki und Dempsey 1948, Montagna, Chase und Lobitz jr. 1953b). Im apikalen Pol ist die Basophilie der Zahl pigmentierter und unpigmentierter Granula umgekehrt proportional (Montagna und Mitarbeiter 1953b).

Anzahl und Größe der *Mitochondrien* steht zur Sekretbildung ebenfalls in Beziehung. Die verhältnismäßig großen Mitochondrien sind im ganzen Cytoplasma verteilt mit Ausnahme der supranucleären Zone und eines apikalen hellen Saumes (Abb. 86). Sie treten in Form von Kugeln und kurzen, abgestumpften Stäbchen auf. Wo nur wenige oder gar keine Sekretgranula sichtbar sind, finden sich viele sehr feine Mitochondrien und über dem Kern in manchen Zellen grobe Granula, die sich wie Mitochondrien anfärben und sich von Sekretkörnchen durch eben diese Färbung unterscheiden. Die niedrigen kubischen Zellen enthalten in der Regel wenige und kleinere Mitochondrien, die auf die basalen Zellteile beschränkt sind (Montagna, Chase und Lobitz jr. 1953b, Minamitani 1941b, Ōta 1950, Ito und Iwashige 1953, Osogoe 1951).

Melczer (1935) schildert den Golgi-*Apparat* der a-Drüsenzellen als ein rundliches Gebilde von der Größe des Zellkernes mit netzförmiger Struktur.

Bei den höheren Zellen liegt er unmittelbar oberhalb des Kernes, bei den niederen Zellen auf einer oder beiden Seiten des Kernes. Die osmiophilen Sekretgranula liegen zunächst im GOLGI-Apparat. Nach MINAMITANI (1941) trifft MELCZERs Beschreibung zu. Auch er nimmt an, daß die Sekretgranula, die er zuerst im GOLGI-Apparat liegen sieht, dort heranreifen, wobei ihnen möglicherweise Fett, Pigment und Eisen hinzugefügt wird (ŌTA 1950, OSOGOE 1951). Teile des GOLGI-Apparates schmiegen sich auch noch an die alten, reifen Sekrettröpfchen an, wenn diese nach apikal im Cytoplasma aufsteigen; sie werden vielleicht mit ihnen ausgeschieden. Bei *Osmidrosis axillae (Achselgeruch)* soll der GOLGI-Apparat kleiner sein als bei „normalen" a-Drüsen (ŌTA). Nach KAWAMURA (1927) sind in den a-Drüsen der Achselhöhle vom 20. Lebensjahre an *Cholesterinester* und *Fetttröpfchen* zu finden. BUNTING, WISLOCKI und DEMPSEY (1948) finden in den Zellen der a-Drüsen reichlicher fettartige Substanzen als in den e-Drüsen. Es kommen aber auch hier die bei der Darstellung der e-Drüsen aufgeführten Fette vor (s. S. 107). Die *fluorescierenden sudanophilen Tröpfchen* sind in den a-Drüsen viel größer als in den e-Drüsen (s. auch BOMMER 1929, HAMPERL 1934, POPPER 1941). Das *gelbe Pigment* und die *doppelbrechenden Lipide* erscheinen gelegentlich auch in den Lumina der a-Drüsen.

Nach RICHTER kommen in den a-Drüsenzellen der Achselhöhle neben anderen Fettstoffen *Cholesterin*, nach MANCA (1934) *Neutralfett, Cholesterol* und Spuren von *Fettsäuren* vor. Von

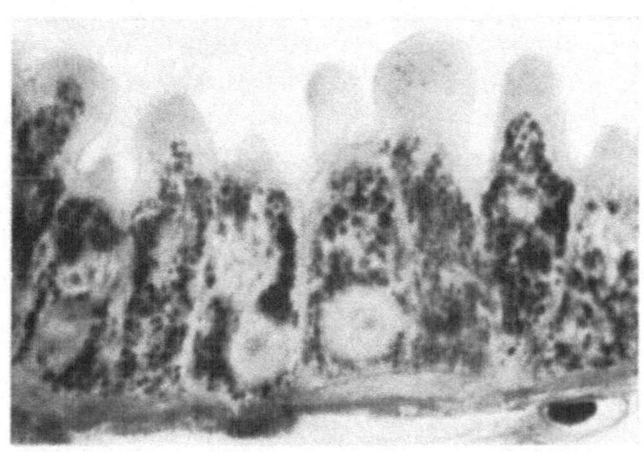

Abb. 86. Mitochondrien in apokrinen Zellen. Beachte die unterschiedliche Dicke. Im apikalen Pol sehr dicke, sich wie Mitochondrien färbende Granula. Darüber mitochondrienfreies Cytoplasma. Vergr. 1200fach. (MALLORYs phosphormolybdänsaures Hämatoxylin.) (Aus MONTAGNA, CHASE und LOBITZ jr. 1953 b.)

MONTAGNA, CHASE und LOBITZ jr. (1953 b) wird gegen diese Angaben geltend gemacht, daß die meisten lipoiden Substanzen dieser Drüsen durch Fettlöser nicht zu entfernen sind, und daß ungesättigte Steroide nicht nachgewiesen werden können. Diese Autoren können lediglich eine geringe Menge von *gelbem Pigment* (Abb. 87), vielleicht *Carotinoide* (BUNTING, WISLOCKI und DEMPSEY 1948) mit fettlösenden Mitteln extrahieren. Sie vermissen auch ganz die *doppelbrechenden Lipoide* sowohl in der Achselhöhle als auch in den Ceruminaldrüsen (MONTAGNA, NOBACK und ZAK 1948) und in den a-Drüsen des Mons pubis (MONTAGNA, CHASE und MELARAGNO 1951). MONTAGNA und Mitarbeiter legen Wert auf die Feststellung, daß sie nur die Haut gesunder Menschen untersucht haben. In diesem Zusammenhang sei erwähnt, daß AAVIK (1955) histochemisch spezifische Cholinesterase in der Umgebung der a-Drüsen, weniger um die e-Drüsen nachweisen konnte. Auch die Musculi arrectores pilorum zeigten eine kräftige positive Reaktion auf dieses Ferment.

Die *Sekrettröpfchen* liegen in der Regel im apikalen Cytoplasma und variieren von kaum sichtbaren Granula bis zu Kerngröße. Die größeren Tröpfchen sind gelbbraun, die kleineren hellgelb gefärbt. Der apikale Zellsaum und ein rundliches Feld unmittelbar über dem Kern ist frei von Sekrettröpfchen. Dieses Feld entspricht seiner Lage nach dem GOLGI-Apparat. Die in ihm nachgewiesenen Sekretgranula liegen im apikalen Drittel dieses Apparates. Bei stark mit Sekret beladenen Zellen, „Stapelzellen" (MINAMITANI 1941 b), können Sekrettröpfchen auch im basalen Abschnitt der Zellen liegen.

Nach MINAMITANI wird als Sekret der Inhalt eines bläschenförmigen hyalinen Auswuchses abgegeben, in dem keine Sekretgranula mehr zu erkennen sind. Der Zellfortsatz, der für die apokrine Sekretion typisch ist, wird durch eine dichtere Cytoplasmazone vom Zelleib abgegrenzt. Die Sekretgranula scheinen ihre Substanz nach und nach durch die dicht färbbare Cytoplasmazone hindurch an die Sekretblase abzugeben (ŌTA 1950). Das Sekret wird nach MINAMITANI entweder durch Zerreißen der Zelloberfläche ausgestoßen oder durch Abschnürung des apikalen Zellfortsatzes mit seiner Sekretblase an das Lumen abgegeben. Nach Kondensierung des hellen Auswuchses zu einem dunkler färbbaren Körperchen

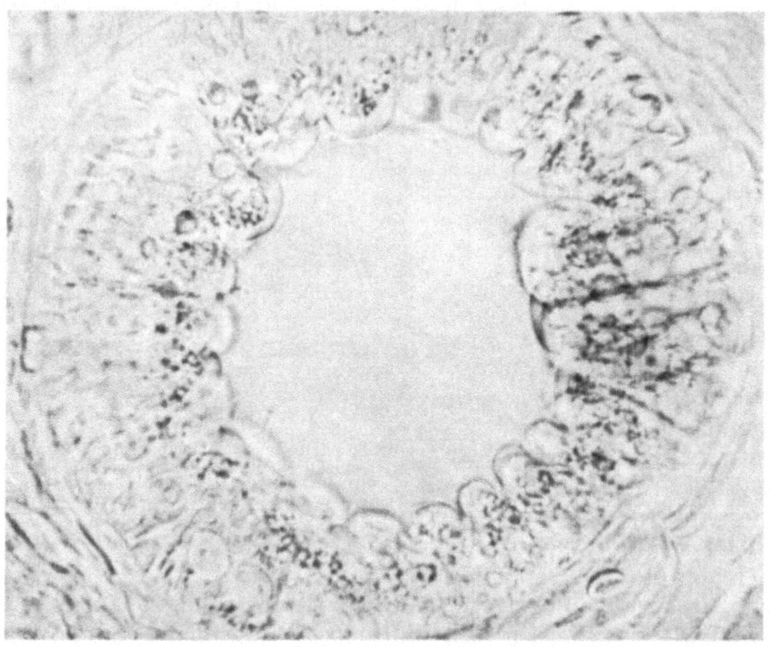

Abb. 87. Apokrine Drüse aus der Achselhöhle eines Erwachsenen. Die Pigmentkörnchen liegen im apicalen Cytoplasma der apokrinen Drüsenzellen, aber nicht in den Sekretkuppen. Vergr. 675fach. (Ungefärbter Gefrierschnitt. Aus MONTAGNA, CHASE und LOBITZ jr. 1953 b.)

kann das Sekret auch in Form eines Kügelchens abgeschnürt werden. In jedem Falle wird die neue apikale Zelloberfläche durch das dichte Cytoplasma gebildet, das den apikalen Zellfortsatz gegen die Zelle abgrenzt. Der Verlust an Cytoplasma ist immer sehr gering. MONTAGNA und Mitarbeiter finden überhaupt keine Abschnürung von Cytoplasma und ebensowenig im Lumen normaler a-Drüsen abgeschnürte Zellkuppen. Das frische Sekret in normalen a-Drüsen ist nach ihren Beobachtungen immer homogen.

Die freie Oberfläche der a-Drüsenzellen ist mit einem dichten *Saum feiner Stäbchen* besetzt, die nach MONTAGNA, CHASE und LOBITZ jr. (1953 b) mit einem feinen Knöpfchen enden (MINAMITANI 1941 b, ŌTA 1950) (Abb. 88). Diese Fortsätze geben eine positive SCHIFF-*Reaktion* und färben sich *metachromatisch*. MONTAGNA und Mitarbeiter halten es für möglich, daß die Sekretion über diese feinen Fortsätze vonstatten geht.

Wie aus den zuletzt wiedergegebenen Untersuchungen hervorgeht, ist die apokrine Sekretion kein einfacher Abschnürungsvorgang, sondern ein komplizierterer Sekretionstyp. Während MINAMITANI und mit ihm andere japanische

Forscher wenigstens zum Teil noch einen Abschnürungsvorgang annehmen, lehnen Montagna und Mitarbeiter die apokrine Sekretion im herkömmlichen Sinne ab. Da die sog. Sekretgranula nur selten als solche abgestoßen werden, in der Regel aber ihre Substanz an die helle apikale Blase in der terminalen Zellkappe abgeben, kann man sie als „*Präsekretgranula*" bezeichnen.

Über die *chemische Natur* dieser Granula ist nur wenig bekannt. Es kann angenommen werden, daß sie allmählich ausreifen. Minamitani hat aus dem färberischen Verhalten des Präsekretes geschlossen, daß es nicht aus Fett, sondern hauptsächlich aus *Eiweiß* besteht, in welchem Fett und Pigment gebunden sind.

Herzenberg (1927) unterscheidet goldgelbe, ockergelbe und eosinophile, stark lichtbrechende Körperchen. Nur die goldgelben Körnchen geben eine positive Eisenreaktion. Die ockergelben und eosinophilen Granula zeigen positive Fettfärbung mit Sudan III und Scharlachrot. Nach Richter (1933) läßt sich in den pigmentierten Tröpfchen *Eisen* nachweisen. Der Autor nimmt deshalb an, daß die Färbung durch ein Eisenpigment bedingt sei und daß dieses wenigstens zum Teil in das Sekret übergehe. Minamitani legt sich die Frage vor, ob Fett, Pigment und Eisen in verschiedenen Granula oder in allen zu finden sei, und ob diese Substanzen auch ausgeschieden werden. Er findet, daß die Sekrettröpfchen aus Eiweiß mit wechselndem Gehalt von Fett und Pigment bestehen. Nach Iwashige (1951) ist die Eisenreaktion nur bei Personen mit *Achselgeruch (Osmidrosis axillae)* positiv, bei anderen negativ. Osmidrosis axillae ist bei 10% Japanern vorhanden (Ota 1950).

Auch Montagna und Mitarbeiter finden einen sehr variablen Gehalt an Eisen. Nach ihren Untersuchun-

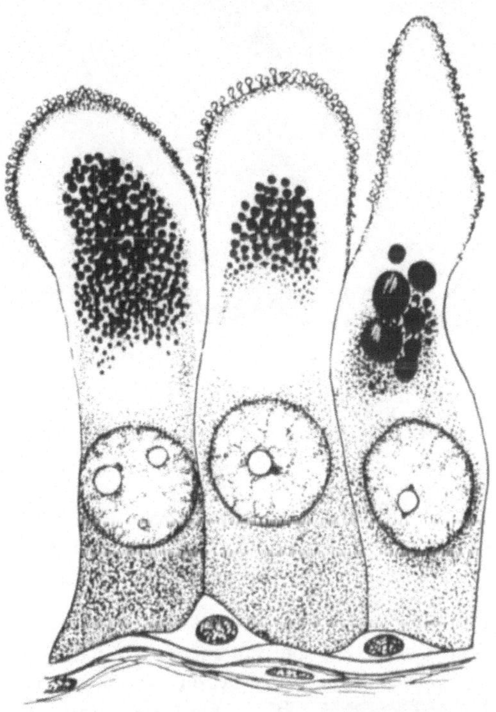

Abb. 88. Apokrine Drüsenzellen aus der Achselhöhle des *Menschen*. PJS-Reaktion und Toluidinblau in der Zeichnung kombiniert. Die PJS-positiven Granula in verschiedener Zahl und Größe. Über dem Kern ein ungefärbtes Feld. Beachte die feinen Fortsätze an der freien Zelloberfläche. Zwischen den basalen Partien liegen zwei Myoepithelzellen, darunter die Basalmembran. (Aus Montagna, Chase und Lobitz jr. 1953b.)

gen ist die Eisenreaktion nur in den kleinen gelben Körnchen positiv. Im Zentrum der großen braunen Tröpfchen läßt sich kein Eisen nachweisen. Auch im Lumen der Drüsen war die Eisenreaktion negativ. Die Autoren lehnen daher die Annahme ab, daß das Pigment ein Eisenpigment sei. Der Achselschweiß hat eine gelbliche Farbe (Comel 1933). Das Pigment der Ceruminaldrüsen hat teilweise die Eigenschaft von *Ceruid* (Endicott und Lillie 1944), teilweise von *Lipochrom* (Cain 1950). Bei der Sekretion muß es depigmentiert oder stark verdünnt werden, da *Fluorescenz* und *Sudanophilie* im Innern des Lumens nur selten nachgewiesen werden kann (Montagna, Chase und Lobitz jr. 1953b, Bunting, Wislocki und Dempsey).

Während Ōta (1950) und Montagna, Chase und Hamilton (1951) *Glykogen* nachgewiesen haben, finden Bunting (1948), Bunting, Wislocki und Dempsey

(1948), Montagna, Chase und Lobitz jr. (1953) sowie Ito und Iwashige (1953) zwar eine *positive PJS-Reaktion*, aber kein Glykogen (Abb. 89). Die PJS-Reaktion geben zahlreiche Granula in fast allen Drüsenzellen, ohne Rücksicht darauf, ob die Granula pigmenthaltig sind oder nicht. Die kleineren Körnchen färben sich dabei lebhafter als die groben. Daß auch der freie Zellrand PJS-positiv ist, wurde bereits erwähnt. Das ausgestoßene Sekret färbt sich bei Anwendung dieser Reaktion im allgemeinen nur schwach, doch sind die weiten Lumina mit stark positivem Sekret gefüllt (Montagna und Mitarbeiter). In solchen erweiterten Drüsenabschnitten fand Ōta auch die Bauersche Glykogenreaktion positiv. *Metachromatische Substanzen* sind in bemerkenswerter Menge in den a-Drüsen nicht gefunden worden. Nur in den cystisch erweiterten

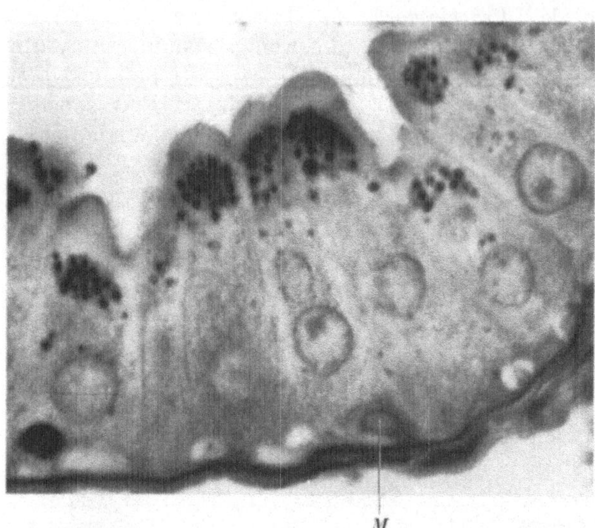

Abb. 89. PJS-positive Granula in den Sekretkuppen. Der äußerste Rand der Kuppe ist frei von Granula. *M* Kern einer Myoepithelzelle. Achselhöhle, Erwachsener. Vergr. 1800fach. (PJS-Reaktion.) (Aus Montagna, Chase und Lobitz jr. 1953 b.)

Drüsentubuli sahen Montagna und Mitarbeiter den Inhalt und das Cytoplasma der flachen Drüsenzellen metachromatisch gefärbt. Bunting und Mitarbeiter beobachteten gar keine Metachromasie.

Alkalische Phosphatase ist in den Zellen der a-Drüsen geringer als in den e-Drüsen. Das Enzym ist gelegentlich im apikalen Ende konzentriert und kann auch noch im Lumen nachgewiesen werden (Bunting, Wislocki und Dempsey 1948). Auffallend ist der sehr hohe Gehalt an *unspezifischen Esterasen* (Montagna 1955, beim *Menschen:* Montagna und Formisano 1955, bei verschiedenen Tieren). Die früher behauptete (Hoepke 1927, Pinkus 1927) Extrusion von Kernfragmenten ist bei einwandfreier Fixierung nur in pathologischen Fällen gefunden worden, wenn der Abfluß aus den Drüsen behindert war, oder wenn das Drüsenepithel regenerierte. *Mitosen* wurden in den a-Drüsen regelmäßig festgestellt. Das Spodogramm zeigt reichlich Mineralsalze, besonders Calcium im Epithel (Abb. 90, Gans 1930).

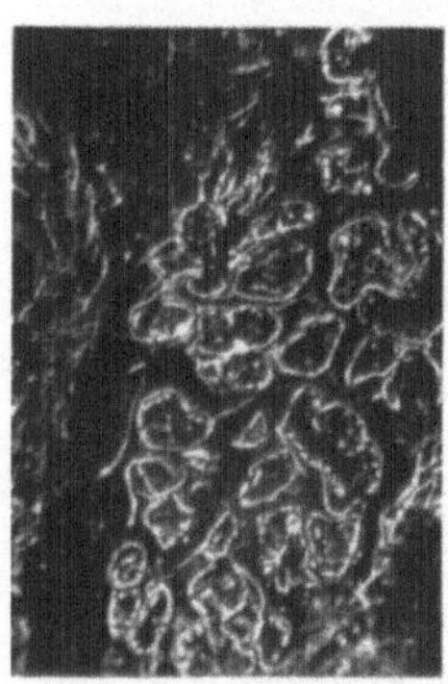

Abb. 90. Calciumgehalt der apokrinen Schweißdrüsen. Ca-Spodogramm. (Aus Gans 1930.)

In der Achselhaut von Japanern kommen in 23,3% der Fälle *gemischte e-Drüsen* vor, die typische a-Drüsenzellen in wechselnder Menge enthalten. Seltener lassen sich umgekehrt a-Drüsen finden, die vereinzelte e-Drüsenzellen zwischen sich bergen, wie Minamitani (1941e, f) beobachtete. Dieser Autor unterscheidet an den a-Drüsen noch zwei weitere atypische Formen, von denen er eine als Übergangsform zwischen a- und e-Drüsen auffaßt (s. auch Ōta 1950).

b) Der Ausführungsgang.

Im Gegensatz zur Darstellung HOEPKES beteiligt sich der Ausführungsgang der a-Drüsen nicht an der Bildung des Drüsenknäuels (PETER 1935, PETER und HORN 1935). Die wenigen Daten über die Cytologie und Histochemie der Ausführungsgänge stimmen mit denen über die e-Drüsengänge überein.

c) Altersveränderungen und Geschlechtsunterschiede.

Nach KAWAMURA (1927) bleiben die *Fetttröpfchen* und in den weiten Drüsenschläuchen die *Cholesterinester* bis ins Greisenalter nachweisbar. ITO und IWASHIGE (1953) finden vom 60. Lebensjahr an zunehmende *Atrophie* der Drüsen auch bei gesunden älteren Menschen. Nach KANO (1952) und IWASHIGE (1952) vacuolisieren und verfallen die e-Drüsenzellen in höherem Alter stärker als die a-Zellen. Auch die Schweißsekretion nimmt im Greisenalter deutlich ab (LONGHI 1955). In beiden Drüsenformen erleiden auch die *Myoepithelien* durch Einlagerung von Fetttröpfchen und starker Vacuolisierung des Cytoplasmas eine Degeneration.

Auffallende *Geschlechtsunterschiede* sind in Verteilung und Größe der a-Drüsen nicht zu finden. HERZENBERG (1927) sieht bei Knaben mehr a-Drüsen als bei Mädchen, was von KARRENBERG (1928) und ENDO (1939) bestätigt wird, GLOOR-RUTISHAUSER (1953) findet keine Unterschiede. Nach KARRENBERG besteht bei Erwachsenen ein Geschlechtsunterschied höchstens darin, daß die a-Drüsen der Frau gleichmäßiger sezernieren als die des Mannes. Ein Einfluß des Genitalcyclus war nicht feststellbar. Dagegen berichtet HERZENBERG über Hypertrophie und Hypersekretion im Prämenstrum. RICHTER (1933) sieht während der *Schwangerschaft* Rückbildung einzelner Drüsen und Sekretionseinschränkungen. Über Veränderungen der a- und e-Drüsentätigkeit bei *Krankheiten* berichten unter anderem WAY und MEMMESHEIMER (1940), HYMAN (1952), LODITZ (1952), SULZBERGER und HERRMANN (1954).

PROPPE (1949) macht auf einen auffallenden Unterschied in der Altersverteilung der *Hidradenitis suppurativa axillaris* aufmerksam. Die Verteilungskurve des Mannes hat einen Gipfel bei 40 Jahren, die der Frau einen bei 21 und einen zweiten kleineren Gipfel bei 37 Jahren. Der erste Gipfel entspricht etwa dem der Altersverteilung bei der *Acne.* CORNBLEET (1952) vermutet einen Zusammenhang zwischen Schwangerschaft und Hidradenitis.

6. Myoepithel der Schweißdrüsen.

Allen Schweißdrüsen gemeinsam sind die *Myoepithelzellen,* niedrige spindelförmige Zellen, deren Perikarya in der Reihe der Drüsenzellen liegen, während ihre myofibrillenhaltigen Fortsätze den Drüsenschlauch umgreifen. In den a-Drüsen der Achselhöhle sind sie größer und zahlreicher als in den e-Drüsen. In den Ceruminaldrüsen und den apokrinen Drüsen der Brust und des Naseneinganges kommen sie verhältnismäßig selten vor. *Die Myofibrillen* in den Myoepithelzellen sind zahlreicher und dicker als in den glatten Muskelzellen der Arteriolen und der Musculi arrectores pilorum. Sie zeigen eine positive Stäbchendoppelbrechung, die durch die Myofibrillen hervorgerufen wird (BUNTING, WISLOCKI und DEMPSEY 1948). MONTAGNA, CHASE und HAMILTON (1951) sehen bei normalen Erwachsenen im Cytoplasma dieser Zellen dicke *sudanophile Tröpfchen,* die von ŌTA (1950), ITO und IWASHIGE (1953) als Degenerationserscheinungen aufgefaßt werden können.

SPERLING und KOPPANYI (1949) beobachteten an der Katzenpfote während des Schwitzens eine Schrumpfung der Myoepithelzellen und nehmen deshalb an, daß auch diese Zellen Wasser abgeben. Der intraepitheliale Ausführungsgang soll sich nach Ansicht dieser Autoren während des Schwitzens strecken, wobei sich in Höhe des Überganges vom Corium in die Epidermis eine Ampulle ausbildet.

Die *contractilen Fortsätze* der Myoepithelzellen sind im allgemeinen unverzweigt. Doch können von einem Perikaryon drei parallele Zellfortsätze auslaufen. Die Fortsätze aller Myoepithelien verlaufen etwa parallel zur Achse der Drüsentubuli und setzen sich nicht auf die Drüsenausführungsgänge fort (Abb. 91). Die untereinander parallelen Fasern bilden nach meinen Beobachtungen sehr steile Spiralen. Ihre Lage zwischen Basalmembran und Drüsenepithel ist sicher, unsicher dagegen, ob sie im Gitterfaserfilz dieser Membran inserieren. Auffallend ist, daß sie untereinander nur selten in Kontakt zu treten scheinen. Aus der Verlaufsrichtung läßt sich erschließen, daß das Drüsenstück mit ihrer Kontraktion verkürzt wird. Wenn die Windungen der steilen Schrauben in gleichem Sinne wie die Biegung des Knäuelstückes verläuft, könnte diese verstärkt werden. Eine Verkürzung des Drüsentubulus kann zu einem Ausstoß des Schweißtröpfchens führen, wenn andere Teile der Wand, z. B. die Basalmembran, eine gleichzeitige Erweiterung nicht zulassen. Im Gegensatz zu überkreuzten Spiralsystemen, wie sie von GOERTTLER (1934) beschrieben sind, resultiert aus der Kontraktion paralleler Spiralen keine erweiternde Wirkung. Untersuchungen über die physikalischen Eigenschaften der dicken Basalmembran liegen nicht vor. HURLEY und SHELLEY (1954b) beobachteten *in vivo* peristaltische Wellen der apokrinen Schweißdrüsen.

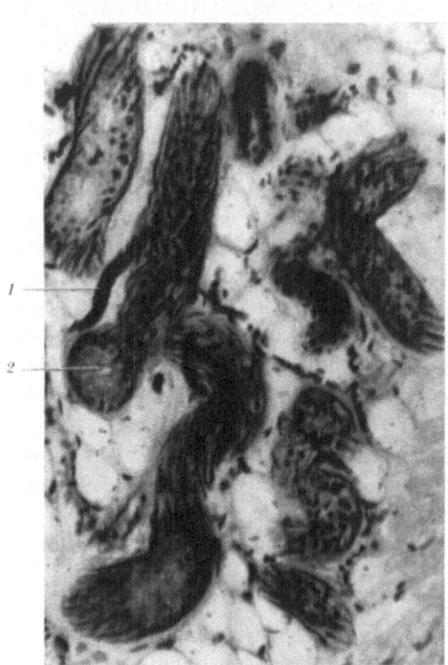

Abb. 91. Schweißdrüsenknäuel aus der Kopfhaut eines Erwachsenen. Beachte den schraubigen Verlauf der Myoepithelfasern. *1* Kleines Blutgefäß, *2* Lumen der Drüse. Vergr. 175fach. (Eisenhämatoxylin nach HEIDENHAIN.)

In der *bindegewebigen Hülle* um das Schweißdrüsenknäuel beschreibt PINKUS (1927) eine hyaline *Basalmembran*, die von einem reusenartigen Netzwerk von Silberfibrillen umscheidet ist. Die Fasern dieser Reuse verlaufen annähernd zirkulär um die Tubuli und überkreuzen sich spitzwinklig. Über diesem Silberfibrillenstrumpf sieht PINKUS (1927) eine ebenso dichte elastische Hülle zirkulärer Fasern, die ich in meinen Präparaten nur als ganz lockeres Fasergeflecht wiederfinden kann.

Die *vegetative Innervation* der Schweißdrüsen haben STÖHR (1929), BOEKE (1933b) u. a. dargestellt. Über die nervöse Kontrolle der Schweißsekretion berichten OLIVET und NAUCK (1930), CHAMPY, COUJARD und COUJARD-CHAMPY (1946), ORMEA (1950a, b). Die Störung der Schweißsekretion bei Erkrankungen des Zentralnervensystems bilden ein wichtiges Hilfsmittel der neurologischen Diagnostik (KUNO 1934, CHALMERS und KEELE 1952, GAGEL 1953). Außerdem wird die Schweißsekretion durch *Hormone* beeinflußt (SELYE 1950).

7. Die Ceruminaldrüsen und andere a-Drüsen.

Die bisher gegebene Darstellung der a-Drüsen stützt sich besonders auf die am besten untersuchten Drüsen der Achselhöhle. Die Drüsen anderer Lokalisationen zeigen weitgehend die gleichen histologischen Eigenschaften. Dennoch sind Verschiedenheiten zu beobachten, auf die im folgenden eingegangen werden soll.

Die *Ceruminaldrüsen* sind sehr weite *apokrine Drüsen* (Durchmesser des Lumens 50—150 μ). Sie entwickeln sich ebenfalls aus dem Epithel von Haaranlagen. Etwa im 5. Monat sind Drüsen und Gangabschnitt zu unterscheiden. Sekretgranula zeigen sich ab 6. Fetalmonat, enthalten jedoch noch kein Fett und Pigment. Die *Histogenese* wird erst während der postnatalen Entwicklung abgeschlossen. Im ganzen entwickeln sich die Drüsen etwa einen Monat vor den e-Drüsen (NARITA 1954).

Auch die Ceruminaldrüsen bilden ein Drüsenknäuel. Ihre Ausführungsgänge, die sich wie bei allen a-Drüsen nicht an der Knäuelbildung beteiligen, können direkt in den äußeren Gehörgang oder gelegentlich in den Gang einer

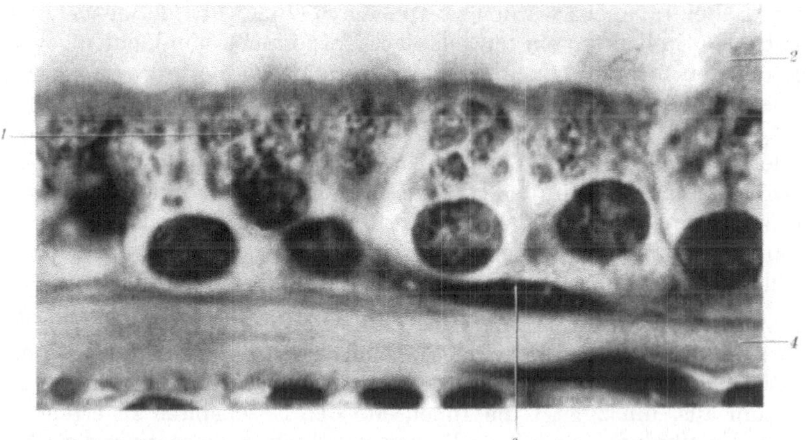

Abb. 92. Reichlich, dicke Pigmentkörnchen in der a-Drüse des äußeren Gehörganges eines Erwachsenen. Verteilung der Körnchen wie bei Abb. 87. *1* Pigmentgranula, *2* Sekretkuppe, *3* Kern einer Myoepithelzelle, *4* Basalmembran. Vergr. 1800fach. (Hämatoxylin-Eosin, Präparat Prof. W. BARGMANN.)

Talgdrüse einmünden (SIMONETTA und MAGNONI 1937, MONTAGNA, NOBACK und ZAK 1948). Die Drüsengänge neigen im Alter zu *ampullären Erweiterungen*. Die Erweiterungen liegen nahe dem Durchtritt durch die Epidermis und sind häufig mit konzentrisch geschichteten Epithelmassen ausgefüllt. OSOGOE (1951) gibt eine starke *Verfettung* des apikalen, als Sekret gebildeten Zellfortsatzes an. Auch MONTAGNA, NOBACK und ZAK sehen die Sekretion einer fettartigen Substanz, *Ceruid*. Das *Pigment*, welches orangerot fluoresciert, ist mit dem Ceruid nicht identisch. Nach ZORZOLI (1952) ist das Pigment ein Lipochrom, das in stark sezernierenden Drüsen verschwindet. Die histochemischen Befunde entsprechen denen bei anderen a-Drüsen. Doch läßt sich in den Ceruminaldrüsen *kein Eisen* nachweisen.

Das *Cerumen* ist eine Mischung von Sekret der Ceruminal- und Talgdrüsen, mit abgeschilferten Epithelien. Seine biologische Bedeutung ist unbekannt (PIRODDA 1937). KOLMER (1927) und POLICARD (1928) nehmen mit älteren Autoren an, daß ein im Cerumen enthaltener Bitterstoff das Eindringen von Tieren in den Gehörgang verhindern soll. Ein eindeutiger bactericider Effekt des Cerumens ließ sich nicht nachweisen.

Vergleichend-histologisch sind Ceruminaldrüsen bei *Schwein, Affe, Rind, Ziege, Pferd, Hund, Katze* und *Maulwurf* gefunden. Die Reihenfolge entspricht der durchschnittlichen Größe des Drüsenkörpers. Die Ceruminaldrüsen des *Menschen* sind größer als die des *Schweines*. Keine Ceruminaldrüsen wurden bei

Nagern, Kaninchen, Meerschweinchen, Ratte und *Maus* gefunden (TAKEDA 1951). Die Ceruminaldrüsen der *Katze* verhalten sich cytologisch ganz ähnlich wie die des *Menschen*, doch scheiden sie keine fettartigen Substanzen aus (MONTAGNA 1949a). EBERL-ROTHE (1951) hat in einer ausgedehnten Untersuchung über den äußeren Gehörgang von Säugetieren auffallend viele apokrine Drüsen bei *Monotremen* und *Ungulaten* (besonders *Cervidae*) gefunden. Bei *Insectivoren, Chiropteren, Carnivoren* und *Primaten* sind nur wenig kleine Drüsen vorhanden. Bei *Edentaten* kommen große apokrine Drüsenkomplexe vor, können aber auch ganz fehlen *(Dasypodidae)*.

Apokrine Drüsen wurden an der *Nasenöffnung* zuerst von ALVERDES (1932) im aboralen Drittel des Vestibulum nasi gefunden; dieser Befund ist von TANIGUCHI (1933, zit. nach KATO 1936a) bestätigt. RICHTER und SCHMIDT (1934) fanden ganz ähnliche a-Drüsen auch in der Außenhaut des Nasenflügels bei Europäern. Bei Japanern wurden sie von KATO (1936a) beschrieben. Es handelt sich bei beiden Stellen um ein regelmäßiges Vorkommen von kleinen gewundenen Drüsen mit deutlich apokriner Sekretion. *Fett* und *bräunliches Pigment* sind in feiner Verteilung im Cytoplasma nachweisbar, aber kein *Eisen*. SCHMIDT und RICHTER nehmen in Anlehnung an einen Befund SCHIEFFERDECKERs (HOEPKE 1927), der in der Wangenhaut eines Australnegers a-Drüsen gefunden hat, an, daß a-Drüsen auch sonst in der Haut des Gesichtes vorkommen müßten. KATO (1936b) konnte nachweisen, daß die a-Drüsen des Nasenflügels an gewöhnlichen Wollhaaren vorkommen, also nicht an spezialisierte Haare wie in der Achselhöhle und im Vestibulum nasi gebunden sind.

ALVERDES (1934) und MOGI (1938) haben die *Entwicklung der Glandulae vestibuli nasi* untersucht. Die ersten Anlagen treten im 5. Fetalmonat am Boden des Vestibulum nasi auf und breiten sich von hier aus auf den Nasenflügel und das Septum aus, um zuletzt die Innenseite der Nasenspitze zu erreichen. Am Boden des Vestibulum liegen 3—4 Reihen von Drüsen hintereinander. Nach der Nasenspitze zu werden sie seltener. Insgesamt zählte ALVERDES auf jeder Seite 35 Drüsen, KATO und NAGATA (1938) und MINAMITANI (1941c) fanden im Mittel 40 Drüsen bei Chinesen. Die Zahl der Drüsen schwankt von Individuum zu Individuum (15 bzw. 75) und kann auch rechts und links verschieden sein. KATO und NAGATA sahen ein Drittel der Drüsen frei in die Hautoberfläche münden. Gelegentlich konnten sie auch dichotomisch verzweigte Drüsen feststellen. Im Drüsenepithel des Vestibulums (ALVERDES 1932, KATO und NAGATA 1938) und des Nasenflügels (KATO und MINAMITANI 1941) kommen *zwei Zellformen* vor, helle und dunkle Zellen. Während ALVERDES die hellen Zellen anschließend an den Ausführungsgang fand, liegen sie nach den japanischen Autoren ohne geregelte Verteilung im ganzen sezernierenden Abschnitt dieser Drüsen. Die hellen Zellen scheinen nicht apokrin zu sezernieren. Die von ALVERDES beschriebene Ringbildung des sezernierenden Abschnittes wurde von den Japanern nicht beobachtet.

MINAMITANI hat ausführliche quantitative Untersuchungen über die Größe und Zahl der apokrinen Schweißdrüsen in der Außenhaut des Nasenflügels (1941a, c) und des Vestibulum nasi (1941b, d) vorgelegt. Danach ist das Volumen der Einzeldrüsen des ersteren kleiner als das der a-Drüsen der Axilla, des Unterbauches (MINE 1937) und des Vestibulum, während das Volumen der Drüsen des Vestibulum nasi etwa dem der a-Drüsen in Axilla und am Unterbauch entsprechen. Die Häufigkeit der Verteilung der verschiedenen Größenklassen von a-Drüsen ist für die Drüsen jeder dieser beiden Lokalisationen am Naseneingang charakteristisch.

8. Die Schweißdrüsen der Tiere.

MAEDA (1954) hat bei *Katze, Pferd, Hund, Ziege, Rind* und *Schwein* a-Drüsen im Nasenvorhof gefunden. Die Zahl der Drüsen fällt in der Reihenfolge der Aufzählung. Bei *Kaninchen, Meerschweinchen, Ratte, Maus, Hamster, Maulwurf* und *Fledermaus* konnte er keine a-Drüsen im Vestibulum nasi feststellen.

Bei vielen *Säugetieren* stehen besonders ausgebildete Haargruppen zu Pinseln zusammen. An sie sind dann größere Hautdrüsen gebunden, in denen apokrine und holokrine Drüsen vereinigt sein können. Hierher gehören die *Tarsal-* und *Interdigitaldrüsen* vieler *Huftiere*, z. B. der *Rentiere* (SCHAFFER 1940, TRAUTMANN-FIEBIGER 1949, QUAY 1955), die *Präorbitaldrüse* (QUAY) und die *Sternaldrüsen* (BOLLIGER und HARDY 1945b) bei *Trichosurus vulpecula*, SCHWARZ (1939) beim *Klammeraffen* (*Ateles*, WISLOCKI und SCHULTZ 1925). Andererseits können am gleichen Ort reine a-Drüsen vorkommen, z. B. die *Karpaldrüsen des Schweines* (KRAWARIK 1935). Die *Kastanien* an den Sprunggelenken der *Pferde* enthalten keine Drüsen (YOSCHIDA 1912/13).

Die Schweißdrüsen der Tiere sezernieren meist apokrin (SCHAFFER 1940). Bei den *Rindern* ist die apokrine Drüse mit einer Talgdrüse an eine Haarwurzel gebunden, wie es in der Achselhöhle des *Menschen* (FINDLAY und YANG 1950, GANS 1952) der Fall ist. Nur die *Affen* besitzen überall denen des *Menschen* vergleichbare ekkrine Drüsen. Auch die Zusammensetzung des Sekretes ähnelt derjenigen des Produktes von e-Drüsen des Menschen. Nach TSUKAGOSHI (1955) sind auch die Drüsen an den unbehaarten Ballen bei *Ratte, Hund* und *Katze* den e-Drüsen zuzurechnen, während die Drüsen der behaarten Haut apokrin sind. Die Vielfalt der Hautdrüsenorgane bei den *Säugetieren* ist so groß, daß auf die Zusammenfassungen von STOSS (1906), v. EGGELING (1931) und SCHAFFER (1940) verwiesen werden muß. *Myoepithelien* kommen auch bei den Schweißdrüsen der *Säugetiere* vor, wo sie beim *Schwein* von GOODALL und YANG (1952) neuerdings untersucht wurden.

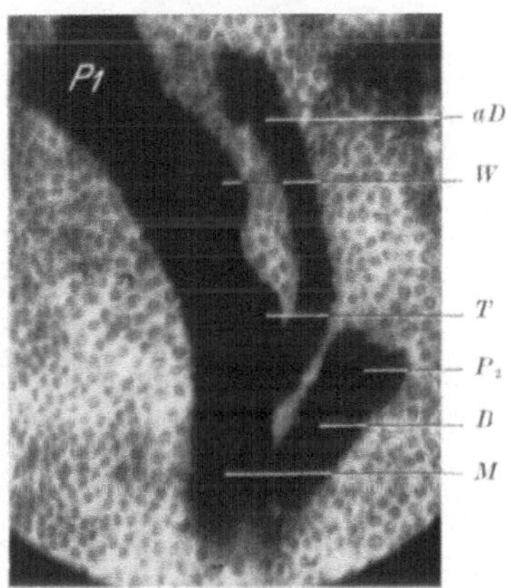

Abb. 93. Zweihaargruppe mit apokriner Drüse *aD*. *M* Mittelhaar, *B* Beihaar, P_1 und P_2 Papillen, *T* Talgdrüsenanlage, *W* Wulst. Vergr. 210fach. (Fet. 15,5 cm SSL; Scrotum. Macerationspräparat. Hämatoxylin nach DELAFIELD.) Vergr. 210fach. (Aus FLEISCHHAUER 1953 b.)

V. Die Talgdrüsen.

1. Entwicklung.

Wie die apokrinen Schweißdrüsen entwickeln sich auch die *Talgdrüsen* aus dem Epithel der Haaranlagen. Zusammen mit dem Haarwulst tritt die Talgdrüsenanlage in dem als „*Haarzapfen*" bezeichneten Stadium der Entwicklung (s. S. 139) als eine Vorwölbung besonders an der Unterseite auf (Abb. 93). ZIMMERMANN (1935) weist darauf hin, daß sich an vielen Haarfollikeln ringförmige Wülste entwickeln. Von den Talgdrüsenwülsten können sich kragenförmige Aufkrempelungen bilden, die als „Stehkragen" von dem Wulst aus nach oben gerichtet sind oder als „Hängekragen" abwärts wachsen (Abb. 120, 126). An größeren Follikeln kommen mehrere Kragen übereinander vor. Seltener als der Talgdrüsenwulst kann auch der Haarwulst mit ringartigen Verdickungen besetzt sein, die sich wieder zu kragenartigen Bildungen umbiegen können.

Derartige *Kragenbildungen* entwickeln sich vornehmlich an den Haaren des Ohres, des Lides, der Augenbrauen und der Wange, also im Bereich des Kopfes. Sobald sich das Haar im Haarzapfen von seinen Wurzelscheiben differenzieren läßt, erscheinen auch schon in den Zellen der kleinen Talgdrüsen die ersten *Fettvacuolen*. Die Mündung der Drüse in den Haarkanal bildet sich erst viel später aus. Die Talgdrüsenanlage ist vor der Entstehung der apokrinen Drüsen sichtbar. Über die Bildung *freier Talgdrüsen* siehe HOEPKE (1927), TANDLER und DÖMENY (1899), FRIEDRICH und SCHÄDEL (1949) und S. 132.

2. Bau und Wachstum der Talgdrüsen.

Die *Gestalt* der Talgdrüsen ist sehr variabel. Beim Erwachsenen findet man neben einfachen Drüsenkolben, die aus einem allmählich sich erweiternden Epithelrohr und einem kolbigen Endabschnitt bestehen, komplizierte, aus vielen Kolben zusammengesetzte Drüsenkörper. Die als „Drüsen- oder Talgkolben" be-

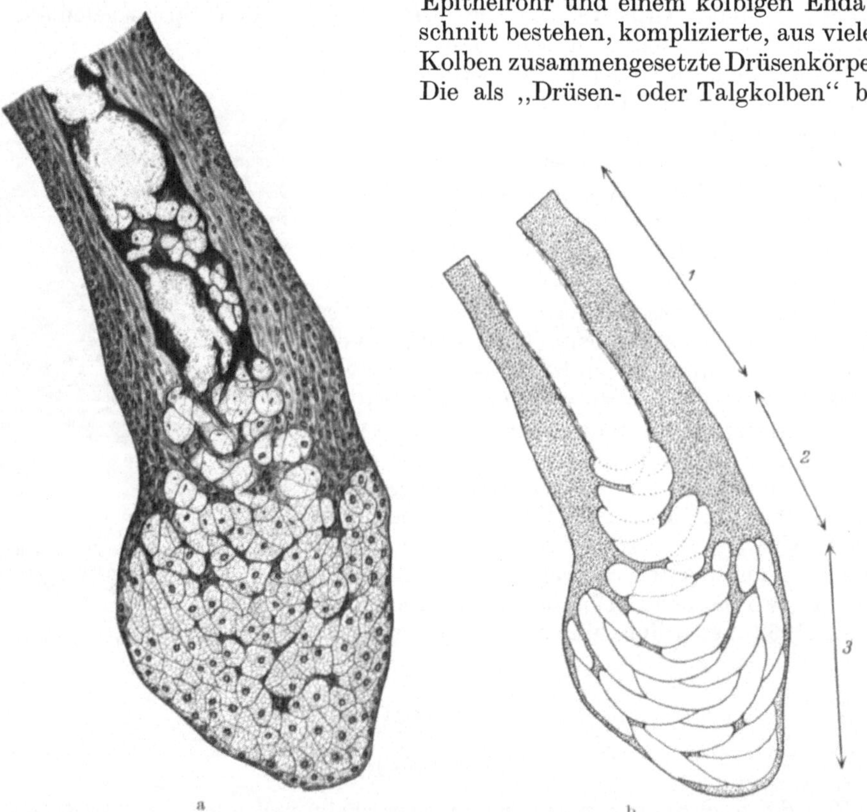

Abb. 94a u. b. a Talgkolben aus der Nasenflügelhaut eines Erwachsenen im Längsschnitt. Vergr. 135fach. b Der gleiche Talgkolben schematisiert und verkleinert. *1* Hohler Stammteil, *2* Halsteil mit in Auflösung begriffenen Talgzellen (punktierte Linien), *3* der kolbig aufgetriebene Endteil. Zwischen den konzentrischen Schalen von Talgzellen liegen feine Epithelbälkchen. (Aus NEUBERT 1930.)

zeichneten Einzeldrüsen oder Drüsenteile sind teilungsfähige *Histosysteme* („Steatomere") im Sinne HEIDENHAINs (NEUBERT 1930, „Adenomeren" SCHAFFER 1927). Die Vorgänge bei der fetalen Differenzierung der Talgdrüsen wiederholen sich beim Erwachsenen, gleichgültig, ob die neuen Kolben aus dem Epithel des Haarkanals, des Drüsenganges oder aus den Endabschnitten der Drüsen entstehen.

Die ersten Anlagen wachsen zu soliden Epithelzapfen heran. Sie setzen sich oft aus konzentrisch gelagerten, gegenseitig abgeplatteten Zellen zusammen, die von einer einfachen Lage zylindrischer oder kugeliger Basalzellen umschlossen sind. Durch Vergrößerung und Aufhellung der im Innern des Zapfens gelegenen Zellen deutet sich die beginnende Vertalgung an. Dabei werden feine Fetttröpfchen im Cytoplasma eingelagert. Sie fließen zu größeren Tropfen zusammen und sind von dem wabigen Cytoplasma umschlossen. Die Einlagerung von Fett in die Zellen vergrößert den „*Talgzapfen*" (NEUBERT 1930) kolbig, wobei die unter der Oberfläche gelegenen Zellen ebenfalls abgeplattet werden. Im Halsgebiet des Kolbens bleibt die Vertalgung auf die zentralen Zellen beschränkt. Sie bilden einen fadenförmigen Fortsatz der vertalgten Erweiterung und sind von mehrschichtigem, unvertalgtem Epithel umgeben. So entsteht eine schmale Talgstraße vom Innern des Kolbens zur Einmündung in den Haarkanal (Abb. 94). Dieser Abschnitt wird als „Halsteil" dem kugelig aufgetriebenen „Kopfteil" gegenübergestellt. Am Übergang der beiden Abschnitte kann eine Ringfurche auftreten (CLARA 1929a, b).

Das Wachstum des jungen Talgkolbens erfolgt von dem abgeplatteten Epithel des Endteiles her, das durch Zellteilungen immer neue Zellschichten dem schon vertalgten Zellpfropf anlagert. Die Anschichtung erfolgt bevorzugt an den Scheiteln der Kolben, weshalb hauptsächlich diese in die Länge wachsen. Doch sind auch andere Wuchsformen möglich, wenn das Längenwachstum

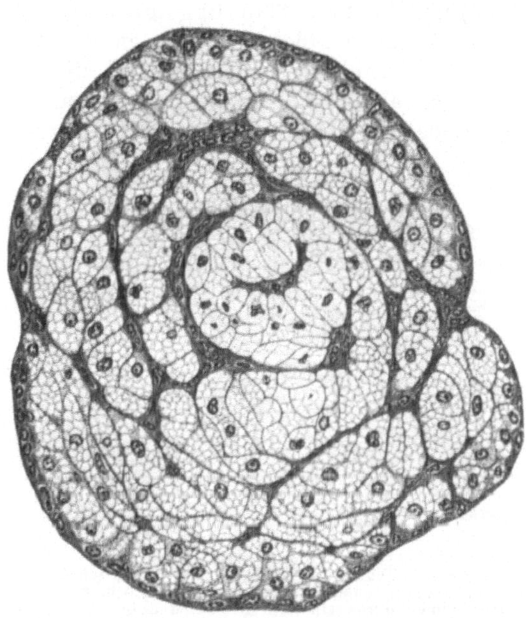

Abb. 95. Querschnitt durch einen Drüsenkolben in Höhe des Überganges vom Halsteil in den Endteil. Konzentrische Schichtung der vertalgenden Zellen mit unvertalgten Epithelbälkchen. Vergr. 246fach. (Nasenflügelhaut Erwachsener, Azan.) (Aus NEUBERT 1930.)

durch straffere Gewebe behindert ist. Die konzentrische Anlagerung der Zellen ist an Querschnitten, aber auch an Längsschnitten durch das Drüsenende regelmäßig zu beobachten (Abb. 95). Nicht alle Zellen vertalgen, die auf diese Weise mehr und mehr ins Innere des wachsenden Kolbens gelangen. Einzelne Zellen, auch Gruppen und Reihen von Zellen, lagern kein Fett in ihrem Cytoplasma ab. Sie bilden ein zusammenhängendes Maschenwerk unvertalgter Zellen, in dem das veränderte Material gelegen ist. NEUBERT vermutet, daß der Wechsel von vertalgten und unvertalgten Zellen durch einen mit der Verflüssigung der Talgzellen zusammenhängenden Wechsel des Spannungszustandes innerhalb der Zellen bedingt sei.

Das Kanälchen im Halsteil des Talgkolbens bildet sich durch die Verflüssigung des zentralen Fadens vertalgter Zellen. „Die Zone des Zellzerfalles rückt nun in der Achse der Drüsenkörper langsam und stetig apikalwärts vor" (NEUBERT). Das geschieht in dem Maße, wie der freie Pol der Talgdrüsen durch Neubildung von Zellen anwächst. Auch um die Talgkanälchen des Halsteiles entstehen durch Teilungen neue Zellen. Aber diese Zellen reichern in der Regel kein Fett mehr

an, sondern bilden ein mehrschichtiges Epithel, das besonders in der Nähe der
Einmündung in den Haarkanal an seinen obersten Lagen auch Zeichen der
Verhornung aufweisen kann. Durch diese Art des Wachstums bleibt die kolbige
Form erhalten, wobei die Kolben im Laufe des Lebens an Größe zunehmen.
Neubert gibt an, daß die mittlere Kolbenlänge und Kolbenbreite beim Neu-
geborenen 230 μ bzw. 96 μ betragen. Für den Erwachsenen gelten die Werte
720 μ bzw. 225 μ.

Aus dem ungegliederten Talgkolben entstehen zusammengesetzte Drüsenkörper. Über die Teilung der Drüsenkolben besteht keine einheitliche Auffassung.
Brinkmann (1912), Schaffer (1927,
1940) und Clara (1929a, b) glauben aus
ihren Befunden ablesen zu können, daß
von der Peripherie her Septen in die
größeren Talgkolben einschneiden und sie
so aufspalten. Dagegen macht Neubert

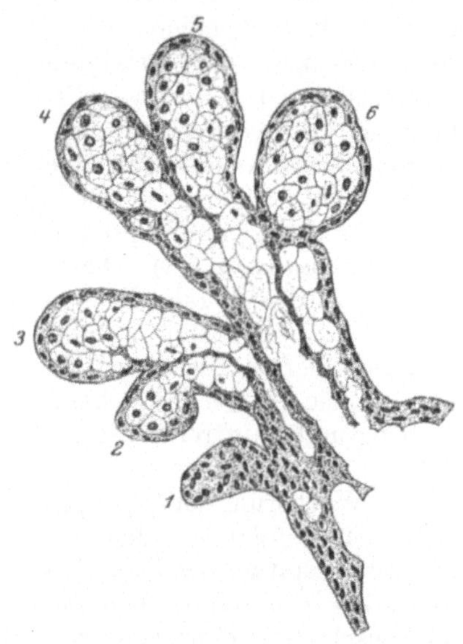

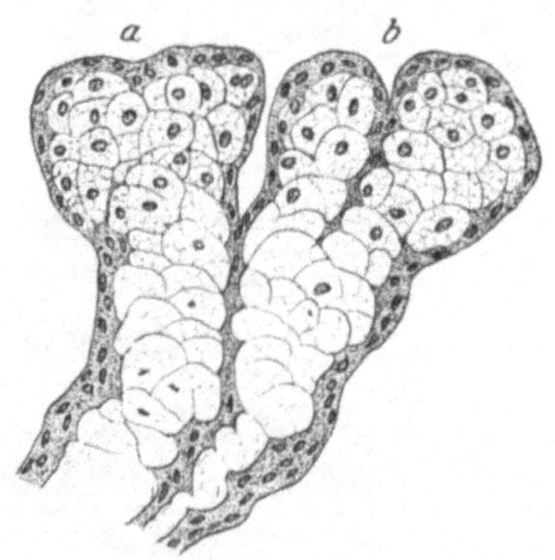

Abb. 96a u. b. Teilung der Talgkolben im Vorwachsen.
a Drüsenkolben quer verbreitert, b zwei Tochterkolben außen durch eine Furche, innen durch ein
Septum unvertalgter Zellen getrennt. Vergr. 220fach.
(Nasenflügel, Neonatus, Azan.) (Aus Neubert 1930.)

Abb. 97. Kleines Drüsenästchen. Die Talgkolben *3,
4, 6*, sind vom Kolben *5* im Vorwachsen abgegliedert
worden. *2* Ein in seitlicher Abgliederung begriffener
Tochterkolben. *1* Tangential angeschnittener Drüsenkörper. Im Innern des Drüsenstammes mehrere
Septen. Vergr. 180fach (wie Abb. 96).
(Aus Neubert 1930.)

geltend, daß man nirgends eine Störung der kompakten konzentrischen Schichtung
der Kolben erkennen könne, die doch auftreten müßte, wenn die Septen von der
Peripherie her einschneiden würden. Er nimmt deshalb an, daß die Teilung eines
Kolbens prinzipiell nur durch ungleichmäßige *Apposition* neuer Zellen möglich
ist. Dabei kann „die Teilung im Vorwachsen des Kolbens" zu zwei gleichgroßen
Tochterkolben führen (Abb. 96), oder es können seitliche Abgliederungen im
Halsteil entstehen (Abb. 97). Schließlich werden durch besonders lebhaftes
Wachstum einzelner Zellen und Zellgruppen von Endkolben aus neue „Adventivknospen" entstehen, die sich zu vollständigen Talgkolben mit Ausführungsgängen
ausbilden (Abb. 98). Durch derartige Teilungen entstehen im Laufe des Lebens
besonders am Nasenflügel mächtige Drüsenkörper. Das Haar, von dessen Anlage
sie ihren Ursprung nehmen, ist oft als kleines Anhängsel gerade noch zu finden
oder sogar ganz zurückgebildet (Abb. 98). Die Aufgliederung der Talgkolben
kann verschieden weit fortschreiten. Sie beginnt mit der Bildung von epithelialen
Septen unvertalgter Zellen, deren Lage durch eine leichte Einziehung an
der Oberfläche des Drüsenkolbens erkennbar ist. Diese Einziehung vertieft
sich und schließlich sind die Kolben durch ein bindegewebiges Septum getrennt,

weil sie an der Einziehungslinie vorbeigewachsen sind (Abb. 99). Dabei braucht noch nicht für jeden Kolben ein Talgkanälchen ausgebildet zu sein (Abb. 100).

Auf allen Schnitten durch Talgorgane fällt auf, daß die Zone des Zellzerfalles verhältnismäßig klein ist. Die Verstrebungen durch unvertalgte Drüsenzellen im Kopf und vor allem auch in dem engen Hals des Drüsenkolbens, der noch durch die von Clara beschriebene Ringfurche besonders eingeengt ist, müssen einen Zellstrom der großen vertalgten Drüsen zurückhalten oder doch sehr stark

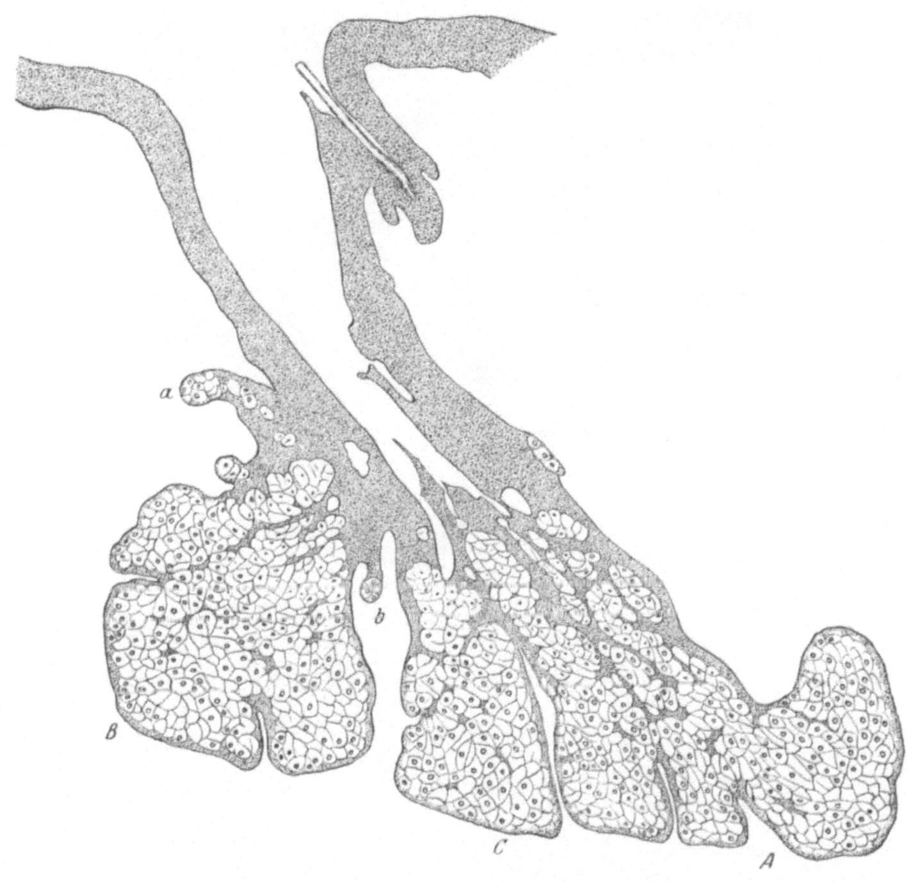

Abb. 98. Große Talgdrüse mit Wollhaar. *A, B, C* Polymere Endkomplexe. *a, b* Adventivknospen. Vergr. 85fach. (Nasenflügelhaut, Erwachsener, Azan.) (Aus Neubert 1930.)

behindern. Die *Zellteilungsrate* der germinativen Randzellen scheint außerdem nur gering zu sein, wenn man aus der Zahl der in ihrem Gebiet auftretenden Mitosen schließen darf. Der Zellzerfall kann also nicht sehr groß sein, und es taucht deshalb die Frage auf, ob die von den Drüsen gelieferte Talgmenge ausschließlich durch Zellzerfall gebildet wird.

M. B. Schmidt (1924) hat durch Verfütterung von Ölen und Lipoiden, die mit Sudan und Scharlachrot gefärbt waren, die Talgdrüsen und andere Fettspeicher von *Mäusen* vital angefärbt. Das rotgefärbte Fett wurde ebenso wie verfüttertes Cholesterin von den Talgdrüsen ausgeschieden. Nach diesen Versuchen wird das Fett von den Zellen der Talgdrüsen aufgenommen und an die „zerfallenden“, den Talg freigebenden Zellen weitergeleitet, was auch Policard und Tritchovitch (1922) annehmen. So könnte die holokrine Sekretion durch

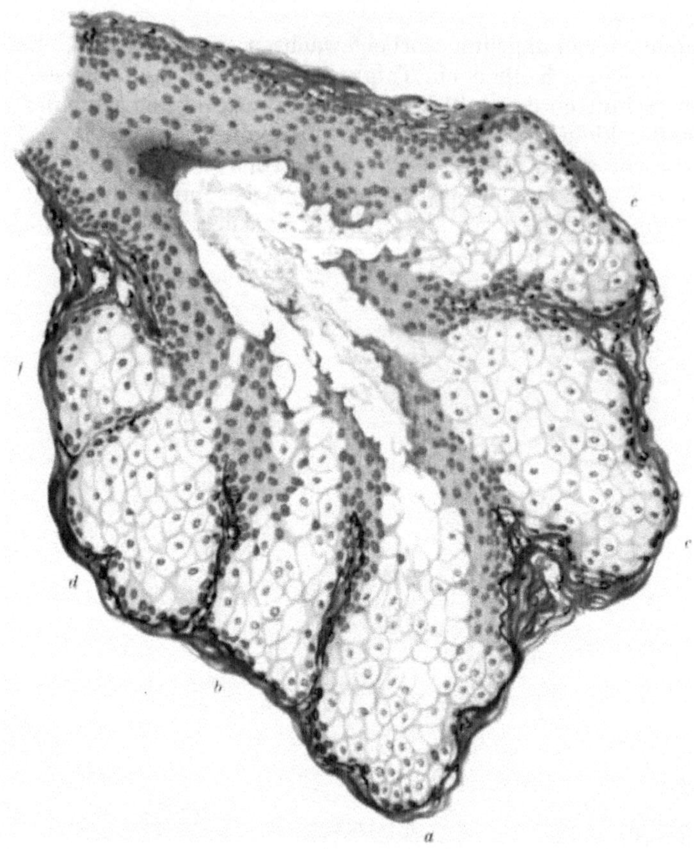

Abb. 99. Talgdrüse aus dem Labium minus. Symmetrisch ausgebildeter Drüsenkörper mit starken Epithelsepten zwischen den Endkolben *a—f.* (25jährige Frau, Azan.) (Aus NEUBERT 1930.)

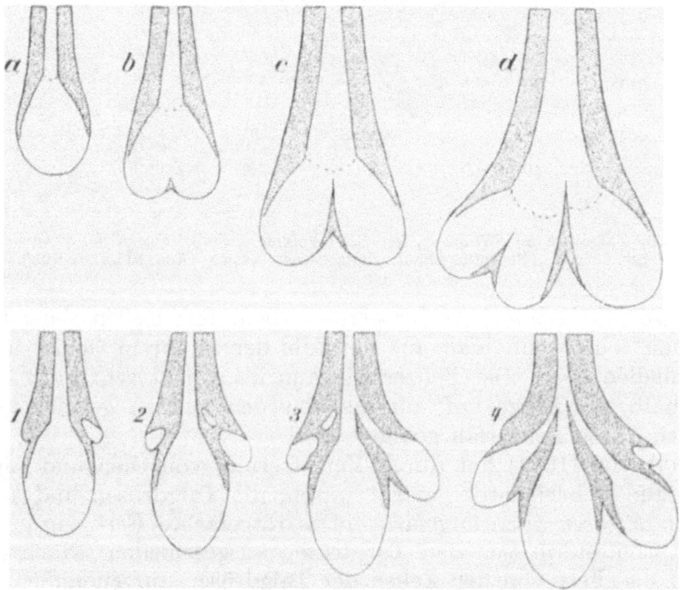

Abb. 100. Schema der Kolbenvermehrung. *a—d* Teilung im Vorwachsen. Auch Hals- und Stammteil rücken peripherwärts mit der durch gestrichelte Linien angedeutete Auflösungszone der Talgdrüsen vor. *1—4* seitliche Abgliederung junger Drüsenkolben. (Aus NEUBERT 1930.)

eine merokrine verstärkt sein. NEUBERT weist in diesem Zusammenhang auf den *hepatoiden Drüsentyp* SCHAFFERs (1927) hin, den dieser Autor an den *paraproktischen Drüsen* von *Marsupialiern*, den *Circumanaldrüsen* von *Wolf* und *Hund*, den *Brunstdrüsen* des *Gemsbockes* und an anderen Drüsen beschrieben hat. Die peripheren Teile der hepatoiden, als Talgdrüsen imponierenden Drüsen zeigen merokrin sezernierende Randläppchen, in denen das Sekret durch intercelluläre Sekretcapillaren bis in die Zone des Zellzerfalles am Ende der Talgkanälchen gebracht wird.

3. Die Sekretbildung der Talgdrüsen.

Die *chemische Analyse des Talgdrüsensekretes* ist durch die Beimengungen von Schweiß und Epidermiszellen erschwert, weshalb auch die Angaben über die Zusammensetzung sehr uneinheitlich sind. Die *Cholesterin*abgabe der Haut beträgt 0,1—0,2 g am Tage (STAUDINGER und STOECK 1954). BUTCHER und PARNELL (1947, 1948) geben den Gehalt des Talges (Kopfhaut) an Cholesterin mit etwa 10% der Fettsubstanz an. KVORNING (1949) findet nur einen verschwindenden Anteil von Cholesterin im Talg. Nach ENGMAN und KOOYMAN (1934) enthält das Fett der Körperoberfläche über 1% *Phosphorlipide*. EDWARDS und DUNTLEY (1939a) finden geringe Mengen von Carotin im Talg. Im Greisenalter nimmt die Talgproduktion erheblich ab (AGOSTINI 1955).

a) Der Fettfilm der Hautoberfläche.

Die Oberfläche der Epidermis und der Haare ist von einem dünnen Film einer *Wasser-Fettemulsion* überzogen, die Haut und Haare vor Witterungseinflüssen, Infektionen (MIESCHER, LINCKE und RINDERKNECHT 1953) und chemischen Schädigungen schützt und in dem ein *Provitamin D* noch ungeklärter Konstitution enthalten ist (MACKENNA, WHEATLEY und WORMALL 1950, 1952). Die in der Emulsion befindlichen Fette stammen nur zum Teil aus den Talgdrüsen, da fettartige Substanzen auch in den verhornten Zellen der Epidermis und im Sekret der apokrinen Drüsen enthalten sind. Biologisch bedeutsam ist unter anderem der Schmelzpunkt der Fette und ihre Mischbarkeit mit Wasser, da beide Eigenschaften die Ausbreitung auf der Körperoberfläche bestimmen (BUTCHER und COONIN 1949, ROTHMAN 1954, S. 309). *Chemisch* setzt sich der fettige Anteil des Oberflächenfilms aus freien und gebundenen *Fettsäuren* von 7—22 C-Atomen, *Wachsen*, wenig *Glyceriden* und einem verhältnismäßig großen unverseifbaren Anteil zusammen (KAWAMURA 1927, CARRIÉ 1949/50, LINKE 1949, 1950, NICOLAIDES und ROTHMAN 1933; Übersicht bei ROTHMAN 1954, S. 309f.). Verschiedene Methoden zur Bestimmung der Talgsekretion haben BRUN (1954), BRUN und MEYER (1951), BRUN, ENDERLIN und KULL (1953), ENDERLIN, BRUN und LINDER (1954) ausgearbeitet.

MELCZER und DEME (1942a) beschreiben in den Talgkolben konzentrische Lagen von verschiedenen fettartigen Substanzen. An der Peripherie finden sie *Fettsäuren*, besonders *Ölsäuren*, denen nach innen die eine Schicht folgt, die *Eicosylalkohol* enthält. Die folgende Lage, in der die Zellen unter Vertalgung zugrunde gehen, enthält *Triglyceride*, während der freie Talg eine Mischung von Fettsäuren, Neutralfetten und Estern der *Arachinsäure* (*Eicosansäure* $C_{20}H_{40}O_2$) darstellen soll. MONTAGNA, NOBACK und ZAK (1948) und SUSKIND (1951) konnten diese Schichtung nicht feststellen. Die Identifizierung der chemischen Substanzen von MELCZER und DEME beruht außerdem auf unsicheren Methoden. Immerhin erlauben diese Verfahren die Feststellung, daß sich fettartige Substanzen verschiedener chemischer Struktur vom Beginn der Vertalgung bis zu deren Abschluß nacheinander in den Zellen in verschiedener Konzentration finden. Dem entspricht auch eine konzentrische Vierschichtenverteilung verschiedener Fette in den großen Talgdrüsen des pigmentierten *Seitenfleckes* beim *Goldhamster*, wie sie sich bei der Fettfärbung mit Sudan IV zeigt (MONTAGNA und HAMILTON 1949).

b) GOLGI-Apparat und Mitochondrien.

Die noch unvertalgten Zellen der Talgkanälchen und der Peripherie der Talgkolben enthalten *osmiophile* GOLGI-Elemente in Kernnähe. Sobald die Vertalgung beginnt, nimmt ihre Zahl zu und das Fett scheint zunächst innerhalb der GOLGI-Elemente gebildet zu werden. Nach MELCZER und DEME (1942b) entsteht so das erste Fett im GOLGI-Internum. Mit der Vergrößerung der Fetttröpfchen wird die osmiophile Substanz vermindert und umgibt die Tröpfchen in halbmondförmigen Sicheln oder Schalen. In den reifen Talgzellen ist GOLGI-Material nur noch in minimalen Mengen zwischen den Fettmassen nachweisbar. Die ersten Fetttröpfchen in den GOLGI-Elementen sind nach LUDFORD (1925), MONTAGNA (1949a, b) und MONTAGNA und HAMILTON (1949) osmiophob, wie es dem allgemeinen Verhalten des GOLGI-Internums entspricht. Erst mit wachsender Größe der Tröpfchen tritt eine zunehmende Osmiumschwärzung ein. Sie kann jedoch mit Kaliumpermanganat ausgebleicht werden, was bei den GOLGI-Elementen nicht möglich ist. MONTAGNA und PARKS (1948), MONTAGNA und KENYON (1949), MONTAGNA und HAMILTON (1949) konnten feststellen, daß sich durch BAKERs Phospholipidtest die osmiophilen Strukturen mit saurem Hämatein anfärben lassen und sich in Form und Verteilung ebenso wie die osmiophilen GOLGI-Körperchen verhalten.

Sind die Talgdrüsen durch Methylcholanthrenbehandlung verödet worden, so bilden sie sich von den Wurzelscheiden der Haare aus neu (SIMPSON und CRAMER 1943, 1945). Auch hierbei zeigt sich die beginnende Talgbildung durch Vermehrung und Vergrößerung sudanophiler Tröpfchen an, die mit den GOLGI-Elementen identisch zu sein scheinen (MONTAGNA und CHASE 1950).

Die Beteiligung der GOLGI-Elemente an der Bildung des Talges wurde von LUDFORD (1925) bei der *Maus*, BOWEN (1926, 1929) an den *Inguinaldrüsen* des *Kaninchens*, MELCZER und DEME (1942), MONTAGNA, KENYON und HAMILTON (1949), SUSKIND (1951) beim *Menschen*, MONTAGNA (1949a, b) bei *Katze* und *Kaninchen*, MONTAGNA und HAMILTON (1949) beim *Seitenorgan* des *Goldhamsters*, MONTAGNA und PARKS (1948) an den *Analsäcken* des *Hundes* beobachtet.

Nach NICOLAS, REGAUD und FAVRE (1914) erscheinen die ersten Fetttröpfchen in den fädigen *Mitochondrien*. LUDFORD (1925) bestätigt diesen Befund und stellte fest, daß die Mitochondrien mit zunehmender Vertalgung abnehmen und in Bruchstücke zerfallen. In reifen Talgzellen sind nur noch spärliche Fragmente der Mitochondrien zu finden, wie auch MONTAGNA (1955a) beobachtet hat. MONTAGNA sieht die ersten kleinen Fettvacuolen im perinucleären, mitochondrienreichen Cytoplasma entstehen. Nach seiner Ansicht haben die Mitochondrien zwar einen Einfluß auf die Talgbildung, werden aber nicht zu Talgtröpfchen umgewandelt. Die isolierten Mitochondrien besitzen neben der Fermentausstattung für die Atmungskette und den Citronensäurecyclus im speziellen auch Fermente für die Fettbildung. Elektronenmikroskopisch sieht man reichlich Mitochondrien in den Talgzellen; oft sind sie den Talgkügelchen angelagert.

c) Histochemie der Talgzellen.

MONTAGNA und Mitarbeiter haben in einer Reihe von Arbeiten die fettartigen Substanzen in den Talgdrüsen mit verschiedenen *histochemischen Methoden* an vielen Talgorganen überprüft. Ihre Resultate sind von MONTAGNA (1952, 1956) zusammengefaßt worden.

Die Fettbildung beginnt im Zentrum der Talgkolben, und der Gehalt an Fetttröpfchen nimmt nach der Peripherie hin ab. Doch sind bei reifen Talgkolben alle vertalgenden Zellen ziemlich gleichmäßig mit Talg beladen (MONTAGNA und NOBACK 1946a, 1947). An Gefrierschnitten der Haut von *Mensch, Maus,*
Hamster, Kaninchen, Katze und *Ratte* war der Talg in den Ausführungsgängen osmiophil, in den Zellen aber osmiophob. Die Osmiophilie bildet sich erst nach dem Zellzerfall langsam aus. Nur beim *Kaninchen* fanden sich in den peripheren Zellen der Talgdrüsen osmiophile Tröpfchen (MONTAGNA 1949b. Nilblausulfat, das Neutralfette gewöhnlich, wenn auch nicht spezifisch, in einem rosa-Farbton anfärbt, tingiert reifen Talg mit rosa oder rotem Farbton, frisch gebildeten Talg purpur, Talgtröpfchen in den Zellen rosa und die Fetteinschlüsse in den peripher gelegenen Zellen blaurot oder blau. Daraus darf ein der Rotfärbung entsprechender Gehalt an *Triglyceriden* angenommen werden. Bei An-

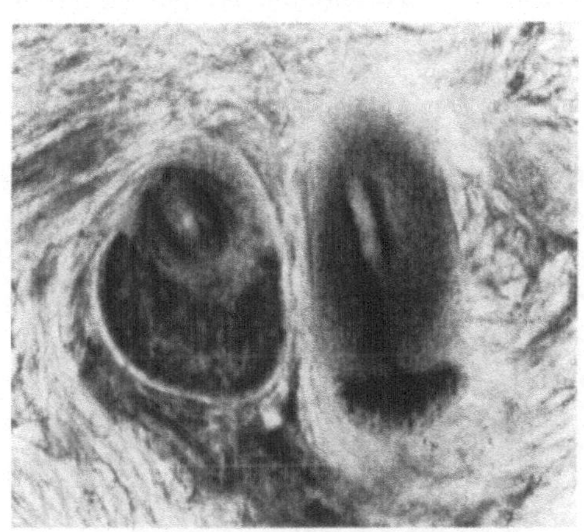

Abb. 101. Bernsteinsäuredehydrogenase im schräg angeschnittenen Haarfollikel und (darunter) in der Talgdrüse. Das Haar selbst ist negativ. Vergr. 120fach. (Aus BRAUN-FALCO und RATHJENS 1954.)

wendung von FISCHLERS (1904) Fettsäurenachweis war nur der frisch gebildete freie Talg positiv. Auch dieser Nachweis ist nicht spezifisch, zeigt aber wieder, daß der Talg noch chemische Veränderungen durchmacht, nachdem er durch Bersten der Zellen frei geworden ist. Daß *Phospholipide* auch im freien Talg auftreten, wurde bereits erwähnt. Sie entstammen den Resten der GOLGI-Elemente und gelangen bei der Zerstörung der reifen Zellen in den Talg (MONTAGNA 1952). *Cholesterin* und *Cholesterinester* wurden beim *Menschen,* bei der *Ratte,* beim *Hund* und beim *Hamster* im Talg und in den Zellen kurz vor dem Zerfall mit der Methode von SCHULTZ (SCHULTZ und LÖHR 1925) festgestellt. Bei der *Katze* und beim *Kaninchen* und beim *Rhesusaffen* (MORISUYE 1950) zeigen alle reifen Zellen eine positive Reaktion. Freies Cholesterin wurde mit

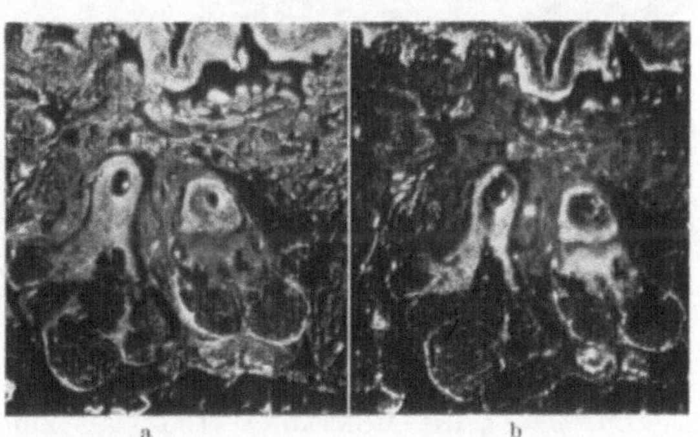

Abb. 102a u. b. Äschenbild der Talgdrüsen. a Gesamtasche, b Calcium. (Aus GANS 1930.)

der WINDAUSschen Digitoninmethode (BRUNSWIK 1922) in der *Präputialdrüse* der *Ratte* und reichlich in dem stagnierenden Talg von *Comedonen* und frischen *Acnecysten* nachgewiesen. Sonst fiel die Digitoninreaktion negativ aus. Der örtlichen und mengenmäßigen Verteilung der Cholesterinester, wie sie sich bei Anwendung der Methode von SCHULTZ ergibt, entspricht auch die Verteilung *doppelbrechender Fettsubstanzen.* Beim *Menschen* kommen nach SUSKIND (1951) aber nur in 30 von 45 Fällen anisotrope Lipoide vor. Hier sowie in der *Präputialdrüse* der *Ratte* und am *Pigmentfleck* des *Goldhamsters* liegt das doppelbrechende Material ausschließlich im freien Talg. In den Hautdrüsen der *Ratte,* im *Analsack* des

Hundes und bei der *Katze* ist die Doppelbrechung stärker und schon in den reifen Talgzellen nachweisbar. Während sich der freie Talg hier als eine homogene doppelbrechende Masse darbietet, liegen in den Zellen sphärische und nadelförmige Kristalle. Beim *Kaninchen* ist der *freie Talg* nur schwach doppelbrechend, während die *peripheren Talgzellen* reichlich sphärische *Kristalle* enthalten (Montagna 1949 b). Vermutlich handelt es sich bei dem doppelbrechenden Material um Cholesterinester. Die Funde weisen darauf hin, daß die Zusammensetzung des Talges bei den einzelnen Arten verschieden ist. Bei der *Ratte* unterscheidet sich außerdem die Talgproduktion in der *Präputialdrüse* von derjenigen der übrigen Hautdrüsen, worauf auch Pannese (1954) aufmerksam macht.

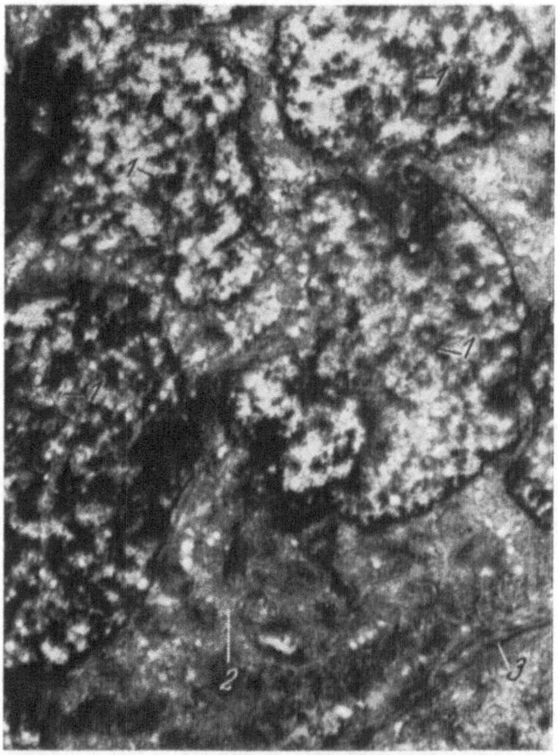

Die *Fluorescenz* der Talgdrüsen, die von Simpson und Cramer (1943, 1945) sowie von Montagna, Chase und Hamilton (1951) untersucht wurde, zeigt ähnliche Unterschiede wie die Verteilung der anisotropen Cholesterinester. Wahrscheinlich ist die Fluorescenz durch die Ester bedingt.

Glykogen wurde in den sich entwickelnden Talgdrüsen des *Menschen* bis zum 6. Schwangerschaftsmonat nachgewiesen (Lombardo 1907, Sasakawa 1921). Montagna, Noback und Zak (1948) finden im Zentrum junger Talgkolben nur geringe Mengen Glykogen und Spuren in den vertalgenden Zellen des äußeren Gehörganges. Dagegen wird Glykogen in den reifen Talgdrüsen aller Tiere vermißt.

Abb. 103. Ausschnitt aus einer Talgdrüsenzelle. *1* grob granulierte Talgtropfen, die nicht glattrandig begrenzt sind. *2* Talgfreies Cytoplasma mit Mitochondrien, *3* Zellmembran. Vergr. 22000fach. (Elektronenmikroskopisch, Osmium.)

Basophilie, die Montagna (1952) als Zeichen von Ribonucleoproteinen ansieht, zeigen nur die *unvertalgten* Zellen. Die Basophilie nimmt von der Peripherie der Talgkolben zur Mitte hin nach Maßgabe der Vertalgung ab. Das spongiöse Cytoplasma reifer Talgzellen ist acidophil.

An *Fermenten* wurde in den *Präputialdrüsen* der *Ratte* das Warburgsche *Atmungsferment* mit Ehrlichs Nadireaktion nachgewiesen (Montagna und Noback 1946). Die Reaktion zeigt zahlreiche positive Granula in den peripheren Zellen, besonders im Cytoplasma der unvertalgten Elemente. Wo Fetttröpfchen in den Zellen auftreten, liegen die Granula perinucleär. In den reifen Talgzellen sind nur noch vereinzelte positive Körnchen feststellbar. In den Talgdrüsen der *Ratten*haut sowie in allen anderen untersuchten Talgdrüsen, auch des *Menschen*, sind bestenfalls nur Spuren des Fermentes nachweisbar (Montagna 1952). Die mit Benzidin nachweisbaren *Peroxydasen* waren nur in den *Präputialdrüsen* der *Ratte* gut feststellbar. *Bernsteinsäuredehydrogenase* ist wie das Atmungsferment in den unvertalgten randständigen Zellen auch menschlicher Talgdrüsen (Abb. 101) nachweisbar (BRAUN-FALCO und RATHJENS 1954, FORMISANO und MONTAGNA 1954, MONTAGNA und FORMISANO 1955).

Alkalische Phosphatase wurde in den Talgdrüsen des *Menschen* zuerst von BOURNE (1944) nachgewiesen. Über die Drüsen der *Ratte* (JOHNSON und BEVELANDER 1946) und die anderen schon erwähnten Talgorgane liegen die Untersuchungen von MONTAGNA und Mitarbeiter vor. Die Verteilung der alkalischen Phosphatase innerhalb einer Talgdrüse entspricht danach der Vitalität der Zellen. Sie nimmt von der Peripherie, wo dieses Ferment reichlich gefunden wird, zum Zentrum der Drüse zu ab. Reife Talgzellen zeigen kaum noch alkalische Phosphatasen. Artspezifische Unterschiede sind vorhanden. So läßt sich das Ferment bei *Katze* und *Ratte* reichlich, beim *Goldhamster* nur in Spuren nachweisen.

Auch *saure Phosphatase* wurde in den Talgdrüsen des *Menschen* und der *Tiere* nachgewiesen. MONTAGNA und HAMILTON (1949) fanden sie am reichlichsten beim *Goldhamster*, wo die Reaktion überall im Talgkolben positiv ist. Die Verteilung zeigt aber eine Abnahme gegen die peripheren Zellen und zu dem Zentrum hin. Der neugebildete Talg im Zentrum gibt noch eine intensive Reaktion, der alte Talg dagegen eine sehr viel geringere. *Lipase* läßt sich in allen Talgdrüsen nachweisen. Sie ist besonders dort stark positiv, wo die Zellen durch die Vertalgung zugrunde gehen. In jungen Talgkolben ist Lipaseaktivität nur im Zentrum feststellbar, in den Zellen, die gerade mit der

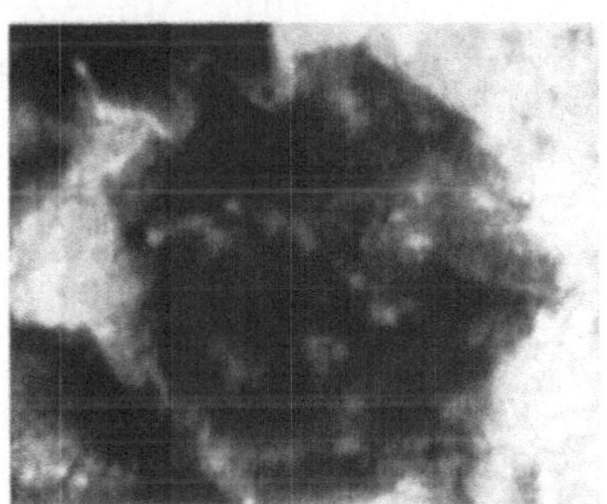

Abb. 104. Talgtropfen aus einer Talgzelle mit ungleichmäßiger Verteilung der osmiophilen Substanz. Vergr. 17000fach. (Elektronenmikroskopisch, Osmium.)

Vertalgung beginnen. Nach Veraschung zeigen die verfetteten Zellen keine Mineralsalze, wohl aber das Gangepithel und die äußere, germinative Schicht der Talgkolben (Abb. 102, GANS 1930).

Trotz der zahlreichen histochemischen Untersuchungen, besonders von MONTAGNA und seinen Mitarbeitern, ist eine Klärung des cytochemischen Ablaufes bei der Vertalgung noch nicht erreicht. Sicher werden durch die Talgdrüsen außer den Lipiden noch andere Stoffe ausgeschieden (PANNESE 1954). Unspezifische *Esterasen* findet MONTAGNA (1955 b) in den unvertalgten Zellen und reichlich im freien Talg, aber nicht in den reifen Talgzellen und in dem frisch gelieferten Sekret. Im Elektronenmikroskop sehen wir (HORSTMANN und KNOOP, unveröffentlicht) den Inhalt der Talgvacuolen nicht homogen (Abb. 103). Die Osmium-geschwärzte Talgmasse enthält Aufhellungen, oder das osmiophile Material ist grobkörnig und in einer osmiophoben Substanz verteilt. Die einzelnen Talgtröpfchen sind unregelmäßig begrenzt und gegenseitig ungleichmäßig verzahnt. Die Tröpfchen fließen nicht gleich bei Berührung ineinander (Abb. 104).

4. Physiologische Regeneration der Talgdrüsen.

Der durch die Vertalgung entstehende Zellverschleiß muß durch ständige Neubildung von Zellen ausgeglichen werden. SCHAFFER (1927) und andere Autoren nehmen an, daß die Regeneration durch die *mitotischen Teilungen der peripheren Zellen des Talgkolbens* bewerkstelligt wird. Dieser Ansicht schließt sich auch NEUBERT (1930) an. Demgegenüber vertritt CLARA (1929) mit BRINKMANN (1912) u. a. die Ansicht, die Talgzellen würden von den Ausführungsgängen her ersetzt.

Die dort gebildeten Zellen sollen der Peripherie des Talgkolbens entlang gleiten, bevor sie sich durch Fetteinlagerung vergrößern und zum Zentrum des Kolbens verlagert werden (s. auch Simpson und Cramer 1943 und 1945). Montagna und Noback (1946) beobachteten in den peripheren Zellen weniger Mitosen als im Gangepithel. Später finden Montagna, Kenyon und Hamilton (1949) bei *Maus, Kaninchen* und *Ratte* mehr Mitosen der peripheren Zellen als des Gangepithels. Nach Parnell (1949), der die Mitosehäufigkeit bei der *Ratte* studierte, scheinen die Zellen in erster Linie vom Gangepithel, zum Teil aber auch von den peripheren Zellen gebildet zu werden. Montagna (1952) sieht keinen Beweis für die Vorstellung, daß Zellen vom Gang in die Tiefe des Drüsenkolbens gleiten. Er hält es deshalb für unwahrscheinlich, weil man dann erwarten sollte, daß die Drüsenform immer die gleiche bleiben müsse. In Wirklichkeit aber befindet sich die Drüsenform in einem ständigen Wechsel (Montagna und Noback 1946, 1947, Montagna und Kenyon 1949). Die Beobachtungen Montagnas stimmen weitgehend mit den systematischen Untersuchungen Neuberts (1930) überein, die Montagna offensichtlich nicht gekannt hat. Auch Neubert macht auf die Wachstumsdynamik aufmerksam, die sich in dem ständigen *Formwechsel* ausdrückt. Diese Wachstumsdynamik zeigt sich auch in der raschen Regeneration der Talgdrüsen aus Zellen der äußeren Wurzelscheide von Haarfollikeln, die Montagna und Chase (1950) nach Vernichtung der Talgdrüsen durch Methylcholanthrenpinselung beobachtet haben. Die von Clara (1929) geäußerte Ansicht, daß *ausschließlich* das Gangepithel den Zellennachschub bewerkstelligt, ist nach alledem nicht zu halten. Da aber auch Zellen des Gangepithels häufig vertalgen, ist es denkbar, daß durch die Zellproliferation im Gang auch vertalgende Zellen an den Halsteil der Drüse geliefert werden.

Auffallend ist die *große Regenerationsfähigkeit*, die Montagna und Chase experimentell festgestellt haben. Nach Koelliker (1852, 1889), Reitmann (1910), Kyrle (1913), Planner (1924), Biberstein (1924), Wolf (1951) und Nödl (1955) können Talgdrüsen auch noch nach der Geburt in Anlehnung an einen Haarkanal oder auch selbständig aus der Epidermis gebildet werden, besonders wenn eine starke Vascularisation (Kyrle) oder eine lang dauernde Entzündung vorliegt, oder wenn eine Neigung zu epithelialen Neubildungen wie beim *Xeroderma pigmentosum* besteht (Nödl). Wolf (1951) betrachtet die „hellen Zellen" Massons im medialen Teil des Augenlides als unicelluläre Talgdrüsen. Aus ihnen sollen sich die *Xanthelasmen* entwickeln können. Hinsichtlich ihres biologischen Verhaltens bestehen offensichtlich grundsätzliche Unterschiede zwischen den Talgorganen und den Schweißdrüsen, wie auch die Carcinogenese zeigt (Suntzeff, Carruthers und Cowdry 1947).

5. Beeinflussung der Talgdrüsen.

a) Hormone.

Der Verlauf der *Acne vulgaris* spiegelt die hormonale Abhängigkeit der Talgdrüsenproduktion in pathologischem Ausmaß wider. Ihr Aufblühen in der Pubertät ist aber nicht so sehr durch eine Vermehrung der sekretorischen Tätigkeit einzelner Drüsenelemente, wie durch ein auffallendes *Wachstum* und damit durch eine *Vergrößerung* der Drüsen bedingt. Das Wachstum führt zu den am Anfang dieses Kapitels geschilderten komplizierten Drüsenkörpern. Mit Eintritt in die Pubertät beginnt eine feststellbare Steigerung der *Mitosefrequenz* (Miescher und Schönberg 1944), die zur Vergrößerung der Talgdrüsen führt und durch Hormongaben experimentell veranlaßt werden kann (Ebling 1948, 1951, 1953, Bullough und Ebling 1952). Auch an normaler Haut wurde eine Zunahme des Fettgehaltes der Oberfläche in der Pubertät beobachtet (ROTHMAN und SCHAAF 1929). So beträgt der Fettgehalt der Oberfläche beim Erwachsenen etwa die dreifache Menge wie beim Kind. Auf die hormonale Abhängigkeit von *Sexualhormonen* weist auch die Beobachtung hin, daß bei Neugeborenen nach Entfernung der Vernix caseosa der Fettgehalt in der Größenordnung wie beim Erwachsenen liegt (EMANUEL 1936, 1938). KVORNING (1949), KLIGMAN und GINSBERG (1950) sowie NICOLAIDES und ROTHMAN (1953) finden das Maximum der Talgsekretion im 25. Lebensjahr. Dem entspricht auch der klinische Verlauf der Acne vulgaris, die von der Mitte der 20er Jahre im allgemeinen abnimmt und der Beginn der Talgproduktion nach dem 10. Lebensjahr (BRUN und MEYER 1951).

Der Fettgehalt der Hautoberfläche schwankt individuell sehr stark (JOHNSEN 1952, LORENZ, GRAHAM und WOLF 1953, s. auch BRUN, ENDERLIN und KULL 1953) und unterliegt *hormonalen* und *rassischen Einflüssen*. Bei Negern wurden 70% mehr Haarfett gefunden als bei Weißen (NICOLAIDES und ROTHMAN). Auf Grund von Beobachtungen an zahlreichen Individuen läßt sich feststellen, daß die Hautoberfläche der *Männer* einen höheren Fettgehalt besitzt als die der *Frauen* (SUZUKI 1936, KVORNING 1949, KIRK 1948). Alle diese Befunde und eine Fülle von Experimenten zeigen, daß sowohl *Androgen* (VOSS 1932, HAMILTON 1941, 1942, 1947a, DE GRAAF 1942a, b, HOOKER und PFEIFFER 1943, RONY und ZAKON 1943, EBLING 1948) wie auch *Oestrogen* (BUSCHKE 1933, DE GRAAF 1942a, b, BULLOUGH 1946, HASKIN, LASHER und ROTHMAN 1953) die Talgsekretion und das Wachstum der Talgdrüsen beeinflussen. Nach BULLOUGH (1946) entspricht der Ablauf der *Mitosetätigkeit* in den Talgdrüsen von *Mäusen* dem *ovariellen Cyclus* in der gleichen Weise wie die Mitosefrequenz der Epidermis (s. S. 17). Im frühen Prooestrus ist die Mitosetätigkeit maximal, in den ersten Tagen des Dioestrus minimal. Oestrogeninjektionen lösen einen Mitoseanstieg aus. Auch durch örtliche Gaben von Testosteronpropionaten gelang es MONTAGNA und KENYON (1949), die Mitoseaktivität in den Talgdrüsen von *Kaninchen* und *Katzen*, LAPIERE (1953, 1954) beim *Meerschweinchen* erheblich zu steigern. Die Autoren beobachteten dabei Mitosen auch noch in Zellen, die bereits etwas Fett gespeichert hatten. EBLING fand dementsprechende cyclische Veränderungen der Größe (1951) und Zahl (1953) der Talgdrüsenalveolen sowie der Mitosetätigkeit und der Talgproduktion (1952). LAPIERE (1953, 1954) sieht nach lokaler Anwendung von Testosteron eine Verdickung der Talgdrüsen, die hauptsächlich auf eine gesteigerte Zellvermehrung zurückzuführen ist. Nach Oestrogen tritt eine Verminderung des Talgdrüsenvolumens und der Mitosefrequenz auf. Er macht darauf aufmerksam, daß die Salbengrundlage, z. B. Olivenöl, ebenfalls einen Einfluß hat, der die Hormonwirkung verschleiert, wodurch vielleicht widersprechende Ergebnisse (BARBER 1948) zu erklären sind. Auch das klinische Bild der *Acne* läßt den Einfluß männlichen und weiblichen Sexualhormons vermuten (Literatur bei HARTENSTEIN 1951). SCHREUS und SCHULTEN (1953) finden bei der Frau den Fettgehalt der Hautoberfläche als Ausdruck vermehrter Talgproduktion in der zweiten Cyclushälfte erhöht und postmenstruell vermindert. Dementsprechend berichtet SCHREUS von einer günstigen Beeinflussung der Acne durch Oestrogen (1953) und von einer Steigerung der Talgsekretion nach Gaben von Corpus luteum-Hormon (1954). Auf keinen Fall erlaubt die Diagnose Acne einen Rückschluß auf die Funktion des Genitale (PROPPE 1953). Die Talgorgane der *Säuge*tiere sind häufig als *sexuelle Duftdrüsen* ausgebildet, deren Tätigkeit einem dem Sexualleben angepaßten Cyclus unterliegt. In diesem Zusammenhang sei an das *Seitenorgan* vieler *Nager* (LIPKOW 1954), an die *Violdrüse* beim *Fuchs, Präputial-* und *Klitorisdrüsen* sowie an die *Moschusdrüsen* erinnert (SCHAFFER 1940; s. auch S. 134ff.).

Haskin, Lasher und Rothman (1953) berichten über eine geringe Vergrößerung der Talgdrüsen nach *ACTH* und über schwache Atrophie nach *Cortison*. Ob hierbei direkte oder indirekte Einflüsse auf Talgdrüsen vorliegen, werden weitere Untersuchungen ergeben müssen, da der hormonale Einfluß auf die Talgbildung komplex zu sein scheint (Lasher, Lorincz, Rothman 1954).

b) Nervensystem.

Bei der Parkinson*schen Erkrankung* tritt, wie seit langem bekannt, eine vermehrte Talgdrüsensekretion auf *(„Salbengesicht")*. Stieler (1921, 1924) beobachtete eine *postencephalitisch auftretende Seborrhoe* und Kvorning (1952) eine Erhöhung der Talgsekretion bei Parkinsonismus. Sie schließen daraus, daß die Talgsekretion unter dem Einfluß des Zentralnervensystems stehen müsse. Stieler nimmt ein die Talgsekretion hemmendes Zentrum in Diencephalon an, nach dessen Ausfall mehr Talg gebildet wird. Perutz, Lustig und Klein (1934) glaubten diese Vorstellung experimentell stützen zu können. Wie Miescher und Schönberg (1944) zeigten, entspricht der vermehrten Talgproduktion eine Vergrößerung der Talgdrüsen, also eine *Hyperplasie*. Die Hyperplasie läßt sich nur schwer als zentralnervös gesteuerter Vorgang betrachten. Die Autoren nehmen deshalb an, daß der postencephalitische Zustand das hormonale Gleichgewicht gestört habe. Daß dies im Diencephalon möglich ist, unterliegt heute keinem Zweifel mehr (Bargmann 1954). Serrati (1938) hat an 38 neuropathologischen Fällen verschiedener Nervenleiden die Talgproduktion durch Aufsaugen mit Filterpapier gemessen und bei postencephalitischen Zuständen, bei extrapyramidalen Ausfällen, Hemiplegie und pontobulbären Tumoren eine beachtliche Vermehrung der Talgproduktion festgestellt. Auch bei Trigeminus- und Ischiasneuralgie sollen die befallenen Gebiete mehr Talg produzieren. Andere Autoren glauben den Nachweis erhöhter Talgproduktion nach psychischer Erregung erbracht zu haben (Cerutti 1934, Wittkover 1947, Wittkover und MacKenna 1947, Wolf, Lorenz und Graham 1951, Lorenz, Graham und Wolf 1953, Kepecs und Robin 1953).

Allen diesen Befunden gegenüber machen Rothman und Herrmann (1953, Rothman 1954) geltend, daß bei nervösen Einflüssen eine erhöhte Schweißproduktion auftritt, die das Bild der Talgproduktion überdeckt. Sie fordern deshalb einen Nachweis, der den Einfluß der nervösen Störung auf Schweißbildung und Vasomotorik ausschaltet, zumal die *Entnervung* von Hautbezirken beim Menschen nach Doupe und Sharp (1943) keinen Einfluß auf die Talgsekretion ausübt.

6. Vergleichende Histologie der Talgdrüsen.

Die phylogenetische Stellung der Talgdrüsen ist umstritten. Während Brinkmann (1912) mit Gegenbaur u. a. diese Drüsen als eine an das Haar gebundene typische Bildung der *Säugetiere* hält, weist Schaffer (1930, 1940) darauf hin, daß ähnliche Drüsen bei den *Reptilien* bekannt sind. In einer bohnengroßen Drüse am Unterkieferwinkel des *Alligator luceus* (*„Moschusdrüse"* der *Krokodilier*) verhornen die Zellen an der Oberfläche und verfetten in den basalen Teilen (Tandler 1901). Die drüsenartigen *Epidermoidalorgane* der *Lacertilier* (Tölg 1905), auch *„Femoralorgane"* oder *„Schenkeldrüsen"* genannt, stellen mehr oder weniger vertiefte Epidermisfollikel dar, aus deren basalem Keimlager verhornte Zellmassen hervorgehen, die warzenartig aus dem Follikel austreten (v. Eggeling 1914). Ist bei diesen Schenkelorganen die drüsige Natur noch wenig auffallend, so kann an dem holokrinen Charakter der mit Fett beladenen

Zellen der *Kehl-* und *Kieferwinkeldrüsen* der *Krokodile* kein Zweifel bestehen, wenn auch, wie bei der *Kloakendrüse* des *Kaimans* (PETIT und GEAY 1905), Keratinisierung und Verfettung in der gleichen Zelle ablaufen. *Afterdrüsen* gleicher Struktur sind bei *Schildkröten* und *Riesenschlangen* bekannt (SCHAFFER 1930). Auch in den Schuppenfalten der *Reptilienhaut* geht die verhornte Epidermis oft in unverhornte Bezirke über, von denen aus sich Epithelkeile in die Tiefe senken, deren Zellen in einem wabigen Cytoplasma Fett stapeln. Die sackartigen Ausstülpungen der Epidermis, die mit verengter Mündung am Lidrand an Stelle der MEIBOMschen Drüsen auftreten, hat v. EGGELING (1905) bei *Dasyurus*, einem *Marsupialier*, beschrieben. Bei den *Beuteltieren* gibt es alle Übergänge von dieser Form bis zu wohlgebildeten Talgdrüsen. Bei *Nagetieren* kommen ebenfalls sehr verschieden ausgebildete MEIBOM*sche Drüsen* vor (QUAY 1954). v. EGGELING hat deshalb die Talgdrüsen als Epidermisbezirke gedeutet, die in die Tiefe versenkt sind, und deren Zellen vor der Abstoßung vertalgen.

Von SCHAFFER (1930, 1940) und von v. EGGELING (1939, 1940/41) wird die Frage diskutiert, ob die monoptychen (einschichtiges sezernierendes Epithel) oder die polyptychen Drüsen (mehrschichtiges Epithel) phylogenetisch älter sind. In den Zusammenfassungen ist ein stattliches vergleichend-histologisches Material zusammengetragen, auf das hier nur verwiesen werden kann. Biologisch gesehen haben die Talgdrüsen ganz verschiedene Funktionen. Bei der *Schermaus (Arvicola amphibius)* wird ein Talgdrüsenkomplex, der in den Lippenwinkeln mit einem Haarbüschel vereint schon im Bereich der Mundschleimhaut liegt, zur Einfettung des Felles benutzt (ORTMANN 1952). Das *Seitenorgan* des männlichen *Goldhamsters* dient als holokrine Duftdrüse der Bildung eines individuellen Geschlechtsgeruches, durch dessen Wirkung das Weibchen angelockt wird (LIPKOW 1954). Auch hier ist der Komplex von Talgdrüsen durch die Nachbarschaft besonders kräftiger Haare („Duftpinsel") ausgezeichnet (MÄRKEL 1952). Die Drüse spricht auf Androgene mit Vergrößerung und stärkerer Sekretion an (HAMILTON und MONTAGNA 1950). QUAY (1953, 1954) untersuchte die dorsale holokrine Hautdrüse bei verschiedenen Arten der *Känguruhratte (Dipodomys)*. Die Drüse steht bei einigen Arten deutlich im Dienste des Sexuallebens, bei anderen schwankt sie in ihrem Funktionszustand ohne Beziehung zum Sexualleben mit der Jahreszeit. Die Beachtung der Verhaltensweisen der Tiere beleuchtet die funktionelle Bedeutung der verschiedenen Drüsen meistens schlagartig (ORTMANN 1949, LIPKOW 1954).

Die größte Hautdrüse der *Vögel* ist die *Bürzeldrüse*. Die an der Basis des Schwanzes in der Coccygealregion gelegene Drüse produziert ein öliges Sekret, mit dem die Federn eingerieben und vor der Durchtränkung mit Wasser bewahrt werden. Wird die Bürzeldrüse entfernt, so wird das Federkleid unansehnlich und die Tiere kühlen im Wasser rasch ab, da die wasserabstoßende Wirkung des Ölfilmes auf den Federn fehlt (HOU 1928). Das Sekret der Drüsen enthält *Provitamin D*, das auf der Feder durch die UV-Strahlen des Sonnenlichtes in Vitamin D umgewandelt wird (HOU 1929, 1931).

Die Histologie der Bürzeldrüsen verschiedener *Vogel*arten ist von PARIS (1913) vergleichend dargestellt worden. Am besten ist die Drüse bei der *Ente* untersucht (STERN 1905, KAWAMURA 1927, CATER und LAWRIE 1950, LENNERT und WEITZEL 1952). Die Bürzeldrüse ist ein aus vielen Tubuli zusammengesetztes Organ. Die Tubuli werden nach der Peripherie der Drüse hin dicker, da jeder Tubulus ein langgestrecktes, kolbiges Gebilde darstellt. An ihm können drei Zonen unterschieden werden: 1. Die peripher gelegene *Außenzone* des Tubulus, die in ihrem Aufbau den Talgdrüsen gleicht. Ihre vielschichtige epitheliale Wand zeigt in den äußeren Lagen kleine, stark lichtbrechende Körnchen, die von PARIS als Mitochondrien gedeutet werden, mit denen sie die Osmierbarkeit und die Größe gemeinsam haben. KAWAMURA hält die Körnchen für *Cholesterinester*. Nach LENNERT und WEITZEL sind es Wachse und zwar *Ölsäureester des Octadecylalkohols*, da sie eine ungesättigte Komponente enthalten. Mengenmäßig steht der Ölsäureester in der gesamten Bürzeldrüse jedoch hinter den mit gesättigten Fettsäuren gepaarten Octadecanolestern zurück. In den zentraleren Partien der Außenzone beobachtete STERN „Sekrettröpfchen", die sich als isotrope Fetttropfen aus gesättigten flüssigen Wachsen erwiesen (LENNERT und WEITZEL). 2. Die *Intermediärzone*, deren Wand dünner und deren Lumen weiter ist; die Epithelzellen sind abgeplattet. Das hier produzierte Fett besteht aus isotropen osmiophilen Fetttropfen, die LENNERT und WEITZEL als Triglyceride (Neutralfette) mit ungesättigter Fettsäurekomponente ansprechen. In dieser Zone kommen bei einem Teil der Tiere in der Randlage des Epithels Glykogen und in den lumennahen Zellen konstant reichlich saure Phosphatasen vor. 3. Die *Innenzone* der Tubuli, deren Gesamtheit das Mark der Bürzeldrüse ausmacht. Hier sind die Tubuli dünnwandig und weitlumig und es wird kein Fett mehr gebildet. Aber in den Wandepithelien dieser als Ausführungsgänge imponierenden Schlauchstücke lassen sich regelmäßig *Glykogen* und geringe Mengen *saurer Phosphatase* nachweisen. Die Bürzeldrüse der *Ente* ist also eine *zusammengesetzte Talgdrüse*, in deren verschiedenen Abschnitten verschiedene Fettsubstanzen gebildet werden.

Außer der Bürzeldrüse ist bei den *Laufvögeln* und *Tauben* eine *Gehörgangsdrüse* beschrieben worden, die den holokrinen Drüsen zuzurechnen ist. Sie sezerniert eine seröse Flüssigkeit und Fett in geringen Mengen. Das Sekret soll das Eindringen von Hautparasiten in den Gehörgang verhindern (v. SCHUMACHER 1936, GLIMSTEDT 1942, v. SCHUMACHER und ZOLLER 1944).

VI. Das Haar.

1. Funktion und Genabhängigkeit.

Die künstliche Bekleidung des Menschen hat sein natürliches Haarkleid in mancher Beziehung überflüssig gemacht. Dennoch besitzt auch die Behaarung des Menschen wichtige biologische Funktionen. So dienen zum *Schutz vor mechanischen Insulten* das Haupthaar, die Augenwimpern, die Behaarung der Nasen- und Ohröffnung. Die *Regulation der Körpertemperatur* ist durch das Haarkleid erleichtert, wie BENEDICT und FOX (1933) beim Vergleich normaler und haarloser *Mäuse* überzeugend zeigen konnten. Das *Schaf* ist durch das dichte Vlies nur sehr wenig von der Außentemperatur abhängig (HERRINGTON 1951). Aber auch beim *Menschen* fällt die Hauttemperatur an rasierten Stellen (MACGLONE und BAZETT 1927). Durch die Haare entsteht an der Oberfläche verschiedener Hautgebiete ein besonderes „Klima". Freilich scheint im ganzen gesehen die menschliche Haut wegen der geringen Entwicklung der Haare und den zahlreichen Schweißdrüsen an der gesamten Körperoberfläche eher an höhere Außentemperaturen angepaßt zu sein (SCHIEFFERDECKER 1920), eine Entwicklung, die sich schon bei den *Primaten* anzeigt. Die Haardichte eines Feten im 6. Monat entspricht etwa derjenigen eines *anthropoiden Affen* (A. H. SCHULTZ 1931, s. S. 145).

Eine weitere Funktion der Haare wird in der *Erleichterung der Verdunstung* von Schweißdrüsensekret gesehen. Eine derartige Erleichterung kann für die Temperaturregulierung und für die *Ausbreitung von Duftstoffen* Bedeutung haben.

Sokolowsky (1929, 1933) glaubt im Haarstrich des *Orang* eine Einrichtung zum besseren Ablauf des Regenwassers zu erkennen und vermutet, daß der Haarstrich auch beim Menschen eine ähnliche Bedeutung gehabt habe (Kidd 1901, Nehse 1936). Die Ausbreitung von Duftstoffen führt auf die Funktion bestimmter Behaarungsverhältnisse für das *Sexualleben*. Das Auftreten bzw. die Verstärkung der Behaarung in der Achselhöhle, der Schamgegend, des Gesichtes und der Brust zur Zeit der Pubertät zeigen den sexuell betonten Charakter und eine Abhängigkeit von Sexualhormonen (Beek 1950). Die stärkere Körperbehaarung des Mannes hat dabei weniger mit dem Sexualleben als vielmehr mit seiner *sozialen Stellung* unter den primitiven Verhältnissen der Steinzeitmenschen zu tun. Lorenz (1948) bringt diese Behaarung mit der Drohstellung der *Anthropoiden* in Zusammenhang. Zweifellos haben die Haare, auch Kopf-, Bart- und Brauenhaare, einen Einfluß auf die Mimik, deren Bedeutung durch die Verhaltungsforschung immer besser erkannt wird.

Auch als *Sinnesorgane* spielen die menschlichen Haare eine Rolle, sei es als Auslöser schützender Reflexe (Wimpern, Gehörgang), sei es als Receptoren für leiseste Berührung an der gesamten behaarten Körperoberfläche.

Trotz der vielfältigen Aufgaben, die das Haarkleid zu erfüllen hat, sind bei vielen Arten *nackte Mutanten* bekanntgeworden, die lebensfähig sind: *Maus* (Crew und Mirskaia 1931, David 1931, 1934a, Clark 1939, Thigpen 1940, Montagna, Chase und Melaragno 1952), *Ratte* (David 1931, Roberts, Quisenberry und Thomas 1940), *Meerschweinchen* (Thigpen 1951), *Kaninchen* (Kislovsky 1928, David 1931, Castle 1933), *Pferd* (Thigpen 1951), *Rind* (Mohr und Wriedt 1928, Craft und Blizzard 1934, Regan, Mead und Gregory 1935, Wipprecht und Horlacher 1935), *Ziege* (Thigpen 1951), *Schaf* (Serra 1948), *Hund* (Lethard 1934), *Katze* (Lethard 1938, Mellen 1939) und *Schwein* (David 1932b).

Bei all diesen Mutanten ist die Haarlosigkeit nicht vollständig. Es liegen ihr folgende histologische Strukturänderungen zugrunde:

1. Weitgehendes Fehlen der Follikel wie bei *Hund, Kaninchen* (Kislovsky 1928) und *Schwein*. Thigpen (1940) nennt in diesem Zusammenhange auch die *Wale* und den *Nacktmull (Heterocephalus)*, ein unbehaartes *Nagetier*.

2. Verzögerung der Follikelbildung beim *Rind* (Mohr und Wriedt 1928).

3. Vorzeitige Verhornung des Haarfollikels und der Talgdrüsen beim *Kaninchen* (Castle 1933).

4. Falsche Keratinbildung des Haares, wodurch die Haare leicht abbrechen wie bei der *Maus* (David 1932a).

5. Fehlen des Kolbenhaarstadiums und Cystenbildung an Stelle der Bildung eines sekundären Haarfollikels bei der *Maus, Peromyscus* und *Ratte* (David 1932a, Fraser 1946, Montagna, Chase und Melaragno 1952).

6. *Hypotrichosis juvenilis* (Loeffler 1934) bei der weißen *Maus*, wobei nur die Bildung des ersten Haarkleides gestört ist, die späteren Haargenerationen sich aber normal entwickeln.

Die genannten Störungen sind teils recessive, teils dominante Erbmerkmale (David 1932a, Thigpen 1951). Die Bildung der Haare ist also sicher von mehreren Genen abhängig.

2. Entwicklung und Haargruppen.

Die Entwicklung der Haare beginnt gegen Ende des 2. Monats am Kopf. Bei Feten von 24 mm (Fischel 1929) und 27 mm SSL (Keibel und Elze 1908) waren die *Augenbrauen* angelegt, bei Stadien von 30 und 32 mm SSL fand

F. PINKUS (1910) an den Augenbrauen, an der Oberlippe und am Kinn zusammen etwa 300 Haaranlagen. Die Gesichtsgegend eilt dem übrigen Körper in der Haarbildung etwa um einen Monat voraus. Dort treten die Haare erst bei Beginn des 4. Monats auf. Die erste Behaarung, Lanugo, besteht aus Woll- oder Flaumhaaren.

Als erstes Zeichen der Haarentwicklung ist am Querschnitt durch die Epidermis eine lokale Vermehrung von Zellen des Stratum germinativum unter

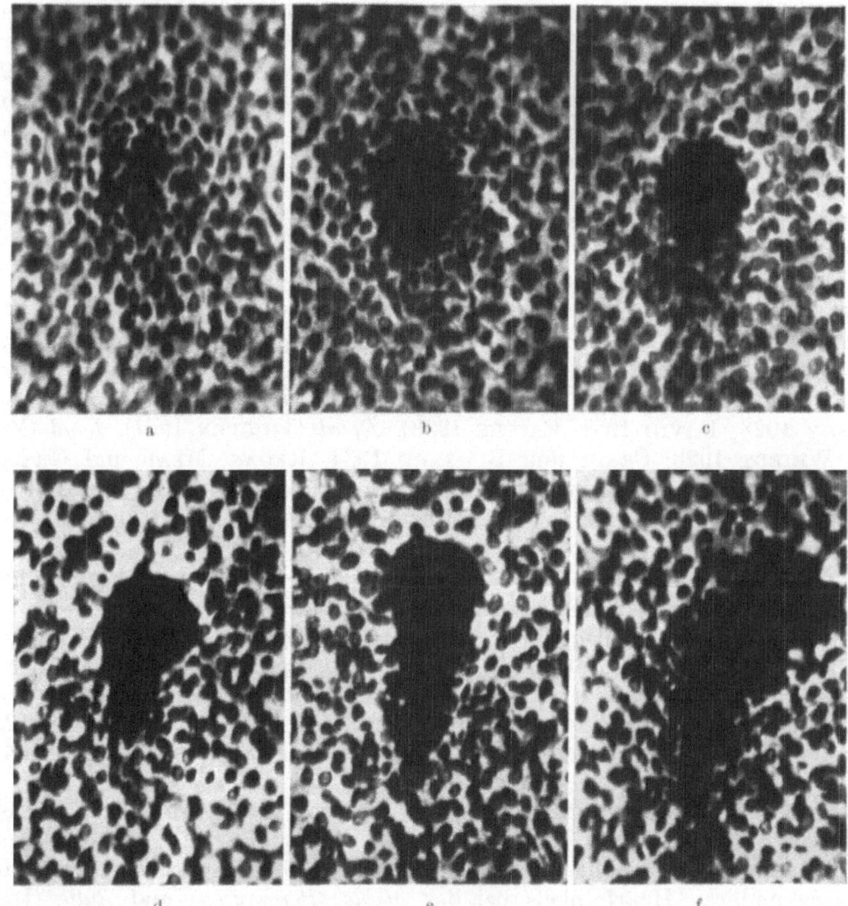

Abb. 105a—f. Aufeinanderfolgende Stadien der Haarentwicklung bei einem Feten von 15 cm SSL. Vergr. 450fach. (Macerierte Epidermis, Hämatoxylin.) (Aus FLEISCHHAUER 1953a.)

gleichzeitiger Erhöhung des Zelldurchmessers senkrecht zur Oberfläche zu erkennen. Dieses von STÖHR (1903) „*Haarvorkeim*" benannte Stadium enthält auch die Anlagen der Talgdrüsen, des Haarwulstes und unter Umständen auch der apokrinen Drüsen, die sich später aus ihm differenzieren. Es wird deshalb von MARKS (nach SCHIEFFERDECKER 1917) richtiger als „*primärer Epithelkeim*" bezeichnet. Die Vermehrung seiner Zellen führt zu einer Anhäufung im Stratum intermedium und einer Ausbuchtung des Stratum basale gegen das Corium. Die Umstellung der Zellachsen macht sich im Flächenpräparat dadurch bemerkbar, daß in dem kreisrunden Bezirk des primären Epithelkeimes die parallele Ausrichtung der Zellen verschwindet (FLEISCHHAUER 1953a). STÖHR bezeichnet die Anlage dann als „*Haarkeim*", wenn sie sich deutlich gegen das Bindegewebe vorwölbt. Jetzt haben sich die Zellen noch weiter aufgerichtet und gestreckt. Sie konvergieren mit ihren apikalen Enden und sind dabei gegen die Mitte des Haarkeimes leicht konkav gebogen („Meilerstellung", MAURER 1895).

Unter ständiger Vermehrung der Zellen wird der Haarkeim weiter in das Corium vorgetrieben. Das untere Ende verdickt sich kolbig und ist an der Stelle der späteren Haarpapille abgeflacht. Aus dem Haarkeim ist der „*Haarzapfen*" geworden. Die ursprünglich radiär symmetrische Anlage geht dabei in eine bilateral symmetrische über, indem der Haarkeim nicht senkrecht, sondern schräg zur Hautoberfläche vorwächst (OKAMURA 1899, BLECHSCHMIDT 1936, 1951).

Das embryonale Corium zeigt unter dem Haarkeim und zunächst auch um den ganzen Haarzapfen eine Zellverdichtung. Sie wird am freien Ende des Zapfens immer deutlicher und verschwindet an den Seiten mit fortschreitendem Längenwachstum der Haaranlage. Wenn die Anlage etwa dreimal so lang wie dick ist, bildet sich die Glockenform der Haarzwiebel durch Umwachsen der bindegewebigen Zellverdichtungen unter der Platte des Haarzapfens aus. Die Haarglocke umgreift dann die Haarpapille. Mit der Papille treten übereinander die Anlagen des Haarwulstes und der Talgdrüse auf. Sie erscheinen an der Seite, die mit der Unterfläche der Epidermis einen stumpfen Winkel bildet und damit der Haarspitze zugewendet ist (Abb. 107). Diese Seite wird im folgenden als Vorderseite bezeichnet. Später tritt auch die Anlage der apokrinen Schweißdrüsen an der Vorderseite auf (Abb. 93).

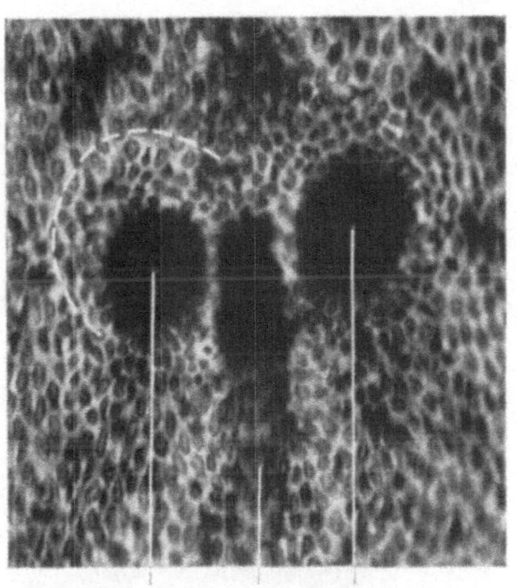

Abb. 106. Epidermis eines Feten von 13 cm SSL. Unterschenkel. Junge Dreihaargruppe. *1* Haarkanal des Mittelhaares. *2* Beihaaranlagen. Die gestrichelte Linie grenzt links den Hof ab, der durch die von der Umgebung abweichende Lagerung der Zellen in Nähe der Beihaaranlage gebildet wird. Vergr. 350fach. Präparation wie Abb. 105. (Aus FLEISCHHAUER 1953b.)

Nachdem ESCHRICHT (1837) und VOIGT (1857) nachgewiesen hatten, daß der einmal angelegte Haarstrich sich im späteren Leben nicht mehr ändert, versuchten THOMPSON (1895), KIDD (1901a, b), SCHWALBE (1911) u. a. (Literatur bei LUDWIG 1922) die Ursache seines Zustandekommens zu erklären. Diese Bemühungen führten zunächst zu keinem befriedigenden Ergebnis. Erst LUDWIG konnte nach dem Vergleich der verschiedenen, bei menschlichen Feten vorkommenden Haaranordnungen mit dem Haarkleid von Tieren feststellen, daß die Haarrichtung bei allen Säugetieren von einem Gesetz beherrscht wird: „Die Summe der Kreuze ist gleich der Summe der Divergenzpunkte plus der Summe der Konvergenzpunkte minus 2." LUDWIG folgert daraus, daß Haarstrich und Winkelbildung durch ganz allgemeine entwicklungsphysiologische Vorgänge bewirkt werden. In der Epidermis müsse durch geregelte Wachstumsvorgänge, die selbst wieder von genetischen Faktoren abhängig sein können, eine Orientierung des Zellmaterials stattfinden. Diese sei dann für die Bildung des Haarstriches maßgebend.

Diese Ansicht wurde von LANDAUER (1925) abgelehnt, konnte später aber als zutreffend nachgewiesen werden. Nach FLEISCHHAUER (1953a) fällt die Ebene, in der die Neigung zur Oberfläche stattfindet, mit der im Stratum basale schon vor dem Auftreten der Haaranlage erkennbaren Streckung der Zelle

zusammen. In welcher Richtung das Haar sich in dieser Ebene neigen wird,
kann vor der Ausbildung des Neigungswinkels der Haarwurzel nicht entschieden
werden. Der Verlauf der Neigungsebene, der schon vor jeder Einsenkung der
Epidermis an den Kernachsen erkennbar ist, kann mit den späteren Wachstumsbewegungen nicht ursächlich zusammenhängen. Das ergibt sich auch daraus,
daß die Strichrichtung der Haare sich in die Verlaufsrichtung der Drüsenleisten
beim Übergang auf die Leistenhaut fortsetzt (Abb. 108). Wir konnten am Unterarm Stellen beobachten, an denen kleine Areale von Leistenhaut in die behaarte
Haut eingesprengt waren. Auch dort verlaufen die Leisten in der Strichrichtung
der Haare (Abb. 109). Nach BLECHSCHMIDT (1936, 1951), GASTBERGER (1936),

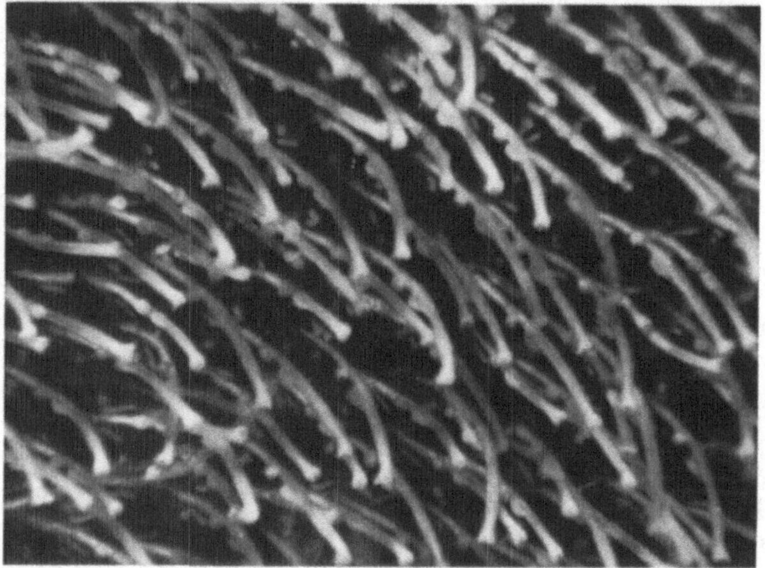

Abb. 107. Macerationspräparat der Gesäßhaut eines Feten (25 cm SSL). Beachte die gleichmäßige Biegung
der Haarwurzeln nach der Seite der Talgdrüsenanlage. Vergr. 22,5fach.

NEHSE (1936), SCHÖNHERR (1937) und FÜHRERS (1940) zeigt der Haarstrich
die Wachstumsbewegungen der Haut an. Nach FÜHRERS wächst die Haut in
metameren Zonen schräg auf ihrer Unterlage als Folge der Gesamtentwicklung
des Organismus, der sich vom Primitivknoten aus exzentrisch in kranialer
Richtung vergrößert. COLIN (1943) vermutet, daß in den Follikeln ein ungleich-
mäßiges Wachstum vor sich gehe, wodurch die Haarwurzeln so gerichtet werden,
daß sie von der Seite des stärkeren Wachstums abgewendet sind.

SCHÖNE (1912) und KORSCHELT (1931) konnten an verpflanzten Hautstücken
der *Maus* keine Veränderungen des Haarstriches feststellen. Die gleiche Erfahrung machten TROTTER und DAWSON (1931, 1932) beim *Meerschweinchen*.
SEEVERS und SPENCER (1932), die an jungen Tieren experimentieren, berichten,
daß sich die Haare bei zwei von 18 Fällen dem Haarstrich der Umgebung an-
schlossen. Am ungeborenen *Meerschweinchen* gewannen TROTTER und DAWSON
(1932) den Eindruck, daß der Haarstrich von Spannungen abhängt, die wirksam
sind, solange sich die Haarfollikel noch entwickeln (vgl. hierzu BLECHSCHMIDT
1936). DAVID (1934b) und BUTCHER (1936) beobachteten im selben Transplantat ein unterschiedliches Verhalten der Haare in bezug auf den Haarstrich.

KIIL (1949) geht der Frage nach der *Wirkung der genetischen Faktoren* nach,
die er beim *Menschen* (1948a, b) festgestellt hat. Für die Tiere gilt das Merkmal

„borstig" schon lange als Schulbeispiel eines mendelnden Gens. WRIGHT (1950) konnte die erbmäßige Fixierung des Haarstriches beim *Meerschweinchen* genauer lokalisieren. Durch Tätowierung junger *Ratten* kann KIIL nachweisen, daß die Epidermis weiter spitzenwärts auswächst als das Corium, wodurch die Richtung des Haarstriches erklärt werden kann. Die Wirbelbildung kommt vermutlich durch eine spiralige Wachstumstendenz der Haut zustande.

UPHAM und LANDAUER (1935) fanden, daß die Haare um so steiler stehen, je dicker die Haut ist, und daß die dickeren Haare steiler stehen als die dünneren, was schon LEHMANN (1920) beim *Schaf* aufgefallen ist. PARNELL (1941) nimmt zwei Kategorien von Faktoren an. Die eine Kategorie, zu der Druck und Zug an der Oberfläche, Dicke der Haut und die Nachbarschaft anderer Organe zu rechnen sind, beeinflußt das embryonale Wachstum des Follikels mehr von außen her. Die zweite Gruppe von Faktoren liegt im Material selbst, sei es in dem wachsenden Haarkeim allein, sei es in der genetischen Ausstattung des ganzen Individuums (KIIL 1948a, b).

Die Haaranlagen treten an der Epidermisfläche in gleichmäßiger Verteilung und zunächst einzeln auf. Sie werden als „*Ersthaare*" (FLEISCHHAUER 1953b) bezeichnet. Durch dicht daneben entstehende Haare werden sie zum „*Mittelhaar*" einer Haargruppe. Wie LUDWIG (1921) genauer untersucht hat, werden nicht alle Haare einer Körperstelle gleichzeitig angelegt. Es erscheinen vielmehr zwischen den zuerst angelegten Haaren weitere Anlagen, wenn die ersten

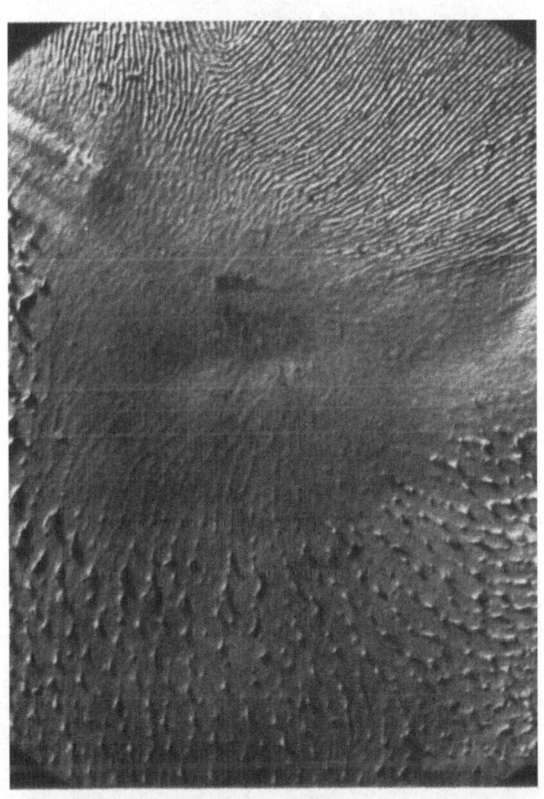

Abb. 108. Übergang des Grenzflächenreliefs zwischen Palma und Unterarm eines Feten von 15 cm SSL. Die Verlaufsrichtung der Papillarleisten geht in die des Haarstriches über. Vergr. 10fach. (Macerationspräparat.) (Aus FLEISCHHAUER 1953a.)

Anlagen durch das Flächenwachstum der Haut so weit auseinander gerückt sind, daß ein bestimmter Abstand entstanden ist. Der Abstand der zuerst angelegten Haare und der der später dazwischen auftretenden Anlagen ist nicht in allen Körperregionen gleich. Nach KATO (1936b) stehen die Haare in der Kopfhaut und im Gesicht am dichtesten, wo auch in frühen Stadien die Anlagen untereinander am nächsten stehen (Abb. 110). An den Extremitäten, die beim Erwachsenen schwächer behaart sind, liegen auch die Anlagen weiter auseinander. Der Rumpf nimmt in jedem Alter in bezug auf die Haardichte eine Zwischenstellung ein. Es besteht also vom Beginn der Entwicklung an ein cranio-caudales Gefälle der Haardichte. Dementsprechend findet FLEISCHHAUER (1953b) erstens die Abstände zwischen den Ersthaaren kranial kleiner als caudal. Zweitens sieht er zwischen den älteren Anlagen neue Haare kranial bei geringeren Abständen als caudal auftreten. Der Autor vermutet als Ursache einen regionalen Unterschied in der Bereitschaft der Epidermisbezirke zur Haarbildung. Die räumlich verschiedene Bereitschaft ist in der Regel, aber nicht immer, gekoppelt mit einer zeitlichen Differenz im Auftreten der ersten Haaranlagen. Kranial, wo die Haare dichter stehen, treten ihre Anlagen früher auf als caudal. Daneben schwankt die Haarbildungspotenz der Haut auch innerhalb von Arealen, die gleichzeitig mit Haaren bedeckt werden.

Bei Keimlingen einer SSL von 12—13 cm beginnt neben dem Ersthaar die Entwicklung der *Beihaare*, die sich histogenetich in der gleichen Weise vollzieht wie die der Ersthaare. Der auffallende Zeitunterschied zwischen kranialen und caudalen Körperregionen bei der Entstehung der Ersthaare wird bei der Anlage der Beihaare vermißt. Die ersten Beihaare treten vielmehr an allen Stellen etwa zur gleichen Zeit auf (FLEISCHHAUER 1953 b).

Die Annahme BIEDERMANNS (1928 b), daß die Beihaare aus den Ersthaaren aussprossen, trifft nicht zu. Schon STÖHR (1903) zeigte, daß sich die Beihaare morphologisch isoliert bilden. Die lagemäßig strenge Beziehung zu den Ersthaaren, die sich in der unmittelbaren Nachbarschaft ausdrückt, spricht aber eindeutig für eine entwicklungsphysiologische Bindung. Auch das regelmäßig gleichzeitige Auftreten zweier Beihaare macht eine solche Bindung sehr wahrscheinlich. Das Mittelhaar ist stets älter als die Beihaare. Da aber zwischen den neugebildeten Haargruppen noch immer Ersthaare ohne Beihaare entstehen, kann angenommen werden, daß die Beihaare

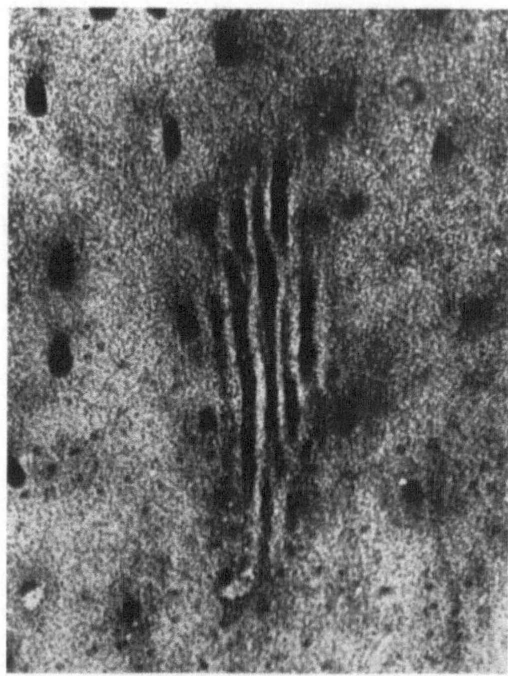

Abb. 109. Epidermis der Hand eines Feten von 13 cm SSL. Im Gebiet der behaarten Haut findet sich ein Stück Leistenhaut. Die Richtung der Leisten entspricht der Neigungsebene der Haarwurzeln. Vergr. etwa 75fach. (Macerationspräparat, DELAFIELDS Hämatoxylin (FLEISCHHAUER phot.)

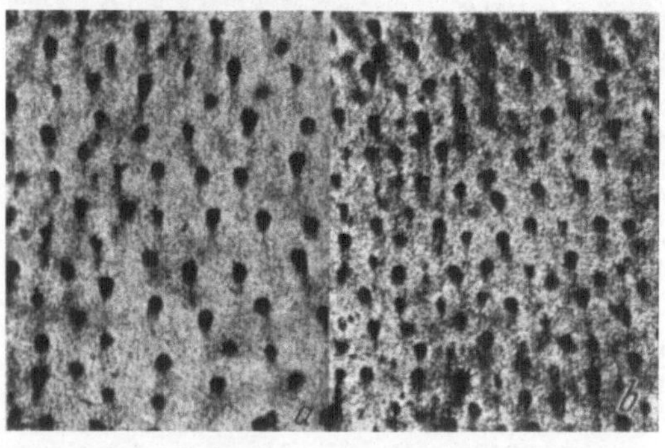

Abb. 110a u. b. Epidermis vom Kinn eines Feten von 10 cm SSL. a und b sind Stellen aus dem gleichen Präparat. b liegt etwa $^1/_2$ cm näher an der Lippe als a. Vergr. 50fach. (Präparation wie Abb. 109.) (Aus FLEISCHHAUER 1953 b.)

erst angelegt werden, wenn die Ersthaare bis zu einer bestimmten Mindestgröße entwickelt sind. Wegen des zeitlichen Gefälles bei der Entstehung der Ersthaare einerseits und wegen des ziemlich plötzlichen Auftretens der Beihaare an der ganzen Körperoberfläche andererseits ist jedoch die Anlage der Ersthaare zu Beginn der Haargruppenbildung verschieden weit differenziert.

In der Regel werden die Beihaare zu beiden Seiten eines Haares so angelegt, daß alle drei Haare auf einer Geraden stehen, die F. PINKUS (1927) die „Grundlinie des Haarbezirkes" nennt. Die Grundlinien der Haargruppen liegen über relativ große Flächen parallel zueinander und stehen in der Regel auf der Strichrichtung des Haares senkrecht. Oft liegen die Beihaare etwas in Richtung des Haarbulbus, also in bezug auf die Haarspitze nach hinten verschoben. In diesen Fällen bildet die Grundlinie der Haargruppe einen stumpfen, nach hinten offenen Winkel, der innerhalb eines Areals wieder mit großer Regelmäßigkeit auftritt.

Schon durch die gleichmäßigen Abstände der Ersthaare erhält das Bild ihrer Verteilung, wie es im Macerationspräparat zu gewinnen ist, einen regelhaften Auf-

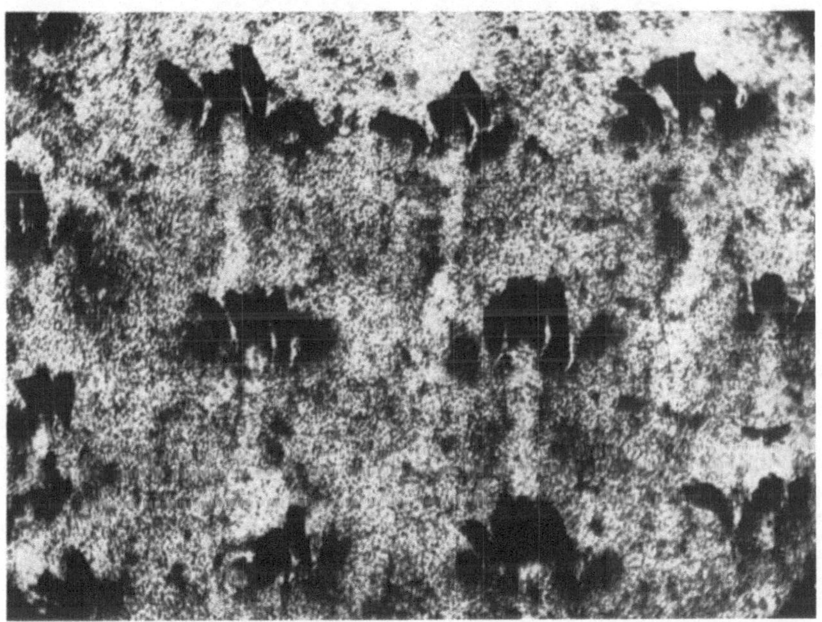

Abb. 111. Epidermis mit Anhangsgebilden vom Unterschenkel eines Feten von 18 cm SSL. Dreihaargruppen mit Schweißdrüsenanlagen. Vergr. 75fach. (Wie Abb. 109.) (Aus FLEISCHHAUER 1953b.)

bau (Abb. 110). Dieser Ordnung wird durch die überall gleichmäßig orientierten Grundlinien der Haargruppen ein weiteres regelhaftes Element zugefügt (Abb. 111). Das dadurch entstehende Ornament macht den Eindruck, als stünden die Grundlinien auf durchlaufenden Linien, den „Querreihen" von PINKUS. Wir haben eine Pause eines solchen Bildes gezeichnet, in der nur die Ersthaare markiert waren. Sobald man die Pause von der Unterlage entfernt, zeigt sich, daß die Ersthaare nicht durch Querreihen verbunden werden können. Diese werden vielmehr durch die Grundlinien vorgetäuscht. Lediglich an manchen Stellen am Halse und in der Achselhöhle sind die Ersthaare in Reihen angeordnet. Dort wird das Bild der Reihen durch die Bildung der Haargruppen sehr viel deutlicher.

An einigen Körperstellen, z. B. über dem Sitzbeinhöcker (HORSTMANN 1952a), entstehen weitere Beihaaranlagen neben dem ersten Paar und damit fünf, ja sieben Haare zählende Gruppen, die „*Vielhaargruppen*". Im Tierreich sind noch höhere Zahlen bekannt (MAURER 1895, DE MEIJERE 1931, WILCOX 1950) (Abb. 112). Auch diese weiteren Beihaare stehen meistens auf der Grundlinie der Haargruppe. KATO findet am Kopf 2%, am Unterarm 0,2% und am Unterschenkel keine Vielhaargruppen.

Die Verschiebung der prozentualen Verteilung von 1-, 2-, 3- und vielhaarigen Gruppen während der letzten 5 Schwangerschaftsmonate unterscheidet sich regional (KATO 1936). Die Gegenüberstellung von Haarzahl je Quadratzentimeter

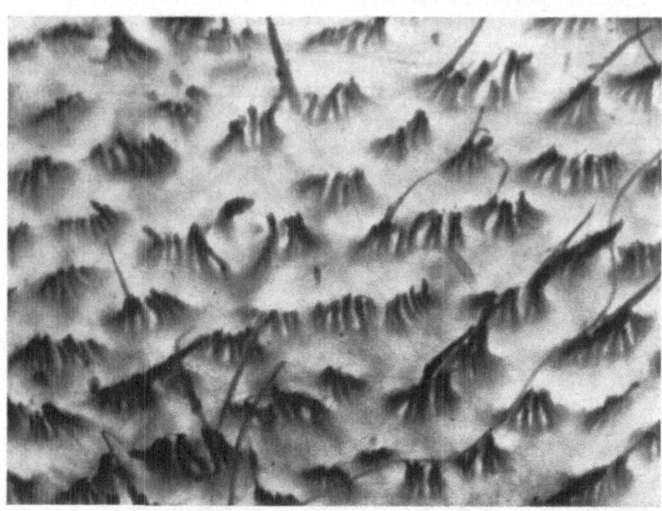

Abb. 112. Epidermis mit Haarwurzeln, Bauchhaut, *Meerschweinchen.* Die reihenförmigen Haargruppen enthalten bis zu 10 Haaren. Vergr. 8fach. (Macerationspräparat, durchfallendes Licht.) (Dr. H. OBERSTE-LEHN phot.)

(Abb. 113) und Haargruppenzahl je Quadratzentimeter (Abb. 114) zeigt, daß die Anzahl der Haare vom 6. bis 8. Monat an weniger stark abfällt als die der Haargruppen. Es entstehen also noch neue Haare in den Haargruppen. Das Auftreten neuer Haare macht sich indessen in den Kurven nur als flacherer Abfall bemerkbar, da das Flächenwachstum der Haut sehr rasch zunimmt. Der

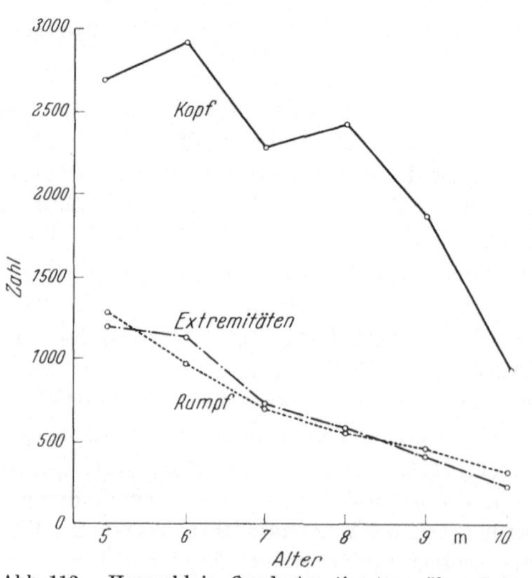

Abb. 113. Haarzahl je Quadratzentimeter während des 5.—10. Schwangerschaftsmonats. (Aus KATO 1936.)

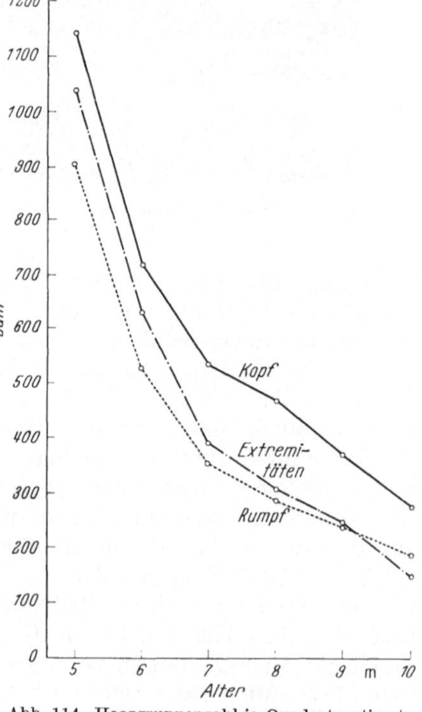

Abb. 114. Haargruppenzahl je Quadratzentimeter während des 5.—10. Schwangerschaftsmonats. Beachte den Maßstab der Abscisse! (Aus KATO 1936.)

Vergleich zwischen dem Auftreten von „Einhaar-" und Dreihaargruppen illustriert damit auch die Unterschiede im Flächenwachstum verschiedener Körperregionen (Abb. 115, 116). Der starke Abfall der Einhaargruppe im 5. Monat ist durch die Entstehung der Nebenhaare in dieser Zeit bedingt, durch welche die meisten Einhaargruppen schnell mehrhaarig werden.

Die Verteilung der Behaarungsdichte ist bei den *Säugetieren* — mit Ausnahme der *Primaten* — von der des *Menschen* stark unterschieden. MOGI (1937) gibt die Haarzahlen je Quadratzentimeter in verschiedenen Körperregionen bei Feten von *Ursus torquatus*, *Cervus* und *Felis pardus*, bei denen die Streckseiten der unteren Extremitäten die größte Haardichte, Kopf bzw. Hals und Rumpf die geringste Haardichte aufweisen (Tabelle 5). Soweit bei den *Affen* Angaben über Feten und ausgewachsene Tiere vorliegen, scheint die Entwicklung etwas anders als beim *Menschen* zu verlaufen. Nach MEYER-LIERHEIM (1911) ist die Kopfbehaarung bei sechsmonatigen Feten weniger dicht als die Rücken-

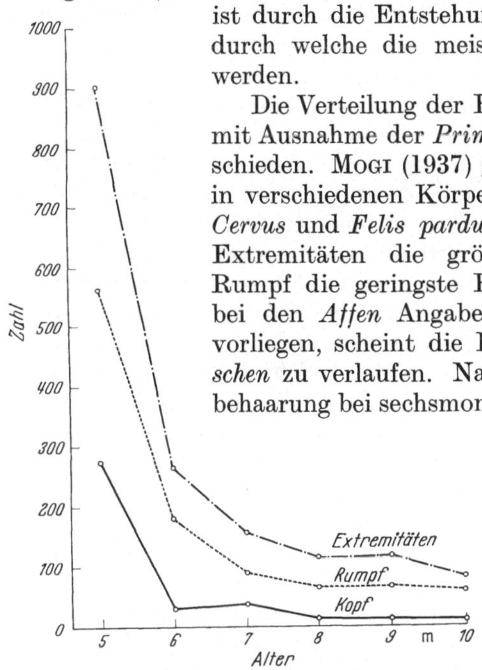

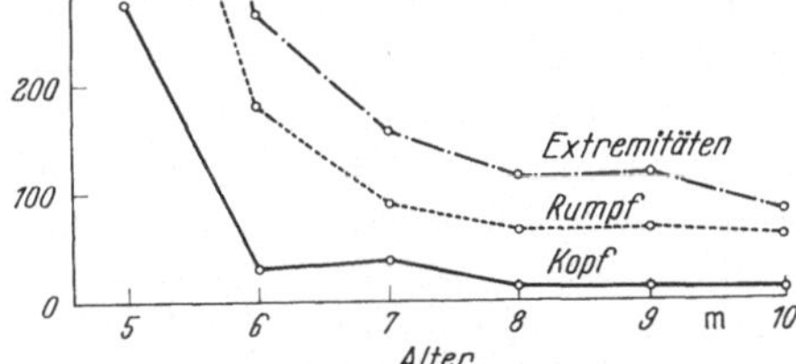

Abb. 115. Zahl der 1-Haargruppen je Quadratzentimeter während des 5.—10. Schwangerschaftsmonats. (Aus KATO 1936.)

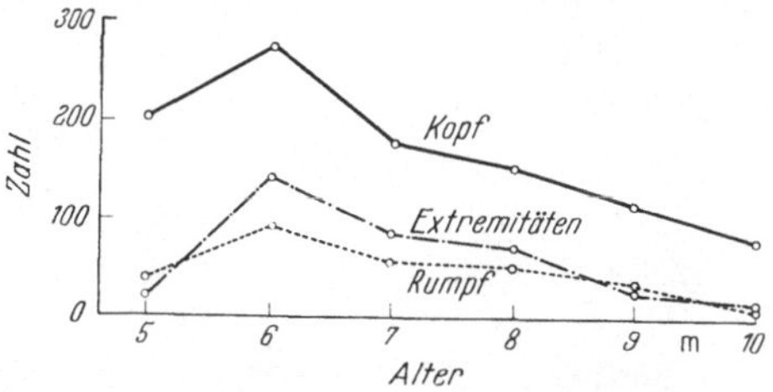

Abb. 116. Zahl der 3-Haargruppen je Quadratzentimeter während des 5.—10. Schwangerschaftsmonats. (Aus KATO 1936.)

behaarung, bei erwachsenen Tieren dagegen ist nach SCHULTZ (1931) die Behaarung des Kopfes stärker als die des Rumpfes.

Gleichzeitig mit den Dreihaargruppen entstehen „*Zweihaargruppen*" (Abb. 117). Es werden Zweihaargruppen mit nebenstehendem Beihaar beobachtet, bei denen das zweite Beihaar nicht angelegt wurde oder verspätet doch noch zur Entwicklung kommt, und Zweihaargruppen, bei denen das Beihaar in der Richtung des Haarstriches hinter dem Ersthaar gelegen ist (FLEISCHHAUER 1952b). Diese

Tabelle 5. *Regionale Verteilung der Haardichte bei Mensch und Tieren (Zahl je cm².)*

Art und Alter	Kopf	Rücken	Brust	Untersucher
Mensch, Fet. 5. Mon. . . .	2295	1362	1455	TANIGUCHI und SHIBAYAMA
Mensch, Erw.	715	75	65	(1935a, b, Fall 8)
Orang, Fet. 6. Mon.	383	937	—	
Schimpanse, Fet. 6. Mon. . .	400	420	—	MEYER-LIERHEIM (1911)
Hylobates, Fet. 6. Mon. . . .	546	440	—	
Macacus, Fet. 6. Mon. . . .	1240	1406	—	
Großaffen, erw.	307	276	90	
Gibbons, erw.	2035	1727	499	SCHULTZ (1931)
Platyrrhinen, erw.	1852	1737	610	
Ursus torquatus, Fet. 6. Mon.	6585	8085	11425	
Felix pardus, Fet. 6. Mon. .	15310	43820	51320	MOGI (1937)
Cervus, Fet. 6. Mon.	4680	5320	4860	

Beihaare sind vermutlich durch Zusammenrücken zweier seitlicher Beihaare entstanden. Es lassen sich nämlich in gleicher Situation auch beide Beihaare oder *eine* stark verbreiterte Anlage auffinden. Bei einem Bantuneger findet Kawaji (1934c) zu jedem Haupthaar ein Beihaar. Hier scheint die Zweihaargruppe regelmäßig vorzukommen.

Im Anschluß an die Entwicklung der Haaranlagen werden die *ekkrinen Schweißdrüsen* (s. S. 100ff.) gebildet. Ihre Anlagen treten entgegen der Ansicht von Schiefferdecker (1917) zuerst in unmittelbarer Nachbarschaft der Haare in Zifferblattstellung auf. Die räumliche Bindung an die Haare zeigt Ähnlichkeit

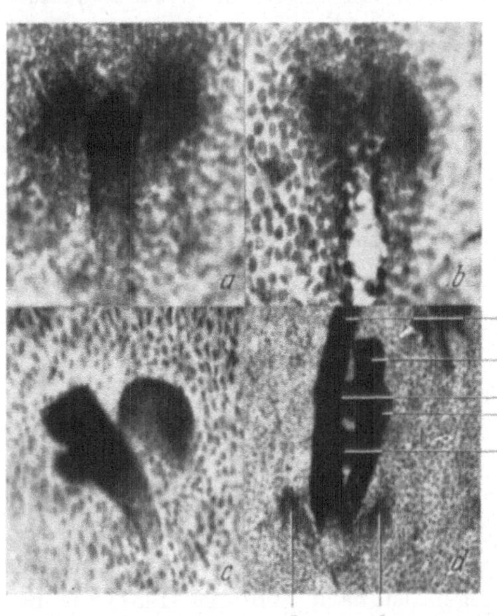

mit derjenigen der Beihaare. Wo diese in einer Reihe angeordnet sind, wird die Haargruppe an den Seiten durch Schweißdrüsenanlagen ergänzt (Abb. 118, 119, Fleischhauer 1953b). Doch treten auch vor und hinter den Haaren noch Schweißdrüsen auf. Etwas später als die Drüsenanlagen der Zifferblätter werden in dem freien Feld zwischen den Haargruppen Schweißdrüsen angelegt. Sie verhalten sich wie die nach Ausbildung der Haargruppen entstehenden Ersthaare. Bei der Schweißdrüsenanlage tritt das cranio-caudale Zeitgefälle nicht in bemerkenswertem Maße in Erscheinung. Es ist vielmehr ähnlich wie bei der Entstehung der Beihaare so, als wenn plötzlich ein Kommando gegeben würde, überall statt Haaren Schweißdrüsen zu bilden. Da die Anzahl der Haare in den caudalen Partien zum Zeitpunkt dieses Kommandos wegen des für ihre Entstehung noch wirksamen cranio-caudalen Differenzierungsgefälles nachhinkt, werden an Stelle neuer Ersthaare caudal relativ mehr Schweißdrüsen gebildet als kranial, wie durch Untersuchungen japanischer Forscher belegt ist (Kato 1936, Taniguchi und Mochizuki 1937).

Abb. 117a—d. *a* Dreihaargruppen mit Beihaaren, die im Winkel stehen. Unterschenkel eines Feten von 13 cm SSL. *b* Zweihaargruppe, Oberarm des gleichen Feten. Die Wurzel des Mittelhaares ist abgerissen. Die Beihaaranlage ist offenbar aus zwei Anteilen verschmolzen. *c* Präparat wie *b*, Zweihaargruppe mit rückstehendem Beihaar. Die Beihaaranlage ist stark verbreitert. Das Mittelhaar ist unterhalb der Talgdrüse (im Bild oberhalb) abgebrochen. *d* Zweihaargruppe; Fet 15,5 cm SSL, Unterarm. Links und rechts des Mittelhaares (*1*) je eine Anlage (*6*) Haar oder Schweißdrüse; *2* Beihaar, *3* und *5* Talgdrüsen, *4* Wulst des Mittelhaares. Vergr. 92fach. (Präparation wie Abb. 107. Aus Fleischhauer 1953b.)

In der Haut des *Erwachsenen* sind diese Unterschiede weitgehend verwischt. Das kann zweierlei Gründe haben. Entweder wird das Verhältnis durch das relativ geringe Oberflächenwachstum des Kopfes, wie es sich in der zweiten Hälfte der Schwangerschaft ausgebildet hat, umgekehrt, oder es entstehen im Kopfgebiet noch weiterhin Schweißdrüsen in größerer Zahl als an den Extremitäten.

Die Zuordnung von Haupt- und Nebenhaaren und Schweißdrüsen ist bei vielen *Mammaliern* aus der älteren Literatur bekannt und dort oft vom phylogenetischen Standpunkt aus erörtert worden (Zusammenfassungen bei Rabl 1901, Pinkus 1927, Biedermann 1928a, b, de Meijere 1931). Hier sei nur auf einige neuere Arbeiten verwiesen, die *topographische Unterschiede* in der Größe der Haargruppen (Carter und Hardy 1947, Burns 1953) und *erbliche*

Unterschiede bei verschiedenen Rassen (BURNS 1949, 1953) sowie *Altersunterschiede* (BURNS und CLARKSON 1949) bei *Schafen* nachweisen. HARDY (1947) legte außerdem eine Untersuchung über 13 *Marsupialier* vor, für die ein zentraler Follikel charakteristisch ist, der allein von einer Schweißdrüse begleitet wird. Die entwicklungsphysiologischen Vorstellungen könnten durch weitere vergleichende Untersuchungen besonders auch an Tierfeten gestützt werden.

Beim *Menschen* bildet sich durch die oben dargestellte sukzessive Entwicklung der Hautanhangsgebilde in der Fläche der Haut eine *Ornamentik* heraus, die in ihren Grundzügen gleichartig, aber in den verschiedenen Arealen spezifisch abgewandelt ist (s. S. 56ff.). Die große Regelmäßigkeit wirft *entwicklungsphysiologische Fragen* auf. Die gleichmäßige Verbreiterung der Ersthaare läßt sich hypothetisch durch die Annahme eines von den Anlagen ausgehenden, weitere Anlage hemmenden Stoffes erklären (FLEISCHHAUER 1952b). Einen hemmenden Ein-

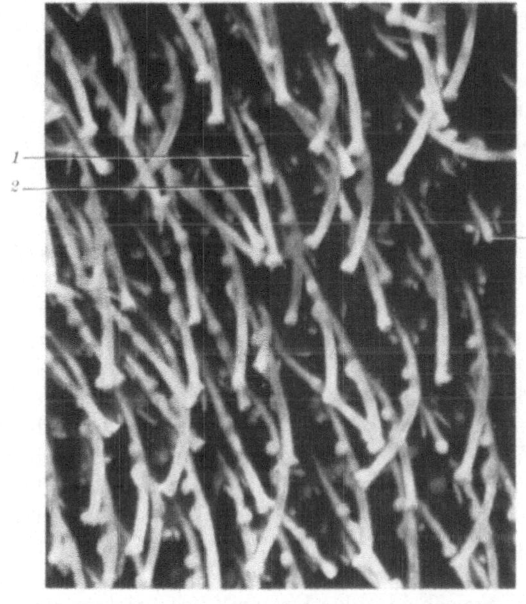

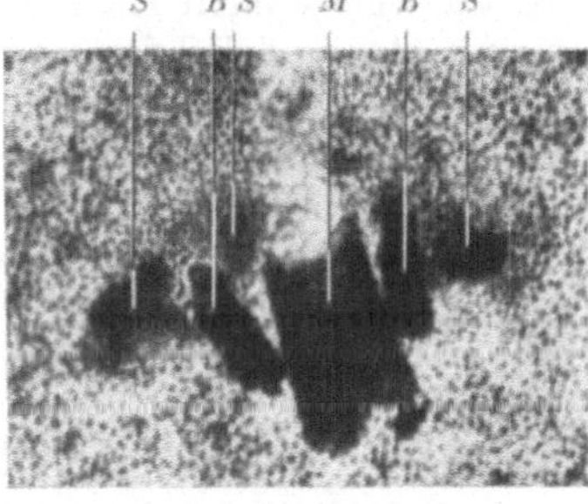

<table>
<tr><td style="text-align:center">Abb. 118.</td><td style="text-align:center">Abb. 119.</td></tr>
</table>

Abb. 118. Unterschenkel, Fet. 18 cm SSL. Dreihaargruppe mit nebenstehenden Schweißdrüsenanlagen (*S*). *M* Mittelhaar, *B* Beihaare. Vergr. 140fach. (Ausschnitt aus Abb. 111.) (Aus FLEISCHHAUER 1953b.)

Abb. 119. Macerationspräparat der unteren Rückenhaut eines 25 cm langen Feten. *1* Talgdrüsenanlage, *2* Haarwulst. An demselben Haar ist auch die Stelle der Haarpapille erkennbar, *3* abgebrochenes Mittelhaar, an dessen Seiten noch 2 längliche Beihaaranlagen und 2 rundliche Anlagen von Haaren oder Schweißdrüsen eben sichtbar sind. Vergr. 20fach.

fluß der Haaranlage scheinen auch die Beobachtungen an in vitro-Kulturen der Epidermis zu ergeben (HARDY 1949). Eine unterschiedliche Adrenalinempfindlichkeit der Organisationszentren ähnlicher Muster bei der Entwicklung der Federanlagen sahen in vitro GROPP (1954), GROPP und HILWIG (1954).

MEDAWAR (1944) ließ große Granulationsflächen *(Kaninchen)* durch kleine Implantate bedecken, wobei die überpflanzte Epidermis auch neue Haare bildete. Da die neuen Haare wie in normaler Haut angeordnet sind, vermutet der Autor, daß ihre Position von dem unterliegenden Corium bedingt wird. LILLIE und WANG (1944) nehmen auf Grund ihrer Transplantationsexperimente beim *Huhn* an, daß auch die *Federbildung* unter Einfluß eines im Corium gelegenen Faktors stattfindet. DAVIDSEN und HARDY (1952) züchteten in vitro *Mäuse*vibrissen und stellten fest, daß die Zahl der Haare allein von den Follikeln her bestimmt wird.

Nach Abschluß der Neubildung der Haar- und Schweißdrüsenanlagen beginnt die *Entwicklung des Papillarkörpers*. Auch hierbei macht sich wieder eine

Zuordnung zu den bereits vorhandenen Anhangsgebilden, den Haaren und Schweißdrüsen, bemerkbar. Sie findet ihren Ausdruck im Grenzflächenpräparat, wo um die Anhangsgebilde *Kokarden* und *Rosetten* von den Epidermisleisten gebildet werden (s. S. 58). Mit der Anlagenverteilung der Ersthaare ist ein Entwicklungsschritt getan, dem die weitere Differenzierung der Haut und ihrer Anhangsgebilde zwangsläufig und regelhaft folgt. Talgdrüsen, Haarwulst und apokrine Schweißdrüsen gehen aus der Anlage selbst hervor. Innervation, Blutgefäße und Sinnesorgane schließen sich dem epithelialen Gebilde unmittelbar an. Für Beihaare, ekkrine Schweißdrüsen und Haarscheiben ist der Ort der Bildung durch die Anlage der Ersthaare bestimmt und schließlich wird die Form der Grenzfläche zwischen Epidermis und Cutis von den Anhangsgebilden beeinflußt.

Die Entwicklung der Haare ist mit dem bisher Dargestellten noch nicht beendet. Der *Aufbau des Haares aus Mark und Rindensubstanz* unterliegt einer dem *Lebensalter* korrelierten Veränderung (LOCHTE 1951), die später noch ausführlicher dargestellt werden soll (S. 171f.).

3. Die Wurzelscheiden.

Am Haar ist die Haarspitze, der Haarschaft und die in der Haut steckende Haarwurzel zu unterscheiden. Die *Haarwurzel* endet mit der Haarzwiebel und ist von den epithelialen Haarwurzelscheiden und dem bindegewebigen Haarbalg umschlossen, der sich als Haarpapille in die Höhlung der Haarzwiebel fortsetzt. Die Haarwurzelscheiden reichen von dem Bulbus des Haares nicht ganz bis zur Einmündung der Talgdrüsen. Vom oberen Ende der inneren Wurzelscheide bis zur Höhe der Talgdrüseneinmündung wird der Kanal nur vom Epithel der äußeren Wurzelscheide ausgekleidet, das hier beginnende Verhornung zeigt. Von der Talgdrüsenmündung bis zur Oberfläche der Epidermis besteht die epitheliale Auskleidung aus verhorntem Plattenepithel, einem röhrenförmigen Fortsatz der Epidermis (Terminologisches bei WILDMAN und CARTER 1939).

K. W. ZIMMERMANN (1935) hat ringförmige Ausziehungen der äußeren Wurzelscheide als „Kragen" beschrieben, deren peripherer Abschnitt häufig gegen das subcutane Gewebe hin abgebogen ist („Hängekragen", Abb. 120), seltener gegen die Epidermis gekrempt sein kann („Stehkragen"). An einem Haarkanal sind gelegentlich zwei Kragen übereinander zu finden. Die Kragen liegen in Höhe der Talgdrüseneinmündung und kommen häufig in der Haut des Gesichtes, besonders der Lider und Ohren vor. An anderen Körperstellen sind sie selten.

Die Form der ganzen epithelialen Haarwurzeln ist die einer Keule, deren dickes Ende zwiebelartig aufgetrieben und von der Basis her durch die Haarpapille eingedellt ist. Oberhalb des Bulbus findet sich eine in ihrem Ausmaß wechselnde spindelige Verdickung, der *Haarwulst*, der sich in der Regel gegen den hier ansetzenden Musculus arrector pili stärker vorbuchtet als an der Gegenseite. Daß im Kopfbereich Haare mit mehreren ring- und kragenförmigen Bildungen der äußeren Wurzelscheide zu beobachten sind, wurde schon oben beschrieben (s. S. 121). ZIMMERMANN (1935) hat am Querschnitt in Höhe des Wulstes eine *Spiralfigur* der äußeren Wurzelscheide beobachtet (Abb. 121). Sie wird von epithelialen Längsleisten gebildet, die bogig in einer Richtung gekrümmt sind und anscheinend einer besseren Verankerung der Arrectorfasern dienen.

a) Die äußere Haarwurzelscheide.

Am äußersten Ende der Haarzwiebel schlägt die das Haar bildende Matrix in die äußere Wurzelscheide um. Sie ist ein- bis vielschichtig und reicht in radialer Richtung bis zur dreischichtigen inneren Wurzelscheide. Die Dicke der äußeren Wurzelscheide ist der Haardicke proportional. Die Auftreibung in der Mitte der Haarwurzel, der *Haarwulst*, ist eine Bildung der äußeren Wurzelscheide. PINKUS (1927) unterteilt die äußere Wurzelscheide in einen oberen Abschnitt, der formbeständig ist und über dem Wulst beginnt, und in einen unteren Abschnitt, der sich am rhythmischen Wechsel der Haarregeneration beteiligt. Zum

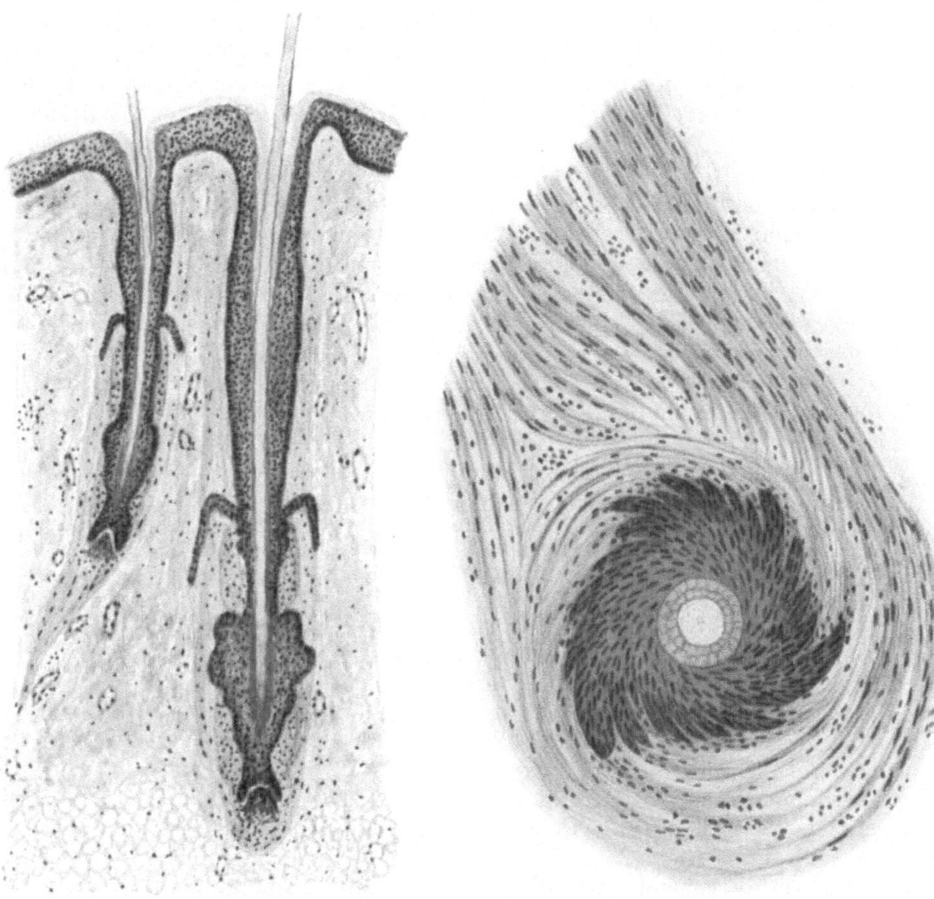

Abb. 120. Zwei Wollhaarfollikel (Kolbenhaare) aus dem Tragus eines Erwachsenen mit Hängekragen. Über bzw. unter dem kräftigen Haarwulst die obere und untere Zwinge. Der linke Haarbalg läuft in eine Balgwurzel aus. Vergr. 90fach. (Aus K. W. ZIMMERMANN 1935.)

Abb. 121. Querschnitt durch den Wulst eines Haarfollikels aus der Parotisgegend einer 32jährigen Frau. Spiralstruktur der äußeren Wurzelscheide. Die Fasern des M. arrector strahlen bogig in den Haarbalg ein. Vergr. 300fach. (Aus K. W. ZIMMERMANN 1935.)

oberen Abschnitt rechnet PINKUS noch den verhornenden Anteil oberhalb der Talgdrüseneinmündung. Um allen Strukturdifferenzen gerecht zu werden, empfiehlt sich folgende Aufteilung der äußeren Wurzelscheide in der Längsrichtung des Haares: 1. *Zwiebel* und *unterer Anteil bis zum Haarwulst*, 2. der *Haarwulst*, 3. der *Abschnitt zwischen Haarwulst und Einmündung der Talgdrüse* und 4. der *verhornte Abschnitt oberhalb der Talgdrüseneinmündung*. Die dünne, aus 1—3 Zellagen bestehende Wurzelscheide der Haarpapille wird durch flache Zellen gebildet. Wo sich oberhalb der Haarpapille die Haarwurzel verjüngt, wird die äußere Wurzelscheide dicker und ihre basalen Zellen richten sich mehr und mehr zu radiär stehenden Zylinderzellen auf. Die das Epithel umgebende

Glashaut springt oft in ringförmigen Leisten gegen die Achse des Haares vor. Die basale Zellage der äußeren Wurzelscheide steht im ganzen gesehen radiär auf der als Glashaut bezeichneten Basalmembran. Die Zellen sind aber auch — besonders bei dicken Haaren — mit ihren Längsachsen gegen die Achse der Haarwurzel geneigt. Im unteren Abschnitt ist die Neigung so, daß die apikalen Pole der basalen Zellen in der Regel nach der Haarspitze zeigen. Schon unterhalb des Haarwulstes und in der unteren Hälfte des Wulstes sind die basalen Zellen gegen die Haarpapille geneigt. In der mittleren Partie des Wulstes stehen sie etwa quer und richten sich in seinem oberen Teil wieder spitzenwärts auf. Diese Richtung behalten die Basalzellen auch in dem Abschnitt zwischen Haarwulst und Talgdrüsen.

Der *Haarwulst* ist am voll entwickelten Haar verschieden stark. Die äußere Wurzelscheide kann in seinem Bereich unregelmäßig gegen das Bindegewebe vorgewölbt sein. Meistens ist sie aber gleichmäßig und wenig verdickt, wodurch die gesamte Haarwurzel spindelig aufgetrieben erscheint.

Vom oberen Ende der inneren Wurzelscheide an ist der *Haarkanal* nur noch vom *Epithel der äußeren Wurzelscheide* umgeben. Ihre Zellen flachen sich einschließlich der basalen Zellage stark ab, wodurch die Dicke der äußeren Wurzelscheide ohne Verminderung der Zellschichten deutlich abnimmt. Schon unterhalb der Talgdrüsenmündung sind Verhornungserscheinungen an den lumennahen Zellen beschrieben worden (PINKUS 1927). Wie GIROUD und BULLIARD (1933) finde auch ich zwischen dem Ende der inneren Wurzelscheide und der Talgdrüsenmündung eine Strecke weit den Haarkanal von einer Fortsetzung der unverhornten äußeren Wurzelscheide ausgekleidet. Nach der Oberfläche zu folgt dann eine kurze Strecke mit eben erkennbarer Keratohyalinbildung und vor dem Auftreten verhornter Zellen eine Auskleidung des Lumens mit einer zunehmenden Schicht eleidinisierter Zellen. Daraus gewinnt man den Eindruck, daß die Zellen der äußeren Wurzelscheide in diesem Abschnitt weniger in radiärer Richtung als vielmehr nach der Oberfläche der Epidermis zu abgeschoben werden, wobei sie dem Verhornungsvorgang unterliegen. Dabei gehen sie unmerklich in den obersten Teil der epithelialen Wand des Haarkanals über, der als Fortsetzung der Epidermis aufgefaßt werden kann.

AUBER und BURNS (1947, BURNS und AUBER 1951) untersuchten den Haarwechsel beim *Schaf*, bei dem zwischen Ausfall eines Haares und dem Vorwachsen des nächsten eine längere Zeit verstreicht, in der durch die Wurzelscheide der Haarkanal vorübergehend verschlossen wird. Die „Kanalzellen" füllen das Lumen des Haarkanals völlig aus und verhornen dabei nach Art der Epidermis. Die Zellen der äußeren Wurzelscheide scheinen sich, wenn man diesen vergleichend-histologischen Hinweis zusammen mit den Beobachtungen am menschlichen Haar betrachtet, in bezug auf die Verhornung wie Epidermiszellen zu verhalten.

HOEPKE (1927) hat auf die gut darstellbaren *Tonofibrillen der äußeren Wurzelhaut* aufmerksam gemacht (s. seine Abb. 27 und 28). Polarisationsoptisch läßt sich die Bevorzugung bestimmter Tonofibrillenrichtungen in der äußeren Wurzelscheide feststellen (W. J. SCHMIDT 1925/26). Nach SCHMIDT zeigt die äußere Wurzelscheide am Längsschnitt oberhalb der Talgdrüseneinmündung eine dem Haar entsprechende Doppelbrechung positiv zur Längsachse. Weiter unten findet der Autor bei Einstellung der Längsachse des Haarkanals parallel zur Schwingungsebene eines Nicols eine helle Kreuzschraffierung, was einem zur Haarachse geneigten Verlauf der Tonofibrillen entspricht. Am Querschnitt konnte er im Epithel des Haarkanals oberhalb der Talgdrüsen kreisförmig verlaufende Tonofibrillen beobachten und in der basalen Zellschicht fand er den radiären Verlauf überwiegen. Nach eigenen Beobachtungen am Längsschnitt ragt der oberste Rand des Haarkanals mit einer spornartigen Erhebung über das Niveau der umgebenden Epidermisoberfläche. Hier ist die Hornschicht am dicksten. Sie nimmt nach unten hin schnell ab. Längsschnitte zeigen im Polarisationsmikroskop kräftige, der Haarachse parallele Fibrillenzüge. Am Querschnitt leuchten zirkuläre bandartige Fibrillenzüge auf, die am kräftigsten wieder in Höhe des Spornes sind. Sie sind als feinere Bündel bis zum Niveau der Talgdrüseneinmündung nachweisbar. Wo die Öffnungen zweier Haare nahe beieinanderliegen, verlaufen die zirkulären Tonofibrillenbänder in Achtertouren um beide Kanäle. Auch um die Poren der Hautdrüsen sind die Tonofibrillen der Epidermis kreisförmig angeordnet, wie schon PATZELT (1928a) an den Schweißdrüsenporen der Leistenhaut zeigte. In den kurzen Hornzylindern des Haarkanals liegen also zwei ihrem Verlauf nach zu unterscheidende Fibrillenscharen vor: Längs- und Kreisfibrillen.

Im Stratum germinativum dieses Abschnittes leuchten die Fibrillen im Polarisationsmikroskop am stärksten auf, wenn das Haar parallel zu einer Nicolebene steht. Die Fibrillen sind um 30—40° gegen die Längsachse geneigt und ziehen von innen oben nach unten außen. Das negative Polarisationskreuz des Querschnittes zeigt, daß in dieser Projektion die zirkuläre Komponente die radiäre überwiegt. Die von innen oben nach außen unten steil verlaufenden Fibrillen sind also gleichzeitig spiralig um den Kanal gedreht. Mit dem BRACE-KÖHLERschen Kompensator (W. J. SCHMIDT 1932, SPRANKEL 1955) läßt sich an Flachschnitten feststellen, daß sich die Fibrillen überkreuzen, daß also gegenläufige Spiralen vorliegen. In der Basalzellschicht ist am Querschnitt in allen Höhen der Haarwurzel ein radiärer Fibrillenverlauf zu beobachten.

Von den Talgdrüsen bis zur Haarzwiebel entspricht die äußere Wurzelscheide dem Stratum germinativum des obersten Abschnittes. Bis in den unteren Teil des Haarwulstes läßt sich auch das eben beschriebene gegenläufige Spiralsystem von Tonofibrillenzügen finden, das ich eben für das Stratum germinativum des obersten Teiles beschrieben habe. Überall ist die Steilheit des Verlaufes außen geringer als innen, und überall überwiegt außen der radiäre Verlauf und innen der zirkuläre. Die zirkuläre Schicht wird aber, je weiter unten die Querschnitte untersucht werden, in der äußeren Wurzelscheide immer dünner und läßt sich im Haarwulst nur noch schwer nachweisen. Schon oberhalb des Haarwulstes ist das Polarisationskreuz der äußeren Wurzelscheide positiv, weil die radiäre Richtung der Fibrillen überwiegt, wie SCHMIDT für die unteren Teile der Wurzelscheide angibt. Die Fibrillen verlaufen anscheinend also auf trichterförmigen Flächen, wobei die Trichterspitze nach der Hautoberfläche zu gerichtet ist.

An Längsschnitten treten im oberen Teil des Haarwulstes polarisationsoptisch vereinzelt Fibrillenzüge in Erscheinung, die von *außen oben nach innen unten* orientiert sind (Abb. 122). Auch diese Fibrillen laufen auf der Fläche eines Trichters, dessen Spitze aber nach unten gerichtet ist, und ziehen in den äußeren Schichten flacher als in den inneren. Am Längsschnitt nimmt das zweite System bis etwa zur Mitte des Haarwulstes zu und dann wieder nach unten hin ab. In der Mitte der spindelförmigen Verdickung des Haarwulstes überwiegt diese Richtung der Fasern. Es liegen zwischen ihnen noch Tonofibrillenbündel, die dem ersten System angehören. Auch das zweite System, dessen Fibrillen auf Trichterflächen verlaufen, deren Spitzen wurzelwärts gerichtet sind, besteht aus Scharen gegenläufiger Fibrillen. Am unteren Ende des Wulstes und in dem daruntergelegenen Abschnitt der Wurzelscheide werden die Fibrillen des zweiten Systems an Zahl geringer. Mehr und mehr treten wieder die Verläufe des ersten Systems hervor. Außerdem nimmt die Gesamtzahl der polarisationsoptisch nachweisbaren Fibrillenzüge ab. Kurz vor dem Übergang auf die Papille sind nur noch Fibrillenzüge des ersten Systems in den peripheren Lagen der äußeren Wurzelscheide nachweisbar. Beim Übergang auf die Papille lassen sich ausschließlich die radiär verlaufenden, nach innen und oben ansteigenden Fibrillen der Basalzellen nachweisen.

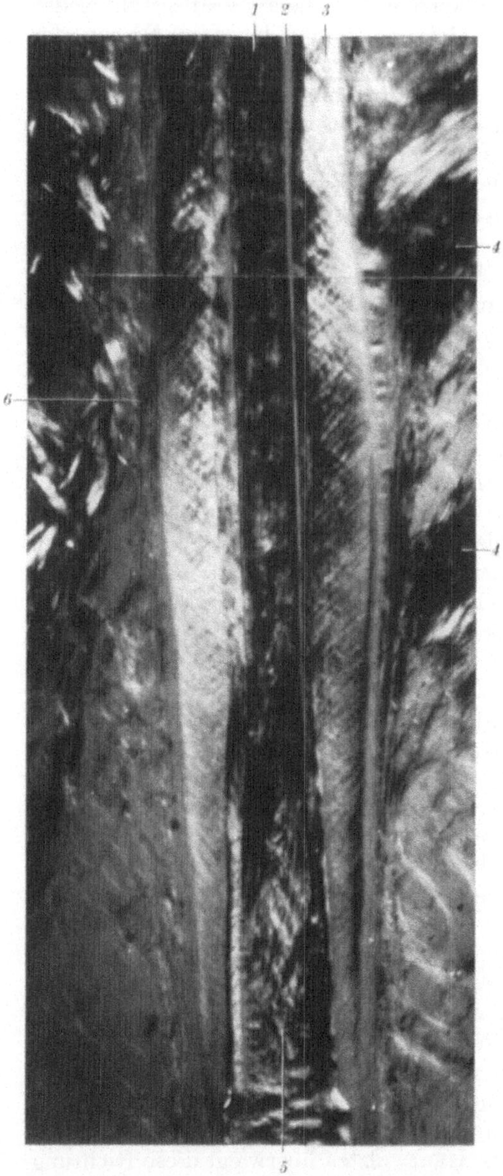

Der Verlauf der Tonofibrillen entspricht dort, wo eines der beiden Spiralsysteme vorherrscht, der Neigung der Basalzellen zur Längsachse. Aus dem komplizierten Verlauf der Tonofibrillen ergeben sich a) funktionelle und b) die Eigenstruktur der Tonofibrillen betreffende Konsequenzen.

a) In den oberen Abschnitten der äußeren Wurzelscheide verlaufen die Tonofibrillen von innen oben nach unten außen und sind in der Nähe der Öffnung des Haarkanals durch kräftige zirkuläre Fibrillenzüge in den verhornten Schichten dem Haar eng angelegt. Die Fibrillen bilden einen dichten Filz miteinander verflochtener gegenläufiger Spiralen. Dieses System setzt sich nach unten bis in den Haarwulst fort, verliert aber dort an Dichte. Die Haarcuticula besteht aus schuppenförmigen Zellen, die dachziegelartig so übereinanderliegen, daß die freien Ränder nach oben gerichtet sind (Hoepke 1927). Die freien Ränder der ähnlich gebauten Scheidencuticula sind gegen die Haarpapille orientiert und haken mit den freien Kanten in die Kanten der Haarcuticula. Bei Zug am Haar wird deshalb weniger der weiche Haarbulbus erfaßt, als vielmehr der Zug von der inneren Wurzelscheide aufgefangen und von den schräg nach unten und außen verlaufenden Tonofibrillen aufgenommen. Schon ein leichtes Anheben der inneren Schichten des Haarkanals und die damit verbundene steilere Stellung der Tonofibrillen muß bei dem geschilderten Fibrillenverlauf wie beim Extraktionsfingerling des Chirurgen die Wurzelscheide enger an das Haar pressen.

Das zweite von oben außen nach unten innen verlaufende System von Tonofibrillen kann bei Zug nur entspannt werden. Dagegen ist es in der Lage, eine Stauchung des Haares gegen die Papille aufzufangen. Bei der Biegsamkeit des ganzen Haares kann außerhalb des Wurzelkanals keine nennens-

Abb. 122. Polarisationsoptisches Bild einer Haarwurzel aus der Kopfhaut. Durch entsprechende Einstellung des Brace-Köhlerschen Kompensators sind die Fasern, die von oben rechts nach unten links laufen, schwarz ausgelöscht. *1* Haarschaft, *2* innere Wurzelscheide, *3* äußere Wurzelscheide. Im oberen Drittel überwiegen die von innen oben nach unten außen ziehenden Fibrillen, im mittleren Drittel die Fibrillen in umgekehrter Richtung. *4* Bündel des M. arrector pili, *5* Fasern des Haarschaftes in spitzwinkeliger Überkreuzung, *6* Niveau, bis zu dem die derben Bindegewebsbündel an den Haarbalg herantreten. Vergr. 100fach.

werte Stauchung auftreten. Aber im Kanal, in dem das Haar nicht ausweichen kann, wird der harte Inhalt, z. B. beim Streichen gegen den Haarstrich, wurzelwärts gepreßt. Auch beim Zug des Musculus arrector pili wird die Wurzelscheide in gleichem Sinne gegen das Haar bewegt. Der Verlauf der Tonofibrillen im Gebiet des Haarwulstes und in dem daruntergelegenen Teil verhindert, daß die harten, bereits verhornten Teile der Haarwurzel in die weiche Haarzwiebel gestoßen werden. Die Anordnung der Fibrillen ähnelt hier dem Verlauf der kollagenen, als Ligamentum suspensorium dentis bezeichneten Kollagenfaserzüge der Wurzelhaut des Zahnes.

b) Die differenzierte *Tonofibrillenarchitektur* der äußeren Wurzelscheide muß beim Wachstum des Haares erhalten bleiben. Die äußere Wurzelscheide ist wie die Epidermis eine Gewebsbildung, die sich in dauerndem Zellwechsel erhält. Die durch Teilung entstehenden Zellen wandern durch die verschiedenen Schichten und müssen sich dabei in ihrer Form dem bestehenden Strukturplan einpassen. Auf ihrem Weg zur Oberfläche, wo sie schließlich als totes Material abgestoßen werden, gehören ihre Tonofibrillen bald diesem, bald jenem Fibrillenzug an. Da sich die Fibrillensysteme überkreuzen, müssen die Zellen die Möglichkeit haben, die Tonofibrillen immer wieder umzubauen. Zu einer ganz ähnlichen Konsequenz gelangt man auch bei der Analyse der Tonofibrillenstruktur des Hyponychium (MÖRIKE 1954, HORSTMANN 1955).

Nach *histochemischen Untersuchungen* von JOHNSON und BEVELANDER (1946) bei der *Ratte*, BOLLIGER und McDONALD (1949) beim *Kaninchen* und anderen *Mamma-*

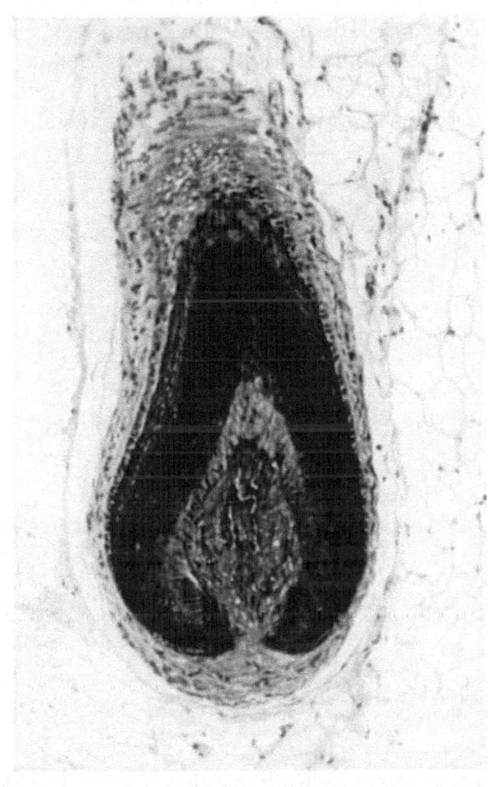

Abb. 123. Längsschnitt durch den Follikel eines wachsenden Haares. Toluidinblau gepuffert, pH 6,0. Kräftige Metachromasie (rot) in der äußeren Wurzelscheide und in der Haarpapille. Geringe Metachromasie im Bindegewebe des Haarbalges. Mons pubis, Mensch. Vergr. 90fach. (Aus MONTAGNA, CHASE und MELARAGNO 1951.)

liern, MONTAGNA, CHASE und LOBITZ (1952) beim *Menschen* und MELARGNO und MONTAGNA (1953) bei der *Maus* läßt sich in den Zellen der äußeren Wurzelscheide wachsender Haare *Glykogen* nachweisen (ältere Angaben bei HOEPKE 1927). Über seine Bedeutung für die mitotische Tätigkeit (MONTAGNA und Mitarbeiter 1951) und als Energielieferant bei der Proteinsynthese (BRADFIELD 1951) bestehen die gleichen Vermutungen, die schon oben im Hinblick auf das Glykogenvorkommen in der Epidermis erwähnt wurden (s. S. 42), zumal das Glykogen bei den Kolbenhaaren vermißt wird. MELARAGNO und MONTAGNA (1953) sahen Glykogen besonders reichlich in der äußeren Wurzelscheide von *Sinushaaren* der *Maus*, wo es oberhalb des Bulbus bis zum Ringwulst vorkommt. In den unteren Teilen dieses Abschnittes liegt das Glykogen als grobe Kugeln vor, im oberen Teil hat es fibrilläre Form und ahmt das Bild der Tonofibrillen nach. Die feinen Glykogenfädchen sollen durch die intercellulären

Brücken ziehen. — Das Cytoplasma der Zellen der äußeren Wurzelscheide besitzt eine deutliche *Metachromasie*, die in den Epithelzellen der Haarzwiebel vermißt wird (MONTAGNA, CHASE und MELARAGNO 1951, MELARAGNO und MONTAGNA 1953) (Abb. 123, 124).

b) Die Glashaut und der bindegewebige Haarbalg.

Zwischen äußerer Wurzelscheide und bindegewebigem Haarbalg liegt die *Glashaut*. Diese gewöhnlich homogen erscheinende zylindrische Haut springt in Form schmaler Ringblenden zwischen den Basalzellen in die äußere Wurzelscheide vor (HOEPKE 1927, PINKUS 1927). Gelegentlich dringen die Fortsätze der Glashaut bis fast zur inneren Wurzelscheide vor. Die Glashaut ist eine Basalmembran.

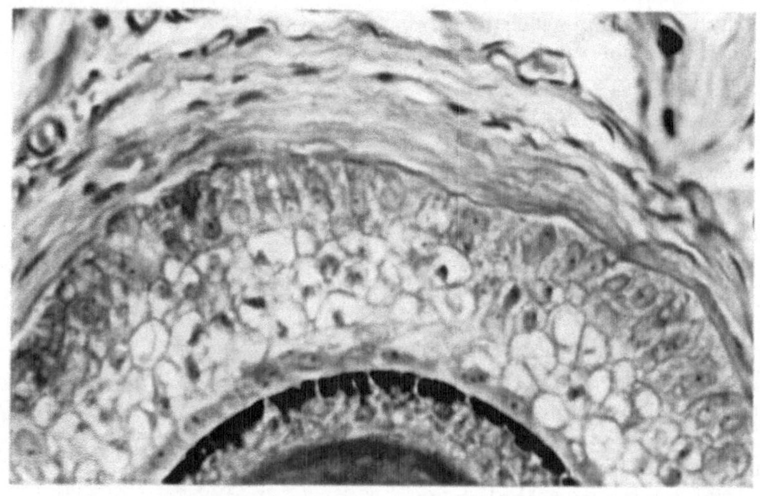

Abb. 124. Querschnitt durch die Haarwurzel. Toluidinblau gepuffert, pH 6,0. Massive Metachromasie der äußeren Wurzelscheide. Die vacuoligen Zellen enthalten Glykogen. Beachte die zartere Metachromasie des Haarbalges. Vergr. 300fach. Präparation wie Abb. 123. (Aus MONTAGNA, CHASE und MELARAGNO 1951.)

In sie ragen Zellfüßchen der Basalzellen hinein, wie es oben für die Basalmembran der Epidermis beschrieben ist. Nach PLENK (1927) unterscheidet sich die Glashaut von der Basalmembran der Epidermis durch den Besitz einer Membran epithelialer Herkunft, die er an einem Kolbenhaar beobachtet hat. PATZELT (1926, 1929) macht darauf aufmerksam, daß sich an der Basalmembran *zwei Schichten* verschiedener Färbbarkeit nachweisen lassen. MELARAGNO und MONTAGNA (1953) haben die Glashaut von *Sinushaaren* der *Maus* untersucht. Sie finden die Glashaut in Höhe des venösen Sinus, der den Haaren den Namen gegeben hat, besonders dick (10 μ) und zweischichtig. Eine dünne äußere, aus einem argyrophilen Faserfilz bestehende Schicht geht in das umgebende Bindegewebe kontinuierlich über. Eine dicke innere Schicht zeigt gegen das Epithel hin abnehmende Argyrophilie. Die ganze Glashaut ist PJS-positiv, ohne daß die Reaktion durch Speichelverdauung vermindert wird. Dort, wo die Glashaut verdickt ist, ist die innere und äußere Schicht stark positiv. Dazwischen liegt eine nur mäßig PJS-positive Schicht. Die Autoren sehen keinen Grund für die Annahme einer besonderen vom Epithel gebildeten Membran. Eine stärkere Anfärbbarkeit mit Eosin hat K. W. ZIMMERMANN (1935) für den Haarbalg angegeben. Nach seiner Darstellung dringen in die Glasmembran fein aufgeteilte elastische Fasern bis unmittelbar unter das Epithel ein. In der Membran selbst sieht er wie andere Autoren vor ihm (vgl. HOEPKE 1927) eine feine Längsfibrillierung, die auch als Bänderung auftreten kann. Ein Beweis dafür, daß die Glashaut der Haare eine grundsätzlich andere Struktur als die Basalmembran der Epidermis hat, steht noch aus.

Die Glashaut ist von einem mehrschichtigen Strumpf *kollagener Fibrillen* des *Haarbalges* umhüllt. Die kollagenen Fasern verlaufen in der inneren Schicht vorwiegend zirkulär, in der äußeren in Längsrichtung. Die zirkuläre Faserlage

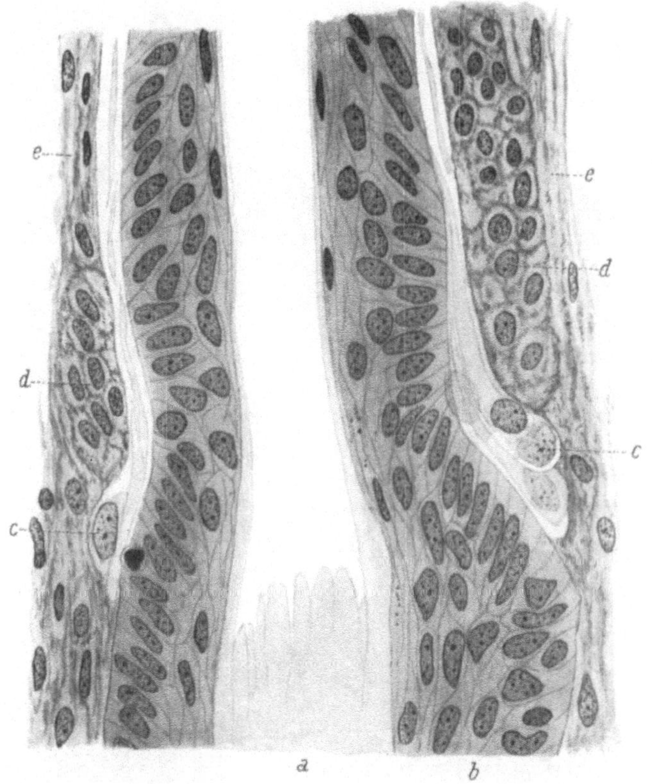

Abb. 125. Axialer Längsschnitt durch den Follikel eines 14 μ dicken Wollhaares, Oberlippe eines Neugeborenen. a Innere Wurzelscheide, b äußere Wurzelscheide mit Wulst (unten), c die hellen Keulenzellen, d obere Zwinge, rechts stärker als links ausgebildet, e Längsfasern des Haarbalges. Vergr. 800fach. (Formol, VAN GIESON.) (Aus K. W. ZIMMERMANN 1935.)

reicht bis in Höhe der Talgdrüsen, soll aber im Niveau des Wulstes eine Unterbrechung zeigen. ZIMMERMANN nennt ihren oberhalb des Wulstes gelegenen Abschnitt die ,,obere Zwinge", den unterhalb gelegenen die ,,untere Zwinge". Die um den Follikelhals gelegene obere Zwinge berührt die Glashaut nicht unmittelbar. In dem zylindrischen Spaltraum zwischen ihr und der Glashaut liegt das ,,Nervenlager des Follikelhalses" (Abb. 125, 126). Die untere Zwinge verkürzt und verdickt sich beim Aufrücken des Kolbenhaares, an welchem Vorgang die obere Zwinge nicht beteiligt ist. Die obere Zwinge ist wenigstens halb so dick wie der Haarschaft und an feineren Haaren oft dicker als diese.

SCHAFFER (1933) hält die Ringfasern des Haarbalges mit BONNET (1885) und GARCIA (1891) für contractile Elemente. Zwischen den Bindegewebsfasern liegen in gleicher Richtung *cytoplasmareiche Zellen*, die aber keine Fibrillierung, sondern eher eine Granulierung zeigen. Sollten sie contractil sein, so können sie nicht ohne weiteres mit glatten Muskelzellen verglichen werden. Es kommen aber vereinzelte Muskelfasern im Haarbalg, besonders unterhalb des Muskelansatzes, vor, die gelegentlich so zahlreich sind, daß am Querschnitt ein kräftiger *Ringmuskel* in Erscheinung tritt (K. W. ZIMMERMANN 1935).

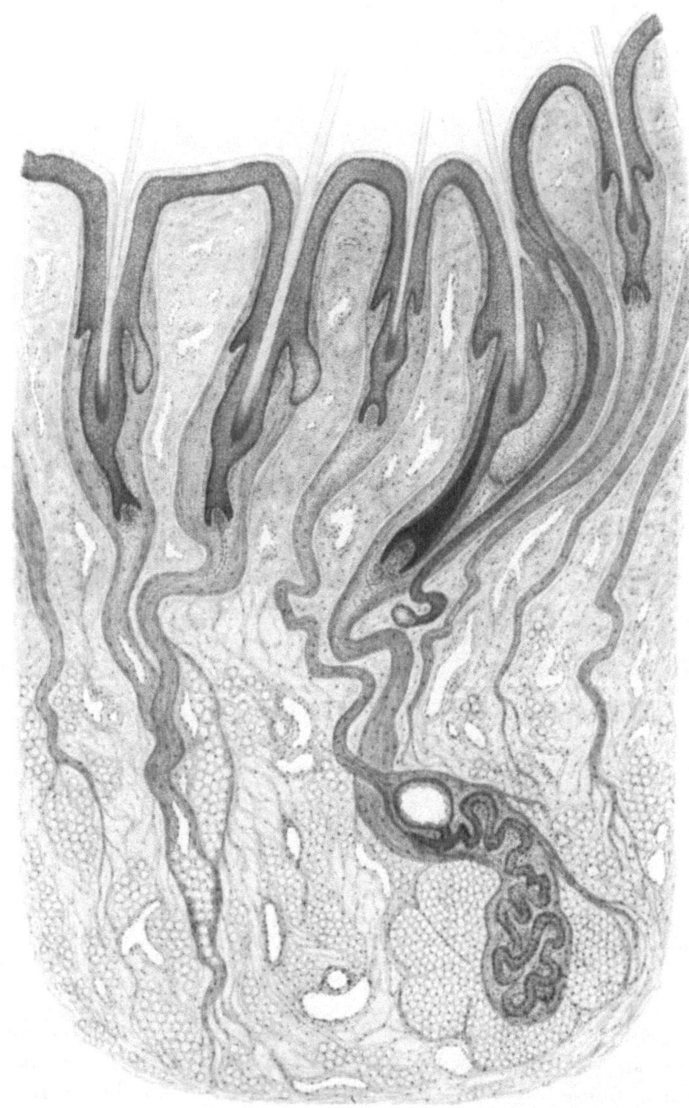

Abb. 126. 5 Follikel im Kolbenhaarstadium aus dem Tragusrand eines Erwachsenen. Hängekragen, davon 3 mit einseitiger Talgdrüse. Sehr kräftige Haarbälge, die fast bis an die Epidermis reichen und sich in lange Balgwurzeln („Haarstengel") fortsetzen. Die obere Zwinge liegt zwischen Kragen und Wulst, die untere unterhalb des Wulstes. Vergr. 50fach. Aus mehreren Schnitten rekonstruiert. (Aus K. W. ZIMMERMANN 1935.)

Die Ringfaserlagen des Haarbalges sind von *Längsfasern* durchsetzt. Sie nehmen zur Peripherie des Haarbalges zu und bilden außen eine Längsfaserlage. Die Längsfaserung läßt sich häufig über den Bulbus hinaus als zopfartiger Strang in die Tiefe verfolgen (Abb. 126). Diese Stränge, die „*Balgwurzeln*" ZIMMERMANNs, können sich in der Tiefe zu einem gemeinsamen Bindegewebsstrang vereinigen. Sie dürfen nicht mit dem geschrumpften Haarbalg am unteren Ende des Kolbenhaares verwechselt werden.

Die *elastischen Fasern* des Haarbalges sind fein. In der zirkulären Schicht der beiden Zwingen sind sie in der Regel nur spärlich, in der Längsfaserschicht häufiger, doch nirgends reichlich anzutreffen.

Der bindegewebige Haarbalg enthält *Nerven* und *Capillaren*. Er setzt sich an der Haarzwiebel in die Haarpapille fort, die der Ernährung der Matrix dient. Im Stadium des Haarwachstums enthält die Intercellularsubstanz *metachromatische Substanzen*. Das Verhalten des Haarbalges beim Haarwechsel wird unten (S. 165) besprochen werden.

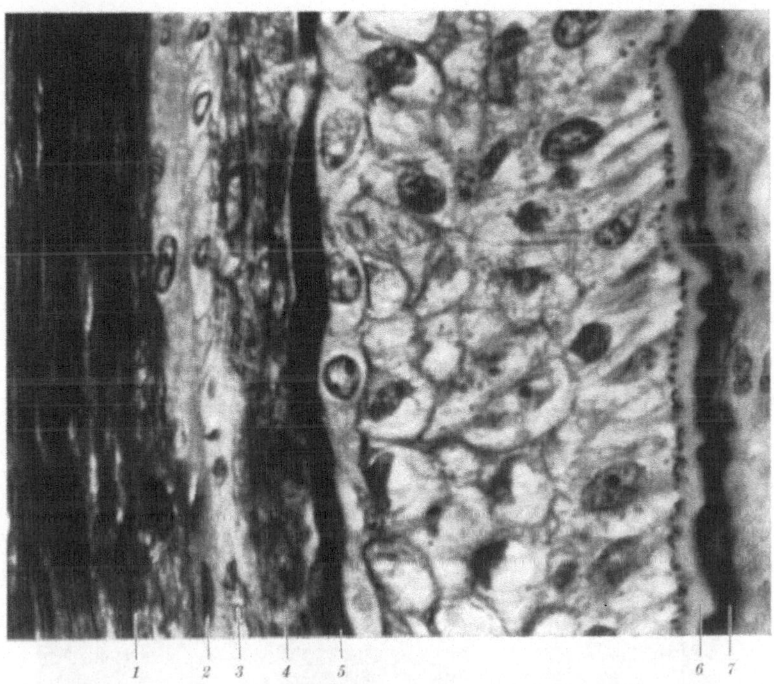

Abb. 127. Haarwurzel. Längsschnitt unterhalb des Haarwulstes. *1* Rinde, *2* Haarcuticula, *3* Scheidencuticula, *4* HUXLEYsche Schicht, *5* HENLEsche Schicht, *6* Glashaut, die gegen die äußere Wurzelscheide in feinen Leisten (dunkle Punktreihe) vorspringt, *7* Haarbalg. Vergr. 780fach. (Eisenhämatoxylin nach HEIDENHAIN.)

Die *nervöse Umhüllung des Haares* gibt diesem die Eigenschaften eines Sinnesorganes. *Intraepitheliale Nervenendigungen* mit MERKELschen *Tastscheiben* und ein Netz feiner Nervenfasern scheinen voneinander unabhängig zu sein. ZIMMERMANN (1935) hat in dem Nervenlager auffallende, flaschenartige Zellen beschrieben, die er als *Sinneszellen* auffaßt. OKAMURA (1937) unterscheidet 4 Nervenendapparate: 1. Papillennerven, die indessen von anderen Untersuchern vermißt werden; 2. Trichternerven bis zum Ringwulst; 3. Tastmenisken; 4. Nerven in Isthmushöhe (s. auch STÖHR 1928 und KADANOFF 1928). Die MEISSNERschen *Körperchen* kommen nur an unbehaarter Haut vor und scheinen dort die Sinnesfunktion des Haares auszuüben. Ob die Nervenendapparate am Haar mehrere Sinnesqualitäten perzipieren, steht nicht fest (s. S. 209f.).

c) Die innere Wurzelscheide.

Die innere Wurzelscheide besteht aus der HENLEschen Schicht, der HUXLEYschen Schicht und der Scheidencuticula (Abb. 127, 128). Seit HOEPKEs Darstellung liegen meines Wissens keine neueren Untersuchungen über den zelligen

Aufbau dieser drei Schichten vor. Zur Ergänzung sei hier noch eingehender der polarisationsoptische Befund dargestellt (W. J. SCHMIDT 1925/26). Das polarisationsoptische Verhalten spiegelt den Verhornungsvorgang in diesen drei Schichten wider, da die Doppelbrechung mit zunehmender Verhornung stärker wird.

Verfolgt man die Anisotropie der äußeren Wurzelscheide an Längs- und Querschnitten von der Zwiebel nach der Oberfläche fortschreitend, so leuchtet zunächst im Bereich der Haarzwiebel nur die HENLEsche Schicht auf, und zwar

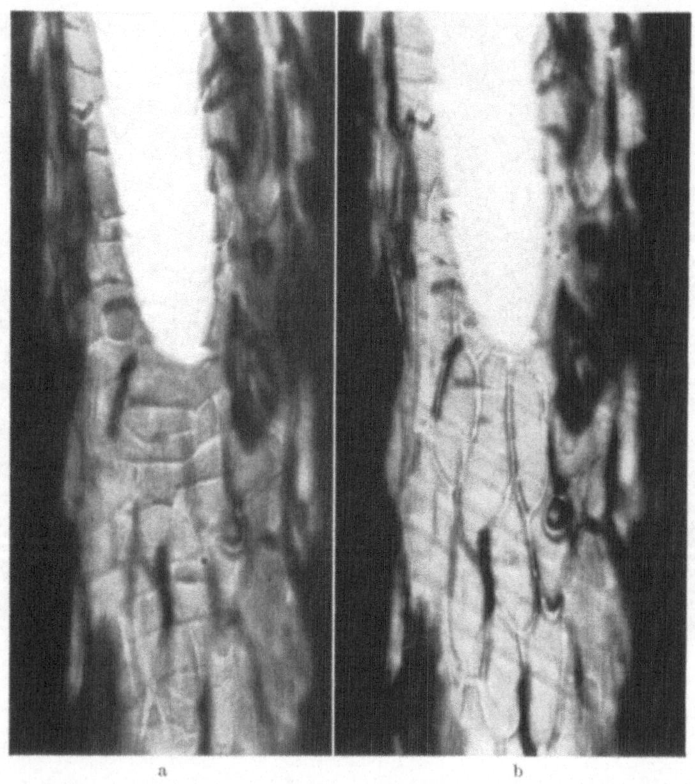

a   b

Abb. 128a u. b. Flachschnitt durch die innere Wurzelscheide eines Kopfhaares, Erwachsener. a Die Scheiden-cuticula ist scharf eingestellt. Die Zellen sind nach unten konvex begrenzt. b Die HUXLEYsche Scheide ist scharf eingestellt. Ihre Zellen sind langgestreckt und enthalten ganz vereinzelt noch Trichohyalineinschlüsse. Vergr. 840fach. (Eisenhämatoxylin nach HEIDENHAIN.)

von der Höhe an, die im Hämatoxylin-Eosinpräparat durch Eosinophilie und Kernschrumpfung charakterisiert ist. Weiter oben tritt eine schwache Doppelbrechung der HUXLEYschen Schicht auf, wo diese Trichohyalinkörnchen enthält (Abb. 129). Sobald aber ihre Zellen die Trichohyalinkörnchen verlieren und ihr Cytoplasma homogen wird, nimmt die Doppelbrechung rasch zu und HENLEsche und HUXLEYsche Schicht lassen sich im Polarisationsmikroskop nicht mehr unterscheiden. Die Scheidencuticula und die Epidermicula des Haares, die in dem unteren Abschnitt der Haarwurzel aus je einer Lage kubischer Zellen bestehen, zeigen dort keine Doppelbrechung. Doch leuchtet am Querschnitt noch im Bereich der granulierten HUXLEYschen Scheide manchmal ein feiner Ring auf, der nach SCHMIDT von der Epidermicula gebildet wird. Nach meinen Untersuchungen tritt hier nicht die Epidermicula, sondern die Scheidencuticula am Längsschnitt und am Querschnitt polarisationsoptisch in Erscheinung. Die Struktur fehlt bei den Kolbenhaaren. Ihr Auftreten ist an das Stadium des Haarwachstums gebunden.

Am Querschnitt zeigen alle Schichten der inneren Wurzelscheide, soweit sie überhaupt im Polarisationsmikroskop sichtbar sind, bei Anwendung von Gipsplättchen ein negatives Kreuz. Dadurch gibt sich der *zirkuläre Verlauf ihrer Tonofibrillen* zu erkennen. Da die Doppelbrechung am Längsschnitt einem Verlauf parallel zur Haarachse entspricht, schließt SCHMIDT, daß die Fibrillenzüge „das Haar gleichsam in sehr steilen links- und rechtsläufigen Touren umkreisen". Dafür sprechen auch die Beobachtungen an Tangentialschnitten durch die innere Wurzelhaut. Nach der Oberfläche zu verschwindet mit der inneren Wurzelscheide auch ihr charakteristisches Polarisationsbild plötzlich.

4. Der Haarschaft.

Die Verarbeitung tierischer Haare in der Woll- und Rauchwerkindustrie hat eine fast unübersehbare Fülle von Untersuchungen über die physikalischen und chemischen Eigenschaften des wertvollen Naturproduktes angeregt. Von der erstaunlichen Vielfalt der Haarformen geben die Zusammenstellungen von WALDEYER (1884), BIEDERMANN (1931), DE MEIJERE (1931), v. SCHUMACHER (1931), HELM (1941) und LOCHTE (1954) nur einen Ausschnitt. Von dem feinen *Flaumhaar* der *Fledermaus* mit seinen trichterförmigen Schuppenzellen über *Spindel-* und *Pfriemhaare*, *löffelförmige Haare* und *Borsten* bis zu den *Stacheln* des *Igels* und *Stachelschweines* reicht das Spektrum dieser eigenartigen Hautorgane. Berücksichtigt man noch die

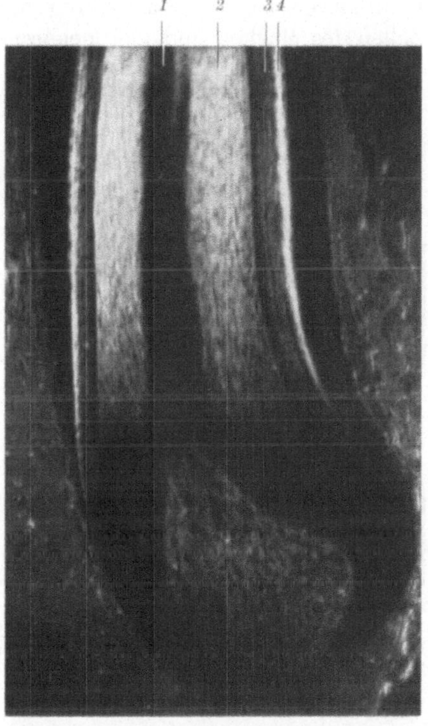

Abb. 129. Unterer Abschnitt einer Haarwurzel aus der Lippe in polarisiertem Licht. *1* Haarmark, *2* Rinde, *3* HUXLEYsche Schicht, *4* HENLEsche Schicht. Die Schwingungsebene des Mikroskopes in 45°-Stellung.

verschiedenen Formen der Wellung (TÄNZER 1926, HERRE und RABES 1937, HORNITSCHEK 1938), die Färbung, den Haarstrich (WRIGHT 1949a, b, BOARDMAN 1950) und die als Gruppenstellung bezeichnete Lagebeziehungen der Haare untereinander (DE MEIJERE 1931, HARDY 1947), so ergibt sich eine kaum zu überblickende Variabilitätsbreite der Fellbildung (BRUNSCH 1954), die in erster Linie durch genetische Faktoren gesteuert wird (LANDAUER 1926). Ihre entwicklungsphysiologische Analyse steckt noch in den Anfängen (HENKEL 1936, 1939, RIED 1938 u. a.).

Histologisch besteht das Haar aus zwei oder drei verschiedenen *Schichten*. Die Haaroberfläche ist von einer einschichtigen Lage sehr dünner, dachziegelartig übereinandergelagerter Zellen, der *Epidermicula*, bedeckt. Unter ihr liegen die langen, spindelförmigen verhornten Zellen der *Haarrinde*. Bei dickeren Haaren bildet die Rinde einen Zylinder, der mit *Haarmark* erfüllt ist. Die Zellen des Markes sind mehr oder weniger isoprismatisch geformt, können aber auch

Scheibenform annehmen. Sie sind weniger stark pigmentiert und teilen bei manchen Tieren den von der Rinde umschlossenen Raum in übereinandergelegene mit Gas gefüllte Kammern auf. Beim Menschen ist ein zusammenhängender *Markstrang* regelmäßig nur bei Haaren mit einem Durchmesser von mehr als 100 μ ausgebildet. Bei dünnen Haaren fehlt das Mark ganz oder es ist nur mit mehr oder weniger großen Unterbrechungen als *Markspindel* nachweisbar (HAUSMAN 1925). In den kurzen, starken Haaren des Gesichtes, in Terminalhaaren, Scham- und meistens auch Achselhaaren, in den Barthaaren und den stärkeren Kopfhaaren ist der Markstrang in der Regel vorhanden (PINKUS 1927). Die Zellen des Markes sind viel lockerer als die Spindelzellen der Rinde gebaut. Sie verhornen später und unvollständiger als die Rinde, weshalb ihre Kerne weiter spitzenwärts noch anfärbbar sind als die der Spindelzellen. Gelegentlich findet man im Markstrang Zellen, die mit basophilen Tröpfchen verschiedener Größe, vermutlich Trichohyalin, erfüllt sind. Wenn die Markzellen durch Verdunstung Wasser abgeben und so in ihnen gaserfüllte Räume entstanden sind, werden die Haare silbern. Die Haarspitze bleibt immer über eine längere Strecke markfrei.

Die *Form der Markzellen* ändert sich offensichtlich bei der durch das Wachstum des Haares bedingten Verschiebung. Die Zellen sind im unteren Teil der Haarwurzel kubisch und platten sich allmählich ab. Dabei werden die scheibenförmigen Zellen zu einem spitzenwärts konvexen Bogen verformt. Die Struktur des Haarmarkes ist bei den Tieren recht unterschiedlich und kann zur Artbestimmung beitragen (FITZTHUM 1951).

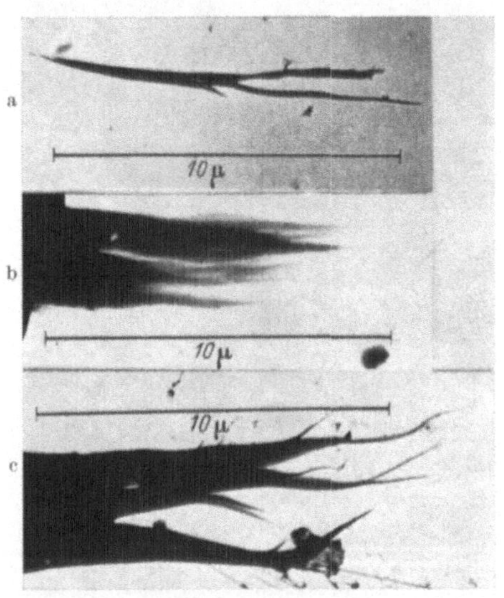

Abb. 130a—c. a Aus den Spindelzellen der Schafwolle freigelegte Fibrillen. b Endpartie von Spindelzellen der Wolle mit Fibrillen und Mikrofibrillen. c wie b. Elektronenoptisch a und b 4400fach, c 4500fach. (Aus ZAHN 1943.)

Die isolierten *Spindelzellen* sind nach ZAHNs elektronenoptischen Untersuchungen (1941, 1952) an den Enden äußerst dünn und häufig aufgespalten. In den Zellen konnte ZAHN *Fibrillen* und *Mikrofibrillen* sehen, und um die Zellen fand er eine feine *poröse Membran* (Abb. 130).

Die Gesamtheit aller Spindelzellen nimmt den größten Teil des Haarquerschnittes ein. Die Rinde stellt wegen der longitudinalen Richtung ihrer Fibrillen (SCHMIDT 1932) den mechanisch wichtigsten Teil des Haares dar. An *Pferde*- und *Menschen*haaren isolierten ZAHN und HASELMANN (1950) eine Mantelzone der Rindenschicht in Form langer Bänder, die sich gegenüber mechanischen und chemischen Zerstörungsversuchen (siedende Normalnatronlauge) besonders widerstandsfähig erwies. Die Zellen der Mantelzone verhornen früher als die übrigen Zellen der Rinde. Als Synonym für die Mantelzone werden in der Textilliteratur die Ausdrücke „Zwischenmembran", „Subcutis", „Epidermismembran" und „Subepidermicula" gebraucht, die sich jedoch der gebräuchlichen histologischen Nomenklatur schlecht anpassen. Nach SCHMIDTs polarisationsoptischen Studien (1923, 1926, 1932) sind die Tonofibrillen in der Rindenschicht sehr dicht parallel zur Längsachse gelagert. Daß durch Quetschen des Haares die Doppelbrechung beseitigt wird, wie TÄNZER (1930) angibt, konnte SCHMIDT (1932) nicht bestätigen. Aber er sah am gequetschten Haar den zopfartig verflochtenen

Verlauf der Tonofibrillenzüge, den man am ungequetschten Haar (Abb. 122) in dem noch locker strukturierten Wurzelteil des Haarschaftes polarisationsoptisch ebenfalls nachweisen kann (SPRANKEL 1955).

Die *Epidermicula* des Haares ist die äußerste Lage verhornter Zellschuppen des Haarschaftes. Ihre Zellen überdachen sich so, daß die freien Ränder spitzenwärts gelegen sind. Sie sind in die Ränder der umgekehrt gestaffelten Zellen der Scheidencuticula verzahnt (A. und FR. DE GROODT 1934). Durch Behandlung mit starken Säuren oder Alkalien lösen sich die freien Ränder der Zellen von der Außenfläche der darübergelegenen Zelle ab und bilden dann einen bürstenartigen Saum. Mit ihrer unteren Hälfte liegen sie der Mantelzone der Rindenschicht auf, mit der sie besonders fest verbunden zu sein scheinen (MERCER 1950, ZAHN 1952). Wird Wolle chloriert, dann entstehen an Stelle der sehr dünnen Schuppenzellen Bläschen (v. ALLWÖRDEN*sche Reaktion*).

MÜLLER (1939) gelang an einem großen Material von *Tier-* und *Menschenhaaren* der Nachweis, daß diese Blasen nicht, wie früher vielfach angenommen, durch die Aufquellung einer besonderen Substanz, „Elasticum", entstehen, sondern durch osmotische Anreicherung von Wasser im Innern der Schuppenzellen, nachdem durch das Chlorieren ein osmotisch wirksamer Stoff in löslicher Form entstanden ist. Die blasenbildende Substanz ist eiweißartiger Natur. Die Blasenmembran ist die etwa 100 Å dicke äußere Zellwand der Schuppenzelle. Sie ist als „Epicuticula" bezeichnet worden (LAGERMALM, PHILIP und LINDBERG 1951, ZAHN 1952, SCHURINGA, ALGERA und ULTÉE 1952). Die Schuppenzellen enthalten ein fibrilläres Grundgerüst, die Tonofibrillen, und einen mit Tryp-

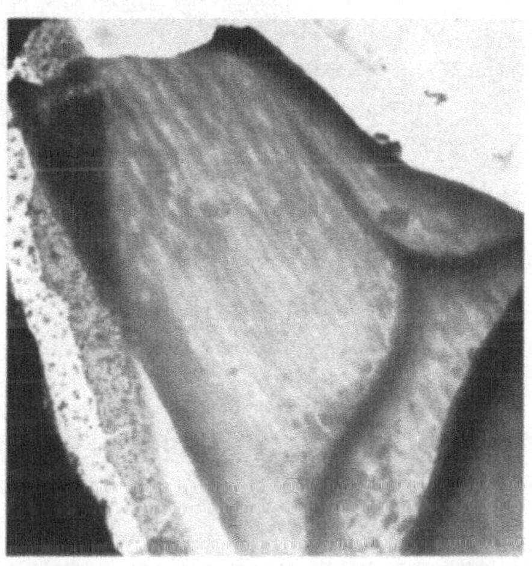

Abb. 131. Elektronenoptische Aufnahme eines Aggregates von Schuppenzellen. Feine Längsstruktur in Faserrichtung. Wolle mit Natriumbisulfit erhitzt und mit Pankreatin behandelt. Vergr. 3500fach. (Aus ZAHN 1952.)

sin verdaulichen Inhalt, der von einer Zellmembran umgeben ist (ZAHN 1943, HASELMANN und ZAHN 1951, 1952). Die Tonofibrillen verlaufen longitudinal. Sie sind elektronenoptisch nicht als definierte Fibrillen erkennbar (Abb. 131). SCHMIDT konnte durch Erhitzen die zur Längsachse positive Doppelbrechung in eine negative umwandeln, wofür eine Umlagerung der Micellen verantwortlich gemacht werden muß.

Nach MERCER, LINDBERG und PHILIP (1949, 1950) wird die Epidermicula von den Autoren als „Endocuticula" bezeichnet, durch eine „Epicuticula" bedeckt, die eine besondere Schutzschicht darstellen soll (MERCER und REES 1946, MARINER 1951). Wahrscheinlich handelt es sich hierbei um die äußere Zellmembran der Schuppenzellen, die sich in ihrem physikalischen und chemischen Verhalten von der inneren Zellmembran unterscheidet (ZAHN 1952).

Die einzelnen Schuppenzellen sind an den sich überlagernden Flächen durch Längszüge von Tonofibrillen miteinander verbunden und zeigen im Phasenkontrastmikroskop ein Leistenrelief gleichen Verlaufes. Sie sind also ebenso wie Epidermiszellen aufgebaut (HASELMANN und ZAHN 1951).

Die *chemische Zusammensetzung des Haares* haben GEIGER (1940) bei Wolle und CLAY, COOK und ROUTH (1940) beim Menschen unter Berücksichtigung der *Haarfarbe* untersucht. Ausführliche zusammenfassende Darstellungen über die

Chemie des Haares finden sich bei ROTHMAN (1954), BLIX, FELIX, GRASSMANN und TRUPKE (1951, s. auch S. 35 ff.). Der hohe Aschengehalt (Abb. 132) mag mit der Strukturdichte zusammenhängen.

Auffallend ist bei der sonst so großen Resistenz der Haare gegenüber chemischen Stoffen ihr *hygroskopisches Verhalten*. Bei der Wasseraufnahme kommt es zu einer Quellungsanisotropie, bei der Austrocknung zu einer geringen Verlängerung wie bei Dehnung (LOCHTE und BRAUCKHOFF 1942, 1948, REESE und EYRING 1950, TRELOAR 1951). Über Altersveränderungen der physikalischen und chemischen (Metallgehalt) Eigenschaften berichtet SILVESTRI (1955).

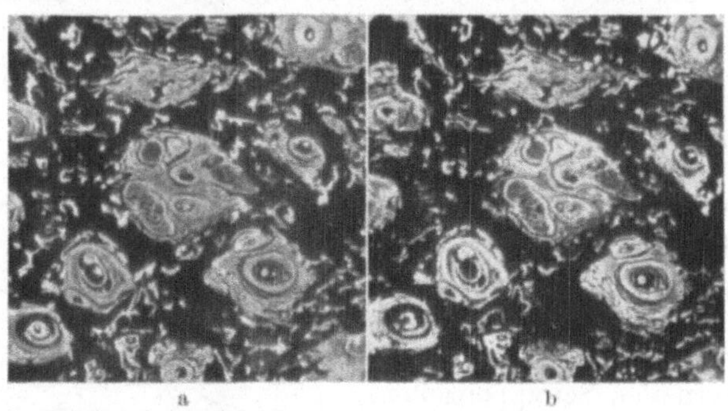

Abb. 132 a u. b. Talgdrüsen und Haarwurzeln im Spodogramm. a Gesamtasche, b Calcium. Die verfetteten Zellen haben einen geringeren Aschengehalt, die Haare (als helle Punkte erkennbar) einen relativ hohen. (Aus GANS 1930.)

5. Histogenese des Haares.

Wie die Bildung der verhornten Lagen der Epidermis wiederholt sich die Histogenese der Haare zeitlebens. Aber die Haare entstehen im Gegensatz zur Epidermis nicht in einem kontinuierlichen, sondern in einem *rhythmischen Prozeß* (KÜNTZEL, VAGO und SEITZ 1937). Die Rhythmik der Haarbildung ist bei den Tieren, die eine *Mauserung* durchmachen, synchron, während beim Menschen die einzelnen Rhythmen gegeneinander verschoben sind, weshalb hier die verschiedenen Stadien des Haarcyclus an einem Schnitt durch die behaarte Kopfhaut gefunden werden können. Nur das fetale *Lanugohaar* wird ziemlich gleichzeitig um die Zeit der Geburt in einer einmaligen „Mauserung" abgestoßen (GARCIA 1891, F. PINKUS 1927, 1928).

F. PINKUS (1947) untersuchte den Cyclus einzelner Haare über viele Jahre. Ein Haarfollikel bildet demnach auf dem Handrücken in 6 Jahren 14 Haarschäfte. Die gleichzeitigen Beobachtungen ergaben, daß das Lebensalter eines einzelnen Haares im Durchschnitt 180 Tage beträgt, daß aber alle Haare untereinander verschieden waren, wobei jedes in seiner Lebensgeschichte in hohem Maße individuelle Verhältnisse darbot. Der tägliche Haarwuchs beträgt zwischen 0,2 und 0,5 mm (PINKUS 1927, VOIT 1930a). Die individuellen Verschiedenheiten, die PINKUS beobachtet hat, werden größer, wenn man Haare verschiedener Körperstellen miteinander vergleicht (s. die ausführliche Darstellung von F. PINKUS 1927).

Der Wachstumsperiode des Haares folgt das Ruhestadium, in welchem das Haar als Kolbenhaar in gleicher Länge bis zum Ausfallen verharrt (Abb. 133). MYERS und HAMILTON (1951) bestimmten die *Wachstumszeiten menschlicher* Haare nach dem Auszupfen in verschiedenen Regionen und stellten dabei erhebliche Unterschiede fest (s. Tabelle 6). Die in der Tabelle mitgeteilten Werte sind Durchschnittswerte für 90% der ausgezupften Haare, die an mehreren Personen gewonnen wurden. Bei einigen Kopfhaaren von Frauen war das Wachstum nach 1½ Jahren noch nicht abgeschlossen. Im Durchschnitt wird das Kopfhaar der Männer schneller regeneriert als das der Frauen, während die Achsel- und

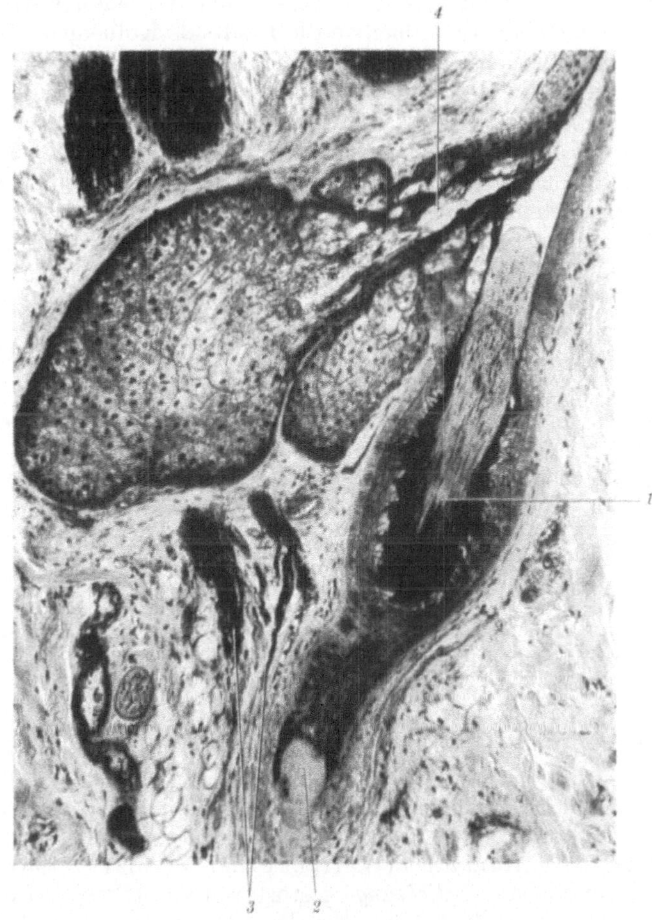

Abb. 133. *1* Kolbenhaar mit Talgdrüse und Ersatzfollikel. *2* Papille in Neubildung. *3* Musc. arrector. *4* Talgkanal. Kopfhaut eines Erwachsenen. Vergr. 100fach. (Eisen-Hämatoxylinfärbung nach HEIDENHAIN.)

Tabelle 6. *Wachstum des Haares.* (Aus MYERS und HAMILTON 1951.)

Gebiet	Scheitel	Über dem Ohr	Kinn	Axilla	Schenkel	Augen-brauen
Wachstumszeit in Tagen:						
Mann	110	90	92	144	157	66
Frau ·	147	144		102	84	61
Tägliches Wachstum in mm						
Mann	0,34	0,34	0,38	0,31	0,22	0,15
Frau	0,36	0,36		0,29	0,12	0,16
Tägliches Wachstum in mm bei verschiedenem Alter						
9—11 Jahre	0,41	0,37			0,13	0,14
21—30 Jahre	0,30	0,32	0,42	0,36	0,16	0,14
45—52 Jahre	0,34	0,36	0,37	0,33	0,25	0,16
64—66 Jahre	0,32	0,31	0,37	0,24	0,19	0,16

Schenkelhaare sich umgekehrt verhalten. Ein Vergleich mit der täglichen Wachstumsrate ergibt, daß die Haare, die längere Zeit wachsen, auch schneller wachsen, also aus beiden Gründen länger werden. Mit zunehmendem Alter läßt die Regeneration der Haare besonders in der Achselhöhle nach (HAMILTON 1951a, b). In der Ruheperiode bleiben die Haare als Kolbenhaare im Haarkanal sitzen (BULLIARD 1921). PINKUS (1927) fand eine längere Wachstumsperiode im Sommer. Die Haare der Ohren und die Augenbrauen wachsen acht Wochen und verbleiben als Kolbenhaare drei Monate in Ruhe (DANFORTH 1925). Die Haare des Handrückens wachsen sieben Wochen und verbleiben dann noch zehn Wochen (BULLIARD 1923). Auch die Haare an den Beinen erreichen ihre endgültige Länge in einer kürzeren Zeit, als sie dann noch erhalten bleiben. Die Achsel- und Schamhaare dagegen wachsen längere Zeit, als sie in Ruhe verbleiben. Das Verhältnis von Wachstum- und Ruhephase ist bei Frauen für die Pubes 11—18:12—17 Monaten, für die Perinealbehaarung 11—23:9—12 Monaten und für die Lumbalhaare 4—7:9—12 Monate (TROTTER 1924, 1935).

Für die experimentelle Untersuchung der verschiedenen auf das Haarwachstum einwirkenden Faktoren ist eine genaue Kenntnis der histologischen Verhältnisse bei den Laboratoriumstieren notwendig. Die pränatale Entwicklung hat bei der *Ratte* NICHOLAS (1932), bei der *Maus* GRÜNEBERG (1943) untersucht. DRY (1926) hat die Entwicklung des *Mäuse*haares in drei Stadien unterteilt: Im „Anagen" vom 1.—17. Tag findet die Proliferation des Haarschaftes statt. Im „Catagen" vom 17.—19. Tag läßt die Proliferation und die Pigmentbildung nach. Das Haar erreicht seine endgültige Länge. Markzellen werden nicht mehr gebildet. Der Haarkolben und ein neuer Haarkeim entsteht, und beide rücken zur Oberfläche in die Ruhelage. Danach, vom 20.—30. Tage, tritt das als „Telogen" bezeichnete Ruhestadium ein, das mit dem Abstoßen des alten Haares endet. DRY konnte mehrere einmonatige Cyclen feststellen, die in Wellen über die Oberfläche der Tiere fortschreiten. BUTCHER (1934, 1951) unterscheidet bei der *Ratte* ein Proliferationsstadium und eine Ruhepause von je 17 Tagen. In sehr viel längeren Cyclen erneuert sich das Haarkleid bei den Tieren, die sich nur zweimal im Jahre mausern wie z. B. *Wiesel* und *Nerz* (BISSONNETTE und BAILEY 1944), *Hermelin* (ROTHSCHILD 1942), *Frettchen* (BISSONNETTE 1935) und *Hasen* (LYMAN 1942), *Kaninchen* (WHITELEY und GHADIALLY 1954). Die Mauser kann durch veränderte *Belichtung* gestört werden (BISSONNETTE 1935 und Mitarbeiter 1944). Der *Fuchs* (BASSET, PEARSON und WILKE 1944) wirft nur einmal im Jahr sein Haarkleid ab. Bei all diesen Tieren ist die Ruheperiode viel länger als die Wachstumsphase. Beim *Meerschweinchen* hat DAWSON (1930), bei *Trichosurus vulpecula* GIBBS (1938) das Haarwachstum untersucht.

CHASE, RAUCH und SMITH (1951) haben bei der *Maus* das Stadium „Anagen" in sechs weitere Phasen unterteilt. Anagen I: Die Keimplatte wird 1—2 Tage nach dem Auszupfen durch Zellvermehrung größer. Anagen II: Etwa 1 Tag später wachsen die Epithelzellen in die Tiefe und um die kugelförmige Ansammlung der Papillenzellen herum. Damit beginnt die Bildung einer neuen Papille. In dieser Phase erscheint eine dünne Keratinkuppel über dem neuen Bulbus, die HUXLEYsche Schicht der inneren Wurzelscheide. Anagen III: Die HUXLEYsche Schicht streckt sich zur Röhre. Die Papille wird an ihrer Basis eingeschnürt, bleibt aber noch kugelig. Die ersten pigmentierten dendritischen Zellen erscheinen. Sie unterscheiden sich durch feine Pigmentkörnchen in ihren Zellfortsätzen von den verklumpten Zellen, die sich häufig in früheren Stadien im Haarkeim wie im Bindegewebe der Papille finden und als Überbleibsel der vorhergehenden Haargeneration gedeutet werden. Während dieses wieder etwa einen Tag dauernden Stadiums wachsen die Haarfollikel in die Tiefe.

Anagen IV: Der Haarschaft ist deutlich und besitzt Mark und Rinde. Scheiden-cuticula und Epidermicula sind unterscheidbar. Die marklose Haarspitze hat die Höhe der Talgdrüsen eben erreicht. Die Papille ist lang und schmal. Pigment-körnchen finden sich in den Matrixzellen des oberen Drittels der Haarzwiebel. Die Basis des Follikels erreicht ihren tiefsten Stand. Dauer des Stadiums 2 bis 3 Tage. Anagen V: In dieser Phase wächst das Haar bis zur Oberfläche. Das obere Ende der inneren Wurzelscheide erscheint. Die Papille wird noch enger zusammengedrückt und dabei häufig exzentrisch gelagert. Die Haarzwiebel hat ihren größten Durchmesser erreicht. Dieses Stadium ist 8 Tage nach dem Aus-zupfen erreicht. Anagen VI: In den nächsten 8—9 Tagen wächst das Haar rasch etwa 1 mm pro die weiter, ohne daß die Form der Zwiebel sich ändert.

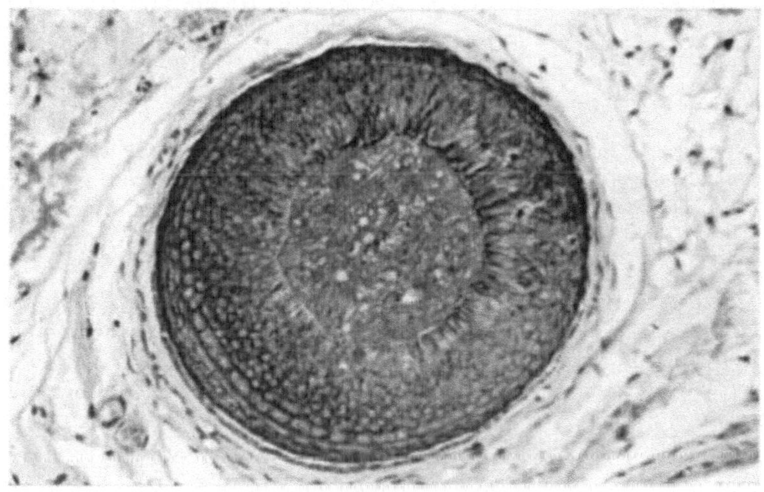

Abb. 134. Querschnitt durch die Zwiebel eines wachsenden Haares. Toluidinblau gepuffert pH 5,0. Die Meta-chromasie ist in der Papille kräftig, im zarten Bindegewebe des Haarbalges geringfügig und in den Matrixzellen durch deren starke Basophilie überdeckt. Vergr. 200fach. Präparation wie Abb. 123. (Aus MONTAGNA, CHASE und MELARAGNO 1951.)

Mit den histogenetischen Veränderungen während des Haarcyclus ändert sich auch die *Vascularisation der Haarwurzel* (HADDOW und RUDALL 1945, HADDOW, ELSON, ROE, RUDALL und TIMMIS 1945, DURWARD und RUDALL 1950). Während die Capillaren der Haarwurzel in der Ruhephase des Kolbenhaares im Capillarnetz der Cutis kaum auffallen, bilden sie im Proliferationsstadium ein sehr dichtes Geflecht um die untere Haarwurzel bis in Höhe der Talgdrüsen (Abb. 137).

Auch im *histochemischen Verhalten der Haarwurzel* kommt der Wechsel von Wachstums- und Ruhephase zum Ausdruck. In der bindegewebigen Papille und im Haarbalg ist *metachromatisches Material* während des Wachstums reichlich nachweisbar, das mit Beginn des Ruhestadiums verschwindet (HOLMGREN 1939, 1940, SYLVÉN 1938, 1950b, MONTAGNA, CHASE und MELARAGNO 1951, MONTAGNA, CHASE, MELARAGNO und MALONE 1952). Nach MONTAGNA und Mitarbeitern zeigt das Stroma der Papille von Anagen III bis Anagen VI eine besonders kräftige Metachromasie, die möglicherweise durch den Gehalt an Chondroitinsulfat B bedingt ist (Abb. 134). Noch vor dem Katagen verschwindet die Metachromasie plötzlich, wenn die Haarzwiebel noch vollständig erhalten ist. Ebenso wird die PJS-Reaktion (MONTAGNA, CHASE, MALONE und MELARAGNO 1952) negativ und der Gehalt an *alkalischer Phosphatase* im Epithel der Haarwurzel verschwindet (JOHNSON, BUTCHER und BEVELANDER 1945). Nach ELLIS, GILLESPIE und

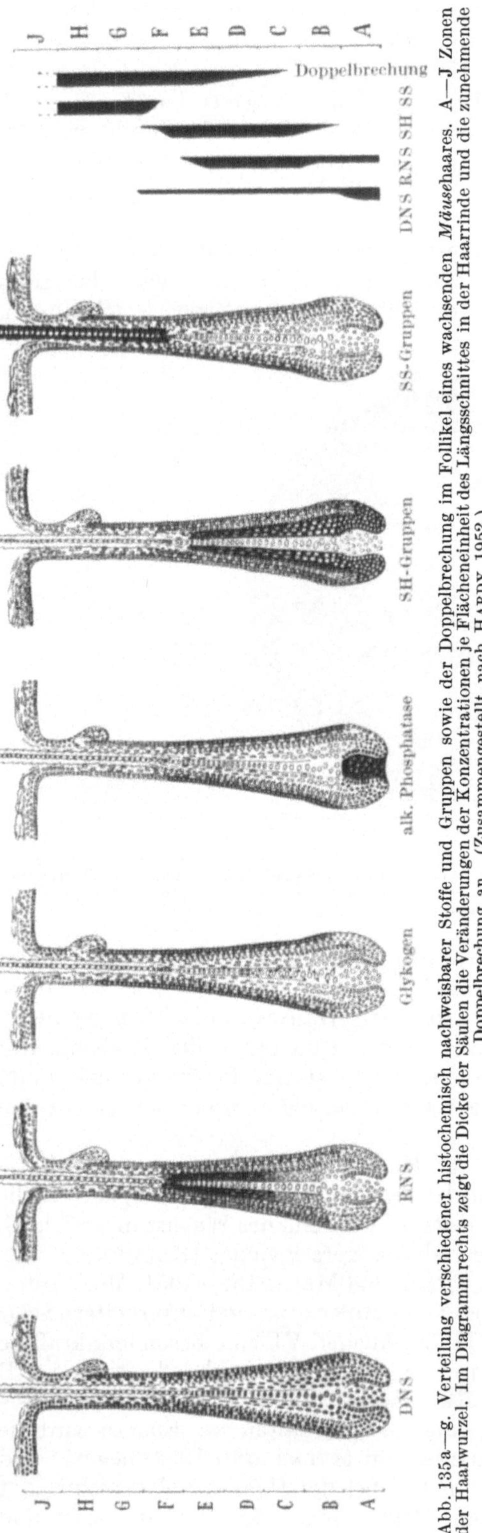

Abb. 135a—g. Verteilung verschiedener histochemisch nachweisbarer Stoffe und Gruppen sowie der Doppelbrechung im Follikel eines wachsenden *Mäusehaares*. A—J Zonen der Haarwurzel. Im Diagramm rechts zeigt die Dicke der Säulen die Veränderungen der Konzentrationen je Flächeneinheit des Längsschnittes in der Haarrinde und die zunehmende Doppelbrechung an. (Zusammengestellt nach HARDY 1952.)

LINDLEY (1950) ist die Verteilung der alkalischen Phosphatase in der Haarwurzel des *Schafes* die gleiche. Die Autoren fanden außerdem zwischen den Cortexzellen der Schaftwurzel *saure Phosphatase*. Bei der chemischen Aufbearbeitung bestimmten sie eine Reihe von *Aminosäuren* und anderen organischen Säuren wie *Bernstein-* und *Fumarsäure*. In den Wurzelteilen des Haarschaftes ist je Einheit Trockengewicht etwa 10mal mehr *Kupfer* vorhanden als im fertigen Haarschaft. An Fermenten fanden sie außer der alkalischen und sauren Phosphatase *Pyrophosphatase*, *Phosphorylase*, ein *Dehydrogenasesystem*, *Esterase* und *Katalase*. Bei der Maus, Ratte und Katze enthält der Follikel des wachsenden Haares mehr unspezifische Esterase als der des ruhenden Haares. Bei *Meerschweinchen* und *Kaninchen* ist das Ferment immer nur schwer nachweisbar (MONTAGNA und FROMISANO 1955).

HARDY (1952) hat systematisch eine große Anzahl histochemischer Reaktionen am *proliferierenden Haarfollikel* der *Maus* untersucht. Dazu hat diese Forscherin die ganze Haarwurzel in neun Zonen eingeteilt (Abb. 135). Zone A: Das den Cortex des Haares bildende Gewebe ist noch nicht doppelbrechend. Es quillt in Wasser und löst sich in Säure, Alkali, Harnstoff und Trypsin auf. Die Reaktion auf die *SH-Gruppe* ist negativ. In der Zone besteht eine hohe *Mitoserate*, die *Desoxyribosenucleinsäure* (DNS) und *Ribosenucleinsäure* (RNS) sind reichlich, in der Zeit stärkster Wachstumstätigkeit ist auch *alkalische Phosphatase* nachweisbar.

Zone B: Die ersten *Sulfhydrylgruppen* erscheinen in dieser Zone, die in Harnstoff löslich und mit Trypsin verdaulich ist. Während beim menschlichen Haar hier schon

Doppelbrechung erscheint, fehlt sie beim *Mäuse*haar. In den Nucleoli und im Cytoplasma erreicht die *DNS* die höchsten Werte. Das Cytoplasmavolumen nimmt zu.

Zone C: Der Cortex des Haarschaftes löst sich in wenigen Minuten in Harnstoff, die Trypsinverdauung benötigt 2 Std. Die Fibrillenbildung, Doppelbrechung und SH-Reaktion verstärken sich. Die Verteilung der Nucleinsäuren entspricht der Zone B.

Zone D: Der Gehalt an SH-Gruppen steigt weiter an; die Fibrillenbildung und die Doppelbrechung nehmen zu. Das Cytoplasma enthält noch viel RNS, die Kerne DNS.

Zone E: Der Cortex quillt in Harnstoff nach wenigen Minuten und löst sich in Alkali auf, sie kann aber nicht mehr durch Trypsin verdaut werden. Beim *Mäuse*haar ist in dieser Zone das Maximum der SH-Reaktion erreicht. Die RNS nimmt ab, und das Cytoplasma füllt sich mit stark basophilen Fibrillen. Die Doppelbrechung nimmt zu. Das Haar wird dünner.

Zone F: Die SH-Reaktion nimmt schnell ab. Das Haar ist durch SS-Bindungen, die hier schon reichlich nachweisbar sind, gehärtet und kann nun nicht mehr durch Alkali gelöst werden. Die Doppelbrechung erreicht ihr Maximum, die Haardicke ihr Minimum. Die RNS verschwindet im Cytoplasma. Die Proteinfibrillen bleiben basophil. Die Kerne enthalten noch DNS. Die Blutversorgung ist hier geringer als in den tieferen Zonen.

Zone G: Die Basophilie der Fibrillen verschwindet. Es besteht jetzt nur noch eine Affinität zur Pikrinsäure, die dem Haar erhalten bleibt. Die SS-Reaktion ist positiv. Die DNS verschwindet endgültig aus den Kernen. Das Haar erreicht physikalisch-chemisch und morphologisch seine bleibende Struktur.

Wie BERN (1954) und Mitarbeiter (BERN, HARKNESS und BLAIR 1955) durch Verabfolgung von S^{35} enthaltendem *l-Cystin* zeigen konnte, wird dieses in den Zonen D und E angereichert.

Die *Federn der Vögel* entsprechen trotz ihres sehr viel komplizierteren Baus in ihrer Grundstruktur den Haaren (LEBLOND 1951). HAMILTON und KONING (1952, KONING und HAMILTON 1954) haben die Federbildung histochemisch verfolgt und kommen zu dem Ergebnis, daß die *Federanlage Feldstruktur mit Gradienten* hat. Sie vermuten, daß das Feld durch die Verteilung der RNS und der alkalischen Phosphatase bestimmt sei, da diese Verteilung dem späteren Bauplan der Feder entspricht. Über die Bildung von Federmustern haben LILLIE und Mitarbeiter eine Reihe von Arbeiten vorgelegt (z. B. LILLIE und JUHN 1932, LILLIE und WANG 1944).

6. Die Beeinflussung der Haarbildung.

a) Genetische Einflüsse.

Die *Mauserung* vollzieht sich nicht am ganzen Körper gleichzeitig, sondern läuft in einer Welle über das Fell (DANNEEL 1931, GIBBS 1941). Bei vielen kleinen Säugern beginnt die Welle des Haarwechsels an der Ventralseite der Tiere und läuft über die Flanken zur Rückenmitte, wo die Wellen beider Seiten aufeinandertreffen. Vom Rücken schreitet die Mauser nach vorne und hinten fort. Zuletzt fallen die Haare des Schwanzes aus. Dieser Ablauf ist bei der *Haus-* und *Feldmaus* (FRASER 1951), bei verschiedenen Arten der nordamerikanischen Gattung *Peromyscus* (COLLINS 1923, TOLDT 1932), bei der *Kurzohrmaus* (*Pitymys subterraneus* DE SCH.-LONCH) (LANGENSTEIN-ISSEL 1950) und bei der *Wanderratte* (*Rattus norvegicus* ERXL.) (BUTCHER 1934, BECKER 1952) festgestellt. Beim *Eichhörnchen* (*Sciurus vulgaris* L.) und wahrscheinlich beim *Alpenhasen* (*Lepus timidus* L.) beginnt die Mauser auf dem Rücken und läuft von hier über die Flanken zum Bauch, wobei sich die Frühjahrsmauser von hinten nach vorne und die Herbstmauser von vorne nach hinten ausbreitet (TOLDT 1932, 1935). Beim *Hauskaninchen* (SCHWANITZ 1938) und beim *Maulwurf* (*Talpa europaea* L.) (HAUCHECORNE 1927) werden nur unregelmäßige Mauserungsmuster beschrieben. Auch bei der *albinotischen Maus* läuft die Mauser zwar im ganzen von ventral nach dorsal, zeigt aber in den einzelnen Haargenerationen charakteristische, nach Körperregionen unterschiedene Abweichungen (HADDOW, ELSON, ROE, RUDALL und TIMMIS 1945, BORUM 1954). Bei *Maus* und *Wanderratte* läuft der Haarwechselrhythmus ohne Rücksicht auf die Jahreszeit ab. Die einzelnen Cyclen folgen einander jedoch in Abhängigkeit vom Alter, wobei der nächste Haarschub schon beginnt, ehe der vorhergehende ganz abgelaufen ist (DRY 1926, ANDREASEN 1953). CRARK und SAWIN (1953) konnten durch längere Beobachtung genetisch differenter *Angorakaninchen* feststellen, daß der Ablauf des Haarwechsels erbbedingt ist. Während eine weiße Rasse mit der Mauserung am Bauch beginnt, wird dieser bei einer anderen, pigmentierten Rasse zuletzt erfaßt. DURWARD und RUDALL (1949) drehten Hautstücke auf ihrer Unterlage um 180° und stellten fest, daß der Ablauf der Mauserungswelle in den einzelnen Hautstücken determiniert ist. Sie schließen aus ihren Experimenten, daß die zeitliche Folge der Mauserung durch das Zusammenspiel der Untätigkeit in der Ruhepause und des Reizes der besseren Durchblutung in der Nachbarschaft bedingt sei. BUTCHER (1936) kommt zu dem Schluß, daß der Wachstumsbeginn nicht von der Haut, sondern von Faktoren beherrscht wird, die vom ganzen Tier ausgehen.

b) Die Abhängigkeit von äußeren Einflüssen.

Der zeitliche Ablauf der Haarbildung kann von außen auf verschiedene Weise beeinflußt werden. Um einheitliche Stadien des Haarcyclus zu erhalten, haben viele Autoren die Haare ausgezupft und so die Neubildung von Haarkeimen angeregt (COLLINS 1923, DAWSON 1930, DAVID 1934, SCHWANITZ 1938, CHASE 1946, 1949a, CHASE und MONTAGNA 1951, CHASE, RAUCH und SMITH 1951). Beim *Menschen* scheint das Auszupfen eines jungen Haares eine Verkürzung des Cyclus herbeizuführen, ohne daß der folgende Cyclus verändert wird (DANFORTH 1939). Durch *Massage* kann die Haarbildung im ruhenden Follikel angeregt werden, worauf allein die Wirkung mancher Haarwuchsmittel zu beruhen scheint (LINSER und KÄHLER 1928, EICHHOLZ 1929, FLESCH 1949, 1954 *Kaninchen*, FORSTER 1929 *Katze*, LINSER und KAHLER 1928 *Hund*, FUCHS 1937 *Mensch*). Die *Beschäftigungshypertrichose* auf den Schultern von Lastträgern ist durch die ständige mechanische Reizung bedingt (CSILLAG 1921b).

Auch *chemische Substanzen*, die die Haut reizen, stimulieren unter Umständen das Haarwachstum (BUTCHER 1940, FLESCH 1954). Ebenfalls stimulierend auf den Beginn eines neuen Haarcyclus wirkt das *Licht*. Es scheint für die natürliche Mauserung der physiologische Reiz zu sein. Bestrahlung mit ultraviolettem Licht löst exzessives Wachstum aus (LUTZ 1917). Nach VOIT (1930) ist die Wachstumsgeschwindigkeit von Anfang März bis Ende Juli beim *Menschen* über dem jährlichen Mittel, von Anfang August bis Ende Februar unter dem Mittel. *Traumatische Reize* wie Wunden, Erfrierungen und Transplantationen können gleichfalls einen neuen Haarcyclus auslösen. Wie DURWARD und RUDALL zeigten (1949), ist der Haarcyclus von einer starken Hyperämie begleitet. Es ist wahrscheinlich, daß alle die genannten künstlichen Anreger des Haarwuchses über die von ihnen bedingte Steigerung der Durchblutung wirken (FLESCH 1954).

Die *Verfütterung von hydrolysierter Hornsubstanz* zur Verstärkung des Haarwachstums wurde sowohl wirtschaftlich zur Wollproduktion als auch therapeutisch zur Behandlung diffuser *Alopecie* angewendet (ZURHELLE 1919, ZUNTZ 1920, BROWN und KLAUDER 1933). Inwieweit es sich hierbei um eine spezifische Förderung des Haarwuchses handelt, ist nicht sicher. Ebenso sind alle Versuche, bei denen durch Mangel bestimmter Stoffe in der Nahrung eine Verminderung des Haarwuchses erreicht wurde, nicht beweisend für eine spezifische Wirkung auf die Follikel (s. hierzu FLESCH 1954). Die Abhängigkeit des Haarwuchses vom Fütterungszustand ist eine landläufige Erfahrung, die jeder Viehhändler beim Ankauf berücksichtigt. Sie wurde von BUTCHER (1939) an jungen *Ratten* objektiviert.

c) Hormonale Einflüsse.

In *Heterotransplantaten* embryonaler *Mäuse*haut in das Omentum adulter *Ratten* entwickeln sich nach WATERMAN (1936, 1940) Haarfollikel. STRANGEWAYS (1926, 1931), MURRAY (1933), MISZURSKI (1937), HARDY (1949, 1951), DAVIDSEN und HARDY (1952) beobachteten die Entwicklung der Haare in vitro, HIRAIWA (1927), NICHOLAS und RUDNICK (1933), REED und ALLEY (1939), RAWLES (1947) ließen Hautstückchen auf der Chorioallantois des Hühnerkeimes bzw. im Cölom wachsen. Auch hierbei konnten sie die Entwicklung von Haaren schrittweise verfolgen. HARDY (1949, 1951) und DAVIDSEN und HARDY (1949, 1951) fanden, daß sich der Unterschied zwischen den Schnauzen- und Körperhaaren auch in vitro herausbildet, obwohl sich der für das Schnauzenhaar typische venöse Sinus nicht bilden konnte. Die Details der Follikel waren also schon determiniert, als die Haaranlagen in der transplantierten embryonalen Epidermis noch nicht erkennbar waren. Die sehr viel komplizierter gebaute *Feder* entwickelt sich dagegen in der Zellkultur nur wenig über das Explantationsstadium hinaus (GROPP und HILWIG 1954).

Wenn mit den angeführten Transplantationsexperimenten gezeigt ist, daß die Entstehung von Haarfollikeln und die Ausbildung eines Haarschaftes nicht von Faktoren des Körpermilieus unter allen Umständen abhängig ist, so bleibt doch eine Beeinflussung der Haarbildung von zahlreichen Faktoren des Körpermilieus nachweisbar (BUTCHER 1946b, BUTCHER und PARNELL 1946). Diese betreffen aber weniger die Entstehung neuer Haargenerationen, als vielmehr den Ablauf der Haarbildung in den bereits bestehenden Follikeln.

Der Haarwuchs steht, wie die tägliche Beobachtung an Mensch und Tier lehrt, unter dem *Einfluß von Hormonen*. Doch können die an Tieren gewonnenen Beobachtungen nicht kritiklos auf den Menschen übertragen werden. RALLI und GRAEF (1943) sahen bei *Ratten* stärkeren Haarwuchs nach Entfernung der *Nebennieren*. WHITAKER und BAKER (1948, 1951, BAKER, INGLE, LI und EVANS 1948, BAKER und WHITAKER 1948) konnten — ebenfalls bei Ratten — durch lokale und parenterale Verabreichung von Nebennierenrindenhormonen das Wachstum vorübergehend zum Stillstand bringen. Beim Menschen wurde diese Wirkung nicht (GRANT, CORNBLEET und GRASSMAN 1950, BAKER 1951), eher ein gegenteiliger Effekt (s. S. 170) festgestellt. Bei der Untersuchung hormonaler Einflüsse muß darauf geachtet werden, daß beim *Menschen* die Haare verschiedener Regionen auf das gleiche Hormon unterschiedlich reagieren können. GARN (1951) stellt in einer Tabelle, die großenteils mit den Angaben bei HOEPKE (1927) und PINKUS (1927) übereinstimmt, die morphologischen Typen der menschlichen Haare zusammen (Tabelle 7). Eine andere Einteilung gibt FLESCH (1954) in Anlehnung an DANFORTH (1939) und GARN (1950, 1951). Nach endokriner Beeinflußbarkeit unterscheidet er:

1. Haar, das in beiden Geschlechtern gleich ist und nicht primär von Geschlechtshormonen bestimmt wird. Dazu gehört das Lanugohaar des ganzen Körpers, die Augenbrauen, Wimpern und ein Teil der Extremitätenbehaarung.

2. Ambosexuelles Haar, das unter endokriner Kontrolle steht und bei beiden Geschlechtern in der Pubertät erscheint. Dazu gehören Achselhaare, ein Teil der unteren Schambehaarung und vielleicht das Kopfhaar.

3. Haar, das zu den sekundären Geschlechtsmerkmalen des Mannes zu rechnen ist. Das ist die Terminalbehaarung des Gesichtes, der Bart, die oberen Schamhaare, die Haare des äußeren Gehörganges sowie die stärkere Behaarung der Brust, Schultern, des Rückens und des Bauches und, wie ich hinzufügen möchte, der Streckseiten der oberen Extremität.

Tabelle 7. *Haartypen.* Nach GARN (1951).

Typ	Längenmaß in mm	Beschreibung
1. Haupthaar	100—1000	Relativ dünne Wurzel, zugespitztes Ende, in der Regel markhaltig
2. Augenbrauen und Wimpern	etwa 10	Gebogen, dick, glatt mit dornartiger Spitze und breitem Mark
3. Kinn- und Schnurrbarthaare .	50—300	Dickere Wurzeln als 1., kräftige Marksträhne, unregelmäßige Struktur, abgestumpfte Spitze
4. Körperhaare . . .	3—60	Dünne, lange Spitze, unregelmäßig markhaltig, unregelmäßige Struktur, teilweise gebändert
5. Schamhaare . . .	10—60	Dick, unregelmäßiger und asymmetrischer Querschnitt, viele Einschnürungen und Verwindungen, gewöhnlich gebogen, kann aber auch gestreckt oder spiralig sein
6. Achselhaare. . . .	10—60	Dick, gewöhnlich gestreckter als 5., bei Negern eventuell spiralig, gewöhnlich abgeschabt und gespalten

Diese Einteilung macht deutlich, daß die weibliche Behaarung nur auf dem Kopfe die männliche übertrifft. PROPPE (1953) gibt einen Überblick über die weibliche Behaarung in verschiedenen Lebensaltern. Doch kommt bei Frauen hypertrichotisch auch die männliche Behaarungsverteilung vor. Bei eunuchoiden Personen ist die Behaarung weiblich. Eunuchen, Kinder und Frauen haben keine Glatzen, wie schon ARISTOTELES bemerkt. Das Haupthaar fällt nämlich unter bestimmten genetisch fixierten Voraussetzungen durch die Einwirkung männlicher Sexualhormone aus (HAMILTON 1942, 1947a, b, 1951a, b). Die starke Körperbehaarung gilt als Zeichen besonderer Männlichkeit: „vir pilosus seu fortis, seu libidinosus" (zit. nach LE DOUBLE und HOUSSAY 1912). Der Infanterist wird deshalb in Frankreich als „Poilu" bezeichnet (LE DOUBLE und HOUSSAY 1912, CALDINE 1915).

WHITAKER (1942) zeigte, daß das *Testosteronpropionat* die Haarfollikel direkt anzuregen vermag. Alle Androgene aus Hoden, Nebennierenrinde und Ovarien wirken auf die Matrix der Follikel stimulierend. Aus der Produktion von Androgenen in Nebennierenrindentumoren erklärt sich auch der *Hirsutismus,* der dann besonders bei Frauen auffällt (ROTH 1904, NILES 1935, SCHWARTZ 1942, FLYNN 1941, BAKER 1951). Der *Hypophysenvorderlappen* regt das Haarwachstum durch das adrenocorticotrope Hormon an. Sowohl bei langfristigen Gaben dieses Hormons wie auch beim CUSHING-*Syndrom* bildet sich eine *Hypertrichose* bei weiblichen Patienten aus (SELYE 1950), während *Hypopituitarismus* den Haarwuchs abschwächt. Bei SIMMOND*scher Krankheit* werden die Haare dünn und fallen in der Scham- und Achselregion gewöhnlich aus (SUMMERS 1949, BAKER 1951, KYLIN 1940). Die Hypertrichose am Stamm und an den Extremitäten bei *Akromegalie* wird als eine Wirkung des Wachstumshormons gedeutet (COOPER 1930), worauf auch experimentelle Untersuchungen hinweisen (THOMPSON und GAISER 1932).

Der *Einfluß der Ovarien* auf den Haarwuchs kommt auf verschiedene Weise zustande. Bei Wucherungen der *Thecazellen* wird excessiver *Hirsutismus* beobachtet (STRASSMANN 1942), der auf der Ausschüttung eines androgenen Hormons beruht, das von den Thecazellen gebildet wird (HOLMER 1951). Die enge Koppelung der Nebennierenrinde mit dem Ovar, die sich durch das *adrenogenitale Syndrom* bemerkbar macht, scheint auch hierbei eine Rolle zu spielen (GREEN-

BLATT 1953, PHILIPP und STANGE 1954, PHILIPP, STAEMMLER und STANGE 1955). Auch das *Follikelhormon* kann auf die Nebennierenrinde über die Hypophyse wirken (ALBRIGHT, SMITH und FRASER 1942, WILLIAMS, GARDNER und DE VITA 1946, HOOKER und PFEIFFER 1943, ALBRIGHT 1947, BAKER 1951, PFEIFFER 1955). Über den Einfluß der *Schwangerschaft* auf das Haarwachstum bei *Mäusen* berichtet STRANGEWAYS (1933).

PROPPE (1953) betont neben der hormonalen Steuerung in den beiden Geschlechtern auch die durch X- und Y-Chromosomen verschiedene Begabung jeder einzelnen Zelle, Unterschiede, die sich nach GRAHAM und BARR (1952), MOORE, GRAHAM und PRINCE (1952) und BARR (1954) auch an den Ruhekernen der Epidermis im histologischen Bild nachweisen lassen sollen. Die Haarvariationen bilden allein keinen Indicator für pathologische Vorgänge an den Keimdrüsen.

Nach Entfernung der *Schilddrüse* ist bei Tieren das Auftreten neuer Haare nach dem Auszupfen verzögert (CHANG 1926, CHANG und FENG 1929). Mangelhafter Haarwuchs bei Futtermangel kann durch *Thyroxingaben* behoben werden (BUTCHER 1940). Bei *Myxödem* ist das Haar spärlich und brüchig. *Hyperthyreoidismus* kann mit Ausfall von Kopf-, Scham- und Achselhaaren verbunden sein. Es ist noch nicht geklärt, ob dieses Hormon direkt auf die Haarfollikel wirkt (CHANG), oder ob seine Wirkung über allgemeine Stoffwechselveränderungen läuft.

d) Nervöse Einflüsse.

Die Veränderungen von Länge und Dichte des Haares nach Erkrankungen des Nervensystems kann auf einer nervösen Störung der Durchblutungsverhältnisse beruhen. HOFF (1931, 1950, HOFF und RIEHL jr. 1937) hat das einschlägige Schrifttum über neurologisch und psychisch bedingte Beeinträchtigung des Haarwuchses zusammengestellt und eigene Beobachtungen zu dieser Frage beigetragen. Er erwägt ein für die Haartrophik zuständiges Zentrum im Hypothalamus. Gegen eine direkte Kontrolle auf dem Wege einer trophischen Innervation sprechen viele Beobachtungen von Haarwachstum in vitro. Für eine nervöse Beeinflussung sprechen klinische Beobachtungen bei *Syringomyelie* (WINKLER 1930) und der oben (s. S. 100) geschilderte Fall von HOFF.

Wie die anderen epidermalen Organe zeigt auch das Haar die vielfältigen Korrelationen vegetativer Einflüsse. Seine Gestaltung dient daher der Kunst von alters her zur Typisierung von Personen und der Mode zur Betonung oder Vorspiegelung bestimmter Hormonlagen.

7. Die Formänderungen des Haares während des Lebens.

Die Form der Haare, das Auftreten des Markes und die Länge der Spitze sind Merkmale, die für die verschiedenen Haartypen ein charakteristisches durchschnittliches Verhalten zeigen. Alle diese Merkmale verändern sich während des Lebens mehr oder weniger (WYNKOOP 1929, TROTTER 1930, TROTTER und DUGGINS 1950, DUGGINS und TROTTER 1951, LOCHTE 1951, 1954).

Im 1. Lebensjahr nimmt die Zahl der markhaltigen Haare auf dem Kopfe bis zum 7. Lebensmonat zu. Danach werden sie bis zum 2. Lebensjahr wieder seltener. Später sind die Verhältnisse unregelmäßig, doch steigt im ganzen die Zahl der Markhaare zu. Die Querschnittsfläche nimmt besonders im 2. bis 4. Lebensjahr stark zu, dann ist bis zum 14. Lebensjahr nur ein geringer Zuwachs zu beobachten. LOCHTE (1951) findet, daß die *lanugoide Spitze* des Haares in den ersten 4—5 Lebensmonaten bis zu 10 mm Länge, im 6. Lebensmonat bis

zu 8 mm und im 10.—11. noch bis zu 6,5 mm betragen kann. Die dünnen mark-
losen Haarspitzen werden also mit zunehmendem Alter kürzer. Im 1. Lebensjahr
besitzen die Haare oft nur ganz basal etwas Mark. Entsprechend der Spitzenlänge
wird die größte Schaftbreite mehr oder weniger weit basal gefunden. Mark und
Spitzenlänge sowie Schaftbreite sind nach Lochtes Messungen nicht in allen
Regionen des Kopfes gleich. Über der großen Fontanelle findet Lochte dickere
und kürzere Haare als an anderen Stellen, ein eigenartiger Parallelismus zu der
stärkeren Behaarung über der *Spina bifida.* An Hand zahlreicher Messungen
zeigt Lochte, wie das ,,Lanugohaar'' allmählich in die Pubertätsbehaarung über-
führt wird, und wie diese der Behaarung des Erwachsenen Platz macht (siehe
auch Friedenthal 1908).

Vom 4. Lebensjahrzehnt an bildet sich das *Greisenhaar* aus. Die postnatale Haarentwicklung strebt also allmählich einen regional verschiedenen Endzustand an, wobei die erblichen Eigenschaften immer deutlicher zum Ausdruck kommen (Lochte). Über kuriose Haarformen siehe Martin (1912), Pinkus (1927) und Lochte.

Zu den Altersveränderungen des Haarkleides gehört eine Verminderung der Scham- und Achselhaare und ein oft bartartiger Wuchs der Brauen, Nasen-

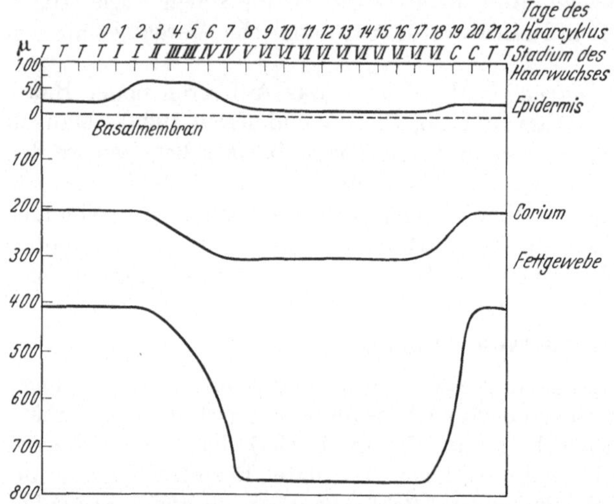

Abb. 136. Dicke der Epidermis, des Coriums und des Fettgewebes in
μ während des Haarcyclus. *T* Telogen, *I—VI* Anagen, *C* Catagen.
(Aus Chase, Montagna und Malone 1953.)

haare und der Behaarung des äußeren Gehörganges und Tragus beim Manne, außerdem die Entfärbung, die über Silberfarbe zum Weiß des Greisenhaares wechselt.

Die Untersuchungen Lochtes über die verschiedenen Spitzenlängen der
Haare zeigen, daß die Bildung eines einzelnen Haarfollikels nicht gleichmäßig
verläuft, daß vielmehr zeitlich hintereinander ein verschiedener Bildungsmodus
auftritt, dessen fertiges Produkt, das Haar, die Umgestaltung in der Papille ver-
raten wird. Bei Tieren können derartige rhythmische Schwankungen in der
Bildung der Haare viel ausgesprochener sein und zu periodisch hintereinander
gelegenen Wülsten, Einschnürungen und Ringen führen. In vielen Fällen unterliegt die Ablagerung eines oder verschiedener Pigmente im Haar solchen zeitlichen
Veränderungen, die außerdem mit Strukturänderungen des Haarschaftes gekoppelt
sein können (Russel 1950).

8. Die Beziehungen zwischen Haarcyclus und Epidermis bzw. Cutis.

Der Haarcyclus ist bei *mausernden Tieren* mit anderen histologisch und
physiologisch faßbaren Veränderungen in der Haut verbunden. Während des
frühen Anagen I—III (vgl. S. 164), das durch die Vermehrung der *Mitoserate*
und rasches Wachstum der Haarwurzel ausgezeichnet ist, wird die Epidermis
2—3mal dicker, als sie im Telogen (Ruhestadium) war (Abb. 136). Auch ihre
Verdickung ist durch stärkere mitotische Tätigkeit bedingt. Gleichzeitig nimmt
das Corium und die Fettschicht geringfügig zu. Während des Anagen IV wird die

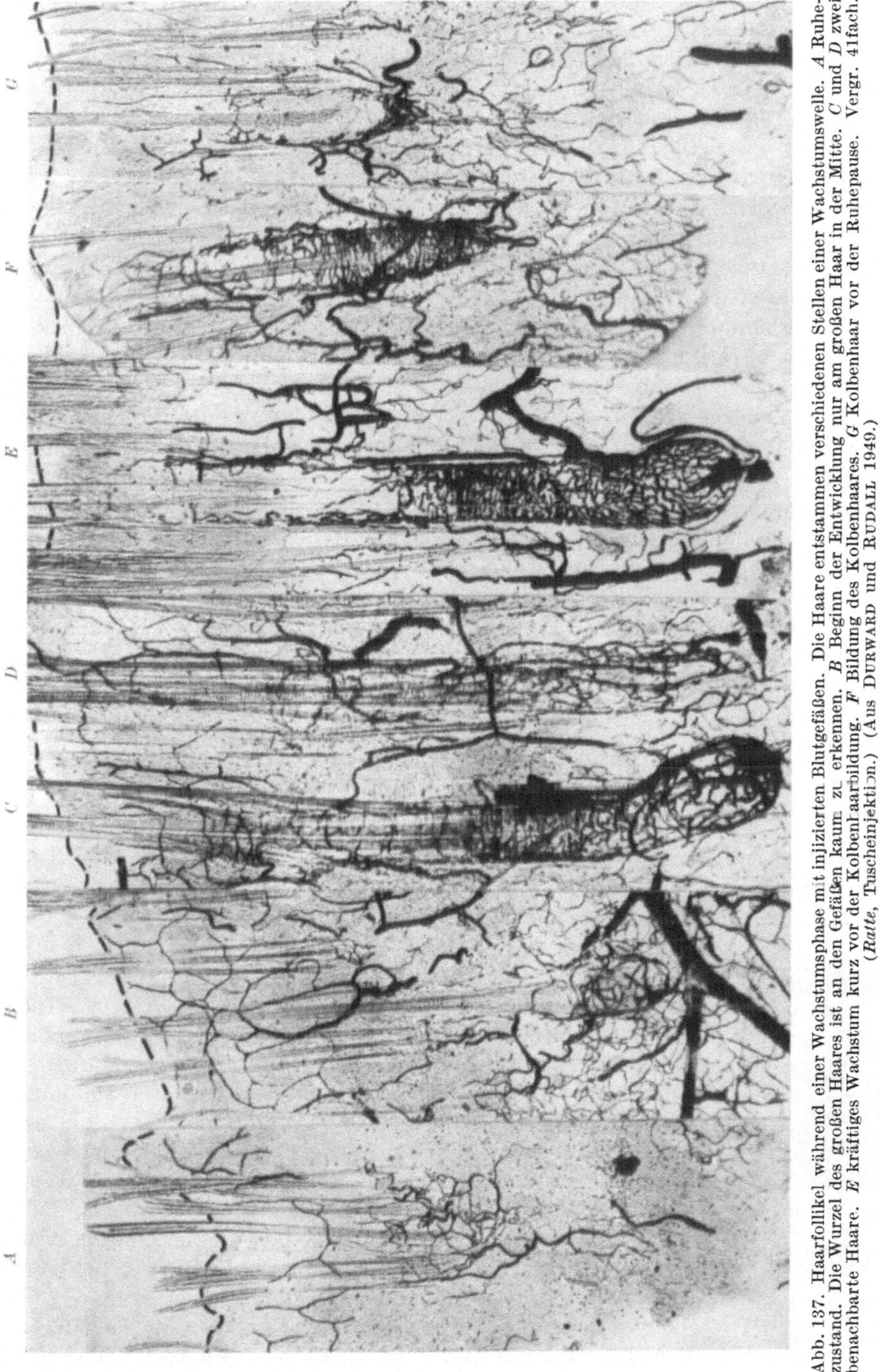

Abb. 137. Haarfollikel während einer Wachstumsphase mit injizierten Blutgefäßen. Die Haare entstammen verschiedenen Stellen einer Wachstumswelle. *A* Ruhezustand. Die Wurzel des großen Haares ist an den Gefäßen kaum zu erkennen. *B* Beginn der Entwicklung nur am großen Haar in der Mitte. *C* und *D* zwei benachbarte Haare. *E* kräftiges Wachstum kurz vor der Kolbenhaarbildung. *F* Bildung des Kolbenhaares. *G* Kolbenhaar vor der Ruhepause. Vergr. 41fach. (*Ratte*, Tuscheinjektion.) (Aus DURWARD und RUDALL 1949.)

Epidermis rasch wieder dünner, das Corium verdickt sich um die Hälfte und das Fettgewebe um das 2—3fache. Dabei wird das Corium besser mit Blut versorgt (Abb. 137, HADDOW und RUDALL 1945, DURWARD und RUDALL 1950), seine

Intercellularflüssigkeit vermehrt (BUTCHER und GROKOEST 1941), und es wird mehr Fett gestapelt (BUTCHER 1934). Während der letzten zwei Drittel des Anagen, wenn der Haarschaft wächst, wird die Epidermis dünner, als sie in der Ruhepause ist, während Corium und Fettgewebe ihre Dicke bis zum Katagen behalten. Im Katagen (Bildung und Hochrücken des Kolbenhaares) nimmt die Epidermis wieder an Dicke zu, und alle Schichten werden auf ihr charakteristisches Maß reduziert (BUTCHER 1934, CHASE, MONTAGNA und MALONE 1953, ANDREASEN 1953). KLINKEN-RASMUSSEN (1954) konnte bei den ersten zwei Haarcyclen der *Maus* keine Übereinstimmung der Mitoserate in der Epidermis und im Haarfollikel feststellen. Die *Talgdrüsen* sind im Telogen am umfangreichsten, am kleinsten im späten Anagen und Katagen (BUTCHEN 1946, PARNELL 1949).

Bei Verletzungen der Haut beteiligen sich die Haarfollikel ohne Rücksicht auf den Cyclus an der *Wundheilung*, wobei sie sich wie die Zellen der Epidermis verhalten, indem sie aus der äußeren Wurzelscheide auswandern und sich über den Defekt erstrecken (BLAZSÓ 1932, SEVČENKO 1949, ARGYRIS 1952b). Werden die Talgdrüsen der *Maus* durch Behandlung mit Methylcholanthren verödet, so werden sie in der aktiven Wuchsphase des Haarcyclus von den Zellen der äußeren Wurzelscheide wieder gebildet (MONTAGNA und CHASE 1950). Die gleiche Schädigung und *Röntgenbestrahlung* hat eine unterschiedliche Wirkung auf die Haare, die Talgdrüsen und die Epidermis, je nachdem, ob die Noxe im Anagen oder Telogen einwirkt (CHASE und MONTAGNA 1951, ARGYRIS 1952a, RAUCH 1952, ANDREASEN 1953, ANDREASEN und ENGELBRETH-HOLM 1953, BORUM 1954).

Beziehungen zwischen dem Unterhautfettgewebe und dem Haarwuchs wurden schon früher beim *Menschen* vermutet, da mit dem Haarausfall des Kopfhaares auch ein Schwund des subcutanen Fettes und des Corium beobachtet wurde (O'DONOVAN 1930).

9. Postfetale Neubildung von Haarwurzeln.

Nach KOELLIKER (1889) können zeitlebens Haarwurzeln durch Aussprossen aus einer bestehenden Wurzel und durch Neubildung aus der Epidermis entstehen. Für den ersten Modus bildet AUBURTIN (1896) ein schönes Beispiel einer Wimpercilie ab. GULDBERG (1931) und GLUCKSMAN (1945) sahen nach Pinselung mit *carcinogenen Stoffen* multiple Follikel, die durch Aussprossung entstanden sein können. H. PINKUS (1951b) gibt einen Überblick über das Vorkommen und die möglichen Ursachen der Pili multigemini. Unter den von PINKUS zusammengetragenen Formen interessieren hier besonders die *echten Mehrlingsbildungen*. PINKUS unterscheidet solche, bei denen jedes Haar von einer eigenen inneren Wurzelscheide umgeben ist, von denen, die in einer gemeinsamen Wurzelscheide liegen. Schon KOELLIKER (1889) hat „zusammengesetzte Follikel" beschrieben. Wenn nur die äußere Wurzelscheide einem Haarbündel gemeinsam ist, kann die Wurzel noch in der Tiefe auseinanderweichen, und es kann für jedes Haar eine Zwiebel ausgebildet sein. Das ist in den Fällen der Abb. 138 und 139 und beim russischen *Windspiel* (Barsoi) der Fall (Abb. 140). In einem anderen Fall von Bündelhaaren, den mir Dr. OBERSTE-LEHN, Kiel demonstrierte, war eine komplizierte Haarzwiebel mit drei Wachstumskegeln in verschiedenen Entwicklungsstadien festzustellen. Es scheint demnach bei der Regeneration der Haarzwiebel eine mehrfache Aussprossung in dem ganzen, oben als Anagen II bezeichneten

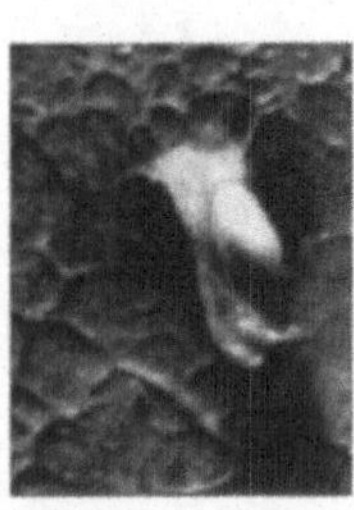

Abb. 138. Multiple Haarwurzel mit einer dicken und zwei dünnen Wurzeln aus der Brusthaut einer erwachsenen Frau. (Macerationspräparat und Aufnahme Dr. OBERSTE-LEHN.)

Stadium auftreten zu können. Werden gleich zu Anfang mehrere neue Follikel-
anlagen aus dem Epithel des Kolbenhaares entwickelt, dann wird jedes daraus
entstehende Haar eine eigene innere Wurzelscheide besitzen. Tritt dagegen die
Mehrfachbildung erst nach erfolgter Abwanderung des jungen Bulbus ein, dann
können zwei oder mehrere Wachstumskegel entstehen, aus denen sich Haare

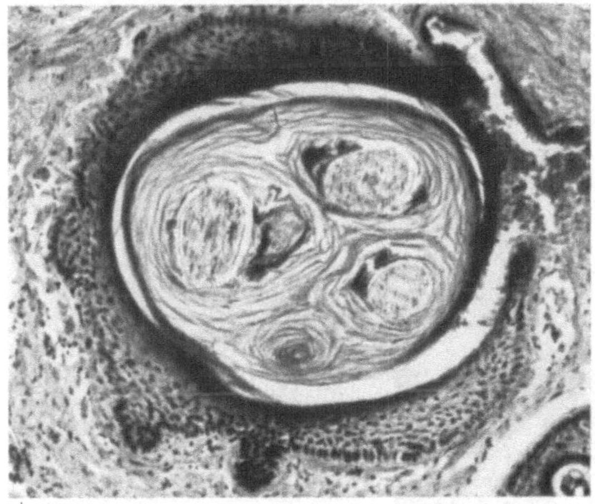
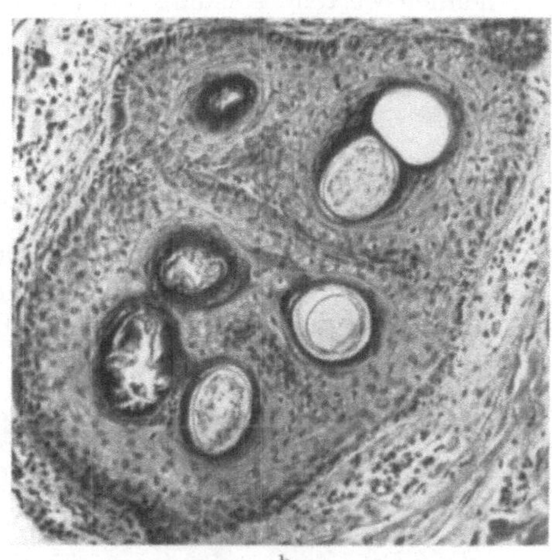

Abb. 139a u. b. Nackenhaut, Bündelhaare. Mann, Flachschnitte. a Haarkanal nahe der Epidermis mit
4 Haaren. Rechts entzündliche Infiltration. b Schnitt unterhalb der Talgdrüseneinmündung. In einer gemeinsamen äußeren Wurzelscheide liegen 7 Haare. Vergr. 180fach. (Hämatoxylin-Eosinfärbung.) (Präparation und
Aufnahme Dr. H. Oberste-Lehn.)

entwickeln, die in einer gemeinsamen inneren Wurzelscheide liegen. Die genauere Analyse des Entstehens der Bündelhaare besitzt insofern auch prak-
tisches Interesse, als ihr nicht seltenes Auftreten mit einer schwer bekämpf-
baren, immer wieder rezidivierenden Follikulitis verbunden sein kann. Sie zeigen
sich am häufigsten in der Nacken-
region, kommen aber auch an allen
anderen behaarten Körpergegenden
vor (Oberste-Lehn 1956).

Wolbach (1951) berichtet über
multiple Haare und Cystenbildung
als Folge gesteigerter Proliferation
nach Behandlung von *Mäusen* mit
Carcinogenen. Er sah aber keine
Neubildung von Haarfollikeln aus
der Epidermis. Bei Tieren kommen
multiple Haare als Artmerkmale vor,
so bei der *Wollmaus (Chinchilla)*,
deren Pelz deshalb besonders geschätzt ist (Wilcox 1950).

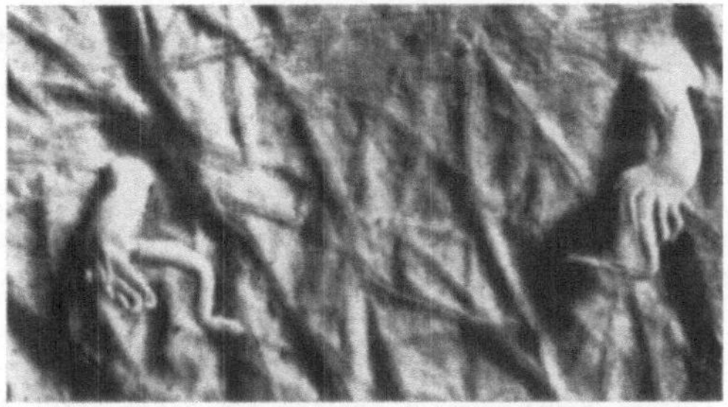

Abb. 140. Zwei multiple Haarwurzeln von der Bauchhaut
eines *Hundes (Barsoi)*. Neben dem dicken Haar sind 5
bzw. 6 dünnere Haarwurzeln zu erkennen. (Macerationspräparat und Aufnahme Dr. Oberste-Lehn.)

Lacassagne und Laterjet (1945), M. und R. Silberberg (1947) glauben
nach *Methylcholanthrenpinselung* der *Meerschweinchenhaut* neue aus der Epidermis
entstandene Haarfollikel gesehen zu haben. Die Bildung neuer Haarfollikel aus
der *Narbenepidermis* wird von Dann, Glucksman und Tansley (1941) angenommen, von Storey und Leblond (1951), Needham (1952) und Horstmann
(1952b) bestritten. Breedis (1954) beobachtete die Regeneration der *Kaninchen-
haut* in einem Feld, das durch Einheilen eines Drahtringes spannungsfrei gemacht

worden war. Von den radiärstehenden Leisten der Narbenepidermis bildeten sich Haare und Talgdrüsen aus. Auch NÖDL (1955) rechnet auf Grund seiner Beobachtungen bei *Xeroderma pigmentosum* mit einer postfetalen Talgdrüsen- und Haarneubildung. Ich habe in zahlreichen Grenzflächenpräparaten von Narbenepidermis weder Haar- noch Drüsenneubildung finden können. In nennenswertem Ausmaß kann die Regeneration der Anhangsgebilde von der Epidermis sicher nicht vorgenommen werden.

VII. Der Nagel.

1. Entwicklung.

Die ersten mikroskopisch wahrnehmbaren Anzeichen der Nagelentwicklung treten an der Dorsalseite der Fingerspitzen bei 4,5 cm SSL auf (PINKUS 1910, 1927). Die sonst noch 2—3schichtige Epidermis wird hier mehrschichtig, ihre Basalzellen sind kubisch. Die derartig veränderten Partien, „*Nagelfelder*", haben ein langsameres Flächenwachstum als ihre Umgebung, die sich rund um das Feld als *Nagelwall* aufwölbt. Der Nagelwall ist am stärksten hinter dem Nagelfeld. Er wird an den Seiten nach vorne hin flacher.

Bei 6 cm SSL wird der hufeisenförmige Wall um das „primäre Nagelfeld" (KOELLIKER 1889, „primäres Nagelgrübchen" ZANDER 1884, 1886) auch makroskopisch sichtbar. Das Epithel des Nagelfeldes verdickt sich weiter und wird als „*Vornagel*" bezeichnet. Es ist von einer Furche eingeschlossen, aus deren

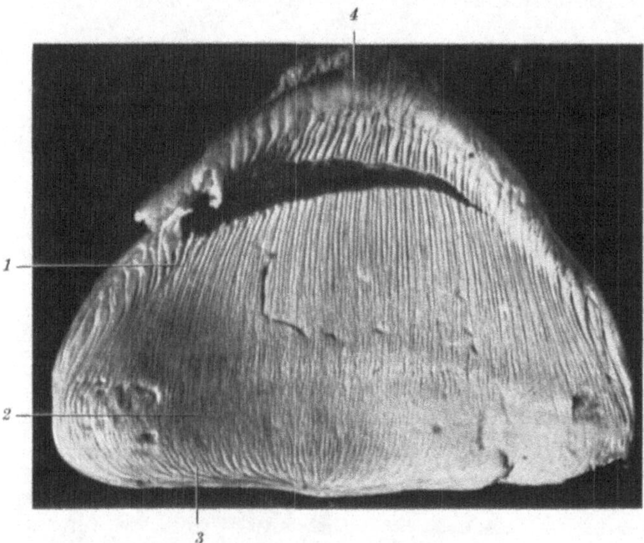

Abb. 141. Unterfläche des Hyponychium und der Matrix. Großzehennagel eines Neugeborenen. *1* Hyponychium, *2* linsenförmiges Feld der vorderen Matrix, *3* Zone der Matrixleisten, *4* Übergang zur Leistenhaut der Fingerbeere. Vergr. 7fach. (Aus FLEISCHHAUER und HORSTMANN 1955.)

Seiten der Nagelfalz entsteht, und aus deren proximaler Begrenzung das Epithel als ein dünner und breiter Fortsatz, als „Wurzelblatt" (KOELLIKER) in die Tiefe dringt. Die vordere Begrenzung des Nagelfeldes wird von einem Querwulst, dem „Nagelsaum" (KOELLIKER), gebildet, vor dem die „vordere Grenzfurche" liegt. Sie trennt die dorsale und volare Haut der Fingerspitzen. Zwischen dem vorderen Ende des Nagelfeldes und der vorderen Grenzfurche bildet sich später das „*Sohlenhorn*". Nach LEWIS (1954) liegt an Stelle des Nagelsaumes eine pilzartige Anhäufung von Epithelzellen, die teilweise verhornt sind. LEWIS vertritt die Ansicht, daß diese epitheliale Bildung dem Hyponychium, nicht dem Sohlenhorn entspricht.

Unter dem Peridermüberzug des Nagelfeldes beginnt die Bildung des Vornagels bei etwa 6 cm SSL, mit dem Auftreten von *Ceratohyalinkörnchen*. So entsteht ein Stratum granulosum, das nach Art der Epidermis über Eleidinbildung verhornt. Die Nagelfelder gehören zu den ersten Stellen epidermaler Verhornung (Pinkus 1910). Der Verhornungsvorgang beginnt distal und schreitet nach hinten bis unter den Nagelwall fort.

Erst zu Beginn des 5. Monats (16 cm SSL) entwickelt sich der Nagel vom Grunde der Nageltasche her. Bei seiner Bildung werden keine Ceratohyalinkörnchen mehr entwickelt. Der Vornagel wird von dem nach distal auswachsenden Nagel abgelöst. Dabei bildet sich auch die bleibende Form der Matrix aus (Abb. 141). Vom 7. Monat an entsteht die Verzahnung des hyponychialen Epithels mit der bindegewebigen Unterlage in Form parallel stehender Epithelleisten, die am hinteren Ende der Nagelplatte bogenförmig konvergieren (Fleischhauer und Horstmann 1955).

Vor dem Durchbruch der Nägel und Hufe sind die Zehenspitzen vieler Tiere von einer besonderen Ausbildung des Periderms, dem „Peronychium" Toldts (1915) überzogen, das dem embryonalen Fuß eine ganz andere Gestalt verleiht, als sie später besteht. Beim *Menschen* wird die Peridermschicht bald nach dem Auftreten des Vornagels aufgelöst. Vielleicht ist die von Lewis (1954) beobachtete pilzartige Epithelvermehrung an der Grenze von dorsaler und volarer Fingerhaut eine dem Peronychium entsprechende Bildung.

2. Nagel und epitheliales Nagellager.

Finger und Zehenspitzen vermitteln eine ständige Berührung mit der Umwelt. Besonders das Fingerende mit Nagel und Tastballen ist eine konstruktive Einheit für mechanische und receptorische Aufgaben (Petersen 1935). Der Nagel, eine mehr oder weniger konvexe Hornplatte, liegt dem größten Teil der Matrix und dem Hyponychium auf. Mit diesem ist er durch derbes und dichtes Bindegewebe in besonderer Weise an der knöchernen Endphalanx befestigt, wodurch feste Verbindung

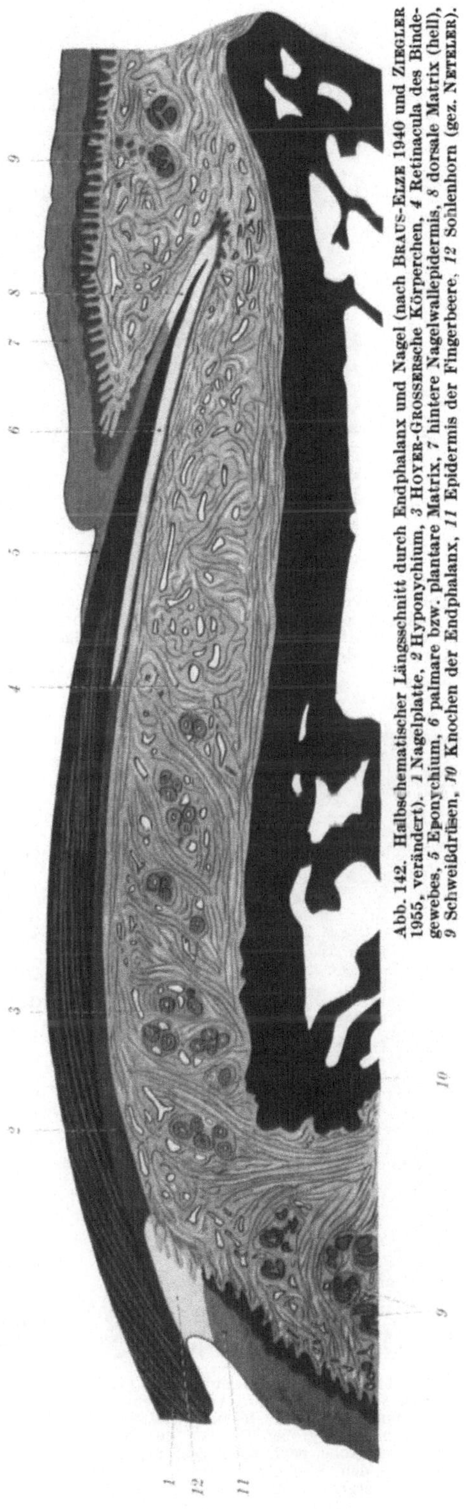

Abb. 142. Halbschematischer Längsschnitt durch Endphalanx und Nagel (nach Braus-Elze 1940 und Ziegler 1955, verändert). *1* Nagelplatte, *2* Hyponychium, *3* Hoyer-Grossersche Körperchen, *4* Retinacula des Bindegewebes, *5* Eponychium, *6* palmare bzw. plantare Matrix, *7* hintere Nagelwallepidermis, *8* dorsale Matrix (hell), *9* Schweißdrüsen, *10* Knochen der Endphalanx, *11* Epidermis der Fingerbeere, *12* Sohlenhorn (gez. Neteler).

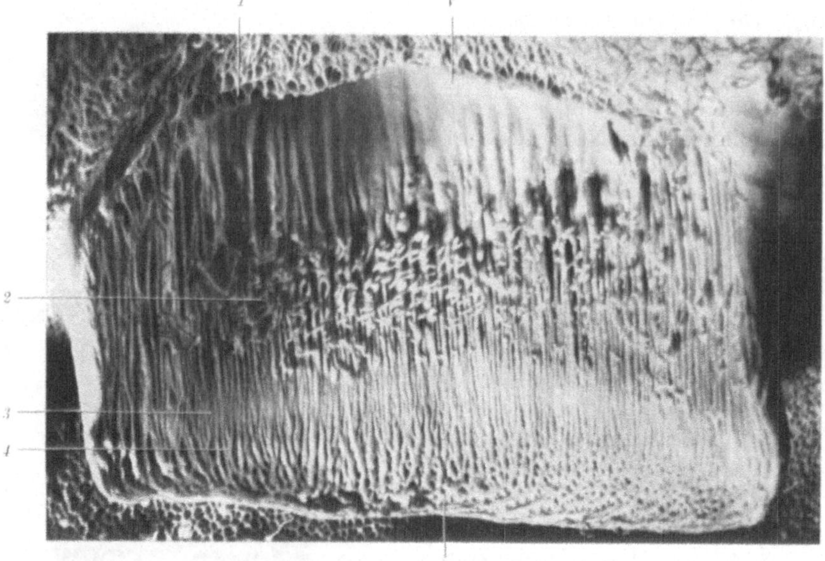

Abb. 143. Perionychium einer Großzehe. 60jähriger Mann. Epithelunterseite. *V* Vorderes Hyponychium ohne Leisten. *1* Zone der großen Papillen des Sohlenhorns. Nur eine Lochreihe ist sichtbar, *2* epitheliale Anhänge der proximalen Hyponychiumleisten, *3* bandförmige Zone feiner Matrixleisten, *4* Zone gröberer Matrixleisten, *5* Zone der einzelstehenden Matrixpapillen. Unter der freistehenden Nagelwurzel ist das Relief des hinteren Nagelwalles teilweise sichtbar. Vergr. 4,5fach. (Aus FLEISCHHAUER und HORSTMANN 1955.)

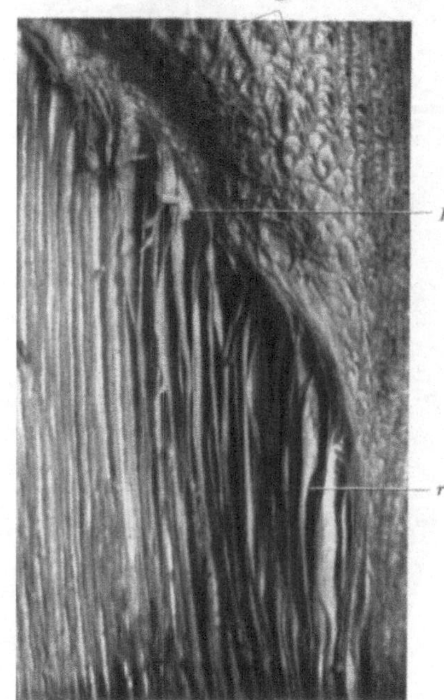

Abb. 144. Hyponychiumleisten eines Fingernagels. 56jähriger Mann. *L* vorderes Ende der Leisten mit horizontal stehenden Blättern für die Fächer der groben Papillen des Sohlenhorns. *rL* grobe, nach innen gekippte Randleiste. *D* dem Sohlenhorn zunächst gelegene Drüse. Vergr. 20fach. (Aus FLEISCHHAUER und HORSTMANN 1955.)

und federnde Lagerung gewährleistet wird. Die Nagelplatte ist hinten und an den Rändern vom Nagelwall umgeben und teilweise bedeckt. Die seitliche Epitheleinfaltung zwischen Nagelwall und Nagelplatte wird als *Nagelfalz* bezeichnet, die tiefere hintere Einfaltung als *Nageltasche*. Die Nagelsubstanz wird im Grunde der Nageltasche und im Bereich der Lunula unter der Nagelplatte gebildet. Proximal ist die Nagelplatte an den Seiten stärker eingebogen als distal. Deshalb scheint die extrahierte Nagelplatte spitzenwärts breiter zu werden. Preßt man den erweichten Nagel in eine Ebene, dann zeigt er durchgängig gleiche Breite und parallele Seitenränder (MÖRIKE 1955b).

Das nagelbildende mehrschichtige Epithel wird von den meisten Autoren als „*Matrix*" (im Sinne von Mutterboden) bezeichnet (so von POIRIER 1892, BRANCA 1904, HOEPKE 1927, PINKUS 1927, SCHAFFER 1933, PETERSEN 1935, STÖHR 1951, BARGMANN 1951, HORSTMANN 1955), während andere unter Matrix (im Sinne von Matrize, Gußform) die ganze epitheliale Unterlage des Nagels verstehen, ohne damit ausdrücken zu wollen, daß sich das ganze Bett an der Nagelbildung beteiligt (so PORT 1933, BRAUS-ELZE 1940, SPALTEHOLZ-SPANNER 1954).

Im folgenden ist unter Matrix das Epithel zu verstehen, das für die Nagelbildung in erster Linie verantwortlich ist (Abb. 142). Als *Hyponychium* wird das vor der Lunula unter der Nagelplatte liegende Epithel bezeichnet, im Gegensatz

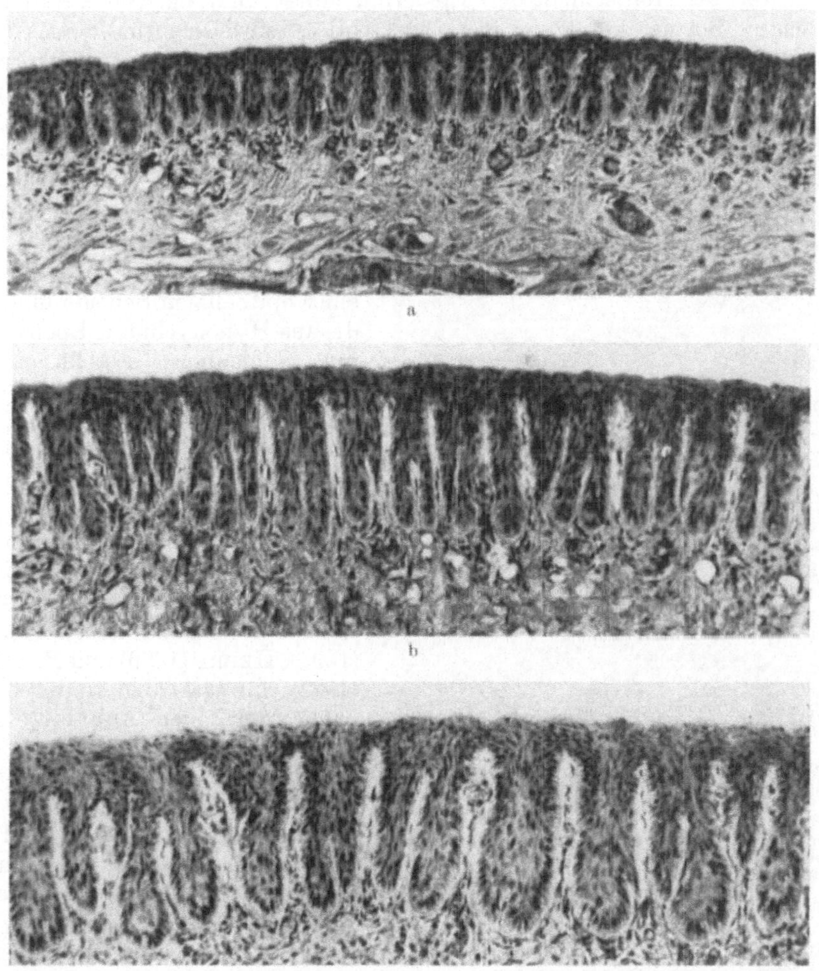

Abb. 145a—c. 3 Querschnitte durch das Hyponychium desselben Nagels. a unmittelbar distal der Lunula, b Mitte des Hyponychium, c etwa 1 mm proximal vom freien Nagelrand. Vergr. 130fach. (Aus MÖRIKE 1954.)

zu einigen Autoren, die das Epithel des ganzen Nagelbettes Hyponychium nennen und an ihm ein nagelbildendes und ein steriles Hyponychium unterscheiden. Das Hyponychium beteiligt sich nach allgemeiner Ansicht nicht an der Bildung der Nagelplatte (s. S. 190). Auf ihm gleitet die Nagelplatte nach distal. Das volare bzw. plantare Epithel des Nagelwalles liegt dem Nagel in dem Nagelfalz und in der hinteren Nageltasche auf. Kurz vor dem Ende der Nageltasche geht es in die *dorsale Matrix* über. Vom Vorderrande der dorsalen Matrix bis zum Umschlag auf das dorsale Wallepithel wird ein Häutchen aus Stratum corneum, das *Eponychium* gebildet. Die Bildung des Eponychiums setzt sich an den Seiten

12*

nach distal abnehmend bis an das Ende des Nagelfalzes fort. Das Eponychium wird bei der Nagelpflege nach hinten geschoben und abgeschnitten.

Distal geht das Hyponychium in das *Sohlenhorn* über, das beim Menschen nur gering entwickelt ist und am stärksten noch unter den verkrümmten Nägeln kleiner Zehen erscheint. An den Fingern der Handarbeiter, deren Nagelplatten kräftiger sind, ist auch das Sohlenhorn stärker entwickelt (Pinkus 1927). Es entsteht wie die Hornschicht der Epidermis unter Bildung von Ceratohyalin und Eleidin. Bei der Reinigung der Nägel wird es teilweise entfernt. Das distale Ende des Hyponychiums kann an dem Auftreten der Ceratohyalinkörnchen genau festgelegt werden. Gegen die Epidermis der Fingerkuppe ist das Sohlenhorn durch eine Furche abgegrenzt, die unter dem Nagelrand oder bei ganz kurz geschnittenen Nägeln vor ihm zu sehen sind. Der Nagel ist also teilweise von einer epithelialen Scheide umgeben, die aus Hyponychium, Eponychium und Sohlenhorn besteht und als „*Perionychium*" (Koelliker) bezeichnet wird. Das Perionychium ruht mit der Matrix im bindegewebigen Nagelbett.

Die *Grenzfläche zwischen Epithel und Nagelbett* ist charakterisiert durch die gegenseitige Verzahnung parallel stehender Leisten (Koelliker 1852, Henle 1866). Sappey (1897), Hebra (1880) und Blaschko (1887) unterscheiden an der Grenzfläche fünf Zonen (Abb. 143). Unter der vordersten Nagelpartie in Höhe der von außen sichtbaren *gelben Linie* (Pinkus 1927) liegt eine Zone mit kräftigen bindegewebigen Papillen, die sich in das Sohlenhorn erstrecken (Pinkus 1928). Zwei bis vier dieser Papillen liegen nach oben

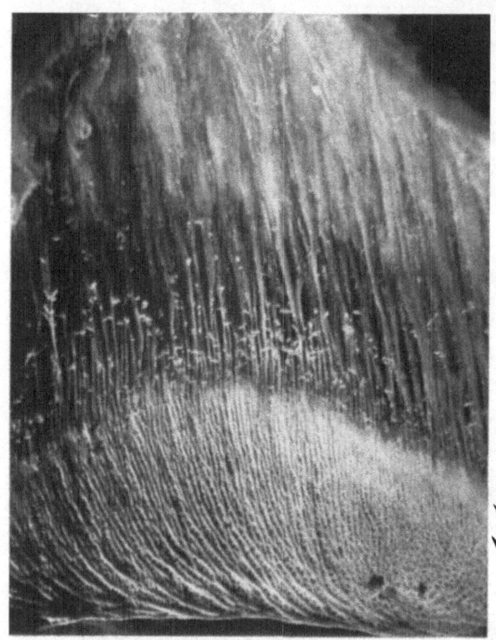

Abb. 146. Nagel einer 4. Zehe. 60jähriger Mann. Epithelunterseite. Unter der Mitte des Hyponychium sind die Leisten vergröbert und distal ganz verschwunden. Das vordere Lunulafeld ist nur rechts (zwischen den Pfeilen) zu sehen. Links gehen die Leisten der Matrix in die des Hyponychium über. Keine bilaterale Symmetrie wie in den Abb. 141 und 143. Vergr. 6fach. (Aus Fleischhauer und Horstmann 1955.)

und hinten gestaffelt übereinander (Abb. 144). Sie bilden die aufgeteilten distalen Enden der groben Bindegewebsleisten, die durch die epithelialen Leisten des Hyponychiums begrenzt werden. Beim Übergang auf die Leistenhaut der Fingerbeere erscheinen die ersten Schweißdrüsengänge erst jenseits dieser Papillen.

Proximal werden die Leisten des Hyponychiums bis zum Vorderrande der Lunula niedriger (Abb. 145). Ihre Zahl erhöht sich unter Aufspaltung der gröberen Leisten um mehr als das Doppelte. Die Hyponychiumleisten älterer Personen tragen epitheliale finger- oder blattförmige Fortsätze, die sich tiefer in das Bindegewebe einsenken. Sie sind besonders reichlich in der hinteren Hälfte des Hyponychiums. In der vorderen Hälfte sind die Leisten bei den Zehennägeln oft ganz verstrichen (Abb. 146).

Am Vorderrand der Lunula teilen sich die Hyponychiumleisten nochmals stark auf und werden innerhalb eines band- bis linsenförmigen Feldes so niedrig, daß sie am Macerationspräparat nur schwer und am Schnittpräparat nur an feinen Einkerbungen des Matrixepithels zu erkennen sind. Am proximalen Ende dieses Feldes treten wieder deutlichere epitheliale Leisten, die *Matrixleisten* auf. Sie lassen zwischen sich niedrige Bindegewebsleisten stehen, auf denen sich kammartig nach distal geneigte Bindegewebspapillen ergeben. Diese Leisten konvergieren bogenförmig nach hinten, wobei sie sich in ein Leistennetz auf-

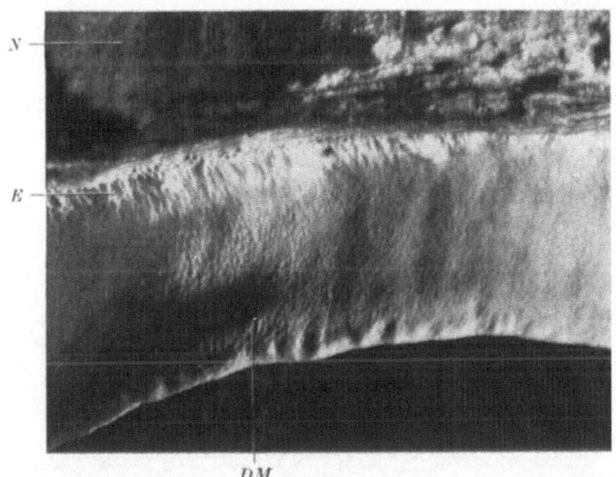

Abb. 147. Dorsales Epithel der Nageltasche einer Großzehe, durch Maceration freigelegt und von oben betrachtet. 58jähriger Mann. *DM* dorsale Matrix mit flachen Einsenkungen, *E* Zone der langen Randpapillen des Eponychium, *N* freie Nagelplatte. Vergr. 5fach. (Aus FLEISCHHAUER und HORSTMANN 1955.)

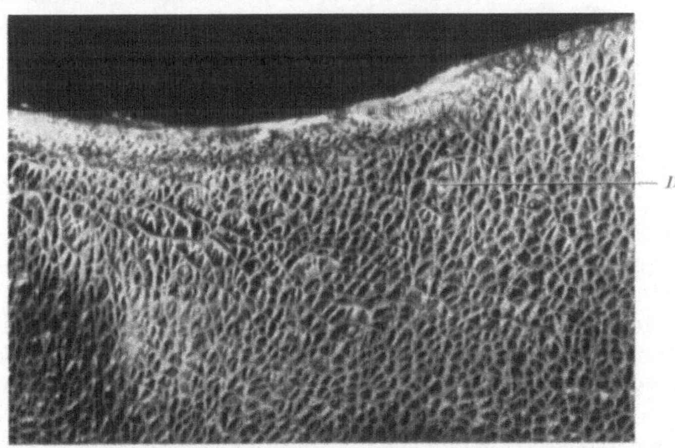

Abb. 148. Epidermis des hinteren Nagelwalles. Großzehe, 58jähriger Mann. Präparation wie Abb. 147. Der obere Rand ist die Umschlagskante des Eponychium. *D* vorderste Schweißdrüse. Vergr. 12fach. (Aus FLEISCHHAUER und HORSTMANN 1955.)

lösen, das Reihen von Bindegewebspapillen einschließt. Die Zonen der Grenzflächengestaltung sind schon beim *Neugeborenen* erkennbar (Abb. 141). An Querschnitten ist zu sehen, daß die Leisten des Matrixepithels mit ihren freien Rändern nach außen gekippt sind, während die Ränder der Hyponychiumleisten sich der Sagittalebene des Nagels zuneigen. Die dorsale Matrix wird von niedrigen halbkugeligen Vorwölbungen des Bindegewebes eingedellt (Abb. 147).

Das eponychiumbildende dorsale Nageltaschenepithel hat ein ganz flaches Relief, dem ein höckeriger Papillarkörper entspricht. Dagegen ist das dorsale Epithel des Nagelwalles von langen kräftigen Papillen durchsetzt (Abb. 148).

Sie sind an der distalen Umschlagskante in mehr oder weniger regelmäßigen
Reihen angeordnet. Die Papillen des hinteren sind wie die ähnlich gebauten
Papillen des seitlichen Nagelwalles nach distal geneigt (Fleischhauer und
Horstmann 1955).

Dem verschiedenartig gestalteten Relief entsprechen *verschiedene Formen der
Capillaren* (s. S. 203f.).

3. Nagelplatte und Matrix.

Wie die Epidermis ist der Nagel ein ständig sich erneuerndes Gebilde. Das
Stratum germinativum des Nagels, die Nagelmatrix, reicht unter den Nagel bis
zum Vorderrand der Lunula. Hier ist am histologischen Schnitt die Grenze zum
Hyponychium nicht genau feststellbar. Proximal greift die Matrix um das
hintere Ende der Nagelplatte herum und erstreckt sich noch dorsal ein Stück

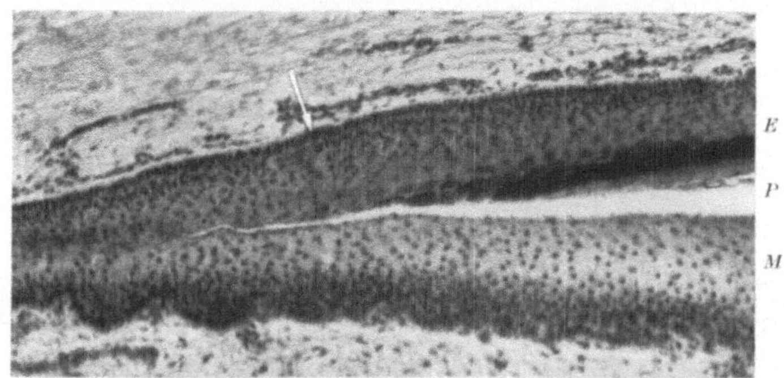

Abb. 149. Sagittalschnitt durch den Nagel eines 4jährigen Kindes. *E* Eponychium, *P* Nagelplatte, *M* Matrix.
↓ Grenze zwischen dorsaler Matrix und Eponychium. Vergr. 100fach. (Hämatoxylin-Eosinfärbung.)
(Aus Horstmann 1955.)

weit spitzenwärts (Koelliker 1889, Schaffer 1933, Stöhr 1951, Horstmann
1955). Bei einem 0,5 mm dicken und 12 mm langen Kindernagel setzt sich die
Matrix noch 0,8 mm auf dem Dorsum der Nagelwurzel fort. Die Begrenzung
der dorsalen Matrix gegen die Bildungszone des Eponychiums ist durch das
plötzliche Auftreten von *Keratohyalinkörnchen* scharf zu erfassen (Abb. 149). Nach
Kuhlo (1945) ist die *Größe der Lunula* von der Nagelform abhängig. Je länger der
Nagel, um so größer ist auch die Lunula. Über *Nagelformen* berichtet Pinkus
(1927). Bei chronischen Erkrankungen wird die Lunula zurückgebildet und
pflegt bei *kachektischen Personen* ganz zu fehlen. Wird die Matrix teilweise
excidiert, so soll sie sich zur normalen Form regenerieren können. Auch transplantierte Matrixstücke bilden nach Swanker (1948) normale Nägel.

Die mehr oder weniger längs- und quergewölbte Nagelplatte besitzt vor der
Lunula gleichbleibende Dicke. Im Bereich der Lunula und besonders an dem
vom Nagelwall bedeckten *Margo occultus* wird der Nagel dünner. Nach einer
brieflichen Mitteilung hat Mörike an Längsschnitten aller gemessenen Nägel
unterschiedliche Dickenmaße festgestellt. Er erklärt dies durch verschieden
starken Anbau, der vielleicht durch den Wechsel zwischen Untätigkeit und
starker Beanspruchung bedingt ist.

a) Die Struktur der Nagelplatte.

Die Nagelplatte läßt sich mechanisch in *Hornlamellen* aufblättern. Die
Lamellen sind in den oberflächlichen Schichten nach distal geneigt (Abb. 150, 151,
166). Entsprechend dieser Lagerung überdecken sich die oberen Nagelzellen in

ihren distalen Partien dachziegelartig. In den mittleren und unteren Schichten ist die Neigung umgekehrt nach proximal gerichtet. Die Lamellen liegen im ganzen zur Querwölbung des Nagels parallel, doch verlaufen sie mit zunehmendem Alter mehr und mehr wellenförmig. Die Wellen entsprechen den von PINKUS (1927) beschriebenen „Nagelfächern". Die Wellenlängen korrespondieren nicht mit den Abständen der Epithelleisten der Matrix oder des Hyponychiums; sie sind länger als diese. Die Wellung ist individuell sehr verschieden ausgebildet

und ruft dort, wo sie stärker ist, die *Längsstreifung des Nagels* hervor. Den erhabenen Längsstreifen entsprechen die dorsal-konvexen Scheitel der Wellen (Abb. 152). An den Kämmen der Streifen liegen dann tiefere Zellagen zutage. Gewöhnlich ist aber die Wellung unter einer oberflächlichen flachen oder ungewellten Zellschicht verborgen. Auch unter den gewellten Lagen befindet sich eine ebene Schicht.

Die Hornlamellen sind gegen die Nageloberfläche nicht nur in der Sagittalebene, sondern auch in der Querebene geneigt. Diese Neigung ist an den Nagelrändern am deutlichsten. Bricht man eine Lamelle eines Nagels am freien Nagelrande an und zieht sie nach proximal vom Nagel ab, so wird sie entsprechend dem Schichtenverlauf dünner und reißt schließlich. Wird die Lamelle nach dem seitlichen Nagelfalz hin abgezogen, so wird sie dicker und dringt in immer tiefere Schichten ein. Dem entspricht nicht nur die Neigung der Lamellen, sondern auch der Verlauf der *Tonofibrillenzüge* (Abb. 151). Bricht man vom freien Rande her immer tiefere Schichten an, dann stößt man schließlich auf Lamellen, die nach proximal in die Tiefe geneigt sind und die Einrisse dringen in die tieferen Nagelschichten ein (s. Abb. 250 bei PINKUS 1927).

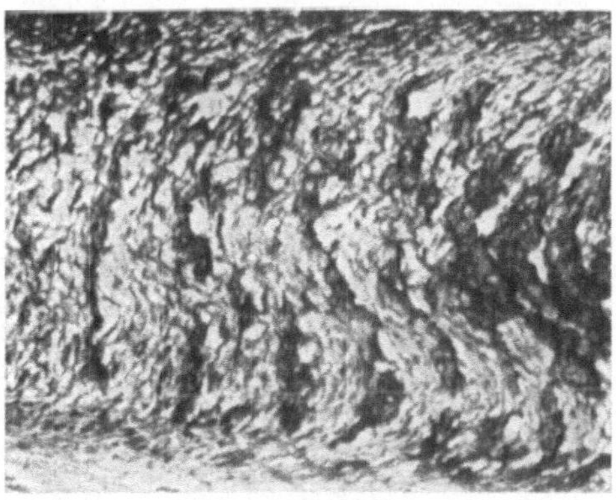

Abb. 150. Flachschnitt durch den Nagel eines Erwachsenen. Die welligen Schichten streichen von vorne (links) nach hinten (rechts) unten. Vergr. 80fach. (Fettsäurenachweis nach FISCHLER.) (Aus HORSTMANN 1955.)

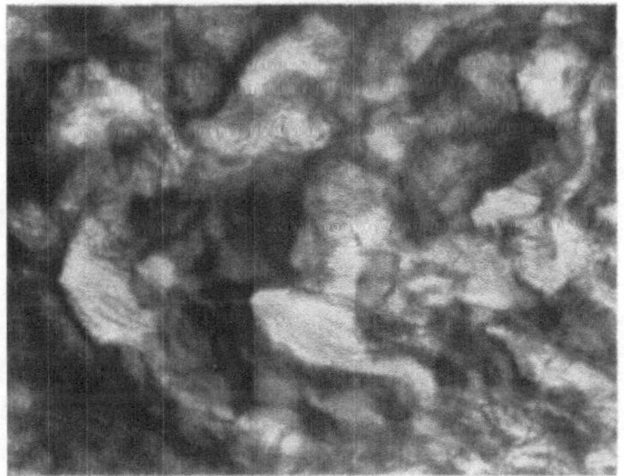

Abb. 151. Ausschnitt aus Abb. 150. Vergr. 800fach. Beachte die Überdeckung und die fibrilläre Struktur der verhornten Zellen.

Die *Zellhöhe der Nagelzellen* nimmt von der Oberfläche nach der Tiefe zu. Die höchsten Werte finden sich im vorderen Abschnitt der Lunula, wo die Zellen der basalen Schichten um ein Vielfaches höher sind als die oberflächlichen. Das Verhältnis von Höhe zu Länge der Zellen beträgt an der Nageloberfläche 1:15—20, in den tiefsten Schichten 1:3—4. Bei der Wanderung zur Nagelspitze werden die basalen Zellen flacher, bleiben aber höher als die darübergelegenen. Sie ändern also ihre Zellform auf dem Wege von der Lunula zur Nagelspitze. Von der Nagelfläche her gesehen sind die Zellen unregelmäßig polygonal begrenzt. Die Zelloberflächen der obersten Schicht zeigen ein feinziseliertes Relief (WOLF 1938).

Die *Lage der Zellen* in den einzelnen Schichten der Nagelplatte ist von ihrem *Entstehungsort in der Matrix* abhängig. Die dorsale Matrix liefert eine dünne

Oberflächenschicht, in der die Zellen nach distal geneigt sind. Das vordere Ende der sublunulären Matrix bildet die tiefsten Lagen der Nagelplatten.

Innerhalb der Nagelplatte hat PORT (1933) nach dem polarisationsoptischen Verhalten drei *Schichten* unterschieden, eine oberflächliche und eine tiefe Schicht, deren Tonofibrillen vorwiegend längs geordnet sind, und eine mittlere Schicht mit querverlaufenden Fibrillen. Den Schichten sollen auch die Verhältnisse in der Matrix entsprechen, wobei nur die volare Matrix berücksichtigt ist.

Das am weitesten proximal gelegene Matrixepithel wächst unter starker Streckung von hinten an die Nagelplatte heran und schließt sich dieser nach der Verhornung als äußerst dünne Nagellamelle an (Abb. 149). Sie ist am Längsschnitt mehr oder weniger gewellt (Schrumpfung durch Präparation?). Der

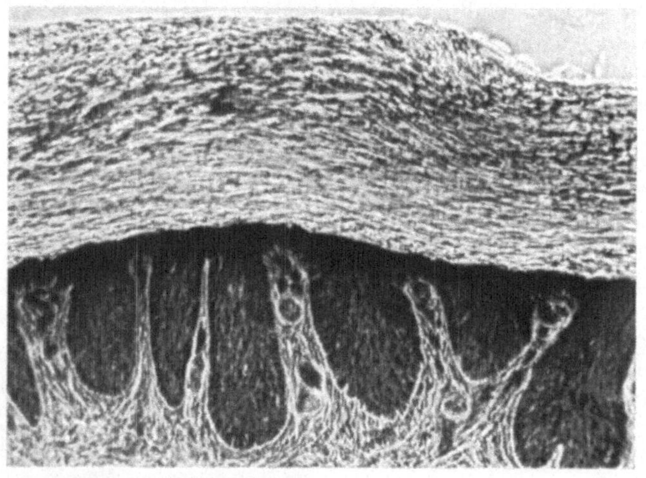

Abb. 152. Querschnitt durch den Nagel eines Erwachsenen im Bereich einer Längsleiste. Beachte den Verlauf der Zellschichten in der Nagelplatte. Vergr. 100fach. (Hämatoxylin-Eosinfärbung, Phasenkontrast.) (Aus HORSTMANN 1955.)

dünnen Lamelle legen sich bei ihrem weiteren Vorwachsen von unten und oben neue Zellschichten an. Die Zellen der unteren Matrix sind hinten nach distal gekippt und in dieser Richtung mehr oder weniger ausgezogen. Unter der mittleren und vorderen Lunula steigen sie senkrecht in die Nagelplatte auf, doch ist die Grenze zwischen diesen Matrixgebieten unscharf. Auch die Zellen der dorsalen Matrix wachsen aus dem hinteren Winkel der Nageltasche spitzenwärts vor und legen sich der ersten Lamelle von oben auf (HORSTMANN 1955).

LEWIS (1954) teilt auf Grund von Silberimprägnationspräparaten die Nagelplatte ebenfalls in drei Schichten ein: eine obere Schicht, die sich fleckig imprägniert und ein Viertel der Nageldicke ausmacht, eine mittlere Hauptschicht und eine untere Schicht, die so dick wie die obere Schicht sein kann, aber auch manchmal fehlt. Diese Schicht zeigt auf der Unterseite eine den Hyponychiumleisten entsprechende Riffelung. Sie entwickelt sich, wenn überhaupt, am Ende der Schwangerschaft in der distalen Hälfte des Hyponychiums. Doch betrachtet LEWIS als Hyponychium nur einen schmalen Saum hinter dem freien Nagelrand. Die Zellen der oberen und unteren Schicht verhornen nach seiner Darstellung, indem ihr Cytoplasma anschwillt und eosinophil wird, um sich dann rasch abzuplatten („inflation-deflation"). Die mittlere Schicht dagegen soll nach und nach verhornen, wobei die Zellkerne lange erhalten bleiben. In meinen Präparaten kann ich keinen Unterschied in den Verhornungen der dorsalen und volaren

Matrixzellen feststellen, wohl aber einen Unterschied zwischen der Matrix-
verhornung und derjenigen des Hyponychiumepithels (s. S. 191).

Die *Festigkeit des Nagels* beruht wie die der Epidermis und der Haare auf
den *zugfesten Tonofibrillen* und der *druckfesten Hornsubstanz*. Wie die beiden
Materialien miteinander verbunden sind, ist nicht geklärt. Die *Tonofibrillen*

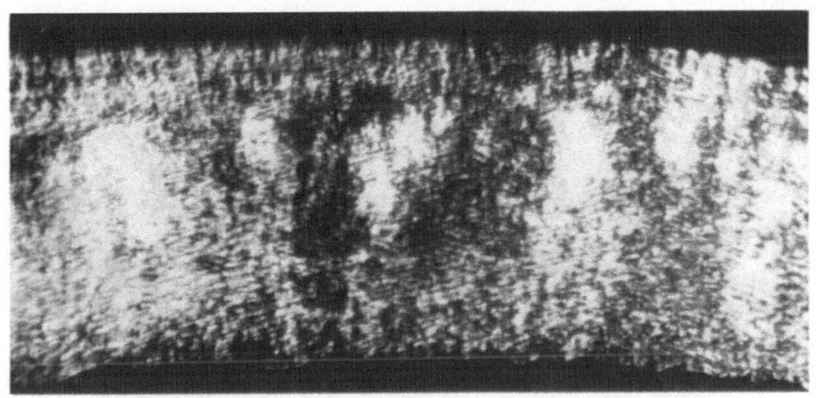

Abb. 153. Querschnitt durch einen kindlichen Nagel. Polarisationsmikroskop. Die Polarisatorebene steht zur
Tangente der Nagelkrümmung parallel. Die sich kreuzenden Fibrillenzüge sind ungleichmäßig über das Bild
verteilt. Vergr. 120fach. (Aus HORSTMANN 1955.)

sind positiv stäbchendoppelbrechend und können deshalb polarisationsoptisch
erfaßt werden, soweit ihr Verlauf regelmäßig ist (W. J. SCHMIDT 1924). Die
von PORT (1933) durchgeführte Analyse der fibrillären Struktur der Nagelplatte
ergab die oben erwähnte Dreischichtung (Konstruktionsprinzip der Sperrholz-
platte). Bei genauerer Analyse enthüllt sich eine sehr viel kompliziertere Struktur
(HORSTMANN 1955) Wie Flachschnitte zeigen, kommen längs- oder querverlaufende Fibrillenzüge nur selten vor. Die polarisationsoptischen Bilder an

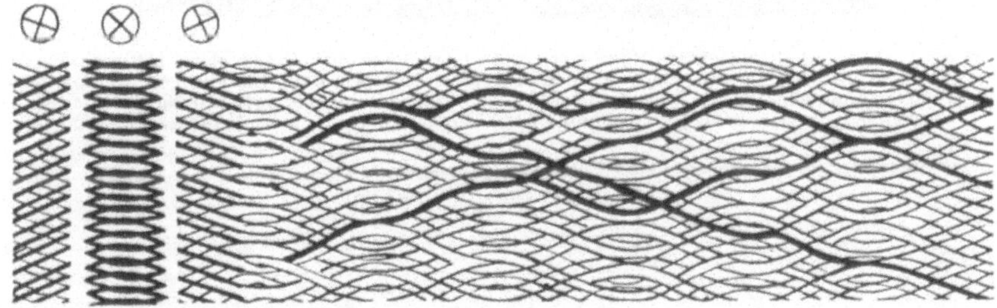

Abb. 154. Schematische Darstellung der Wellung und Verflechtung der Tonofibrillenbündel in der Nagelsubstanz
am Querschnitt. Links zeigen die dicken Linien die maximal aufleuchtenden Fibrillenstrecken bei der darüber
angegebenen Polarisator-Analysatorstellung. Rechts ist in dünnen Linien der bogige Verlauf der Wellen und
Gegenwellen dargestellt. Die dickeren Linien kennzeichnen beobachtete stärkere, durchlaufende Züge. An ihnen
soll hier die Möglichkeit der Verflechtung von Fibrillenbündeln gezeigt werden. Jeder Strich ist als ein Bündel
von Tonofibrillen anzusehen. (Aus HORSTMANN 1955.)

Längs- und Querschnitten zeigen in diesen Ebenen immer nur in die jeweilige
Schnittebene projizierte, durch den Schnitt begrenzte Strecken.

Am *Querschnitt* leuchtet im Polarisationsmikroskop mit Ausnahme einer
dünnen oberflächlichen Schicht die gesamte Nagelplatte hell auf, soweit sie sich
in 45°-Stellung zu den Schwingungsebenen des Instrumentes befindet (Abb. 153).
Wo die Tangente der Nageklrümmung parallel zu einer der gekreuzten Nicolebenen
steht, sieht man ein regelmäßiges gekreuztes Fibrillensystem, das die Tangente
unter Winkeln von 15—30° teilt. Da beim Drehen des Polarisator-Analysator-

systems ein kontinuierliches Wandern des Aufleuchtens von einer Richtung in die andere beobachtet werden kann, ist zu schließen, daß die Fibrillen bogen- oder wellenförmig verlaufen und miteinander verflochten sind (Abb. 154). Eine

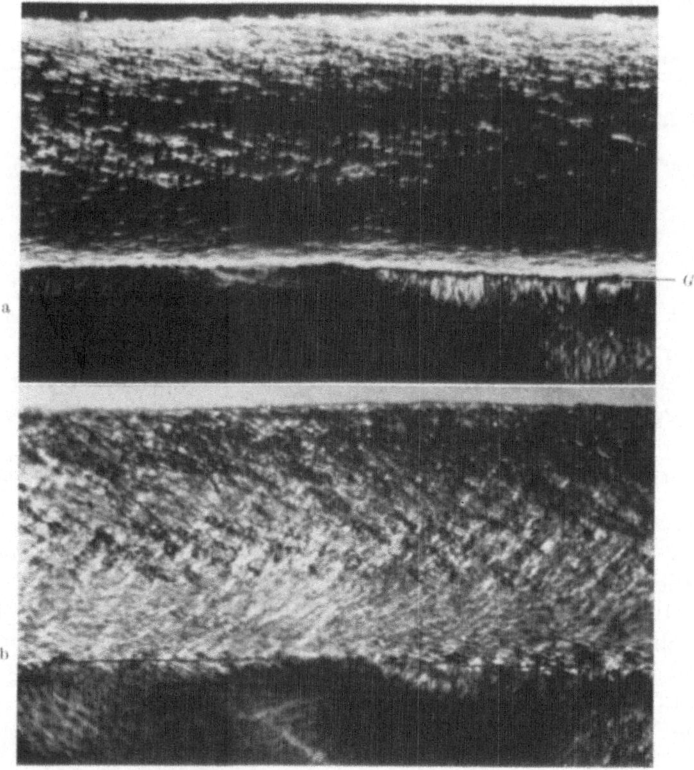

Abb. 155a u. b. Längsschnitt durch den Nagel eines 12jährigen. Polarisationsmikroskop. a Nicols 45° zur Bildkante, b Nicols parallel zur Bildkante und Brace-Köhlerscher Kompensator. Die Fibrillenzüge von links oben nach rechts unten sind schwarz, die gegenläufigen hell. G scharfe Grenzlinie zwischen Nagelplatte und Hyponychium. Links = proximal. rechts = distal. Vergr. 100fach. (Aus Horstmann 1955.)

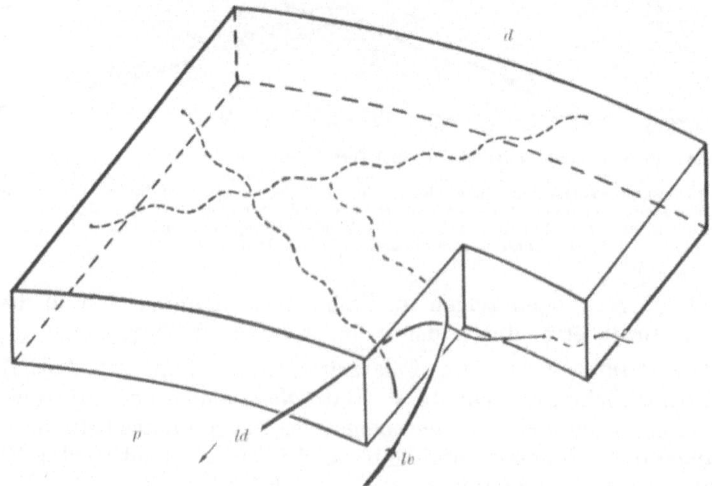

Abb. 156. Schematische Darstellung der hauptsächlichen Tonofibrillenverläufe in der Nagelplatte. Die welligen Züge entsprechen den „quer" verlaufenden Fibrillen. ld, lv dorsale und ventrale Längszüge, die erst ab- bzw. aufsteigen und dann in querer Richtung verlaufen. p proximal, d distal. (Aus Horstmann 1955.)

vergleichbare wellige Struktur besitzt auch das *Rinderhorn* (SCHMIDT und SPRANKEL 1954).

Wo schon bei Betrachtung im gewöhnlichen Licht eine alle Schichten erfassende Wellung feststellbar ist wie im Bereich der Längsstreifen, findet man auch im Polarisationsmikroskop dieser Wellung entsprechende Verläufe sehr stark aufleuchten, während die gegenläufigen Tonofibrillen nur schwach oder gar nicht zur Darstellung gebracht werden können.

Am *Längsschnitt* fällt in 45°-Stellung zunächst ein heller Streifen in den obersten Schichten des Nagels auf (Abb. 155a). Er entspricht der Dicke nach der Bedeckung der „Nagelfächer" von PINKUS (1927) und der dorsalen Nagelplatte von LEWIS (1952) und ist von SCHMIDT (1924) und PORT (1933) beschrieben worden. Ein zarter schmalerer Längsstreifen liegt unmittelbar über dem Hyponychium. Der Grad seiner Strukturiertheit nimmt zur Nagelspitze hin zu, wie man an dem helleren Aufleuchten erkennen kann. Diese Schicht entspricht der ventralen Schicht von LEWIS. Zwischen den beiden Längslagen sind in stark variierender Ausdehnung feinere Streifen längsverlaufender Fibrillen eingesprengt. Wird die Nageloberfläche in Parallelstellung zu einer der Schwingungsebenen gebracht, dann leuchten Fibrillenzüge auf, die von hinten-oben nach vorne-unten und von hinten-unten nach vorne-oben ziehen und sich in einem breiten mittleren Bereich überschneiden (Abb. 155b). Die auf- und absteigenden Züge scheinen sich aus kurzen Strecken zusammenzusetzen, woraus zu schließen

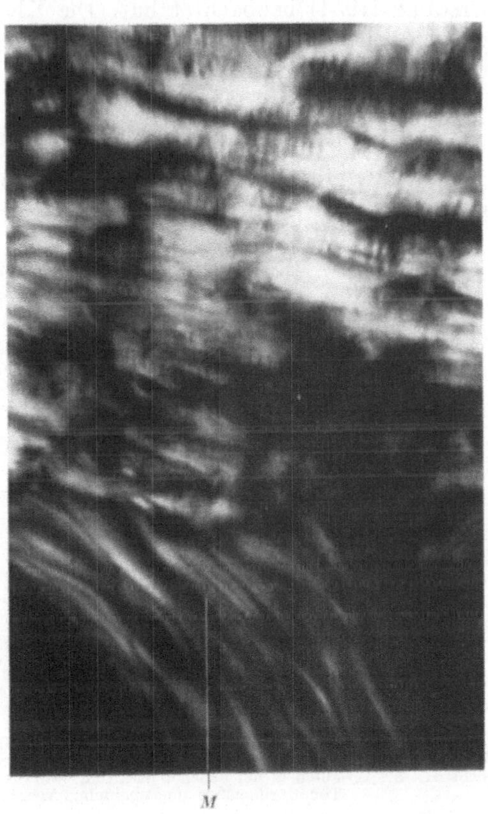

Abb. 157. Nagelquerschnitt im Bereich der Lunula, Erwachsener. In der verhornten Substanz (oben) ist polarisationsoptisch eine Querstreifung sichtbar, die in der Matrix (*M*) fehlt. Vergr. 1000fach. (Aus HORSTMANN 1955.)

ist, daß sie hier stärker zur Schnittebene geneigt sind. Sie scheren also offenbar beim Ab- bzw. Aufsteigen aus der oberen und unteren Längsschicht aus, wie es die schematische Darstellung (Abb. 156) veranschaulicht. Ganz ähnlich verhält sich auch die Schichtung der Zellen und Fibrillen am Längsschnitt von Krallen. Die PORTsche Vorstellung, daß im Nagel eine dem Sperrholz vergleichbare Schichtung von Lagen mit senkrecht aufeinander stehenden Fibrillen vorliege, gibt also die wirklichen Verhältnisse nur angenähert wieder, da die einzelnen Lamellen auch miteinander innig verbunden sind.

Die *Tonofibrillenbündel der Matrix* treten im Polarisationsmikroskop nur als feine Streifung hervor (Abb. 157). Der Übergang in die hell aufleuchtenden Strukturen der Nagelplatte vollzieht sich in der äußeren eosinophilen Zone des Matrixepithels, also mit der Verhornung. Polarisationsoptisch unterscheiden sich die Matrixfibrillen von den Nagelfibrillen auch dadurch, daß diese eine sehr feine Querstreifung zeigen, die auf einer feinen Wellung der einzelnen Bündel beruht.

Die Matrixfibrillen schwenken ohne Unterbrechung in die flachen Züge der Nagelplatte allmählich ein. Darin weichen sie von den Tonofibrillen der Epidermis ab, deren Anisotropie im Stratum granulosum vermindert ist.

In den Randpartien der Matrix treten kräftigere Fibrillenzüge auf, die von den Seiten her bogig auf die Nagelplatte zustreben (Abb. 158). Hier beginnt die Verhornung schon innerhalb der Matrixleisten. Dadurch entstehen an der Unterseite des Nagels feine leicht nach außen gekippte Leistchen, die auch Ziegler (1954) beobachtet hat. Die Klauenplatte der *Rinder* bietet im ganzen ein vergleichbares Bild, doch ist in ihren einzelnen Schichten die Winkelstellung der Fasern verschieden (Wilkens 1955).

b) Die chemische Zusammensetzung der Nagelsubstanz.

Nach Giroud und Leblond (1951) besteht der Nagel aus *hartem Keratin*, das sich durch einen höheren Gehalt an *Schwefel* und einen geringen an *Fett*

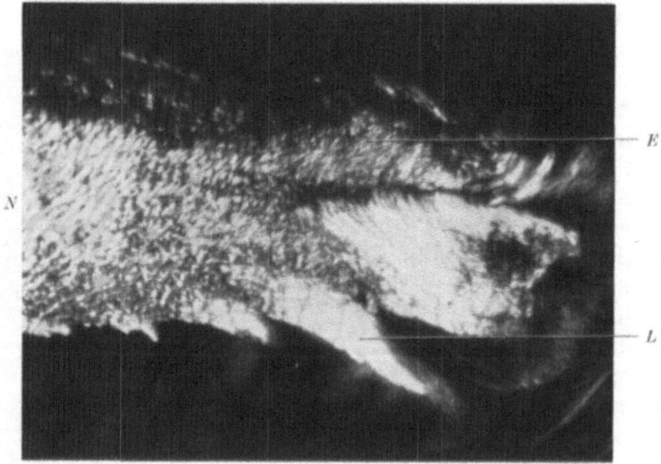

Abb. 158. Querschnitt durch den seitlichen Nagelrand. Die Nagelsubstanz mit ihren in den seitlichen Matrixleisten verankerten Nagelleisten (*L*) leuchtet hell auf. Die Fibrillenzüge des Matrixepithels sind nur schwach sichtbar. Sie verlaufen in der gleichen Richtung wie die der Nagelsubstanz (*N*). *E* Eponychium, in das die Tonofibrillenzüge überwechseln. Vergr. 40fach. (Polarisationsmikroskop.)

auszeichnet. Nach Silver und Chiego (1939a, b) beträgt der Gehalt des Nagels an Schwefel 3,2%, an anorganischen aschebildenden Stoffen 0,042%, an Wasser 7—12% und an Fett 0,15—0,76%. Kindliche Nägel enthalten etwa 1,38% Fett (Langecher 1921, Meuschel 1925). Im Vergleich zur Epidermis ist der *Aschegehalt* gering (Kile 1954). Angaben über das spezifische Gewicht im Vergleich zu dem der Epidermis und der Haare machen Leider und Buncke (1954).

Lewis (1952) findet in der Nagelsubstanz an der oberen und unteren Grenze seiner Mittelschicht einen *PJS-positiven Streifen*, für den er eine Anreicherung von *Mucopolysaccharid* verantwortlich macht.

Mit den verschiedensten *Färbemethoden* kann man Unterschiede in der Tingierbarkeit der Nagelsubstanz und des Stratum corneum der Epidermis feststellen. Genauere Untersuchungen über den isoelektrischen Punkt und die Strukturdichte, wie sie von Zeiger (1936a, b) an der Epidermis durchgeführt wurden, fehlen bisher. Die Hornsubstanz des Nagels unterscheidet sich sicher von der der Epidermis, aber die quantitative Bestimmung der *Aminosäuren* oder anderer Bestandteile (Rothman 1954) gibt zur Zeit noch keine brauchbaren Vorstellungen über die biologische Bedeutung dieser Unterschiede.

c) Das Wachstum des Nagels.

Von größerem biologischem, aber auch klinischem Interesse sind die Beobachtungen über das Nagelwachstum und seine Störungen. Es ist seit alters bekannt, daß Form und Farbe des Nagels ein krankhaftes Geschehen widerzuspiegeln vermag, das nicht eigentlich den Nagel betrifft (PINKUS 1927). Die *Trommelschlegelfinger* mit ihren *Uhrglasnägeln*, die *Leukonychie* und die BEAUschen *Querfurchen* sind dem Arzt als diagnostische Hilfsmittel bekannt. Ihr Zustandekommen haben SINGER (1931) und ALKIEWICZ (1933, 1935a, b, 1936) histologisch verfolgt.

Die *Wachstumsgeschwindigkeit der Nägel* beträgt etwa 0,1 mm pro die (BLOCQ 1905, PINKUS 1927, VOIT 1930b, KRANTZ 1939, PRADIER zit. nach KNOBLOCH 1951, MÖRIKE 1954). Die Wachstumsgeschwindigkeit ist bei den Nägeln der einzelnen Finger verschieden, doch widersprechen sich die Angaben über die Reihenfolge bei den verschiedenen Autoren (KNOBLOCH 1951).

Die Angaben von LE GROS-CLARK und BUXTON (1938) beruhen auf einem statistisch durchgearbeiteten größeren Material. Die Einzelbeobachtungen zeigen relativ hohe Schwankungen. Sie mahnen Gelegenheitsbeobachtungen gegenüber zur Vorsicht. KNOBLOCH findet bei 180 Personen verschiedener Altersgruppen eine rasche Zunahme der Wachstumsgeschwindigkeit in den beiden ersten Lebensjahrzehnten, das schnellste Wachstum im dritten Jahrzehnt und anschließend einen langsamen Abfall

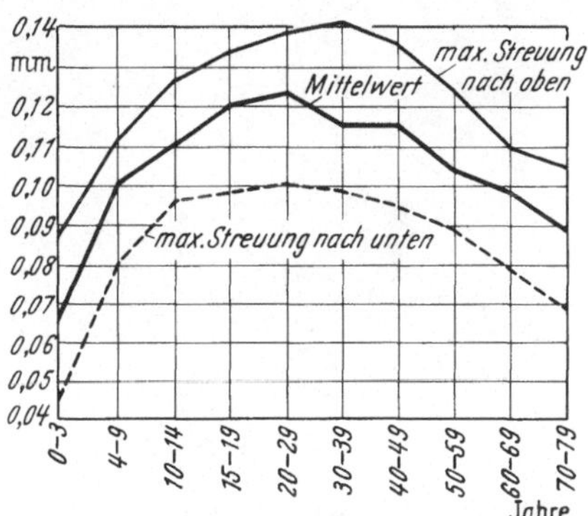

Abb. 159. Tägliches Fingernagelwachstum in verschiedenen Lebensaltern. 3. Finger rechts. (Aus KNOBLOCH 1951.)

bis zum 8. Jahrzehnt (Abb. 159). Auch SILVESTRI (1955b) hat langsameres Wachstum im Greisenalter beobachtet. Dabei war bei allen Altersgruppen das Wachstum rechts schneller als links, ein Unterschied, den LE GROS-CLARK und BUXTON ebenso wie die Altersunterschiede an ihrem Material als „negligible" bezeichnen. Nach ihren Untersuchungen ist das Wachstum bei Nägelkauern stärker und im Sommer um rund 20% schneller als im Winter. *Geschlechtsunterschiede* wurden nicht beschrieben. Nach BITTNER (1942) war das Wachstum am *Tage* etwa doppelt so schnell wie in der *Nacht*. Mit *Heißluft*behandlung und *hyperämie*erzeugenden Mitteln konnte das Wachstum beschleunigt, durch BIERsche *Stauung* verlangsamt werden.

Nach BERTHOLD (1880), HEAD und SHERREN (1905) sowie SHARPEY-SCHÄFER (1930) wachsen die Nägel nach *Nervenverletzungen* langsamer. Aber auch eine gesunde, durch Verband ruhiggestellte Hand zeigt wie nach einer Lähmung langsameres Wachstum. Über den trophischen Einfluß von *Innervationsstörungen* auf das Nagelwachstum liegen trotz zahlreicher dahindeutender Beobachtungen an Patienten (PINKUS 1927, HELLER 1927) keine systematischen quantitativen Untersuchungen vor.

4. Das Perionychium.

a) Hyponychium.

Das Hyponychium besteht aus einem System epithelialer Längsleisten, die an einer verhältnismäßig dünnen Platte hängen (Abb. 160). In den Leisten sind die Zellen gegen die Nagelplatte gestreckt und gegen die Leistenmitte geneigt.

Am Längsschnitt ist zu erkennen, daß die Längsachsen der Zellen in den Leisten mehr oder weniger auch nach hinten oben gegen die Unterfläche der Nagelplatte geneigt sind (BRAUS-ELZE 1940, HORSTMANN 1955). MÖRIKE (1954) findet jedoch, daß die Zellen nach vorne oben gekippt sind. In den dünnen Streifen zwischen den Leisten sind die Zellen weniger hoch. Hier ist schon die Basalschicht kubisch oder abgeplattet. Die obersten 2—3 Zellagen zeigen Veränderungen, die als Verhornung aufgefaßt werden. Von unten nach oben werden die Zellen zunächst dicker, ihr Cytoplasma wird kräftig eosinophil. Dann flachen sich die Zellen stark ab, die Kerne werden pyknotisch und die Eosinophilie verschwindet. Die acidophile Schicht besteht besonders unter den Nagelrändern in den dort sehr kräftigen Leisten aus vielen nach oben abblassenden Schichten, deren Grenze gegen die Nagelsubstanz oft nicht er-

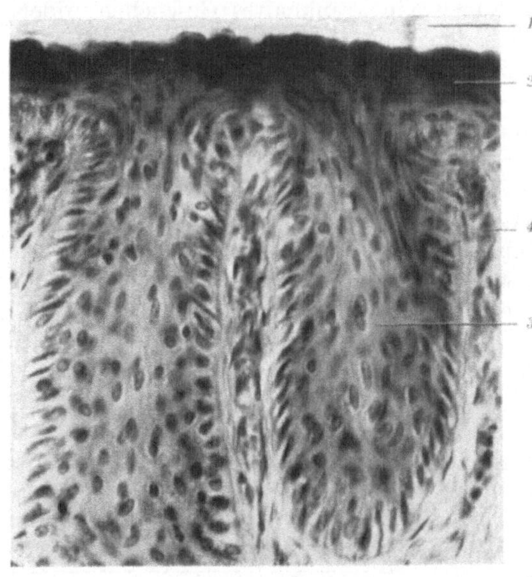

Abb. 160 a.

kennbar ist. An solchen Stellen gewinnt man den Eindruck, daß sich das Hyponychium an der Bildung der ventralen Nagelschichten beteiligt, wie das von LEWIS (1952) und ZIEGLER (1954) auf Grund ihrer Untersuchungen am *Pferdehuf* und am menschlichen Nagel behauptet und von MÖRIKE (1954) und HORSTMANN (1955) für möglich gehalten wird.

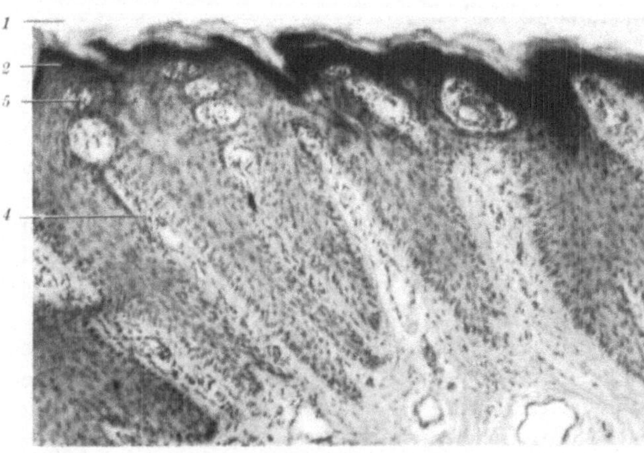

Abb. 160 b.

Wenn auch über die *Mitoserate* im Hyponychium keine Angaben vorliegen, so findet doch zweifellos eine Vermehrung von Zellen statt. Die acidophile Schicht, die aus sterbenden oder toten Zellen besteht, ist um so dicker, je kräftiger die den Zellnachschub fördernden Leisten sind. ZIEGLER nimmt mit ERNST (1954) an, daß die Leisten kräftiger geworden sind, weil die von ihnen produzierten Zellen nicht abfließen

Abb. 160a u. b. Querschnitt durch das Hyponychium, Erwachsener. a Nagelmitte. *1* Nagelplatte, *2* Hyponychium, *3* Epithelleisten, *4* Bindegewebsleisten. Die Basalzellen des Hyponychiums sind über den Bindegewebsleisten am niedrigsten. Vergr. 430fach. b linker Nagelrand. *5* Bindegewebspapillen, die sich von den Leisten aus in das Hyponychium erstrecken. Vergr. 110fach. (Hämatoxylin-Eosinfärbung.) (Aus HORSTMANN 1955.)

konnten. Da der größte Teil der verdickten Leisten aus vermehrungsfähigen Zellen besteht, kann aber ein solches Ausweichen auf die Dauer nur den gegenteiligen Erfolg haben. Von den Leisten werden nur hie und da Fortsätze in das unterliegende Bindegewebe vorgetrieben, wie wir bei der Betrachtung des Grenzflächenreliefs gesehen haben. In diesen Fortsätzen können Verhornungsvorgänge ablaufen und zur Bildung von *Hornperlen* führen.

Daß im Hyponychium eine *Bewegung* in distaler Richtung stattfindet, ergibt sich aus dem Abwandern von Blutergüssen (PINKUS 1927, 1928) und Holzsplittern (BRAUS-ELZE 1940), die unter den Nagel geraten sind. KRANTZ (1939) markierte das Hyponychium nach Nagelextraktion und sah die Marken langsamer als die neugebildete Nagelspitze nach distal wandern. MÖRIKE (1954) injizierte Tusche durch die Nagelplatte bis in das Bindegewebe und verfolgte die Bewegung des deutlich sichtbaren Stichkanals (Abb. 161). Dabei wuchs die oberste Schicht des Hyponychiums ebenso schnell wie die Nagelplatte nach distal, während die unteren Schichten mehr und mehr zurückblieben. Das beobachtete Abwandern des Hyponychiums muß zu einer Dickenzunahme der Schicht

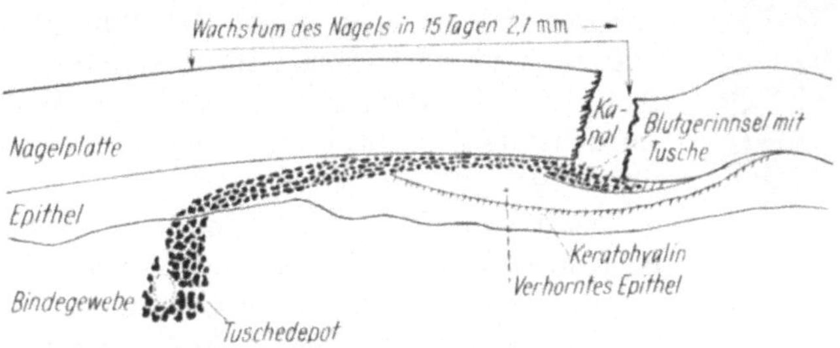

Abb. 161. Excisionspräparat eines Nagels, 49 Tage nach Tuscheinjektion. Beachte die Verschleppung der Tuschepartikel durch das Wachstum des Hyponychium und die Bildung von Keratohyalingranula unter dem Blutgerinnsel. (Aus MÖRIKE 1954.)

führen. Das ist nach MÖRIKE auch der Fall. Nach meinen Beobachtungen ist die Verdickung der acidophilen Schicht, in der die aufsteigenden Zellen erscheinen müssen, sehr gering. Würde sich andererseits das Hyponychium an der Nagelbildung in stärkerem Ausmaße beteiligen, so könnte man eine Dickenzunahme des Nagels erwarten, die aber nicht zu beobachten ist. Nimmt man nur einen geringen Zuwachs an Nagelsubstanz an, dann könnte er gerade die Abflachung der basalen Nagelzellen ausgleichen, die wir auf ihrem Wege von der Lunula bis zur Nagelspitze feststellen konnten. Das Hyponychium würde dann einerseits eine geringe Menge Nagelsubstanz liefern und andererseits als mitbewegtes Gleitlager für die vorwachsende Nagelplatte dienen. Die auffallend feste Haftung der Nagelplatte auf dem Gleitlager des Hyponychium sucht HELLER (1931) durch die Annahme eines rhythmischen Wechsels im kolloidalen Zustand der Grenzschicht zu erklären. Der als „Thixotropie" bezeichnete reversible Übergang vom Gel- in den Solzustand ist freilich bis heute Hypothese geblieben.

Das vom Nagel bedeckte Hyponychium bildet keine Ceratohyalinkörnchen aus. Wird aber die Nagelplatte abgerissen, oder wird der Kontakt mit der Nagelplatte gestört, dann verhornt das Hyponychium nach Art der Epidermis unter Bildung zahlreicher Ceratohyalinkörnchen und eines Stratum lucidum (PINKUS 1927, MÖRIKE 1954).

Die *Tonofibrillen* nehmen im Hyponychium einen anderen Verlauf als in der Matrix. Im ganzen gesehen sind die Fibrillen nach hinten oben gerichtet und biegen mehr oder weniger in den oberen Schichten nach den Seiten aus (Abb. 162, 163). MÖRIKE sieht die Tonofibrillen in Richtung nach *vorne* oben ziehen. Dabei streben die meisten Tonofibrillen dem näheren Nagelrand zu, und zwar um so mehr, je näher sie diesem Rand gelegen sind. Der Winkel, den der Fibrillenverlauf mit der Nagelplatte einschließt, ist kleiner, als es der Neigung der

Leisten gegen die Sagittalebene entspricht. Es ist noch ungeklärt, ob und wie die Tonofibrillen des Hyponychium an die Fibrillen der Nagelsubstanz Anschluß finden. In den Randleisten treffen die beiden Fibrillenscharen senkrecht aufeinander. Aber sie sind fast überall durch eine dunkle Grenzlinie voneinander getrennt, die nur hie und da auf kurze Strecken vermißt wird. Nach PORT (1933) stellt diese Grenzlinie die Verschiebefläche des Nagels auf der Unterlage dar, nach MÖRIKE biegen in ihrem Niveau die Fibrillen in die Verlaufsrichtung der Nagelfibrillen um. Wenn Zellen des Hyponychium in die Nagelplatte aufsteigen können, ist es denkbar, daß die Tonofibrillen im Bereich dieser Linie, die etwa die Dicke einer abgeplatteten Zelle hat, umgelagert werden.

Die komplizierte Tonofibrillenstruktur kann bei der Wanderung der Hyponychiumzellen, wie immer dies auch geschehen mag, nicht erhalten bleiben, sondern muß laufend verändert werden (MÖRIKE, HORSTMANN) (Abb. 164). Zu dem gleichen Ergebnis sind wir bei der Betrachtung der fibrillären Struktur der äußeren Wurzelscheide gelangt.

Das Hyponychium zeigt in seinem fibrillären Aufbau die Konstruktion einer auf Zug beanspruchten Haltevorrichtung, die in sagittaler Richtung das Zurückschieben des Nagels auf die weiche Nagelwurzel und in Querrichtung das Eindrücken in den seitlichen Nagelfalz verhindert (Abb. 163). Dieser Beanspruchung entspricht auch der Verlauf der kollagenen Faserbündel, der im Nagelbett die Richtung der Hyponychiumfibrillen fortsetzt.

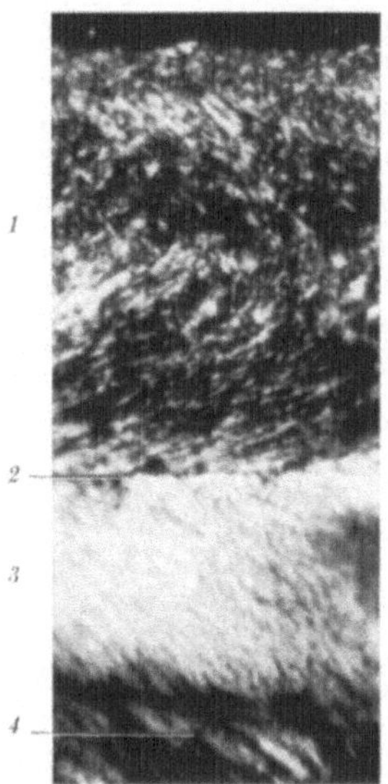

Abb. 162. Längsschnitt durch den Nagel eines Erwachsenen. *1* Nagelplatte, *2* scharfe Grenzlinie zwischen dieser und *3* Hyponychium, *4* Bindegewebsfasern in der gleichen Richtung wie die Fibrillen des Hyponychium. (Polarisationsmikroskop, Nicols parallel zu den Bildkanten.) Vergr. 150fach. (Aus HORSTMANN 1955.)

b) Das Sohlenhorn.

Bevor die Nagelspitze frei wird, liegt sie dem schmalen Saum des Sohlenhornes auf. Das Sohlenhornepithel verhornt nach Art der Epidermis. Die in dem vielschichtigen Stratum germinativum gebildeten Zellen wandern in Richtung auf den Nagel und mit diesem spitzenwärts. Die Tonofibrillenstruktur entspricht derjenigen der Epidermis im Bereich der Leistenhaut, ebenso die Verhornung.

c) Das Eponychium.

Auch das Eponychium verhornt wie die Epidermis. Die verhornten Zellen bleiben mit der Oberfläche der Nagelplatte verbunden und werden von dem vorwachsenden Nagel offenbar schneller mitgenommen, als sie aus ihrem Stratum germinativum nachgeschoben werden. Dadurch wird das ursprüngliche vielschichtige Eponychium Lage für Lage abgelöst und die auf dem Nagel verbleibende Schicht wird dünner (Abb. 165). Das Eponychium kann einreißen, wenn bei der Nagelpflege versäumt wird, die Hauptmasse des Belages nach proximal zurückzudrängen.

Am Längsschnitt zeigt sich eine dachziegelartige Schichtung des Eponychium. Die Zellen überdecken sich so, daß jeweils ihr vorderer Rand freiliegt. Die Zelllagen sind also gegen die Oberfläche leicht geneigt und führen nach hinten in immer tiefere Schichten (Abb. 166). Versucht man das Eponychiumhäutchen von einem Einriß her nach proximal abzuziehen, dann wird die Lamelle dicker und

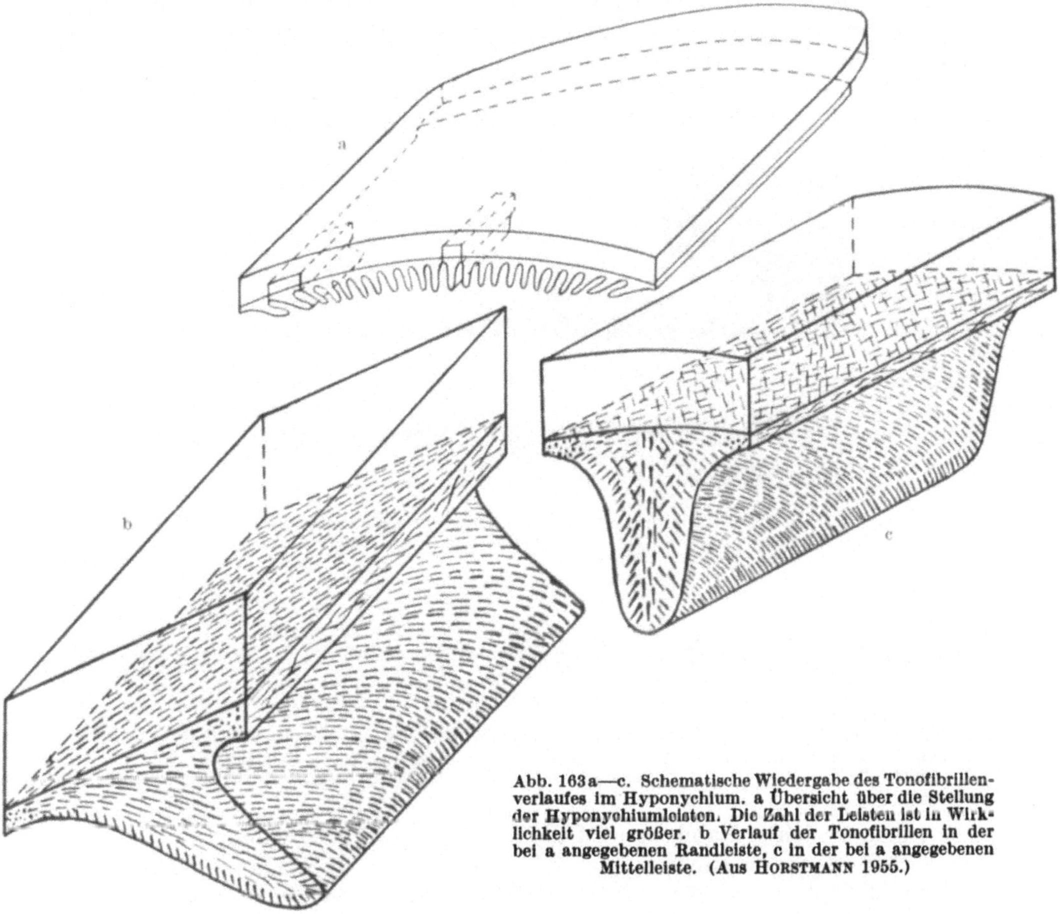

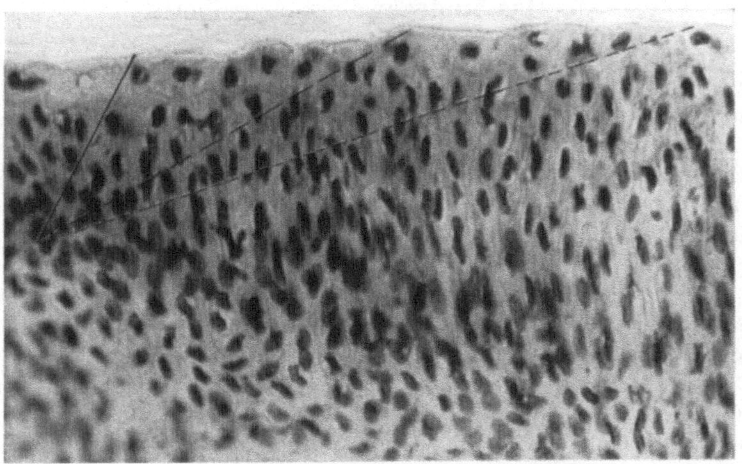

Abb. 163a—c. Schematische Wiedergabe des Tonofibrillen-
verlaufes im Hyponychium. a Übersicht über die Stellung
der Hyponychiumleisten. Die Zahl der Leisten ist in Wirklichkeit viel größer. b Verlauf der Tonofibrillen in der
bei a angegebenen Randleiste, c in der bei a angegebenen
Mittelleiste. (Aus HORSTMANN 1955.)

Abb. 164. Epithel des Hyponychium im Längsschnitt. Verlauf der Tonofibrillen —————; Epithelwachstum
und ohne Umbau zu erwartender Fibrillenverlauf nach einem Tage ————, nach 2 Tagen . . . . (s. Text).
(Aus MÖRIKE 1954.)

dringt bis tief in das Stratum germinativum ein. Die obersten Zellagen der Nagelplatte sind in entgegengesetzter Richtung gestaffelt. Die Schichtung des seitlichen Nagelwallepithels zeigt die gleiche Neigung in sagittaler Richtung. Wir fanden auch die Bindegewebspapillen in gleicher Richtung nach vorne gekippt (s. S. 192). Die *Niednägel* verdanken dieser Eigenschaft des Nagelwalles ihre Entstehung.

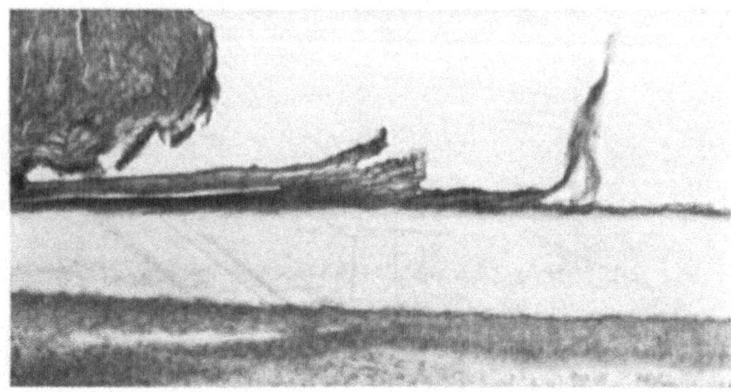

Abb. 165. Sagittalschnitt durch einen kindlichen Nagel mit Eponychium. Beachte das Verstreichen der Zellschichten nach proximal (links). Vergr. 60fach. (Osmium. Aus Horstmann 1955.)

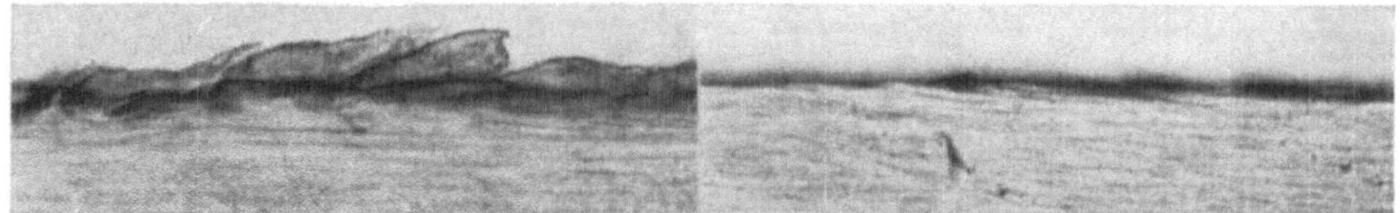

Abb. 166. Überdeckung der Zellen im Eponychium (links) und in der Nagelplatte (rechts). Das linke Bild entspricht der Stelle am rechten Bildrand der Abb. 165. Vergr. 300fach. (Aus Horstmann 1955.)

An den seitlichen Rändern sind die Zellagen des Eponychium in ähnlicher Weise auch in querer Richtung schräg gestellt, wobei sie nach den Seiten hin in tiefere Schichten dringen. In dieser Richtung ist die Staffelung der oberflächlichen Schichten der Nagelplatte die gleiche wie die des Eponychium.

5. Das bindegewebige Nagelbett.

Das Nagelbett enthält Gefäße, Nerven und Sinnesorgane und befestigt das epitheliale Perionychium an der Endphalanx der Finger und Zehen. Aus den bindegewebigen Leisten unter dem Hyponychium ziehen sich überkreuzende Kollagenstränge zum Periost der Nagelphalanx, wodurch ein mehr oder weniger regelmäßiges *Scherengitter* gebildet wird, in dessen Maschen neben Gefäßen, Nerven und Sinnesorganen nur wenig Fettzellen liegen (Abb. 167). Am Längsschnitt setzen die Kollagenfasern die Richtung der Hyponychiumfibrillen von oben proximal nach unten distal fort. In dem proximalsten Teil der Nageltasche verändert sich die bindegewebige Textur. Hier wird das Epithel des Eponychium bzw. der dorsalen Matrix und das der volaren Matrix gemeinsam von einer derben bindegewebigen Scheide umgeben. Ihre Fasern ziehen an den seitlichen Rändern schräg nach hinten und unten und verbinden sich mit dem Periost zu beiden Seiten der Endphalanx. Zum Teil tauchen sie hier als Sharpeysche Fasern direkt in den Knochen ein (Mörike 1955a, b). Dadurch entsteht ein *halfterartiges Band*, das von der konsolenartigen Verbreiterung des proximalen Endes des knöchernen Nagelgliedes einer Seite zu der gleichen Verbreiterung der anderen Seite zieht (Abb. 168). Das Bändchen enthält einen nach distal offenen Spalt, in dem sich die Nagelwurzel mit ihrer dorsalen und volaren Epithelbedeckung befindet. Zwischen Halfter und Basis des knöchernen Endgliedes liegt nur lockeres Gewebe. Proximal ist das Halfter mit seinem ganzen Hinterrand an dem dorsalen Wulst des Knochens befestigt. An den Zehennägeln ist das Halfter weniger gut ausgebildet und kann an den Nägeln der kleinen Zehen ganz fehlen. Elastische Fasern sind im ganzen Nagelbett nur spärlich (HELLER 1927, MÖRIKE 1955).

Unter Hinweis auf vergleichende Untersuchungen an *Krallen*, deren Matrix von einem ähnlichen Halfter umgeben ist, das bei *Feliden* sogar zu einer Knochen-

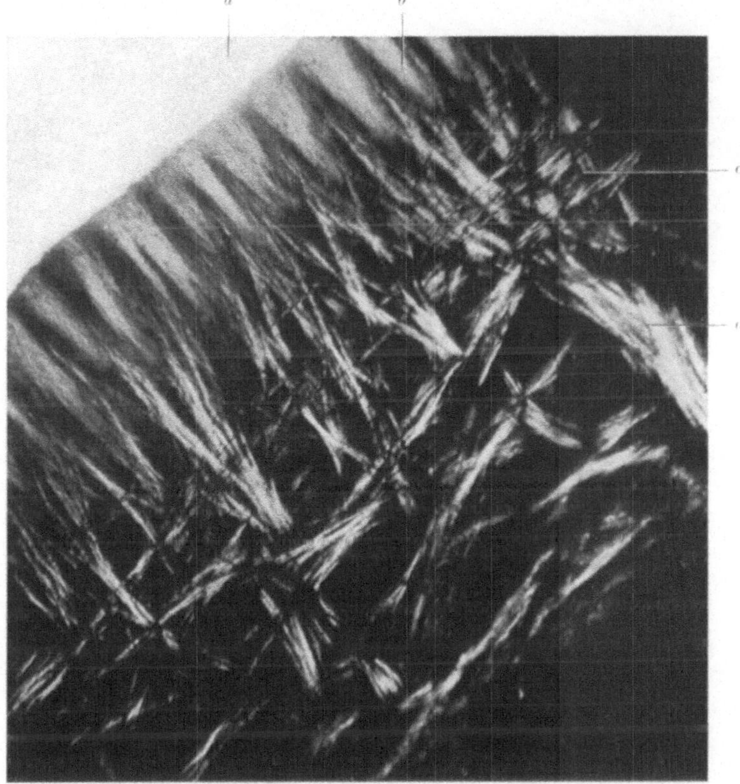

Abb. 167. Bindegewebsstruktur des Nagelbettes. Durchflechtung nach drei Hauptrichtungen. *a* Nagelplatte. *b* Hyponychium, *c* Nagelbett, *d* grobe Bündel des tiefen Bindegewebes. Vergr. 68fach. (Galleïn, polarisiertes Licht.) (Aus PETERSEN 1935.)

spange umgebildet ist, und an *Hufen*, die eine derartige Einrichtung ganz vermissen lassen, deutet MÖRIKE die von ihm gefundene Bindegewebsstruktur als ein Hilfsmittel, die plastische vorwachsende Nagelsubstanz in eine bestimmte Form einzustellen. Das Halfter zwingt nach seiner Deutung die neugebildeten Zellen zum Abwandern in distaler Richtung und bestimmt damit die Form der Nagelplatte. Unter Berücksichtigung der in vitro erzielten Haarbildung einerseits und der besonders bei krausem Haar auftretenden Verbiegungen andererseits ist es meines Erachtens unwahrscheinlich, daß zur Bildung von Hornstrukturen eine Matrize notwendig sein soll, die wie eine Preßform mechanisch wirkt. Das Bändchen, dessen Kenntnis mir präparatorische Schwierigkeiten beim Herauslösen der Nägel erklärt, kann die Aufgabe haben, bei Verbiegungen des Nagels nach dorsal oder volar ein Abknicken der härteren vorderen Nagel-

platte gegen den weicheren, noch in Bildung befindlichen hinteren Abschnitt
zu verhindern. Auch der Unterschied zwischen *Krallen* und *Hufen* wird bei dieser
Deutung verständlich, weil die Hufe als Epidermisschuh nur in vertikaler Richtung belastet werden, wobei das knöcherne Skelet in dem Schuh aufgehängt ist
und die Fortleitung des Druckes auf die Matrix verhindert wird.

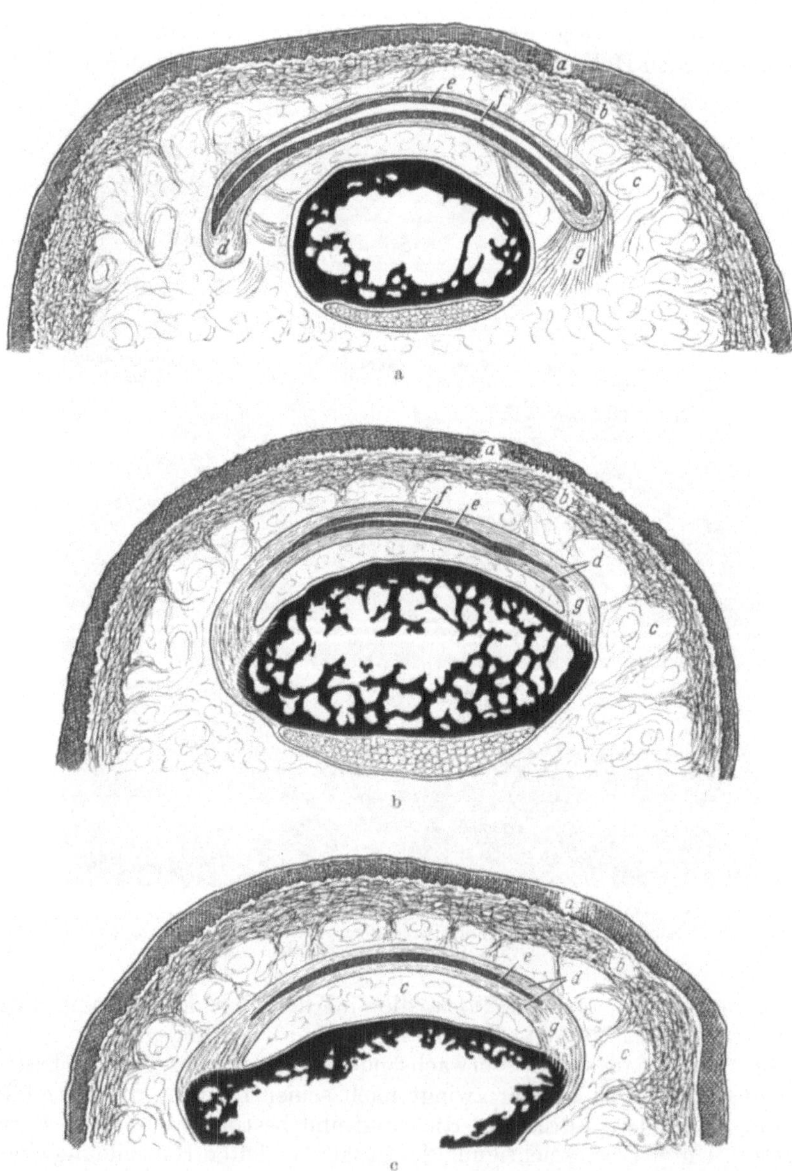

Abb. 168a—c. Querschnitte durch eine Endphalanx. a Knapp vor dem Bindegewebshalfter. *a* Epidermis,
b Corium, *c* Subcutis, *d* Corium des *e* Matrixepithels und Eponychium, *f* Nagelsubstanz. Zwischen Nagel und
Knochen liegen nur wenige Faserzüge des Bindegewebes. Distal sind die Verbindungen sehr viel dichter und
regelmäßiger (s. Abb. 167). Bei *g* strahlen vom Corium des Matrixepithels Kollagenfasern nach hinten und unten.
b Etwas proximal von a. Das die Nagelwurzel umhüllende Bindegewebe zeigt in dieser Höhe fast ausschließlich
querverlaufende Fasern, die seitlich in den Knochen einstrahlen (*g*). c Noch weiter proximal. Das proximalste
Ende der Nageltasche ist getroffen. Die Matrix hat hier noch keine Nagelsubstanz gebildet. Das Bindegewebshalfter ist ebenso stark wie weiter vorne. (Aus MÖRIKE 1955.)

6. Vergleichendes.

Der Nagel des Menschen hat im Vergleich zu den *Hufen, Klauen* und *Krallen* nur noch geringe mechanische Funktionen (Boas 1931). Der stärksten Belastung unterliegt der *Pferdehuf*. Das Zehenende ist im stark verhornten Epidermisschuh des Hufes aufgehängt, wozu die aufgeblätterten Verzahnungen zwischen Epithel und bindegewebigem Halteapparat eine sehr große Verbindungsfläche liefern (Nickel 1938, 1949, Baier 1950, Walz 1951, Schmidt-Riese 1951). Die Epidermis bildet eine stark verhornte Kapsel, deren Vorder- und Seitenwand durch die Hufplatte, deren Boden durch die Sohlenepidermis und deren Rückwand (volare Wand) durch den Ballen mit Strahl gebildet wird. Die Hufplatte ist am hinteren Ende durch die medialen Trachten und Eckstreben verstärkt. Sie besteht aus einer Glasur-, einer Schutz- und einer Verbindungsschicht. Der Epidermisschuh setzt sich größtenteils aus konzentrisch geschichteten *Hufröhrchen* zusammen, die seitlich miteinander verbunden sind und aus verhornten Zellen bestehen (Abb. 169). Der *Tonofibrillenverlauf* in den dickwandigen Röhrchen besteht ähnlich wie beim Osteon aus Schraubentouren, die auf Zylindermänteln mit wechselndem Steigungswinkel verlaufen (Nickel 1938, Ziegler 1954). Das Innere der Röhrchen ist von lockerem epidermalem Zellmaterial erfüllt, das, soweit seine Struktur zeigt, keine mechanischen Aufgaben zu erfüllen hat. Auch in der *Rinderklaue* sind Hornröhrchen ausgebildet (Wilkens 1955).

Ziegler schließt aus dem Vergleich des Pferdehufes mit dem menschlichen Nagel, daß das Saumband dem Nagelwall entspricht und seine distale Bildung, die Glasurschicht, dem menschlichen Eponychium zu homologisieren sei. Die menschliche Nagelplatte sei der Schutzschicht, dem Kronhorn und der Verbindungsschicht vergleichbar. Das *Sohlenhorn* ist von der Hufwand durch das distale Wandhorn und das Terminalhorn

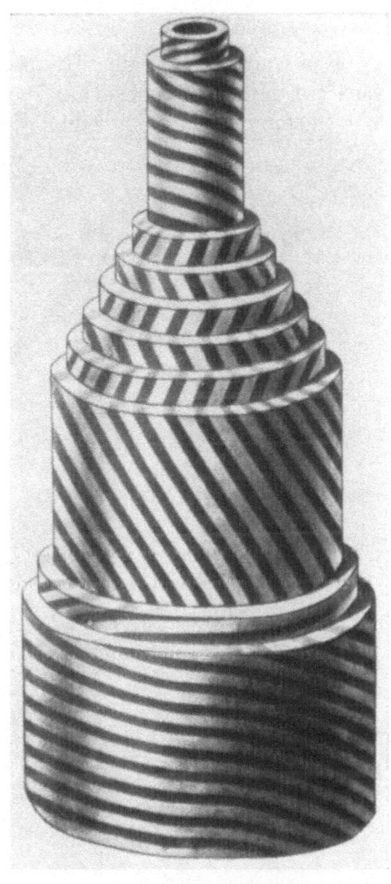

Abb. 169. Schematische Darstellung des Baues eines runden Hufröhrchens mit verschiedener Ganghöhe der Tonofibrillenspiralen. (Aus Nickel 1938.)

getrennt, die nach Ernst (1954) und Ziegler Bildungen des Hyponychium sind. Die verhornten Röhrchen, mit lockerem Material gefüllt, erinnern an die Markhaare und an die noch mehr aufgelockertes Mark enthaltenden Vogelfedern. Das übereinstimmende Bauprinzip ist an die Ausbildung von Papillen gebunden. Es wird besonders bei der Ausbildung des Sohlenhornes deutlich, wo es von einer geschlossenen Sohlendecke bis zu der zottig aufgerauhten Sohle der *Wildschweine* und der buckeligen Oberfläche der Samtpfote von *Katzen* alle Übergänge gibt. Nach Seifferts (1942) vergleichend-anatomischer Betrachtung der Wirbeltierkralle ist der Nagel der *Primaten* eine besondere Bildung, die sich weitgehend von den Krallen unterscheidet.

Die Röhrchenstruktur ist nicht auf den Huf beschränkt. Auch im Stratum corneum des *Rinderhornes* sind gleichartig strukturierte Röhrchen über den langen kräftigen Warzen an der Spitze des Matrixkegels zu finden. Zum weitaus größeren Teil besitzt das Horn eine *Lamellenstruktur*. Die *Tonofibrillenzüge* in den Lamellen zeigen eine Wellung, die derjenigen in der menschlichen Nagelplatte vergleichbar ist (Schmidt und Sprankel 1954).

VIII. Blutgefäße der Haut.

Der Blutkreislauf der Haut dient bekanntlich neben dem An- und Abtransport für den Stoffwechsel noch der Regulation der Körperwärme (Abb. 170), was sich in seinem physiologischen Verhalten ausdrückt (v. Frey 1929, Hensel 1952).

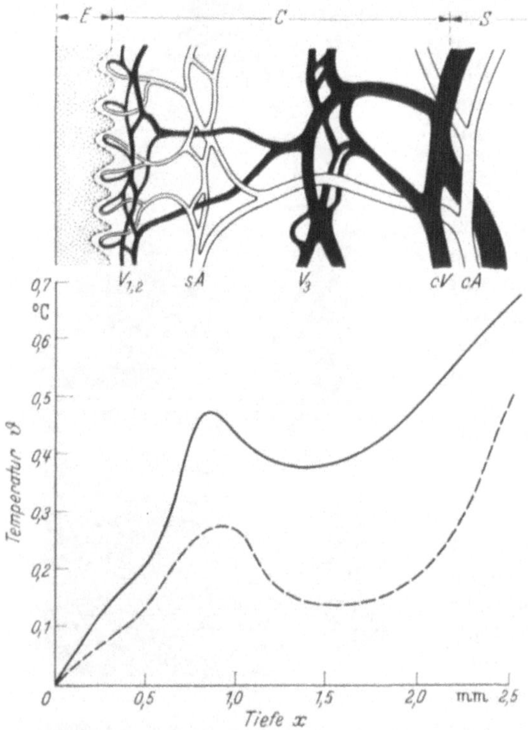

Abb. 170. Vermutliche Beziehung zwischen dem intracutanen Temperaturgefälle und der Lage der cutanen Gefäße. *E* Epidermis, *C* Corium, *S* Subcutis, *sA* subpapilläres Arteriennetz, *cA* cutanes Arteriennetz, *V* 1, *V* 2, *V* 3 Venenplexus, *cV* cutaner Venenplexus. Temperaturgefälle bei schwacher Durchblutung ————, Gefälle bei starker Durchblutung ————. (Nach Bazett 1941, aus Hensel 1952.)

Die *Arterien* der Haut entstammen dem aus der Muskulatur auftauchenden arteriellen Fasciennetz. Sie steigen durch die Unterhaut und bilden an der Grenze zwischen Unterhaut und Lederhaut ein weitmaschiges, regelmäßiges Netz, das „*cutane Arteriennetz*" von Spalteholz (1927). In der gleichen Höhe liegt ein Venennetz, das aus großkalibrigen Venen gebildete „*cutane Venennetz*", und die Knäuel der Schweißdrüsen. Deshalb wird diese Grenzzone zwischen Cutis und Subcutis auch als „*Gefäßdrüsenschicht*" bezeichnet.

Aus dem cutanen Arteriennetz entspringen lange dünne, horizontal verlaufende Arterien und kräftige, in die Epidermis aufsteigende, wegen der Art ihrer Verzweigung als „*Candelaberarterien*" bezeichnete Äste (Abb. 171). Die langen dünnen Arterien münden wieder in das cutane Arteriennetz ein, sind aber länger als die Maschen dieses Netzes. Von ihnen senken sich die Arteriolen für die Fettläppchen und für die Schweißdrüsenknäuel in die Unterhaut (Abb. 172). Aus den Maschen des cutanen Netzes ziehen auch direkt kleine Gefäße in das Fettpolster und zu den Schweißdrüsen.

Die Candelaberarterien sind durch *bogige Anastomosen* im Stratum compactum des Corium miteinander verbunden. So entsteht ein unregelmäßiges Netz. Die Bogen sind gegen die Epidermis konvex, die tiefer gelegenen sind stärker, aber seltener als die oberflächlicheren. Die letzteren stellen das von Spalteholz als „*subpapilläres arterielles Netz*" bezeichnete Maschenwerk dar. Die aufsteigenden Arterien ziehen unter weiterer Aufteilung bis unter die Papillen. Die an Hirschgeweihe erinnernden letzten Aufzweigungen der Endäste der Candelaberarterien versorgen als Endarterien einen Papillarbezirk, wobei sich möglicherweise die Bezirke überlappen (PETERSEN 1935).

In der Leistenhaut von Palma und Planta, im Hyponychium und am Nagelwall verlaufen die feineren Arterien, von denen sich die *Capillaren* senkrecht erheben, in Richtung der Bindegewebsleisten parallel nebeneinander (SPALTEHOLZ 1893). Die Capillarschlingen entspringen nach den Beobachtungen von PETERSEN (1935) und unseren eigenen am Nagel selbständig von je einer Arteriole und münden in ein kleines Venenstück ein. Die einzelne Bindegewebspapille kann eine bis mehrere Capillaren enthalten. Wo mehrere Capillaren sind, ist die Papille oft mehrzipfelig.

Die Hauttemperatur fällt nicht kontinuierlich von innen nach außen ab, sondern steigt in einer Tiefe von rund 1 mm noch einmal um etwa 0,1° C an. BAZETT (1941) vermutet, daß dieser Anstieg durch das in gleicher Tiefe liegende subcutane Netz bedingt ist, das dauernd reichlich mit warmem Blut aus der Tiefe durchspült wird (Abb. 170).

Von den aufsteigenden Candelaberarterien werden auch die *Haare* und *Talgdrüsen* mit Blut versorgt. Das mehr oder weniger dichte *Capillarnetz*, das die Haare umspinnt, erhält Zuflüsse aus allen Abschnitten der aufsteigenden Arterien (UNNA 1908). Dabei wird jedes Haar von mehreren Ästchen versorgt. Die Papille wird von einer oder mehreren Capillarschlingen durchzogen. Über die Veränderung der Haarwurzel

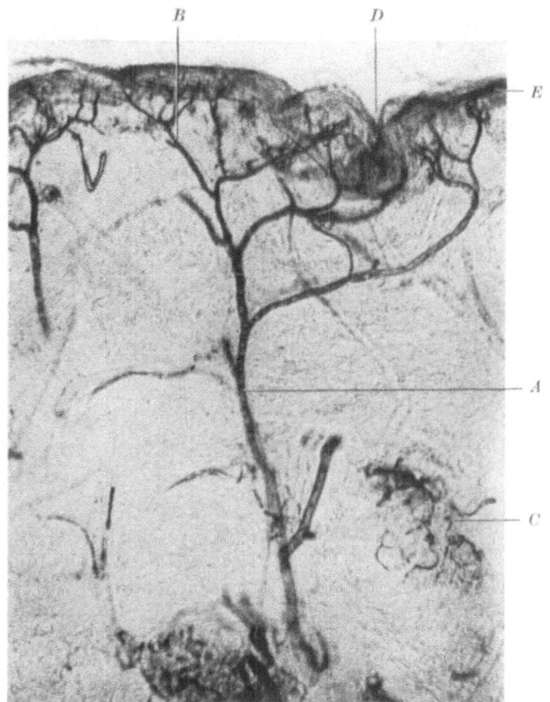

Abb. 171. Candelaberarterie. Dicker Rasiermesserschnitt durch die Haut des Unterarmes. *A* Candelaberarterie, *B* Endast mit Capillaren, *C* Schweißdrüsen, *D* Furche, *E* Epidermis. Vergr. 45fach. (Carmingelatine.) (Aus PETERSEN 1935.)

durchblutung im rhythmischen Geschehen des Haarwechsels bei der Mauserung wurde schon oben (s. Abb. 137) berichtet.

Jedes *Schweißdrüsenknäuel*, das sich aus mehreren Einzeldrüsen zusammensetzt, wird von mehreren kleineren Arterien aus dem cutanen Netz und aus den Candelaberarterien versorgt (Abb. 173). Mit Regelmäßigkeit zieht ein dünnes, von Muskelzellen umschlossenes Gefäß den Ausführungsgang entlang nach oben und verbindet sich mit dem subpapillären Gefäßnetz (EICHNER 1954). Die einzelnen Fettläppchen der Subcutis werden von Arteriolen aus den Candelaberarterien und dem cutanen Netz versorgt. Die Netze benachbarter Läppchen anastomosieren nicht (PETERSEN 1935). Das Bindegewebe der Lederhaut enthält keine eigenen Capillaren. Dagegen werden die auf- und absteigenden größeren Arterien und Venen sowie die Nerven mit ihnen (Abb. 174) von einem capillaren Plexus umsponnen, ebenso die in der Cutis und Subcutis gelegenen Sinnesorgane.

Das Blut aus den verschiedenen Capillargebieten der Haut wird durch ein *Venensystem* gesammelt, das wie die arteriellen Bahnen aus hintereinandergeschalteten Netzen besteht. Das umfangreiche subpapilläre Netz sammelt die postcapillären Venen, die das Blut aus den Capillarschlingen abführen. Es enthält nach PETERSEN die Hauptmenge des in der Haut befindlichen Blutes. Seine Ausbreitung dicht unter dem Epithel bietet die günstigste Gelegenheit zur Wärmeabgabe. Es wird nach PETERSEN als „venöses Hauptnetz" bezeichnet. SPALTEHOLZ unterscheidet ein erstes venöses und ein zweites venöses Netz. Sein erstes venöses Netz besteht aber nur aus den kurzen Venenstrecken, die das Blut aus den papillären Capillaren dem zweiten venösen Netz zuführen. Sein

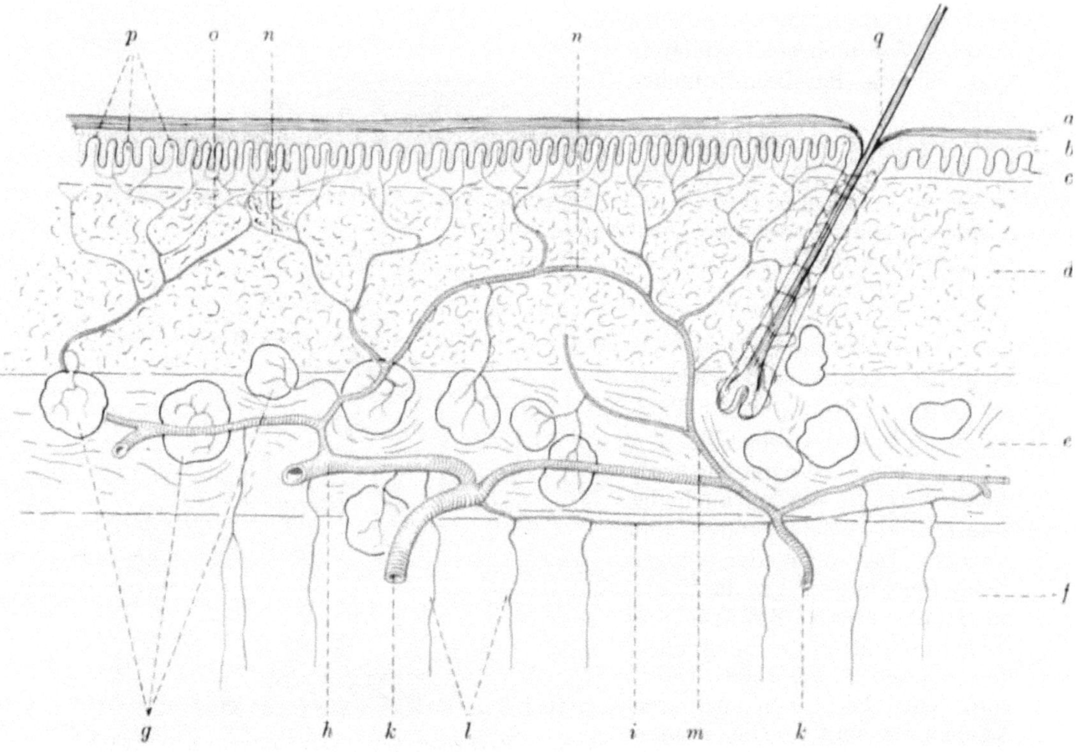

Abb. 172. Schema der Arterienverteilung in der Haut. *a* Stratum corneum, *b* Stratum germinativum, *c* Corpus papillare, *d* Cutis, *e* Gefäßdrüsenschicht, *f* Subcutis, *g* Schweißdrüsen, *h* großes Gefäß des cutanen Netzes, *i* dünnes Horizontalgefäß desselben Netzes, *k* zuleitende, aus der Subcutis aufsteigende Arterien, *l* Arterien, die zu den Fettläppchen der Subcutis absteigen, *m* aufsteigende Candelaberarterie, *n* Verbindungsbögen zwischen den Candelaberarterien, *o* Endast der Candelaberarterie, *p* Papillargefäße, *q* Haar mit Wurzel und deren Gefäßversorgung. (Aus PETERSEN 1935.)

drittes venöses Netz wird von den absteigenden, vielfach miteinander anastomosierenden großkalibrigen Venen gebildet, die den Anfangsteilen der Candelaberarterien entsprechen. Ich schließe mich auch hier der Ansicht von PETERSEN an, wonach es sich wie bei SPALTEHOLZ' subpapillärem Arteriennetz funktionell nur um einen dem Durchfluß dienenden Abschnitt des Venensystems handelt. Er besitzt freilich zahlreiche Anastomosen. Anders liegen die Verhältnisse in der Gefäßdrüsenschicht, wo wieder ein großmaschiges *cutanes Venennetz* das aus den Fettkörpern, den Haaren und Schweißdrüsen abfließende Blut sammelt und aus dem die schon makroskopisch sichtbaren Hautvenen, „subcutane Venen", das Blut abtransportieren.

Die Gefäße des venösen Hauptnetzes sind weite Röhren aus Endothel. Sie sind von einigen elastischen Fasern umsponnen, besitzen aber noch keine Adventitia. Die abführenden Venen des Hauptnetzes haben ein weit größeres Kaliber und eine dünne bindegewebige Wand. Die Venen des cutanen Netzes besitzen vereinzelte *Klappen*, aber noch keine Muskulatur (FREERKSEN 1938, BRAUS-ELZE 1940, DZIALLAS 1949/50). Der Wandbau der subcutanen Venen ist von stark wechselnder Struktur (FREERKSEN). Nach v. LANZ (1937) sind diese Venen

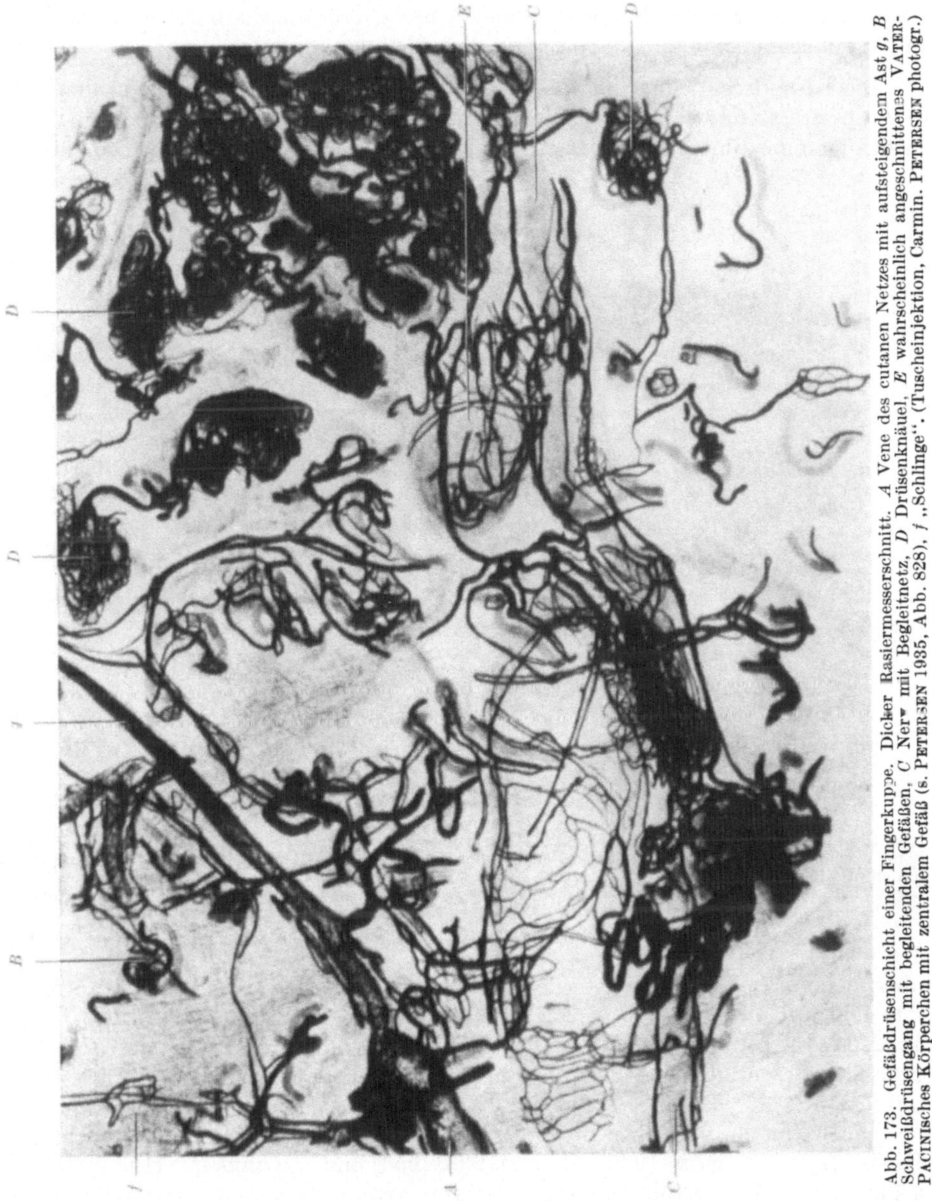

Abb. 173. Gefäßdrüsenschicht einer Fingerkuppe. Dicker Rasiermesserschnitt. *A* Vene des cutanen Netzes mit aufsteigendem Ast *g*, *B* Schweißdrüsengang mit begleitenden Gefäßen, *C* Nerv mit Begleitnetz, *D* Drüsenknäuel, *E* wahrscheinlich angeschnittenes VATER-PACINIsches Körperchen mit zentralem Gefäß (s. PETERSEN 1935, Abb. 828), *f* „Schlinge". (Tuscheinjektion, Carmin. PETERSEN photogr.)

an der unteren Extremität fest in dem umgebenden Bindegewebe verankert und dort, wo sie parallel zu den Arterien verlaufen, mit diesen von einer gemeinsamen Hülle umgeben. Dadurch vermag die arterielle Pulswelle auch das Blut in den Venen zu fördern (*arteriovenöse Koppelung*, SCHADE 1936). FREERKSEN (1938) kann die v. LANZschen Befunde an den Venen des Handrückens nicht bestätigen. Er findet an dieser Stelle die Venen des subcutanen Gewebes isoliert in das Fettgewebe eingelassen und beweglich mit der Umgebung befestigt. Nach seiner Ansicht gehören auch diese Venen, deren Füllungszustand am Lebenden stark schwankt, noch zum Blutspeicher. Melzl (1937) hat die makroskopisch sichtbaren Venen des Armes und ihre vielfachen Verbindungen sowie die *Klappenstellung* untersucht und kommt zu dem Schluß, daß innerhalb des weitmaschigen subcutanen Venennetzes bevorzugte Strombahnen bestehen.

Die besondere Bedeutung des Kreislaufes der Haut drückt sich in den zahlreichen *arteriovenösen Anastomosen* aus, die als strömungsregulatorische Einrichtungen die Blutfülle der Haut regional rasch verändern können. Die günstige

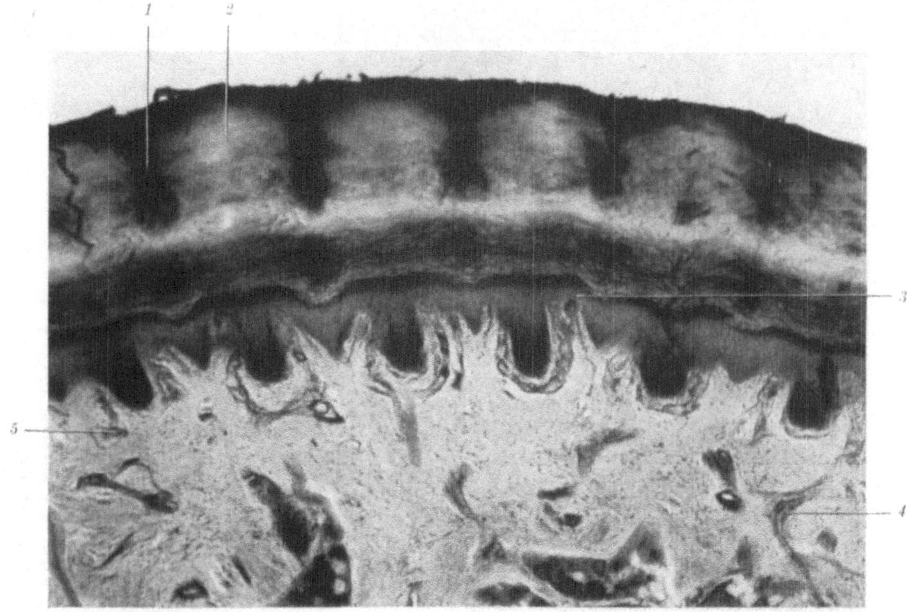

Abb. 174. Fingerbeere eines 4jährigen Kindes. Durch die Silberimprägnation heben sich im Stratum corneum verschiedene Schichten ab. Die Hornschicht ist über den Haftleisten (*1*) dunkler imprägniert als über den Drüsenleisten (*2*). (*3*) Meissnersche Körperchen (vgl. Abb. 183), (*4*) mit den Kandelaberarterien aufsteigende Nervenfaserbündel, (*5*) Anschnitt eines Gefäßes des Plexus subpapillaris. Beachte den spiraligen Schweißdrüsengang am linken Bildrand oben. Vergr. 65fach. (Präparation Dr. D. Ribas-Mujal.)

oberflächennahe Lage der arteriovenösen Anastomosen in der Haut ermöglichen ihre Lebendbeobachtung, z.B. am *Kaninchenohr* (Grant 1930, Clark und Clark 1932, 1934a, b) und in der Haut des *Vogelfußes* (Grant und Bland 1931). Eine genauere Beschreibung der formenreichen Einrichtungen muß einer Darstellung im Rahmen der Histologie des Gefäßsystems überlassen bleiben. Zusammenfassungen finden sich über physiologische Fragen bei Clark (1938), über ihre Histologie bei Masson (1935), Clara (1939, 1956) und Staubesand (1955). Im einzelnen sei noch auf die Darstellungen von arteriovenösen Anastomosen in der Haut von *Vögeln* und *Säugetieren* (Clara 1927) und in Lippe und Nase verschiedener Säuger von Märk (1942) und im *Rinderohr* (Goodall 1955) hingewiesen.

Innerhalb des geschilderten, für die ganze Haut geltenden Aufbaues der Gefäßversorgung lassen sich noch *Besonderheiten* herausarbeiten, die zum Teil schon an der Form des Papillarkörpers erkannt werden können. In den von mir als „*Rosetten*" beschriebenen konzentrischen Anordnungen von Bindegewebspapillen um die Mündungen von Haar- und Drüsenkanälen stehen auch die

Capillaren in konzentrischer Anordnung, wobei sie aus einer Masche des subpapillären Netzes entspringen, das den mündungsnahen Teil des Kanals umgibt (EICHNER 1954). Derartige Bilder lassen sich am Lebenden um die Ausführungsgänge von Drüsen in der Schleimhaut, z. B. der Lippen, beobachten (HORSTMANN

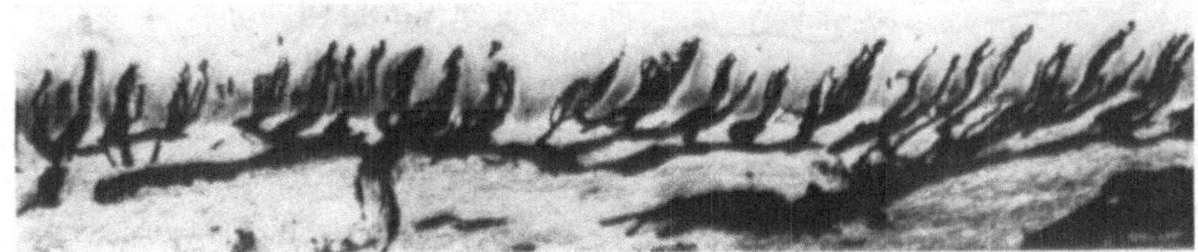

Abb. 175. Kandelaberarterien des hinteren Nagelwalles. Sagittalschnitt. Vergr. 45fach. (60jähriger Mann, Benzidinreaktion.) (Aus FLEISCHHAUER und HORSTMANN 1955.)

1954). In der Verteilung der Capillarschlingen sind topographische Unterschiede festzustellen, die den Unterschieden des Papillarkörpers angepaßt sind (s. unten). Mit der steigenden Anwendbarkeit verbesserter Capillarmikroskope (GILJE, O'LEARY und BALDES 1953) für die ganze Körperoberfläche gewinnt auch die Kenntnis der topographischen Unterschiede an Bedeutung.

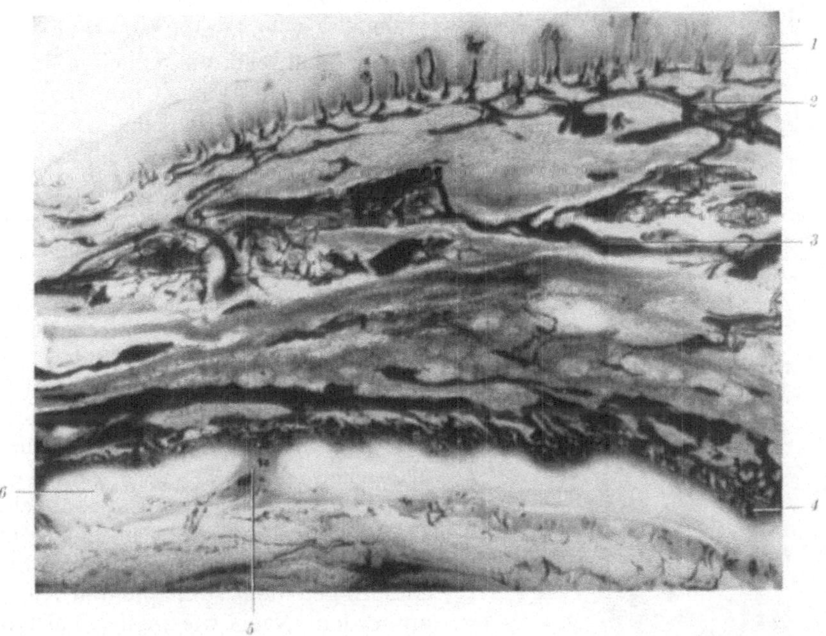

Abb. 176. Querschnitt durch die proximale Nagelwurzel und den hinteren Nagelwall eines Fingers. 62jähriger Mann. *1* Epidermis des hinteren Nagelwalles mit Haarnadelcapillaren, *2* subpapillärer Plexus, *3* cutaner Plexus, *4* Capillarbüschel der dorsalen Matrix, dem eingefalteten subpapillären Plexus des Nagelbettes angeschlossen, *5* Gefäß, das die proximale Nagelplatte (*6*) durchbohrt. Vergr. 30fach. (Benzidinreaktion.) (Aus FLEISCHHAUER und HORSTMANN 1955.)

Als Beispiel besonders auffälliger Unterschiede der Formen auf engstem Raume sollen die *Capillaren des Nagelbettes* beschrieben werden, die dem entsprechend ausgestalteten Papillarkörper zugeordnet werden können (FLEISCHHAUER und HORSTMANN 1955). Im Nagelwall erheben sich aus dem sub-

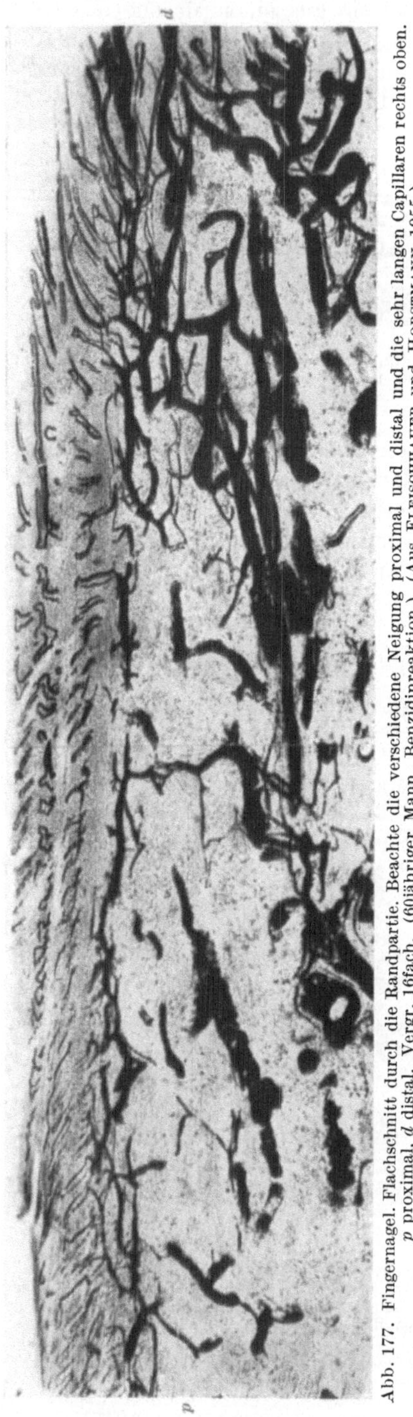

Abb. 177. Fingernagel. Flachschnitt durch die Randpartie. Beachte die verschiedene Neigung proximal und distal und die sehr langen Capillaren rechts oben. _p_ proximal, _d_ distal. Vergr. 16fach. (60jähriger Mann, Benzidinreaktion.) (Aus FLEISCHHAUER und HORSTMANN 1955.)

papillären Netz der Arterien candelaberartig 1—3fache Capillarschlingen (Abb. 175). Sie sind am freien Rande des Nagelwalles länger und in Richtung der Nagelplatte umgekippt. Da sie an dieser Stelle gut beobachtet werden können, werden sie zur Feststellung peripherer Kreislaufstörungen vielfach untersucht (O. MÜLLER 1922, 1937, LEWIS 1927). DIETER und SUNG-SHENG (1922) haben hier bei gesunden Personen Capillarschlingen bis zu 1,2 mm Länge beobachtet. In der Matrix fallen büschelförmige Capillarkonvolute auf, deren Einzelcapillaren verhältnismäßig kurzschenkelig sind (Abb. 176). Sie liegen in den seichten Eindellungen des Matrixepithels. Einfache Capillarschleifen durchziehen die Bindegewebsleisten unter dem Hyponychium (Abb. 177). Ihre Schenkel können weit auseinander gezogen sein oder nebeneinander über eine längere Strecke in sagittaler Richtung verlaufen. Während die Schleifen im hinteren Hyponychium nach proximal gekippt sind, neigen sie sich im vorderen Abschnitt wenige Millimeter hinter dem Sohlenhorn, nach distal. In einer Leiste, besonders in den groben Randleisten, liegen dann oft 2—3 Reihen von Schlingen übereinander, die um so länger sind, je weiter randwärts sie liegen. Der zuführende Schenkel der Capillarschlingen ist jeweils über dem abführenden zu finden. In den Randleisten kommen die längsten bisher beobachteten Capillarschlingen vor. Die Schlingen sind 1—1,5 mm lang und im arteriellen Teil 15—25 μ, im venösen 20—30 μ dick. Der venöse Schenkel kann sinusoid erweitert sein, wie schon RENAUT (1897) gesehen hat. Auch diese Schlingen entspringen dem subpapillären Netz, das unter dem Nagel wie in der Leistenhaut parallel zu den Leisten ausgezogen ist. Meistens findet man unter jeder Leiste eine kleinere Arterie. Die Arterien und Venen benachbarter Leistenbasen stehen durch zahlreiche Anastomosen in Verbindung.

Erinnert die Form der langen Hyponychiumleisten an Kühlschlangen, so kann man die stark aufgewundenen Capillarschlingen der großen fingerförmigen Papillen des Sohlenhornes am besten mit Heizspiralen vergleichen (Abb. 178). Die 6—8 Windungen der Capillare füllen die plumpe Papille aus. Die ausgestreckte Capillare erreicht eine Länge von 1 mm. Ihre Anzahl haben wir auf 450 je Nagel geschätzt (Abb. 179).

Die in Form und Länge auffälligen Capillarformen des vorderen Nagelbettes und ihre Lage an den von der Kälte am meisten bedrohten Stellen lassen die Vermutung wachwerden, daß sie Gefäßeinrichtungen im Dienste der *Temperatur-regelung* stehen. Die starke Abkühlung des Blutes in ihnen könnte durch Vermittlung der zahlreichen arteriovenösen Anastomosen unter dem Nagelbett schützende Gefäßreaktionen auslösen.

Das Gefäßsystem der Haut ist in seinem Verlauf und seiner Struktur sehr *anpassungsfähig*. Schon nach länger dauernder *Hyperämie* konnte an der Rückenhaut der weißen *Maus* eine Neubildung von Gefäßen beobachtet

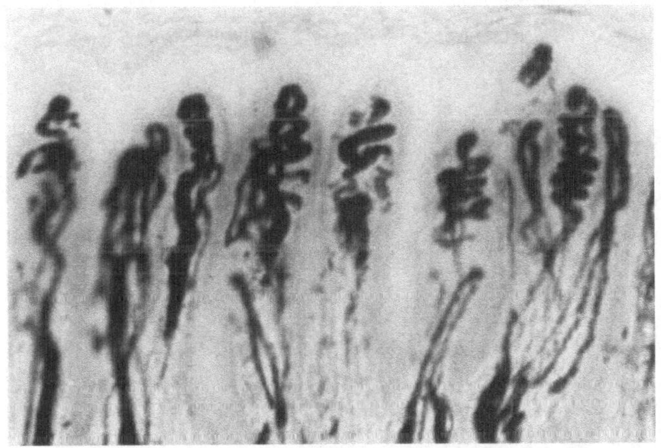

Abb. 178. Fingernagel. Flachschnitt durch das Sohlenhorn. Spiralig aufgewundene Capillaren. Rechts sind noch zwei wenig gewundene Begleitcapillaren in einer Papille zu sehen. Vergr. 200fach. (Benzidinreaktion, 60jähriger Mann.) (Aus FLEISCHHAUER und HORSTMANN 1955.)

werden. Dadurch entstand eine größere Gefäßdichte. Die neugebildeten Gefäße wachsen radiär auf das Zentrum des behandelten Gebietes zu. Das gleiche Ergebnis konnte durch Quarzlampenbestrahlung erreicht werden (RAI-GROTZKI 1938). Das entspricht den capillarmikroskopischen Beobachtungen MÜLLERs (1937) an der mit Quarzlampen bestrahlten menschlichen Haut. Der zeitliche Verlauf der Revascularisierung von Hauttransplantaten wurde mit Hilfe von Injektionen *radioaktiver Substanzen* in die Blutbahn verfolgt (HER-FORTH und SCHÄFFER 1952).

Die nach *Hautverletzungen* neugebildeten Capillaren und kleinen Arterien bzw. Venen zweigen sich besenreiserartig auf und streben dem Zentrum der Narbe zu (Abb. 180). Die parallel nebeneinander verlaufenden Gefäße stehen bei linienförmigen Narben senkrecht auf dem Narbenverlauf und zeigen diese Stellung auch bei winkelförmig geknickten Schnittverletzungen. Die Gefäße suchen offenbar auf dem kürzesten Wege vom Wundrand die Mitte der Verletzung zu erreichen.

Bei der *Wundheilung* entstandene Gefäßmuster werden nachträglich nicht mehr in das alte topographisch richtige Muster umgewandelt (HOPPE-SEYLER 1941, TIEDEMANN 1949). Ebenso verhalten sich die Epidermisleisten, die in einem Narbengebiet entstehen (Abb. 181). Auch sie werden später nicht mehr in

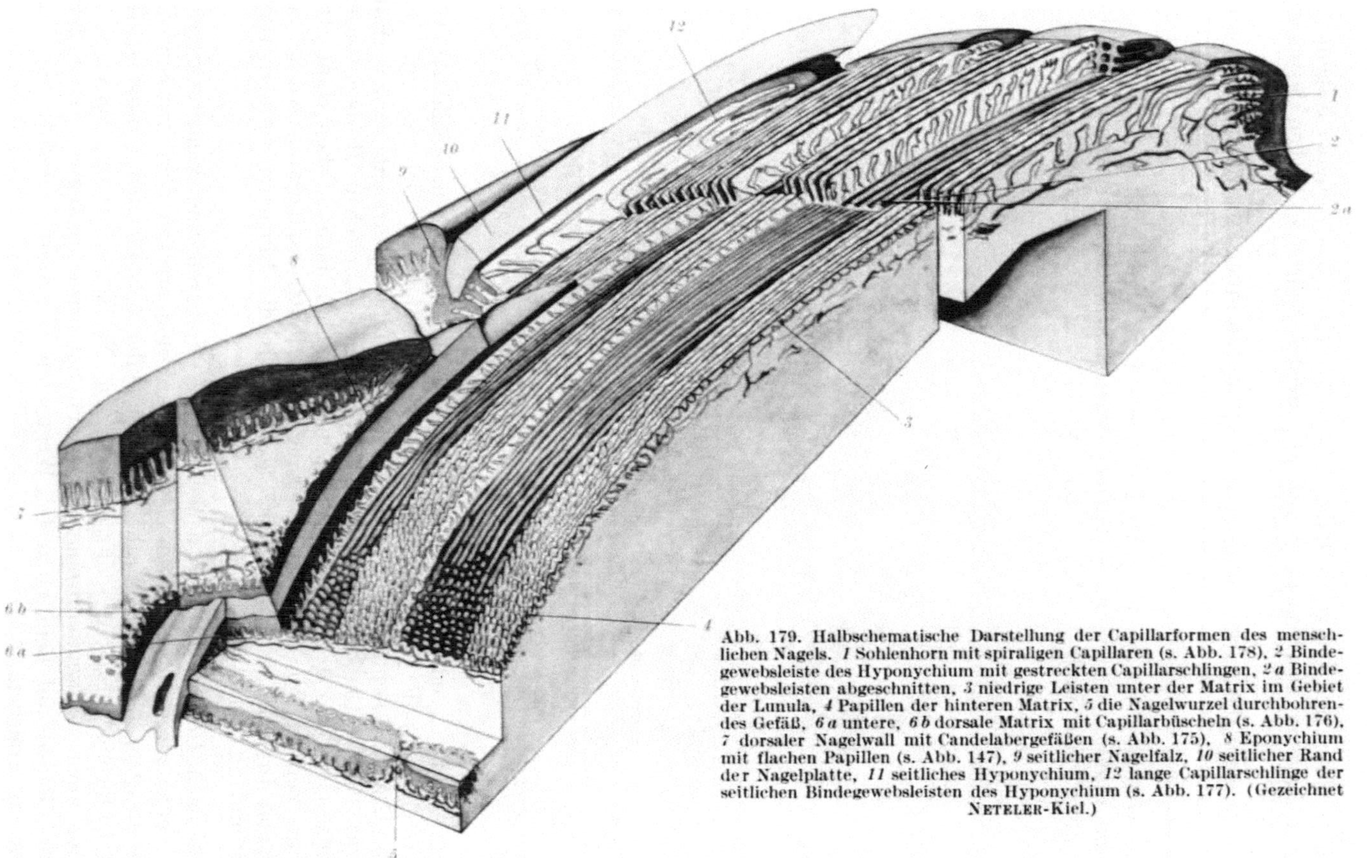

Abb. 179. Halbschematische Darstellung der Capillarformen des menschlichen Nagels. *1* Sohlenhorn mit spiraligen Capillaren (s. Abb. 178), *2* Bindegewebsleiste des Hyponychium mit gestreckten Capillarschlingen, *2 a* Bindegewebsleisten abgeschnitten, *3* niedrige Leisten unter der Matrix im Gebiet der Lunula, *4* Papillen der hinteren Matrix, *5* die Nagelwurzel durchbohrendes Gefäß, *6 a* untere, *6 b* dorsale Matrix mit Capillarbüscheln (s. Abb. 176), *7* dorsaler Nagelwall mit Candelabergefäßen (s. Abb. 175), *8* Eponychium mit flachen Papillen (s. Abb. 147), *9* seitlicher Nagelfalz, *10* seitlicher Rand der Nagelplatte, *11* seitliches Hyponychium, *12* lange Capillarschlinge der seitlichen Bindegewebsleisten des Hyponychium (s. Abb. 177). (Gezeichnet NETELER-Kiel.)

das topographisch bestimmte Grenzflächenmuster zurückgebildet (HORSTMANN 1952b). Ob und wie die beiden Teilbilder einer Narbe kausal verknüpft sind, läßt sich bisher nicht sagen.

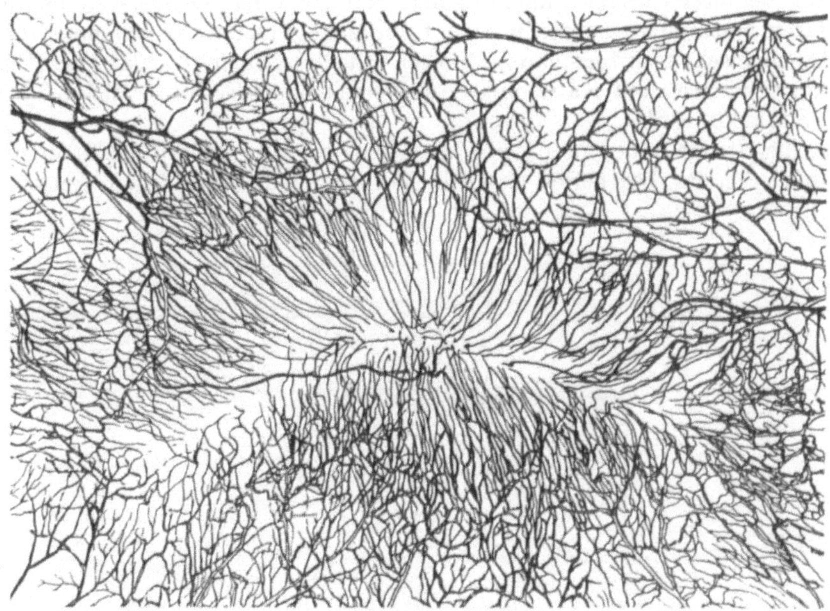

Abb. 180. Gefäßverlauf in einer Hautnarbe am Rücken der weißen Maus. 37 Tage nach der Verletzung. (Aus KÖNIG 1942.)

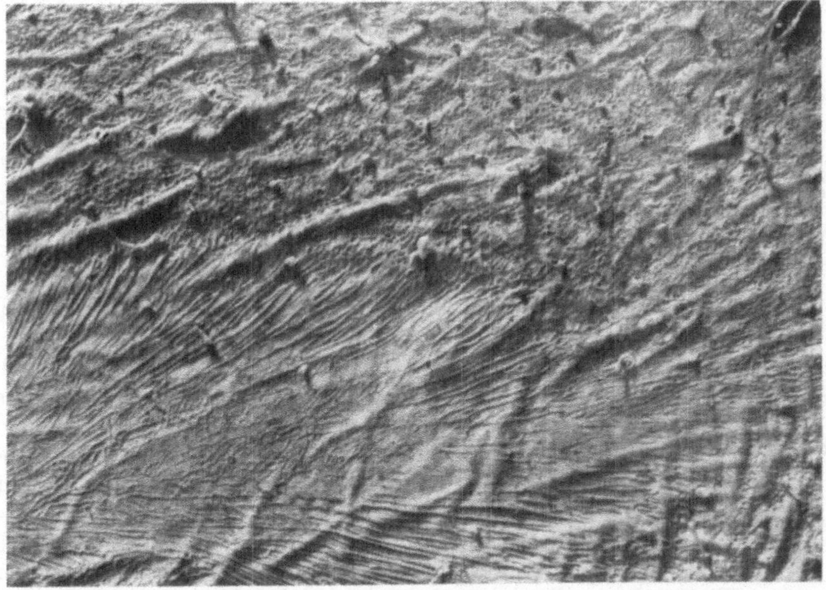

Abb. 181. Epidermisunterfläche einer Narbe am Oberschenkel eines 50jährigen Mannes. Vergr. 10fach. (Macerationspräparat, gesempert.)

IX. Sinnesorgane und Innervation.

Die Haut ist der Sitz zahlreicher *Sinnesorgane* verschiedenster Bauweise, welche mechanische Einwirkungen, Schmerz, Wärme und Kälte perzipieren können. Bei ihrer Untersuchung ging man von der Annahme aus, daß die Sinnesqualitäten bestimmten nervösen Strukturen zugeordnet werden können, die bei reizphysiologischen Untersuchungen ihren Sitz in kleinen Arealen, den Druck-, Schmerz-, Wärme- und Kältepunkten erkennen lassen (v. FREY 1929, SANDERS 1947, SCHÄFER 1951).

Da die Struktur der peripheren Sinnesorgane von STÖHR (1928) in diesem Handbuch bereits bearbeitet ist, soll hier nur auf einige neuere zusammen-

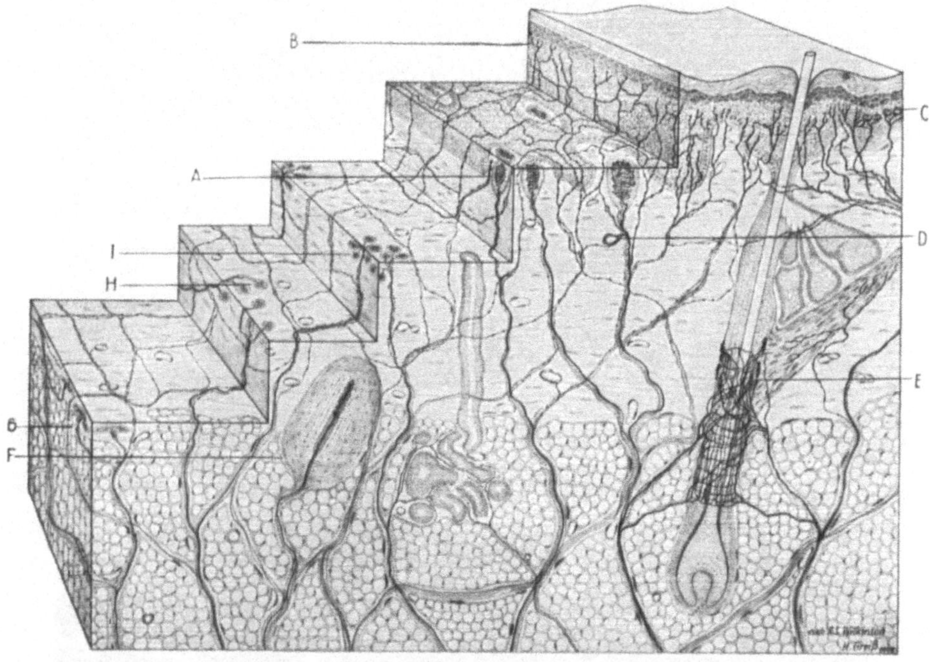

Abb. 182. Schematische Darstellung der Hautinnervation. *A* MEISSNERsche Körperchen in Gruppen (Berührung), *B* Nervenfasern mit Endknöpfchen (Schmerz), *C* MERKELsche Tastscheiben, *D* Nervenfasernetz mit Varicositäten (Schmerz) und Verbindungsfasern zu Blutgefäßen, *E* Nervennetz um die äußere Wurzelscheide (Berührung); *F* PACINIsches Körperchen (Druck), *G* Gruppe RUFFINIscher Körperchen (Wärme?), *H* und *I* Gruppen von KRAUSEschen Endkolben (Kälte?). Alle Endigungen werden außerdem von sehr feinen Nervenfasern erreicht. (Nach WEDDELL 1945.)

fassende Arbeiten aufmerksam gemacht und die Verteilung der Sinnesorgane und Nerven innerhalb der Hautschichten aufgezeigt werden.

Die auffälligsten Sinnesorgane, die VATER-PACINIschen *Körperchen*, sind vorwiegend in der unteren Cutis und Subcutis gelegen. Sie werden für die Aufnahme von Druckreizen verantwortlich gemacht. In der unteren Cutis werden die häufig in Gruppen zusammenliegenden RUFFINIschen *Körper* gefunden, höher, im mittleren und oberen Stratum fibrosum, die KRAUSEschen *Endkolben*, die in kleinen Trauben an feinen Nervenzweigen hängen (Abb. 182). Die kugeligen runden Sinnesorgane, die mit und ohne deutliche Kapsel vorkommen, sollen Kälte perzipieren, die in ihrem Aufbau vergleichbaren, aber länglichen RUFFINIschen Körperchen Wärme. In den Bindegewebspapillen stehen MEISSNER*sche Körperchen*, die als Empfänger von Berührungsreizen zu betrachten sind (Abb. 183). Sie sind dort besonders auffällig, wo die Haare, die ebenfalls Berührung perzipieren, ganz fehlen, nämlich an den Hand- und Fußflächen. Die MERKELschen *Tastscheiben* liegen bereits im Stratum germinativum der Epidermis, wo auch Nervenfasern frei mit Knöpfchen endigen, die als *Schmerzempfänger* gelten (WEDDELL 1945, HENSEL 1952). Nach JAŁOWY (1939) beginnt die *Entwicklung aller Hautsinnesorgane* gegen Ende des 4. Schwangerschaftsmonats und endet im 7. (intraepitheliale Nerven und MERKELsche Tastscheiben) und 8. Monat (VATER-PACINIsche Körperchen). Nur die MEISSNERschen Tastkörperchen entwickeln sich später im Laufe des 1. Lebensjahres. SZYMONOWICZ (1933)findet intraepitheliale Endigungen schon

im 4. Monat und MERKELsche Scheiben am Ende dieses Monats. Die Entwicklung dieser Organe ist aber noch nicht abgeschlossen. — Über *Altersveränderungen* der MEISSNERschen Tastkörperchen berichtet RONGE (1944) und HERMANN (1953).

Zwischen den kapsellosen Nervenendknäueln, wie sie von DOGIEL (1904) beschrieben wurden, und den gekapselten KRAUSEschen Endkolben bzw. MEISSNERschen Körperchen sind alle *Übergänge* beschrieben worden (BELONOSCHKIN 1933, STÖHR 1951). Die freien Endknöpfe können in Büscheln und baumartigen Komplexen auftreten (DOGIEL 1904) und so an die RUFFINIschen Körperchen erinnern, die ebenfalls in vielen Varianten (CHU und SWINYARD 1954) geschildert sind. Die Grenze zwischen den RUFFINIschen Körperchen und den Gebilden, die KRAUSE und VATER-PACINI beschrieben haben, ist ebenfalls verwischt

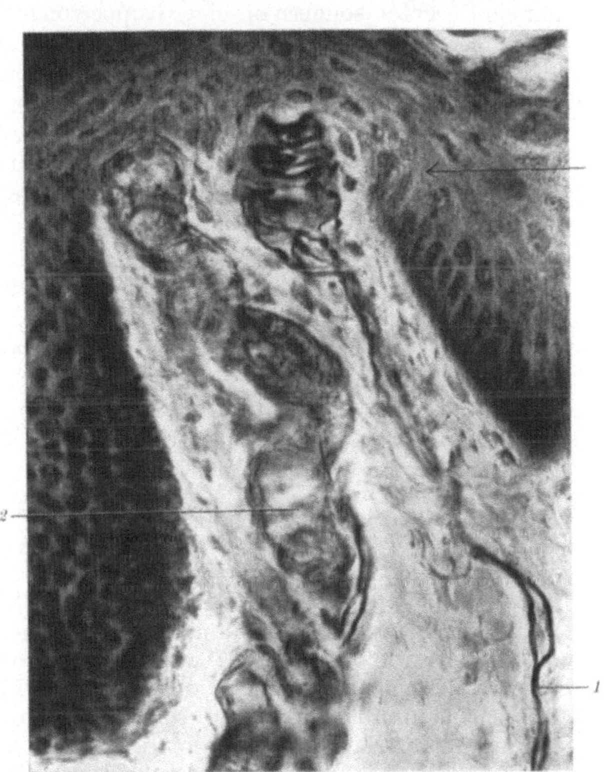

Abb. 183. MEISSNERsches Tastkörperchen (←) in einer Papille der Fingerbeere. *1* afferente Nervenfasern, *2* Capillare der Nachbarpapille. Vergr. 500fach. Präparation wie Abb. 174. (Aus BARGMANN 1956.)

(STÖHR 1928). WEDDELL und SINCLAIR (1952), WEDDELL, PALLIE und PALMER (1954) sprechen auf Grund der von ihnen beobachteten fließenden Übergänge im Aufbau der Perzeptionsorgane von einem „Spektrum" von sensiblen Endigungen. Auch physiologisch gibt es zwischen „reinen" Druck- und Kältereceptoren Übergänge (HENSEL 1952). Damit gerät die heuristisch bequemere Vorstellung, daß jeder Sinnesqualität ein speziell strukturiertes Perzeptionsorgan zukommt, ins Wanken. Zudem konnten SINCLAIR, WEDDELL und ZANDER (1952) am Ohr, das mit allen Sinnesqualitäten ausgerüstet ist, nur zwei Typen von Nervenendigungen finden: die nervösen *Haarmanschetten* und stark verzweigte *freie Nervenendigungen* in den unteren Schichten der Epidermis und im subepithelialen Bindegewebe. WINKELMANN (1956) findet in der subepidermalen Cutis des Neugeborenen-Praeputiums nur VATER-PACINIsche Körperchen neben mehr oder weniger komplizierten Endschlingen. Wenn die Strukturdifferenzen der verschiedenen Sinnesorgantypen qualitativen Unterschieden nicht zugerechnet werden können, könnte die differente Struktur noch für Unterschiede in der Sicherheit und Genauigkeit in der Perzeption verantwortlich sein. Auch dafür fanden allerdings die drei Autoren keinen beweisenden Anhalt. Hier sind dringend weitere gemeinsame Untersuchungen von Histologen und Sinnesphysiologen erforderlich.

Mit der Frage der Sensibilität eng verknüpft ist die Kenntnis der *Innervation der Receptoren*. Wahrscheinlich entspricht einem „Perzeptionspunkt" nicht immer nur ein Receptor, sondern oft eine Gruppe von mehreren Sinnesorganen (WEDDELL 1945). In der Tat kann eine Nervenfaser mehrere Receptoren mit ihren Aufzweigungen erreichen. Wie WEDDELL (1941) zeigt, werden etwa 300 Haarfollikel (1 cm²) im *Kaninchenohr* von den Verzweigungen einer einzelnen Nervenfaser erfaßt. Nach TOWER (1940, 1943) versorgt eine Nervenfaser 0,5 cm² der Cornea, was ebenfalls mehreren Perzeptionspunkten entspricht. Die Innervationsgebiete der einzelnen Nervenfaser sind nicht scharf gegeneinander abgegrenzt, sondern überlappen sich.

Außerdem werden viele Receptoren von mehreren Nervenfasern verschiedener Herkunft innerviert, wobei es als sicher gelten kann, daß es sich um gleichartige spinale Nervenfasern handelt (BOEKE 1934, LAVARACK, SUNDERLAND und RAY 1951). Zusätzlich erhalten die Sinnesorgane noch marklose, sympathische und dünne markhaltige Fasern (STÖHR 1928, BOEKE 1933, WEDDELL 1945, HOTTA 1952, HERMANN 1952, JABONERO 1953, SETO, FUJII und IKUI 1954). Für die Umstimmung der Reizschwelle in den Sinnesorganen könnte man diese Fasern vielleicht verantwortlich machen.

Die *Sensibilität des Nagels*. Auf Grund von Reizversuchen stellte MITOLO(1942) eine Zunahme der Tastsensibilität des Nagels von der Lunula nach proximal und distal fest. Das Nagelbett ist mit einer den Fingerbeeren etwa gleichenden Anzahl von Druckpunkten ausgerüstet. Die Sensibilität ist wegen der Nagelplatte vermindert. Die Zunahme nach der Nagelspitze hin wird durch die Hebelwirkung der Platte erklärt. Die Tastsensibilität der Nägel ist an den einzelnen Fingern verschieden und schwankt von Individuum zu Individuum. Auch die Temperaturempfindlichkeit ist durch die Nagelplatte herabgesetzt. Für die Wärme ist der Nagelfalz am empfindlichsten, dann die Lunula, der freie Rand, das Zentrum des Nagels und schließlich die distale Hälfte. Die Reihenfolge ist aber nicht an allen Fingern und Zehennägeln gleich, doch hat der Nagelfalz Wärmereizen gegenüber die niedrigste Reizschwelle. Auch für Kältereize ist der Nagelfalz besonders empfindlich. Für Kälte steigt die Reizschwelle in der Reihenfolge: Zentrum, distale Hälfte, Lunula und freier Rand. Hervorzuheben ist noch, daß die Zehennägel gegen Wärme, die Fingernägel gegen Kälte empfindlicher sind. Die Dichte der Kältepunkte ist an allen Nägeln etwa doppelt so groß wie die der Wärmepunkte. Die Kältereceptoren scheinen auch im Nagelbett oberflächlicher zu liegen als die Wärmeempfänger (MINCUZZI 1943). Die Temperaturpunkte sind nach MITOLO wahrscheinlich von den Berührungspunkten unterschieden.

Diesen mit physiologischen Untersuchungsmethoden gewonnener Daten liegt folgendes histologisches Substrat zugrunde: Die Innervation des Nagelbettes erfolgt von Zweigen der an den seitlichen Rändern der Finger entlanglaufenden Nervi digitorum volares. Sie dringen zum größten Teil von den Seiten her unter den Nagelrand, andere steigen von der Fingerbeere zum Sohlenhorn und distalen Hyponychium auf. Wieder andere gelangen von proximal unter dem Margo occultus herziehend ins Nagelbett. Zwischen Nagelplatte und Periost der Endphalanx bildet sich aus diesen Nervenzweigen ein Plexus gemischter Fasern (MARTINO 1942).

Der in der vorderen Hälfte des Nagelbettes dichtere Plexus begleitet die Gefäße, die ihrerseits von einem zarten sympathischen Geflecht umsponnen sind. Zwischen den beiden Geflechten bestehen zahlreiche Anastomosen. Aus dem Plexus gemischter Fasern gehen 1. marklose Fasern hervor, die den Arteriolen und Capillaren folgen und die Anastomosen zu dem sympathischen perivasculären Netz bilden, 2. steigen sensible Fasern aus dem Plexus zur Nagelplatte auf und breiten sich in dem Stratum subpapillare und in den Bindegewebsleisten aus. Auch das subpapilläre Netz ist im distalen Drittel und an den seitlichen Partien am dichtesten. Seine Fasern enden entweder mit kurzen neuroplasmatischen Anschwellungen oder in verschlungenen Bögen, freien Knäueln, lamellären Tastkörpern oder seltener intraepithelial im Stratum germinativum. Die Mitte des Nagelbettes ist wenig innerviert, stärker der Nagelwall und der Rand bzw. die distalen Teile des Bettes. Im vordersten Teil des Hyponychium und besonders unter dem Sohlenhorn ist das Geflecht am dichtesten. Hier liegt gelegentlich auch ein MEISSNERsches Tastkörperchen (MARTINO 1942, VITALI 1905/06). DOGIEL (1904) und VITALI haben feinere Details der im Nagelbett vorkommenden Sinnesorgane dargestellt. Alle Autoren finden vorwiegend in den tieferen Schichten wieder 1. RUFFINIsche Körperchen, zum Teil als lange wurstförmige Gebilde, außerdem 2. Nervenknäuel, die nicht eingekapselt sind. Sie sind im Bett der Nagelwurzel und in der Nachbarschaft des Sohlenhornes besonders häufig. Hier kommen auch aggregierte Knäuel vor; 3. liegen in den Bindegewebsleisten nervöse Netze und Schlingen sowie 4. baumförmig verzweigte Fasern; 5. intraepitheliale Nervenendigungen kommen nach unseren eigenen Untersuchungen im ganzen Hyponychium vor. DOGIEL sieht sie nur im Nagelfalz. VITALI findet in den Papillen des Nagelbettes auch MEISSNERsche Tastkörperchen, die wir nur ausnahmsweise in unmittelbarer Nähe des Sohlenhornes feststellen können. Im großen und ganzen fügt sich das Nagelbett in bezug auf die Versorgung mit Sinnesorganen also der übrigen Haut ein.

In typischer Weise ist die *Haut der äußeren Genitalien* mit Sinnesorganen ausgerüstet (YAMADA 1951a, b, KANTNER 1952, 1953, HERMANN 1954). PINKUS hat in bestimmten Regionen, so vor allem in der Bauchhaut, *Haarscheiben* beschrieben. Auf ihre besondere Ausbildung beim *Nabelschwein (Pekaridicotyles)* sei hingewiesen (PINKUS 1927, 1933, KAWAMURA 1954). TROTTER und DAVIES (1909) haben in einer klassischen Arbeit die Topographie der Hautinnervation mit physiologischen Methoden untersucht. Eine vergleichbare Darstellung der Verteilung der Sinnesorgane fehlt noch. Am Haar hat K. W. ZIMMERMANN (1935) im Bereich der oberen Zwinge, also oberhalb des Haarwulstes, die Zellen des „Nervenlagers" untersucht. Sie enthalten intraplasmatische Fibrillen, die in einer feinen Spitze auslaufen, und teilweise auch perlschnurartig aufgereihte Vacuolen (Abb. 184). Über die nervöse Fasermanschette, die der Glashaut aufliegt, siehe STÖHR (1928). Die vegetative Innervation der Haut ist in diesem Handbuch ebenfalls von STÖHR dargestellt (1928, 1957, s. auch DROZ 1954).

Neuerdings wird von WIEDMANN (1950, 1951), FERREIRA-MARQUES (1942, 1951, 1952), NÖDL (1951, 1953) und ERBSLÖH (1953) auf *versilberbare verzweigte Zellen* in der Epidermis hingewiesen. Diesen stark verzweigten, besonders in den unteren Lagen des Stratum germinativum zu findenden Zellen spricht WIEDMANN eine *neuro-hormonale Funktion* zu. Ihre Gesamtheit einschließlich verzweigter, ebenfalls versilberbarer Zellen in der Cutis bezeichnet er (1951) als neurohormonales System der Haut. Er schließt sich damit der Auffassung von SUNDERPLASSMANN (1941) an, der ähnliche Zellen gefunden und als neuro-hormonale

Zellen bezeichnet hat. Die im Bindegewebe gelegenen Zellen dieser Art sollen mit den *„intercalären"* *Zellen* des sympathischen Nervensystems (Boeke 1940, Feyrter 1951) identisch sein. Die intraepithelialen Zellen, die dem Formenkreis der Langerhansschen Zellen angehören, sollen die letzten Ausläufer dieses vegetativen Systems darstellen. Wiedmann (1951) nimmt an, daß die verzweigten Zellen einem vegetativen Plexus angehören, in welchem „zentripetale sowie zentrifugale Impulse in ein und demselben Strang geleitet werden".

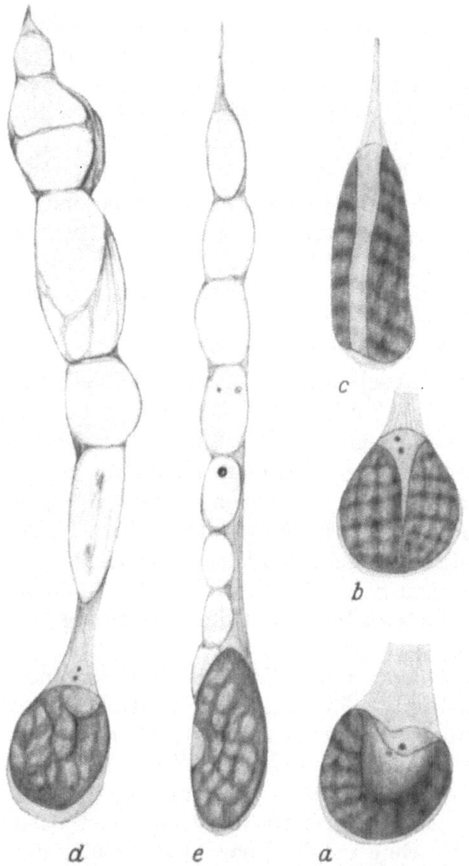

Ferreira-Marques (1951, 1952 s. auch Clara 1955) betont die Zugehörigkeit der von ihm dargestellten Zellen zu den Langerhansschen Zellen und nimmt an, daß sie ein besonderes Organum sensitivum epidermicum für den „oberflächlichen hellen Schmerz" bilden. Nödl führt für diese Auffassung 2 Fälle von *Leiomyomen* ins Feld, bei denen Spontan- und Druckschmerz bestanden hatte, und die zahlreiche verzweigte, mit Feyrters Thionin-Weinsteinsäure-Einschlußfärbung tingierbare Zellen enthält. Bei einem anderen schmerzfreien Fall von Leiomyom vermißte er diese Zellen. Bei Anwendung der genannten Färbung stellen sich die Zellen des Organum sensitivum epidermicum nach Nödl als erythrochrome Zellen dar. Richter (1956) sieht als erste Veränderungen bei der *Lepra* Degeneration der Langerhansschen Zellen, ohne daß dabei die Empfindung des hellen Schmerzes gestört ist. Daneben findet der Autor chromophobe vacuolige Zellen im Stratum germinativum, die in normaler Haut nicht von den zum sensiblen System gehörenden Zellen zu trennen sind. Wo diese Zellen allein anzutreffen sind, besteht oftmals eine regelwidrige Pigmentierung. Nödl nimmt an, daß die Gesamtheit dieser Zellen einem vegetativen „trophischen System" angehöre. Protoplasmatische Kontakte zwischen den chromotropen und chromophoben Zellausläufern konnte er beobachten. Die chromophoben Zellen seien nicht mit den „hellen Zellen" Feyrters identisch.

Abb. 184. Keulenzellen aus dem Nervenlager von Wollhaarfollikel (Oberlippe eines Neugeborenen). *a* in der von dem tief eingesenkten Kern gebildeten Bucht liegt das Diplosom in einem hellen Hof, *b* spitz zulaufende Kernbucht, *c* „Teichmuschelform" des Kernes, *d* und *e* Keulenzellen mit einer Reihe von Vacuolen, *d* mit Diplosom. Gitterstruktur der Kerne. Vergr. 3750fach. (Eisenhämatoxylin-Eosinfärbung nach v. Volkmann.) (Aus K. W. Zimmermann 1935.)

John (1939, 1950, 1951) beschreibt ebenfalls an Hand von Silberimprägnationen der Epidermis Zellen sehr variabler Form, die gegen die Basis des Epithels stark veränderliche spiralige Fortsätze, „Sekretschläuche" senden, und die er „Tropfzellen" oder „Stalagmocyten" nennt. Im Stadium der vollen Sekretion soll sich der Schlauch trichterförmig an der Epidermisbasis öffnen. Der Kern bläht sich und löst sich auf. Schließlich sind von ihm „noch die feinen Reste der

Kernkörperchen zu erkennen, im übrigen aber nur noch das Produkt des Kernes in Form des verdichteten Plasmamantels der Zelle". Die Zellen sind durch auffallende Intercellularbrücken mit den anderen Epidermiszellen verbunden. Gelegentlich liegen die Stalagmocyten in größeren Gruppen zusammen (Schretzmann 1947). Der Stalagmocyt ist nach Johns Ansicht präformiert als normale Epidermiszelle im physiologischen Verband vorhanden. Seine Umwandlung zur typischen Tropfzelle erfolge aus einem unbekannten Anstoß.

Bei Besprechung der Melanocyten habe ich auf die ausführlichen Arbeiten von Billingham und Medawar hingewiesen (s. S. 90f.), die ein ganzes Spektrum der Erscheinungsformen von Melanocyten gezeigt haben. Die Aufhellung des Cytoplasmas in der Zeit um die mitotische Teilung läßt zudem die Zellen des Stratum germinativum oft auffallend chromophob erscheinen. Es ist bisher noch kein eindeutiger Beweis geliefert, daß diese Zellen oder andere ihnen nahestehende als Sinneszellen funktionieren. Für die Annahme einer inkretorischen Tätigkeit irgendwelcher Zellen der Haut besteht kein faßbarer Anhalt. Es ist deshalb verfrüht, mit Hilfe dieser Annahme die biologische und pathologische, besonders allergische Rolle der Haut zu erklären. Die Bilder der Terminalreticula werden in pathologisch veränderter Haut undeutlicher (John 1940, 1942, 1950, Hermann 1953, Jabonero 1953).

Es bleiben aber einige interessante Fakten über die *Melanocyten*, die diesen Zellen das Interesse der Histologen sichern. 1. Die Melanocyten sind neurogene Zellen. 2. Bei vielen Wirbeltieren gibt es tief im Körperinnern, wohin normalerweise nie ein Lichtstrahl dringt, reichlich Melanocyten. So in den Meningen vieler *Fische*, *Amphibien* und mancher *Meeressäuger* (s. dieses Handbuch Schaltenbrand 1955), aber auch in den Brust- und Baucheingeweiden, die beim *Perlhuhn* mit einer schwarzen Pigmentschicht überzogen sind (Kuklenski 1915). 3. Bei manchen albinotischen Formen kommen pigmentfreie „Melanocyten" vor, und schließlich haben andere Albinos gar keine Melanocyten. Im Hyponychium der Nägel fehlen Melanocyten ganz, worauf schon hingewiesen wurde. Es wäre interessant festzustellen, ob die von den obengenannten Autoren beschriebenen Zelltypen in ihrer Verteilung derjenigen der Melanocyten entsprechen.

X. Topographische Unterschiede.

Die mikroskopische Anatomie der Haut und ihrer Anhangsorgane weist in dem weiten Bereich der Körperoberfläche erhebliche Unterschiede auf, die bisher nur flüchtig berührt wurden. Von klinischer Seite besteht ein Bedürfnis, die Daten über die verschiedenen Körperregionen zur Hand zu haben, da einmal die topographische Verteilung zu den auffälligen Merkmalen einiger Hautkrankheiten gehört, und da zum andern der Ablauf von Krankheiten in den einzelnen Regionen recht verschieden sein kann.

1. Entwicklung.

Bei Besprechung der Haare wurde schon darauf hingewiesen, daß die Eigenart bestimmter Hautgebiete eine erbliche ist, die sich durch Verpflanzung an andere Orte nicht oder doch nur wenig verändern läßt (Hoff 1953). Die vielen Erfahrungen mit *Hautplastiken* bestätigen das immer wieder.

Schon die prospektive epitheliale Hautanlage des Embryos zeigt örtliche Verschiedenheiten. An der Ventralseite des Kopfes ist das Epithel hochprismatisch und mehrreihig, über der Perikardialplatte dagegen platt und am übrigen Embryo niedrig kubisch. Das Cutismesoderm bietet von 18 Urwirbelpaaren an örtliche Unterschiede, die der Epitheldifferenzierung zugeordnet sind. Das platte Epithel bedeckt das fibrillenreichste Mesoderm, unter dem hochprismatischen Epithel ist die Cutisanlage sehr zellreich und arm an intercellulärer Substanz. Das fibrillenreiche Mesoderm unter dem flachen Epithel älterer Embryonen liegt über dem Herzen und dem Zentralnervensystem. Durch die rasche Massenentwicklung dieser Organe gerät die Haut unter wachstumsmechanische Bedingungen, die von ihr eine größere Festigkeit verlangen (STEINER 1929).

Das cranio-caudale Differenzierungsgefälle bei der Entstehung der Haarfollikel und die fast gleichzeitige Entstehung von Schweißdrüsen, nachdem die Follikelbildung im wesentlichen abgeschlossen ist, wurde bereits erwähnt, und es wurde auch darauf hingewiesen, daß sich dadurch die relative Abnahme der Haarzahl und die relative Zunahme der Schweißdrüsen in cranio-caudaler Richtung erklären läßt (s. S. 146). Die Neigungsebene des Haarstriches ist schon vor Erscheinen der ersten Haaranlage bestimmt, womit ebenfalls schon frühzeitig eine topographische Organisation festgelegt ist, die von mechanischen Faktoren unabhängig ist. Daß auch die Entwicklung bestimmter Haartypen auf einer frühen Determination beruht, zeigen die in vitro-Züchtungen HARDYs (1949) von Körperhaar und Vibrissen der *Maus* und die hier im einzelnen nicht aufgeführten genetischen Untersuchungen über die Fellbildung bei verschiedenen Rassen. Auch die menschliche Genetik und Anthropologie hat hierzu eine Reihe schöner Beispiele anzuführen (LANDAUER 1926, 1929, SCHEUER 1933, FISCHER 1936, NEHSE 1936, LOEFFLER 1940). Über erbliche Hautleiden liegen zusammenfassende Darstellungen von COCKAYNE (1933) und LENZ (1936) vor.

Die topographischen Unterschiede in der Haut sind also entwicklungsgeschichtlich früh determiniert und wohl zum großen Teil genetisch bedingt. Nach BLECHSCHMIDT (1951) besitzen die Haut und ihre Anhangsgebilde „ohne Ausnahme eine eigene Lageentwicklung, Formentwicklung und Strukturentwicklung". Doch hängen die Entwicklungsvorgänge durch Wachstumsbewegungen miteinander zusammen. Die Strukturentwicklung ist von der Formentwicklung und diese wieder von der Lageentwicklung abhängig. Die topographischen Unterschiede betreffen nicht nur morphologisch faßbare Merkmale, sondern auch die Reaktionsweise der verschiedenen am Aufbau beteiligten Gewebe, wobei man allerdings im Auge behalten muß, daß diese auch von Innervationsverhältnissen und vom Gefäßsystem abhängig sind. Damit werden topographisch bestimmte Krankheitsbilder auch von Faktoren beeinflußt, die mit der Struktur der Haut nicht in unmittelbarem Zusammenhang stehen. Hierzu rechnen alle kreislaufbedingten Veränderungen an den unteren Extremitäten, der *Herpes zoster* und die durch Lichteinwirkungen ausgelösten Leiden an den unbekleideten Partien. Erst wenn derartige Faktoren ausgeschlossen sind, kann die Frage nach einer histologisch faßbaren topographischen Disposition gestellt werden. Zu ihr gehören dann auch jene Differenzierungen, die einer besonderen Gefährdung an bestimmten Orten gerecht werden, so die arteriovenösen Anastomosen an den Acren oder die Verdickung und Pigmentierung der Epidermis an Stellen, die der Witterung ausgesetzt sind.

2. Quantitative Unterschiede.

Über die topographischen Unterschiede der *Hautdicke* liegen Daten aus dem japanischen Schrifttum vor. Die Messungen beziehen sich auf Epidermis und Cutis. Über das subcutane Fettgewebe fehlen quantitative Bestimmungen.

Unterschiede in der Fettablagerung können individueller, geschlechtlicher oder altersbestimmter Natur sein. Die Schwankungen der Reihenfolge des Fettabbaues aus dem Unterhautfettgewebe sind jedem Beobachter geläufig. Nach Rauber-Kopsch (1955) schwankt die Dicke der Haut ohne subcutanes Gewebe zwischen 1 und 4 mm. Tsukuda (1951) gibt Messungen aus 19 verschiedenen Regionen bei 5 japanischen Kindern von 5—12 Jahren und vergleicht sie mit den Werten Yazawas (1933) von einem Kind und einem Erwachsenen und Nakamuras (1947) von einem erwachsenen Koreaner. Die Werte zeigen von Fall zu Fall beträchtliche Schwankungen, obwohl es sich um Mittel von je 200 Messungen handelt. In einigen Punkten zeigen sie aber Übereinstimmung auch mit den Angaben Atsugis (1933). Danach ist die Haut über dem Rücken

am dicksten (Fuß- und Handfläche sind nicht eingeschlossen!). Bei Kindern folgen die unteren Extremitäten, bei Erwachsenen Brust und Abdomen bzw. Unterarm. Die Kopfhaut ist relativ dünn und besonders dünn die Haut des Augenlides. Beim Vergleich der verschiedenen Alter fällt auf, daß die Dickenzunahme besonders der Epidermis gering ist. Die höchsten Werte für die Epidermis finden sich bei den 5—6jährigen Kindern,

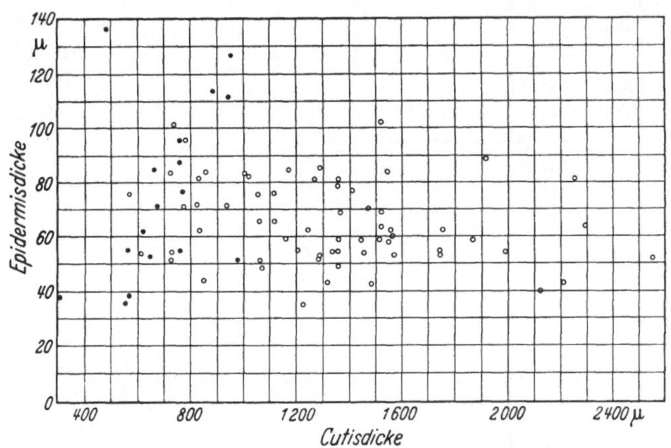

Abb. 185. Das Verhältnis von Epidermis- zu Cutisdicke, dargestellt nach einer tabellarischen Zusammenstellung von Tsukuda (1951). Werte von einem 5- und einem 6jährigen Kind. o Werte von Kindern zwischen 7 und 12 Jahren und 2 Erwachsenen. Bis zum 6. Lebensjahr besteht eine Korrelation zwischen Epidermis- und Cutisdicke.

deren Cutis verhältnismäßig dünn ist. Über der dicken Cutis Erwachsener überschreitet dagegen die Stärke der Epidermis das Mittelmaß nicht. Eine Korrelation zwischen den Epidermis- und Cutiswerten ergibt sich lediglich aus den Werten bei den 5- bzw. 6jährigen Kindern. Hier wächst die Dicke der Cutis proportional zu der der Epidermis (Abb. 185). Eine durchgehende Proportionalität für alle Lebensalter, wie sie Tsukuda seinen Zahlen entnehmen möchte, kann ich nicht feststellen.

Genauere Kenntnisse könnten nur durch mühsame statistische Erhebungen gewonnen werden, die aber insofern wenig Interesse finden dürften, als sie für den Strahlentherapeuten, der besonders bei Anwendung weicher Strahlen die Hautdicke genauer kennen möchte, in dem zur Behandlung stehenden Einzelfall unbrauchbar sind.

Die dickste *Epidermis* besitzen Palma und Planta, wo 0,75—1,2 mm zur Norm gehören und über *Schwielen* Werte von 2 mm und mehr erreicht werden. Die Dicke der Epidermis am übrigen Körper schwankt beim Erwachsenen zwischen 0,04 und 0,23 mm. Bei der Bestimmung der Dicke muß unterschieden werden zwischen Stellen über den Papillen und solchen zwischen diesen. In der Tabelle 8 von Drosdoff (1879) (aus v. Brunn 1897 teilweise wiedergegeben) ergibt dieser Unterschied gleichzeitig einen Eindruck von der Papillenhöhe und dem Verhältnis von Hornschicht und Keimschicht. Die von Tsukuda untersuchten Gebiete aus dem oben angegebenen Material zeigen die dickste Epidermis an der Volarseite des Oberarmes und am Ober- bzw. Unterschenkel, während die

Tabelle 8. *Dicke der Epidermis verschiedener Hautstellen in* μ. (Nach DROSDOFF. Aus v. BRUNN 1897.)

| | Mann, 56 Jahre | | | | | | Weib, 50 Jahre | | | | | |
| | Epidermis | | Hornschicht | | Keimschicht | | Epidermis | | Hornschicht | | Keimschicht | |
	über den Papillen	zwischen den Papillen	über den Papillen	zwischen den Papillen	über den Papillen	zwischen den Papillen	über den Papillen	zwischen den Papillen	über den Papillen	zwischen den Papillen	über den Papillen	zwischen den Papillen
Stirn	59—87	64—116	21—23	22—33	38—64	42—82						
Wange	81—105	89—141	30—40	35—58	50—65	54—82	61—92	88—118	25—42	29—42	36—50	59—76
Vordere Halsgegend[1]	42—101	51—143	21—42	21—59	21—59	29—84	68—98	67—147	25—42	37—41	43—56	37—101
Gesäß	88—223	130—284	25—42	25—50	63—181	105—231						
Hohlhand	487—651	537—730	425—500	473—565	63—151	100—165	425—677	568—739	352—582	483—605	75—96	85—134
Fingerbeere des Zeigefingers	762—875	816—900	687—725	716—725	75—150	100—175	800—875	975—1088	700—725	725—750	100—150	250—438
Fußsohle	600—725	700—788	525—600	575—625	75—125	125—163	513—613	173—800	437—525	562—625	75—88	150—175
Beugeseite der 2. Zehe	1013 bis 1208	1137 bis 1425	937 bis 1083	1050 bis 1175	75—125	87—250	918—1166	1325 bis 1563	855—1000	1175 bis 1313	62—166	150—250

[1] Ähnlich Supraclaviculargegend, Ellenbogen, Unterarm, Nabelgegend, Lende, Oberschenkel, Unterschenkel.

Epidermis des Rückens relativ dünn ist. Eine Dickenzunahme mit dem Alter ist nur in den ersten Lebensjahren nachweisbar. Relativ hohe Werte finden CHI und WOO (1943) auf dem Fußrücken (0,2 mm), in der Achselgegend und auf dem Handrücken. Auch nach seinen Untersuchungen hat der Rücken die geringste Epidermisdicke mit 0,029—0,044 mm. Der Gesamtdicke der Epidermis entspricht in großen Zügen auch die Dicke der Keimschicht. Auffallend ist die relativ dicke Keimschicht an Stirn, Augenbogen und Wange (0,3 mm), die fast ebenso dick wie die der Fußsohle ist. Die höchsten Werte finden CHI und WOO für die Keimschicht der Palma mit 0,65—0,8 mm.

Die Verteilung der Haare. Auf die Entwicklung der regionalen Unterschiede in der Verteilung der Haare und Haargruppen wurde S. 143f. eingegangen. Die *Dichte* der Haare und Haargruppen haben TANIGUCHI und KURITA (1951) unter Berücksichtigung der Werte von TANIGUCHI und SHIBAYAMA (1935a, b) zusammengestellt (Tabelle 8). Vergleicht man hiermit die Zahlen, die an rein japanischem Material gewonnen sind (TANIGUCHI und SHIBAYAMA 1935a), so sind in diesem Material die Schwankungen ebenso groß, wie sie bei verschiedenen Rassen auftreten. Die von TANIGUCHI und KURITA gegebene Tabelle zeigt also keine sicheren Rassenunterschiede. Ihre topographischen Unterschiede in der Haardichte sichern nur grobe Differenzen. Die Haar- und Haargruppenzahl ist am Kopf am größten und in der Bauchhaut am kleinsten. Der Rücken ist dichter behaart als der Bauch, die proximalen Extremitätenabschnitte dichter als die distalen. Dem entspricht auch der Augenschein bei den meisten Personen. Obwohl dieser weniger auf der Anzahl der Haare je Quadratzentimeter als viel-

Tabelle 9. *Haar- und Haargruppenzahl je Quadratzentimeter bei verschiedenen Rassen.*
(Nach TANIGUCHI und KURITA 1941.)

Ort	Japaner (1)	Chinese (11)	Koreanerin (1)	Ainu (6)	Bantu (Xosa) (1)	Finne (1)	Deutsche (1)
Anzahl der Haare							
Stirn	802	713	771	582	422	671	715
Hinterhaupt bzw. Scheitel	352*	630	504*	289	365	337	626
Bauch	44	53	36	64	41	45	65
Rücken	101	83	73	91	63	61	75
Oberarm	63	76	119	100	67	77	79
Vorderarm	54	72	104	86	61	73	77
Oberschenkel	66	66	97	63	41	52	60
Unterschenkel	67	75	48	62	41	45	57
Haargruppen							
Hinterhaupt bzw. Scheitel	109*	150	142*	67	114	93	136
Bauch	24	35	23	29	24	31	38
Rücken	46	49	41	37	31	34	36
Oberarm	33	54	61	42	35	38	41
Vorderarm	29	51	51	35	30	31	33
Oberschenkel	33	44	47	26	26	30	30
Unterschenkel	34	48	27	27	25	26	26

Die Zahlen in den ( ) = Anzahl der untersuchten Fälle. *Werte vom Scheitel.

mehr auf der Länge und Dicke der Haare beruht, die wenigstens beim Manne als Behaarungsdichte ins Auge springen. Aus den japanischen Untersuchungen geht außerdem hervor, daß um so mehr Haare in einem Areal gezählt werden können, je mehr Haare die einzelnen Haargruppen besitzen.

Die Versuche FUJINOS (1952, 1954), die Querschnittsfläche der Haarbälge miteinander zu vergleichen, zeigen ebenfalls in erster Linie die sehr starke Variationsbreite. Die Querschnittsfläche ist zudem von der relativen Höhe am Haarbalg abhängig.

Die *Haarwurzellänge* und den *Haut-Haarwurzelwinkel* sowie die *Ansatzhöhe des Musculus arrector pili* am Haarbalg hat YAMADA (1934a, b) in verschiedenen Körperregionen bestimmt. Der Winkel ist beim Erwachsenen am Kopf am größten (51—71°) und an den Extremitäten am geringsten (—19°). Die Winkel in der Haut des Rumpfes liegen zwischen den beiden Extremwerten. Eine sichere topographische Feststellung in kleineren Arealen läßt sich nicht treffen. Interessant ist der Vergleich mit den Ergebnissen von KOIBUCHI (1932b), der die gleichen Winkel am Neugeborenen gemessen hat und gerade umgekehrt am Kopf die niedrigsten Werte (31° ± 3¹/₂°) und am Vorderarm die größten (53° ± 3¹/₂°) fand. Die Haare des Neugeborenen liegen also am Kopf viel näher an als am Rumpf, die des Erwachsenen am Rumpf mehr als am Kopf. Auch bei Jungtieren hat man den Eindruck, daß die Körperhaare aufrechter stehen, als sie das später tun. Das könnte Beziehungen zum Wärmehaushalt haben. In den drei Untersuchungen stimmt weiter überein, daß die Nebenhaare steiler stehen als die Haupthaare. Die Unterschiede liegen zwischen 4° und 11°.

Die Haarwurzellängen sind auf dem Kopf am größten, es folgen die Extremitäten und der Rumpf. Beim Neugeborenen sind die Haarwurzeln an der Beugeseite des Unterschenkels und an der Streckseite des Vorderarmes länger als die des Rumpfes. Die Wurzeln der Nebenhaare sind überall etwa ¹/₂ so lang wie die der Haupthaare. Die Zahlen schwanken zwischen 5,8 und 0,75 mm beim erwachsenen Japaner und zwischen 2,3 und 0,4 mm beim japanischen Neugeborenen.

Die *Haarbalgmuskeln* setzen niemals am oberen Drittel des Balges an. In der relativen Ansatzhöhe besteht keine sichere Verteilung der Körperregionen. Lediglich am Kopfhaar ist der Ansatz im ganzen etwas höher als an der übrigen Haut. Auch über die Menge der Musculi arrectores pilorum haben japanische Untersucher quantitative Bestimmungen ausgeführt. Die größte Muskelmenge je Quadratzentimeter Hautfläche findet sich am Kopf und hier am Hinterhaupt. Es folgen Rumpf und Extremitäten (Kawai 1933a, b), Taniguchi, Yamada und Koyama 1937). Nach den zuletzt angeführten Autoren sind am Hand- und Fußrücken gar keine Haarbalgmuskeln, nach Kawaji (1934a, b) nur sehr spärliche zu finden. Morita (1953a, b) hat die Arrectores in der Haut des Unterbauches einer Frau untersucht. Ikeda (1953) findet im Augenlid eines Feten nur am oberen und lateralen Rand Haarbalgmuskeln.

Im allgemeinen gilt die Regel, daß die Menge der Haarbalgmuskeln der Anzahl der Haare direkt proportional ist. Der Einzelmuskel, der an mehreren Haaren einer Gruppe inseriert, ist um so größer, je größer die Haargruppe ist (Kawai 1933, Kuriki 1935, Mine 1936).

Die zahlreichen und gründlichen japanischen Untersuchungen beschäftigen sich auch mit der *quantitativen Verteilung der Schweißdrüsen* in den verschiedenen Regionen der Haut während der Entwicklung und bei Erwachsenen verschiedener Rassen (Koibuchi 1932a, Kawai 1933a, b, Taniguchi 1931, 1935b, c, Yamada 1932, Kawaji 1934a, b, Ito 1934, Kuriki 1937a, b, Shibata 1937, Shibuya 1942, Chi und Woo 1943 und Takayama 1954). Planta und Palma enthalten mit Abstand die meisten Schweißdrüsen. Wie besonders aus den Untersuchungen von Taniguchi und Kuriki (1937) hervorgeht, ist die Zahl der Schweißdrüsen bei einem erwachsenen Japaner an der Fußsohle mit 690 und an der Handfläche mit 390 Drüsenausführungsgängen je Quadratzentimeter am höchsten. Das Volumen der Drüsen ist an der Fußsohle mit 0,001 cm³ am kleinsten, an der Handfläche mit 0,0014 cm³ am zweitkleinsten. Das Verhältnis der Volumina der Einzeldrüsen ist damit umgekehrt wie das der Drüsenzahlen je Quadratzentimeter.

Von diesen beiden Stellen abgesehen ist die Zahl der Schweißdrüsen je Quadratzentimeter bei allen Erwachsenen der verschiedensten Rassen am Kopf und dort zumeist an der Stirn am größten, weniger häufig sind die Drüsen an den Extremitäten und am spärlichsten am Rumpf. Die Zahlen schwanken zwischen 500 (Shibata: Stirn eines Japaners) und 75 (Shibuya: Rücken eines Chinesen). Rassische Unterschiede können an dem relativ kleinen Material nicht mit Sicherheit festgestellt werden. Takayama ist der Frage nachgegangen, ob sich in der Größe der Schweißdrüsen alters- und ortsbedingte Unterschiede zeigen lassen. Auch frühere Untersucher hatten neben der Anzahl auch die Größe der Drüsen bei einzelnen Fällen berücksichtigt. Er findet, daß die größeren Drüsen an Kopf und Rumpf zahlreicher sind als an den Extremitäten. Außerdem sieht er überall eine Kategorie sehr kleiner Drüsen, deren Volumen unter der durchschnittlichen Größe der neugeborenen Drüse liegt. Der Autor nimmt an, daß es sich um Drüsen handelt, die in der Entwicklung zurückgeblieben sind oder sich nach der Geburt verkleinert haben. Bei *Hydrocephalen* war die Zahl der Schweißdrüsen je Quadratzentimeter sehr viel geringer ($^1/_2$—$^1/_4$ der normalen), ebenso ihr Volumen (Mochizuki 1936). Statistisch gesicherte Unterschiede zwischen kleineren Körperabschnitten konnten beim Vergleich verschiedener Menschen nicht gefunden werden.

IIZUKA (1954a, b) und YOSHIOKA (1936) haben die Schweißdrüsenzahl und ihre Volumina bei *Macacusarten* bestimmt. Sie finden mit fast 2000 Schweißdrüsen je Quadratzentimeter an den Händen und Fingern und mit 800 an der Fußsohle relativ hohe Werte. Es folgen der Kopf mit 176, die Extremitäten mit 85 und der Rumpf mit etwa 60 Drüsen je Quadratzentimeter. Die stärkere Besetzung der Kopfhaut ist damit auch hier deutlich. Die Reihenfolge von Rumpf und Extremitäten ist ungefähr wie beim Menschen. Die Drüsenvolumina zeigen am Rumpf die höchsten Werte und an den Extremitäten die kleinsten. An der Planta sind die Drüsen größer als in der Palma.

Quantitative Untersuchungen über *Verteilung* und *Anzahl* der *Talgdrüsen* haben BENFENATI und BRILLANTI (1939) sowie JOHNSEN und KIRK (1952) vorgelegt. Sie zeigen starke Schwankungen, so am Handrücken von 0—50 unilobäre Drüsen je Quadratzentimeter (JOHNSEN und KIRK). Die japanischen Untersuchungen der Talgdrüsen betreffen deren Volumina, wie sie sich aus der Schnittbetrachtung ergeben. Ihre Bestimmung ist zum Teil nach Haargruppen getrennt aufgeführt, wobei sich ergibt, daß die einer Haargruppe zugeordneten Talgdrüsen ein um so größeres Volumen einnehmen, je größer die Zahl der Haare in einer Gruppe ist. Ohne Berücksichtigung dieses Sachverhaltes wurde auch das Volumen unter 1 cm² Hautoberfläche bestimmt. Es beträgt an der Stirn 2,436 mm³, am Hinterhaupt 1,085 mm³, am Rücken 1,057 mm³, am Oberarm 0,4 mm³, am Oberschenkel 0,47 mm³ und am Unterschenkel 0,021 mm³. Auch hier sind die Einzelwerte wieder so schwankend, daß nur die Durchschnittswerte topographische Unterschiede zeigen (KAWAJI 1934a bei einem 63jährigen Finnen). Die Untersuchungen an anderen Individuen zeigen andere Werte, aber in annähernd der gleichen Reihenfolge (z. B. ITO 1934, YAMADA 1932 und SHIBATA 1936, 1937).

Abschließend läßt sich aus diesen Untersuchungen festhalten, daß zwar größere Körperabschnitte wie Kopf, Rumpf und Gliedmaßen eine gewisse Regelmäßigkeit der Verteilung von Hautorganen zeigen, daß aber innerhalb kleinerer Körperabschnitte so *starke individuelle Schwankungen* bestehen, daß mit quantitativen Untersuchungen dieser Art keine eindeutigen topographischen Beziehungen festgestellt werden können. Die Unterschiede zwischen den großen Körperabschnitten sind in der frühen Kindheit andere als beim Erwachsenen. Jedenfalls haben die Untersuchungen gezeigt, daß man mit der Verallgemeinerung einmalig erhobener Befunde gar nicht vorsichtig genug sein kann. So haben sich die japanischen Untersucher auch immer nur mit größter Zurückhaltung über ihre Ergebnisse geäußert.

3. Morphologische Unterschiede.

Im folgenden wird versucht, die charakteristischen Merkmale der verschiedenen Hautgebiete herauszustellen. Nachdem es bisher nicht gelungen ist, in Maß und Zahl die Unterschiede zu erfassen, kehre ich dabei wieder zur morphologischen Darstellung zurück.

a) Kopf.

α) Die behaarte Kopfhaut. Das auffälligste Merkmal dieser Region sind die langen *Haare*. Wir sahen schon oben, daß auch die Haardichte je Quadratzentimeter am größten ist. Auch die Zahl der Haare in einer Haargruppe ist sowohl im Durchschnitt wie im Maximum (9 Haare) am höchsten. Die Haarwurzeln sind hier mit 5,8 mm länger als an anderen Stellen des Körpers, und der Haut-Haarwurzelwinkel von 51—71⁰ zeigt die sehr steile Stellung der Haare an. Ein weiteres Merkmal der behaarten Kopfhaut ist das Fehlen dünner Haare. Für die übrigen Gewebsanteile ergeben diese Eigenschaften der Behaarung weitere Unterschiede gegenüber den anderen Körperstellen.

Die *Talgdrüsen* sind lang in die Tiefe gestreckt, die *Schweißdrüsen* mit 300 Drüsen je Quadratzentimeter sehr zahlreich. Die Einzeldrüsen sind im Durchschnitt fast die größten des Körpers, und werden nur von den Drüsen der Stirnhaut übertroffen. Höhere Drüsenzahlen finden sich nur noch an Händen und Füßen und an der Stirn. Die langen Haarbälge, die Talg- und Schweißdrüsen durchsetzen das Corium, das hier um die vielen Anhangsgebilde — auch die Menge der *Arrectores pilorum* ist in der behaarten Kopfhaut am

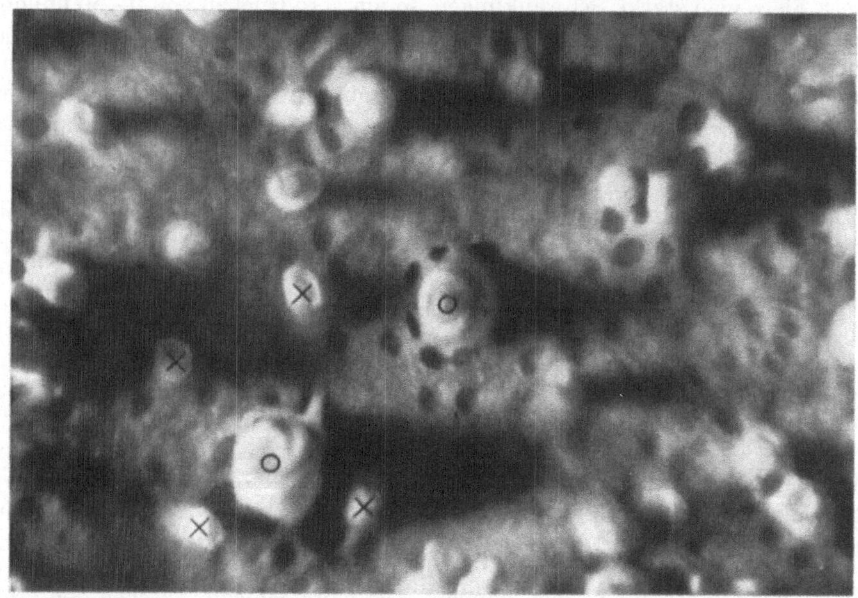

Abb. 186. Stirn, 49jährige Frau. oo Haarwurzeln, × × Schweißdrüsen sind kurz abgebrochen. Neben den Anhangsgebilden sind die Eindrücke der Bindegewebspapillen zu sehen. Vergr. 50fach. (Macerationspräparat nach SEMPER). (Aus HORSTMANN 1952a.)

größten — ein sehr kompliziertes Maschenwerk schlingt. Das *subcutane* Gewebe, in dem die Haarzwiebeln gelegen sind, ist verhältnismäßig dünn und von zahlreichen Retinacula durchsetzt, die das Corium fest an die Galea binden. Die *Epidermisdicke* ist mit etwa 50 μ gering. Der *Papillarkörper* erscheint am Schnittbild ausgeprägt. Grenzflächenpräparate sind nur schwer zu gewinnen, da sie bei der Maceration und nachfolgenden Ablösung an den zahlreichen Haarkanälchen zerreißen.

β) Gesichtshaut. Wie schon das Grenzflächenpräparat zeigt, ist die Zahl der *Haare* an der *Stirn* relativ hoch. TANIGUCHI und SHIBAYAMA (1935a, b) geben für die Stirn durchschnittlich fast 700 Haare je Quadratzentimeter an. Über die Haargruppenverhältnisse an der Stirn sagen sie nichts aus. Mir fällt auf, daß an der Stirn die Haare ziemlich gleichmäßig verteilt sind und Gruppenbeziehungen zwischen größeren und kleineren Haaren nicht bestehen. Dagegen ist die Zuordnung der Schweißdrüsen zu den Haaren deutlich (Abb. 186). Der *Papillarkörper* ist im ganzen flach. Um Haare und Schweißdrüsen finden sich hohe Papillen, die tief in die Epidermis reichen. Die *Epidermis* ist im ganzen Gesicht relativ dick. An der Wange, der Nase und den Lippen ist die Ausgestaltung der

Grenzfläche ähnlich. Während an Nase, Stirn und oberer Wangenpartie nur kurze und dünne *Haare* vorkommen, ist die untere Wangenpartie besonders beim Manne mit ganz dicken und sehr dünnen Haaren (Bart- und Flaumhaaren) besetzt. Dementsprechend liegen am Schnitt recht unterschiedliche Haarbälge in ganz verschiedenen Tiefen. Ob in diesem Gebiet die Barthaare Haupthaare sind und die Flaumhaare wenigstens teilweise Nebenhaare, wie es manchmal am Schnitt scheint, ist nicht genauer untersucht, ebensowenig die Reihenfolge der Umwandlungen innerhalb einer Haargruppe des Bartes, wo die Flaumhaare mehr und mehr zurücktreten. Dieselbe Frage erhebt sich bei der Umwandlung der Haare in der Axilla und Schamgegend.

Charakteristisch für das mikroskopische Bild der Gesichtshaut ist an vielen Stellen das Auftreten *quergestreifter Muskelfasern* am unteren Rand des Coriums, wo die mimische Muskulatur inseriert. Das *subcutane Fettgewebe* ist besonders in den Lippenwinkeln und an den Nasenflügeln stark von Bündeln der Gesichtsmuskulatur durchsetzt.

Weitere Besonderheiten finden sich am Augenlid, an den Nasenflügeln und an den Ohren. Das *Augenlid*, dessen Haut in allen Schichten sehr dünn ist, ist mit sehr feinen, oft in Reihen stehenden *Härchen* besetzt (Abb. 187). Die sehr dünne *Epidermis* ruht auf einer auffallend locker strukturierten Cutis. Die Epidermis ist durch leistenartig vorspringende Vertiefungen in der Cutis verzahnt (Abb. 50a). Die Subcutis ist in Höhe des Tarsus frei von Fett und enthält Bündel und einzelne Fasern der mimischen *Muskulatur*. Zwischen den locker verflochtenen Bindegewebsfasern liegt reichlich *intercelluläre Substanz*. Nur in einem so lockeren Gewebe kann sich Flüssigkeit rasch in einem Ausmaß anschoppen, wie es beim *Lidödem* beobachtet wird. Die kleinen *Schweißdrüsen* kommen nur vereinzelt vor. Nach der Lidbasis hin werden sie zahlreicher, die Haare dicker, und

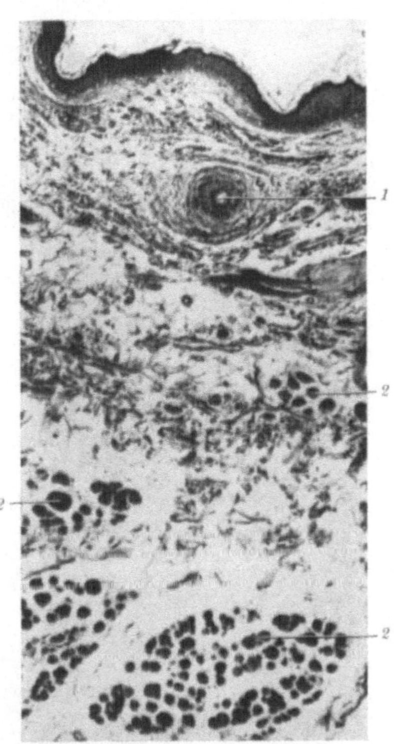

Abb. 187. Oberlid, unterer Anteil. Feine Haare (*1*), kein subcutanes Fett, keine Schweißdrüsen. In die locker strukturierte Cutis strahlen die quergestreiften Muskelfasern (*2*) ein. Vergr. 65fach. (Azan.)

es erscheint Fett im Unterhautzellgewebe (Abb. 188). Auch die *Talgdrüsen* sind klein und werden gegen die Augenbrauen und Wimpern zu größer. Die *äußeren Wurzelscheiden* sind in der Regel mit den *Ring- und Kragenwülsten* ZIMMERMANNs (Abb. 120, 126) ausgerüstet (s. auch VIRCHOW 1910, OLIN 1942). Sie zeigen häufig Längsleisten. Die Haare sind kantig (Abb. 188).

Die Verzahnung zwischen Epidermis und Bindegewebe wird durch kurze Epidermisleisten oder -zapfen hergestellt, die in parallelen Reihen hintereinander liegen und am Schnitt einen unregelmäßigen *Papillarkörper* vortäuschen können. Eine räumliche Zuordnung der Epidermisleiste zu den Anhangsgebilden besteht. Diese Art des Papillarkörpers, die an Druckspuren einer anatomischen Pinzette erinnert, findet sich auch in der Wangenhaut in Nachbarschaft des Auges.

Auch die Haut der *Nase* ist mit sehr feinen *Haaren* ausgerüstet, denen die Musculi arrectores fehlen (WUSTROW 1952). An der Nasenspitze und an den Flügeln sind den zierlichen Haarbälgen die großen *Talgdrüsen* dieser Gegend

angeschlossen, die auch ohne feststellbaren Haarbalg direkt in die Oberfläche
münden (s. auch NAGATA 1938). Der *Papillarkörper* ist am Schnitt mäßig gut
ausgebildet (Abb. 189). Macerationspräparate gelingen schlecht, da die großen
Talgdrüsen die Ablösung verhindern. Die dicke Cutis bildet ein derbes Lager
für die Talgdrüsen und nimmt auch die gut entwickelten *Schweißdrüsen* auf. An
den Nasenflügeln reicht die *quergestreifte Muskulatur* in die untere Cutis und
bildet eine muskuläre Subcutis. Unter ihr liegt eine mehr oder weniger dünne

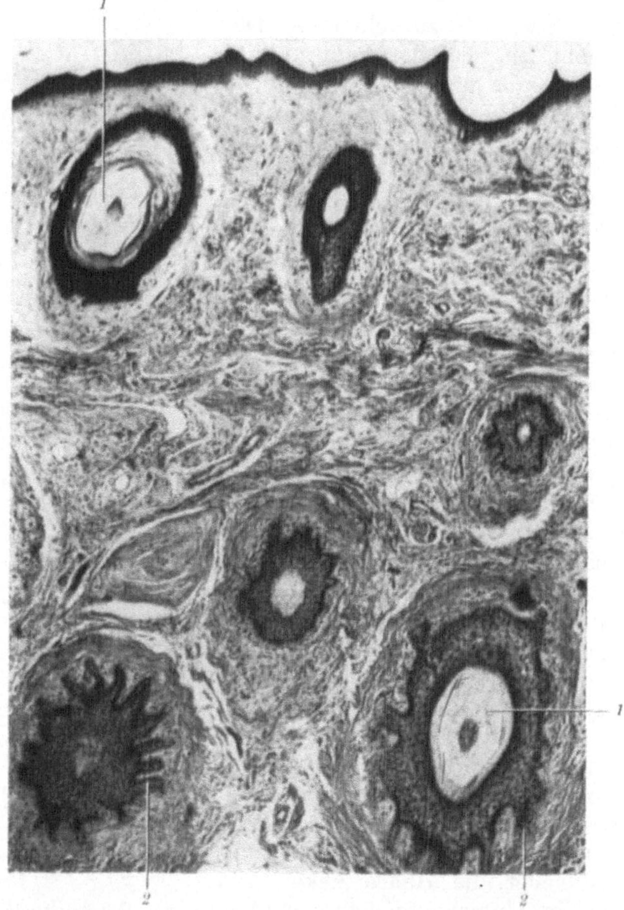

Abb. 188. Übergang des Augenlides zur Augenbraue, Erwachsener. Dünne Epidermis mit gering entwickeltem
Papillarkörper. Kantige Haarquerschnitte (*1*), wenig Drüsen. Die äußere Wurzelscheide trägt Längsleisten (*2*).
Lockere Cutis. Vergr. 65fach. (Hämatoxylin-Eosinfärbung.)

Fettschicht zwischen der Muskulatur und dem Knorpel. An der Innenseite der
Nasenflügel treten die dickeren Haare des Vestibulum hervor, begleitet von Talg-
und apokrinen Drüsen (s. S. 120). Über den mit Hautanhängen besetzten Teil
des Vestibulum reicht das verhornte mehrschichtige Plattenepithel noch einige
Millimeter tiefer in die Nasenhöhlen.

Die Haut der *Wangen* zeigt neben den zahlreichen *Haaren* verschiedener
Kaliber eine gut entwickelte *Cutis* und reichlich *Talg-* und *Schweißdrüsen*. Das
subcutane *Fettgewebe* kann sehr dick sein. Der *Papillarkörper* ist schwach entwickelt. GREB (1940), der die Coriumoberfläche studiert hat (s. S. 57), findet

im ganzen eine wellenförmige Beschaffenheit und nur um die Haare größere Papillen.

Die Haut der *Ohrmuschel* trägt viele sehr feine *Haare*. Auf der Rückseite sind vereinzelt *Schweißdrüsen* zu finden, auf der Vorderseite dagegen nur ganz ausnahmsweise (Abb. 190). Kleine *Talgdrüsen* kommen auf beiden Seiten vor, sind aber auch auf der Rückseite häufiger und größer als auf der Vorderseite. Die *Cutis* ist von mittlerer Dicke und geht an der Innenseite in eine faserreiche,

meistens fettfreie *Subcutis* über, die lockerer gewebt ist als die Cutis und sich ihrerseits mit dem Periost des Knorpels verbindet. Die Cutis der Außenseite ist von einer faserreichen, aber Fettzellen enthaltenden Subcutis unterlagert. Stellenweise liegt hier ein wohlausgebildetes Fettpolster. Über die starke Behaarung des Tragus und des distalen Teiles des äußeren Gehörganges wurde oben berichtet.

Der *Papillarkörper* des Ohres zeigt eine gleichmäßige Verteilung der Haarbälge, deren Ansatzstellen von regelmäßigen Epidermisleisten in Form der *Rosetten* und *Kokarden* (s. Abb. 50b) umgeben sind. Auf der Fläche zwischen diesen sind Papillen verschiedener Größe verteilt.

Der *äußere Gehörgang* ist von einer nach innen dünner werden, den *Epidermis* bedeckt. Besonders über dem Trommelfell liegt eine äußerst zarte Epidermis (KOLMER 1927). Die *Cutis* besteht aus sehr derbem und dichtem Bindegewebe, das größtenteils durch eine dünne, aber nur wenig aufgelockerte kollagene Subcutis am Perichondrium und Periost der benachbarten Skelet-

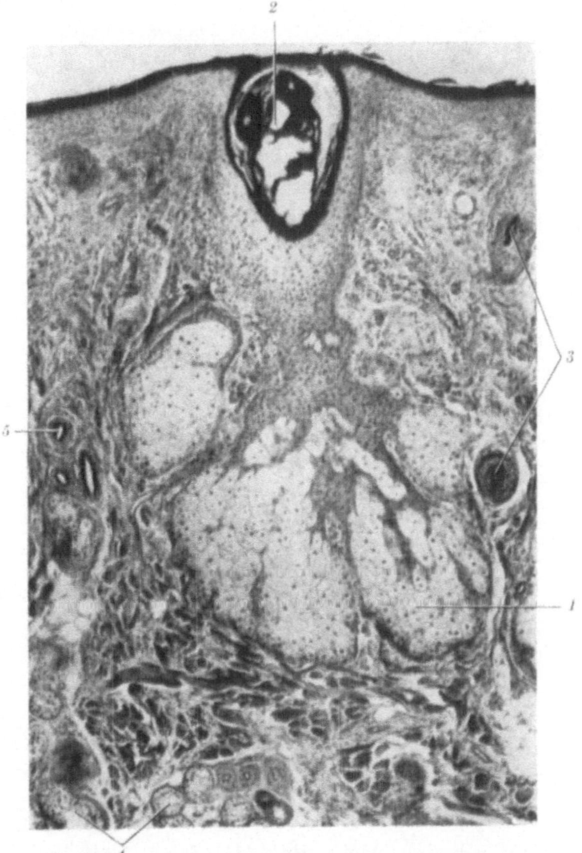

Abb. 189. Nasenflügel eines Erwachsenen. *1* große Talgdrüsen mit weiten Gängen (*2*), *3* dünne Haare, *4* reichlich Schweißdrüsen, *5* Schweißdrüsengang. Derbe Kollagenbündel. Vergr. 65fach. (Azan.)

teile befestigt ist (vgl. Abb. 190, 191). Nur an wenigen Stellen sind subcutane *Fettpolster* vorhanden. In die derbe Cutis sind *Haarbälge, Talg-* und *Ceruminaldrüsen* eingebettet. Die Talgdrüsen sind sehr zahlreich. Nur ganz außen kommen auch Schweißdrüsen vor. Über dem knöchernen Gehörgang ist die Cutis sehr dünn. Hier fehlen die Anhangsorgane der Haut ganz (PERRY und SHELLEY 1955). *Musculi arrectores* fehlen (WUSTROW 1952). Das Macerationspräparat zeigt, daß im inneren haarlosen Teil die Epidermis in Leisten gegen die Cutis verzahnt ist. Die Leisten bilden Wirbel und laufen über dem Trommelfell zu einer ebenen Grenzfläche aus (Abb. 54a).

Auffallend an der gesamten Haut des Kopfes ist die *Seltenheit komplizierterer Sinnesorgane*. Man findet nur hie und da KRAUSEsche *Endkörperchen*, fast nie

MEISSNER*sche*, RUFFINI*sche* oder VATER-PACINI*sche Körperchen*. Allerdings liegen darüber keine neueren Untersuchungen vor. Bei dem gegenwärtigen Zweifel an der Spezifität der Hautsinnesorgane sind sie dringend erforderlich. Ist es doch eine alte Gewohnheit, Temperaturen am Augenlid oder an den Wangen zu prüfen. Auch über die Ausgestaltung des Blutgefäßsystems der Haut am Kopfe finden sich keine Angaben. Es steht zu vermuten, daß der Vielgestaltigkeit des im ganzen spärlichen Papillarkörpers auch eine entsprechende Vielfalt an *Capillaren* zugeordnet ist.

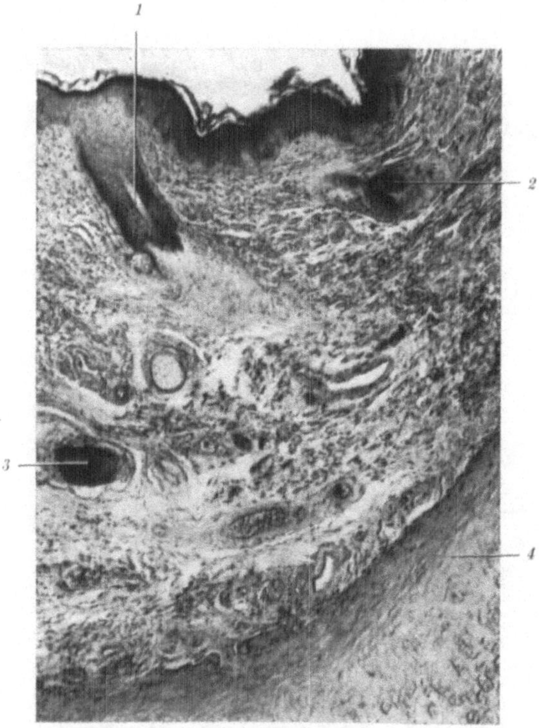

b) Stamm.

Die Haut des *Stammes* zeigt statistische Unterschiede in der *Behaarung* und *Besetzung der Schweißdrüsen*, die aber im Einzelfall sehr stark schwanken. Die Haut des *Halses* ist der des Rumpfes vergleichbar. Sie ist wie diese mit Haaren, Schweiß- und Talgdrüsen reichlich ausgestattet. Am Grenzflächenbild fällt die Reihenstellung der Haare auf. Die nicht sehr hohen Bindegewebspapillen sind zum Teil den Haaren und Schweißdrüsen konzentrisch zugeordnet.

Die Schnittuntersuchung der *Rumpf-* und *Extremitätenhaut* läßt mit Ausnahme weniger Stellen keine sicheren Unterscheidungsmerkmale erkennen. Dagegen zeigt das Grenzflächenpräparat einige Eigentümlichkeiten in verschiedenen Regionen. Vergleicht man z. B. an solchen Präparaten den Hals und die Ventralseite des Rumpfes mit dem Rücken,

Abb. 190. Ohrmuschel, Innenseite, Erwachsener. Dünne Epidermis, keine Drüsen, kein subcutanes Fettgewebe. Die Cutis und Subcutis gehen ohne Grenzen ineinander und in das Perichondrium über. *1* Haarschaft, *2* und *3* Haarpapillen, *4* Knorpel. Vergr. 65fach. (Azan.)

so fällt ins Auge, daß die feine Fältelung der Haut, die Hautfelderung, am Rücken und Gesäß sich im Grenzflächenpräparat sehr viel weniger ausdrückt als an den anderen Stellen des Stammes (Abb. 192, 195). An der Ventralseite liegt an Hals und Brust ein mehr oder weniger regelmäßiges Netzwerk von Epidermisleisten, die am Hals kleinere und an der Brust, besonders an der weiblichen, größere und flachere Papillen umschließen. Am *Bauch* fallen außer den messerscharfen Unterbrechungen der Epidermisleisten durch die Fältelung die gratartigen, untereinander annähernd parallelen Leisten der Oberhaut auf. Diese Leisten entsprechen Reihen von Papillen. Sie scheinen nach der Darstellung von GREB (1940) in der Leistengegend noch deutlicher zu sein. Der Rücken nimmt in bezug auf die Ausbildung durchlaufender Epidermisleisten eine Zwischenstellung ein.

Am *Sitzbeinhöcker* ist die dickere Epidermis von tiefen Papillen durchsetzt. Die Haare einer Haargruppe stehen in langen Reihen (Abb. 193). In der Mittellinie der *Rima ani* liegt ein Hautstreifen, der durch besonders kräftige Epidermisleisten ausgezeichnet ist (Abb. 194). Sie schließen Bindegewebsleisten ein, auf denen sich kammartig Papillen erheben. Den Leisten, die sich erst nach der Geburt wie der übrige Papillarkörper voll entwickeln, entspricht die reihenförmige Anordnung der Haare und Nebenhaare. Auch die cranio-caudale Strichrichtung der Haare fällt in die gleiche Ebene. Während an dieser Stelle die Grundlinie der Haargruppe (s. S. 143) in der Neigungsebene des Haarwinkels liegt, steht sie an anderen Stellen häufig annähernd senkrecht zu ihr, so am Hals, in der Achselhöhle und in der Glutäalregion. Strichrichtung und Ordnung der Haargruppe sind demnach offensichtlich voneinander unabhängig.

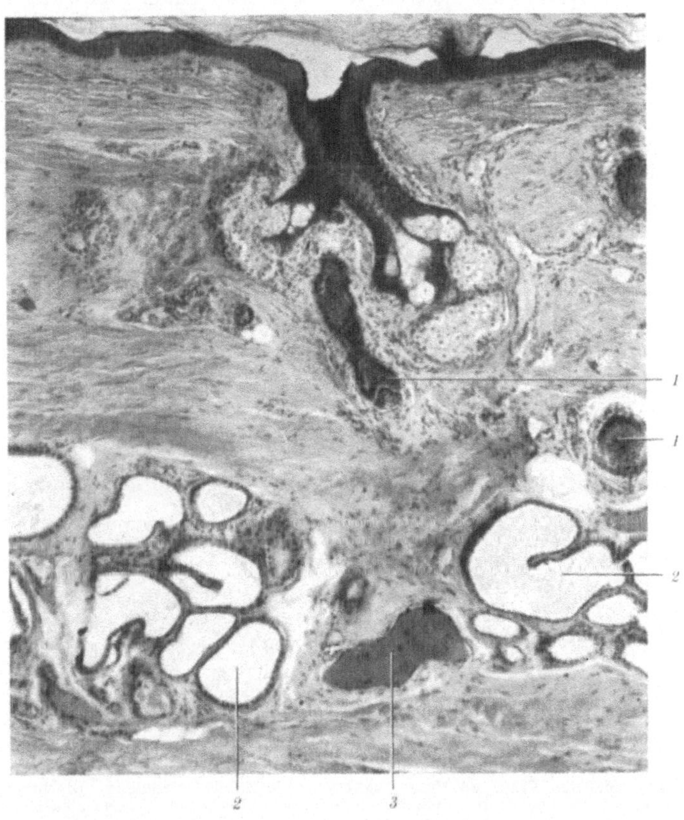

Abb. 191. Äußerer Gehörgang. Große Talgdrüsen, *1,1* dünne Haare, *2,2* Ceruminaldrüsen. Derbes und dichtes Bindegewebe von der Epidermis bis zur knorpeligen oder knöchernen Wand, wenig Fettzellen, *3* Vene der Gefäßdrüsenschicht. Vergr. 65fach. (Hämatoxylin-Eosinfärbung.)

Die von PINKUS (1927) beschriebenen *Haarscheiben* sind am Grenzflächenbild als bohnenförmige Eindellungen der Epidermis vor dem Haarschaft erkennbar (Abb. 195, 50c). Sie sind nirgends so deutlich und zahlreich wie am Bauch.

Die einzelnen *Papillen* sind am Rumpf verhältnismäßig breit und an den Schultern und auf dem Rücken zu flachen Sockeln ausgewalzt, auf denen kurze höckerige Einzelpapillen stehen können (GREB 1940).

Auf einige Besonderheiten sei hier noch verwiesen. Die Epidermis der *Mamillen* ruht auf einem besonderen Papillarkörper (Abb. 196, 197). Das Übersichtsbild der Grenzfläche zeigt konzentrische Reihen von Drüsenausführungsgängen und derbe, tief in die Cutis vorspringende Leisten, die nach der Peripherie hin an Höhe abnehmen. Die stärkere Vergrößerung läßt zwischen den Reihen grübchenförmige Vertiefungen in der Unterfläche der Epidermis erkennen. Die ihnen entsprechenden warzigen Erhöhungen auf der Außenseite machen die buckelige, von Runzeln durchzogene Oberfläche der Mamille aus.

Die *Achselhöhlenhaut*, charakterisiert durch die Ansammlung *apokriner Drüsen*, besitzt eine auffallend lockere Cutis und nur einen geringen Papillarkörper, der an den des Gesichtes erinnert. Die großen Haarbälge beim Erwachsenen liegen fast parallel zur Oberfläche und gelangen deshalb nicht in tiefere Schichten der Subcutis (Abb. 198).

Die Haut des *Nabels* ist haarlos und nur mit einem schwach entwickelten Papillarkörper ausgerüstet. Die Cutis besteht aus locker geflochtenen, aber an

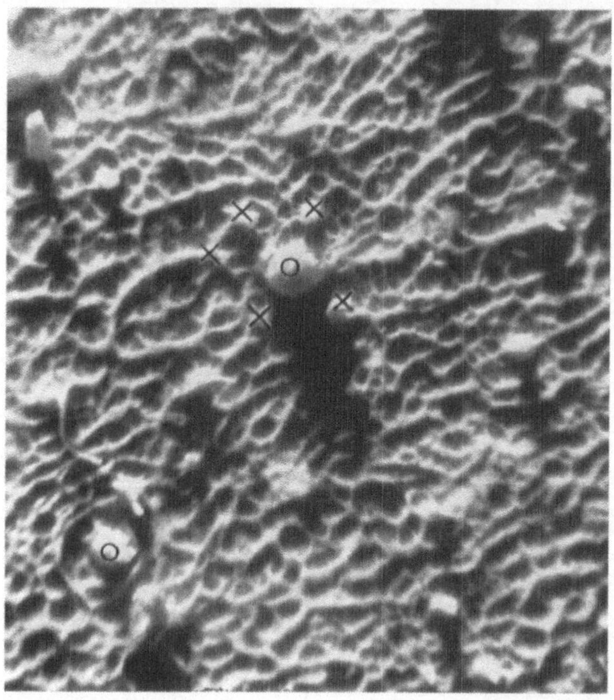

Abb. 192. Rücken, 45jährige Frau. oo Haare, xx Drüsen in Zifferblattstellung. Die breiten Bindegewebspapillen haben flache Grübchen in der Epidermisunterfläche hinterlassen. Vergr. 30fach. (Präparation wie Abb. 186.) (Aus HORSTMANN 1952a.)

sich derben Kollagenfaserbündeln. In der Rima ani befindet sich ein *haarloser Steißfleck* beim Feten und Neugeborenen und vielleicht auch beim Erwachsenen (ECKER 1880). Er liegt kranial vom Zentrum eines Haarwirbels vermutlich an der Stelle des ehemaligen Neuroporus caudalis.

c) Extremitäten.

An den *Extremitäten* ist die Haut über den Beugeseiten der Gelenke in allen Schichten dünner als über den Streckseiten. Der Papillarkörper ist über dem Ellenbogen und der Kniescheibe sehr viel kräftiger als über der Ellenbeuge und der Kniekehle. An den Beugeseiten sind die Einzelpapillen zierlich und stehen weniger dicht als an den Streckseiten. Die mediale Seite des Oberarmes und Oberschenkels gleicht mehr der Bauchhaut, die laterale der Rückenhaut. Über der Kniescheibe ist eine besonders innige Verbindung zwischen Oberhaut und

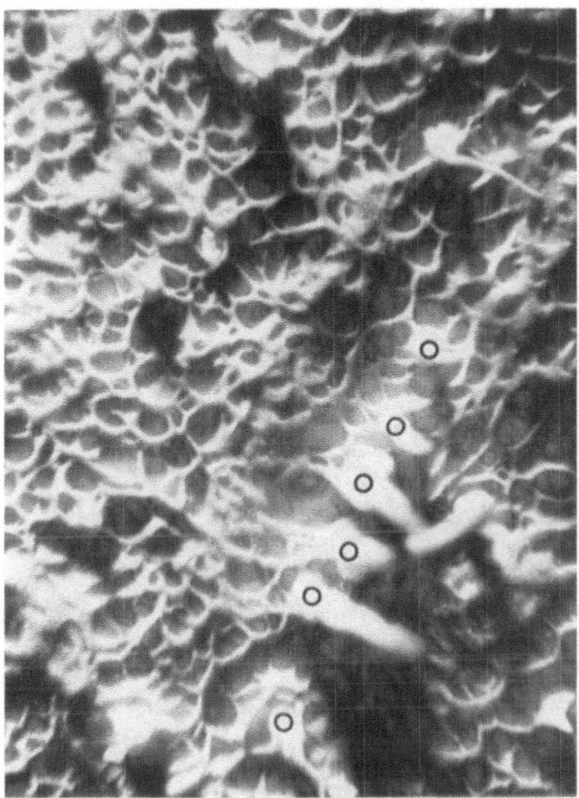

Abb. 193. Sitzbeinhöcker, 45jährige Frau. Eine Sechshaargruppe. oo Haare in Reihen angeordnet. Kräftige Epidermisleisten. Vergr. 30fach (Präparation wie Abb. 186.) (Aus HORSTMANN 1952a.)

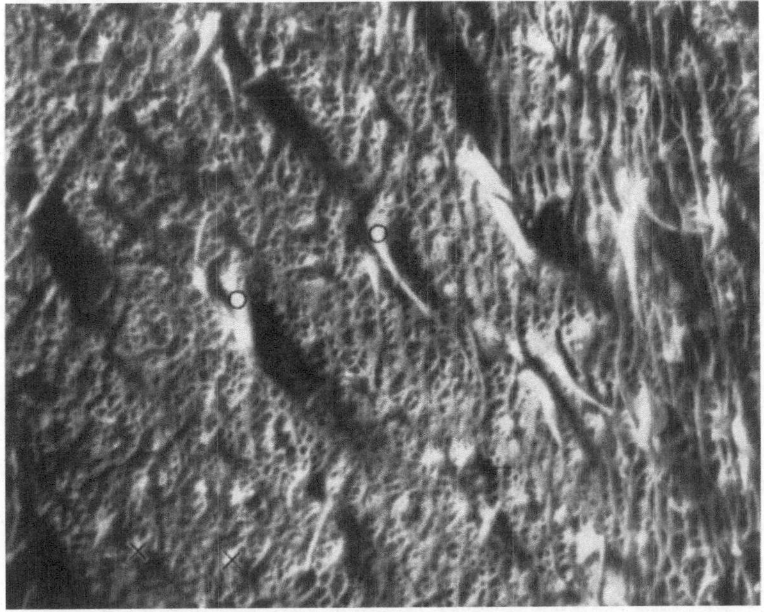

Abb. 194. Rima ani, 49jährige Frau. Rechts Mittelstreifen mit sagittal verlaufenden Epidermisleisten. Links Übergang zur Haut des Gesäßes. (Präparation und Bezeichnungen wie Abb. 186.) Vergr. 20fach.

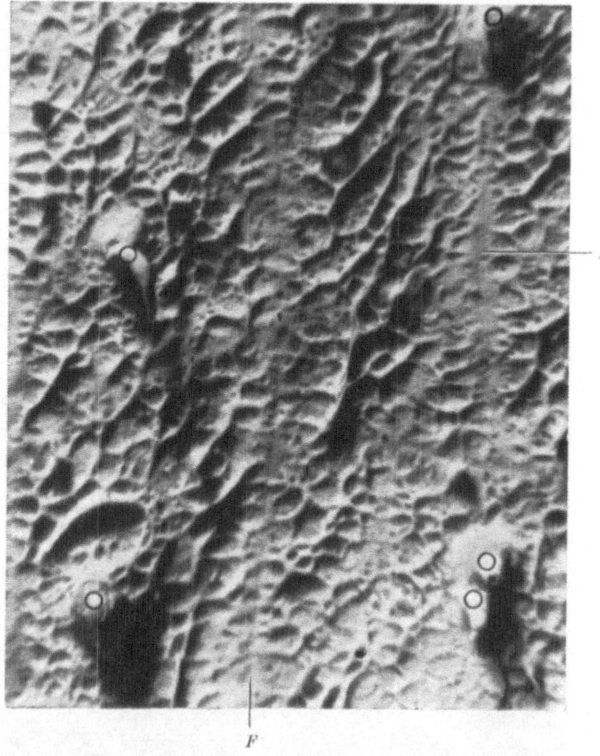

Abb. 195. Bauchhaut, 49jährige Frau. oo Haarwurzeln, dabei eine Zweihaargruppe. *F* Hautfalten mit ver-
strichenem Relief der Grenzfläche. Im ganzen herrschen Epidermisleisten vor, die von rechts oben nach links
unten ziehen (Das Haar links unten mit Haarscheibe s. Abb. 50c). Vergr. 25fach. (Aus HORSTMANN 1952a.)

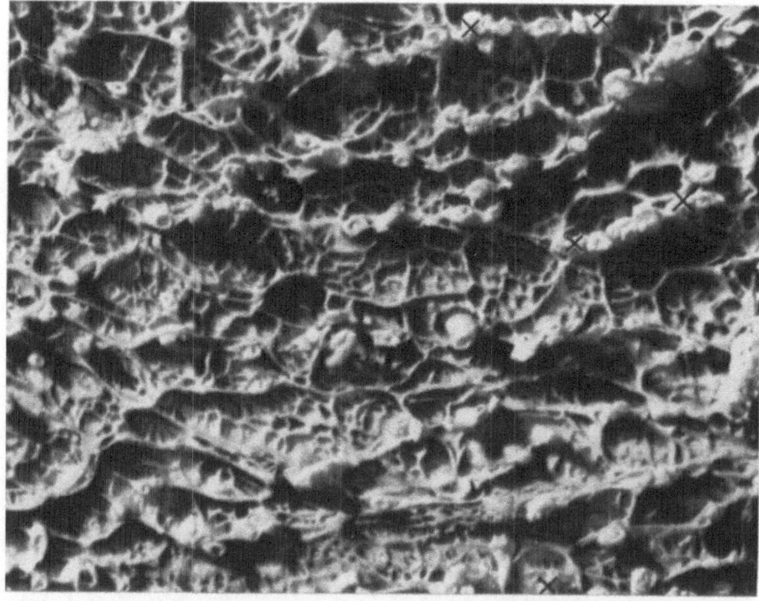

Abb. 196. Mamille, 39jährige Frau. Die von links nach rechts durchziehenden Leisten und Reihen von Drüsenausführungsgängen (xx) verlaufen in konzentrischen die Mamille umziehenden Linien. Die hohen Epidermisleisten und ihnen entsprechende Fältchen lassen einen tiefzerklüfteten Papillarkörper entstehen, dessen Grenzflächenbild Ähnlichkeit mit dem einer Warze hat. Vergr. 40fach.

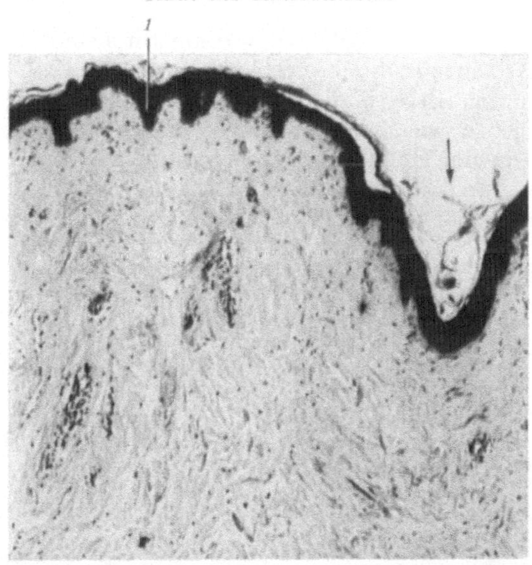

Abb. 197. Mamille eines erwachsenen Mannes. Dünne, aber mit tiefen Leisten (1) verzahnte Epidermis. Zellarme Cutis ohne Schichtung, nur vereinzelt Drüsen, gelegentlich Züge glatter Muskulatur. ↓ Falte. Vergr. 65fach. (Azan.)

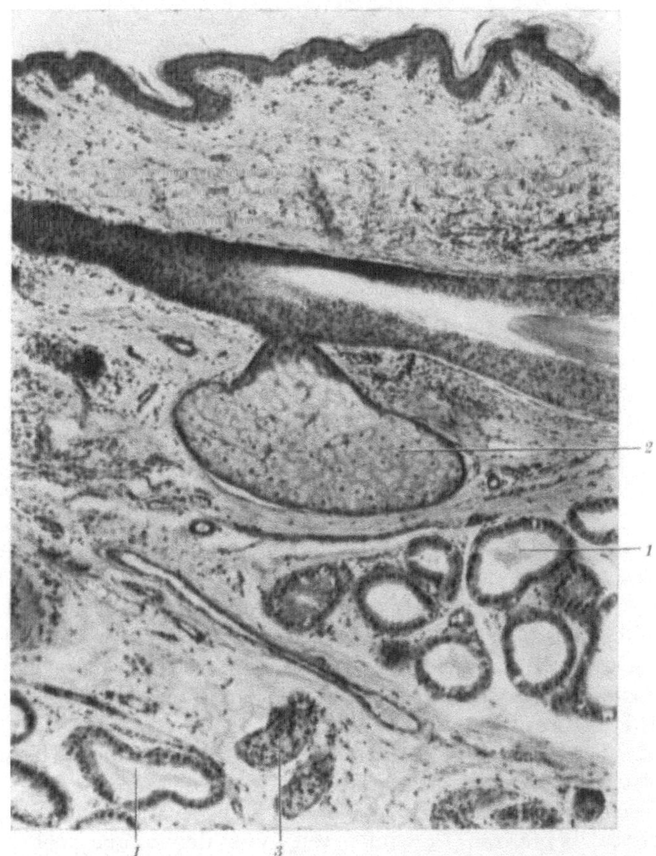

Abb. 198. Achselhöhlenhaut, Erwachsener. Dünne Epidermis, faserarme Cutis, *1* apokrine Drüsen, *2* einfache Talgdrüsen, *3* ekkrine Schweißdrüsen, sehr spitze Haarwinkel. Vergr. 65fach. (WEIGERTS Eisenhämatoxylin-Benzopurpur.)

Cutis durch hohe Papillen erreicht, die, wie am Sitzbeinhöcker, auch noch die oberen Teile des Haarkanals durchsetzen können (Abb. 199). Die derbe Hautfältelung läßt in ihrem Bereich die Papillen zwar flacher werden, aber doch nicht ganz verstreichen wie andernorts. Die derbsten knollenartigen Papillen fand GREB (1940) in der Haut über der Achillessehne. Von Palma und Planta abgesehen ist der Papillarkörper am kräftigsten über der Achillessehne, der Kniescheibe, dem Olecranon und dem Gesäß ausgebildet.

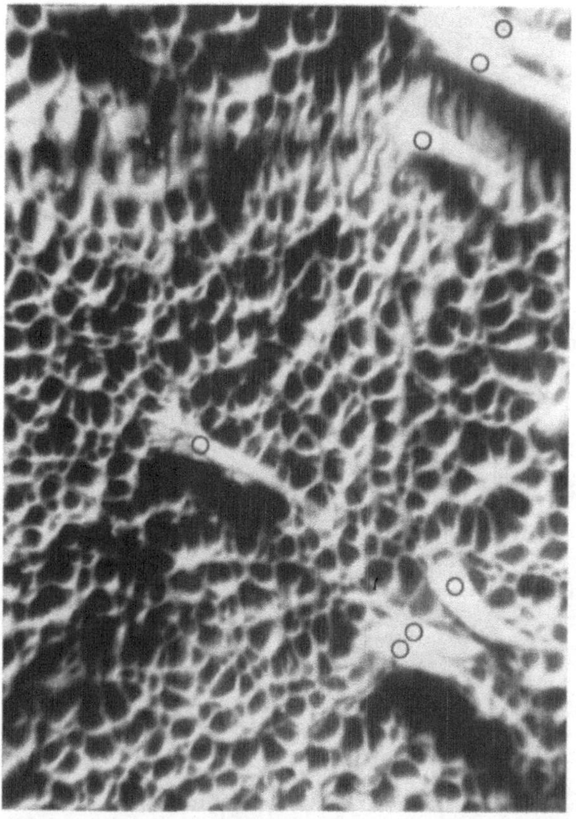

Abb. 199. Kniescheibe, 49jährige Frau. oo Haarwurzeln. 2 Dreihaargruppen und 1 Einzelhaar. Etwa parallel zur oberen Bildkante, das Gebiet einer Hautfalte mit flacherem Relief. Sonst tiefes Relief der Grenzfläche. Vergr. 30fach. (SEMPER-Macerationspräparat.) (Aus HORSTMANN 1952a.)

Feiner und verhältnismäßig regelmäßiger sind die Papillen über dem *Fuß- und Handrücken*. Besonders über den distalen Partien des Fußrückens, die fast völlig haarfrei sind, sieht man an den Macerationspräparaten die Unterseite der Epidermis sehr regelmäßig gestaltet (Abb. 200). Um die Schweißdrüsenmündungen sind Rosetten gelegen, das Feld dazwischen ist gleichmäßig mit Papillen besetzt. Die feine Fältelung schließt größere und kleinere Hautfelder ein. Unter den Fältchen sind die Papillen verstrichen.

Während bei den bisher besprochenen topographischen Unterschieden die Epidermisleisten im ganzen ein Netzwerk bilden, ist die Oberhaut aller Stellen, die keine Haare tragen, mit durchgehenden Leisten im Corium verankert. Die Epidermisleisten begrenzen Coriumleisten, von denen aus mehr oder weniger komplizierte Reihen von Papillen sich kammartig erheben. Das bekannteste Beispiel dieser Art ist die *Leistenhaut der Palma und Planta* (Abb. 201). Die

Papillen der Handflächen sind plumper als die der Fußflächen, wo die Querleisten stärker gegen das Corium vorspringen (Abb. 202, 203).

Als erste Vorwölbung gegen das Corium entstehen die Drüsenleisten und anschließend zwischen ihnen die Haftleisten (Abb. 47). Noch bevor die Haftleisten erscheinen, treten in regelmäßigen Abständen Schweißdrüsen auf. Die Regelmäßigkeit der Abstände wird mit zunehmendem Wachstum geringer (Abb. 202, 203). Zwischen Drüsen und Haftleisten bilden sich die Kämme des Bindegewebes aus, auf denen um die Zeit der Geburt und danach die Reihen der

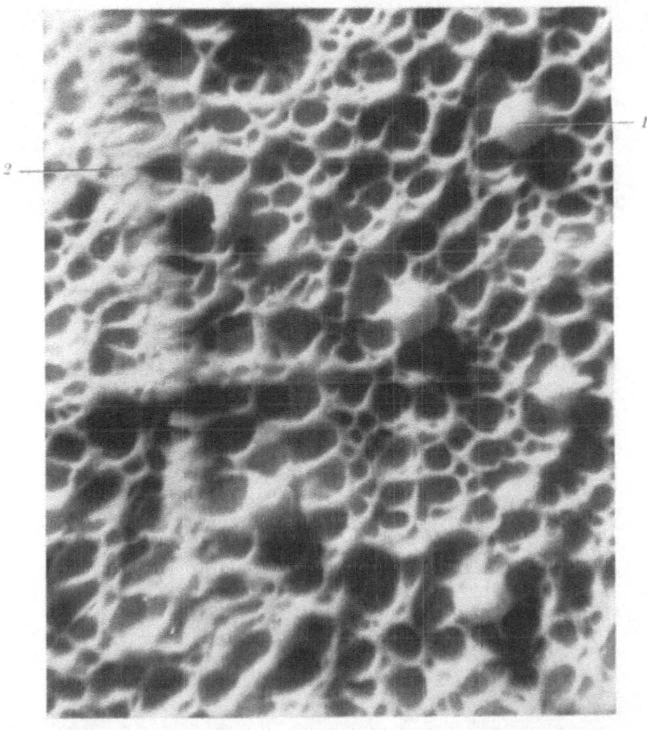

Abb. 200. Epidermisunterfläche des Fußrückens einer 49jährigen Frau. *1* Schweißdrüsenausführungsgang. *2* Falte der Hautfelderung. Vergr. 60fach. (Aus HORSTMANN 1952a.)

Papillen erscheinen. An der Palma sind die Papillen rund, an der Planta senkrecht zum Leistenverlauf etwas abgeplattet. Hier sind sie außerdem höher und schlanker als an der Hand. Die Ordnung der Drüsen und Haftleisten löst sich an den Rändern der Hände und Füße, Finger und Zehen allmählich auf und geht in das netzförmige Relief der behaarten Haut über (Abb. 48, 204). Dabei verschwinden zuerst die Haftleisten. Die Richtung der Drüsenleisten ist als Schweißdrüsenreihe noch ein Stück weiter zu verfolgen. Der Leistenverlauf geht an den Rändern in die Richtung des Haarstriches über. Ausnahmsweise findet man noch in der behaarten Haut einen kleinen Fleck mit Leistencharakter.

CAUNA (1951) weist auf die Ähnlichkeit der Entwicklung der Leistenhautepidermis mit derjenigen der Sinnesplacoden des Kopfes hin und spricht von „limb placode".

Der *Verlauf der Tonofibrillen in der Epidermis der Leistenhaut* ist von PATZELT (1928) und SALECKER (1943) im polarisierten Licht untersucht worden. Am quer

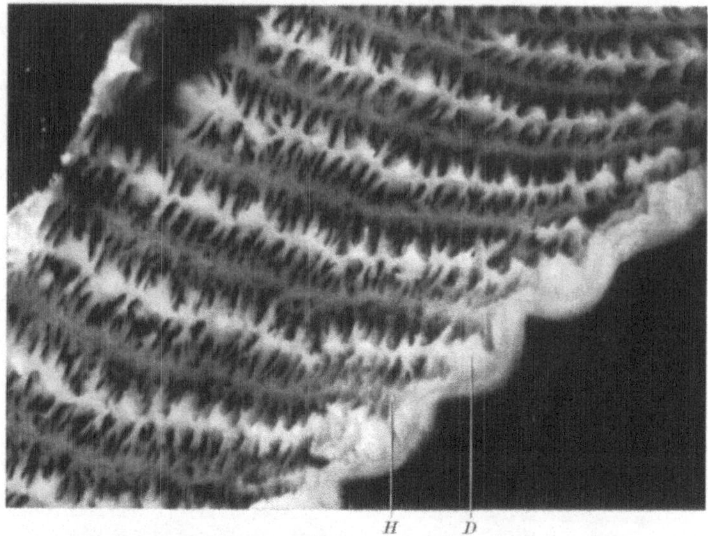

Abb. 201. Epidermis der Fingerbeere. *D* Drüsenleisten, *H* Haftleisten. Die Papillarlinien und -furchen sind an der vorderen Schnittkante des Macerationspräparates zu erkennen. Vergr. 10fach.

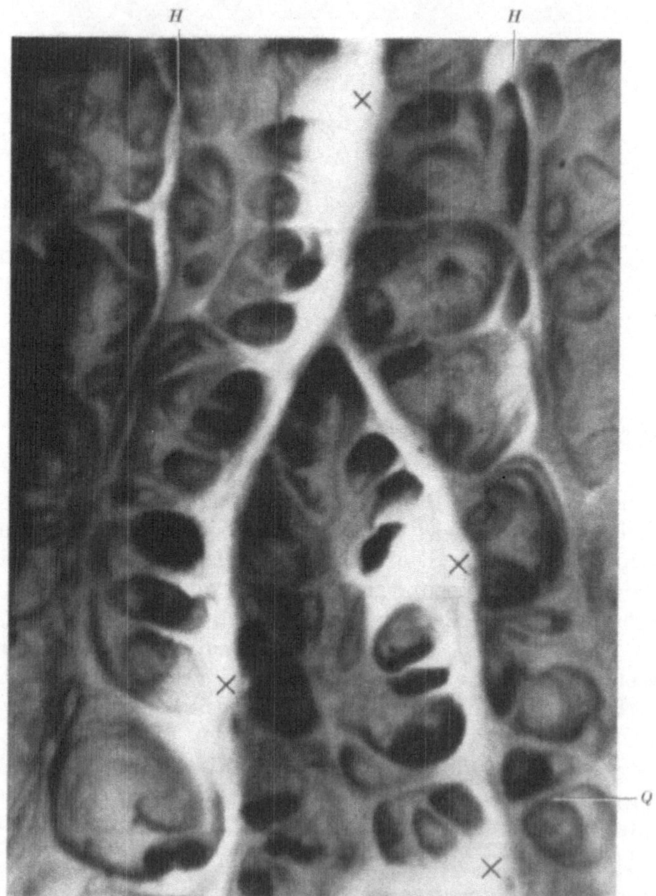

Abb. 202. Epidermisunterfläche, Fingerbeere, 37jähriger Mann. Verzweigte Drüsenleiste mit 4 Drüsenausführungsgängen (xx). *H, H* Haftleisten, *Q* Querleisten. Vergr. 80fach.

zu den Leisten verlaufenden Schnitt erkennt man Fibrillenzüge, die in Form
von Bügel verlaufen, deren konvexe Scheitel der äußeren Aufbiegung der Drüsenleisten folgen. In den Tälern zwischen den Leisten biegen die Tonofibrillenzüge
um und stehen hier fast senkrecht zu Oberfläche. Hier werden sie nach Ansicht
PATZELTs von längsverlaufenden horizontalen Fibrillen durchsetzt. SALECKER
deutet das gleiche polarisationsoptische Phänomen als schräge Züge der in die
Leistenrichtung umgebogenen Bügel. Im Längsschnitt durch die Leistenscheitel

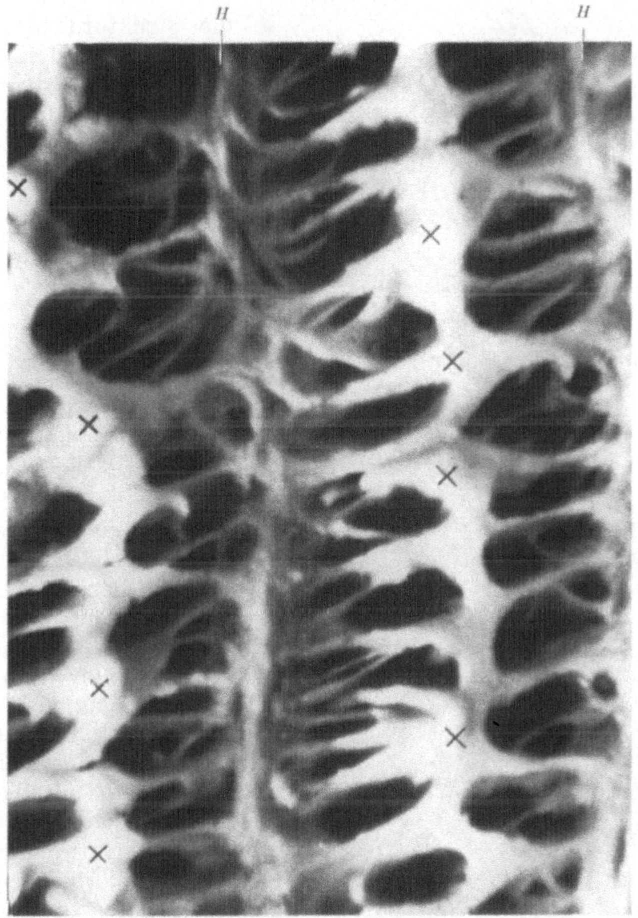

Abb. 203. Epidermisunterfläche, Zehenbeere, 37jähriger Mann. Drüsenleisten mit abgebrochenen Drüsenausführungsgängen (xx). *H, H* Haftleisten. Vergr. 80fach. (Aus HORSTMANN 1952a.)

leuchten senkrecht stehende Fasern auf. Die Darstellung SALECKERs versucht,
den komplizierten polarisationsoptischen Befund durch ein doppeltes Bügel-
system zu erklären. PATZELT betont dagegen die einzelnen Fibrillenrichtungen
und nimmt an, daß sich Fibrillenzüge verschiedener Richtung durchwirken.

Der Verlauf im Stratum germinativum schließt nicht an den in der verhornten Epidermis an. In den Drüsenleisten verlaufen steilere Fibrillenzüge als
in den Haftleisten. Die Züge der Haftleisten folgen sich überkreuzend den
Scheiteln der Wellenlinie des Stratum lucidum. Der Tonofibrillenlauf im Stratum
lucidum ist unbekannt. Diese Schicht leuchtet zwar im Polarisationsmikroskop
stark auf, sie läßt aber keine fibrillären Details erkennen. Nach SALECKER stellt

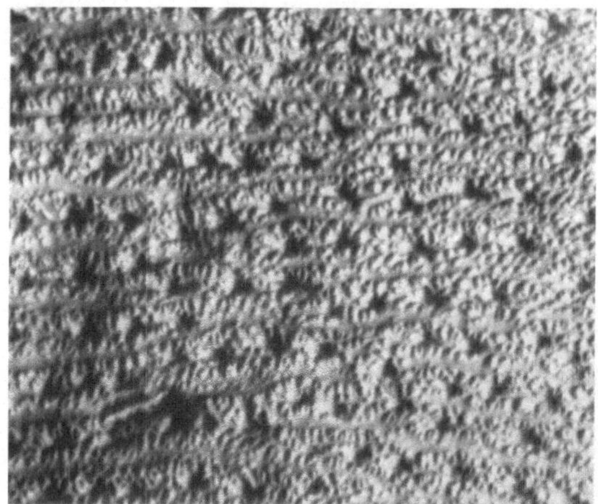

Abb. 204. Epidermisunterseite des medialen Fußrandes einer 49jährigen Frau. Die hellen Kämme sind Haftleisten. Die in Reihe stehenden Erhebungen sind die verbreiterten Einmündungen der Schweißdrüsengänge in die Epidermis. Sie sind im linken Teil der Abbildung noch durch auslaufende Drüsenleisten miteinander verbunden.
(Aus FLEISCHHAUER und HORSTMANN 1951.)

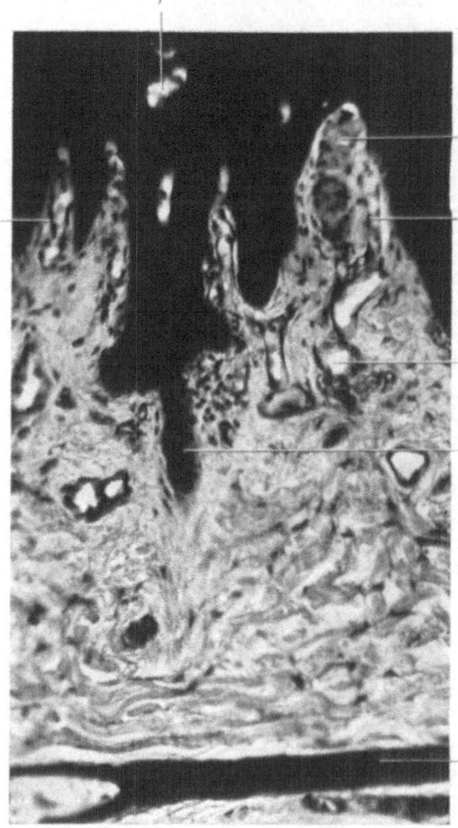

Abb. 205. Fingerbeere, Erwachsener. 1 intraepithelialer Schweißdrüsengang, 2 MEISSNERsches Tastkörperchen, 3 Capillaren, 4 subpapilläre Vene, 5 Schweißdrüsengang, darüber eine Drüsenleiste, 6 Gefäß des venösen Hauptnetzes. Vergr. 200fach.

sie eine Verschiebeschicht dar, in der sich das Stratum germinativum gegen die härtere Hornschicht bewegt. Auch nach PATZELT ist das Stratum lucidum eine weiche Schicht, in der die Tonofibrillen eingeschmolzen werden. Dem widerspricht jedoch die Strukturdichte, die ZEIGER (1936b) festgestellt hat.

CAUNA (1954) weist darauf hin, daß sich das Stratum corneum der Täler anders als das der Leistenhöhen anfärbt. Durch Schnittverletzung der Hornschicht und anschließende Quellung und Entquellung weist er nach, daß die Hornsubstanz der Leisten weicher als die der Täler ist. Die innen im Grenzflächenbild sichtbaren Epidermisleisten trennen die einzelnen MEISSNERschen Tastkörperchen. Sie entsprechen den nervösen Einrichtungen des Haarbalges (CAUNA 1953, 1956). Die in lockeres Bindegewebe eingebetteten Drüsenleisten stehen mit einem ausgedehnten Nervenplexus, der ihnen entlang läuft, im Zusammenhang (Abb. 183, 205, 206). Sie folgen bei Druck auf die Tastleisten deren Verformung mit einem größeren Ausschlag und bilden damit einen mechanisch wirksamen Verstärker des Reizes. Dadurch hilft der bogige Verlauf der Leisten mit, die Berührungsreize genauer zu analysieren. Die durch Epidermissepten abgegrenzten MEISSNERschen Tastkörperchen sollen nur durch senkrechten Druck von oben erregt werden. Durch Kombination beider Sinnesorgane wird die feine Registrierfähigkeit der Fingerspitzen ermöglicht, die nur bei Blinden voll ausgenutzt ist (CRITCHLEY 1953).

Die vielfältigen *Muster*, in denen die *Tastleisten* der Hand und des Fußes verlaufen, ermöglichen bekanntlich die Identifizierung von Personen z. B. in der Kriminalistik. Die Entstehung der Muster ist erblich bedingt und kann für den Vaterschaftsnachweis oder für anthropologische Fragestellungen wichtige Anhaltspunkte geben (CUMMINS und Spragg 1938, Midlo und Cummins 1942, Cummins und Midlo 1943, Geipel und Lehmann 1953). Eine Beziehung der Leistenmuster zu bestimmten Erbkrankheiten besteht nicht (Bonnevie 1927, Abel 1940, Wendt 1952). Über die phylogenetische Bedeutung der Wirbel- und Schleifenmuster ist in der älteren Literatur sehr viel diskutiert worden (Dankmeijer 1949).

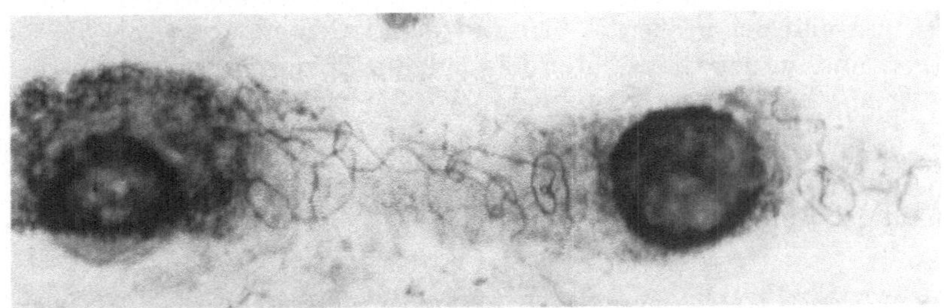

Abb. 206. Flachschnitt durch die Haut der Fingerbeere eines 6jährigen Kindes. Zwischen den Schweißdrüsengängen liegt ein feines Nervenfasergeflecht entlang den Drüsenleisten. (Silberimprägnation. Präparat Dr. D. Ribas-Mujal.) Vergr. 380fach.

Sicher trägt auch die übrige Haut in der Verteilung der Haare und Schweißdrüsen wie in der Ausgestaltung des Papillarkörpers erbbedingte und individuelle Züge. Die Schwierigkeit der Identifizierung bestimmter Stellen und die makroskopisch schwierigere Feststellbarkeit der Unterschiede machen die praktische Auswertung dieser Züge jedoch bisher illusorisch.

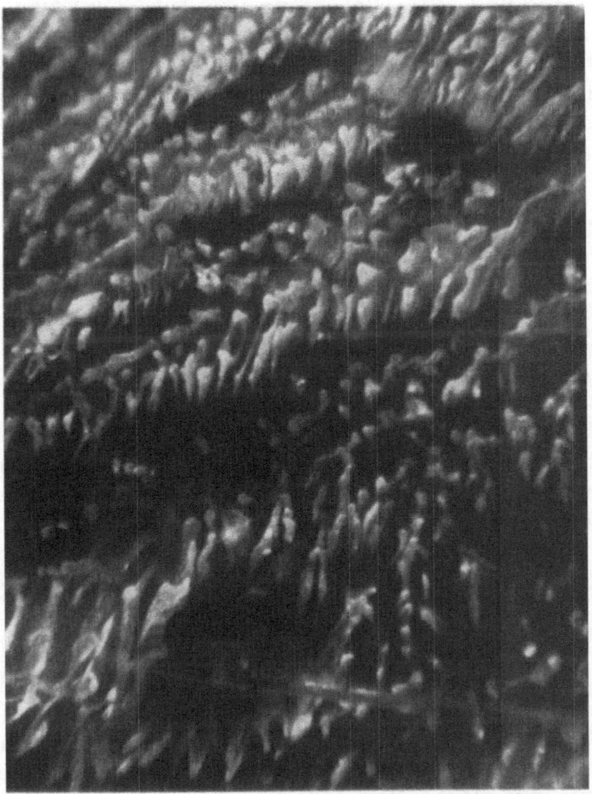

Abb. 207. Regio analis, 49jährige Frau. Blattförmige Bindegewebspapillen in Aufsicht. Unten ein Haar mit einem Kranz von Bindegewebspapillen um die Mündung des Haarkanals. Vergr. 40fach. (Semper-Präparat des macerierten Bindegewebes.) (Aus Horstmann 1952a.)

d) Genitalien und Körperöffnungen.

An den unbehaarten *äußeren Genitalien* ist der Papillarkörper ebenfalls leistenförmig. Das Praeputium penis zeigt die Leisten wenig streng parallelisiert und unterbrochen von rundlichen Epidermisbuchtungen. Die Glans ist durch sehr zarte in Spiralen und Bögen verlaufende Leisten charakterisiert (Abb. 54 b). An der Innenseite der großen Labien, an den Labia minora (Abb. 52, 53), am Praeputium und an der Glans clitoridis sind die Epidermisleisten sehr deutlich, zeigen aber im einzelnen starke topographisch gebundene Unterschiede.

Auch die Haut am *Anus* und am *Perineum* zeigt einen leistenartigen Papillarkörper (Abb. 207). Am Anus sind die Epithelleisten zum Teil gefiedert. Die Scrotalnaht ist durch parallele Epidermisleisten im Grenzflächenbild gekennzeichnet.

An den *Lippen* treten jenseits der Haargrenze Bindegewebskämme auf, die von Epidermisleisten begrenzt sind. Über das komplizierte Relief am Übergang auf die Mundschleimhaut s. HORSTMANN (1954).

Während zu Beginn der Darstellung topographischer Unterschiede das Grenzflächenpräparat nur einen kleinen Teil der beschriebenen Unterschiede ausmacht, sind am Rumpf und an den Extremitäten außer der Ausbildung des Papillarkörpers bisher nur wenig histologische Daten verfügbar. Es ist deshalb wünschenswert, daß die Verteilung der Blutgefäße, Nerven- und Sinnesorgane in den verschiedenen Hautgebieten unter Berücksichtigung der Grenzfläche zwischen Epidermis und Cutis und unter Beachtung der Anordnung von Haaren, Talg- und Schweißdrüsen systematisch untersucht wird. Die am besten untersuchten Stellen der Haut, die Leistenhaut der Hände und Füße und die behaarte Kopfhaut, repräsentieren nur einen kleinen und sehr spezialisierten Ausschnitt aus der gesamten Körperoberfläche.

XI. Schluß.

Die experimentelle Erforschung der Leistungsfähigkeit der Haut und ihrer Anhangsgebilde steckt noch in den Anfängen. Transplantations- und in vitro-Versuche sind notwendig, um die Vitalität dieses vielseitigen Organs und seiner Konstituenten zu bestimmen. Die Untersuchungen von ALLGÖWER und BLOCKER (1952), ALLGÖWER, BLOCKER und ENGLEY (1952), ALLGÖWER, POMERAT und BLOCKER (1952) geben einen ersten Eindruck von der Widerstandsfähigkeit der Epidermis gegenüber tiefen Temperaturen. Ihre Zellen überleben eine kurze Abkühlung (unter 1 min) auf 20° C und lassen sich danach in Zellkulturen weiterzüchten. Dabei erweist sich die Neugeborenenhaut widerstandsfähiger ($-24{,}4^{\circ}$) als die des Erwachsenen. Die Spindelzellen des cutanen Bindegewebes ertragen sogar eine Abkühlung auf $-29{,}2^{\circ}$ C (POMERAT und LEWIS 1953).

Die mikroskopische Anatomie der Haut ist durch die Arbeiten der letzten Jahrzehnte in allen Größenordnungen bereichert worden. Der Schwerpunkt der Forschungsarbeit lag auch auf diesem Gebiet in den Bemühungen, im cytologischen Bereich die Verbindung zwischen Histologie, Biochemie und Physiologie herzustellen, wozu freilich von der Histochemie und der submikroskopischen Strukturforschung mit Hilfe des Polarisationsmikroskops und Elektronenmikroskops noch weitere Grundlagen zu schaffen sind.

Literatur.

Aavik, O. R.: Cholinesterase in human skin. J. Invest. Dermat. **24,** 103—106 (1955). — **Abderhalden, R.:** Die Hormone. In Lehrbuch der Physiologie, herausgeg. von TRENDELENBURG u. SCHÜTZ. Berlin: Springer 1952. — **Abel, J. J.,** and **W. S. Davis:** On the pigment of the negro skin and hair. J. of Exper. Med. **1,** 361—400 (1896). — **Abel, W.:** Die Erbanlagen der Papillarmuster. In Handbuch der Erbbiologie des Menschen, Bd. III/1, S. 407—440. Berlin 1940. — **Abulafia, J.:** Sobre la naturaleza de las conaxiones intercellulares en la epidermis: puentes intercellulares y nodulos de Ranvier. Arch. Histol. norm. y Pat. **4,** 155—168 (1950). — **Adachi, B.:** Hautpigment beim Menschen und Affen. Z. Morph. u. Anthrop. **6,** 1—131 (1903). — **Adolph, E. F.:** Water metabolism. Annual Rev. Physiol. **9,** 381—408 (1947). — **Adolph, W. E., R. F. Baker** and **G. M. Leiby:** Electron microscope study of epidermal fibres. Science (Lancaster, Pa.) **113,** 685—686 (1951). — **Agostini, A.:** Ricerche sulla secrezione sebacea nei vecchi. Giorn. Gerontol. Suppl. **5,** 129—167 (1955). — **Albert, R. E.,** and **E. D. Palmes:** Pulsatile evaporates from small skin areas as measured by an infra-red gas analyses. Federat. Proc. **8,** 1—2 (1949). ~ Evaporative rate patterns from small skin areas as measured by an infra-red gas analyzer. J. Appl. Physiol. **4,** 208—214 (1951). — **Albertini, A. v.:** Pflasterepithelzellen im Phasenkontrastbild. Acta anat. (Basel) **1,** 463—468 (1946). ~ Electron microscopic study of epidermal carcinome induced by methylcholanthrene in the mouse. J. Nat. Canc. Inst. **13,** 1473—1495 (1953). — **Albright, F.:** The effect of hormones on osteogenesis in man. Recent Progr. in Hormone Res. **1,** 293—353 (1947). — **Albright, F., P. H. Smith** and **R. Fraser:** A syndrome characterized by primary ovarian insufficiency and decreased stature. Amer. J. Med. Sci. **204,** 625—648 (1942). — **Algard, F. Th.:** Morphology and migratory behavior of embryonic pigment cells studied by phase microscopy. J. of Exper. Zool. **123,** 499—521 (1953). — **Alkiewicz, J.:** Zur Histopathologie der Haematome des menschlichen Nagels. Arch. f. Dermat. **168,** 411—419 (1933). ~ Klinische und histologische Studien über Leukonychie. Przegl. dermat. (poln.) **30,** 109—141 (1935). Ref. Zbl. Hautkrkh. **52,** 654 (1936). ~ Recherches histologiques sur la leucopathie des ongles. Dermatologica (Basel) **1,** 750—751 (1935a). ~ Recherches histologiques sur les rillons transversaux des ongles (Beau). Ann. de Dermat., Ser. 7, Ber. **6,** 37—45 (1935b). — **Allara, E.:** Il problema delle membrane basali. Arch. ital. Anat. e Embriol. **55,** 163—181 (1950). — **Allgöwer, M.,** and **T. G. Blocker jr.:** Viability of skin in relation to various methods of storage. Texas Rep. Biol. a. Med. **10,** 3—21 (1952). — **Allgöwer, M.,** and **B. W. D. Engley:** Some immunological aspects of auto- and homografts in rabbits, tested by in vivo and in vitro techniques. Plast. Reconstr. Surg. **9,** 1—21 (1952). — **Allgöwer, M., C. M. Pomerat** and **T. G. Blocker jr.:** Influence of normal serum, its derivates and of „wound healing agents" on human epidermis in vitro. Ann. Surg. **135,** 923—937 (1952). — **Alverdes, K.:** Die apokrinen Drüsen im Vestibulum nasi des Menschen. Z. mikrosk.-anat. Forsch. **28,** 609—643 (1932). ~ Die Entwicklung der Glandulae vestibulares nasi des Menschen. Z. mikrosk.-anat. Forsch. **35,** 119—145 (1934). — **Andreasen, E.:** On the occurrence of the lymphocytes in the normal epidermis. Acta dermato-vener. (Stockh.) **32,** Suppl. 29, 17—21 (1952). ~ Cyclic changes in the skin of the mouse. Acta path. scand. (Københ.) **32,** 157—164 (1953). — **Andreasen, E.,** and **J. Engelbreth-Holm:** On the significances of the mouse hair cycle in experimental carcinogenesis. Acta path. scand. (Københ.) **32,** 165—169 (1953). — **Andrew, W.:** The rôle of lymphocytes in the normal epidermis. Anat. Rec. **103,** 419 (1949). ~ Age changes in the skin of Wistar Institute rats with particular reference to the epidermis. Amer. J. Anat. **89,** 283—319 (1951). — **Andrew, W.,** and **N. V. Andrew:** Lymphocytes in the normal epidermis of the rat and of man. Anat. Rec. **104,** 217—241 (1949). ~ Lymphocytes in normal epidermis of young, older, middleaged and senile rats. J. of Gerontol. **9,** 412—420 (1954). — **Apitz, K.:** Über Pigmentbildung in den Zellkernen melanotischer Geschwülste. Virchows Arch. **300,** 89—112 (1937). — **Arbenz, H.:** Untersuchungen über die p_H-Werte der normalen Hautoberfläche. Dermatologica (Basel) **105,** 333—353 (1952). — **Argyris, T. S.:** Glykogen in the epidermis of mice painted with methylcholanthrene. J. Nat. Canc. Inst. **12,** 1159—1165 (1952a). ~ The role of hair follicles and the subdermal areolar tissue in wound healing in the mouse. Anat. Rec. **113,** 538 (1952b). — **Arvy, L.:** Les labrocytes (Mastzellen). Rev. d'Hématol. **10,** 55—94 (1955). — **Asboe-Hansen, G.:** Hyaluronidase action on the permeability of human skin. Acta dermato-vener. (Stockh.) **30,** 27—33 (1950a). ~ The variability in the hyaluronic acid constant of the dermal connective tissue under the influence of thyreoid hormone. Acta dermato-vener. (Stockh.) **30,** 221—330 (1950b). ~ A survey of the normal and pathological occurrence of mucinous substances and mast cells in the dermal connective tissue in man. Acta dermato-vener. (Stockh.) **30,** 338—346 (1950c). ~ The origin of synovial mucin. Ehrlichs mast cell — a secretory element of the connective tissue. Ann. Rheumat. Dis. **9,** 149—158 (1950d). ~ Effect of the adrenocorticotropic hormone of the pituitary on mesenchymal tissues. Scand. J. a. Labor. Invest. **2,** 271—274 (1950e). ~ The intercellular substance of the connective tissue in myxedema. A morphological and histochemical study.

J. Invest. Dermat. 15, 25—32 (1950f). ~ The mast cell. Cortisone action on connective tissue. Proc. Soc. Exper. Biol. a. Med. 80, 677 (1952). — Asboe-Hansen, G., and K. Wersen: Influence of thyreotropic hormone on connective tissue. Acta endocrinol. (Copenh.) 8, 90—98 (1951). — Astbury, W. T.: Fundamentals of fibre structure. Oxford 1933. ~ The moleculare structure of fibers of the collagen group. J. Int. Soc. Leather Trades Chem. 24, 69—92 (1940). ~ The molecular structure and elastic properties of hair. In: Savill, The hair and scalp, 3. Aufl.: Arnold 1944. ~ The molecular structure of skin, hair and related tissues. Brit. J. Dermat. 62, 1—15 (1950). — Atsugi, M.: Über die Dicke der Haut bei japanischen Neugeborenen und Erwachsenen. 1933. (Japanisch.) Zit. nach Tsukuda 1951. — Auber, L., and M. Burns: Replacement of fibres in sheep. Nature (Lond.) 160, 836 (1947). — Auburtin, G.: Das Vorkommen von Kolbenhaaren und die Veränderungen derselben beim Haarwiederersatz. Arch. mikrosk. Anat. 47, 472—500 (1896). — Aurell, G.: Studien über den Bau und die Entwicklung der Schweißdrüsen der menschlichen Fußsohle. Z. mikros.-anat. Forsch. 44, 56—73 (1938). — Aykroid, O. E., and S. Zuckerman: Factors in sexual-skin oedema. J. of Physiol. 94, 13—25 (1938).

Bachmann, R.: Die Nebenniere. In: Handbuch der mikroskopischen Anatomie des Menschen, Bd. VI/5, S. 1—952. Berlin: Springer 1954. — Bahr, G. F.: Über die Feinstruktur elastischer Fasern. Z. Anat. 166, 134—138 (1951). — Baier, W.: Über die Beziehungen zwischen Epidermis und Korium an Huf und Klaue. Berl. u. Münch. tierärztl. Wschr. 1950, 59—72. — Baitsch, H.: Über Modellversuche zur Entstehung des Hautleistensystems. Internat. Kongr. Anthropol. Wien 1952. — Baker, B. L.: The relationship of the adrenal, thyreoid and pituitary glands to the growth of hair. Ann. New York Acad. Sci. 53, 690—707 (1951). — Baker, B. L., D. J. Ingle, C. H. Li and H. M. Evans: Growth inhibition in the skin induced by parenteral administration of adrenocorticotropin. Anat. Rec. 102, 313—331 (1948). — Baker, B. L., and W. L. Whitaker: Growth inhibition in the skin following direct application of adrenal cortical preparations. Anat. Rec. 102, 333—348 (1948). — Baker, J. R.: The structure and chemical composition of the Golgi element. Quart. J. Microsc. Sci. 85, 1—71 (1944). ~ Cytological technique. Methuen monog. London 1945. ~ The structure and chemical composition of the Golgi element. Quart. J. Microsc. Sci. 87, 441 (1946). ~ Further remarks on the Golgi element. Quart. J. Microsc. Sci. 90, 293—307 (1949). ~ A discussion on morphology and fine structure, studies near the limit of vision with light microscope, with special reference to the so called Golgi bodies. Proc. Linean Soc. Lond. 162, 67—72 (1950). ~ What is the „Golgi“ controversy? J. Roy. Microsc. Soc. 74, 217—221 (1955). — Barber, H. W.: In R. M. B. McKenna, Modern trends in dermatology. Butterworths Med. Publ. London 1948. — Bargmann, W.: Histologie und mikroskopische Anatomie des Menschen, 2. Aufl. Stuttgart: Georg Thieme 1956. ~ Das Zwischenhirn-Hypophysensystem. Berlin-Göttingen-Heidelberg: Springer 1954. — Barrnett, R. J.: The histochemical distribution of protein-bound sulfhydryl groups. J. Nat. Canc. Inst. 13, 905—925 (1953). — Barrnett, R. J., and A. M. Seligman: Histochemical demonstration of protein-bound sulfhydryl group. Science (Lancaster, Pa.) 116, 323—327 (1952). — Barnicot, N. A., M. S. C. Birbeck and F. W. Cukow: The electron microscopy of human hair pigments. Ann. Hum. Genetics 19, 231—249 (1955). — Barron, E. S. G.: Thiol groups of biological importance. Encymology 11, 201—266 (1951). — Barron, E. S. G., and G. Kalnitzky: The inhibition of succinooxidase by heavy metals and its reactivation with dithiols. Biochemic. J. 41, 346—351 (1947). — Barron, E. S. G., J. Meyer and L. B. Miller: The metabolism of the skin. Effect of vesicant agents. J. Invest. Dermat. 11, 97—118 (1948). — Bartelheimer, H., G. Steinorth u. W. Olk: Fraktionierte Gewebssaftuntersuchung. II. Mitt. Z. exper. Med. 118, 109—122 (1951). — Basset, C. F., O. P. Pearson and F. Wilke: The effect of artificially increased length of day on molt, for growth and priming of silver fox pelts. J. of Exper. Zool. 96, 77—83 (1944). — Bassleer, R.: Effets à distance d'un foyer cutané de nécrose et de régéneration sur les mitoses de l'épiderme du cobaye. C. r. Soc. Biol. Paris 147, 916—919 (1953). — Bauer, K. H.: Das Krebsproblem. Berlin: Springer 1949. — Baumberger, J. P., V. Suntzeff and E. V. Cowdry: Methods for separation of epidermis from dermis and some physiologic and chemical properties of isolated epidermis. J. Nat. Canc. Inst. 2, 413—423 (1942). — Bayer, M.: Die Absorption einzelner Melaningranula in sichtbarem Licht. Acta histochem. 1, 146—152 (1954). — Bazett, H. C.: Temperature, its measurement and control in science and industry. New York 1941. — Bear, R. S.: The structure of collagen fibrils. Adv. Protein Chem. 7, 63—160 (1952). — Becker, Jos.: Über Haut und Schweißdrüsen bei Foeten und Neugeborenen. Z. Kinderheilk. 30, 3—20 (1921). ~ Die Haut des Kindes. In: Handbuch der Anatomie des Kindes, Bd. 2, 2. Liefg. München 1929. — Becker, K.: Haarwechselstudien an der Wanderratte (Rattus norvegicus ERXL.) Biol. Zbl. 71, 626—640 (1952). — Becker, S. W.: Melanin pigmentation; systematic study of pigment of human skin and the upper mucous membranes with special consideration of pigment dendritic cells. Arch. of Dermat. 16, 259—290 (1927). ~ Cutaneous melanoblasts as studied by the paraffin dopa technic. J. Invest. Dermat. 5, 463 (1942). ~ Dermatological investigations of melanin pigmentation in biology of melanomes. Spec. Publ. New York

Acad. Sci. 4, 82—125 (1948). — **Becker, S. W. jr., Th. B. Fitzpatrick** and **H. Montgomery:** Cytology and histology of pigment cells (melanodendrocytes). Arch. of Dermat. 65, 511—523 (1952). — **Becker, S. W. jr., L. L. Praver** and **H. Thatcher:** An improved method for the dopa-reaction, with considerations of the dopa-positiv cells, as studied by this method. Arch. of Dermat. 31, 190—195 (1935). — **Becker, S. W. jr.,** and **A. A. Zimmermann:** Further studies on melanocytes and melanogenesis in the human fetus and new born. J. Invest. Dermat. 25, 103—112 (1955). — **Beek, C. H.:** A study on extension and distribution of the human body hair. Dermatologica (Basel) 101, 317—331 (1950). — **Bejdl, W.:** Fluorescenz-mikroskopische Untersuchungen der menschlichen Haut mit p_H-abgestuften Farblösungen. Mikroskopie (Wien) 5, 83—89 (1950). —, Die saure Phosphatase in Haut und Vagina des Menschen und ihre Bedeutung für die Verhornung. Z. Zellforsch. 40, 389—400 (1954). — **Belonoschkin, B.:** Physiologisch-anatomische Untersuchungen über die Empfänger der Kalt-empfindung. Z. Zellforsch. 18, 555—572 (1933). — **Benedict, F. G.,** u. **E. L. Fox:** Der Energie-umsatz normaler und haarloser Mäuse bei verschiedener Umgebungstemperatur. Pflügers Arch. 231, 455—482 (1933). — **Benfenati, A.,** e **F. Brillanti:** Sulla distribuzione delle ghiandole sebacee nella cute del corpo humano. Arch. ital. Dermat. 15, 33—42 (1939). — **Bennett, H. S.:** The demonstration of thiolgroups in certain tissues by means of a new colored sulf-hydryl reagent. Anat. Rec. 110, 231—248 (1951). — **Benninghoff, A.:** Funktionelle Anpassung im Bereich des Bindegewebes. Verh. Anat. Ges. 1931. Anat. Anz., Erg.-H. 72, 95—123 (1931). ~ Form und Funktion. II. Z. Naturwiss. 1, 102—104 (1936). — **Bensley, R. R.:** Facts versus artefacts in cytology, the Golgi apparatus. Exper. Cell Res. 2, 1—9 (1951). — **Bensley, S. H.:** On the presence, properties and distribution of the intra-cellular ground substance of loose connective tissue. Anat. Rec. 60, 93—109 (1934). — **Berenblum, I., E. Chain** and **N. G. Heatley:** Metabolism of normal and neoplastic skin epithelium; evidence against theorie that aerobic glycolysis associated with low R.Q. is feature of disturbed meta-bolism in indicative of tumor growth. Amer. J. Canc. 38, 367—411 (1940). — **Bern, H. A., J. J. Elias, P. B. Pickett, Th. R. Powers** and **M. N. Harkness:** The influence of vitamin A on the epidermis. Amer. J. Anat. 96, 419—447 (1955). — **Bern, H. A.:** Histology and chemistry of keratin formation. Nature (Lond.) 174, 509 (1954). — **Bern, H. A., D. R. Harkness** and **S. M. Blair:** Radio autographic studies of keratin formation. Proc. Nat. Acad. Sci. U.S.A. 41, 55—60 (1955). — **Berthold, A.:** Beobachtungen über das quantitative Verhältnis der Nägel und Haarbildung beim Menschen. Müllers Arch. 1850, 216—220. — **Berweger, Luise:** Die Entwicklung der pigmentführenden Zellen in der Haut von Salamandern. Z. mikrosk.-anat. Forsch. 7, 231—294 (1926). — **Beveridge, J. M. R.,** and **C. C. Lucas:** The analysis of hair keratin. II. The dicarboxylic and basic amino acids of human hair. Biochemic. J. 38, 88—95 (1944a). ~ The analysis of hair keratin. III. Isolation of proteine from human hair. Biochemic. J. 38, 95—97 (1944b). — **Biberstein, H.:** Talgdrüsen-naevus und Epitheliom. Arch. f. Dermat. 147, 177—183 (1924). — **Biedermann, W.:** Ver-gleichende Physiologie des Integuments der Wirbeltiere. I. Die Histophysiologie der typischen Hautgewebe. II. Die Hautfärbung der Fische, Amphibien und Reptilien. Erg. Biol. 1, 1—342 (1926). ~ III. Stützende und schützende Integumentalteile niederer Wirbeltiere und das Federkleid der Vögel. Erg. Biol. 3, 354—541 (1928). ~ IV. Das Haarkleid der Säuge-tiere. Erg. Biol. 4, 361—680 (1928). ~ V. Die Hautsekretion. Erg. Biol. 6, 426—558 (1930). — **Biesele, J. J.,** and **M. M. Biesele:** Alkaline phosphatase in mouse skin under methylcholan-threne treatment. Cancer Res. 4, 751—755 (1944). — **Billingham, R. E.:** Dendritic cells. J. of Anat. 82, 93—109 (1948). ~ Dendritic cells in pigmented human skin. J. of Anat. 83, 109—115 (1949). — **Billingham, R. E.,** and **P. B. Medawar:** Role of dendritic cells in the infective colour transformations of guinea-pig skin. Nature (Lond.) 160, 61—62 (1947). ~ Pigment spread and cell heredity in guinea pig's skin. Heredity (Lond.) 2, 29—47 (1948a). ~ „Infective" transformations of cells. Brit. J. Canc. 2, 126—131 (1948b). ~ Pigment spread in mammalian skin: serial propagation and immunity reactions. Heredity (Lond.) 4, 141—164 (1950a). ~ A note on the specifity of the corneal epithelium. J. of Anat. 84, 50—56 (1950b). ~ The technique of free skin grafting in mammals. J. of Exper. Biol. 28, 385—402 (1951). ~ A study of branched cells of the mammalian epidermis with special reference to the fate of their division products. Philosophic. Trans. Roy. Soc. Lond., Ser. B 237, 151—171 (1953). — **Billingham, R. E.,** and **J. Reynolds:** Transplantation studies on sheets of pure epidermal epithelium and on epidermal cell suspensions. Brit. J. Plast. Surg. 5, 25—36 (1952). — **Bissonnette, T. H.:** Relations of hair cycles in ferrets to changes in anterior hypophysis and to light cycles. Anat. Rec. 63, 159—168 (1935). — **Bissonnette, T. H.,** and **E. E. Bailey:** Experimental modification and control of molts and changes of coat color in weasels by controlled lighting. Ann. New York Acad. Sci. 45, 221—260 (1944). — **Bittner, S.:** Über das Wachstum der Fingernägel bei Einwirkungen verschiedener Reize. Diss. Breslau 1942. — **Blaschko, A.:** Beiträge zur Anatomie der Oberhaut. Arch. mikrosk. Anat. 30, 495—528 (1887). — **Blazsó, A.:** On tissue cultures of the skin of the rabbit. Arch. exper. Zellforsch. 12, 425—431 (1932). — **Blechschmidt, E.:** Zur Anatomie des Subcutangewebes. Z. Zellforsch.

12, 284—293 (1931). ~ Die Architektur des Fersenpolsters. Morph. Jb. 73, 20—68 (1933). ~ Die konstruktive Entwicklung des kranio-kaudalen Haarstriches. Anat. Anz., Erg.-H. 83, 69—87 (1936). ~ Über das Formbildungsvermögen des menschlichen Körpers. (Die Gestaltungskraft der Epidermis.) Abh. wiss. Akad. Göttingen, Math.-naturwiss. Kl., 3. F. 1947, H. 22, 1—44. ~ Die Wachstumsbewegungen der Hautorgane bei menschlichen Embryonen. Z. Anat. 115, 224—248 (1951). — **Blix, G., K. Felix, W. Grassmann** u. **I. Trupke:** Eiweißstoffe. b, Spezieller Teil. In Physiologische Chemie. Ein Lehr- und Handbuch, herausgeg. von B. Flaschenträger, Bd. 1, S. 683—777. Berlin: Springer 1951. — **Bloch, A. M.:** Étude de la croissance des ongles. C. r. Soc. Biol. Paris 57, 253—255 (1905). — **Bloch, B.:** Das Problem der Pigmentbildung in der Haut. Z. exper. Med. 5, 179—263 (1917). ~ Das Pigment. In: JADASSOHNs Handbuch der Haut- und Geschlechtskrankheiten, Bd. 1, S. 434—541. Berlin: Springer 1927. — **Bloch, B.,** u. **A. Schrafl:** Experimentelle Untersuchungen über den Einfluß des Ovarialhormons auf die Pigmentbildung. Arch. f. Dermat. 165, 268—293 (1932). — **Block, R. J.:** The composition of keratins; the amino acid composition of hair, wool, horn and other keratins. J. of Biol. Chem. 128, 181—185 (1939). ~ The chemical constitution of the proteins. In C. L. A. SCHMIDT, The chemistry of the amino acids and proteins, 2. Aufl., S. 278—333. Springfield, Ill. 1944. — **Block, R. J.,** and **H. B. Vickerey:** The basic amino acid composition of proteins. A chemical relationship between the various keratins. J. of Biol. Chem. 93, 113—117 (1931). — **Blocq, A. M.:** Étude de la croissance des ongles. C. r. Soc. Biol. Paris 1, 253 (1905). — **Bloom, F.:** Effect of cortisone upon chondroitin sulfat synthesis by animal tissues. Proc. Soc. Exper. Biol. a. Med. 76, 596 (1951). — **Blumenfeld, C. M.:** Periodic mitotic activity in the epidermis of the albino rat. Science (Lancaster Pa.) 90, 446—447 (1939). — **Boardman, W.:** The hair tracts in marsupials. Part. IV. Direction characteristics of whorls and meristic repetition of radial fields. Proc. Linnean Soc. of N. S. Wales 75, 89—95 (1950). — **Boas, I. E. V.:** Krallen (inkl. Nägel, Hufe, Klauen). In: Handbuch der vergleichenden Anatomie der Wirbeltiere, Bd. 1, S. 521—584. Wien: Urban & Schwarzenberg 1931. — **Bochud, J. M.:** Contribution à l'étude de la fonction mécanique du tissu conjonctif dans la phalange distale du gros orteil chez le nouveauné. Acta anat. (Basel) 22, 345—357 (1954). — **Bode, H. G.:** Über spektralphotometrische Untersuchungen an menschlicher Haut unter besonderer Berücksichtigung der Erythem- und Pigmentierungsmessung. Strahlenther. 51, 81—118 (1934). — **Boeke, J.:** Innervationsstudien. I. Einleitung und erster Teil. Z. mikrosk.-anat. Forsch. 33, 23—46 (1933a). ~ IV. Die efferente Gefäßinnervation und der sympathische Plexus im Bindegewebe. Z. mikrosk.-anat. Forsch. 33, 276—328 (1933b). ~ Niedere Sinnesorgane. 1. Freie Nervenendigungen und Endorgane sensibler Nerven. In: de Meijeres Handbuch der vergleichenden Anatomie der Wirbeltiere, Bd. 2, 2. Hälfte. 1934. — **Bolliger, A.,** and **M. H. Hardy:** The presence of large amounts of uric acid in the integument of mammals. Austral. J. Exper. Biol. a. Med. Sci. 23, 99—102 (1945a). ~ The sternal integument of *Trichosurus vulpecula.* J. a. Proc. Roy. Soc. New South Wales 78, 122—133 (1945b). — **Bolliger, A.,** and **M. D. McDonald:** Histological investigation of glycogen in skin and hair. Austral. J. Exper. Biol. a. Med. Sci. 27, 223—228 (1949). — **Bommer, S.:** Über sichtbare Fluorescenz beim Menschen. Acta dermato-vener. (Stockh.) 10, 253—315 (1929). — **Bonin, W.,** et **V. D. Vladykov:** La peau du Marsouin blanc ou Beluga *(Delphinapterus leucas).* Nat. Canadien. Quebec 67, 253—287 (1940). — **Bonnet, R.:** Haarspiralen und Haarspindeln. Morph. Jb. 11, 220—228 (1886). — **Bonnevie, K.:** Die ersten Entwicklungsstadien der Papillarmuster der menschlichen Fingerballen. Nyt. Mag. Naturvidensk. 65, 19—56 (1927/28). ~ Zur Mechanik der Papillarmusterbildung. I. Die Epidermis als formativer Faktor in der Entwicklung der Fingerbeeren und Papillarmuster. Arch. Entw.mechan. 117, 384—420 (1929). — **Born, S.:** Zur Frage der epidermalen Basalmembran. Dermat. Z. 34, 324—331 (1921). — **Borsetto, P. L.:** Osservazioni sullo svilluppo delle ghiandole sudoripare nelle diverse regioni della cuta umana. Arch. ital. Anat. 66, 332—348 (1951). — **Borum, K.:** Hair pattern and hair succession in the albino mouse. Acta path. scand. (Københ.) 34, 521—541 (1954). — **Boström, A., E. Odeblad** u. **U. Frieberg:** A qualitative and quantitative autoradiographic study on the uptake of S^{35}-labelled sodium sulphate in the skin of the adult rat. Acta path. scand. (Københ.) 32, 1—6 (1953). — **Boström, E.:** Der Krebs des Menschen. Leipzig: Georg Thieme 1928. — **Bourne, C.:** The distribution of alkaline phosphatase in various tissues. Quart. J. Exper. Physiol. 32, 1—20 (1944). — **Bourne, G.:** The distribution of vitamin C in the organs of fox *(Vulpes vulpes).* Austral. J. Exper. Biol. a. Med. Sci. 13, 113—125 (1935). — **Bowen, R. H.:** Studies in the Golgi apparatus in gland cells. II. Glands producing lipoidal secretions — the so-called skin glands. Quart. J. Microsc. Sci. 70, 193—215 (1926). ~ The cytology of glandular secretion. Quart. Rev. Biol. 4, 484—519 (1929). — **Bradfield, J. R. G.:** Glycogen of vertebrate epidermis. Nature (Lond.) 167, 40—41 (1951). — **Branca, A.:** Le tégument externe et ses derivés. In: P. Poirier et A. Charpy, Traité d'anatomie humaine, Bd. V/2, S. 721—950. Paris 1904. — **Braun-Falco, O.:** Histochemische und morphologische Studien an normaler und pathologisch veränderter Haut. Arch. f. Dermat. 198, 111—198 (1954). — **Braun-Falco, O.,** u. **R. Rathjens:** Beitrag zum Studium histochemischer Reaktionen an Keratin und anderen cutanen Gewebsarten. Acta histochem. 1, 82—94 (1954a). ~ Histochemische Darstellung der Bernsteinsäuredehydrogenase in der menschlichen Haut. Dermat. Wschr. 130, 1271—1276 (1954b). ~ Über das Vorkommen von Kohlensäureanhydratase in der menschlichen Haut. Experientia (Basel) 11, 229—230 (1955). — **Braus, H., u. C. Elze:** Anatomie des Menschen, Bd. 4. Berlin: Springer 1940. — **Breedis, C. H.:** Regeneration of hair follicles and sebaceous glands from the epithelium of scars in the rabbit. Cancer Res. 14, 575—579 (1954). — **Brinkmann, A.:** Die Hautdrüsen der Säugetiere (Bau und Sekretionsverhältnisse). Erg. Anat. 20, 1173—1331 (1912). — **Broders, A. C., and W. B. Dublin:** Rhythmicity of mitosis in the epidermis of human beings. Proc. Staff Meet. Mayo Clin. 14, 423—425 (1939). — **Brodersen, J.:** Über die Bedeutung einer neuen histologischen Methode für die mikroskopische Anatomie der Haut. Dermat. Wschr. 93, 1057—1063 (1931). — **Brown, H., and J. V. Klauder:** Sulfur content of hair and of nails in abnormal states. Therapeutic value of hydrolyzed wool. I. Hair. Arch. of Dermat. 27, 584—604 (1933). — **Brun, R.:** Recherches sur la sécrétion sudorale et la sécrétion sébacée. Methodes et expériences. Arch. Sci. Soc. phys. et hist. natur. Genève 7, 243—304 (1954). — **Brun, R., K. Enderlin u. E. Kull:** A propos de sebum teste. Dermatologica (Basel) 106, 165—170 (1953). — **Brun, R., F. Favre u. A. Linder:** Expériences sur la transpiration (7. communication). Dermatologica (Basel) 108, 257—270 (1954). — **Brun, R., et G. Meyer:** Un sebum-test. Expériences sur les personnes de sex et d'âge différents. Dermatologica (Basel) 103, 178—182 (1951). — **Brunn, A. v.:** Haut (Integumentum commune). In: v. Bardelebens Handbuch der Anatomie des Menschen, Bd. 5/1, S. 1—109. Jena: Gustav Fischer 1897. — **Brunsch, A.:** Vergleichende Untersuchungen am Haarkleid von Wild- und Haushunden. Diss. Kiel 1954. — **Brunswik, A.:** Der mikrochemische Nachweis der Phytosterine und von Cholesterin als Digitonin-Steride. Z. wiss. Mikrosk. 39, 316—321 (1922). — **Bürger, M.:** Die chemischen Altersveränderungen im Organismus und das Problem ihrer hormonalen Beeinflußbarkeit. Verh. dtsch. Ges. inn. Med. (46. Kongr.) 1934, 314—333. — **Bürger, M., u. G. Schlomka:** Beiträge zur physiologischen Chemie des Alterns der Gewebe. IV. Untersuchungen an der menschlichen Haut. Z. exper. Med. 63, 105—116 (1928). — **Bujard, E., W. Jadassohn u. R. Paillard:** Action de quelques hydrocarbures sur l'épiderme. Dermatologica (Basel) 106, 161—164 (1953). — **Bulliard, H.:** Recherches sur la croissance des poils chez l'homme. Bull. et Mém. Soc. Anthropol. Paris 7. Juli 1921. ~ Influence de la section et du rassage répeté sur l'evolution du poil. Ann. de Dermat. 4, 386—391 (1923). — **Bullough, H. F.:** Cyclical changes in the skin of the mouse during the oestrous cycles. J. of Endocrin. 3, 280—287 (1943). ~ Epidermal thickness following oestrone injections in the mouse. Nature (Lond.) 159, 101 (1947). — **Bullough, W. S.:** Mitotic activity in the adult female mouse, *Mus musculus* L. A study of its relation to the oestrous cycle in normal and abnormal conditions. Philosophic. Trans. Roy. Soc. Lond., Ser. B 231, 453—516 (1946). ~ The mitogenic action of the sex hormons. J. of Endocrin. 5, Proc. XXVII—XXVIII (1946—1948). ~ Mitotic activity in the adult male mouse, *Mus musculus* L. The diurnal cycles and their relation to waking and sleeping. Proc. Roy. Soc. Lond., Ser. B 135, 212—233 (1948a). ~ The effects of experimentally induced rest and exercise on the epidermal mitotic activity of the adult male mouse, *Mus musculus* L. Proc. Roy. Soc. Lond., Ser. B 135, 233—242 (1948b). ~ The effect of a restricted diet on mitotic activity in the mouse. Brit. J. Canc. 3, 275—282 (1949a). ~ Epidermal mitosis in relation to sugar and phosphate. Nature (Lond.) 163, 645—649 (1949b). ~ The relation between the epidermal mitotic activity and the blood-sugar level of the adult male mouse, *Mus musculus* L. J. of Exper. Biol. 26, 83—99 (1949c). ~ The effects of high and low temperature on the epidermal mitotic activity of the adult male mouse, *Mus musculus* L. J. of Exper. Biol. 26, 76—82 (1949d). ~ Age and mitotic activity in the male mouse, *Mus musculus* L. J. of Exper. Biol. 26, 261—286 (1949e). — The action of colchicine in arresting epidermal mitosis. J. of Exper. Biol. 26, 287—291 (1949f). ~ Epidermal mitotic activity in the adult female mouse. J. of Endocrin. 6, 340—349 (1950a). ~ The mitogenic actions of starch and oestrone on the epidermis of the adult mouse. J. of Endocrin. 6, 350—351 (1950b). ~ A study of the hormonal relations of epidermal mitotic activity in vitro. III. Adrenalin. Exper. Cell. Res. 9, 108—115 (1955). — **Bullough, W. S., and F. J. Ebling:** Cell replacement in the epidermis and sebaceous glands of the mouse. J. of Anat. 86, 29—34 (1952). — **Bullough, W. S., and E. A. Eisa:** The diurnal variations in the tissue glycogen content and their relation to mitotic activity in the adult male mouse. J. of Exper. Biol. 26, 257—263 (1949). ~ The effects of a graded series of restricted diets on epidermal mitotic activity in the mouse. Brit. J. Canc. 4, 321—328 (1950). — **Bullough, W. S., and M. Johnson:** A simple technique for maintaining mammalian epidermal mitosis in vitro. Exper. Cell Res. 2, 445—453 (1951). — **Bullough, W. S., and G. J. van Oordt:** The mitogenic actions of testosterone propionate and of oestrone on the epidermis of the adult male mouse. Acta endocrinol. (Copenh.) 4, 291—305 (1950). — **Buño, W.:** Los mastocitos tissulares: Reacciones histoguémicas y funcionales. An. Fac. Med. Montevideo 38, 343—350 (1953). ~ Algunas reacciones histoquimicas y funcionales de los mastocitos. Acta physiol. latino-amer. 3, 60—66 (1953). — **Bunting, H.:**

Cytochemical properties of apocrine sweat glands normally present in the human mammary gland. Anat. Rec. **101**, 5—12 (1948). — **Bunting, H., G. B. Wislocki** and **E. W. Dempsey:** The chemical histology of human eccrine and apocrine sweat glands. Anat. Rec. **100**, 61—77 (1948). — **Burkard, O.:** Über die Hautspaltbarkeit menschlicher Embryonen. Arch. f. Anat. **1903**, 13—22. — **Burns, M.:** Studies on follicle population in relation to fleece changes in lambs of the english Leicester and Romney breeds. J. Agricult. Sci. **39**, 64—79 (1949). ~ Observations on the follicle population of Black face sheep. J. Agricult. Sci. **43**, 422—431 (1953). — **Burns, M.,** and **L. Auber:** Some abnormalities of keratinization in the skin of sheep. J. Comp. Path. a. Ther. **61**, 38—47 (1951). — **Burns, M.,** and **H. Clarkson:** Some observations on the dimensions of follicles and of other structures in the skin of sheep. J. Agricult Sci. **93**, 319—334 (1949). — **Buschke, W.:** Die Hautdrüsenorgane (Hardersche Drüsen, Inguinaldrüsen, Präputialdrüsen, Analdrüsen, Kaudaldrüsen, Kieferdrüsen) der Laboratoriumsnagetiere und die Frage ihrer Abhängigkeit von den Geschlechtsdrüsen. Z. Zellforsch. **18**, 217—243 (1933). — **Butcher, E. O.:** The hair cycles in the albino rat. Anat. Rec. **61**, 5—14 (1934). ~ Hair growth on skin transplants in the immature albino rat. Anat. Rec. **64**, 161—171 (1936). ~ Fate and activity of autografts and homografts on skin in white rats. Arch. of Dermat. **36**, 53—56 (1937a). ~ Hair growth in adrenalektomized and adrenalektomized thyroxin-treated rats. Amer. J. Physiol. **120**, 427—434 (1937b). ~ Hair growth in young albino rats in relation to body size and quantity of food. J. Nutrit. **17**, 151—159 (1939). ~ The effects of irritants and thyroxin on hair growth in albino rats. Amer. J. Physiol. **129**, 553—559 (1940). ~ Hair growth and sebaceous glands in skin transplanted under the skin and into the peritoneal cavity in the rat. Anat. Rec. **96**, 101—108 (1946a). ~ Effects of sodium fluoride on hair growth in the rat. Proc. Soc. Exper. Biol. a. Med. **63**, 474—476 (1946b). ~ Development of the pilary system and the replacement of hair in mammals. Ann. New York Acad. Sci. **53**, 508—516 (1951). — **Butcher, E. O.,** and **A. Coonin:** The physical properties of human sebum. J. Invest. Dermat. **12**, 249—254 (1949). — **Butcher, E. O.,** and **A. W. Grokoest:** The influence of tissue fluid on hair growth. Growth **5**, 175—181 (1941). — **Butcher, E. O.,** and **J. P. Parnell:** The effects of environment on hair growth and sebaceous glands. Anat. Rec. **94**, 514 (1946). ~ Sebaceous secretion on the human head. J. Invest. Dermat. **9**, 67—74 (1947). ~ The distribution and factors influenzing the amount of sebum on the skin of the forehead. J. Invest. Dermat. **10**, 31—38 (1948). — **Butenandt, A.:** Biochemie der Gene und Genwirkungen. Naturwiss. **40**, 91—100 (1953). — **Buy, H. G. du,** and **M. W. Woods:** A possible common mitochondrial origin of the variations and virus diseases in plants an animals, S. 162—169. Lancaster 1945. — **Buy, H. G. du, M. W. Woods, D. Burk** and **M. D. Lackey:** Enzymatic activities of isolated amelanotic and melanotic granules of mouse melanomas and a suggested relationsship to mitochondria. J. Nat. Canc. Inst. **9**, 325—336 (1949). — **Bytinsky-Salz, H.:** Chromatophorenstudien II. Struktur und Determination des adepidermalen Melanophorennetzes bei Bombina. Arch. exp. Zellforsch. **22**, 132—170 (1938).

Cain, A. J.: Demonstration of lipine in the Golgi apparatus in gut cells of *Glossiphonia*. Quart. J. Microsc. Sci. **88**, 151 (1947). ~ Oxford Sci. **2**, 30 (1949). ~ The histochemistry of lipoids in animals. Biol. Rev. **25**, 73—112 (1950). — **Caldine, D.:** Le poil, symbol de la force; les ancêtres de nos poilus. Chron. méd. **22**, 227—233, 259—269 (1915). — **Calvery, H. O., J. H. Draize** and **E. P. Laug:** The metabolism and permeability of normal skin. Physiologic. Rev. **26**, 495—540 (1946). — **Cameron, G. R.:** A survey of tissue responses to ACTH and cortisone. In The suprarenal cortex. London: J. M. Yoffey 1953. — **Cameron, J. A.:** The origin of new epidermal cells in the skin of normal and X rayed frogs. J. of Morph. **59**, 327—349 (1936). — **Carleton, A.:** A rhythmical periodicity in the mitotic division of animal cells. J. of Anat. **68**, 251—263 (1934). — **Carrié, C.:** Untersuchungen über die Lipoide der Hautoberfläche. Arch. f. Dermat. **188**, 241—258 (1949/50). — **Carruthers, C.:** Chemical studies on the transformation of mouse epidermis to squamous-cell carcinome: a review. Cancer Res. **10**, 255—265 (1950). — **Carruthers, C.,** and **V. Suntzeff:** Influence of limited application of methylcholanthren upon epidermal iron and ascorbic acid. J. Nat. Canc. Inst. **3**, 217—220 (1942). ~ Chemical studies on the transformation of mouse epidermis by methylcholanthrene to squamous cell carcinoma. J. of Biol. Chem. **155**, 459—464 (1944). ~ Copper and zinc in epidermal carcinogenesis induced by methylcholanthrene. J. of Biol. Chem. **159**, 647—651 (1945). ~ Succinic dehydrogenase and cytochrome oxydase in epidermal carcinogenesis induced by methylcholanthrene in mice. Cancer Res. **7**, 9—14 (1947). — Biochemistry and physiology of epidermis. Physiologic. Rev. **33**, 229—243 (1953). — **Carter, H. B.,** and **M. H. Hardy:** Studies in the biology of the skin and fleece of sheep. 4. The hair follicle group and its topographical variations in the skin of the merino foetus. Council Sci. a. Industr. Res. Australia Bull. **215**, 1—41 (1947). — **Carter, S. B.:** The influence of oestrone on the division of cells. J. of Endocrin. **9**, 19—39 (1953). — **Caspersson, T. O.:** Studien über den Eiweißumsatz der Zelle. Naturwiss. **29**, 33—43 (1941). ~ Cell growth and cell function. New York: W. Norton Co. 1950. — **Castle, W. E.:** The furless rabbit. J. Hered. **24**, 80—86

(1933). — **Castor, C. W.,** and **B. L. Baker:** The local action of adrenocortical steroids on epidermis and connective tissue. Endocrinology **47,** 234—241 (1950). — **Cater, D. B.,** and **N. R. Lawrie:** Some histochemical and biochemical observations on the preen gland. J. of Physiol. **111,** 231—243 (1950). ~ A histochemical study of the developing preen glands of chick, fourteenth day of incubation until fourteenth days after hatching. J. of Physiol. **112,** 405—419 (1951). — **Cauna, N.:** Observations on the origin and development of the hairless palmar and digital epidermis. J. of Anat. **85,** 423 (1951). ~ Some observations on the structure and development of the Meissners corpuscle. Z. of Anat. **87,** 440—441 (1953). ~ Nature and function of the papillary ridges of the digital skin. Anat. Rec. **119,** 449—468 (1954). ~ Structure and origin of the capsule of Meissners corpuscle. Anat. Rec. **124,** 77—94 (1956). — **Cedercreutz:** Über die Verhornung der Epidermis beim menschlichen Embryo. Arch. of Dermat. **84,** 172—197 (1907). — **Cerutti, P.:** Fisiologia degli anemi cutanei. Giorn. ital. Dermat. **75,** 112—139 (1934). — **Chain, E.,** and **E. S. Duthie:** Idendity of hyaluronidase and spreading factor. Brit. J. Exper. Path. **21,** 324—338 (1940). — **Chalmers, T. M.,** and **C. A. Keele:** The nervous and chemical control of sweating. Brit. J. Dermat. **64,** 43—54 (1952). — **Chambers, R.,** and **R. J. Ludford:** Microdissection studies on malignant and non-malignant tissue cells. Arch. exper. Zellforsch. **12,** 555—569 (1931). — **Chambers, R.,** and **G. S. Rényi:** The structure of cells in tissues as revealed by microdissection. I. The physical relationships of the cells in epithelia. Amer. J. Anat. **35,** 385—402 (1925). — **Champetier, G.,** et **A. Litvac:** Structures histologiques et structures moléculaires au cours de la kératinisation épidermique. Archives Anat. microsc. **35,** 65—76 (1939). — **Champy, C., R. Coujard** u. **Ch. Coujard-Champy:** L'innervation sympathique des glandes. Acta anat. (Basel) **1,** 233 bis 283 (1946). — **Champy, C.,** et **J. Vasiliu:** Recherches sur le cancer expérimental du goudron. Essai d'une théorie générale des cancers épithéliaux basée sur les faits connu de la biologie des épithéliums. Bull. Assoc. franç. Étude Canc. **12,** 111—134 (1923). — **Chang, H. C.:** Specific influence of the thyroid gland on hair growth. Amer. J. Physiol. **77,** 562—567 (1926). — **Chang, H. C.,** and **T. P. Feng:** Further studies on thyroid and hair growth. Chin. J. Physiol. **3,** 57—67 (1929). — **Chapman, S. S.:** Localisation of -SH and -SS- in *Obelia geniculata.* Growth **1,** 299—307 (1937). — **Chase, H. B.:** Greying induced by x-rays in the mouse. Genetics **31,** 213—214 (1946). ~ Time-factor with respect to x-ray induced greying in the mouse. Genetics **33,** 100—101 (1948). ~ Effects of x-ray doses on the controlled greying response in mice. Acta Univ. internat. contra cancrum **6,** 768—770 (1949a). ~ Greying of hair. I. Effects produced by single doses of x-rays on mice. J. of Morph. **84,** 57—80 (1949b). ~ Number of entities inactivated by x-rays in greying of hair. Science (Lancaster, Pa.) **113,** 714—716 (1951). — **Chase, H. B.,** and **W. Montagna:** Relation of hair proliferation to damage induced in the mouse skin. Proc. Soc. Exper. Biol. a. Med. **76,** 35—37 (1951). — **Chase, H. B., W. Montagna** and **J. D. Malone:** Changes in the skin in relation to the hair growth cycle. Anat. Rec. **116,** 75—82 (1953). — **Chase, H. B.,** and **H. Rauch:** Greying of hair. II. Response of individual hairs in mice to variations in x-radiation. J. of Morph. **87,** 381—392 (1950). — **Chase, H. B., H. Rauch** and **V. W. Smith:** Critical stages of hair development and pigmentation in the mouse. Physiologic. Zool. **24,** 1—8 (1951). — **Chase, H. B.,** and **V. W. Smith:** X-ray effects on mouse pigmentation as related to melanoblast distribution. Zoologica (N. Y.) **35,** 24—25 (1950). — **Chèvremont, M.,** et **J. Fréderic:** Une nouvelle methode histochimique de mise en évidence des substances à fraction sulfhydrile. Application à l'épiderme, au poil et à la levure. Archives de Biol. **54,** 589—605 (1943). — **Chi, T.,** u. **K. Ch. Woo:** Die Haut der Chinesen. Fol. anat. jap. **22,** 311—314 (1943). — **Chlopin, N. G.:** Über einige Wachstums- und Differenzierungserscheinungen an der embryonalen menschlichen Epidermis im Explantat. Arch. Entw.mechan. **126,** 69—89 (1932). — **Chu, C. H. N.,** and **C. A. Swinyard:** Morphology and histochemistry of a vermiform nerve end organ hitherto undescribed in mouse dermis. Anat. Rec. **118,** 287 (1954). — **Clara, M.:** Die arteriovenösen Anastomosen der Vögel und Säugetiere. Erg. Anat. **27,** 246—301 (1927). ~ Morfologia e sviluppo delle ghiandole sebacee nell'uomo. Ric. Morf. **9,** 121—182 (1929a). ~ Neue Untersuchungen zur Frage der Teilung bei den Talgdrüsen. Zugleich ein Beitrag zur Frage des „Stichotropismus" in der Formbildung. Z. mikrosk.-anat. Forsch. **18,** 487—519 (1929b). ~ Die arteriovenösen Anastomosen. Leipzig: A. Barth 1939. 2. Aufl. Wien: Springer 1956. ~ Wo steht die Morphologie der neurovegetativen Peripherie? Acta neurovegetativa (Wien) **6,** 1—17 (1955). — **Clark, E. R.:** Arterio-venous anastomoses. Physiologic. Rev. **18,** 229—247 (1938). — **Clark, E. R.,** and **E. L. Clark:** The fate of extruded erythrocytes: their removal by lymphatic capillaries and tissue phagocytes as seen in living amphibian larvae. Amer. J. Anat. **38,** 41—70 (1926). — Observations on living preformed blood vessels as seen in a transparent chamber inserted in the rabbit's ear. Amer. J. Anat. **49,** 441—477 (1932). ~ Observations on living arterio-venous anastomoses as seen in a transparent chamber introduced into the rabbit's ear. Amer. J. Anat. **54,** 229—286 (1934a). ~ The new formation of arterio-venous anastomoses in the rabbit's ear. Amer. J. Anat. **55,** 407—467 (1934b). — **Clark, F. H.:** Postjuvenile nude in the deermouse. J. Hered. **30,** 213—215 (1939). — **Clausen, A.,** u. **B. Alexanderson:** Beiträge zur Kenntnis der Schweißdrüsen des Menschen. Z. mikrosk.-anat. Forsch. 18, 47—70 (1929). ~ Beiträge zur Kenntnis der Entwicklung der Schweißdrüsen des Menschen. Z. mikrosk.-anat. Forsch. 30, 175—192 (1932). — Clay, R. C., K. Cook and J. I. Routh: Studies in the composition of human hair. J. Amer. Chem. Soc. 62, 2709—2710 (1940). — Cleffmann, G.: Untersuchungen über die Fellzeichnung des Wildkaninchens. Z. Abstammgslehre 85, 137—162 (1953). ~ Über die Beeinflussung der Wildfärbung in vitro. Z. Naturforsch. 9b, 701—704 (1954). — Cockayne, E. A.: Inherited abnormalities of the skin and its appendages. London 1933. — Coldwater, K. B.: Action of X-rays on glutathion content of normal and regenerating planarians. Proc. Soc. Exper. Biol. a. Med. 27, 1031—1033 (1930). — Colin, E. C.: Hair direction in mammals; Embryogenesis of hair follicles in the guinea pig. J. of Morph. 72, 191—224 (1943). — Collins, H. H.: Studies of the pelage phases and of the nature of color variations in mice of the genus Peromyscus. J. of Exper. Zool. 38, 45—94 (1923). — Comel, M.: Fisiologia normale e patologica della cute umana, Bd. 1. Mailand 1933. — Compton, A. S.: A cytochemical and cytological study of the connective tissue mast cell. Amer. J. Anat. 91, 301—329 (1952). — Conitzer, H.: Die Rothaarigkeit. Z. Morph. u. Anthrop. 29, 83—147 (1931). — Cooper, Z. K.: Relation of endocrine glands to growth and distribution of hair. Review of literatur. Arch. of Dermat. 21, 1007—1029 (1930). ~ Mitotic rythm in human epidermis. J. Invest. Dermat. 2, 289—300 (1939). — Cooper, Z. K., and H. C. Franklin: Mitotic rythm in the epidermis of the mouse. Anat. Rec. 78, 1—8 (1940). — Cooper, Z. K., and A. Schiff: Mitotic rhythm in human epidermis. Proc. Soc. Exper. Biol. a. Med. 39, 323—324 (1938). — Cornbleet, T.: Pregnancy and apocrine gland disease: hidradenitis, Fox-Fordyce disease. Arch. of Dermat. 65, 12—19 (1952). — Cornbleet, T., R. C. Ingraham and H. C. Schorr: Calcium, potassium and sodium metabolism and the skin; the use of potassium chloride in certain allergic dermatoses. Arch. of Dermat. 46, 833—840 (1942). — Cowdry, E. V.: The skin and the derivates. In Special cytology. New York 1928. ~ Textbook of Histology. London: H. Kempton 1934. ~ Principles of ageing. London 1939. 3. edit. Baltimore 1952. — Cowdry, E. V., C. Carruthers and V. Suntzeff: Influence of age on the copper and zinc content in the epidermis of mice undergoing carcinogenesis with methylcholanthrene and a note on the role of calcium. J. Nat. Canc. Inst. 8, 209—213 (1948). — Cowdry, E. V., Z. K. Cooper and V. W. Smith: Progress of research on ageing of the skin. J. of Gerontol. 2, 31—44 (1947). — Cowdry, E. V., and H. C. Thompson: Localization of maximum cell division in epidermis. Anat. Rec. 88, 403—410 (1944). — Cox, H. T.: The cleavage lines of the skin. Brit. J. Surg. 29, 234—240 (1941). — Craft, W. A., and W. L. Blizzard: The inheritance of semi hairlessness in cattle. J. Hered. 25, 385—490 (1934). — Cramer, W., and R. E. Stowell: The early changes of carcinogenesis by 20-methylcholanthrene in the skin of the mouse. II. Microscopic tissue changes. J. Nat. Canc. Inst. 2, 379—402 (1942). — Crary, D. D., and P. B. Sawin: Some factors influencing the growth potential of the skin in the domestic rabbit. J. of Exper. Zool. 124, 31—62 (1953). — Crew, F. A. E., and L. Mirskaia: The character „hairless“ in the mouse. J. Genet. 25, 17—24 (1931). — Critchley, M.: Tactile tought, with special reference to the blind. Proc. Roy. Soc. Med. 46, 27—30 (1953). — Csillag, J.: Über Berufshypertrichose. Arch. f. Dermat. 134, 147—150 (1921a). — Cummins, H., and C. Midlo: Finger prints, palms and soles: An introduction to dermatoglyphics. Philadelphia 1943. — Cummins, H., and S. D. Spragg: Dermatoglyphics in the chimpanzee: Description and comparison. Human Biol. 10, 457—510 (1938). — Cunningham, I. J.: Some biochemical and physiological aspects of copper in animal nutrition. Biochemic. J. 25, 1267—1294 (1931).

Dalton, A. J., and M. D. Felix: Studies on the Golgi substance of the epithelial cells of the epididymis and duodenum of the mouse. Amer. J. Anat. 92, 277—305 (1952). ~ Phase contrast and electron micrography of Cloudman S. 91 mouse melanoma. Pigment cell growth N. Y. S. 91. 1953. — Dalton, H. C.: Inhibiton of chromoblast migration as a factor in the development of genetic differences in pigmentation in white and black axolotls. J. of Exper. Zool. 115, 151—173 (1950). ~ A study of the Golgi material of hepatic and intestinal epithelial cells with the electron microscope. Z. Zellforsch. 36, 522—540 (1952). — Danforth, C. H.: Hair, with special referents to hypertrychosis. Amer. Med. Assoc. Chicago 1925. ~ Physiology of human hair. Physiologic. Rev. 19, 94—111 (1939). — Dankmeijer, J.: Über die Bedeutung der Hautleistenmuster beim Menschen. Arch. Klaus-Stiftg 24, 269—279 (1949). — Dann, L., A. Glucksman and K. Tansley: The healing of untreated experimental wounds. Brit. J. Exper. Path. 22, 1—9 (1941). — Danneel, R.: Die Entwicklung der Haare bei der Ratte. Z. Morph. u. Ökol. Tiere 20, 732—754 (1931). ~ Phänogenetik der Kaninchenfärbung. Erg. Biol. 18, 55—87 (1941). — Danneel, R., u. G. Cleffmann: Die Einwanderung der Pigmentzellen in die Haut und die Haare bei Nagetieren. Biol. Zbl. 73, 414—428 (1954). — Danneel, R., u. E. Lubnow: Zur Physiologie der Kälteschwärzung beim Russenkaninchen. II. Der Einfluß von Röntgenstrahlen auf die Pigmentbildung. Biol. Zbl. 56, 572—584 (1936).— Danneel, R., u. N. Weissenfels: Die Herkunft der Melanoblasten in den Haaren des Menschen und ihr Verbleib beim Haarwechsel. Biol. Zbl. 72, 630—643 (1953). — David, L. T.: Hairless mammals. Comparative histologic studies; preliminary report. Arch. of Dermat. 24, 196—203 (1931). ~

The external expression and comparative dermal histology of hereditary hairlessness in mammals. Z. Zellforsch. **14**, 617—719 (1932a). ~ Histology of the skin of the mexican hairless swine (*Sus scrofa*). Amer. J. Anat. **50**, 283—292 (1932b). ~ Studies on the expression of genetic hairlessness in the house mouse (*Mus musculus*). J. of Exper. Zool. **68**, 501—518 (1934a). ~ Modification of hair direction and slope on mice and rats (*Mus musculus* and *Mus norvegicus albinus*). J. of Exper. Zool. **68**, 519—528 (1934b). — **Davidsen, P.,** and **M. H. Hardy:** The development of mouse vibrissae in vivo and in vitro. J. of Anat. **86**, 342—356 (1952). — **Davis, M. E., M. W. Boynton, J. H. Ferguson** and **St. Rothman:** Studies on pigmentation of endocrine origin. J. Clin. Endocrin. **5**, 138—146 (1945). — **Dawson, H. L.:** A study of hair growth in guinea-pig. Amcr. J. Anat. **45**, 461—484 (1930). — **Day, F. D.:** The nature and significance of cementing substance in interstitial connective tissue. J. of Path. **59**, 567—573 (1947). — **Deineka, D.:** Der Netzapparat von Golgi in einigen Epithel- und Bindegewebszellen während der Ruhe und während der Teilung derselben. Anat. Anz. **41**, 289—309 (1912). — **Deme, S.:** Gestaltveränderungen des Golgi-Apparates der ekkrinen Schweißdrüsen unter der Wirkung von Atropin und Pilocarpin. Dermat. Wschr. **110**, 169—170 (1940). — **Dempsey, E. W., M. Singer** and **G. B. Wislocki:** The increased basophilia of tissue proteins after oxidation with periodic acid. Stain Technol. **25**, 73—80 (1950). — **Derksen, J. C.,** et **G. C. Heringa:** Cornification and tonofibrils of epidermis. Polska Gaz. lek. **15**, 592—594 (1936). — **Derksen, J. C., G. C. Heringa** u. **A. Weidinger:** On keratin and cornification. Acta néerl. Morph. **1**, 31—37 (1937). — **Desselberger, H.:** Über das Lipochrom der Vogelfeder. Z. Ornithol. **78**, 328—376 (1930). — **Dick, J. C.:** Observations on the elastic tissue of the skin with a note on the reticular layer at the junction of the dermis and epidermis. J. of Anat. **81**, 201—211 (1947). ~ The tension and resistance to stretching of human skin and other membranes, with results from a series of normal and oedematous cases. J. of Physiol. **112**, 102—113 (1951). — **Dickens, F.:** The citric acid content of animal tissues, with reference to its occurence in bone and tumor. Biochemic. J. **35**, 1011—1023 (1941). — **Dietel, F. G.:** Untersuchungen über das Melanophorenhormon. Klin. Wschr. **1932 II**, 2075—2078. — **Dieter, W.,** u. **C. Sung-Sheng:** Zur Physiologie und Morphologie der Capillaren am Nagelwall bei gesunden Personen. Z. exper. Med. **28**, 234—243 (1922). — **Diomidova, N. A.:** Die embryonale Entwicklung der Haut von Haustieren. Zool. Z. **32**, 684—700 (1953). — **Dogiel, A. S.:** Die Nervenendigungen im Nagelbett des Menschen. Arch. mikrosk. Anat. **64**, 173—188 (1904). — **Dorris, F.:** Differentiation of pigment cells in tissue cultures of chick neural crest. Proc. Soc. Exper. Biol. a. Med. **34**, 448—449 (1936). ~ The production of pigment in vitro by chick neural crest. Arch. Entw.mechan. **138**, 323—334 (1938). ~ The production of pigment in vitro by chick neural crest in grafts to the 3 day limb bud. J. of Exper. Zool. **80**, 315—345 (1939). — **Doupe, J.,** and **M. E. Sharp:** Studies in denervation G. Sebaceous secretion. J. of Neur., N. S. **6**, 133—135 (1943). — **Driesen, H.-H.:** Untersuchungen über die Einwanderung diffuser Pigmente in der Federanlage, insbesondere beim Wellensittich (*Melopsittacus undulatus* (Shaw.). Z. Zellforsch. **39**, 121—151 (1953). — **Drosdoff, V.:** De la mensuration de l'épiderme dans les différentes parties du corps humain et des rapports entre son épaisseur et la sensibilité électro-cutanée. Arch. Physiol. norm. et Path., II. séct. **6**, 117—134 (1879). — **Droz, B.:** Recherches sur le système nerveux végétatif de la peau: Innervation sympathique des poils. Archives Anat. microsc. **43**, 299—309 (1954). **Dry, F. W.:** The coat of the mouse (*Mus musculus*). J. Genet. **16**, 287—340 (1926). ~ The Agouti coloration of the mouse and the rat. J. Genet. **20**, 131—144 (1928). — **Duggins, O. H.,** and **M. Trotter:** Age changes in head hair from birth to maturity. II. Medullation in hair of children. Amer. J. Physic. Anthrop., N. S. **8**, 399—416 (1950). ~ Changes in morphology of hair during childhood. Ann. New York Acad. Sci. **53**, 569—575 (1951). — **Duijn, P. van:** Inactivation experiments on the dopa factor. J. Histochem. a. Cytochem. **1**, 143—150 (1953). — **Dupré, A.:** Contribution à l'étude histochimique des glucides de la peau humaine (glykogène et polysaccharides acides) suis en évidence principalement par la réaction d'Hotchkiss-Mac-Manus. Tolosa 1952. ~ Études histochimiques de la peau humaine. II. Les espaces intercellulaires (E. J. C.). Ann. de Dermat. **80**, 490—500 (1953). — **Dupuytren:** Traité théorique et pratique des blessures par armes de guerre, Bd. 2. Paris: J. B. Bailliere 1834. — **Duran-Reynals, F.:** The effect of extracts of certain organs from normal and immunized animals on the infecting power of vaccine virus. J. of Exper. Med. **50**, 327—340 (1929). ~ Tissue permeability and the spreading factors in infection. Bacter. Rev. **6**, 197—252 (1942). ~ Some remarks on spreading reaction. In: Asboe-Hansen, Connective tissue in health and disease, S. 103—111. Copenhagen 1954. — **Duran-Reynals, F., H. Bunting** and **S. van Wagenin:** Studies on sex skin of *Macaca mulata*. Amer. New York Acad. Sci. **52**, 1006 (1950). — **Durward, A.,** and **K. M. Rudall:** Experiments on hair growth in the rat. J. of Anat. **84**, 66 (1950). ~ Studies on hair in the rat. J. of Anat. **83**, 325—335 (1949). — **Duspiva, F.:** Beiträge zur enzymatischen Histochemie. XXI. Die proteolytischen Enzyme der Kleider- und Wachsmottenraupen. Z. physiol. Chem. **241**, 177—200 (1936). — **Dutcher, Th. F.,** and **St. Rothman:** Iron, copper and ash content of human hair of different colors. J. Invest. Dermat. **17**, 65—68 (1951). —

Dziallas, P.: Über das Vorkommen von Klappen in kleinsten Venen des Menschen. Z. Anat. 114, 309—315 (1949/50).

Eartly, H., B. Grad and **C. P. Leblond:** The antagonistic relationship between testosterone and thyroxine in maintaining the epidermis of the male rats. Endocrinology 49, 677—686 (1951). — **Eastlick, H. L.:** The localization of pigment-forming areas in the chick blastoderm at the primitive streak stage. Physiologic. Zool. 13, 202—210 (1940). — **Eberl-Rothe, G.:** Über das Gehörgangsorgan von Säugetieren. Eine vergleichende histologische Untersuchung. Acta anat. (Basel) 11, 616—644 (1951). — **Ebling, F. I.:** Sebaceous glands. I. The effect of sex hormones on the sebaceous glands of the female albino rat. J. of Endocrin. 5, 217—302 (1946—1948). ~ Sebaceous glands. II. Changes in the sebaceous glands following the implantation of oestradiol benzoate in the femal albino rat. J. of Endocrin. 7, 288—298 (1951). ~ Sebaceous glands. III. Changes in the sebaceous glands and epidermis during the oestrous cycle of the albino rat. J. of Endocrin. 10, 147—154 (1953). — **Ecker, A.:** Der Steißhaarwirbel (Vortex coccygeus), die Steißbeinglatze (Glabella coccygea) und das Steißbeingrübchen (Foveola coccygea), wahrscheinlich Überbleibsel embryonaler Formen in der Steißbeingegend beim ungeborenen, neugeborenen und erwachsenen Menschen. Arch. f. Anthrop. 12, 129—155 (1880). — **Edwards, E. A.:** Analysis of skin color. In Gordon: Pigment cell growth. New York 1953, 149. — **Edwards, E. A.,** and **S. Qu. Duntley:** The pigments and color of living human skin. Amer. J. Anat. 65, 1—34 (1939). ~ Post ovariectomy and cyclic cutanous vascular changes in women. Anat. Rec. 100, 738 (1948). ~ Cutanous vascular changes in women in reference to the menstrual cycle and ovariectomy. J. Obstetr. 57, 501—509 (1949). — **Edwards, E. A., J. B. Hamilton** and **S. Qu. Duntley:** Testosterone propionate as a therapeutic agent in patients with organic disease of the peripheral vessels. New England J. Med. 220, 865 (1939). — **Edwards, E. A., J. B. Hamilton, S. Qu. Duntley** and **G. Hubert:** Cutaenous vascular and pigmentary changes in castrate and eunuchoid men. Endocrinology 28, 119—128 (1941). — **Eggeling, H. v.:** Zur Morphologie der Augenlider der Säuger. Jen. Z. Naturwiss. 39, 423—444 (1905). ~ Zur Phylogenie der Schenkelsporen. Jena. Z. Naturwiss. 51, 123—162 (1914). ~ Hautdrüsen. In: Handbuch der vergleichenden Anatomie der Wirbeltiere, Bd. 1, S. 633—692. Berlin u. Wien: Urban & Schwarzenberg 1931. ~ Über die Herkunft der Säugetierhautdrüsen. Anat. Anz. 90, 149—157 (1940/41). — **Eggert, B.:** Zur Morphologie und Physiologie der Eidechsen. Schilddrüse III. Z. wiss. Zool. 148, 221 (1936). — **Eichenlaub, Fr. J.,** and **R. A. Osbourn:** Studies in the histogenesis of the epidermis. Arch. of Dermat. 64, 700—712 (1951). — **Eichholtz, E.:** Experimentelle Versuche über die Anregung des Haarwuchses durch äußere Behandlung. Dermat. Wschr. 88, 161—170 (1929). — **Eichner, F.:** Zur Frage der Motivbildung in der menschlichen Haut. Anat. Anz. 100, 303—310 (1954). — **Eisen, A. Z., W. Montagna** and **H. B. Chase:** Sulfhydryl groups in the skin of the mouse and guinea pig. J. Nat. Canc. Inst. 14, 341—354 (1953). — **Elftman, H.:** The structure of the Golgi apparatus. Anat. Rec. 118, 147—164 (1954). — **Ellis, W. J., J. M. Gillespie** and **H. Lindley:** Biochemical studies of the wool root. Nature (Lond.) 165, 545—548 (1950). — **Elöd, E., H. Nawotny** u. **H. Zahn:** Über den Aufbau der Wolle und deren Reaktionsfähigkeit. Kolloid-Z. 93, 50—66 (1940). — **Elöd, E.,** u. **H. Zahn:** Struktur und Bindungsfähigkeit der Wollfaser. Nature (Lond.) 108, 94—103 (1944). — **Emanuel, S. V.:** Quantitative determination of the sebaceous glands' function, with particular mention of the method employed. Acta dermato-vener. (Stockh.) 17, 444—456 (1936). ~ Mechanism of the sebum secretion. Acta dermato-vener. (Stockh.) 19, 1—19 (1938). — **Enderlin, K., R. Brun** et **A. Linder:** Nouvelles expériences sur la sécrétion sébacée. Dermatologica (Basel) 108, 235—256 (1954). — **Endicott, K. M.,** and **R. D. Lillie:** Ceroid, the pigment of dietary cirrhosis of rats. Amer. J. Path. 20, 149—153 (1944). — **Endo, M.:** Über die Größe der apokrinen Schweißdrüsen an der Achselhaut bei den japanischen Kindern. Okajimas Fol. anat. jap. 17, 121—156 (1938). ~ Quantitative Untersuchung der Anhangsorgane der Achselhaut bei den japanischen Kindern. Okajimas Fol. anat. jap. 17, 425—450 (1939a). ~ Beiträge zur Kenntnis der apokrinen Schweißdrüsen an der Achselhaut bei den japanischen Kindern. Okajimas Fol. anat. jap. 17, 607—617 (1939b). — **Engelsmeier, W.:** Nachweis der alternativen Modifikabilität der Haarfärbung beim Russenkaninchen. Z. Abstammgslehre 68, 361—416 (1935). ~ Einfluß der Temperatur auf die Ausfärbung der Haare beim Kaninchen verschiedener Erbrassen. Z. Abstammgslehre 73, 601—616 (1937). — **Engman, M. F.,** and **D. J. Kooyman:** Lipids of the skin surface. Arch. of Dermat. 29, 12—19 (1934). — **Erbslöh, E.:** Die neuropathologischen Grundlagen chronischer Schmerzzustände. Acta neurovegetativa (Wien) 6, 355—395 (1953). — **Ernst, P.:** Studien über die normale Verhornung mit Hilfe der GRAMschen Methode. Arch. mikrosk. Anat. 47, 669—706 (1896). — **Ernst, R.:** Die Bedeutung der Wandepidermis (Hyponychium) des Pferdehufes für die Hornbildung. Acta anat. (Basel) 22, 15—48 (1954). — **Eschricht, J.:** Über die Richtung der Haare am menschlichen Körper. Müllers Arch. 1887, 37—52. — **Eufinger, H.:** Die endokrine Behandlung bös- und gutartiger Prostataleiden. Münch. med. Wschr. 1953, 1368.

Fábián, Gy.: Spread of black pigment on the denervated skin of guinea pigs. Acta biol. (Budapest) 4, 471—479 (1953). — **Farber, E. M.,** and **W. C. Lobitz jr.:** The physiology of the skin. Annual Rev. Physiol. 14, 519—534 (1952). — **Favre, M.**: Faits histologiques concernant la signification des nodules dits de Bizzozero. C. r. Soc. Biol. Paris 91, 1220—1222 (1924). ~ Le nodule de Bizzozero dans l'épiderme normal et dans les épidermes pathologiques. Ann. de Dermat. 6, 537—546 (1946). ~ Le chondriome de l'épiderme normal et des épidermes pathologiques. Ann. de Dermat. 10, 241—262 (1950). — **Felsher, Z.**: Studies on the adherence of the epidermis to the corium. Proc. Soc. Exper. Biol. a. Med. 62, 213—215 (1946). ~ Collagen, Reticulin and Elastin. In S. Rothman, Physiology and biochemistry of skin, S. 391—417. Chicago 1954. — **Ferreira-Marques, J.**: Beitrag zum Studium der Histologie, Physiologie und Genese der LANGERHANSschen Elemente der menschlichen Haut. Arqu. Path. 13, 117—269 (1941). Ref. Ber. wiss. Biol. 60, 266 (1942). ~ Systema sensitivum-epidermicum. Arch. f. Dermat. 193, 191—250 (1951). ~ Systema sensitivum infra-epidermicum. Die Langerhansschen Zellen als Doloriceptores. Acta neurovegetativa (Wien) 3, 346—353 (1952). — **Feyrter, F.**: Über die Pathologie der vegetativen nervösen Peripherie und ihrer ganglionären Regulationsstätten. Wien: Wilhelm Maudrich 1951. — **Fiedler, H. P.**: Der Schweiß. Aulendorf i. Württ.: Ed. Cantor 1955. — **Findlay, G. H.**: On the histochemistry of the hair, as studied with the peracetic-acid-Schiff-reaction. J. Histochem. a. Cytochem. 3, 430—434 (1955). — **Findlay, J. D.**, and **S. H. Yang**: The sweat glands of airshire cattle. J. Agricult. Sci. 40, 126—133 (1950). — **Firket, H.**: Étude histologique de la peau de cobaye lésée par la neige carbonique. C. r. Soc. Biol. Paris 144, 1715—1718 (1950a). ~ Action del'acide ribonucléique sur la regeneration de la peau. C. r. Soc. Biol. Paris 145, 467—469 (1950b). ~ Recherches sur la regeneration de la peau de mammifère. I. Introduction et étude histologique (evolution générale et analyse quantitative). Archives de Biol. 62, 309—334 (1951d). ~ II. Étude histochimique. Archives de Biol. 62, 335—351 (1951b). — **Fischer, E.**: Die gesunden körperlichen Erbanlagen des Menschen. In Bauer-Fischer-Lenz, Menschliche Erblehre, 4. Aufl., S. 95—320. München 1936. — **Fischer, R.**: The selectivity of the Gram stain for keratins. Experientia (Basel) 9, 20—21 (1953). — **Fischler, F.**: Über die Untersuchung von Neutralfetten, Fettsäuren und Seifen in Gewebe. Zbl. Path. 15, 913—917 (1904). — **Fisher, J.**, and **D. Glik**: Histochemistry. XIX. Lokalization of alkaline phosphatase in normal and pathological human skin. Proc. Soc. Exper. Biol. a. Med. 66, 14—18 (1947). — **Fitzpatrick, T. B., S. W. Becker jr., A. B. Lerner** and **H. Montgomery**: Thyrosinase in human skin: Demonstration of its presence and of its rôle in human melanin formation. Science (Lancaster, Pa.) 112, 223—225 (1950). — **Fitzpatrick, T. B.**, and **A. B. Lerner**: Mammalian melanin formation. II. Histochemical studies. Zoologica (N. Y.) 35, 28 (1950). — **Fitzthum, O.**: Beitrag zur Darstellung und Unterscheidung der Markscheiden der Haare bei einigen Säugetierarten mit besonderer Berücksichtigung von Fuchs, Wolf und Hund. Diss. Wien, Tierärztl. Hochschule 1951. —**Flaschenträger, B.**: Physiologische Chemie. Bd. 1: Die Stoffe. Berlin: Springer 1951. ~ Bd. II/1b: Der Stoffwechsel. Berlin: Springer 1954. — **Fleischhauer, K.**: Über die Morphogenese des Haarstriches und der Papillarleisten. Z. Zellforsch. 38, 50—68 (1953a). ~ Über die Entstehung der Haaranordnung und das Zustandekommen räumlicher Beziehungen zwischen Haaren und Schweißdrüsen. Z. Zellforsch. 38, 328—355 (1953b). — **Fleischhauer, K.**, u. **E. Horstmann**: Untersuchungen über die Entwicklung des Papillarkörpers der menschlichen Palma und Planta. Z. Zellforsch. 36, 298—318 (1951). ~ Der Papillarkörper und die Kapillaren des Perionychiums. Z. Zellforsch. 42, 213—228 (1955). — **Flesch, P.**: The rôle of copper in mammalian pigmentation. Proc. Soc. Exper. Biol. a. Med. 70, 79—83 (1949a). ~ Inhibitory action of extracts of mammalian skin on pigment formation. Proc. Soc. Exper. Biol. a. Med. 70, 136—140 (1949b). ~ The cystine content in colored and white hair of mottled animals. J. Invest. Dermat. 14, 157—158 (1950). ~ Hair growth. In: St. Rothman, Physiology and biochemistry of skin. Chicago 1954. — **Flesch, P., A. M. Kligman** and **G. D. Baldrigde**: An improved method for the separation of the epidermis of laboratory animals. J. Invest. Dermat. 16, 81—84 (1951). — **Flesch, P.**, and **St. Rothman**: Isolation of an iron pigment from human red hair. J. Invest. Dermat. 6, 257—270 (1945). ~ Role of sulfhydryl compounds in pigmentation. Science (Lancaster, Pa.) 108, 505—506 (1948). — **Flickinger jr., R. A.**: A study of the metabolism of amphibian neural crest cells during their migration and pigmentation in vitro. J. of Exper. Zool. 112, 465—484 (1949). — **Flynn, R.**: Hirsutism of adrenal origin. Med. J. Austral. 1941, 11—19. — **Folin, O., H. C. Trimble** and **L. H. Newman**: The distribution and recovery of glucose injected into animals. J. of Biol. Chem. 75, 263—281 (1927). — **Formisano, V. R.**, and **W. Montagna**: Succino dehydrogenase activity in the skin of the Guinea pig. Anat. Rec. 120, 893—906 (1954). — **Forster, A.**: Beeinflussung des Haarwachstums durch äußerliche Mittel. Arch. exper. Path. u. Pharmakol. 144, 363—371 (1929). — **Foster, M.**: Enzymatic studies of pigment-forming abilities in mouse skin. J. of Exper. Zool. 117, 211—246 (1951a). ~ Manometric and histochemical demonstration of tyrosinase in foetal Guinea-pig skin. Proc. Soc. Exper. Biol. a. Med. 79, 713—715 (1951b). — **Fox, M. H.**: Analysis of some phases of melanoblast migration in the barred Plymouth Rock embryos. Physiologic. Zool. 22, 1—22 (1949). — **Frank, F.**: Die Färbung der Vogelfeder durch Pigment und Struktur. Z. Ornithol. 87, 426—523 (1939). — **Fraser, A. S.**: Growth of the mouse coat. J. of Exper. Zool. 117, 15—29 (1951). —

Fraser, D. A.: The development of the skin of the back of the albino rat until eruption of the first hairs. Anat. Rec. **38**, 203—224 (1928). — **Fraser, F. C.:** The expression and interaction of hereditary factors producing hypotrichosis in the mouse: Histology and experimental results. Canad. J. Res., Sect. D **24**, 10—25 (1946). — **Fraser, R. D. B.:** The chain configuration of wool keratin. Biochim. et Biophysica Acta **12**, 482—483 (1953). — **Fréderic, J.:** Étude histologique et histochimique de la peau de cobaye tractée par les rayons X. C. r. Soc. Biol. Paris **142**, 850—853 (1948). ~ Étude histologique et histochimique de la peau de cobaye traitée par des rayons X. Archives de Biol. **60**, 79—101 (1949). ~ Étude de la régéneration et des modifications de groupements SH de la peau de cobaye traitée par les rayons X. C. r. Assoc. Anat. (37. Réun.) **1950**, 186—189. ~ Regeneration and -SH changes in Guinea pig skin after X-ray treatment. Brit. J. Radiol. **25**, 43/44 (1952). — **Freeman, L. W., E. Meirowsky and R. B. Fischer:** Biological characteristics of melanin granules in the normal choroid and malignant melanomas. Exper. Med. a. Surg. **8**, 130—138 (1950). — **Freerksen, E.:** Die Venen des menschlichen Handrückens. Z. Anat. **108**, 82—111 (1938). — **Frey, M. v., u. H. Rein:** Physiologie der Haut. In Jadassohns Handbuch der Haut- und Geschlechtskrankheiten, Bd. 1/II, S. 1—160. Berlin: Springer 1929. — **Freytag, H.:** Über das Verhalten von Keratinfasern in thioglykolhaltigen Systemen. Z. Naturforsch. **7**b, 645—655 (1952). — **Frey-Wyssling, A.:** Submicroscopic morphology of protoplasm, 2. engl. Aufl. Amsterdam Houston, London, New York 1953. ~ Die submikroskopische Struktur des Cytoplasmas. Protoplasmatologia. Handbuch der Protoplasmatologie. Wien: Springer 1955. — **Frieberg, U., W. Graf and B. Aberg:** On the histochemistry of the mast cells. Acta path. scand. (Københ.) **29**, 197—202 (1951). — **Friboes, W.:** Beiträge zur Anatomie und Biologie der Haut. II. Basalmembran: Bau des Deckepithels. Dermat. Z. **31**, 57—83 (1920). ~ VIII. Biologische Deutungsversuche pathologischer Hautprozesse. Arch. f. Dermat. **139**, 177—200 (1921). — **Frick, R.:** Zur Physiopathologie der Mastzellen (Heparinspeicherung und -ausschüttung). Acta haematol. (Basel) **4**, 97—109 (1950). — **Friedenthal, H.:** Das Dauerhaarkleid des Menschen. Jena: Gustav Fischer 1908. — **Friedrich, H.. u. M. Schädel:** Zur Kenntnis der ektopischen Talgdrüsen am weiblichen Genitale. Geburtsh. u. Frauenheilk. **9**, 645—951 (1949). — **Fuchs, H.:** Über die Wachstumsgeschwindigkeit des Haares. Z. Biol. **98**, 215—220 (1937). — **Führers, M.:** Über die konstruktive Entwicklung des kranio-kaudalen Haarstriches. II. Der Haarstrich beim Menschen. Z. Zellforsch. **30**, 52—66 (1940). — **Fujino, K.:** Über die Größe der Querschnittfläche des Haarbalges in den verschiedenen Körperteilen bei einigen Menschenrassen. I. Fol. anat. jap. **24**, 107—135 (1952). ~ II. Fol. anat. jap. **25**, 223—228 (1954). — **Fular, W.:** Der Zellersatz in der menschlichen Epidermis. Morph. Jb. **96**, 1—13 (1955).

Gage, S. H.: Glycogen in a 56 days human embryo and in pig-embryos of 7—10 mm. Amer. J. Anat. **5**, 2 (1906). — **Gagel, O.:** Vegetatives System. In: Handbuch der inneren Medizin, Bd. V/I. Berlin: Springer 1953. — **Gans, O.:** Zur Histo-Topochemie der gesunden und kranken Haut. Untersuchung des anorganischen Aufbaues mittels der Schnittveraschung. Arch. f. Dermat. **161**, 607—646 (1930). — **Garcia, A.:** Beiträge zur Kenntnis des Haarwechsels bei menschlichen Embryonen. Morph. Arb. **1**, 53 (1891). — **Gardner, J. H., and H. F. Raybuck:** Cleavage line patterns of the cat. Anat. Rec. **100**, 549—556 (1951). ~ Development of cleavage line patterns in the human fetus. Anat. Rec. **118**, 745—754 (1954). — **Garn, St. M.:** Hair texture: its evolution and measurement. Amer. J. Physic. Anthrop. **8**, 453—465 (1950). ~ Types and distribution of the hair in man. Ann. New York Acad. Sci. **53**, 498—507 (1951). — **Gastberger, W.:** Über eine architektonische Beziehung zwischen Haarkleid und Subkutis. Anat. Anz. **83**, 32—39 (1936). — **Gates, R. R., and A. A. Zimmermann:** Comparison of skin color with melanin content. J. Invest. Dermat. **21**, 339—348 (1953). — **Geiger, W. B.:** The scale substance of wool. Textile Res. **14**, 82—85 (1944). — **Geipel, S., u. W. Lehmann:** Der Makak-Typus im Tastleistensystem einer deutschen Sippe. Acta genet. et statist. med. (Basel) **4**, 165—175 (1953). — **Gersh, J., and H. R. Catchpole:** The organization of ground substance and basement membrane and its significance in tissue injury, disease and growth. Amer. J. Anat. **85**, 457—521 (1949). — **Gessler, A. E., C. E. Grey, M. C. Schuster, J. J. Kelsch and M. N. Richter:** Notes on electron microscopy of tissue section. I. Normal tissue. Cancer Res. **8**, 534—547 (1948a). ~ II. Neoplastic. Cancer Res. **8**, 549—573 (1948b). — **Gibbs, H. F.:** A study of the post-natal development of the skin and hair of the Australian Opossum *Trichosurus vulpecula*. Proc. Zool. Soc. Lond. **108** B, 611—648 (1938). ~ A study of the post natal development of the skin and hair of the mouse. Anat. Rec. **80**, 61—81 (1941). — **Gilje, O., P. A. O'Leary and E. L. Baldes:** Capillary microscopic examination in skin diseases. Arch. of Dermat. **68**, 136—147 (1953). — **Ginsburg, B.:** The effects of the major genes controlling coat colour in the guinea-pig on the Dopa oxidase activity of skin extracts. Genetics **29**, 176—198 (1944). — **Giroud, A., et H. Bulliard:** La kératinisation de l'épiderme et des phanères. Paris: G. Doin 1930. ~ Reactions des substances a fonction sulfhydryle. Protoplasma (Berl.) **19**, 381—384 (1933). ~ Les substances a fonction sulfhydryle dans l'épiderme. Archives Anat. microsc. **31**, 271—290 (1935). — **Giroud, A., and C. P. Leblond:** The keratinization of epidermis and its derivates, especially the hair, as shown by X-ray diffraction and histochemical studies. Ann. New York Acad. Sci. **53**, 613—626 (1951). — **Giroud, A., C. P. Leblond** et **R. Ratsimamanga:** La vitamine C dans l'organisme. Accumulation-Elimination. C. r. Assoc. Anat. (30. Réun.) **1935**, 228—235. — **Glasenapp, I. v.,** u. **G. Leonardi:** Die biologischen Oxydationen der menschlichen Haut. Arch. f. Dermat. **196**, 319—324 (1953). — **Glimstedt, G.:** Über Morphogenese, Histogenese und Bau der Gehörgangsdrüsen bei einigen Vögeln. Lund 1942. — **Gloor-Rutishauser, N.:** Zur makroskopischen Anatomie der apokrinen Achseldrüsen. Acta anat. (Basel) **19**, 197—203 (1953). — **Glucksman, A.:** The histogenesis of benzpyrene-induced epidermal tumours in the mouse. Cancer Res. **5**, 385—400 (1945). — **Goda, T.:** Cytoplasmic inclusions of amphibian cells with special reference of melanin formation. J. Fak. Sci. Tokyo, Scct. IV. Zoology **2**, 51—122 (1928 bis 1931). — **Goerttler, K.:** Die Konstruktion der Wand des menschlichen Samenleiters und ihre funktionelle Bedeutung. Morph. Jb. **74**, 550—580 (1934). — **Götz, H.,** u. **W. Krebs:** Die Entwicklung der Hormon-Therapie des Prostata-Ca. und ihr heutiger Stand. Z. Urol. **42**, 94 (1949). — **Goldman, L.,** and **D. F. Richfield:** Effect of corticotropin and cortisone on development and progress of pigmented nevi. J. Amer. Med. Assoc. **147**, 941 (1951). — **Gomori, G.:** The distribution of phosphatase in the tissues under normal and pathologic conditions. Arch. of Path. **32**, 189—199 (1941a). ~ The distribution of phosphatase in normal organs and tissues. J. Cellul. a. Comp. Physiol. **17**, 71—83 (1941b). — **Goodall, A. M.:** Arteriovenous anastomoses in the skin of the head and ears of the calf. J. of Anat. **89**, 100—105 (1955). — **Goodall, A. M.,** and **S. H. Yang:** Myoepithelial cells in bovine sweat glands. J. Agricult. Sci. **42**, 159—161 (1952). — **Goodrich, H. B.,** and **D. I. Biesinger:** The histological basis of color patterns in three tropical marine fish with observation on regeneration and the production of the blue color. J. of Morph. **93**, 465—488 (1954). — **Goodrich, H. B., C. M. Marzullo** and **W. R. Bronson:** An analysis of the formation of color patterns in two fresh-water fish. J. of Exper. Zool. **125**, 487—505 (1954). — **Gorter, F. J.:** Dietary depigmentation of young black and pied rats, promoted by rapid growth, prevented and cured by ingestion of copper. Z. Vitaminforsch. **4**, 277—293 (1935). ~ Depigmentation a new deficiency disease, cured by copper. Nature (Lond.) **136**, 185 (1935). — **Gould, E. S.:** A topographic study of the differentiation of the dermatoglyphics in the human fetus. Anat. Rec. **103**, 457—458 (1949). — **Graaf, H. J. de:** Endocrine influences on sebaceous glands. Acta brev. neerl. **12**, 67—68 (1942a). ~ L'influence des hormones sexuelles sur les glandes sébacées et sur la peau. Acta brev. neerl. **13**, 77—78 (1942b). — **Graham, M. A.,** and **M. L. Barr:** A sex difference in the morphology of metabolic nuclei in somatic cells of the cat. Anat. Rec. **112**, 709—724 (1952). — **Grand, C. G.,** and **G. Cameron:** Tissue culture studies of pigmented melanomas: fish, mouse and human. Spec. Publ. New York Acad. Sci. **4**, 171—175 (1948). — **Grant, R. T.:** Observations on direct communications between arteries and veins in the rabbits ear. Heart **15**, 281—303 (1930). — **Grant, R. T.,** and **E. F. Bland:** Observations on the arterio-venous anastomoses in human skin and in the bird's foot with special reference to the reaction to cold. Heart **15**, 385—406 (1931). — **Grant, R. T., T. Cornbleet** and **M. J. Grassman:** Influence of local application of adrenal cortical extract on hair growth in the human. Arch. of Dermat. **62**, 717—718 (1950). — **Grassmann, W.,** u. **I. Trupke:** Chemie der Haut unter besonderer Berücksichtigung der Proteine. In: Handbuch der Gerbereichemie und Lederfabrikation, Bd. I/1, S. 359—510. Wien: Springer 1944. ~ Aminosäuren und Peptide. In: B. Flaschenträger, Physiologische Chemie, Bd. 1, S. 489—584. Berlin: Springer 1951. — **Graumann, W.:** Zur Standardisierung des SCHIFFschen Reagens. Z. wiss. Mikrosk. **61**, 225—226 (1953). ~ Die histochemische Perjodatreaktion der Reticulin- und Kollagenfasern. Acta histochem. **1**, 116—125 (1954). — **Gray, M., H. Blank, G. Rake** and **J. Oskay:** Electron microscopy of normal human skin. J. Invest. Dermat. **19**, 449—457 (1952). — **Gray, R. W.:** The integuments of whales. Nature (Lond.) **125**, 744 (1930). — **Grayson, J.:** The cutaneous ligaments of the digits. J. of Anat. **75**, 164—165 (1940/41). — **Greb, W.:** Untersuchungen über die Gestalt des Papillarkörpers der menschlichen Haut. Z. Anat. **110**, 245—263 (1940). — **Green, H. N.,** and **W. S. Bullough:** Mitotic activity in the shockstate. Brit. J. Exper. Path. **31**, 175—182 (1952). — **Greenstein, J. P.:** Biochemistry of cancer. New York: Academic Press 1947. — **Greenstein, J. P., J. Werne, A. B. Eschenbrenner** and **F. M. Leuthardt:** Chemical studies on human cancer. I. Cytochrome oxydase, cytochrome C and copper in normal and neoplastic tissues. J. Nat. Canc. Inst. **5**, 55—76 (1944). — **Grefberg, W.:** Die Haut und deren Drüsen in ihrer Entwicklung. Mitt. embryol. Inst. Wien **2**, 126 (1883). — **Greite, W.:** Über die Bildung und Lagerung der Melanine in der Vogelfeder. Zool. Anz. **96**, 41—49 (1931). ~ Die Strukturbildung der Vogelfeder und ihre Pigmentierung durch Melanine. Z. wiss. Zool. **145**, 283—336 (1934). — **Groodt, A. u. Fr. de:** Stand, Lage und Anordnung einer Gruppe von Haarcuticulazellen mit Hilfe von darstellender Geometrie. Z. mikrosk.-anat. Forsch. **36**, 637—644 (1934). — **Gropp, A.:** Über den Einfluß von Adrenalin auf das Wachstum eines organoiden Systems in vitro. Z. Krebsforsch. **60**, 52—65 (1954). — **Gropp, A.,** u. **J. Hilwig:** Über die Entwicklung der Dunenfederanlage des Hühnchenembryos in vitro. Exper. Cell Res. **7**, 291—302 (1954). — **Gross, J.:** The structure of elastic tissue as studied with the electron microscope. J. of Exper. Med. 89, 699—708 (1949). ~ Fibre formation in trypsinogen solutions: an electron optical study. Proc. Soc. Exper. Biol. a. Med. 78, 241—244 (1951). — Gross, J., and F. O. Schmitt: The structure of human skin collagen as studied with the electron microscope. J. of Exper. Med. 88, 555—560 (1948). — Groth, W.: Der Verlauf des Drüsenschlauches in den a-Drüsen der Achselhaut des Menschen. Z. mikrosk.-anat. Forsch. 38, 627—634 (1935). — Grüneberg, H.: The development of some external features in mouse embryos. J. Hered. 34, 88—92 (1943). — Grynfelt, E.: Les fibres de Herxheimer et leurs changements d'aspect liés aux modifications de la forme des cellules basilaires dans les epitheliums malpighiens. C. r. Assoc. Anat. (25. Réun.) 1930, 160. — Grzycki, S.: Die tannophilen Fasern der menschlichen Haut und ihre Beziehung zu den Epidermiszellen. Ann. Univ. Mariae Curie-Slodowka Sect. D. Med. 4, 53—67 (1949). Zit. Excerpta med. 13, 4, 2209 (1950). — Günther, H.: Das subkutane Fettpolster als konstitutionelles Merkmal und seine endokrinen und neuro-vegetativen Regulationen. Endokrinol. 33, 9—22 (1955). — Güttes, E.: Die Herkunft des Augenpigmentes beim Kaninchenembryo. Z. Zellforsch. 39, 168—202 (1953). ~ Über die Beeinflussung der Pigmentgenese im Auge des Hühnerembryos durch Röntgenstrahlen und über die Herkunft der Pigmentgranula. Z. Zellforsch. 39, 260—275 (1953). — Guldberg, G.: Experimental researches on precancerous changes in the skin and skin cancer. Acta path. scand. (København) Suppl. 8 (1931).

Haddow, A., L. A. Elson, E. M. F. Roe, K. M. Rudall and G. M. Timmis: Artificial production of coat colour in the albino rat. Nature (Lond.) 155, 379—381 (1945). — Haddow, A., and K. M. Rudall: Aritificial coat coloration and the growth of hair. Endeavour 4, 141 bis 147 (1945). — Häggqvist, G.: Einige Beobachtungen zur Entwicklung der Epidermis. Arch. f. Dermat. 130, 231—240 (1921). — Hahn, P. F., and E. Fairman: The copper of some human and animal tissues. J. of biol. Chem. 113, 161—165 (1936). — Halberkann, J.: Untersuchungen zur Beeinflussung des Häutungszyklus der Ringelnatter durch Thyroxin. Arch. of Dermat. 197, 37—41 (1953). ~ Zur hormonalen Beeinflussung des Häutungszyklus der Ringelnatter. Z. Naturforsch. 9b, 77—80 (1954a). ~ Der Häutungsablauf der Ringelnatter unter Methyl-Thiouracil. Naturwiss. 41, 237—238 (1954b). — Hale, A. R.: Breadth of epidermal ridges in the human fetus and its relation to the growth of the hand and foot. Anat. Rec. 105, 763—776 (1949). ~ Morphogenesis of volar skin in the human fetus. Amer. J. Anat. 91, 147—182 (1952). — Hall, D. A., E. Reed and R. E. Tunbridge: Structure of elastic tissue. Nature (Lond.) 170, 264 (1952). — Hall, T. C., B. H. McCracken and G. W. Thorn: Skin pigmentation in relation to adrenal cortical function. J. Clin. Endocrin. 13, 243—257 (1953). — Hamilton, H. L.: Influence of sex hormones and desoxycorticosterone on melanophore differentiation in birds. Proc. Soc. Exper. Biol. a. Med. 45, 571—573 (1940). — Hamilton, H. L., and A. L. Koning: Some observation on the chemical organisation of the feather germ. Anat. Rec. 113, 554—555 (1952). — Hamilton, J. B.: Male hormon substance: a prime factor in acne. J. Clin. Endocrin. 1, 570—592 (1941). ~ Male hormone stimulation in requisite and an incitant in common baldness. Amer. J. Anat. 71, 451—480 (1942). ~ Growth changes induced by androgens in the connective tissues, sebaceous glands, hairs, muscle and melanoblasts of the skin. Anat. Rec. 97, 340 (1947a). ~ A secondary sexual character that develops in an organ common to both sexes, but normally only in man, with a discussion of the relation of this character to endocrine stimulation. J. Clin. Endocrin. 7, 465 (1947b). ~ Quantitative measurement of a secondary sex character, axillary hair. Ann. New York Acad. Sci. 53, 585—599 (1951a). ~ Patternd loss of hair in man, type and incidence. Ann. New York Acad. Sci. 53, 708—728 (1951b). — Hamilton, J. B., and W. Montagna: The sebaceous glands of the hamster. 1. Morphological effects of androgens on integumentary structures. Amer. J. Anat. 86, 191—233. — Hammett, F. S.: The chemical stimulus essential for growth by increase in cell number. Protoplasma (Berl.) 7, 297—322 (1929). ~ The natural chemical equilibrium regulation of growth by increase in cell number. Protoplasma (Berl.) 10, 382—411 (1930). ~ The proliferation reaction of the skin sulfhydryl and its biological significance. Protoplasma (Berl.) 13, 331—347 (1931). — Hammett, F. S., and S. P. Reimann: Cell proliferations response to sulfhydryl in mammals. Z. exper. Med. 50, 445—448 (1929). — Hammett, F. S., and D. W. Smith: The influence of sulfhydryl and sulfoxide on gross regeneration in the hermit crab (*Pagurus longicarpus*). Protoplasma. (Berl.) 13, 261—267 (1931). — Hamperl, H.: Die Fluorescenzmikroskopie menschlicher Gewebe. Virchows Arch. 292, 1—51 (1934). — Hanawa, S.: Zur Kenntnis des Glykogen und des Eleidins in der Oberhaut. Arch. f. Dermat. 118, 357—385 (1913). — Hanson, J.: The histogenesis of the epidermis in the rat and mouse. J. of Anat. 81, 174—197 (1947). ~ Differentiation of mammalian epidermis in tissue culture. J. of Anat. 84, 30—31 (1950). — Hardesty, M.: The structural basis of the response of the comb of the brown leghorn fowl to sex hormones. Amer. J. Anat. 47, 277—323 (1931). — Hardy, M. H.: The group arrangement of hair follicles in the mammalian skin. I. Notes in follicle group arrangement in thirteen Australian marsupials. Proc. Roy. Soc. Queensland 58, 125—148 (1947). ~ The development of mouse hair in vitro with some observations in pigmentation. J. of Anat. 83, 364—384 (1949). ~ The development of pelage hairs and vibrissae from skin in tissue culture. Ann. New York Acad. Sci. 53, 546—561 (1951). ~ The histochemistry of hair follicle in the mouse. Amer. J. Anat. 90, 285—338 (1952). — Harkness, M. N., nad D. R. Harkness: Collagen in the reproductive tract of the rat during pregnancy and lactation. J. of Physiol. 120, Proc. 7—8 (1953). — Harrison, R. G.: The outgrowth of the peripheral nerve fibers in altered surroundings. Roux' Arch. 30, 15—33 (1910a). ~ Heteroplastic grafting in embryology. J. of Exper. Zool. 9, 787—848 (1910b). ~ The Harvey lectures 1933/34, S. 116—157. 1935. ~ Die Neuralleiste. Anat. Anz., Erg.-H. 85, 4—30 (1938). — Hartenstein, H. J.: Über den Einfluß der Sexualhormone auf das Hautorgan unter besonderer Berücksichtigung der Hautveränderungen in der Pubertät. Z. Altersforsch. 5, 211—222 (1951). — Hartwell, S. W.: The various parietal tissues in healing of surgical wounds. I. The healing of epithelium. Proc. Staff Meet. Mayo Clin. 3, 344 (1928). ~ Surgical wounds in human beings. A histologic study of healing with practical applications. II. Fibrous healing. Arch. Surg. 21, 76—96 (1930). — Harvey, W. F., E. K. Dawson and M. Janes: Detectable tumors in human and animal pathology. London: Oliver & Boyd 1940. — Haselmann, H., u. H. Zahn: Über den histologischen Aufbau der Schuppenschicht von tierischen Haaren. Melliand Textilber. 32, 1—6 (1951). — Hashimoto, H.: Carotinoid pigmentation of skin resulting from a vegetarian diet. J. Amer. Med. Assoc. 78, 1111 (1922). — Haskin, D., N. Lasher and St. Rothman: Some effects of ACTH, cortisone, progesterone and testosterone on sebaceous glands in the white rat. J. Invest. Dermat. 20, 207—212 (1953). — Hass, G. M.: Elastic tissue. Arch. Path. a. Labor. Med. 27, 334—365, 583—613 (1939). — Hauchecorne, F.: Oekologisch-histologische Studien über die wirtschaftliche Bedeutung des Maulwurfs (Talpa europaea L.). Z. Morph. u. Ökol. Tiere 9, 439—571 (1927). — Hauser, H.: Über interessante Erscheinungen am Epithel der Wiederkäuervormägen. Z. mikrosk.-anat. Forsch. 17, 533 (1929). — Hausman, L. A.: A comparative racial study of the structural elements of human head-hair. Amer. Naturalist 59, 529 (1925). ~ The pigment granules of human head hair; a comparative study. Amer. J. Physic. Anthrop. 12, 273 (1928/29). — Head, H., and J. Sherren: The consequences of injury of the peripheral nerves in man. Brain 28, 116—338 (1905). — Hebra, H.: Beiträge zur Anatomie des Nagels. Wien. med. Jb. 1880, 59—66. — Hedbom, A., and O. Snellman: Isolation and analysis of the large cytoplasmic granules of tissue mast cells. Exper. Cell. Res. 9, 148—156 (1955). — Heidenhain, M.: Plasma und Zelle II. In: v. Bardelebens Handbuch der Anatomie des Menschen. Jena 1911. — Heinicke, W.: Zur Casuistik des Verhaltens der Haare bei Geisteskranken. Neur. Zbl. 22, 146—149 (1904). — Heinz, E., u. H. Netter: Wasserhaushalt. In: Kükenthals Handbuch der Zoologie, Bd. Mammalia, Teil 4/9, S. 1—40. Berlin: W. de Gruyter & Co. 1956. — Heller, J.: Die Krankheiten der Nägel. In: Jadassohns Handbuch der Haut- und Geschlechtskrankheiten, Bd. 8. Berlin: Springer (1927). ~ Kann die Lehre von der Thixotropie für die Erklärung ratselhafter Vorgänge beim Nagelwachstum verwertet werden? Klin. Wschr. 10, 2042—2043 (1931). — Hellström, B., Hj. Holmgren: Numerical distribution of mast cells in the human skin and heart. Acta anat. (Basel) 10, 81—107 (1950). — Helm, J.: Mikroskopie einiger häufig verwerteter Säugetierhaare. Z. mikrosk.-anat. Forsch. 49, 491—502 (1941). — Hench, P. S., E. C. Kendall, C. H. Slocumb and H. F. Polley: The effect of a hormone of the adrenal cortex (17 hydroxy-11-dehydrocorticosterone). Proc. Staff Meet. Mayo Clin. 24, 181 (1949).— Henke, K.: Entwicklung und Bau tierischer Zeichnungsmuster. Verh. zool. Ges. 1936, 176—224. ~ Die rhythmische Musterbildung und die Beziehungen des Saisondimorphismus bei der Stockente. Biol. Zbl. 59, 459—489 (1939). — Henle, J.: Die äußere Haut mit ihren Fortsetzungen. In: Handbuch der systematischen Anatomie des Menschen, Bd. 2. Braunschweig 1866. — Hensel, H.: Physiologie der Thermoreception. Erg. Physiol. 47, 165—368 (1952).— Hentschel, H. G.: Die Bildung des Haarpigmentes nach Untersuchungen an Mäusen. Jena. Z. Naturwiss. 64, 551—596 (1930). — Herforth, L., u. P. Schäffer: Bestimmung des Verlaufes der Revaskularisation von Hauttransplantaten durch radioaktive Messungen mit dem Leuchtmassenzähler. Arch. exper. Path. u. Pharmakol. 216, 317—322 (1952). — Hermann, H.: Über die nervösen Endkörperchen in der Haut der menschlichen Hand. Z. Hautkrkh. 14, 277—279 (1953). ~ Über die feinere Innervation der menschlichen Haut nebst einigen Bemerkungen über die Veränderungen des intradermalen Nervensystems bei der akuten und bei der chronischen Entzündung sowie beim Ödem. Z. Hautkrkh. 15, 169 bis 175, 215—222 (1953). ~ Über eigentümliche nervöse Bildungen in der Praeputialhaut der Menschen. Z. Hautkrkh. 17, 103—105 (1954). — Herrath, E. v., u. N. Dettmer: Elektronenoptische Untersuchungen an Gitterfasern. Z. wiss. Mikrosk. 60, 282—289 (1951). — Herre, W., u. I. Rabes: Studien an der Haut des Karakulschafes. Z. mikrosk.-anat. Forsch. 42, 525—554 (1937). — Herrington, L. P.: The rôle of the pituitary system in mammals and its reaction to the thermal environment. Ann. New York Acad. Sci. 53, 600—607 (1951). — Herzenberg, H.: Neue Beiträge zur Lehre von den apokrinen Schweißdrüsen. Virchows Arch. 266, 422—455 (1927). — Hesselbach, M. L.: Control of melanization. In: Gordon, Pigment cell growth, S. 189. New York: Acad. Press 1953. — Hesselbach, M. L., M. W. Woods and D. Burk: Oxidative activities of mouse melanomas with reference to melanization.

Zoologica (N. Y.) **35**, 31 (1950). — **Hier, S. W., T. Cornbleet** and **O. Bergheim:** The amino-acids of human sweat. J. of Biol. Chem. **166**, 327—333 (1946). — **Hill, W. R.,** and **H. Montgomery:** Regional changes and changes caused by age in the normal skin. J. Invest. Dermat. **3**, 231—245 (1940). ~ **Hintzsche, E.:** Das Aschenbild tierischer Gewebe und Organe. Methodik, Ergebnisse und Bibliographie. Berlin: Springer 1956. — **Hiraiwa, Y. K.:** Studies on grafts of embryonic tissues of the rat on the chorio-allantoic membrane of the chick. I. Differentiation of ectodermal derivation. J. of Exper. Zool. **49**, 441—457 (1927). — **Hirsch, G. Ch.:** Form und Stoffwechsel der Golgikörper. Protoplasma-Monogr. **18**, 1—294 (1939). — **Hirschler, J.:** Studien über die sich mit Osmium schwärzende Plasmakomponenten (Golgi-Apparat, Mitochondrien) einiger Protozoenarten, nebst Bemerkungen über die Morphologie der ersten von ihnen im Tierreich. Z. Zellforsch. **5**, 704—786 (1927). — **Hirt, A.:** Luminescenz-mikroskopische Untersuchungen an den Mastzellen der lebenden Maus. Verh. Anat. Ges. 1938. Anat. Anz., Erg.-H. **87**, 97—104 (1939). — **Hoepke, H.:** Die Epithelfasern der Haut und ihre Verbindung mit dem Corium. Z. Anat. **25**, 185—240 (1924). ~ Die Haut. In: v. Möllendorffs Handbuch der mikroskopischen Anatomie des Menschen, Bd. III/1, S. 1—116. Berlin 1927. ~ Der epitheliale Teil des Ausführungsganges der ekkrinen Schweißdrüsen. Z. Anat. **87**, 319—353 (1928). ~ Histologische Technik der Haut. In: J. Jadassohns Handbuch der Haut- und Geschlechtskrankheiten, Bd. I/2, S. 378—574. Berlin: Springer 1929. — **Hoepke, H., W. Hempfing** u. **H. Desaga:** Das Lymphgewebe der weißen Maus bei saurer und basischer Ernährung. Z. Anat. **108**, 644—685 (1938). — **Hörschelmann, E.:** Anatomische Untersuchungen über die Schweißdrüsen des Menschen. Inaug.-Diss. Dorpat 1875. — **Hörstadius, S.:** The neural crest. New York u. London: Oxford Univ. Press 1950. — **Hoff, F.:** Vegetatives Nervensystem und Haut. In L. R. Müller, Lebensnerven, 3. Aufl. Berlin: Springer 1931. ~ Haarkleid und vegetatives System. Dtsch. med. Wschr. **1950**, 478—482. ~ Beobachtungen an Hauttransplantaten. Klin. Wschr. **1953**, 56—57. ~ Akuter totaler Pigmentverlust. Dtsch. med. Wschr. **1954**, 284—287. — **Hoff, F.,** u. **G. Riehl jr.:** Zur Frage der durch Erkrankung des Zentralnervensystems bedingten Alopecie. Arch. f. Dermat. **176**, 196—200 (1937). — **Hoffmann, J. G.:** Quantitative analysis of the growth of epidermis. Arch. of Path. **47**, 37—43 (1950). — **Holmer, A. J. M.:** Hirsutism and hypertrichosis in women with cyclical bleeding. Acta physiol. et pharmacol. neerl. **2**, 145—147 (1951). — **Holmes, R. L.:** Patterns of cutaneous pigmentation: Rodents. J. of Anat. **87**, 163—168 (1953). — **Holmgren, E.:** Die Achseldrüsen des Menschen. Anat. Anz. **55**, 553—565 (1922). — **Holmgren, Hj.:** Eine neue Methode zur Fixierung der Ehrlichschen Mastzellen. Z. wiss. Mikrosk. **55**, 419—461 (1938). ~ Über Vorkommen und Bedeutung der chromotropen (metachromatischen) Substanz in menschlichen Feten. Anat. Anz. **88**, 246—251 (1939). ~ Studien über Verbreitung und Bedeutung der chromotropen Substanz. Z. mikrosk.-anat. Forsch. **47**, 489—521 (1940). — **Holmgren, Hj.,** u. **H. Johansson:** Beitrag zur Kenntnis der Entwicklung der Epidermis. Anat. Anz. **75**, 449—462 (1933). — **Holmgren, Hj.,** u. **O. Wilander:** Beitrag zur Kenntnis der Chemie und Funktion der Ehrlichschen Mastzellen. Z. mikrosk.-anat. Forsch. **42**, 242—278 (1937). — **Holtfreter, J.:** Der Einfluß von Wirtsalter und verschiedenen Organbezirken auf die Differenzierung von angelagertem Gastrulaektoderm. Roux' Arch. **127**, 619—775 (1933). ~ Morphologische Beeinflussung von Urodelenektoderm bei xenoplastischer Transplantation. Roux' Arch. **133**, 367—426 (1935). ~ Changes on the migration, aggregation and phagocytosis of embryonic cells. J. of Morph. **80**, 24—55 (1947). — **Holyoke, J. B.,** and **W. C. Lobitz jr.:** Histologic variations in the structure of human eccrine sweat glands. J. Invest. Dermat. **18**, 147—167 (1952). — **Holzgraefe, A.:** Alopecie als Symptom neuro-hormonaler Erkrankungen. Nervenarzt **18**, 134—138 (1947). — **Hooker, C. W.,** and **C. A. Pfeiffer:** Effects of sex hormons upon body growth, skin, hair and sebaceous glands in the rat. Endocrinology **32**, 69—76 (1943). — **Hoppe-Seyler, H.:** Das Verhalten der Gefäße bei Hautwunden und Narben in der Rückenhaut der weißen Maus. Morph. Jb. **86**, 123—140 (1941). — **Horn, G.:** Formentwicklung und Gestalt der Schweißdrüsen der Fußsohle des Menschen. Z. mikrosk.-anat. Forsch. **38**, 318—329 (1935). — **Hornitschek, H.:** Bau und Entwicklung der Locke des Karakulschafes. Kühn-Arch. **47**, 81—174 (1938). — **Horstmann, E.:** Über den Papillarkörper der menschlichen Haut und seine regionalen Unterschiede. Acta anat. (Basel) **14**, 23—42 (1952a). ~ Zur Morphologie der gesunden und kranken Haut. Arch. f. Dermat. **194**, 164—173 (1952b). ~ Morphologie und Morphogenese des Papillarkörpers der Schleimhäute in der Mundhöhle des Menschen. Z. Zellforsch. **39**, 479—514 (1954). ~ Bau und Struktur des menschlichen Nagels. Z. Zellforsch. **41**, 532—555 (1955). — **Hotchkiss, R. D.:** A microchemical reaction resulting in the staining of polysaccharide structures in fixed tissue preparations. Arch. of Biochem. **16**, 131—141 (1948). — **Hotta, K.:** Histological study on the innervation of scrotum and perineum in human adult. Arch. hist. jap. **4**, 1—12 (1952). — **Hou, H. C.:** Studies on the glandula uropygialis of birds. Chinese J. Physiol. **2**, 345—380 (1928). ~ Relation of the preen gland of birds to rickets. Chinese J. Physiol. **3**, 171—182 (1929). ~ Relation of the preen gland of birds to rickets. III. Site of activation during irradiation. Chinese J. Physiol. 5, 11—18 (1931). — Howell, A. B.: Aquatic mammals. Baltimore: Ch. C. Thomas 1930. — Hueck, W.: Morphologische Pathologie. Leipzig: Georg Thieme 1937. — Hurley, H. J., and W. S. Shelley: The human apocrine sweat gland: Two secretions? Brit. J. Dermat. 66, 43—48 (1954). ~ The rôle of the myoepithelium of the human apocrine sweat gland. J. Invest. Dermat. 22, 143—156 (1954). — Hutchinson, C. T.: Lines of cleavage in the skin of the newborn infant. Anat. Rec. 109, 400 (1951). — Hutchinson, C. T., and P. T. C. Lam: Lines of cleavage in the skin of newborns. Anat. Rec. 103, 573 (1949). — Hyman, A. B.: Some histopathological aspects of disturbance of sweating (Symposium on the sweat apparatus). Arch. of Dermat. 66, 145—151 (1952).

Iidaka, T.: Die Haar- und Haargruppendichtigkeit bei den Mischlingsfeten. Fol. anat. jap. 25, 263—273 (1954). — Iizuka, T.: Über die Verteilung der Schweißdrüsen bei den Affen. Fol. anat. jap. 25, 289—296 (1954a). ~ Quantitative Untersuchung der Schweißdrüsen bei den Affen. Fol. anat. jap. 25, 297—303 (1954b). — Ikeda, M.: Das Vorkommen und die Verteilung des M. arrector pili in der Augenlidhaut bei den japanischen Feten. Fol. anat. jap. 25, 79—83 (1953). — Ingelmark, B. E.: The structures of tendons at various ages and under different functional conditions. Acta anat. (Basel) 6, 193—225 (1948). — Ito, T.: Quantitative Untersuchung der Anhangsorgane der Haut bei einer japanischen Frau. Fol. anat. jap. 12, 229—290 (1934). ~ Über den Golgiapparat der ekkrinen Schweißdrüsenzellen der menschlichen Haut. Fol. anat. jap. 22, 273—280 (1943). ~ Zytologische Untersuchungen über die ekkrinen Schweißdrüsen in menschlicher Achselhaut mit besonderer Berücksichtigung der apokrinen Sekretion derselben. Fol. anat. jap. 23, 147—166 (1951). — Ito, T., and K. Enjo: Zur Zytologie des Ausführungsgangs der Schweißdrüsen mit besonderer Berücksichtigung des Übergangsteiles zwischen dem Drüsentubulus und dem Ausführungsgang. J. Biol. Sci. 1, 69—73 (1949) (Japanisch). — Ito, T., u. K. Iwashige: Zytologische und histologische Untersuchungen über die apokrinen Achselschweißdrüsen von gesunden Menschen höheren Alters. Arch. hist. jap. 5, 455—476, jap. u. dtsch. Zus.fass. (1953). — Ito, T., and R. Ōta: Beiträge zur Kenntnis des Glykogens in Schweißdrüsen. J. Biol. Sci. 1, 146—148 (1949) (Japanisch). — Ito, T., K. Tsuchiya u. K. Iwashige: Studien über die basophile Substanz (Ribonucleinsäure) in den Zellen der menschlichen Schweißdrüsen. Arch. hist. jap. 2, 279—287, jap. u. dtsch. Zus.fass. (1951a). — Iwashige, K.: Beiträge zur Kenntnis der Eisenreaktion bei den apokrinen Schweißdrüsen der Achselhaut von Japanern. Arch. hist. jap. 2, 367—374, jap. u. dtsch. Zus.fass. (1951b). ~ Zytologische und histologische Untersuchungen über die ekkrinen Schweißdrüsen der Achselhaut vom gesunden Menschen höheren Alters. Arch. hist. jap. 4, 75—90, jap. u. dtsch. Zus.fass. (1952).

Jabonero, V.: Innervation efférente du sein humain. Acta neurovegetativa (Wien) 6, 243—272 (1953). — Jalowy, B.: Über die Entwicklung der Nervenendigungen in der Haut des Menschen. Z. Anat. 109, 344—359 (1939). — Japha, A.: Über die Haut nordatlantischer Furchenwale. Zool. Jb., Abt. Anat. u. Ontog. 24, 1—40 (1907). — Jeghers, H.: Pigmentation of the skin. New England J. Med. 231, 88—100, 122—136, 181—189 (1944). — Jeliaskowa, P. A.: Cytologische Untersuchungen über die Entstehung der melanotischen Pigmente. Z. wiss. Zool. 137, 365—402 (1930). — John, F.: Studien zur Histogenese der Naevi. Arch. f. Dermat. 178, 607—672 (1939). ~ Zur mikroskopischen Anatomie der Gefäß- und Schweißdrüsennerven in der menschlichen Haut. Z. Zellforsch. 30, 297—320 (1940). ~ Zur vegetativen Innervation der Talgdrüsen. Arch. f. Dermat. 182, 402—411 (1942). ~ Querschnitt durch neurohistologische Ergebnisse an der gesunden und kranken Haut des Menschen. Arch. f. Dermat. 191, 515—526 (1950). ~ Die Stalagmozyten der menschlichen Epidermis. Z. Zellforsch. 36, 79—91 (1951). — Johnsen, S. G.: Quantitative determination of the skin lipid secretion in the dorsal region of the hand. Acta dermato-vener. (Stockh.) 32, 168—173 (1952). — Johnsen, S. G., and J. E. Kirk. The number, distribution and size of the sebaceous glands in the dorsal region of the hand. Anat. Rec. 112, 725—736 (1952). — Johnson, P. L., and G. Bevelander: Glycogen and phosphatase in the developing hair. Anat. Rec. 95, 193 bis 197 (1946). — Johnson, P. L., E. O. Butcher and G. Bevelander: The distribution of alkaline phosphatase in the cyclic growth of the rat hair follicle. Anat. Rec. 93, 355—361 (1945). — Johnsson, S., and B. Högberg: Observations in the connexion between intermedin and adrenocorticotropic hormone. Nature (Lond.) 169, 286 (1952). — Jones, F. W.: Tension lines, cleavage lines and hair tracts in man. J. of Anat. 75, 248—250 (1940/41). — Jones, K. K., M. C. Spencer and S. A. Sanchez: Estimation of rate of secretion of sebum in man. J. Invest. Dermat. 17, 213—226 (1951). — Julen, C., O. Snellman and B. Sylvén: Cytological and fractionation studies on the cytoplasmic constituents of tissue mast cells. Acta physiol. scand (Stockh.) 19, 289—305 (1950).

Kabelitz, G.: Das Chromatophorenhormon der Hypophyse. Nova Acta Leopold. 11, 437—507 (1942). — Kadanoff, D.: Über die Nerven in der äußeren Wurzelscheide der Haare des Menschen. Z. Zellforsch. 6, 631—636 (1928). — Kajava, Y.: Mikrometrische Untersuchungen über die Haut der Finnen. Ann. Acad. Sci. fenn., Ser. A 25 (1927). — Kaliss, N.: The morphogenesis of pigment in the hair follicle of the mouse. J. of Morph. 70, 209—219

(1942). — **Kanaizuka, Z.:** Beiträge zur Morphologie des Musculus arrector pili. Fol. anat. jap. **4,** 141—169 (1926). — **Kano, K.:** Zytologische und histologische Untersuchungen über die Schweißdrüsen in Greisenaltern. Beobachtungen der ekkrinen Schweißdrüsen bei den an Krankheit verstorbenen Fällen. Arch. hist. jap. **4,** 91—105, jap. u. dtsch. Zus.fass. (1952). — **Kantner, M.:** Studien über den sensiblen Apparat in der Glans penis. Anat. Anz. **99,** 159—179 (1952). ~ II. Z. mikrosk.-anat. Forsch. **59,** 439—462 (1953). — **Karg, A.:** Studien über transplantierte Haut. I. Entwicklung und Bedeutung des Hautpigments. Arch. f. Anat. 1888, 369—406. — **Karrenberg, C. L.:** Histologische Untersuchungen von Achselorganen bei beiden Geschlechtern. Dermat. Wschr. **87,** 1275—1279 (1928). — **Kato, Sh.:** Über das Vorkommen apokriner Drüsen in der Außenhaut des Nasenflügels bei den Japanern. Fol. anat. jap. **14,** 97—100 (1936a). ~ Untersuchungen über die Haar- und Haargruppendichtigkeit bei den japanischen Feten. Fol. anat. jap. **14,** 299—388 (1936b). — **Kato, Sh., u. K. Minamitani:** Kurze Mitteilung über die apokrinen Schweißdrüsen in der Außenhaut des Nasenflügels bei den Chinesen. Fol. anat. jap. **20,** 71—80 (1941). — **Kato, Sh., u. M. Nagata:** Kurze Mitteilung über die apokrinen Schweißdrüsen im Vestibulum nasi der Chinesen. Fol. anat. jap. **16,** 431—444 (1938). — **Katzberg, A. A.:** The influence of age on the rate of desquamation of the human epidermis. Anat. Rec. **112,** 418 (1952). — **Kawabe, M.:** Studien über die Verhornung der Haut. II. Mikrochemische Untersuchungen der Hornschicht bei normaler und scheinbar normaler Haut mit Hilfe des Millons Reagens. Jap. J. of Dermat. **36,** 117—118 (1939). — **Kawai, M.:** Quantitative Untersuchung der Anhangsorgane der Haut bei einem erwachsenen Ainu. Fol. anat. jap. **11,** 443—500 (1933a). ~ Quantitative Untersuchung der Anhangsorgane der Haut bei einem japanischen Mädchen. Fol. anat. jap. **11,** 501—552 (1933b). — **Kawaji, T.:** Quantitative Untersuchungen der Anhangsorgane der Haut bei den Finnen. Fol. anat. jap. **12,** 65—97 (1934a). ~ Quantitative Untersuchung der Anhangsorgane der Haut des Handrückens bei den Japanern. Fol. anat. jap. **12,** 165—205 (1934b). ~ Zur Morphologie der Haarwurzel des Kopfhaares beim Bantu-M'gonie. Fol. anat. jap. **12,** 363 bis 372 (1934c). — **Kawamura, R.:** Neue Beiträge zur Morphologie und Physiologie der Cholesterinsteatose. Jena: Gustav Fischer 1927. — **Kawamura, T.:** Über die menschliche Haarscheide, unter besonderer Berücksichtigung ihrer Innervation und subepidermalen perineuralen Pigmenthülle. Hautarzt **5,** 106—109 (1954). — **Keech, M. K.:** The effect of collagenase on human skin collagen. Comparison of different age-groups and of cases, with and without „collagen disease". Yale J. Biol. a. Med. **26,** 295—306 (1954). — **Keibel, F., u. C. Elze:** Normentafeln zur Entwicklungsgeschichte des Menschen. Jena 1908. — **Keil, H. L., and V. E. Nelson:** The rôle of copper in hemoglobin regeneration and in reproduction. J. of Biol. Chem. **93,** 49—57 (1931). — **Kepecs, J. G., and M. Robin:** The relationship between certain emotional states and the rate of secretion of sebum. J. Invest. Dermat. **20,** 373—384 (1953). — **Kidd, W.:** Use inheritance, illustrated by the direction of hair on the bodies of animals. London 1901a. ~ Notes on the hair slope in man. J. of Anat. **35,** 305—322 (1901b). — **Kierland, R. R., and P. A. O'Leary:** The ageing skin. J. Amer. Geriatr. **1,** 676 (1953). — **Kiil, V.:** Inheritance of the frontal hair directions in man. J. Hered. **39,** 206—216 (1948a). ~ Frontal hair direction in mentally deficient individuals with special reference to mongolism. J. Hered. **39,** 281—285 (1948b) ~ Experiments on the hair slope and hair pattern in rats. J. of Exper. Zool. **110,** 397—439 (1949). — **Kile, R. L.:** Some mineral constituents of fingernails. Arch. of Dermat. **70,** 75—83 (1954). — **King, L. S.:** Effects of podophyllen on mouse skin. III. A study of epidermal fibrils. J. Nat. Canc. Inst. **10,** 689—709 (1949). — **Kirk, E.:** Quantitative determinations of the skin lipid secretion in middle-aged and old individuals. J. of Gerontol. **3,** 251—266 (1948). — **Kislovsky, A. D.:** Naked — a recessive mutation in the rabbit. J. Hered. **19,** 438—439 (1928). — **Kligman, A. M., and D. Ginsberg:** Immunity of the adult scalp to infections with *Microsporum audouini*. J. Invest. Dermat. **14,** 345—358 (1950). — **Klinken-Rasmussen, L.:** Quantitative morphological studies on cyclic changes in the mouse skin with special reference to carcinogenesis. Acta path. scand. (København) **35,** 523—536 (1954). — **Knobloch, H.:** Fingernagelwachstum und Alter. Z. Altersforsch. **5,** 357—362 (1951). — **Knowlton, N. P., and W. R. Widner:** The use of X-rays to determine the mitotic and intermitotic time of various mouse tissues. Cancer Res. **10,** 58—63 (1950). — **Koch, F. E., u. H. Haase:** Eine Modifikation des Spreading-Testes im Tierversuch. Arzneimittel-Forsch. **2,** 464—467 (1952). — **Kocher, F.:** Chirurgische Operationslehre. Jena 1902. — **Koelliker, A.:** Über die Entstehung des Pigments in den Oberhautgebilden. Z. wiss. Zool. **45,** 713—717 (1887). ~ Handbuch der Gewebelehre des Menschen. Leipzig 1852. ~ Handbuch der Gewebelehre des Menschen, 6. Aufl., Bd. I. Leipzig 1889. — **König, J.:** Über die Wirkung von Hautnarben, Amputationen und Gelenkversteifungen auf das Gefüge der umgebenden Lederhaut. Morph. Jb. **88,** 81—98 (1942). — **Kogoj, F.:** Über die Art der Verbindung zwischen Epidermis und Kutis. Dermat. Z. **39,** 203—213 (1923). — **Kohn, R. R.:** On intermedin and melanin synthesis. Endocrinology **53,** 458—460 (1953). — **Koibuchi, S.:** Quantitative Untersuchung der Anhangsorgane der Haut bei dem japanischen Kind. Fol. anat. jap. **10,** 125—168 (1932a). ~ Der Haut-Haarwurzel-Winkel, die Haarwurzellänge und Ansatzhöhe des Haarbalgmuskels am Haarbalg bei dem japanischen Neugeborenen. Fol. anat. jap. 10, 541—561 (1932b). — **Koller, P. C.:** Experimental studies on pigment formation. I. The development in vitro of the mesodermal pigment cells of the fowl. Arch. exper. Zellforsch. 8, 490—498 (1929). — **Kollmann, M., et L. Papin:** Etude sur la keratinisation. L'épithélium corné de l'oesophage de quelques mammifères. Archives Anat. microsc. 16, 193—260 (1914). — **Kolmer, W.:** Gehörorgan. In: v. Möllendorffs Handbuch der mikroskopischen Anatomie des Menschen, Bd. III/1, S. 250—478. Berlin 1927. — **Koning, A. L., and H. L. Hamilton:** Localization of enzyme systems, nucleic acids, and polysaccharids during morphogenesis in the down feather of the chick. Amer. J. Anat. 95, 75—108 (1954). — **Kornfeld, W.:** Über Pigmentbrücken zwischen Corium und Epidermis der Anuren. Anat. Anz. 53, 216—229 (1920). — **Korschelt, E.:** Regeneration und Transplantation. Berlin: Gebrüder Bornträger 1931. — **Korting, G. W.:** Mucopolysaccharidstoffwechsel im Rahmen der Dermatologie. Hautarzt 4, 493—497 (1953). — **Kosaka, Y.:** Quantitative Untersuchung der Anhangsorgane der Haut bei einem japanischen Fetus. Fol. anat. jap. 10, 753—792 (1932). — **Koyama, K.:** Quantitative Untersuchung der Anhangsorgane der Haut bei einem japanischen Knaben. Fol. anat. jap. 15 (Erg.-Bd.), 195—238 (1937). — **Kramer, H., and K. Little:** Nature of Reticulin. Nature (Lond.) 170, 499 (1952). — **Krantz, W.:** Beitrag zur Anatomie des Nagels. Dermat. Z. 64, 239—242 (1939). — **Krawarik, Fr.:** Das Karpalorgan des Schweines *(Sus scrofa domesticus)*. Z. mikrosk.-anat. Forsch. 38, 131—144 (1935). — **Kreibich, C.:** Zur Anatomie des Ekzema seborrhoicum und der seborrhoischen Warzen. Arch. f. Dermat. 114, 628—632 (1913a). ~ Über das melanotische Pigment der Epidermis. Arch. f. Dermat. 118, 837—855 (1913b). ~ Keratohyalin. Arch. f. Dermat. 121, 313—318 (1916). — **Krockert, G.:** Kontinuierliche Hyperthyreoidisierung und -epiphysierung an *Python bivittatus*. Vitamine u. Hormone 1, 24—31 (1941). — **Krüger, P.:** Die Pigmentierung der Haut bei *Grampus griseus* Cuv. Arch. f. Dermat. 136, 408—415 (1921). — **Küntzel, A.:** Histologie der tierischen Haut. In Handbuch der Gerbereichemie und Lederfabrikation, Bd. I/1, S. 183—358. Wien: Springer 1944a. ~ Physikalische Chemie und Kolloidchemie der Eiweißkörper unter besonderer Berücksichtigung des Kollagens. In: Handbuch der Gerbereichemie und Lederfabrikation, Bd. I/1, S. 511—619. 1944b. — **Küntzel, A., C. Vago u. A. Seitz:** Über den Bau der Haarwurzel bei Papillenhaaren und Kolbenhaaren. Collegium 11, 85—96 (1937). — **Kuhlo, W.:** Welche Ursache hat die verschiedene Größe der Lunula? Diss. Tübingen 1945. — **Kuklenski, J.:** Über das Vorkommen und die Verteilung des Pigments in den Organen und Geweben der japanischen Seidenhühner. Arch. mikrosk. Anat. 87, 1—37 (1915). — **Kulonen, E.:** On hormonal factors affecting the water-binding capacity of the skin. Acta endocrinol. (Copenh.) 12, 147—158 (1953). — **Kung, S. K.:** Lipase activity during experimental epidermal carcinogensis. J. Nat. Canc. Inst. 9, 435—438 (1949). — **Kuno, Y.:** The physiology of human perspiration. London: J. & A. Churchill 1934. — **Kuriki, S.:** Quantitative Untersuchung der Anhangsorgane der Wangenhaut bei den Japanern. Fol. anat. jap. 13, 583—630 (1935). ~ Quantitative Untersuchung der Schweißdrüse der Handtellerhaut bei den Zwillingen. Fol. anat. jap. 14, 685—720 (1936). ~ Quantitative Untersuchung der Schweißdrüse der Fußsohlenhaut bei den Zwillingen. Fol. anat. jap. 15, Erg.-Bd., 91—127 (1937a). ~ Quantitative Untersuchung der Schweißdrüse an der Handteller- und Fußsohlenhaut bei einem Affen. Fol. anat. jap. 15, Erg.-Bd., 129—143 (1937b). — **Kvorning, S. A.:** Investigation into the pharmacology of skin fats and ointments. II. On the occurrence and replenishment of fat on the skin in normal individuals. Acta pharmacol. (Københ.) 5, 262—269 (1949). ~ Excretion of skin lipids in patients with Parkinsons syndrome. Acta dermato-vener. (Stockh.) 32, Suppl. 29, 201—203 (1952). — **Kylin, E.:** Über die hormonale Regulation des Haarwuchses. Acta med. scand. (Stockh.) 103, 144—151 (1940). — **Kyrle, J.:** Über das Rhinophyma, eine histologische Studie; zugleich ein Beitrag zur Frage der postfötalen Talgdrüsen- und Haarneubildung. Dermat. Z. 20, 665—682 (1913).

Lacassagne, A., and R. Laterjet: Methylcholanthrene on certain scars of the skin in mice. Cancer Res. 6, 183—188 (1945). — **Laden, E. L., J. O. Erickson and D. Armen:** Electron microscopic study of epidermal prickle cells. J. Invest. Dermat. 19, 211—215 (1952). — **Laden, E. L., J. Linden, J. O. Erickson and D. Armen:** Electron microscopic study of epidermal basal cells and epidermal dermal junction. J. Invest. Dermat. 21, 37—41 (1953). — **Lagermalm, G., B. Philip and J. Lindberg:** Occurrence of thin membrans in the surface layers of human skin and in finger nails. Nature (Lond.) 168, 1080—1081 (1951). — **Laidlaw, G. F.:** The dopa reaktion in normal histological technic. Anat. Rec. 53, 399 (1932). — **Laidlaw, G. F., and S. N. Blackberg:** Melanoma studies II. A simple technique for the dopa reaction. Amer. J. Path. 8, 491—498 (1932). — **Landauer, W.:** Bemerkungen zu Ludwigs Hypothese der Morphogenese des Haarstrichs. Zool. Anz. 64, 235—237 (1925). — Die Vererbung von Haar- und Hautmerkmalen, ausschließlich Zeichnung und Färbung, mit Berücksichtigung von Rassedifferenzierung und Descendenz. Z. Abstammgslehre 42, 113—226 (1926). ~ Die Vererbung von Haar und Hautmerkmalen, ausschließlich Färbung und Zeichnung. Z. Abstammgslehre 50, 356—415 (1929). — **Lang, K.:** Lokalisation der Fermente und Stoffwechselprozesse in den einzelnen Zellbestandteilen und deren Trennung. In 2. Kolloquium Dtsch. Ges. Phys. Chemie, S. 24—47. Berlin: Springer 1952. — **Lang, K.,** u. **G. Siebert:** Die chemischen Leistungen der morphologischen Zellelemente. In Flaschenträger-Lehnartz, Physiologische Chemie, Bd. II, S. 1064—1155. Berlin: Springer 1954. — **Lange, B.:** Integument der Sauropsiden. In Handbuch der vergleichenden Anatomie der Wirbeltiere, Bd. I, S. 375—448. Berlin u. Wien: Urban & Schwarzenberg 1931. — **Langecker, H.:** Vergleichende Untersuchungen über die chemische Zusammensetzung von menschlichen Nägeln aus verschiedenen Lebensaltern. Hoppe-Seylers Z. 115, 38—42 (1921). — **Langenstein-Issel, B.:** Biologische und ökologische Untersuchungen über die Kurzohrmaus (*Pitymys subterraneus* de Selys-Longshamps). Pflanzenbau- u. Pflanzenschutz 1, 145—183 (1950). — **Langer, C.:** Zur Anatomie und Physiologie der Haut. I. Über die Spaltbarkeit der Cutis. Sitzgsber. ksl. Akad. Wiss. 1861, 19—132. ~ II. Die Spannung der Cutis. Sitzgsber. ksl. Akad. Wiss. 1861, 133—178. — **Langerhans, P.:** Über die Nerven der menschlichen Haut. Virchows Arch. 44, 325—337 (1868). — **Lanney, L. E. de:** The rôle of the ectoderm in pigment production, studied by transplantation and hybridization. J. of Exper. Zool. 87, 323—344 (1941). — **Lansing, A. J.,** and **D. L. Opdyke:** Histological and histochemical studies of the nipples of estrogen treated Guinea pigs with special reference to keratohyalin granules. Anat. Rec. 107, 379—398 (1950). — **Lansing, A. J., T. B. Rosenthal, M. Alex** and **E. W. Dempsey:** The structure and chemical characterisation of elastic fibres as revealed by elastase and electron microscopy. Anat. Rec. 114, 555—575 (1952). — **Lansing, A. J., T. B. Rosenthal** and **M. H. Au:** Ultrafilterable and non-ultrafilterable calcium in normal, hyperplastic epidermis and squamous cell carcinoma. Arch. of Biochem. 16, 361—365 (1948). — **Lanz, T. v.:** Über den funktionellen Einbau peripherer Venen. Anat. Anz. 83, Erg.-H., 51—60 (1937). — **Lapiere, C.:** Medications des glandes sébacées par des hormones sexuelles appliquées localement sur la peau de Souris. C. r. Soc. Biol. Paris 147, 1302—1306 (1953). ~ Suite des recherches sur les modifications du glandes sébacées par badigeonnages de la peau à l'acide d'hormones sexuelles dissoutes dans un nouvel excipient neutre et pénétrant. Dermatologica (Basel) 109, 345—354 (1954). — **Lapiere, S.:** Les substances à function sulfhydrile dans la peau normale et dans divers états pathologiques cutanés. Arch. belg. Dermat. 3, 176—187 (1947). — **Larsson, L.-G.,** and **B. Sylvén:** The mast cell reaction of mouse skin to some organic chemicals. I. Estimation of the relative number of mast cells in normal mouse skin. Cancer Res. 7, 676—679 (1947a). ~ II. The effect of common organic solvents. Cancer Res. 7, 680—685 (1947b). — **Lasher, N., A. L. Lorincz** and **St. Rothman:** Hormonal effects on sebaceous glands in the white rat. II. The effect of the pituitary-adrenal axis. J. Invest. Dermat. 22, 25—31 (1954) — **Laterjet, R.:** La physiologie normale du pigment mélanique cutané chez l'homme. Biologie méd. 28, 1—40 (1938). — **Lavarack, J. O., S. Sunderland** and **L. J. Ray:** The breading of nerve fibres in human cutaneous nerves. J. Comp. Neur. 94, 293—311 (1951). — **Laxer, G., J. Sikorski, C. S. Whewell** and **H. J. Woods:** The electron microscopy of melanin granules isolated from pigmented mammalian fibres. Biochim. et Biophysica Acta 15, 174—185 (1954). — **Layton, L. L.:** Effect of cortisone upon chondroitin sulfate synthesis by animal tissues. Proc. Soc. Exper. Biol. a. Med. 76, 596—598 (1951). — **Leblond, C. P.:** Histological structure of hair, with a brief comparison to other epidermal appendage and the epidermis itself. Ann. New York Acad. Sci. 53, 464—475 (1951). — **LeDouble, A. F.,** and **F. Houssay:** Les velus dans les sciences et dans l'histoire. Aesculape 2, 158—166 (1912). — **Lee, B. J., G. T. Pack** and **J. Scharnagel:** Sweat gland cancer of the breast. Surg. etc. 56, 975—996 (1933). — **LeGros Clark, W. E.,** and **L. H. D. Buxton:** Studies on nail growth. Brit. J. Dermat. 50, 221—235 (1938). — **Lehmann, C.:** Bedeutung und Hauptgrundlinien der Wollkunde. In: Handbuch der deutschen Landwirtschaftsgesellschaft, Heft 306. 1920. — **Lehman, H. E.:** An analysis of the dynamic factors responsible for the phaenomenon of pigment suppression in salamander larvae. Biol. Bull. 100, 127—152 (1951). ~ Analysis of the development of pigment patterns in larval salamanders, with special reference to the influence of epidermis and mesoderm. J. of Exper. Zool. 124, 571—610 (1953). — **Lehmensieck, R.:** Einfache Methode zur Darstellung der Wirbeltierepidermis und ihrer Anhangsgebilde. Z. wiss. Mikrosk. 52, 435—438 (1935/36). **Leider, M.:** On the weight of the skin. J. Invest. Dermat. 12, 187—191 (1949). — **Leider, M.,** and **C. M. Buncke:** Physical dimensions of the skin. Determination of the spezific gravity of skin, hair and nail. Arch. of Dermat. 69, 563—569 (1954). — **Lennert, K.,** u. **G. Weitzel:** Morphologie und Histologie der Bürzeldrüsen von Enten. Z. mikrosk.-anat. Forsch. 58, 208—209 (1952). — **Lenz, F.:** Die krankhaften Erbanlagen. In: Bauer-Fischer-Lenz, Menschliche Erblehre, 4. Aufl., S. 321—586. München 1936. — **Lepori, N. G.:** Recherches sur la différenciation in vitro de la peau et du pigment chez l'embryon d'oiseaux. Archives Anat. microsc. 42, 194—208 (1953). — **Lerner, A. B.,** and **Th. B. Fitzpatrick:** Biochemistry of melanin formation. Physiologic. Rev. 30, 91—126 (1950a). ~ Mammalian melanin formation. I. Biochemical studies. Zoologica (N. Y.) 35, 27 (1950b). — **Lerner, A. B.,** and **T. H. Lee:** Isolation of homogeneous melanocyte stimulating hormone from hog pituitary gland. J. Amer. Chem. Soc. 77, 1066 (1955). — **Lerner, A. B., K. Shizume** and **J. Bunding:**

The mechanism of endocrine control of melanin pigmentation. J. Clin. Endocrin. a.Metabolism 14, 1463—1480 (1954). — **Lethard, E.**: Chiens nus et hommes chiens. Rev. Path comp. et Hyg. 34, 1727—1741 (1934). ~ Hairless Siamese cats. J. Hered. 29, 173—175. (1938). — **Leuchtenberger, C.**, and **H. Z. Lund**: The chemical nature of the called keratohyaline granules of the stratum granulosum of the skin. Exper. Cell Res. 2, 150—152 (1951). — **Levander, G.**: On the epithelium regeneration in the healing of wounds. Acta chir. scand. (Stockh.) 100, 637—649 (1950). — **Levin, O. L.**, S. **Silvers** and **H. T. Bearman**: The experimental study of the chemical content of sweat. Urologic Rev. 44, 301—311 (1940). — **Lewis, B. L.**: Microscopic studies of fetal and nature nail and surrounding soft tissue. Arch. of Dermat. 70, 732—747 (1954). — **Lewis, S. R.**, C. **M. Pomerat** and **D. Ezell**: Human epidermal cells observed in tissue culture with phasecontrast microscopy. Anat. Rec. 104, 487—504 (1949). — **Lewis, T.**: The blood vessels of the human skin and their responses. London: Shaw 1927. — **Lillie, F. R.**, and **M. Juhn**: The physiology of development of the feather. I. Growth rate and pattern in the individual feather. Physiologic. Zool. 5, 124—184 (1932). — **Lillie, F. R.**, and **H. Wang**: Physiology of development of the feather. VII. An experimental study of induction. Physiologic. Zool. 17, 1—31 (1944). — **Lillie, R. D.**: Further exploration of the HIO_4-Schiff reaction with remarks on its significance. Anat. Rec. 108, 239—253 (1950). ~ The allochrome procedure. A differential method segregating the connective tissues collagen, reticulin and basement membranes into two groups. Amer. J. Clin. Path. 21, 484—488 (1951). — **Lillie, R. D.**, and **R. Bangle**: The peracetic acid Schiff reaction of hair cortex. J. Histochem. a. Cytochem. 2, 300—311 (1954a). — **Linderstrøm-Lang, K.**, and **F. Duspiva**: The digestion of keratin by the larvae of the clothes moth (*Tineola biselliella* HUMM). C. r. Trav. Labor. Carlsberg, Sér. chim. 21, 53—83 (1936). — **Lindholm, E.**: Über die Schwankungen in der Verteilung der elastischen Fasern in der menschlichen Haut als Beitrag zur Konstitutionspathologie. Frankf. Z. Path. 42, 394—414 (1931). — **Lindley, H.**: Chemical constitution of keratin. Nature (Lond.) 160, 190—191 (1949). ~ Recent advances in knowledge of wool structure. Research 3, 509—513 (1950). — **Lindquist, G.**: The healing of skin defects. An experimental study on the white rat. Acta chir. scand. (Stockh.) 94, Suppl. 107, 1—163 (1946). — **Linke, H.**: Beiträge zur Chemie und Biologie des Hautoberflächenfettes. Arch. f. Dermat. 188, 453—481 (1949). ~ Einige Bemerkungen zu den „Untersuchungen über die Lipoide der Hautoberfläche" von C. Carrié. Arch. f. Dermat. 190, 203—208 (1950). — **Linke, K. W.**: Elektronenmikroskopische Untersuchung über Differenzierung der Intercellularsubstanz der menschlichen Lederhaut. Z. Zellforsch. 42, 331—343 (1955). — **Linser, K.**, u. **H. Kahler**: Cholesterinstoffwechsel und Haarwuchs. Klin. Wschr. 1928, 116—118. — **Lipkow, J.**: Über das Seitenorgan des Goldhamsters (*Mesocricetus auratus auratus* WATERH.). Z. Morph. u. Ökol. Tiere 42, 333—372 (1954). — **Lison, L.**: Histochimie animale. Paris: Gauthiers-Villars 1936. — **Litvac, A.**: Sur la kératinisation épitheliale in vitro. Archives Anat. microsc. 35, 55—63 (1939). — **Lobitz, W.**: Recent developments in the physiology of the sweat apparatus. Arch. of Dermat. 66, 152—155 (1952). — **Lobitz jr., W. C.**, and **J. B. Holyoke**: The histochemical response of the human epidermis of the controlled injury; glycogen. J. Invest. Dermat. 22, 189—198 (1954). — **Lobitz jr., W. C.**, J. **B. Holyoke** and **W. Montagna**: The epidermal eccrine sweat duct. unit. A. morphologic and biologic entity. J. Invest. Dermat. 22, 157—158 (1955). ~ Responses of the human eccrine sweat duct to controlled injury. Growth center of the "epidermal sweat duct unit." J. Invest. Dermat. 23, 329—344 (1954b). — **Lobitz jr., W. C.**, and **H. L. Mason**: Chemistry of palmar sweat. VII. Discussion of studies on chloride, urea, glucon, uric acid, ammonio-nitrogen and creatinine. Arch. of Dermat. 57, 907—915 (1948). — **Lochte, Th.**: Grundriß der Entwicklung des menschlichen Haares. Dargestellt an Hand- und Haarmessungen. Beiträge zur Haut-, Haar- und Fellkunde, Bd. 5. Frankfurt a. M.: Schöpp 1951. ~ Tafeln zur Haarkunde. Beiträge zur Haut-, Haar- und Fellkunde, Bd. 6. Leipzig 1954. — **Lochte, Th.**, u. **H. Brauckhoff**: Mikroskopische und hygroskopische Untersuchungen an gedehnten und superkontrahierten menschlichen Kopfhaaren. Biochem. Z. 312, 41—59 (1942). ~ Untersuchungen über den Wassergehalt des Haares. Biochem. Z. 318, 384—392 (1948). — **Loeb, L.**, and **F. L. Haven**: Effect of cyclic changes in female guinea pig on cell proliferation in epidermis. Proc. Soc. Exper. Biol. a. Med. 24, 898—899 (1927). ~ Quantitative studies on the growth of the epidermis. Anat. Rec. 42, 217—241 (1929). — **Loeffler, L.**: Über eine neue Form von Hypotrichosis (Hypotrichosis juvenilis) bei der weißen Hausmaus. Z. Abstammgslehre 67, 209—211 (1934). ~ Erbbiologie des menschlichen Hautorgans. In: Handbuch der Erbbiologie des Menschen, Bd. III/1, S. 391—407. Berlin 1940. — **Lombardini, G.**: Derma e tessuto sottocutaneo in fete di *Delphinus delphis* L. Contributo alla miglior conoscenza della struttura della pelle dei cetacee. Arch. ital. Anat. 55, 323—338 (1950). — **Lombardo, C.**: Il glicogeno della cute. Giorn. ital. Mal. vener. 48, 1—51 (1907). ~ Il glicogeno in alcuni derivati epidermici della cute umana. Giorn. ital. Dermat. 75, 185—186 (1934). — **Longhi, A.**: Rilievi sulla situazione funzionale delle ghiandole sudoripare nell'età senile. Giorn. Gerontol. Suppl. 5, 169—202 (1955). — **Lopashow, G. V.**: Ursprung der Pigmentzellen und der

Visceralknorpel bei Teleosteern. C. r. Acad. Sci. USSR. **44**, 169—172 (1944). — **Lorenz, K. Z.**: Die angeborenen Formen möglicher Erfahrung. Z. Tierpsychol. **5**, 235—409 (1948). — **Lorenz, T. H., D. T. Graham** and **S. Wolf**: The relation of life stress and emotions to human sebum secretion and to the mechanism of acne vulgaris. J. Labor. a. Clin. Med. **41**, 11—28 (1953). — **Lorincz, A. L.**: Pigmentation. In: ST. ROTHMAN. Physiology and Biochemistry of the skin, S. 515—563. Chicago 1954. — **Ludford, R. J.**: Nuclear activity during melanosis with special reference to melanin formation in a melanotic sarcoma. J. Roy. Microsc. Soc. **1924**a, 13—28. ~ Cell organs during keratinization in normal and malignant growth. Quart. J. Microsc. Sci. **69**, 27—57 (1924b). ~ The general and experimental cytology of cancer. J. Roy. Microsc. Soc. **1925**a, 249—292. ~ The cytology of tar tumors. Proc. Roy. Soc. Lond., Ser. B **98**, 557—577 (1925b). — **Ludwig, E.**: Über einen operativ gewonnenen menschlichen Embryo mit einem Ursegment. Morph. Jb. **59**, 41—102 (1928). ~ Morphologie und Morphogenese des Haarstriches. Z. Anat. **62**, 59 (1921). — **Lubnow, E.**: Die Wirkung der Röntgenstrahlen auf die Pigmentbildung im Kaninchen. Z. Abstammgslehre **77**, 516—532 (1939). — **Lüdicke, M.**: Aufbau und Abnutzung der Hornzähne und Hornwülste des Vogelschnabels. Z. Morph. u. Ökol. Tiere **37**, 155—201 (1940). — **Luger, A.**, u. **F. Schulhof**: Über einen mikroskopisch nachweisbaren Geschlechtsunterschied in der Haut. Klin. Med. (Wien) **4**, 222—225 (1949). — **Lutz, W.**: Zur Kenntnis der Wirkung der Strahlen auf die Haut, mit spezieller Berücksichtigung der Pigmentbildung. Arch. f. Dermat. **124**, 233—296 (1917). — **Lyman, C. P.**: Control of coat color in the varying hare by daily illumination. Proc. New England Zool. Club **19**, 75—78 (1942). — **Lynn, W. G.**: The effects of thiourea and phenylthiourea upon the development of *Eleutherodactylus ricordii*. Biol. Bull. **94**, 1—15 (1948).

Ma, C. K., and **E. V. Cowdry**: Ageing of elastic tissue in human skin. J. of Gerontol. **5**, 203—210 (1950). — **MacGlone, B.**, and **H. C. Bazett**: The temperature of the air in contact with the skin. Amer. J. Physiol. **82**, 452—461 (1927). — **MacKenna, R. M. B., V. R. Wheatley** and **A. Wormall**: The composition of surface skin fat („sebum") from the human forearm. J. Invest. Dermat. **15**, 33—45 (1950). ~ Studies of sebum. 2. Some constituents of the unsaponifiable matter of human sebum. Biochemic. J. **52**, 161—168 (1952). — **MacManus, J. F. A.**: Histological demonstration of mucin after perjodic acid. Nature (Lond.) **158**, 202 (1946). ~ The periodic acid routine applied to the kidney. Amer. J. Path. **24**, 643—653 (1948). — **MacQuaide, D. H. G.**: Lancet **1944**, 531—532. — **Maeda, M.**: Die vergleichend-histologische Untersuchung der sog. Glandulae vestibulares nasi bei den Säugetieren. 1. Mitteilung. Über das Vorkommen der Drüse und ihre Verteilung und Größe. Fol. anat. jap. **25**, 229—233 (1954). — **Märk, W.**: Arterio-venöse Anastomosen in Lippen und Nase der Säugetiere. Z. mikrosk.-anat. Forsch. **52**, 1—31 (1942). — **Märkel, K.**: Zur Kenntnis der Seitendrüsen des Goldhamsters (*Mesocricetus auratus* Waterhouse). Zool. Anz. **149**, 216—225 (1952). — **Magnus, J. A.**, and **R. H. S. Thompson**: Cholinesterase activity of human skin. Brit. J. Dermat. **66**, 163—173 (1954). — **Makarov, P.**: Studien über die Pigmentogenese. Arch. Russ. d'Anat. **8**, 309—326 (1929). — **Malgaigne**: Zit. bei LANGER 1861. — **Manca, P. V.**: Ricerche sulla struttura delle ghiandole apocrine. Giorn. ital. Dermat. **75**, 187—193 (1934). — **Mancini, R. E.**: Histochemical study of glycogen in tissue. Anat. Rec. **101**, 149—159 (1948). — **Manganotti, G.**: Osservazioni sulla cosi della membrana basale e sul tessuto reticolare dell derma nella cute normale ed in alcune dermatosi. Ricerche sui rapporti dermo-epidermici. Giorn. ital. Dermat. **71**, 1901 bis 1916 (1930). ~ Rilievi generali e considerazioni sulla cute senile. I. Epidermide. Giorn. Gerontol. Suppl. **5**, 10—38 (1955a). ~ II. Derma. Giorn. Gerontol. Suppl. **5**, 39—95 (1955b). ~ Contributo allo studio dei fenomeni di senescenza della cute umana. Giorn. Gerontol. Suppl. **7**, 43—54 (1955c). — **Mangold, O.**: Experimente zur Analyse der Determination und Induktion der Medullarplatte. Roux' Arch. **117**, 586—696 (1929). — **Manuila, L.**, u. **H. Isler**: Nouveau test de transpiration. Dermatologica (Basel) **102**, 302—306 (1951). — **Marchionini, A.**: Die Wasserstoff-Ionenkonzentration des Schweißes. Klin. Wschr. **1929**, 924—926. ~ Untersuchungen über die Wasserstoffionenkonzentration der Haut. Arch. f. Dermat. **158**, 290—333 (1929). — **Marchionini, A.**, u. **W. Hausknecht**: Säuremantel der Haut und Bakterienabwehr; die regionäre Verschiedenheit der Wasserstoffionenkonzentration der Hautoberfläche. Klin. Wschr. **1938**, 663—666. — **Mariner, P. F.**: Extra-cortical membranes and layers of the wool fibre. Nature (Lond.) **167**, 231—232 (1951). — **Markert, C. L.**: The affects of thyroxine and antithyroid compounds on the synthesis of pigment granules in chick melanoblasts culture in vitro. Physiologic. Zool. **21**, 309—327 (1948). — **Martin, R.**: Lehrbuch der Anthropologie. Jena 1912. — **Martino, L.**: Sulla innervazione dell'apparato ungueale. Boll. Soc. ital. Biol. sper. **17**, 88—90 (1942). — **Martinotti, L.**: Ricerche sulla fine struttura dell epidermide umana normale in rapporto alla sua funzione eleido cheratinica. Arch. Zellforsch. **15**, 377 (1921). — **Mason, H. L., H. Kahler, R. C. McCardle** and **A. J. Dalton**: Chemistry of melanin. IV. Electronmicrography of natural melanin. Proc. Soc. Exper. Biol. a. Med. **66**, 421—431 (1947). — **Masshoff, W.**: Die physiologische Regeneration. In: Büchner-Letterer-Roulets Handbuch der allgemeinen Pathologie, Bd. 6/1, S. 441—514. Berlin:

Springer 1955. — **Masson, P.:** Les naevi pigmentaires, tumeurs nerveuses. Ann. d'Anat. path. 3, 417—452, 657—696 (1926.) ~ Les glomus cutanés de l'homme. Bull. Soc. franç. Dermat. 1935, 1174—1194. ~ Pigment cells in man. In: Biology of melanomas. Spec. Publ., New York Acad. Sci. 6, 15—51 (1948a). ~ La cellule claire de l'epiderme normal. Mikroskopie (Wien) 3, 129—135 (1948b). — **Mathis, J.:** Über Sekretionserscheinungen in Drüsenausführungsgängen. Z. mikrosk.-anat. Forsch. 13, 343—372 (1928). — **Maurer, Fr.:** Die Epidermis und ihre Abkömmlinge. Leipzig 1895. — **Maumenee, A. E.,** and **R. O. Scholtz:** The histopathology of the ocular lesions producal by the sulfur and nitrogen mustards. Bull. Johns Hopkins Hosp. 82, 121—147 (1948). — **Maximow, A.:** Bindegewebe und blutbildende Organe. In v. Möllendorffs Handbuch der mikroskopischen Anatomie des Menschen, Bd. II/1/1, S. 232—583. Berlin: Springer 1929. — **Medawar, P. B.:** Sheets of pure epidermal epithelium from human skin. Nature (Lond.) 148, 783 (1941). ~ The behaviour and fate of skin autografts and skin homografts in rabbits. J. of Anat. 78, 176—199 (1944). ~ Pigment spread in guinea pig. Zoologica (N. Y.) 35, 21 (1950). — **Meijere, J. C. H. de:** Haare. In: Handbuch der vergleichenden Anatomie der Wirbeltiere, Bd. I. Berlin u. Wien 1931. — **Meirowsky, E.:** Über den Ursprung des melanotischen Pigments der Haut und des Auges. Leipzig 1908. ~ A critical review of pigment research in the last hundred years. Brit. J. Dermat. 52, 205—217 (1940). — **Meirowsky, E.,** and **G. Behr:** Some aspects of the physiology and pathology of cornification. J. Invest. Dermat. 10, 343—378 (1948). — **Meirowsky, E.,** u. **L. W. Freeman:** Autochthonous formation of melanin in mesodermal cells. Dermatologica (Basel) 103, 144—157 (1951a). ~ Kontroversen über den Ursprung des melanotischen Pigments. Hautarzt 2, 201—207 (1951b). ~ Molecular aspects of cornification. J. Invest. Dermat. 21, 83—90 (1953a). ~ Hornstrukturen im Elektronenmikroskop. Hautarzt 4, 413—418 (1953b). ~ Melanogenesis and the malignancy of melanomas. Docum. med. geograph. et Trop. 6, 112—123 (1954). — **Meirowsky, E., L. W. Freeman** and **R. B. Fischer:** Observations on the structures, derivation and nature of melanin. Zoologica (N. Y.) 35, 29—30 (1950). — **Meirowsky, E., L. W. Freeman** and **A. Wiseman:** Observation on melanization in isolated hair cells. Acta dermato-vener. (Stockh.) 31, 723—728 (1951). — **Meisenheimer, M.:** Die jahreszeitlichen Veränderungen der Schilddrüse von *Rana temporalis* L. und ihre Beziehungen zur Häutung. Z. wiss. Zool. 148, 261 (1936). — **Melaragno, H. P.,** and **W. Montagna:** The tactile hair follicles in the mouse. Anat. Rec. 115, 129—150 (1953). — **Melczer, N.:** Über die Hautatmung. Dermat. Z. 46, 183—198 (1926a). ~ Über die Epithellymphe. Dermat. Z. 47, 255—265 (1926b). ~ Experimentelle Untersuchungen über die Ausscheidung des Carbamids durch die Schweißdrüsen. Arch. f. Dermat. 150, 235—239 (1926c). ~ Über den Golgischen Apparat der menschlichen ekkrinen Schweißdrüsenzellen. Dermat. Wschr. 93, 1101—1108 (1931). ~ Über das Golgi-Kopschsche Binnennetz der menschlichen apokrinen Schweißdrüsenzellen. Dermat. Wschr. 100, 337—342 (1935). — **Melczer, N.,** u. **S. Deme:** Beiträge zur Tätigkeit der menschlichen Talgdrüsen. I. Histologisch nachweisbare chemische Veränderungen während der Talgerzeugung. Dermatologica (Basel) 86, 24 (1942a). ~ II. Rolle und Formveränderungen des Golgi-Apparates während der Talgproduktion. Arch. f. Dermat. 183, 388—395 (1942b). **Mellen, J. M.:** The origin of the mexican hairless cat. J. Hered. 30, 435—436 (1939). — **Melzl, H.:** Venenverbindungen, Klappenstellung und venöse Strombahn. Z. Anat. 107, 159—168 (1937). — **Menefee, M. G.:** The differentiation of keratin-containing cells in the epidermis of embryo mice. Anat. Rec. 122, 181—192 (1955). — **Meng, M.:** Das Verhalten der Pigmentzellen gescheckter Meerschweinchen während der Ontogenie und bei Regenerations- und Transplantationsversuchen. Roux' Arch. 148, 92—122 (1955). — **Mercer, E. H.:** Some experiments on the orientation and hardening of keratin in the hair follicle. Biochim. et Biophysica Acta 3, 161—169 (1949). — **Mercer, E. H., J. Lindberg** u. **B. Philip:** The ,,subcutis" and other cuticular preparations from wool and hair. Textile Res. J. 19, 678—685 (1949). — Die ,,Subcutis" und andere kutikuläre Bestandteile von Wolle und Haaren. Melliand Textilber. 31, 32—35 (1950). — **Mercer, E. H.,** and **A. L. G. Rees:** An electron microscope investigation of the cuticle of wool. Austral. J. Exper. Biol. a. Med. 24, 147—158, 175 (1946). — **Mescon, H.,** and **P. Flesch:** Modification of Bennetts method for the histochemical demonstration of free sulfhydrylgroup in skin. J. Invest. Dermat. 18, 261—266 (1952). — **Meyer, K.:** The biological significance of hyaluronic acid and hyaluronidase. Physiologic. Rev. 27, 335—359 (1947). — **Meyer, K.,** u. **M. M. Rapport:** The mucopolysaccharides of the ground substance of connective tissue. Science (Lancaster, Pa.) 113, 596—599 (1951). — **Meyer, M.:** Über den Tagesrhythmus und die relative Dauer der Zellteilungen im Epithel der spätlarvalen äußeren Cornea von *Rana temporaria* L. Z. Zellforsch. 40, 228—256 (1954). — **Meyer-Arendt, J.:** Die Messung des Leerwertes bei der Mikrospektrophotometrie. Beitr. path. Anat. 113, 388—398 (1953). — **Meyer-Lierheim, F.:** Die Dichtigkeit der Behaarung beim Fetus des Menschen und der Affen. Z. Morph. u. Anthrop. 13, 131—150 (1911). — **Midlo, C.,** and **H. Cummins:** Palmar and plantar dermatoglyphica in primates. Amer. anat. Mem. No. 20, Wistar Instit. Anat. and Biol. Philadelphia 1942. — **Miescher, G.:** Die Chromatophoren in der Haut des Menschen, ihr Wesen und die Herkunft ihres Pigments. Ein

Beitrag zur Phagocytose der Bindegewebszellen. Arch. f. Dermat. **139**, 313—425 (1922). ~ Die Entstehung der bösartigen Melanome der Haut. Virchows Arch. **264**, 86—142 (1927). ~ Das Problem des Lichtschutzes und der Lichtgewöhnung. Strahlenther. **35**, 403—443 (1935). **Miescher, G., H. Lincke** u. **P. Rinderknecht:** Zur Chemie und Biologie des Talges. I. Mitt. Dermatologica (Basel) **106**, 76—86 (1953). — **Miescher, G.,** u. **A. Schönberg:** Untersuchungen über die Funktion der Talgdrüsen. Bull. schweiz. Akad. med. Wiss. **1**, 101—114 (1944). — **Miller, J.,** and **J. F. A. MacManus:** The part played by the basal and prickle layers of the epidermis in regeneration and neoplasia. Trans. Roy. Soc. Canada, Sect V Biol. Sci. **34**, 81—86 (1940). — **Minamitani, K.:** Über die Größe der apokrinen Schweißdrüsen in der Außenhaut des Nasenflügels bei den Chinesen. I. Mitt. Fol. anat. jap. **20**, 81—98 (1941a). ~ II. Mitt. Fol. anat. jap. **20**, 533—546 (1941c). ~ Quantitative Untersuchungen der apokrinen Schweißdrüsen im Nasenvorhof bei den Chinesen. I. Mitt. Fol. anat. jap. **20**, 257—274 (1941b). ~ II. Mitt. Fol. anat. jap. **20**, 547—561 (1941d). ~ Zytologische und histologische Untersuchungen der Schweißdrüsen in menschlicher Achselhaut. Über das Vorkommen der besonderen Formen der apokrinen und ekkrinen Schweißdrüsen in Achselhaut von Japanern. Fol. anat. jap. **20**, 563—590 (1941e). ~ Zytologische und histologische Untersuchungen der Schweißdrüsen in menschlicher Achselhaut. Zur Zytologie der apokrinen Schweißdrüsen in der menschlichen Achselhaut. Fol. anat. jap. **21**, 61—94 (1941f). — **Mincuzzi, G.:** Sulla sensibilità termica (di caldo e di freddo) dell'apparato ungueale nell'homo. Boll. Soc. ital. Biol. sper. **18**, H. 6 (1943). — **Mine, T.:** Quantitative Untersuchung der Anhangsorgane der Haut bei dem japanischen Säugling. Fol. anat. jap. **14**, 47—95 (1936). ~ Über die Größe der apokrinen Schweißdrüsen an dem Unterbauch bei den Japanerinnen. Fol. anat. jap. **15**, Erg.-Bd., 301—362 (1937). — **Miszurski, B.:** Researches on the keratinization of the epithelium in tissue cultures. Arch. exper. Zellforsch. **20**, 122—139 (1937). — **Mitolo, M.:** Sulla sensibilità tattile dell'apparato ungueale nell'uomo. Boll. Soc. ital. Biol. sper. **17**, 1—2 (1942). — **Moberger, G.,** and **P. De:** A cytochemical study of the cellular granules in the stratum granulosum of the epidermis. Exper. Cell. Res. **8**, 578—582 (1955). — **Moberger, G.,** and **A. Engström:** Historadiographic studies on normal hyperplastic and cancerous epidermis. J. Invest. Dermat. **22**, 477—491 (1954). — **Mochizuki, D.:** Beitrag zur quantitativen Untersuchung der Anhangsorgane der Kopfhaut bei einem erwachsenen Hydrokephalus. Fol. anat. jap. **14**, 195—226 (1936). ~ Quantitative Untersuchung der Anhangsorgane der Haut bei einem japanischen eineiigen Zwillingsfoetus. Fol. anat. jap. **15**, 59—149 (1937). — **Möllerberg, H.:** Mitotic rhythm in the epidermis of the frog. Acta anat. (Basel) **4**, 393—398 (1948). — **Mörike, K. D.:** Das Verhalten des Hyponychiums beim normalen Nagelwachstum. Anat. Anz. **101**, Erg.-H., 289—293 (1954). ~ Unsere Finger- und Zehennägel. Naturwiss. Mschr. „Aus der Heimat" **63**, 151—157 (1955a). ~ Ein bindegewebiges Halfter um das Matrixepithel des Nagels und der Krallen. Z. Anat. **119**, 23—27 (1955b). — **Mogi, E.:** Untersuchungen über die Haardichtigkeit bei den Feten einiger Säugetierarten. Fol. anat. jap. **15**, Erg.-Bd., 255—263 (1937). ~ Beiträge zur Entwicklung der apokrinen Schweißdrüsen im Vestibulum nasi bei den japanischen Feten. Fol. anat. jap. **16**, 147—182 (1938). — **Mohr, O. H.,** and **C. Wriedt:** „Hairless", a new recessive lethal in cattle. J. Genet. **19**, 315—336 (1928). — **Montagna, W.:** The glands of the external auditory meatus of the cat. J. of Morph. **85**, 423—442 (1949a). ~ Anisotropic lipids in the sebaceous glands of the rabbit. Anat. Rec. **104**, 243—253 (1949b). — Perinuclear sudanophil bodies in mammalian epidermis. Quart. J. Microsc. Sci. **91**, 205—208 (1950a). ~ Effect of biotin deficiency upon the skin of mice. Proc. Soc. Exper. Biol. a. Med. **73**, 127—131 (1950b). ~ The cytology of mammalian epidermis and sebaceous glands. Internat. Rev. Cytology **1**, 265—304 (1952). ~ Histology and cytochemistry of human skin. VIII. Mitochondria in the sebaceous glands. J. Invest. Dermat. **25**, 117—121 (1955a). ~ Histology and cytochemistry of human skin. IX. The distribution of non-specific esterases. J. Biophys. a. Biochem. Cytology **1**, 13—16 (1955b). ~ Structure and function of skin. New York: Academic Press 1956. — **Montagna, W.,** and **H. B. Chase:** Redifferentiation of sebaceous glands in the mouse after total extirpation with methylcholanthrene. Anat. Rec. **107**, 83—92 (1950). — **Montagna, W., H. B. Chase** and **P. J. Brown:** The skin of hairless mice. II. Ageing changes and the action of 20-Methyl-cholantrene. J. Invest. Dermat. **23**, 259—269 (1954). — **Montagna, W., H. B. Chase** and **J. B. Hamilton:** Distribution of glycogen and lipids in human skin. J. Invest. Dermat. **17**, 147—158 (1951). — **Montagna, W., H. B. Chase** and **W. C. Lobitz jr.:** Histology and cytochemistry of human skin. Anat. Rec. **114**, 231—247 (1952). ~ Histology and cytochemistry of human skin. IV. The eccrine sweat glands. J. Invest. Dermat. **20**, 415—423 (1953a). ~ Histology and cytochemistry of human skin. V. Axillary apocrine sweat glands. Amer. J. Anat. **92**, 451—470 (1953b). — **Montagna, W., H. B. Chase, J. D. Malone** and **H. P. Melaragno:** Cyclic changes in polysaccharides of the papilla of the hair follicle. Quart. J. Microsc. Sci. **93**, 241—245 (1952). — **Montagna, W., H. B. Chase** and **H. P. Melaragno:** Histology and histochemistry of human skin. I. Metachromasia in the mons pubis. J. Nat. Canc. Inst. **12**, 591—598 (1951). ~ The skin of hairless mice. I. The formation of cysts and the distribution of lipids. J. Invest.

Dermat. **19**, 83—94 (1952). — **Montagna, W., A. Z. Eisen, A. H. Rademacher** and **H. B. Chase:** Histology and cytochemistry of human skin. VI. The distribution of sulfhydryl and disulfide groups. J. Invest. Dermat. **23**, 23—32 (1954). — **Montagna, W.,** and **V. R. Formisano:** Histology and cytochemistry of human skin activity. VII. The distribution of succinic dehydrogenase. Anat. Rec. **122**, 65—78 (1955a). ~ Esterase activity in the skin of mammals. J. of Anat. **89**, 425—429 (1955b). — **Montagna, W.,** and **J. B. Hamilton:** The sebaceous glands of the hamster. II. Some chemical studies in normal and experimental animals. Amer. J. Anat. **84**, 365—395 (1949). — **Montagna, W.,** and **P. Kenyon:** Growth potentials and mitotic division in the sebaceous glands of the rabbit. Anat. Rec. **103**, 365—379 (1949). — **Montagna, W., P. Kenyon** and **J. B. Hamilton:** Mitotic activity in the epidermis of the rabbit stimulated with local applications of testerone propionate. J. of Exper. Zool. **110**, 379—396 (1949). — **Montagna, W.,** and **H. P. Melaragno:** Histology and histochemistry of human skin. III. Polymorphism and chromotropy of mast cells. J. Invest. Dermat. **20**, 257—261 (1953). — **Montagna, W.,** and **C. R. Noback:** The histology of the preputial gland of the rat. Anat. Rec. **96**, 41—54 (1946). ~ Histochemical observations on the sebaceous glands of the rat. Amer. J. Anat. **81**, 39—61 (1947). — **Montagna, W., C. R. Noback** and **F. G. Zak:** Pigment, lipids and other substances in the glands of the external auditory meatus of man. Amer. J. Anat. **83**, 409—436 (1948). — **Montagna, W.,** and **H. F. Parks:** A histochemical study of the glands of the anal sac of the dog. Anat. Rec. **100**, 297—318 (1948).— **Montalenti, G.:** A physiological analysis of the barred pattern in the Plymouth Rock feathers. J. of Exper. Zool. **69**, 269—345 (1934). — **Moore, K.L., M.A. Graham** and **R. H. Prince:** Nuclear morphology in mammalian somatic cells. Anat. Rec. **112**, 364 (1952).— **Morisuye, J.M.:** A cytochemical study of the glands of the external auditory meatus of the monkey. Brown University Thesis, Providence, Rhode Island. 1950. — **Morita, S.:** Die Morphologie des Haarbalgmuskels in der Unterbauchhaut bei den japanischen Frauen. Fol. anat. jap. **25**, 73—78 (1953a). ~ Morphologische Untersuchungen der glatten Muskulatur in der Unterbauchhaut bei den japanischen Frauen. Fol. anat. jap. **25**, 95—101 (1953b). — **Mottram, J. C.:** Effect of change of coat on the growth of epidermal warts in mice. Nature (Lond.) **155**, 729—730 (1945). — **Mouchette, R.:** Action de l'acide pantothénique sur la régéneration de la peau de cobaye. C. r. Soc. Biol. Paris **147**, 1306—1309 (1953). — **Moulin, F. de:** Der Verhornungsprozeß der Haut und der Hautderivate. Anat. Anz. **56**, 461—468 (1923). — **Mühlmann, M.:** Zur Bindegewebsbildungsfrage. Z. Zellforsch. **19**, 383—402 (1933). — **Müller, C.:** Über den Feinbau des Säugetierhaares und die ALLWÖRDENsche Reaktion. Z. Zellforsch. **29**, 1—43 (1939). — **Müller, O.:** Die Kapillaren der menschlichen Körperoberfläche in gesunden und kranken Tagen. Stuttgart 1922. ~ Die feinsten Blutgefäße des Menschen. Stuttgart 1937. — **Murray, M. R.:** Development of the hair follicles and hair in vitro. Anat. Rec. **57**, Suppl., 74 (1933). — **Myers, R. J.,** and **J. B. Hamilton:** Regeneration and rate of growth of hairs in man. Ann. New York Acad. Sci. **55**, 562—568 (1951).

Nagata, M.: Quantitative Untersuchung der Anhangsorgane der Haut des Nasenflügels bei einem Chinesen. Fol. anat. jap. **16**, 387—394 (1938). — **Nagel, A.:** Das elastisch muskulöse System der Brustwarze und seine funktionelle Bedeutung. Morph. Jb. **87**, 216—253 (1942). ~ Die Bedeutung elastisch muskulöser Systeme für die Ausbildung von Schutzeinrichtungen. Nova Acta Leopoldina, Halle **14**, 102 (1945). — **Nakamura, S.:** Über die Dicke der Haut der verschiedenen Körperregionen bei verschiedenen Rassen. 1947. (Japanisch.) Zit. nach Tsukuda 1951. — **Narita, Y.:** Cytologische Untersuchungen der Gl. ceruminosa bei menschlichen Embryonen. (Japanisch.) Arch. hist. jap. **7**, 19—38, dtsch. Zus.fass. (1954). — **Needham, A. E.:** Regeneration and wound-healing. London u. New York 1952. — **Nehse, E.:** Beiträge zur Morphologie, Variabilität und Vererbung der menschlichen Kopfbehaarung. Z. Morph. u. Anthrop. **36**, 151—182 (1936). — **Nelemans, Th. G., F. J. Keuning, Th. G. van Rijssel** and **M. Ruitter:** Histological changes in the tonofibrils in vesicular and bullous diseases of the skin. Brit. J. Dermat. **64**, 177—189 (1952). — **Neubert, K.:** Zur Morphologie der Talgdrüsen. Verh. Anat. Ges. Frankfurt 1928. Anat. Anz. **66**, Erg.-H., 124—131 (1928). ~ Beitrag XV zur synthetischen Morphologie. Der Aufbau und die Entwicklung des menschlichen Talgorganes. Z. Anat. **92**, 565—621 (1930). — **Nicholas, J. S.:** Variability in rat embryo development. Anat. Rec. **52**, Suppl., 71 (1932). — **Nicholas, J. S.,** and **D. Rudnick:** Development of embryonic rat tissues upon the chick chorioallantois. J. of Exper. Zool. **66**, 193—261 (1933). — **Nickel, R.:** Über den Bau der Hufröhrchen und seine Bedeutung für den Mechanismus des Pferdehufes. Morph. Jb. **82**, 119—160 (1938). ~ Anordnung des Zwischenhorns in Trachte und Eckstrebe der Huftplatte. Dtsch. tierärztl. Wschr. 1949, 34—36. — **Nicolaides, N.,** and **St. Rothman:** Studies on the chemical composition of human hair fat. II. The overall composition with regard to age, sex and race. J. Invest. Dermat. **21**, 9—14 (1953). — **Nicolas, J., Cl. Regaud** et **M. Favre:** Sur les mitochondries des glandes sebacées de l'homme et sur la signification generale de ces organites du protoplasma. 17. Internat. Congr. Med. Sec. 13, Dermat. a. Syph., p. 101—104, 1914. — **Nicolau, S.:** Recherches histologiques sur la graisse cutanée. Ann. de Dermat., V. s. **2**, 641 (1911). —

Nieuwmeijer, A. H.: Tonofibrils in bullous dermatosis. A histo- und cytopathologic study. Dermatologica (Basel) **106**, 379—387 (1953). — **Niles, H. D.:** Relation of the adrenal glands to hypotrichosis. Results of irradiation of the adrenals and review of the literature. Arch. of Dermat. **32**, 580—588 (1935). — **Niu, M. C.:** The axial organization of the neural crest, studied with particular reference to its pigmentary component. J. of Exper. Zool. **105**, 79 bis 113 (1947). ~ Further studies on the origin of amphibian pigment cells. J. of Exper. Zool. **125**, 199—220 (1954). — **Niu, M. C.,** and **V. C. Twitty:** The origin of epidermal melanophores during metamorphoses in *Triturus torosus.* J. of Exper. Zool. **113**, 633—647 (1950). — **Noble, J. F., A. Ferrin** and **K. A. Merandino:** Pigmented nevus of the fingernail matrix. Arch. of Dermat. **65**, 49—52 (1952). — **Nödl, F.:** Über neurogene Nebenzellen in der menschlichen Haut. Acta neurovegetativa (Wien) **2**, 205—209 (1951). ~ Das sensorische und das trophische Zellsystem der menschlichen Epidermis. (Ein Beitrag zum „Systema sensitivum intrapidermicum“ Ferreira-Marques). Acta neurovegetativa (Wien) **7**,263—276 (1953). ~ Über mesenchymale und epitheliale Neubildungen bei Xeroderma pigmentosum. Arch. f. Dermat. **199**, 287—316 (1955). — **Noetzel, H.:** Die Architektur des subcutanen Bindegewebes in der Gesäßgegend. Morph. Jb. **78**, 523—536 (1936).

Obal, A.: Nagelveränderungen als diagnostisches Hilfsmittel bei retrobulbärer Neuritis. Dtsch. Gesundheitswesen **5**, 39—44 (1950). — **Oberste-Lehn, H.:** Die psoriatische Efflorescenz im epidermo-cutanen Grenzflächenbild. Z. Hautkrkh. **11**, 381—385 (1951). ~ Charakteristica der epidermalen Formelemente bei einigen Dermatosen im epidermo-cutanen Grenzflächenbild. Hautarzt **3**, 351—355 (1952a). ~ Die Darstellung der Epidermisstrukturen durch Hyaluronidase-Maceration. Z. Mikrosk. **60**, 463—466 (1952b). ~ Die morphologische Abgrenzung des Lichen planus. Arch. f. Dermat. **198**, 449—481 (1954a). ~ Zur Histogenese des Basalioms. Z. Hautkrkh. **16**, 334—339 (1954b). ~ Die Bedeutung der Bündelhaare im menschlichen Haarkleid für die chronischen Folliculitiden. 23. Tagg Dtsch. Dermat. Ges. Wien 1956. Arch. klin. u. exper. Dermat. (im Druck). — **Oberste-Lehn, H.,** u. **M. Kühl:** Zur Kenntnis der Mamillar-Hyperkeratosen. Z. Hautkrkh. **15**, 345—347 (1954c). — **O'Brien, J. P.:** The etiology of poral closure; an experimental study of miliaria rubra, bullous impetigo and related diseases of the skin. I. An historical review of the causation of miliaria. J. Invest. Dermat. **15**, 95—152 (1950). — **Odland, G. F.:** The morphology of the attachment between the dermis and the epidermis. Anat. Rec. **108**, 399—414 (1950). — **O'Donovan, W. J.:** The Hair. Philadelphia 1930. — **Ohara, K.:** Studies on the oxygen consumption of human skin tissues, with special reference to that of sweat glands. Jap. J. Physiol. **2**, 1—8 (1951). — **Ohara, T.:** Örtliche Verschiedenheiten des isoelektrischen Punktes der Epidermisschichten des Menschen. Kaibo Z. **24**, 27—29, dtsch. Zus.fass. (1949). — **Okajima, K.:** Mikrogeometrische Messung. In: Abderhaldens Handbuch der biologischen Arbeitsmethoden, Abt. V, Teil 2/2. 1932. — **Okajima, K.,** u. **T. Ito:** Über die Haar-Arrector-Winkel bei der japanischen Frau. Fol. anat. jap. **11**, 99—101 (1933). — **Okajima, K.,** u. **Z. Kanaizuka:** Quantitative Untersuchung des Haarbalgmuskels bei den Säugetieren. Fol. anat. jap. **7**, 185—202 (1929a). ~ Die Morphologie des Haarbalgmuskels bei den Säugetieren. Fol. anat. jap. **7**, 445—456 (1929b). — **Okajima, K.,** u. **S. Koibuchi:** Über die Haar-Arrector-Winkel beim japanischen Neugeborenen. Fol. anat. jap. **10**, 325—535 (1932). — **Okajima, K.,** u. **T. Onozawa:** Über die Haar-Arrektor-Winkel beim Ainu. Fol. anat. jap. **10**, 537—539 (1932). **Okajima, K.,** u. **K. Yamada:** Über die Haar-Arrektor-Winkel beim japanischen Erwachsenen. Fol. anat. jap. **11**, 85—93 (1933a). ~ Über die Haar-Arrektor-Winkel beim Deutschen. Fol. anat. jap. **11**, 95—97 (1933b). — **Okamura, Ch.:** Die vier Arten der Nervenendapparate der Sinus- und gewöhnlichen Haare der weißen Maus. Z. mikrosk.-anat. Forsch. **42**, 578—594 (1937). — **Okamura, T.:** Zur Lehre über die Wachstumsrichtung der Haare in der ersten Anlage. Mschr. prakt. Dermat. **28**, 541—551 (1899). — **Olin, T. E.:** Untersuchungen über die Follikelkomplexe am Tragus mit besonderer Berücksichtigung des reziproken Größenverhältnisses zwischen Haarfollikel und Talgdrüse. Arb. path. Inst. Helsingfors (Jena), N. F. **10**, 357—390 (1942). ~ Untersuchungen über die Breite der Körnerschicht an verschiedenen Hautstellen und über ihr Verhältnis zur Breite der übrigen Epidermisschichten. Arb. path. Inst. Helsingfors (Jena), N. F. **10**, 431—455 (1942). — **Olivet, J.,** u. **E. Th. Nauck:** Histologische Untersuchungen der großen Achselhöhlen-Schweißdrüsen nach Einwirkung von Pilocarpin, Atropin und Adrenalin. Z. exper. Med. **71**, 786—799 (1930). — **Opsahl, J. C.:** The influence of hormons from the adrenal cortex on the dermal spread of India ink with and without hyaluronidase. Yale J. Biol. a. Med. **21**, 255—262 (1949). — **Opsahl, J. C., A. Waite** and **F. Duran-Reynals:** Conference on the ground substance of the mesenchyme and hyaluronidase 1948. Publ. in: Ann. New York Acad. Sci. **52**, 1061 (1950). — **Orechovič, K. D.:** Über den Prokollagengehalt in der Haut von Tieren verschiedenen Alters. Dokl. Akad. Nauk SSSR. **71**, 521—522 (1950). — **Ormea, F.:** Betrachtungen zur nervösen Versorgung der menschlichen Haut. Hautarzt **1**, 226—230 (1950a). ~ On the problem of the relations between the innervation of the sweat glands and of other organs of the human skin. Dermatologica (Basel) **101**, 157—166 (1950b). — **Ormsby, O. S.,** and **H. Montgomery:**

Diseases of the skin, 7. Aufl., S. 32. Philadelphia 1948. — **Ortiz Picon, J. M.:** Über Zellteilungsfrequenz und Zellteilungsrhythmus in der Epidermis der Maus. Z. Zellforsch. **19,** 488—509 (1933). — **Ortmann, R.:** Beobachtungen der Verwendung einer Wangendrüse zum Einfetten des Felles bei *Arvicola amphibius.* Verh. dtsch. Zool. **1949,** 336—341. — **Osogoe, S.:** Zytologische Untersuchungen der Gl. ceruminosa. Arch. hist. jap. **2,** 153—173, jap. u. dtsch. Zus.fass. (1951). — **Osterhage, K. H.:** Morphologische und physiologische Studien an Pigmentzellen der Fische. Z. mikrosk.-anat. Forsch. **30,** 551—597 (1932). — **Ōta, R.:** Zytologische und histologische Untersuchungen der apokrinen Schweißdrüsen in den normalen, keinen Achselgeruch (Osmidrosis axillae) gebenden Achselhäuten von Japanern. Arch. hist. jap. **1,** 285—308, jap. u. dtsch. Zus.fass. (1950). — **Ottoson, D., F. S. Sjöstrand, S. Stenström u. G. Svaetichin:** Microelectrode studies on the EME of the frog skin related to electron microscopy of the dermo-epidermal junction. Acta physiol. scand. (Stockh.) **29,** Suppl. **106,** 611—624 (1953).

Palade, G. E., and **A. Claude:** The nature of the Golgiapparatus. I. J. of Morph. **85,** 35—70 (1949a). ~ The nature of the Golgiapparatus. III. J. of Morph. **85,** 71—111 (1949b). — **Pannese, E.:** Osservazioni morfologiche e istochimiche sulle ghiandole prepuziali del ratto. Arch. ital. Anat. e Embriol. **59,** 57—82 (1954). — **Parat, M.:** Contributions à l'étude morphologique et physiologique du cytoplasme. Archives Anat. microsc. **24,** 73—375 (1928). — **Paris, R.:** Recherches sur la glande uropygienne des oiseaux. Arch. Zool. expér. **53,** 139—276 (1913). — **Parnell, J. P.:** Postnatal development and functional histology of the sebaceous glands in the rat. Amer. J. Anat. **85,** 41—71 (1949). ~ Hair pattern and distribution in mammals. Ann. New York Acad. Sci. **53,** 493—497 (1951). — **Parshley, M. St.,** and **H. Simms:** Cultivation of adult skin epithelial cells (chicken and human) in vitro. Amer. J. Anat. **86,** 163—189 (1950). — **Pasteels, J.:** Etudes sur la gastrulation des vertébrés méroblastiques. III. Oiseaux. IV. Conclusions générales. Archives de Biol. **48,** 381—488 (1936/37). — **Patzelt, V.:** Zum Bau der menschlichen Epidermis. Z. mikrosk.-anat. Forsch. **5,** 371—462 (1926). ~ Bau und Verhornung der menschlichen Epidermis. Wien. med. Wschr. **1928a.** ~ Haut und Haar von der Oberlippe des Blauwales. Verh. anat. Ges. **66,** Erg.-H., 119—123 (1928b). — Histologische und biologische Probleme der Haut. Z. mikrosk.-anat. Forsch. **17,** 253—302 (1929). — Über Tonofibrillen, Keratohyalin, Glykogen und Verhornung in der Epidermis. Nebst Bemerkungen zu Arbeiten von J. SALECKER sowie von W. MONTAGNA, H. B. CHASE und W. C. LOBITZ. Acta anat. (Basel) **21,** 349—356 (1954). — **Pauling, L.:** Nature of the chemical bond, 2. Aufl. Oxford Univ. Press 1952. ~ General Chemistry, 2. Aufl. San Francisco 1953. — **Pauling, L.,** and **H. R. Branson:** α-Helix in the keratinmyosin fibrinogen group. Proc. Nat. Acad. Sci. **37,** 205 (1951). — **Pauling, L.,** and **R. B. Corey:** Compound helical configurations of polypeptide chains: Structure of proteins of the α-keratin Type. Nature (Lond.) **171,** 59 (1953). — **Pautrier, L. M.,** et **F. Woringer:** Contribution à l'étude de l'histophysiologie cutanée; les rapports morphologiques entre l'épiderme et le derme. Ann. de Dermat. **1,** 985—1005 (1930). — **Pearce, R. H.,** and **E. M. Watson:** The mucopolysaccharides of human skin. Canad. J. Res., Sect. E **27,** 43 (1949). — **Pearse, A. G. E.:** The histochemical demonstration of keratin by methods involving selective oxidation. Quart. J. Microsc. Sci. **92,** 393—442 (1951). ~ Histochemistry, theoretical and applied. London 1953. — **Pease, D. C.:** Electron microscopy of human skin. Amer. J. Anat. **89,** 469—497 (1951). ~ The electron microscopy of human skin. Anat. Rec. **112,** 373—374 (1952). — **Peck, S. M.:** Pigment studies of the human skin after application of thorium. X. With special reference of origin and function of dendritic cells. Arch. of Dermat. **21,** 916—956 (1930). — **Pepper, F. J.:** The experimental repair of skin wounds in the guinea-pig with special reference to the participation of melanocytes. J. of Morph. **95,** 471—500 (1954). — **Percival, G. H., P. W. Hannay** and **D. A. Duthie:** A fibrous changes in the dermis with special reference to senile elastosis. Brit. J. Dermat. **61,** 269 (1949). — **Percival, G. H.,** and **C. P. Stewart:** Melanogenesis: a review. Edinburgh Med. J. **37,** 497—523 (1930). ~ On the sulfhydryl-containing constituents of the epidermis and its relationship to melanogenesis and keratinization. Brit. J. Dermat. **42,** 215—229 (1930b). — **Pernkopf, E., u. V. Patzelt:** Anatomie und Histologie der Haut. In: Arzt-Ziegler, Die Haut- und Geschlechtskrankheiten, Bd. 1, S. 1—140. Berlin u. Wien 1933. — **Perry, E. T.,** and **W. S. Shelley:** The histology of the human ear canal with special reference the to cerumenous gland. J. Invest. Dermat. **25,** 439—451 (1955). — **Persson, B. H.:** Effect of ascorbic acid on skin permeability in adrenalectomized rats. Nature (Lond.) **168,** 119 (1951). — **Perutz, A., B. Lustig u. A. E. Klein:** Zur zentralen Regulation des Fettstoffwechsels der Hautoberfläche. Arch. f. Dermat. **170,** 510—520 (1934). — **Peter, K.:** Die Gestalt der Achselstoffdrüsen. Z. mikrosk.-anat. Forsch. **38,** 330—340 (1935). — **Peter, K., u. G. Horn:** Die Gestalt der Stoffdrüsen des Menschen nach Plattenmodellen. (Ohr, After und Liddrüsen.) Z. mikrosk.-anat. Forsch. **38,** 471—482 (1935). — **Petersen, H.:** Histologie und mikroskopische Anatomie des Menschen. München 1935. — **Petit, A., and F. Geay:** Sur la glande cloacale de Caiman. Bull. Mus. Hist. natur., Paris **11,** 112—113 (1905). — **Petry, G.:** Über die Formen und die Verteilung elastischmuskulöser Verbindungen in der Haut der Haustaube. Morph. Jb. **91**, 511—535 (1951a). ~ Die Dehnbarkeit der unfixierten und „fixierten" Faser. Z. Zellforsch. **36**, 333—348 (1951c). ~ Entwicklung der elastisch-muskulösen Verbindungen in der Vogelhaut. Anat. Anz. **97**, Erg.-H., 205—206 (1951b). ~ Beitrag zur Kenntnis der elastischen Fasern und Sehnen. Anat. Anz. **98**, Erg.-H., 183—185 (1951d). ~ Über Färbung elastischer Fasern. Z. wiss. Mikrosk. **61**, 66—68 (1952a). ~ Zur Fixation elastischer Fasern. Z. wiss. Mikrosk. **61**, 121 bis 128 (1952b). — **Pfeiffer, E. W.**: Hormonally induced "mammary hairs" of a primitive rodent. *Aplodontia rufa.* Anat. Rec. **122**, 241—255 (1955). — **Pfleiderer, H.**, u. **K. Büttner:** Bioklimatologie. In: Lehrbuch der Bäder- u. Klimaheilkunde, herausgeg. von H. Vogt. Berlin: Springer 1940. — **Philipp, E., H.-J. Staemmler** u. **H.-H. Stange:** Ein klinischer Beitrag zum Erscheinungsbild des Pseudohermaphroditismus femininus. Med. Klin. **1955**, 1591—1598. — **Philipp, E.. u. H.-H. Stange:** Ein Fall von adreno-genitalem Syndrom mit großen polycystischen Ovarien und partieller Atresie der Scheide. Acta endocrinol. (Copenh.) **17**, 338 bis 354 (1954). — **Pinkus, F.**: Die Entwicklungsgeschichte der Haut. In: Keibel-Malls Handbuch der Entwicklungsgeschichte des Menschen, Bd. I, S. 185—207. 1910. ~ Die normale Anatomie der Haut. In: Jadassohns Handbuch der Haut- und Geschlechtskrankheiten, Bd. 1/1, S. 1—378. Berlin 1927. ~ Die Einwirkung von Krankheiten auf das Kopfhaar des Menschen. Berlin: S. Karger 1928. ~ Beiträge zur normalen Anatomie des Nagels. Dermat. Z. **54**, 225—232 (1928). ~ Über die Haarscheiben des Nabelschweins (Pekari-Bicotyles). Arch. f. Dermat. **169**, 381—396 (1933). ~ The story of hair root. J. Invest. Dermat. **9**, 91—92 (1947). — **Pinkus, F.**, u. **H. Pinkus:** Anatomie. Dermatologica (Basel) **95**, 1—25 (1948). — **Pinkus, H.**: Über Gewebekulturen menschlicher Epidermis. Arch. f. Dermat. **165**, 53—85 (1932). ~ Notes on structure and biological properties of human epidermis and sweat gland cells in tissue culture and in the organism. Arch. exper. Zellforsch. **22**, 47—52 (1938). ~ Notes on the anatomy and pathology of the skin appendages. I. The wall of the intraepidermal part of the sweat duct. J. Invest. Dermat. **2**, 175 (1939). ~ Mitotic division of human dendritic melanoblasts. J. Invest. Dermat. **13**, 309—311 (1949). ~ Examination of the epidermis by the strip method of removing horny layers. J. Invest. Dermat. **16**, 383—386 (1951a). ~ Multiple hairs (Flemming-Giovannini). J. Invest. Dermat. **17**, 291—301 (1951b). — **Pirilä, N. V.**, u. **O. Eränkö:** Distribution of histochemically demonstrable alkaline phosphatase in normal and pathologic human skin. Acta path. scand. (København.) **27**, 650—661 (1950). — **Pirodda, A.**: Ha il cerume potere battericida? L'Oto-Rino-Laring. **7**, 171—182 (1937). — **Pischinger, A.**: Die Lage des isoelektrischen Punktes histologischer Elemente als Ursache ihrer verschiedenen Färbbarkeit. Z. Zellforsch. **3**, 169—197 (1926). — **Planner, H.**: Beitrag zur Frage der Neubildungsmöglichkeit der Hautdrüsen. Arch. f. Dermat. **146**, 28—47 (1924). — **Plenk, H.**: Was sind die Membranen der Fettzellen, die Hüllen der Muskelfasern und die Grundhäutchen der Kapillaren? Anat. Anz. **63**, Erg.-H. (1927a). ~ Über argyrophile Fasern (Gitterfasern) und ihre Bildungszellen. Erg. Anat. **27**, 302—412 (1927b). — **Pliske, E. C.**: Histologic changes in the skin of the female guinea pig following percutaneous application of estrogen. Anat. Rec. **115**, 673—689 (1953). — **Poirier, P.**: Traité d'anatomie médico-chirurgicale. Paris 1892. — **Policard, A.**: Précis d'histologie physiologique. Paris 1928. — **Policard, A.**, et **J. Tritchovitch:** Sur le mode de fonctionnement histophysiologique des glands sébacées. Lyon méd. **131**, 981—983 (1922). — **Pomerat, C. M.**, and **R. B. Lewis:** Thermal stress and tissue culture. II. The effect of rapid freezing and thawing on human newborn and adult skin. Texas Rep. Biol. a. Med. **11**, 333—346 (1953). — **Popper, H.**: Histologic distribution of vitamin A in human organs under normal and pathological conditions. Arch. of Path. **31**, 766—802 (1941). — **Port, E.**: Das Auftreten von drei Schichten in der Hornsubstanz des Nagels bei der Betrachtung im polarisierten Lichte und ihre Beziehung zur Nagelmatrix. Z. Zellforsch. **19**, 110—118 (1933). — **Pradier:** Zit. nach Knobloch 1951. — **Proppe, A.**: Kennzeichen und Krankheitsneigung der Haut des Weibes. In Seitz, Biologie und Pathologie des Weibes, 2. Aufl., Bd. I, S. 819 bis 852. Berlin u. Wien 1953. ~ Hidradinitis suppurativa axillaris. Z. Hautkrkh. **6**, 387—398 (1949). — **Pugh, C. E. M.**: Tyrosinase from the skin of certain black rabbits. Biochemic. J. **27**, 475—479 (1933).

Quay, W. B.: Seasonal and sexual differences in the dorsal skin gland of the kangeroo rat *(Dipodomys).* J. of Mammal. **34**, 1—14 (1953). ~ The Meibomian glands of voles and Lemmings *(Microtinae).* Publ. Mus. Zool. Univ. Michigan No 82, 1954a. ~ The dorsal holocrine skin gland of the kangeroo rat *(Dipodomys).* Anat. Rec. **119**, 161—176 (1954b). ~ Histology and cytochemistry of skin gland areas in the caribou, *Rangifer.* J. of Mammal. **36**, 187—201 (1955). — **Quiroga, M. I.**, u. **E. Follmann:** Morphologie der Melanocyten. Zit. nach Excerpta med. **13**, 1434 (1952).

Rabl, H.: Histologie der normalen Haut des Menschen. In: Handbuch der Hautkankheiten. Wien 1901. ~ Integument der Anamnier. In: Handbuch der vergleichenden Anatomie der Wirbeltiere, Bd. I, S. 271—374. Berlin u. Wien 1931. — **Rachmatulin, Z. C.**: Die Entwicklung der MEISSNERschen Körperchen in der Menschenhaut. Z. mikrosk.-anat. Forsch.

40, 445—454 (1936). — **Raigrotzki, J.:** Über den Einfluß von Hyperämiemitteln auf das Gefäßsystem der weißen Maus. Morph. Jb. **81**, 213—229 (1938). — **Ralli, E. P.,** and **J. Graef:** Stimulating effect of adrenalectomy on hair growth and melanin deposition in black rats feed diets adequate and deficient in the filtrate factors of vitamin B_1. Endocrinology **32**, 1—12 (1943). — **Ralph, P. H.:** Observations on the surface of epithelial cells. Anat. Rec. **98**, 219—221 (1947). — **Randall, W. C.:** Quantitation and regional distribution of sweat glands in man. J. Clin. Invest. **25**, 761—767 (1946a). ~ Sweat glands activity and changing patterns of sweat secretions on the skin surface. Amer. J. Physiol. **147**, 391—398 (1946b). — **Randall, W. C.,** and **W. McClure:** Quantitation of output of individual sweat glands and their response to stimulation. J. Appl. Physiol. **2**, 72—80 (1949). — **Rauber-Kopsch:** Lehrbuch der Anatomie des Menschen. 9. Aufl. Leipzig 1912. 19. Aufl. Stuttgart 1955. — **Rauch, H.:** The effects of topical application of chemical agents on hair development. Physiologic. Zool. **25**, 268—272 (1952). — **Rausch, H.:** Tinktorielle Verschiedenheiten und Relief der Hornzellen. Mschr. prakt. Dermat. **24**, 65—73 (1897). — **Raven, Chr. P.:** Zur Entwicklung der Ganglienleiste. IV. Roux' Arch. **132**, 509—575 (1935). ~ Zur Entwicklung der Ganglienleiste. V. Roux' Arch. **134**, 122—146 (1936). — **Rawitz, B.:** Beiträge zur mikroskopischen Anatomie der Cetaceen. Internat. Mschr. Anat. u. Physiol. **23**, 19—40 (1906). ~ Über den Bau der Cetaceenhaut. Arch. mikrosk. Anat. u. Entw.gesch. **54**, 68—84 (1899). — **Rawles, M.:** The pigment forming potency of early chick blastoderms. Proc. Nat. Acad. Sci. **26**, 86—94 (1940a). ~ The development of melanophores from embryonic mouse tissues grown in the coelom of chick embryos. Proc. Nat. Acad. Sci. **26**, 673—680 (1940b). ~ The migration of melanoblasts after hatching into pigment-free skin grafts of common fowl. Physiologic. Zool. **27**, 167—183 (1944). ~ Origin of pigment cells from the neural crest in mouse embryo. Physiologic. Zool. **20**, 248—266 (1947). ~ Origin of melanophores and theirs role in development of color patterns in vertebrates. Physiologic. Rev. **28**, 383—408 (1948). ~ Origin of the mamalian pigment cell and its role in the pigmentation of hair. In Pigm. cell Growth, S. 1—15. New York: Acad. Press 1953. ~ Pigmentation in autoplastic and homoplastic grafts of skin from fetal and newborn hooded rats. Amer. J. Anat. **97**, 79—127 (1955). — **Redslob, E.:** Étude sur le pigment de l'épithelium conjunctional et cornéen. Ann. Oculist., Paris **159**, 523—537 (1922). — **Reed, S. C.:** Determination of hair structure. I. The production of waved hair from genetically non-waved cells. J. of Exper. Zool. **79**, 347 (1938). — **Reed, S. C.,** and **A. Alley:** The production of pigment in grafts of mouse skin grown on the chorio-allantois of white leghorn chicks. Anat. Rec. **73**, 257—267 (1939). — **Reed, S. C.,** and **J. M. Henderson:** Pigment cell migration in mouse epidermis. J. of Exper. Zool. **85**, 409—418 (1940). — **Reed, S. C.,** and **G. Sander:** Time of determination ot hair pigments in the mouse. Growth **1**, 194—200 (1937).— **Reese, C. E.,** and **H. Eyring:** Mechanical properties and the structure of hair. Textile Res. J. **20**, 743—753 (1950). — **Regan, W. M., S. W. Mead** and **P. W. Gregory:** Inhereted skin-defect in cattle. J. Hered. **26**, 357—362 (1935). — **Regaud, Cl.:** Etudes sur la structure des tubes séminifères et sur la spermatogénèse chez les mammifères. Archives Anat. microsc. **11**, 291—431 (1910). — **Regaud, Cl.,** et **M. Favre:** Nouvelles recherches sur la formation mitochondriale de l'epiderme humain, à l'état normal et pathologique. C. r. Soc. Biol. Paris **72**, 328—330 (1912). — **Rein, H.:** Elektrophysiologie der Haut. In: Handbuch der Haut- und Geschlechtskrankheiten, Bd. I/2, S. 43—90. Berlin 1929. ~ Experimentelle Studien über Elektroendosmose an überlebender menschlicher Haut. Z. Biol. **81**, 125—140 (1924). — **Reimann, S. P.:** Proliferation of rat and mouse epithelium from sulfhydryl. Protoplasma (Berl.) **10**, 82—83 (1930). — **Reimann, S. P.,** and **F. S. Hammett:** Cell proliferation response to sulfhydryl in mammals. J. of Exper. Med. **50**, 445—448 (1929). ~ Use and reason for the use of thio-cresol to stimulate wound healing. J. Amer. Med. Assoc. **94**, 1369—1371 (1930). — **Reitmann, K.:** Zur Kenntnis der Talgdrüsen und der von ihnen ausgehenden Wucherungs- und Neubildungsprozesse. Arch. f. Dermat. **99**, 125—146 (1910). — **Renaut, J.:** Traité d'histologique pratique, Bd. 2, Liefg 1. Paris 1897. — **Reynolds, J.:** The epidermal melanocytes of mice. J. of Anat. **88**, 45—58 (1954). — **Reynolds, S. R. M., J. B. Hamilton, J. di Palma, G. Hubert** and **F. J. Foster:** Dermovascular actions of certain stereoid hormons in castrate, eunuchoid and normal men. J. Clin. Endocrin. **2**, 228—236 (1942). — **Richter, R.:** Zur Isolierung des chromogenen Anteils des roten menschlichen Haarkeratins. Z. Naturforsch. **26**, 144—146 (1947). ~ Studien zur Neurohistologie der nervösen vegetativen Peripherie der Haut bei verschiedenen chronischen infektiösen Granulomen mit besonderer Berücksichtigung der Langerhansschen Zellen. IV Mitt. Lepra. Arch. klin. u. exper. Dermat. **202**, 518—555 (1956). — **Richter, W.:** Beiträge zur normalen und pathologischen Anatomie der apokrinen Hautdrüsen des Menschen mit besonderer Berücksichtigung des Achselhöhlenorgans. Virchows Arch. **287**, 277—296 (1933). — **Richter, W.,** u. **W. Schmidt:** Über das Vorkommen apokriner Drüsen in der Haut des Nasenflügels. Z. mikrosk.-anat. Forsch. **35**, 529—532 (1934). — **Riehl, G.:** Zur Kenntnis des Pigmentes im menschlichen Haar. Arch. f. Dermat. **11**, 33—39 (1884). — **Ries, E.:** Die Pigmentbildung in der Tintendrüse von *Sepia* *officinalis* L. Z. Zellforsch. 25, 1—13 (1936). — **Ries, E.,** u. **M. Gersch:** Biologie der Zelle. Leipzig 1953. — **Ring, J. R.,** and **W. C. Randall:** The distribution and histological structure of sweat glands in the albino rat and the response to prolonged nervus stimulation. Anat. Rec. 99, 7—19 (1947). — **Ris, H.:** An experimental study of the origin of melanophores in birds. Physiologic. Zool. 14, 48—66 (1941). — **Rizzoli, C.:** Ricerche sulla natura e distribuzione dei mucopolisaccaride nella cute. Dermatologica (Basel) 103, 349—364 (1951). — **Robb-Smith, A. H. T.:** The natur of reticulin. Trans. 3. Connective tissue conference. New York 1952. ~ The functional significance of connective tissue. Lect. on Sci. Basis of Medicine, Bd. 2, S. 77—107. London 1952/53. — **Robert, P.,** u. **H. Zürcher:** Pigmentstudien I. Über den Einfluß von Schwermetallverbindungen, Hämin, Vitaminen, Aminosäuren, mikrobiellen Toxinen, Hormonen und weiteren Stoffen auf die Dopa-melaninbildung in vitro und die Pigmentbildung in vivo. Dermatologica (Basel) 100, 217—241 (1950). ~ Pigmentstudien. III. Spectralanalytische Untersuchungen verschiedener Melanine. Dermatologica (Basel) 104, 276—293 (1952). — **Robert, P., H. Zürcher** u. **B. Schmidli:** Études sur la pigmentation. IV. communication. Teneur en fer et cuivre de la peau normale et dans différentes affections, en particulier dans le vitiligo et ses rapports avec la pigmentation. Dermatologica (Basel) 106, 201—218 (1953). — **Roberts, E.,** and **C. Carruthers:** Adenyl-pyrophosphatase activity in epidermal carcinogenesis in mice. Arch. of Biochem. 16, 239 bis 255 (1948). — **Roberts, E.,** and **S. Frankel:** Free amino acids in normal and neoplastic tissues of mice as studied by paper chromatography. Cancer Res. 9, 645—648 (1949). — **Roberts, E., J. H. Quisenberry** and **L. C. Thomas:** Hereditary hypotrichosis in rat. J. Invest. Dermat. 3, 1—29 (1940). — **Roberts, E.,** and **G. H. Tishkoff:** Distribution of free amino acids in mouse epidermis in various phases of growth as determined by paper partition dermatography. Science (Lancaster, Pa.) 109, 14—16 (1949). — **Roddy, W. T.,** and **F. O. Flaherty:** Reticular tissue of animal skin. J. Amer. Leather Chem. Assoc. 34, 671—684 (1939). — **Rollhäuser, H.:** Die Zugfestigkeit der menschlichen Haut. Morph. Jb. 90, 249—261 (1950). — **Romanini, M. G.:** Caratteristiche istochemiche dei desmosomi cutanei dei vertebrati. Arch. ital. Anat. 59, 201—223 (1953a). ~ Caratteristiche istochimiche dell'epithelio esofageo dei vertebrati. Rend. Ist. lomb., Sci e Lett., Cl. Sci. 86, 163—177 (1953b). ~ Caratteristiche istochimiche dei desmosomi dell'epithelio buccale. Biol. Lat. (Milano) 7, 1—6 (1954). — **Ronge, H.:** Altersveränderungen der Meissnerschen Körperchen in der Fingerhaut. Z. mikrosk.-anat. Forsch. 54, 167—177 (1944). — **Rony, H. R.,** and **S. J. Zakon:** Effect on androgens on the sebaceous glands of human skin. Arch. of Dermat. 48, 601—604 (1943). — **Rosin, S.:** Experimente zur Entwicklungsphysiologie der Pigmentierung bei Amphibien. Rev. suisse Zool. 50, 485—578 (1943). — **Roth, E.:** Über behaarte Menschen. Dermat. Zbl. 8, 34—40 (1904). — **Rothman, St.:** Die aktuelle Reaktion der Haut (H- und OH-Ionen). In: Handbuch der Haut- und Geschlechtskrankheiten, Bd. I/2, S. 325—330. Berlin 1929, ~ Physiology and biochemistry of the skin. Chicago 1954. — **Rothman, St.,** u. **F. Herrmann:** Diskussionsbemerkungen zu Kepecs und Robin 1953. — **Rothman, St., H. F. Krysa** and **A. M. Smiljanic:** Inhibitory action of human epidermis on melanin formation. Proc. Soc. Exper. Biol. a. Med. 62, 208—209 (1946). — **Rothman, St.,** and **M. B. Sullivan:** Aminoacids on the normal skin surface. J. Invest. Dermat. 13, 319—321 (1949). — **Rothman, St.,** u. **Fr. Schaaf:** Chemie der Haut. In: JADASSOHNS Handbuch der Haut- und Geschlechtskrankheiten, Bd. I/2, S. 161—377. Berlin 1929. — **Rothschild, M.:** Changes of pilage in the stoat (Mustela erminea L.). Nature (Lond.) 149, 78 (1942). — **Rudall, K. M.:** The structure of epidermal protein. Sympos. on fibrous proteins at the Univ. of Leeds 1946. Soc. Dyers and colourists, S. 15—23, 1946. ~ X-ray studies of the distribution of protein chain types in the vertebrate epidermis. Biochim. et Biophysica Acta 1, 549—562 (1947). ~ The protein of the mammalian epidermis. Adv. Protein Chem. 7, 253—259 (1952). — **Russel, E. S.:** A quantitative histological study of the pigments found in coat-colour mutants of the house mouse. I. Variable attributes of the pigment granules. Genetics 31, 327—346 (1946). ~ II. Estimates of the total volume of pigments. Genetics 33, 228—236 (1948). ~ III. Interdependence among the variable granule attributes. Genetics 34, 133—145 (1949). ~ Significance of quantitative histological studies of pigment found in the coat color mutants of the mouse to questions of normal and atypical cell growth. Zoologica (N. Y.) 35, 13—14 (1950).

Sacchi, S.: Osservazioni sull'istichimica dei cosidetti noduli del Ranvier o di Bizzozero o desmosomi di Schaffer. Dermatologica (Basel) 105, 158—162 (1952). ~ Osservazioni sull'istochimica del glicogeno epidermico in alcuine dermatosi. Riv. istochim. 1, 61—72 (1954). — **Salecker, J.:** Die fibrilläre Architektur der menschlichen Epidermis. Morph. Jb. 88, 225—248 (1943). — **Sanders, F. K.:** Special senses, cutaneous sensation. Annual Rev. Physiol. 9, 553—568 (1947). — **Sappey, M. Ph. C.:** Traité d'anatomie, 3. Aufl., Bd. 2. Paris 1897. — **Sarata, U.:** Studies in the biochemistry of copper. XI. Copper and pigmentation of the skin and hair. Jap. J. Med. Sci., Biochem. 3, 79—84 (1935). — **Sasakawa, M.:** Beiträge zur Glykogenverteilung in der Haut unter normalen und pathologischen Zuständen. Arch. f. Dermat. 134, 418—443 (1921). — **Saunders, J. W.,** and **W. Quevedo:** The distribution and developmental preformance of cells which stain selectively with vital dyes in the embryos of fowl and rodents. Anat. Rec. 113, 524 (1952). — **Sawachika, T.:** Über örtliche Verschiedenheit der Ultrastrukturdichte der Epidermis des Menschen und über die Ultrastrukturdichte der Schweißdrüsenzellen. Arch. hist. jap. 2, 37—50i(1951). — **Schaaf, F.:** Eine Methode zur sicheren Darstellung der „LANGERHANSschen Zellen" in der Epidermis des Menschen, in Meerschweinchen- und Katzenpfote. Arch. f. Dermat. 176, 535—543 (1938). — **Schade, H., O. Hepp, H. Pich** u. **V. Pein:** Die Pulsationsübertragung von der Arterie auf die Vene und ihre Bedeutung für den Blutkreislauf. Z. Kreislaufforsch. 28, 131—144, 153—172 (1936). — **Schade, H.,** u. **A. Marchionini:** Über die Azidose auf der normalen Haut und ihre Bedeutung zur Abwehr der Bakterien. Münch. med. Wschr. 1927, 1435—1436. ~ Der Säuremantel der Haut. Klin. Wschr. 1928, 12—14. — **Schäfer, R.:** Haut-Sinnesphysiologie. Hautarzt 2, 337—347 (1951). — **Schaefer, W. H.:** Hypophysectomy and thyreoidectomy of snakes. Proc. Soc. Exper. Biol. a. Med. 30, 1363—1365 (1932). — **Schaffer, J.:** Das Epithelgewebe. In: v. Möllendorffs Handbuch der mikroskopischen Anatomie des Menschen, Bd. II/1. Berlin 1927. ~ Zur Phylogenese der Talgdrüsen. Z. mikrosk.-anat. Forsch. 22, 579—590 (1930). ~ Lehrbuch der Histologie und Histogenese, 3. Aufl. Berlin u. Wien 1933. ~ Die Hautdrüsenorgane der Säugetiere mit besonderer Berücksichtigung ihres histologischen Aufbaues und Bemerkungen über die Proktodäaldrüsen. Berlin u. Wien 1940. — **Schaltenbrand, G.:** Die Beziehungen zwischen Hauterkrankungen und Nervenerkrankungen. Arch. f. Dermat. 187, 506—519 (1949). ~ Plexus und Meningen. In: v. Möllendorff-Bargmanns Handbuch der mikroskopischen Anatomie des Menschen, Bd. IV/2, S. 1—139. Berlin: Springer 1955. — **Schaumann, K.,** u. **R. Danneel:** Zur Physiologie der Kälteschwärzung beim Russenkaninchen. III. Biol. Zbl. 58, 242—260 (1938). — **Scheuer, O. F.:** Die Behaarung des Menschen. Monogr. Frauenkde u. Konstit.forsch. 17 (1933). — **Scheving, L.,** and **A. J. Gatz:** Mitotic activity in human epidermis. Anat. Rec. 121, 263 (1955). — **Schiefferdecker, P.:** Die Hautdrüsen des Menschen und der Säugetiere, ihre biologische und rassenanatomische Bedeutung, sowie die Muscularis sexualis. Biol. Zbl. 37, 534—562 (1917). ~ Über die Haarlosigkeit des Menschen. Eine Betrachtung. Anat. Anz. 53, 383—396 (1920). — **Schmid, W.:** Vergleichende Untersuchungen über die Säure-Basen-Verhältnisse auf der Haut. Dermatologica (Basel) 104, 367—391 (1952). — **Schmidli, B.,** u. **P. Robert:** Pigmentstudien. VI. Physikalische und chemische Untersuchungen an natürlichem Melanin. Dermatologica (Basel) 108, 342—351 (1954). — **Schmidt, M. B.:** Über vitale Fettfärbung in Geweben und Sekreten durch Sudan und geschwulstartige Wucherungen der ausscheidenden Drüsen. Virchows Arch. 253, 432—451 (1924). — **Schmidt, W. J.:** Studien am Integument der Reptilien. IV. Uroplatus und die Geckoniden. Zool. Jb., Abt. Anat. 36, 75—104 (1913). ~ V. Anguiden. Zool. Jb., Abt. Anat. 38, 1—102 (1914). ~ Die Panzerhaut der Weichschildkröte, Emyda granosa, und die funktionelle Bedeutung ihrer Strukturen. Arch. mikrosk. Anat., Abt. I 95, 186—246 (1921). ~ Fehlt dem menschlichen Haar eine Cuticula (Epidermicula), sind die Elemente seiner Rinde zopfartig verflochten? Arch. f. Dermat. 144, 237—250 (1923). ~ Die Bausteine des Tierkörpers im polarisierten Lichte. Bonn 1924. ~ Menschliches Haar in polarisiertem Lichte. Mikrokosmos 19, 65—69, 89—93 (1925/26). ~ Beiträge zur Doppelbrechung des menschlichen Kopfhaares. Z. Zellforsch. 15, 188—206 (1932). ~ Bau und Doppelbrechung des Haftscheibenepithels von Cyclopterus lumpus. Z. Zellforsch. 26, 696—714 (1937a). ~ Über das Epithel der Haftscheibe von Liparis montagni Donovan. Z. Anat. 107, 223—230 (1937b). ~ Ergebnisse einer Untersuchung über das Schillern von Federn. Z. Naturforsch. 3b, 55—57 (1948). ~ Wie entstehen die Schillerfarben der Federn?. Naturwiss. 39, 313—318 (1952). — **Schmidt, W. J.,** u. **H. Sprankel:** Bildet sich im Stratum corneum des Rinderhornes Röhrchenstruktur aus? Z. Morph. u. Ökol. Tiere 42, 449—470 (1954). — **Schmidtmann, M.:** Über die intracelluläre Wasserstoffionenkonzentration unter physiologischen und einigen pathologischen Bedingungen. Z. exper. Med. 45, 714—742 (1925). — **Schmidt-Riese, Cl.:** Zum Bau der Sohlensubkutis des Hufes und ihren Beziehungen zum Hufmechanismus. Diss. Hannover 1951. — **Schmitt, F. O., C. E. Hall** and **M. A. Jakus:** Electron microscope investigations of the structure of collagen. J. Cellul. a. Comp. Physiol. 20, 11—33 (1942). — **Schöne, G.:** Die heteroplastische und homöoplastische Transplantation. Berlin: Springer 1912. — **Schönherr, H.:** Über die Wachstumsbewegung der Haaranlagen am Scheitelwirbel des Menschen. Anat. Anz. 85, 193—208 (1937). — **Schramm, B.:** Glykogène et kératinisation dans differents epitheliums malphighiens. C. r. Assoc. Anat. 80, 645—647 (1954). — **Schreiber, H.:** Das Gefüge des cutanen und subcutanen Bindegewebes der Finger und seine Bedeutung für die Ausbreitung entzündlicher Prozesse. Arch. klin. Chir. 203, 496—513 (1942). — **Schretzmann, Th.:** Zum Gestalt- und Funktionswandel der Stalagmocyten in den Naevi pigmentosi. Diss. Freiburg i. Br. 1947. — **Schreus, H. Th.:** Über die Beeinflussung von Körperzellen durch den weiblichen Zyklus. Sexualhormone in neuem Licht. Medizinische 1952, 1359—1362. ~ Zur Pathogenese und Therapie der Akne conglobata. Z. Hautkrkh. 16, 1—4 (1953). ~ Über die Beeinflussung der Talgsekretion durch Gelbkörperhormon. Fette u. Seifen 56, 927 (1954). — **Schreus, H. Th.,** u. **K. Schulten:** Hautfettbestimmungen in Abhängigkeit vom Zyklus. Arch. f. Dermat. **196**, 422—430 (1953). — **Schröder, R.:** Weibliche Genitalorgane. In: v. Möllendorffs Handbuch der mikroskopischen Anatomie des Menschen, Bd. VII/1, S. 329—556. Berlin: Springer 1930. — **Schultz, A., u. G. Löhr:** Zur Frage der Spezifität der mikrochemischen Cholesterinreaktion mit Eisessig-Schwefelsäure. Zbl. Path. **36**, 529—533 (1925). — **Schultz, A. H.:** The density of hair in primates. Human Biol. **3**, 303—321 (1931). — **Schultz, W.:** Schwarzfärbung weißer Haare durch Rasur und die Entwicklungsmechanik der Farbmuster von Haaren und Federn. I. Arch. Entw.mechan. **41**, 535—557 (1915). ~ Kälteschwärzung eines Säugetieres und ihre allgemein-biologischen Hinweise. Arch. Entw.mechan. **47**, 43—75 (1920). ~ Kältefärbung weißer Haare bei Schokolade-, Blau- und Ganzweiß-Russenkaninchen. Biol. generalis (Wien) **4**, 291—320 (1928). ~ Luftmelaninbildung bei Zimmertemperatur in Säugetieraugen und Haarwurzeln. Arch. Entw.mechan. **123**, 132—152 (1930). ~ Haarmelaninerzeugung bei Albinos innerhalb fünf Minuten unter dem Mikroskop und weiteres zur Kälteschwärzung von Haar, Haut und Auge. Arch. f. Dermat. **165**, 405—430 (1932). — **Schultze, W.:** Über die Reflexion und Absorption der Haut im sichtbaren Spektrum. Strahlenther. **22**, 38—69 (1926). — **Schumacher, S. v.:** Bau der äußeren Haut eines Fetus von *Hippopotamus amphibius* L. Anat. Anz. **51**, 165—173 (1918). ~ Integument der Mammalier. In: Bolk, Göppert, Kallius und Lubosch' Handbuch der vergleichenden Anatomie der Wirbeltiere, Bd. 1. Berlin u. Wien 1931. — **Schumacher, S. v., u. H. Zoller:** Die Drüsen im äußeren Gehörgang der Waldhühner (Tetraonidae). Z. mikrosk.-anat. Forsch. **54**, 447—479 (1944). — **Schuringa, G. J., A. Algera, J. Irings** and **A. J. Ultée jr.:** Einige Bemerkungen über die Epikutikula der Wolle. Experientia (Basel) **8**, 57—58 (1952). — **Schwalbe, G.:** Über die Richtung der Haare bei Affenembryonen, nebst Bemerkungen über die Ursachen der Haarrichtung. In: Selenka, Studien zur Entwicklungsgeschichte der Tiere, Liefg 10, Heft 15. Wiesbaden 1911. — **Schwanitz, J.:** Untersuchungen zur Morphologie und Physiologie des Haarwechsels beim Hauskaninchen. Z. Morph. u. Ökol. Tiere **33**, 496—526 (1938). — **Schwartz, J. H.:** Hirsutism. Psychiatr. Quart. **16**, 281—294 (1942). — **Schwarz, W.:** Die Sternaldrüse bei den Klammeraffen, *Ateles*. Morph. Jb. **79**, 600—633 (1937). ~ Elektronenoptische Untersuchungen über den Aufbau der Sklera und der Cornea des Menschen. Z. Zellforsch. **38**, 26—49 (1953 a). ~ Elektronenoptische Untersuchungen über die Differenzierung der Cornea- und Sklerafibrillen des Menschen. Z. Zellforsch. **38**, 78—86 (1953 b). — **Schwarz, W., u. N. Dettmer:** Elektronenoptische Untersuchungen des elastischen Gewebes in der Media der menschlichen Aorta. Virchows Arch. **323**, 243—268 (1953). — **Schwenkenbecher, A.:** Die Haut als Exkretionsorgan. In: Bethes Handbuch der normalen und pathologischen Physiologie, Bd. IV, S. 709—768. 1929. — **Scothorne, R. J.,** and **A. W. Scothorne:** Histochemical studies on human skin autografts. J. of Anat. **87**, 22—29 (1953). — **Scott, E. J. van:** Arginase activity in human skin. Science (Lancaster, Pa.) **113**, 601—603 (1951 a). ~ Studies on the arginase activity of skin. J. Invest. Dermat. **17**, 21—26 (1951 b). — **Scott, E. J., van,** and **P. Flesch:** Sulfhydryl groups and disulfide linkages in normal and pathological keratinization. Arch. of Dermat. **70**, 141—154 (1954). — **Scott, P. P. van:** Use of hyaluronidase in microtechnique. Nature (Lond.) **166**, 479 (1950). — **Seevers, C. H.,** and **D. A. Spencer:** Autoplastic transplantation of guinea-pig skin between regions of different character. Amer. Naturalist **66**, 183—189 (1932). — **Seiffert, R.:** Studie zur Morphologie und Phylogenie der Wirbeltiere. Z. wiss. Zool. **155**, 267—279 (1942). — **Selye, H.:** Textbook of Endocrinology, 2. Aufl. Montreal 1950. — **Serra, J. A.:** Genétique du Mouton. Publ. Junta Pecuar. Lisboa Ser. A No 1, 1948. — **Serrati, B.:** Influenza del systema nervoso sulla secrezione sebacea. Osservazioni e ricerche cliniche. Riv. Pat. nerv. **52**, 377—423 (1938). — **Seto, H., Ts. Fujii** u. **H. Ikui:** Innervation of pars cutanea of the lip in the adult. Arch. hist. jap. **7**, 157—166 (1954). — **Ševčenko, N. A.:** Die reparative Regeneration der Epidermis des Menschen. Dokl. Akad. Nauk SSSR. **66**, 1179—1182 (1949). — **Shackleford, R. M.:** The nature of coat colour differences in mink and foxes. Genetics **33**, 311 (1948). — **Shane, G. P. du:** The origin of pigment cells in amphibia. Science (Lancaster, Pa.) **80**, 620—621 (1934). ~ An experimental study of the origin of pigment cells in amphibia. J. of Exper. Zool. **72**, 1—31 (1935). ~ The dopa reaction in amphibia. Proc. Soc. Exper. Biol. a. Med. **33**, 592—595 (1936). ~ Neural fold derivatives in amphibia: Pigment cells, spinal and Rohon-Beard cells. J. of Exper. Zool. **78**, 485—503 (1938). ~ The rôle of embryonic ectoderm and mesoderm in pigment production in amphibia. J. of Exper. Zool. **82**, 193—215 (1939). ~ The embryology of vertebrate pigment cells. Part. I. Amphibia. Quart. Rev. Biol. **18**, 109—127 (1943). ~ The embryology of vertebrate pigment cells. II. Birds. Quart. Rev. Biol. **19**, 98—117 (1944). — **Sharpe, M. J.:** The influence of H_2S on reproduction rate in paramaecium caudatum. Protoplasma (Berl.) **10**, 251—251 (1930). — **Sharpey-Schäfer, E.:** Relative growth of nails on right hand and left hand respectivaly; on seasonal variations in rate and on the influences of nerve section upon it. Proc. Roy. Soc. Edinburgh **51**, 8 (1930). — **Shelley, W. S.,** and **H. Mescon:** Histochemical demonstration of secretory activity in human eccrine sweat glands. J. Invest. Dermat. **18**, 289—301 (1952). — **Shibata, H.:** Quantitative Untersuchung der Anhangsorgane der Haut bei einer koreanischen Frau. Fol. anat. jap. 14, 465—499 (1936). ~ Quantitative Untersuchung der Anhangsorgane der Haut bei einem japanischen Erwachsenen. Fol. anat. jap. 15, Erg.-Bd., 43—89 (1937). — Shibayama, H.: Quantitative Untersuchung der Anhangsorgane der Haut bei dem Bantu-Xosa. Fol. anat. jap. 13, 79—112 (1935a). ~ Quantitative Untersuchung der Anhangsorgane der Kopfhaut nebst Bemerkungen über die Haarbalgzahl an den verschiedenen Körperteilen bei einem haarlosen Neugeborenen (Alopecia congenita). Fol. anat. jap. 13, 231—250 (1935b). — Shibuya, K.: Über die Verteilung der Schweißdrüsen bei den chinesischen Erwachsenen. Fol. anat. jap. 21, 95—108 (1942). — Shizume, K., and A. B. Lerner: Determination of melanocyte-stimulating hormone in urine and blood. J. Clin. Endocrin. 14, 1491—1510 (1954). — Shrader, R. E.: Development of the dimorphic pigment spot of the Syrian hamster. Anat. Rec. 105, 561 (1949). — Shrader, R. E., and C. A. Pfeiffer: A comparativ colorimetric study of Dopa-melanin formation by melanomas and pigmented skins. Zoologica (N. Y.) 35, 25, 26 (1950). — Shukla, R. C., J. N. Karkun and B. Meikerji: A method for the isolation of individual dendritic cell from human and guinea-pig skin. Current Sci. 22, 211 (1953). — Siebert, E. O.: Beiträge zur Histologie der Nickhaut und zur Entwicklung ihres Innenepithels bei der Taube. Z. Zellforsch. 19, 562—582 (1933). — Silberberg, M., and R. Silberberg: Hair growth in the skin of guinea pigs painted with 20-methylcholanthrene. Arch. of Path. 44, 297 (1947). — Silver, H., and B. Chiego: Nails and nail changes. I. Investigation of nail lacquers and their components. J. Invest. Dermat. 2, 361 (1939a). ~ II. Modern concepts of anatomy and biochemistry of the nails. J. Invest. Dermat. 3, 133—142 (1939b). — Silvestri, U.: I faneri nella età senile. Studio del capello e dei peli ambosessuali. Giorn. Gerontol. Suppl. 5, 203—276 (1955a). ~ Su le unghie dei vecchi. Giorn. Gerontol. Suppl. 5, 277—287 (1955b). — Simon, E.: Das Ineinandergreifen von Oberhaut und Lederhaut am Nasenspiegel bei verschiedenen Tieren. Z. Anat. 116, 52—66 (1951a). ~ Das Ineinandergreifen von Oberhaut und Lederhaut an den Ballen verschiedener Tiere. Z. Anat. 116, 168—177 (1951b). ~ Das Ineinandergreifen von Oberhaut und Lederhaut an schwach- und dichtbehaarten Körperstellen bei verschiedenen Tieren. Z. Anat. 116, 178—189 (1951c). — Simonetta, B., and A. Magnoni: Lo sviluppo delle ghiandole sebacee e ceruminose del condotto auditivo esterno nell uomo. Arch. ital. Anat. e Embriol. 39, 245—261 (1937). — Simpson, W. L., and W. Cramer: Fluorescence studies of carcinogens in skin. I. Histological localization of 20-methylcholantrene in mouse skin after a single application. Cancer Res. 3, 262—269 (1943). ~ II. Mouse skin after single and multiple application of 20-methylcholanthrene. Cancer Res. 5, 449—463 (1945). — Sinclair, D. C., G. Weddell and E. Zander: The relationship of cutaneous sensibility of neurohistology in the human pinna. J. of Anat. 86, 402—411 (1952). — Singer, P. L.: Leukonychia. Arch. of Dermat. 24, 112—115 (1931). — Sjöstrand, F. S., and V. Hanzon: Ultrastructure of Golgi-apraratus of exocrine cells of mouse pankreas. Exper. Cell. Res. 7, 415—429 (1954). — Smith, Ch., and H. T. Parkhurst: Studies on the thymus of the mammal. II. A comparison on the staining proporties of Hassalls corpuscles and of thick skin of the guinea pig. Anat. Rec. 103, 649—673 (1949). — Smith, S. E., and G. H. Ellis: Copper deficiency in rabbits achromotrichia, alopecia and dermatosis. Arch. of Biochem. 15, 81—88 (1947). — Sokolowsky, A.: Das Haarkleid des Menschen in seinen Beziehungen zu dem des Menschenaffen. Dermat. Wschr. 88, 432—437 (1929). ~ Das Haarkleid der Säugetiere in biologischer Beziehung. Dermat. Wschr. 96, 373—377 (1933). — Spalteholz, W.: Die Verteilung der Blutgefäße in der Haut. Arch. f. Anat. 1893, 1—54. ~ Blutgefäße der Haut. In: JADASSOHNS Handbuch der Haut- und Geschlechtskrankheiten, Bd. I/1, S. 379—433. Berlin 1927. — Spalteholz, W., u. R. Spanner: Handatlas und Lehrbuch der Anatomie des Menschen, Bd. II/2. 1954. — Sperling, F., and Th. Koppanyi: Pharmakomorphology of the sweat glands of the cats paw. Anat. Rec. 99, 68 (1947). ~ Histophysiologic studies on sweating. Amer. J. Anat. 84, 335—363 (1949). — Sperling, G.: Die Form der apokrinen Haardrüsen des Menschen. Z. mikrosk.-anat. Forsch. 38, 241—252 (1935). — Sprague, R. G., M. H. Power, H. L. Mason, A. Albert, D. R. Mathieson, P. S. Hench, E. C. Kendall, C. H. Slocumb and H. F. Polley: Observations on the physiologic effects of cortisone and ACTH in man. Arch. Int. Med. 85, 199—258 (1950). — Sprankel, H.: Die fibrilläre Architektur von Epidermis und Sinushaaren der Rüsselscheibe des Hausschweines (Sus scrofa domesticus), erschlossen aus der Polarisationsoptik. Z. Zellforsch. 41, 236—284 (1955). — Staehler, W.: Die Hormonbehandlung bei der sogenannten Prostatahypertrophie und dem Prostata-Ca. Z. Urol. 1949, Sonderh. 103. — Stam, F. C.: Über die Morphologie und den diagnostischen Wert der Nucleoli bei Hautkrankheiten. Acta dermato-vener. (Stockh.) 31, 407—411 (1951). — Starck, D.: Embryologie. Stuttgart: Georg Thieme 1955. — Staubesand, J.: Zur Morphologie der arterio-venösen Anastomosen. In Kapillaren und Interstitium, Hamburger Symposion Okt. 1954. Stuttgart 1955. — Staudinger, Hj., u. G. Stoeck: Stoffwechsel des Cholesterins und der Steroidhormone. In: B. Flaschenträger, Physiologische Chemie, Bd. II/1b, S. 569—908. 1954. — Stearner, S. P.: Pigmentation studies in salamanders, with especial reference to the changes at metamorphosis. Physiologic. Zool. 19, 375—404 (1946). —

Steiner, K.: Über die Entwicklung der großen Schweißdrüsen beim Menschen. Z. Anat. 78, 83—97 (1926). ~ Entwicklungsgeschichtliche Untersuchung über die Bedeutung des ektodermalen Epithels der Extremitätenknospe von Amphibienlarven. Roux' Arch. 113, 1—11 (1928a). ~ Über die Entwicklung der Basalmembran des Hautepithels. II. Die Entwicklung der Basalmembran beim Menschen. Z. Zellforsch. 7, 577—595 (1928b). ~ Über die Entwicklung und Differenzierungsweise der menschlichen Haut. I. Über die frühembryonale Entwicklung der menschlichen Haut. Z. Zellforsch. 8, 691—720 (1929a). ~ Über örtliche Verschiedenheiten des Aufbaues der Hautanlage junger menschlicher Embryonen. Arch. f. Dermat. 157, 446—450 (1929b). ~ Über die Entwicklung und Differenzierungsweise der menschlichen Haut. II. Die embryonale Entwicklung der Hautgebiete mit frühzeitiger Mehrschichtigkeit des Epithels. Z. Anat. 93, 750—764 (1930). — Steiner, K., u. O. Hitschmann: Über die Entwicklung der Basalmembran des Hautepithels. I. Die Entwicklung der Basalmembran bei *Mus decumanus albus*. Z. Zellforsch. 5, 150—173 (1927). — Steiner-Wourlisch, A.: Das melanotische Pigment der Haut bei der grauen Hausmaus *(Mus musculus L)*. Z. Zellforsch. 2, 453—479 (1925). — Stern, M.: Histologische Beiträge zur Sekretion der Bürzeldrüse. Arch. mikrosk. Anat. 66, 299—312 (1905). — Stevens, L. C.: The origin and development of chromatophores of *Xenopus laevis* and other anurans. J. of Exper. Zool. 125, 222—246 (1954). — Stieler, G.: Die Seborrhoea faciei als ein Symptom der Encephalitis lethargica. Z. Neur. 73, 455—463 (1921). ~ Seborrhoea faciei als isolierte postencephalitische Restveränderung. Wien. klin. Wschr. 1924, 334—335. — Stieve, H.: Männliche Geschlechtsorgane. In: v. Möllendorffs Handbuch der mikroskopischen Anatomie des Menschen, Bd. VII/2/2. Berlin: Springer 1930. — Stiglbauer, R.: Der histologische Bau der Delphinhaut mit besonderer Berücksichtigung der Pigmentierung. Sitzgsber. Akad. Wiss. Wien, Math.-naturwiss. Kl., Abt. III 122, 17—26 (1913). — Stockinger, L.: Fluorochromierungsstudien an der Kopfhaut. Mikroskopie (Wien) 5, 79—83 (1950). — Stöhr, Ph.: Entwicklungsgeschichte des menschlichen Wollhaares. Anat. H. 23, 3 (1903). — Stöhr jr., Ph.: Das peripherische Nervensystem. In: v. Möllendorffs Handbuch der mikroskopischen Anatomie des Menschen, Bd. 4/1, S. 202—447. Berlin 1928. ~ Lehrbuch der Histologie und der mikroskopischen Anatomie des Menschen. Berlin: Springer 1951. — Storey, W. F., and C. P. Leblond: Measurement of the rate of proliferation of epidermis and associated structures. Ann. New York Acad. Sci. 53, 537—545 (1951). — Stoss, A.: Die äußere Bedeckung (Integumentum commune) mit Einschluß des Epithelgewebes. Aus W. Ellenbergers Handbuch der vergleichenden mikroskopischen Anatomie der Haussäugetiere, Bd. 1. Berlin 1906. — Stoughton, R., and G. Wells: A histochemical study on polysaccharid in normal and diseased skin. J. Invest. Dermat. 14, 37—51 (1950). — Stoves, J. L.: The chemistry of animal hair. In: Fibrous proteins Symposium at Univ. of Leeds 1946, S. 58—66. Bradford: Soc. of Dyers and colourists 1946. — Strangeways, D. H.: The growth of hair in vitro. Arch. exper. Zellforsch. 11, 344—345 (1931). ~ The effect of pregnancy on hair growth of epidermal warts in mice. J. Agricult. Sci. 23, 379—382 (1933). — Strangeways, T. S. P., and H. B. Fell: Experimental studies on the differentiation of embryonic tissues growing in vivo and in vitro. I. The development of the indifferentiated limb-bud (a) when subcutaneously grafted into the postembryonic chick and (b) when cultivated in vitro. Proc. Roy. Soc. Lond., Ser. B 99, 340—366 (1926). — Strassmann, E. O.: Masculine hairgrowth in women and gynecological treatment. Med. Rec. a. Ann. 36, 264—268 (1942). — Strong, R. M.: The development of color in the definitive feather. Bull. Mus. Comp. Zool. Harvad 40, 147—184 (1902). ~ Color of the skin and corium pigmentation. Arch. Path. a. Labor. Med. 3, 938 (1927). — Struthers, J.: External characters and some parts of the anatomy of a Beluga *(Delphinapterus leucas)*. J. Anat. Physiol. 9, 145—147 (1875). — Studer, A., u. J. R. Frey: Wirkung von Cortison auf die ruhende und die mit Vitamin A oder Testosteronpropionat zu Proliferation gebrachte Epidermis der Ratte. Dermatologica (Basel) 104, 1—18 (1952). — Sulman, F. G.: Chromatophorotropic effect of adrenocorticotrophic hormone. Nature (Lond.) 169, 588—589 (1952a). ~ ACTH and Pigment hormone. Lancet 1952b, 247. — Sulzberger, M. B., and F. Herrmann: The clinical significance of disturbances in the delivery of sweat. Springfield, Ill.: Ch. C. Thomas 1954. — Sulzberger, M. B., F. Herrmann, R. Keller and B. V. Pisha: Studies of sweating. III. Experimental factors influencing the function of the sweat ducts. J. Invest. Dermat. 14, 91—109 (1950). — Summers, V. K.: Role of the adrenal cortex and gonads in the control of sexual hair distribution. Acta med. scand. (Stockh.) 136, 105—111 (1949). — Sunder-Plassmann, P.: Basedowstudien. Berlin: Springer 1941. — Suntzeff, V., and C. Carruthers: The effect of methylcholanthrene upon epidermal sodium and calcium. Cancer Res. 7, 431—433 (1943). ~ The mineral composition of human epidermis. J. of Biol. Chem. 160, 567—569 (1945). ~ The water content in the epidermis of mice undergoing carcinogenesis by methylcholantrene. Cancer Res. 6, 574—577 (1946). — Suntzeff, V., C. Carruthers and E. V. Cowdry: The role of sebaceous glands and hair follicles in epidermal carcinogenesis. Cancer Res. 7, 439—443 (1947). — Suskind, R. R.: The chemistry of the human sebaceous gland. I. Histochemical observation. J. Invest. Dermat. 17, 37—54

(1951). — **Suzuki, S.:** Zur Physiologie und Pathologie der Talgsekretion, besonders bei Lues. Jap. J. of Dermat. **40,** 203—213 (1936). — **Swanker, W. A.:** Surgical management of onychauxis and onyxogryposis. Arch. of Dermat. **57,** 255—260 (1948). — **Sylvén, B.:** Über das Vorkommen von metachromatischen Substanzen im wachsenden Gewebe und ihre Bedeutung. Klin. Wschr. **1938,** 1545—1547. ~ Studies on the liberation of sulphuric acids from the granules of the mast cells in the subcutaneous connective tissue after exposure to Roentgen and gamma rays. Acta radiol. (Stockh.) **21,** 206—212 (1940). ~ Über das Vorkommen von hochmolekularen Esterschwefelsäuren im Granulationsgewebe und bei Epithelgranulation. Acta chir. scand. (Stockh.) **86,** Suppl. **66,** 1—151 (1941). ~ Ester sulphuric acids in stroma connective tissue. Acta radiol. (Stockh.) **32,** 11—16 (1949). ~ The cytoplasm of living tissue mast cells in visual phase contrast. Exper. Cell Res. **1,** 492—493 (1950a). ~ The qualitative distribution of metachromatic polysaccharide material during hair growth. Exper. Cell Res. **1,** 582—589 (1950b). ~ On the cytoplasmic constituents of normal tissue mast cells. Exper. Cell Res. **2,** 252—255 (1951). ~ Metachromatic dye-substance interaction. Quart. J. Microsc. Sci. **95,** 327—358 (1954). — **Sylvén, B.,** and **L.-G. Larsson:** The mast cell reaction in mouse skin to some organic chemicals. III. The early effect of aromatic hydrocarbons. Cancer. Res. **8,** 449—463 (1948). — **Szabo, G.:** The number of melanocytes in human epidermis. Brit. Med. J. **1,** 1016—1017 (1954). — **Szily, A. v.:** Über die Entstehung des melanotischen Pigmentes im Auge der Wirbeltierembryonen und im Choroidealsarkom. Arch. mikrosk. Anat. **77,** 87—156 (1911). — **Szodoray, L.:** Beiträge zur Eiweißstruktur des Hautepithels. Arch. f. Dermat. **159,** 605—610 (1930). ~ The structure of the junction of the epidermis and the corium. Arch. of Dermat. **23,** 920—925 (1931). ~ A l'histochimie de la kératinisation de l'épiderme. Acta morph. (Budapest) **1,** 95—102 (1951). — **Szymonowicz, W.:** Über die Entwicklung der Nervenendigungen in der Haut des Menschen. Z. Zellforsch. **19,** 356—382 (1933).

Tänzer, E.: Haut und Haar beim Karakul im rassenanalytischen Vergleich. Habil.-Schr. Halle 1926. ~ Physikalisch-chemische Studien über den Feinbau des Wollhaares an unbehandelter Wolle. Wiss. Arch. Landw., Abt. B Tierernährung u. Tierzucht **2,** 664—747 (1930). — **Takagi, S.:** A study on the structure of the sudoriferous duct traversing the epidermis in man with fresh material by phase contrast microscopy. Jap. J. Physiol. **3,** 65—72 (1952). — **Takagi, S.,** and **M. Tagawa:** Predominance of right-handed spirals in human eccrine sweat ducts. J. of Physiol. **5,** 122—130 (1955). — **Takayama, F.:** Quantitative Untersuchung der Schweißdrüsen bei dem Menschen, insbesondere über die Veränderung der Schweißdrüsen nach der Geburt. Fol. anat. jap. **26,** 31—49 (1954a). — Morphologische Untersuchung der Schweißdrüsen bei Menschen, insbesondere über das Vorkommen ihrer abnormen Formen. Fol. anat. jap. **26,** 385—390 (1954b). — **Takeda, Sh.:** Vergleichende histologische Untersuchungen über die Haut des äußeren Gehörganges. Fol. anat. jap. **23,** 295—303 (1951). — **Tamann, H.:** Über die Wundheilung bei Berücksichtigung der neueren Ergebnisse. Bruns' Beitr. **157** (1933). — **Tandler, J.:** Über die Moschusdrüse beim *Alligator lucius.* Zbl. Physiol. **15,** 219 (1901). — **Tandler, J.,** u. **P. Dömeny:** Zur Histologie des äußeren Genitales. Arch. mikrosk. Anat. **54,** 602—614 (1899). — **Taniguchi, E.:** Quantitative Untersuchung der Anhangsorgane der Haut bei dem japanischen Neugeborenen. Fol. anat. jap. **9,** 215—265 (1931). ~ Quantitative Untersuchung der Anhangsorgane der Haut bei einem Hydrokephalus. Fol. anat. jap. **13,** 63—78 (1935a). ~ Quantitative Untersuchung der Anhangsorgane der Haut bei einem Bantu-M'gonie. Fol. anat. jap. **13,** 477—490 (1935b). ~ Quantitative Untersuchung der Anhangsorgane der Kahlkopfhaut bei einem senilen Japaner. Fol. anat. jap. **13,** 577—581 (1935c). — **Taniguchi, T., Y. Kosaka** u. **T. Makano:** Quantitative Untersuchung der Anhangsorgane der Haut bei einem koreanischen Kind. Fol. anat. jap. **11,** 41—84 (1933). — **Taniguchi, T.,** u. **S. H. Kuriki:** Quantitative Untersuchung der Schweißdrüsen der Handteller- und der Fußsohlenhaut bei den Japanern. Fol. anat. jap. **15,** Erg.-Bd., 145—193 (1937). — **Taniguchi, T.,** u. **Y. Kurita:** Über die Verteilung der Schweißdrüsen bei den japanischen Zwillingsfeten. Fol. anat. jap. **17,** 297—316 (1938). ~ Die Dichtigkeit der Körperbehaarung bei den Chinesen. Fol. anat. jap. **20,** 507 bis 531 (1941). — **Taniguchi, T.,** u. **D. Mochizuki:** Über die Verteilung der Schweißdrüsen bei den japanischen Feten. Fol. anat. jap. **15,** Erg.-Bd., 265—293 (1937). — **Taniguchi, T.,** u. **H. Shibayama:** Die Dichtigkeit der Körperbehaarung bei einigen Rassen. Fol. anat. jap. **13,** 355—382 (1935a). ~ Die Dichtigkeit der Körperbehaarung bei den Japanern. Fol. anat. jap. **13,** 513—560 (1935b). — **Taniguchi, T., K. Yamada** u. **K. Koyama:** Quantitative Untersuchung der Anhangsorgane der Haut bei einem japanischen Erwachsenen. Fol. anat. jap. **15,** Erg.-Bd., 1—41 (1937). — **Taylor, A. C.:** Survival of rat skin and changes in hair pigmentation following freezing. J. of Exper. Zool. **110,** 77—112 (1949). — **Taylor, H. M.,** and **D. H. Sprunt:** Increased resistence to vival infection as a result of increased fluid in tissues. J. of Exper. Med. **78,** 91—97 (1943). — **Teir, H.,** and **A. Isotalo:** The relationsship of cortisone to mitosis. Trans. 10. Scand. Congr. of Path. a. Bacteriol. Acta path. scand. (Københ.) Suppl. **93,** 79—80 (1952), Diskussion 86—92. — **Thiessen, P. A.:** Wechselseitige Absorption von Kolloiden. Z. Elektrochem. **48**, 675—681 (1942). — **Thigpen, L. W.:** Histology of the skin of a normally hairless rodent. J. of Mammal. **21**, 449—456 (1940). ~ Growth replacement and types of hair; inheritance distribution pattern, quality and quantity. Ann. New York Acad. Sci. **53**, 674—681 (1951). — **Thompson, E.:** Studies on the art anatomy of animals. London 1895. — **Thompson, K. W.,** and **D. W. Gaiser:** The effect of diet and pituitary growth hormone on hypophysektomized rats. Yale J. Biol. a. Med. **4**, 677 (1932). — **Thompson, R. H. S.,** and **V. P. Whittaker:** The esterases of the skin. Biochemic. J. **38**, 295—299 (1944). — **Thunberg, T.:** Die Enzyme der elementaren Atmung. In B. Flaschenträger, Physiologische Chemie, Bd. 1, S. 1220—1221. Berlin: Springer 1951. — **Thuringer, J. M.:** Regeneration of stratified squamous-epithelium. Anat. Rec. **28**, 31—38 (1924). ~ Studies on cell division in the human epidermis. Anat. Rec. **40**, 1—13 (1928). ~ The mitotic index of the palmar and plantar epidermis in response to stimulation. J. Invest. Dermat. **2**, 313—326 (1939). — **Thuringer, J. M.,** and **Z. K. Cooper:** Age changes in the human epidermis. Rep. Progr. Res. Proj. Amer. Canc. Soc. C. P. **22**, 1—6 (1949). ~ The mitotic index of the human epidermis, the size of maximum cell proliferation and the development of the epidermal pattern. Anat. Rec. **106**, 255 (1950). — **Tiedemann, A.:** Über Gefäßversorgung von Haut- und Lebertransplantaten. Virchows Arch. **317**, 461—473 (1949). — **Tietze, A.:** Über den architektonischen Aufbau des Bindegewebes in der menschlichen Fußsohle. Bruns' Beitr. **123** (1922). — **Tischler, G.:** Allgemeine Pflanzenkaryologie, 2. Hälfte, 1. Liefg, 2. Aufl. 1951. — **Tölg, F.:** Beiträge zur Kenntnis drüsenartiger Epidermoidalorgane der Eidechsen. Arb. zool. Inst. Wien **15** (1905). — **Toldt, K.:** Natürliche Färbungen bzw. Zeichnungen der Säugetierhaut. Rauchwarenmarkt. Leipzig 1932. ~ Aufbau und natürliche Färbung des Haarkleides der Wildsäugetiere. Leipzig 1935. ~ Äußerliche Untersuchung eines neugeborenen *Hippopotanus amphibius* L. mit besonderer Berücksichtigung des Integumentes und Bemerkungen über die fetalen Formen der Zehenspitzenbekleidung bei Säugetieren. Denkschr. ksl. Akad. Wiss. Wien, Math.-naturwiss. Kl. **92** (1915). — **Tower, S. S.:** Unit for sensory reception in cornea, with notes on nerve impulses from sclera, iris and lens. Z. Neurophysiol. **3**, 386—500 (1940). ~ Pain; definition and properties of unit for sensory perception. Amer. Res. Nerv a. Ment. Dis. Proc. **23**, 16—43 (1943). — **Trautmann, A.,** u. **J. Fiebiger:** Lehrbuch der Histologie und vergleichenden mikroskopischen Anatomie der Haustiere, 8. u. 9. Aufl. Berlin u. Hamburg: Parey 1949. — **Treloar, L. R. G.:** Effect of tension on water absorption by hair. Nature (Lond.) **168**, 521—522 (1951). — **Trill, H.:** Das Verhalten der weißen Blutzellen in der Haut von Mäusen bei saurer und basischer Ernährung. Arch. f. Dermat. **176**, 747—764 (1938). — **Trinkaus, Ph. J.:** Factors concerned in the response of melanoblasts to estrogen in the brown leghorn fowl. J. of Exper. Zool. **109**, 135—170 (1948). — **Trotter, M.:** The life cycles of hair in selected region of the body. Amer. J. Physic. Anthrop. **7**, 427—437 (1924). ~ The form, size and color of head hair in american whites. Amer. J. Physic. Anthrop **14**, 433—445 (1930). ~ The activity of hair follicles with reference to pregnancy. Surg. etc. **60**, 1092—1095 (1935). — **Trotter, M.,** and **H. L. Dawson:** The direction of hair after rotation of skin in the guinea pig: an experiment of hair slope. Anat. Rec. **50**, 193—196 (1931). ~ The direction of the hair after rotation of skin in the new born albino rat. Anat. Rec. **53**, 19—30 (1932). — **Trotter, M.,** and **D. H. Duggins:** Age change in head hair from birth to maturity. Amer. J. Physic. Anthrop. **8**, 467—484 (1950). — **Trotter, W.,** and **H. M. Davies:** Experimental studies in the innervation of the skin. J. of Physiol. **38**, 134—246 (1909). — **Tryb:** Über eine seltene Erkrankung der Haut. Arch. f. Dermat. **143**, 428—445 (1923). — **Tsuchiya, K.:** Über die ekkrine Schweißdrüse des menschlichen Embryo, mit besonderer Berücksichtigung ihrer Histo- und Cytogenese. Arch. hist. jap. **6**, 403—432, jap., dtsch. Zus.fass. (1954). — **Tsukagoshi, N.:** Zur Zytologie der ekkrinen Schweißdrüsen der Tiere mit besonderer Berücksichtigung des Vorkommens der zwei Arten Drüsenzellen und ihrer apokrinen Sekretion. Arch. hist. jap. **4**, 481—497, jap., dtsch. Zus.fass. (1951). ~ Zur Zytologie der ekkrinen Schweißdrüsen der Tiere. Über die Schweißdrüsen der Handtellerhaut der Affen. Arch. hist. jap. **4**, 381—396, jap., dtsch. Zus.fass. (1953). ~ Über die e-Schweißdrüsen in den Sohlenballen der Ratte. Arch. hist. jap. **9**, 313—341 (1956). — **Tsukuda, T.:** Über die Hautdicke der verschiedenen Körperteile bei japanischen Kindern. Fol. anat. jap. **23**, 373—380 (1951). — **Tunbridge, R. E., R. N. Tattersall, D. A. Hall, W. T. Astbury** and **R. Reed:** The fibrous structure of normal and abnormal human skin. Clin. Sci. **11**, 315—331 (1952). — **Twitty, V. C.:** Correlated genetic and embryological experiments on *Triturus*. I. a. II. J. of Exper. Zool. **74**, 239—302 (1936). ~ Chromatophore migration as a response to mutual influences of the developing pigment cells. J. of Exper. Zool. **95**, 259—290 (1944). ~ The developmental analysis of spezific pigment patterns. J. of Exper. Zool. **100**, 141—178 (1945). ~ The migration of embryonic chromatophores, a response to mutical activation. Anat. Rec. **99**, 31 (1947). ~ Developmental analysis of amphibian pigmentation. Growth **9**, 133—161 (1949). — **Twitty, V. C.,** and **D. Bodenstein:** Correlated genetic and embryological experiments on *Triturus*. III. a. IV. J. of Exper. Zool. **81**, 357 bis 398 (1939). ~ The effect of temporal and regional differential on the development of grafted chromatophores. J. of Exper. Zool. **95**, 213—231 (1944). — **Twitty, V. C.**, and **M. Ch. Niu:** Causal analysis of chromatophore migration. J. of Exper. Zool. **108**, 405—438 (1948). ~ The motivation of cell migration, studied by isolation of embryonic pigment cells singly and in small groups in vitro. J. of Exper. Zool. **125**, 541—574 (1954).

Unna, P. G.: Entwicklungsgeschichte und Anatomie der Haut. In: ZIEMSSENS Handbuch der speziellen Pathologie und Therapie, Bd. 14/1. 1883. ~ Untersuchungen über die Lymph- und Blutgefäße der äußeren Haut mit besonderer Berücksichtigung der Haarfollikel. Arch. mikrosk. Anat. **72**, 161—208 (1908). ~ Biochemie der Haut. Jena: Gustav Fischer 1913. ~ Histochemie der Haut. Leipzig u. Wien: Franz Deuticke 1928. — **Unna, P. G.,** u. **L. F. Golodetz:** Neue Studien über die Hornsubstanz. Mschr. prakt. Dermat. **44**, 339—442, 459—468 (1907). ~ Die Hautfette. Biochem. Z. **20**, 469—502 (1909). ~ Die Cholesterinester der Hornschicht. Biochem. Z. **25**, 425—426 (1910). — **Unna, P. G.,** u. **J. Schumacher:** Lebensvorgänge in der Haut der Menschen und Tiere. Leipzig u. Wien: Franz Deuticke 1925. — **Upham, E.,** and **W. Landauer:** The relation of thickness in cutis and subcutis to hair slope in human skin. Anat. Rec. **61**, 359—366 (1935).

Varičak, Th. D.: Neues über Auftreten und Bedeutung von Fettsubstanzen in der Geflügelhaut (speziell in der Epidermis). Z. mikrosk.-anat. Forsch. **44**, 119—130 (1938). — **Vilter, V.:** Le mélanoblaste dendritique des vertébrés et sa signification fonctionelle. Bull. Soc. franç. Dermat. **7**, 118 (1936). — **Virchow, H.:** Mikroskopische Anatomie der äußeren Augenhaut und des Lidapparates. In: GRAEFE-SAEMISCH' Handbuch der gesamten Augenheilkunde, Bd. II. Leipzig 1910. — **Vitali, G.:** Contributo sullo studio istologico dell unghia. Sulla presenza di vasi sanguigni nello strato di Malpighi. Ric. Labor. Anat. norm. Univ. Roma **11**, 357—364 (1905/06). — **Voegtli, C.,** and **H. W. Chalkley:** The affect of glutathione on cell division in *Amoeba proteus*. U.S. Publ. Health. Rep. **45**, 3041—3063 (1930). — **Völker, O.:** Über fluorescierende, gelbe Federpigmente bei Papageien, eine neue Klasse von Federfarbstoffen. Z. Ornithol. **85**, 136—146 (1937). ~ Zur Frage der Verbreitung der gelben Federfluorescenzen. Ornithol. Mber. **48**, 182—185 (1940). ~ Die stofflichen Grundlagen der Pigmentierung der Vögel. Biol. Zbl. **64**, 184—235 (1944). — **Voigt, Ch. A.:** Über die Richtung der Haare am menschlichen Körper. Denkschr. Wien. Akad. Wiss. **13**, 1—35 (1857). — **Voit, E.:** Über die Größe der Erneuerung der Horngebilde beim Menschen. I. Die Haare. Z. Biol. **90**, 508—524 (1930a). ~ II. Die Nägel. Z. Biol. **90**, 525—548 (1930b). ~ III. Die Oberhaut. Z. Biol. **90**, 549—556 (1930c). — **Volkmann, R. v.:** Versuche zur Feststellung der Erneuerungsdauer geschichteter Plattenepithelien. Anat. Nachr. **1**, 86—88 (1950). — **Volland, W.:** Aktuelle Melaninprobleme. Med. Mschr **8**, 652—660 (1955). — **Voss, H. E.:** Die Praeputialdrüsen der Maus in ihrer Abhängigkeit vom Hormon des Hodens. Z. Zellforsch. **14**, 200—221 (1932). — **Voss, M.:** Die Struktur von Haut und Fascie des Oberschenkels in ihrer Beziehung zu den Bewegungen des Beins. Morph. Jb. **72**, 209—234 (1937).

Wagner Jr., H. N.: Electrical skin resistance studies in two persons with congenital absence of sweat glands. Arch. of Dermat. **65**, 543—548 (1952). — **Waldeyer, W.:** Atlas der menschlichen und tierischen Haare sowie der ähnlichen Fasergebilde. Lahr 1884. — **Walker, E.:** The sulphydryl-reaction of skin. Biochemic. J. **19**, 1085—1087 (1925). — **Walz, E.:** Bau der Epidermissohle des Pferdehufes und ihre Verbindung mit Epidermisplatte, -ballen und -strahl. Diss. Tierärztl. Hochschule Hannover 1951. — **Waring, H.,** and **F. W. Landgrebe:** Hormones of the posterior pituitary. In: The hormones, Bd. 2, S. 427, herausgeg. von G. Pincus u. K. V. Thimann. New York: Acad. Press 1950. — **Washburn, W. W.:** Comparative histochemical observations on wound healing in adult rats and cultured adult human epithelium. I. Methods and glykogen distribution. J. Invest. Dermat. **23**, 97—112 (1954). ~ II. Ribonucleic acid and Thymonucleic acid. J. Invest. Dermat. **23**, 165—179 (1954b). — **Wassermann, F.:** Wachstum und Vermehrung der lebendigen Masse. In v. MÖLLENDORFFS Handbuch der mikroskopischen Anatomie des Menschen, Bd. I/2. 1929. ~ Electron microscopic study of the submicroscopic network of fibrils as a component of connective tissue. Anat. Rec. **111**, 145—159 (1951). — **Watanabe, T.:** Histologische Untersuchungen über die Haut der Mischlinge. Fol. anat. jap. **23**, 137—146 (1950). — **Waterman, A. J.:** Heterotransplants of embryonic tissues of rabbit and rat. Amer. J. Anat. **60**, 1—25 (1936). ~ Heterotransplants of embryonic mouse tissues. Growth **4**, 33—38 (1940). — **Way, S. C.,** and **A. Memmesheimer:** The sudoriparous glands. I. The eccrine glands. Arch. of Dermat. **34**, 797—808 (1936). ~ The sudoriparous glands. II. The apocrine glands. Arch. of Dermat. **38**, 373—382 (1938). ~ The sudoriparous glands. III. Sweat. Arch. of Dermat. **41**, 1086—1107 (1940). — **Weddell, G.:** The pattern of cutaneous innervation in relation to cutaneous sensibility. J. of Anat. **75**, 346—377 (1941a). ~ The multiple innervation of sensory spots in the skin. J. of Anat. **75**, 446 (1941b). ~ The anatomy of cutaneous sensibility. Brit. Med. Bull. **3**, 167—172 (1945). — **Weddell, G., W. Pallie** and **E. Palmer:** The morphology of peripheral nerve terminisations in the skin. Quart. J. Microsc. Sci. **95**, 483—501 (1954). — **Weddell, G.,** and **D. C. Sinclair:** The anatomy of „organised" nerve endings in human skin. J. of Anat. **86**, 496 (1952). — **Weidenreich, F.:**

Über Bau und Vermehrung der menschlichen Oberhaut. Arch. mikrosk. Anat. **56**, 169—229 (1900). ~ Die Lokalisation des Pigmentes und ihre Bedeutung in Ontogenie und Phylogenie der Wirbeltiere. Z. Morph. u. Anthrop. **1912**, Sonderh. 2,59—140. — **Weiss, P.**: Erzwingung elementarer Strukturverschiedenheiten am in vitro wachsenden Gewebe. (Die Wirkung mechanischer Spannung auf Richtung und Intensität des Gewebewachstum und ihre Analyse.) Arch. Entw.mechan. **116**, 438—554 (1929). ~ Experiments on cell and axon orientation in vitro: The rôle of colloidal exudates in tissue organization. J. of Exper. Zool. **100**, 353—386 (1945). — **Weiss, P.**, and **W. Ferris**: Electron micrograms of larval amphibian epidermis. Exper. Cell. Res **6**, 546—549 (1954a). ~ Electron-microscopic study of the texture of the basement membrane of larval amphibian skin. Proc. Nat. Acad. Sci. U.S.A. **40**, 528—540 (1954b). — **Weissenfels, N.**: Das natürliche Ergrauen und die experimentelle Depigmentierung der Haare. Biol. Zbl. **73**, 399—414 (1954). — **Welcker, H.**: Über die Entwicklung und den Bau der Haut und der Haare bei *Bradypus* nebst Mitteilungen über eine im Innern des Faultierhaares lebende Alge. Abh. naturforsch. Ges. Halle **9**, 17—72 (1866). — **Welti**: Über die morphologischen Beziehungen zwischen Epidermis und subepithelialem Stratum. Arch. f. Dermat. **146**, 497—508 (1929). — **Wendt, G. G.**: Fingerleisten und Krankheit. Z. menschl. Vererbgs- u. Konstit.lehre **30**, 588—601 (1952). — **Wenzel, H. G.**: Untersuchungen einiger mechanischer Eigenschaften der Haut, insbesondere der Striae cutis distensae. Virchows Arch. **317**, 654—706 (1950). — **Wheeler, C. E., E. P. Cawley** and **A. C. Curtis**: The effects of topically applied hormons on growth, pigmentation and keratinization of the nipple and areola. J. Invest. Dermat. **20**, 385—399 (1935). — **Whitacre, F. E.**, and **R. H. Alden**: Changes in squamous epithelium following the surgical treatment of absence of the vagina. Preliminary report. Ann. Surg. **133**, 814—818 (1951). — **Whitaker, W. L.**: The stimulation of human hair production by the topical application of testosterone. Univ. Hosp. Bull. Ann. Arbor **8**, 46—47 (1942). — **Whitaker, W. L.**, and **B. L. Baker**: Inhibition of hair growth by the percutaneous application of certain cortical preparations. Science (Lancaster, Pa.) **108**, 207—209 (1948). ~ A comparison of direct action of estrogen and adrenal cortical extracts on growth of hair in the rat. J. Invest. Dermat. **17**, 69—77 (1951). — **Whiteley, H. J.**, and **F. N. Ghadially**: Hair replacement in domestic rabbit. J. of Anat. **88**, 13—18 (1954). — **Whitlock, F. B.**: ACTH and Melanin pigmentation. Brit. J. Dermat. **66**, 388—401 (1954). — **Wiedmann, A.**: Über das Vorkommen von „neurohormonalen" Zellen in der menschlichen Haut. Acta neurovegetativa (Wien) **1**, 617—623 (1950). ~ Studien über das neurohormonale System der menschlichen Haut. Acta neurovegetativa (Wien) **3**, 354—372 (1951). — **Wilander, O.**: Studien über Heparin. Skand. Arch. Physiol. (Berl. u. Lpz.) **81**, Suppl., 15 (1938). — **Wilcox, H. H.**: Histology of the skin and hair of the adult chinchilla. Anat. Rec. **108**, 385 bis 398 (1950). — **Wildman, A. B.**, and **H. B. Carter**: Fibre follicle terminology in the mammalia. Nature (Lond.) **144**, 783—784 (1939). — **Wilkens, H.**: Zum mikroarchitektonischen Aufbau der Klauenepidermis. Dtsch. tierärzt. Wschr. **1955**, 437—442. — **Wilkerson, V. A.**: The chemistry of human epidermis, amino acid content of stratum corneum and its comparison to other human keratins. J. of Biol. Chem. **107**, 377—381 (1934). ~ The chemistry of human epidermis. II. The isoelectric points of the stratum corneum, hair and nails as determined by electrophoresis. J. of Biol. Chem. **112**, 329—335 (1935). — **Wilkerson, V. A.**, and **V. J. Tulane**: The chemistry cf human skin. III. The occurrence cf methionine in human skin (stratum corneum). J. of Biol. Chem. **129**, 477—479 (1939). — **Willier, B. H.**: Hormonal control of embryonic differentiation in birds. Cold Spring Harbor Symp. Quart. Biol. **10**, 135—144 (1942a). ~ The control cf hair and feather pigmentation as revealed by grafting melanophores in embryos. Amer. Surg. **116**, 598—603 (1942b). ~ Hormonal regulation cf feather pigmentation in the fowl. The biology of melanomas. Spec. Publ. New York Acad. Sci. **4**, 321—340 (1948). ~ Specialisations in the response cf pigment cells to sex hormones as exemplified in the fowl. Archives Anat. microsc. **39**, 451—466 (1950). ~ Cells, feathers and colors. Bios **23**, 109—125 (1952). ~ Basic mechanisms in the differentiation of pigment cells. J. Embryol. Exper. Morph. **1**, 297—299 (1953). — **Willier, B. H.**, and **M. E. Rawles**: Feather characterization as studied in host-graft combinations between chick embryos cf different breeds. Proc. Nat. Acad. Sci. U.S.A. **24**, 446—452 (1938). ~ The control of feather controlpattern by melanophores grafted from one embryo to another cf a different breed of fowl. Physiologic. Zool. **13**, 177 bis 199 (1940). — **Winkelmann, R. K.**: The cutaneous innervation of human newborn prepuce. J. Invest. Dermat. **26**, 53—67 (1955). — **Winkler, W.**: Ein Fall von Syringomyelie mit einseitiger segmentaler Alopecie. Wien. klin. Wschr. **1930**, 1113—1116. — **Wipprecht, C.**, and **W. R. Horlacher**: A lethal gene in Jersey cattle. J.Hered. **26**, 363—368 (1935). — **Wislocki, G. B.**: The staining of the intercellular bridges cf stratified squamous epithelium of the oval and vaginal mucosa by sudan black B and BAKER's hematein method. Anat. Rec. **109**, 388—389 (1951). — **Wislocki, G. B., H. Bunting** and **E. W. Dempsey**: Metachromasia in mammalian tissues and its relationship to mucopolysaccharides. Amer. J. Anat. **81**, 1—37 (1947). — **Wislocki, G. B., D. W. Fawcett** and **E. W. Dempsey**: Staining of stratified squamous epithelium of mucous membranes and skin of man and monkey by the periodic acid-Schiff method. Anat. Rec. 110, 359—376 (1951). — **Wislocki, G. B.**, and **A. H. Schultz:** On the nature of modifications of the skin in the sternal region of certain primates. J. of Mammal. 6, 236—244 (1925). — **Wittkover, E.:** Psychologic aspects of seborrhea. Bull. Meaninger Clin. 11, 148—168 (1947). — **Wittkover, E.**, and **R. M. B. MacKenna:** Psychologic aspects of seborrheic dermatitis, with foreword. Brit. J. Dermat. 59, 281—293 (1947). — **Wohnlich, H.:** Zur Kohlenhydratsynthese der Haut. I. Mitt. Arch. f. Dermat. 187, 53—60 (1948). ~ II. Mitt. Arch. f. Dermat. 188, 1—19 (1949/50). ~ Mucine der menschlichen Epidermis. Ihre Abtrennung vom Glykogen. Biochem. Z. 322, 76—84 (1951). — **Wolbach, S. B.:** The hair cycle of the mouse and its importance in the study of sequences of experimental carcinogenesis. Ann. New York Acad. Sci. 53, 517—536 (1951). — **Wolf, J.:** Le relief de la surface de la peau de l'homme. Bull. internat. Acad. Sci. Bohême 1937a, 1—12. ~ Stratum desquamans epidermis člověka. Rozpr. II. Tridy ceske Akad. 47, 1—16 (1937b). ~ Nagelplatte im Reliefbild. Tridy ceske Akad. 48, 1—16 (1938). ~ Die innere Struktur der Zellen der Stratum desquamans der menschlichen Epidermis. Z. mikrosk.-anat. Forsch. 46, 170—202 (1939). ~ Über die Herstellung mikroskopischer Praeparate der Oberflächen verschiedener Objekte mit Hilfe der Adhäsionsmethode. Z. wiss. Mikrosk. 56, 181—201 (1939/40). ~ Das Oberflächenrelief der menschlichen Haut. Z. mikrosk.-anat. Forsch. 47, 351—400 (1940). ~ Das Relief des geschichteten Plattenepithel. Českoslov. Morf. 2, 48—61, tschechisch mit dtsch. Zus.fass. (1954). — **Wolf, H. G.**, **T. H. Lorenz** and **D. T. Graham:** Stress, emotions and human sebum, their relevance to acne vulgaris. Trans. Assoc. Amer. Physicans 64, 435—444 (1951). — **Wolff, E.:** Xanthelasma palpebrarum: a tumor of sebaceous glands. Brit. J. Dermat. 63, 296—302 (1951). — **Wolman, M.:** Staining of lipids by the periodic acid-Schiff reaction. Proc. Soc. Exper. Biol. a. Med. 75, 583—585 (1950). — **Wolpers, C.:** Kollagenquerstreifung und Grundsubstanz. Klin. Wschr. 1943, 624. ~ Zur elektronenmikroskopischen Darstellung elastischer Gewebselemente. Klin. Wschr. 1944, 169—172. ~ Das Sarkolemm. Klin. Wschr. 1948, 724—728. ~ Kollagenquerstreifung und Hitzeschrumpfung. Biochem. Z. 318, 372—383 (1948). ~ Elektronenmikroskopische Untersuchungen zur Pathologie der kollagenen Fasern. Frankf. Z. Path. 61, 417—429 (1950a). ~ Elektronenmikroskopische Kollagenbefunde. Leder 1, 3—12 (1950b). ~ Der Strukturwandel der Kollagenquerstreifung. Klin. Wschr. 28, 317—318 (1950). — **Woods, H. J.:** Rubber-like properties of hair keratin. Nature (Lond.) 164, 34 (1949). — **Woods, M. W.**, and **H. G. du Buy:** Cytoplasmic diseases and cancer. Science (Lancaster, Pa.) 102, 591—593 (1945). — **Woods, M. W., H. du Buy** and **D. Burk:** Evidence for the mitochondrial nature and function of melanin granules. Zoologica (N. Y.) 35, 30—31 (1950). — **Woods, M. W., H. G. du Buy, D. Burk** and **M. L. Hesselbach:** Cytological studies on the nature of the cytoplasmic particulates in the Cloudman S 91 mouse melanome. J. Nat. Canc. Inst. 9, 311—323 (1949). — **Worley, L. G.:** Studies of the vitally stained Golgiapparatus. II. Yolk formation and pigment concentration in the mussel *Mytilus californianus* (Conrad) J. of Morph. 75, 77—101 (1944). ~ The Golgiapparatus — an interpretation of its structure and significance. Ann. New York Acad. Sci. 47, 1—56 (1946). — **Wright, R. B., D. M. Clark** and **J. A. Milne:** Malignant cutaneous melanoma: a review. Brit. J. Surg. 40, 360—368 (1953). — **Wright, S.:** On the genetics of hair direction in the guinea pig. I. Variability in the pattern found in combinations on the R and M loci. J. of Exper. Zool. 112, 303—324 (1949a). ~ II. Evidence for a new dominant gene star and tests for linkage with other loci. J. of Exper. Zool. 112, 325—340 (1949b). ~ III. Interactions between the processes due to the loci R and ST. J. of Exper. Zool. 113, 33—64 (1950). — **Wustrow, F.:** Fehlende Musculi arrectores pilorum im äußeren Gehörgang und an der Nase. Z. Laryng. usw. 31, 143—147 (1952). — **Wynkoop, E. M.:** A study of the age correlations of the cuticular scales, medullas and shaft diameters of human head hair. Amer. J. Physic. Anthrop. 13, 177—188 (1929).

Yamada, K.: Quantitative Untersuchung der Anhangsorgane der Haut bei dem Deutschen. Fol. anat. jap. 10, 721—752 (1932), ~ Der Haut-Haarwurzel-Winkel, die Haarwurzellänge und Ansatzhöhe des Haarbalgmuskels am Haarbalg beim erwachsenen Japaner. Fol. anat. jap. 12, 99—116 (1934a). ~ Der Haut-Haarwurzel-Winkel, die Haarwurzellänge und Ansatzhöhe des Haarbalgmuskels am Haarbalg beim erwachsenen Japaner. Fol. anat. jap. 12, 117—127 (1934b). — **Yang, S. H.:** Histochemical studies on bovine sweat glands. J. Agricult. Sci. 42, 155—158 (1952). — **Yazawa, S.:** Vergleichende Untersuchungen der Hautgewebe in den verschiedenen Körperteilen. 1933. Japanisch zit. nach Tsukuda 1951. — **Yoschida, S.:** Morphologische und physiologische Bedeutung der sogenannten Kastanie an den Gliedmaßen der Equiden. Arch. Tierheilk. 39, 525—552 (1912/13). — **Yoshioka, K.:** Quantitative Untersuchung der Anhangsorgane der Haut bei einem Affen. Fol. anat. jap. 14, 545—602 (1936). — **Yuyama, H.:** Über die histologische Untersuchung der Glykogenverteilung in der Leprösenhaut, mit besonderer Berücksichtigung der Beziehung zwischen der Funktion der Schweißdrüsen und der Schwankung des Glykogens. Jap. J. of Dermat. 37, 134—136 (1935).

Zahn, H.: Übermikroskopische Aufnahmen von isolierten Spindelzellen der Schafwolle. I. Melliand Textilber. **22**, 305—308 (1941). ~ II. Melliand Textilber. **24**, Liefg 4 (1943a). ~ Übermikroskopische Aufnahmen von isolierten Schuppenzellen der Schafwolle. Melliand Textilber. **24**, 157—160 (1943b). ~ Neue Forschungsergebnisse an Wolle. Textil Rundschr. **7**, 1—15 (1952). — **Zahn, H., u. H. Haselmann:** Über die Zwischenmembran in tierischen Haaren. Melliand Textilber. **31**, 225—230 (1950). — **Zander, R.:** Die frühesten Stadien der Nagelentwickelung und ihre Beziehung zu den Digitalnerven. Arch. f. Anat. 1884, 103—144. ~ Untersuchungen über den Verhornungsprozeß. I. Mitt. Die Histogenese des Nagels beim menschlichen Foetus. Arch. f. Anat. 1886, 273—306. — **Zástava, V.:** Das Periderm der embryonalen Hautoberfläche des Menschen im Reliefbild. Biol. listu. Suppl. **2**, 215—226, tschechisch, engl. Zus.fass. (1950). — **Zeiger, K.:** Das Ladungsmosaik der Epidermis. Z. Zellforsch. **23**, 431—441 (1936a). ~ Kolloidhistologische Untersuchungen an Epithelien. Z. Zellforsch. **24**, 11—41 (1936b). — **Ziegler, H.:** Die Bildung des menschlichen Nagels und des Pferdehufes. Z. mikrosk.-anat. Forsch. **60**, 556—572 (1954). — **Zimmermann, A. A.:** The influence of HCN upon pigment formation. An. Rec. **38**, 37—38 (1928). ~ Die Entwicklung der Hautfarbe beim Neger vor der Geburt. Mitt. naturforsch. Ges. Thurgau **37**, 33—71 (1954). — **Zimmermann, A. A., and Th. Cornbleet:** The development of epidermal pigmentation in the negro fetus. Sci. Contrib. New York Zool. Soc. **35**, 10—12 (1950). — **Zimmermann, A. A., and Th. Cornbleet:** The development of epidermal pigmentation in the negro fetus. J. Invest. Dermat. **11**, 383—395 (1948). — **Zimmermann, K. W.:** Beiträge zur Kenntnis einiger Drüsen und Epithelien. Arch. mikrosk. Anat. **52**, 552—706 (1898). ~ Über einige Formverhältnisse der Haarfollikel des Menschen. Z. mikrosk.-anat. Forsch. **38**, 503—553 (1935). — **Zondek, B.:** Das Chromatophorenhormon des Hypophysenzwischenlappens. In Drüsen mit innerer Sekretion. Wien u. Leipzig: Aesculap-Verlag 1937. — **Zorzoli, E.:** Ricerche sulla quantità e sulla distribuzione del pigmento chromolipoide intracellulare delle ghiandole ceruminose dell'uomo nelle varie età. Biol. Lat. (Milano) **5**, 138—156 (1952). — **Zuntz, N.:** Beeinflussung des Wachstums der Horngebilde (Haare, Nägel, Epidermis) durch spezifische Ernährung. Dtsch. med. Wschr. 1920, 145—146. — **Zurhelle, E.:** Zur Kenntnis der Alopecia diffusa nach Grippe. Dtsch. med. Wschr. 1919, 543—545.

Die Milchdrüse.

Von

Adolf Dabelow, Mainz.

Mit 149 Abbildungen.

Einleitung.

Drüsen, welche der Aufzucht und Ernährung der Nachkommenschaft dienen, sind im Tierreich auch unterhalb der Säugetiere, ja sogar bei vielen Wirbellosen vorhanden. Sie kommen meist beim Muttertier zur Ausbildung, gelegentlich aber geht diese Aufgabe auf das Männchen über und führt bei ihm zur Ausbildung sehr mannigfacher Formen von meist drüsenartigen Organen. FAUVET (1949) hat in der Einleitung seines Referates über die menschliche Brustdrüse eine Anzahl solcher ernährenden Gebilde bei beiden Geschlechtern aus sehr verschiedenen Gruppen der Vertebraten und Evertebraten zusammengestellt.

Die Milchdrüse der Mammalier ist aber in ihrer Art der Ausprägung nicht mit den Organen zu vergleichen, welche in jenen Tiergruppen ähnliche Aufgaben zu erfüllen haben. So ist es gerechtfertigt, daß auf ihr Vorhandensein hin die Namen „Säugetier" und „Mammalier" geprägt wurden, welche Bezeichnungen die Mamma in eine besonders zentrale Stellung im Rahmen der übrigen Organe einrücken. Sie tritt erstmalig bei den *Monotremen* und *Marsupialiern* so unvermittelt auf, daß alle die verschiedenen Versuche, ihre Vorläufer bei Reptilien oder Vögeln aufzufinden, recht unsichere Hypothesen schufen und alle Homologisierungsversuche durchaus unzuverlässig blieben. So ist es um jene Bemühungen, die um 1900 im Vordergrund des Interesses standen, in neuerer Zeit ziemlich still geworden. Bei unserer Unkenntnis der Weichteile echter Prämammalier wird auch in Zukunft nicht viel für die Klärung solcher Fragen mehr zu erwarten sein.

Dagegen führte die Erforschung des mikroskopischen Aufbaues noch im 19. Jahrhundert im Zuge der glänzenden deskriptiv-mikroskopischen Ergebnisse jener Zeit zu klaren Vorstellungen. Nachdem man vor 1850 im wesentlichen nur die lactierende Mamma als in voller Sekretion befindliche Drüse untersucht hatte, erkannte C. v. LANGER (1852) die Notwendigkeit, die Entwicklung und die Erforschung des Ablaufs bis zur Schwangerschaft zu klären. Er wurde damit zum Initiator der Arbeiten des 19. Jahrhunderts, nachdem schon 1840 A. P. COOPER ähnliche Untersuchungen begonnen hatte, aber durch überwiegende Benutzung von Quecksilberinjektionen neben positiven Ergebnissen auch zu erheblichen Irrtümern gekommen war. Vom Ende des 19. Jahrhunderts ab widmete man sich — mit der Vervollkommnung der mikroskopischen Optik und Technik — der Beobachtung der intracellulären Veränderungen im Ablauf des Sekretions-

vorganges. Die Individualentwicklung, vor allem die der Embryonal- und Fetal-
zeit, wurde weitgehend geklärt. Damit fand sich die Möglichkeit, die Milchdrüse
in die Klassifizierung der übrigen Drüsen richtig einzureihen und als modifizierte
Schweißdrüse (v. Eggeling u. a.) zu erkennen.

Nach 1900 brachten die zunehmenden Erkenntnisse über die Drüsen mit
innerer Sekretion neue Impulse: Es erwies sich, daß die Mamma — entsprechend
ihrer Aufgabe, für die Ernährung des Neugeborenen zu sorgen — in engsten
Beziehungen zum eigentlichen Genitalapparat steht und mit ihm zusammen in
die betreffenden steuernden Komplexe des inkretorischen Systems eingeschaltet
ist. In neuester Zeit kamen neuroinkretorische Beziehungen eigener Art hinzu,
die nur sie selbst und nicht die Gemeinsamkeit mit dem Genitalapparat betreffen
(sensible Innervation und Hypophysenhinterlappen). Vom Zentrum solcher
Forschungen aus gesehen wurde der innere Aufbau der Milchdrüse in ihren verschiedenen Phasen ganz selbstverständlich zum Indicator der Inkretwirkungen.
Die morphologische Betrachtung läßt sich daher heute nicht mehr aus den
physiologischen Beziehungen zum inkretorischen System herauslösen. Beide
sind eine Integration eingegangen. Es ist klar, daß auf diese Weise die Erforschung der mikroskopischen Anatomie sehr erhebliche neue Anregungen und
Möglichkeiten bekam: Der Endokrinologe wurde notwendigerweise auch zum
Morphologen und umgekehrt gab die Morphologie Anregung zu physiologischen
Fragestellungen. Gleichzeitig wurden durch solche Forschungen die Grenzen
zur pathologischen Anatomie hin fließend. Soweit es die Morphologie betrifft,
handelt es sich in neuerer Zeit weniger um die feinere mikroskopische Anatomie
und Histologie, als vielmehr um *das stets wechselnde Gesamtbild* des epithelialen
Drüsenbaumes und seiner spezialisierten Einzelabschnitte, vor allem um das
Gangsystem einerseits und die Läppchen mit Endstücken andererseits. Es sind
das also Gebiete, welche in ihrem wechselseitigen Zusammenhang nur an großen
Teilpräparaten oder in der Totalansicht sichtbar zu machen sind. Die als Indicator
für endokrine Abhängigkeiten benutzten größeren Abschnitte liegen im mikro-
makroskopischen Grenzgebiet, das daher für solche Untersuchungen in letzter
Zeit in den Vordergrund rückte. Damit wird manches aus der alten mikroskopischen Anatomie der Zeiten von Langer, Stricker usw. aus der Mitte
des vorigen Jahrhunderts wieder aktueller. Jene alten Zupfpräparate lassen
mancherlei Dinge sichtbar werden, die inzwischen der Vergessenheit anheim-
gefallen waren. Schließlich zeigen solche Totalpräparate die zwingende Notwendigkeit, nicht nur den epithelialen, eigentlichen Drüsenanteil zu betrachten,
sondern den gesamten „Mammarkörper" samt Bindegewebe, Gefäßen, Nerven
usw. als Ganzes zu erfassen und die Korrelationen der vielen Gewebe und Differenzierungen in ihren Beziehungen zueinander zu sehen, und damit die Gewebekorrelationen näher in den Vordergrund zu rücken (Dabelow 1933, 1934, 1941,
1955). Von den so eingreifenden, immer wieder wechselnden regressiven und
progressiven Veränderungen des Drüsenbaumes in der Altersentwicklung, von
der Kindheit zur Pubertät, von den stets wechselnden cyclischen Umbauten, von
der Lactation und Lactationsrückbildung bis hin zu denen der senilen Involution
wird ja doch nicht nur der epitheliale Anteil betroffen, sondern alles was ihm für
seine Einlagerung und Versorgung zur Verfügung steht. So wird die Milchdrüse
zu einem Organ, das hinsichtlich seiner dauernden Wandelbarkeit wohl einzig-
artig dasteht, und hierin selbst vom Ovar oder vom Uterus kaum erreicht wird.

I. Stammesgeschichtliche Hypothesen und Homologisierungsversuche.
Vergleichende Anatomie.

Als Ausgangspunkt für die verschiedenen Versuche, die erste Entwicklung der Mamma im Verlaufe der Stammesgeschichte vorstellbar zu machen, wurden meist die Verhältnisse bei den *Monotremen*, vor allem *Echidna*, gewählt. Es ist das der Bildung nach die primitivste, reale Form eines solchen Organs (s. Abb. 1).

Der Begriff „Organ" ist hier noch einigermaßen zu weit gefaßt: Es handelt sich eigentlich nur um eine Anhäufung einzelner Hautdrüsen (Mammardrüsen) in einem bestimmten Gebiet nahe der Oberfläche, wie sie auch sonst in anderen

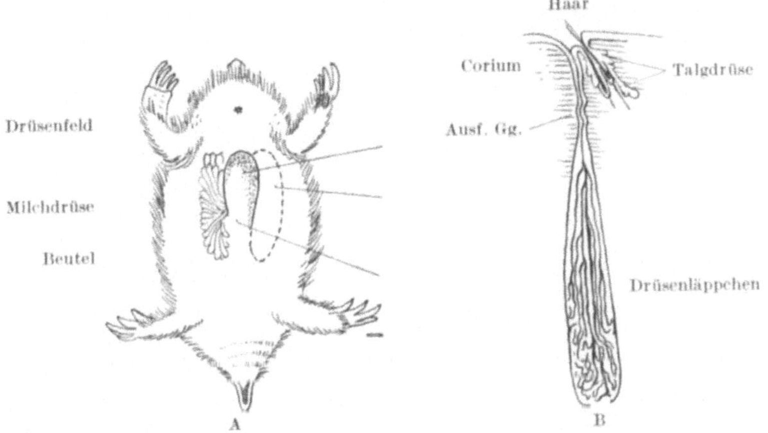

Abb. 1 A u. B Mammarapparat von *Echidna* nach BÜTSCHLI 1921. A Ventralansicht des Weibchens mit Beutel und Mammardrüsen, B Schema einer Einzeldrüse. (Nach v. EGGELING.)

Körpergegenden mit anderer Zweckbestimmung bei verschiedenen Säugetieren vorkommen (s. v. EGGELING 1931): Sowohl beim Männchen als beim Weibchen finden sich beiderseits am Bauch unter der Haut zwei aus zahlreichen gesonderten Einzeldrüsen aufgebaute Körper, welche hinter dem vorderen Drittel des Komplexes ihre Ausführungsgänge nach medial in ein zwischen ihnen liegendes längsovales „Drüsenfeld" ausmünden lassen. Dieses ist mit Haaren bedeckt und unterscheidet sich äußerlich nur wenig von der umgebenden Haut, zumal es sich nicht über deren Niveau erhebt.

Ein zweiter Ausgangspunkt der Homologisierungsversuche wurde nicht diese Drüse selbst, sondern jener Hilfsapparat, welcher bei primitiven Säugetieren der Aufnahme der noch wenig entwickelten Jungen dient, und als „Marsupium" der ganzen Gruppe den Namen *Marsupialier* oder Beuteltiere gegeben hat. Drittens wurde von einigen Autoren als Vorstufe die in der ontogenetischen Entwicklung der Säugetiere auftretende Milchleiste an den Anfang auch der stammesgeschichtlichen Entwicklung gestellt, indem man sie in Beziehung zur Seitenlinie der Fische und Amphibien und den darin vorkommenden Drüsen setzte. Schließlich gaben viertens die Brutflecke der Vögel als stark vascularisierte, beiderseits am Bauch liegende, freilich drüsenfreie Hautgebiete Anlaß, sie zum Mammarapparat in Beziehung zu setzen, wenn auch nicht im Sinne einer direkten Ableitung.

Auch die Möglichkeit, daß die Milchdrüse ein völlig neues Gebilde sui generis sei, wurde diskutiert.

Owen (1865), Gegenbaur (1886), Klaatsch (1895) berichteten über taschenartige Einsenkungen um jedes Drüsenfeld bei *Echidna*, und — weniger deutlich — bei *Ornithorhynchus*. Diese „Mammartaschen" — deren Existenz später stark angezweifelt oder abgelehnt wurde (Bresslau) — sollten nach einer von Gegenbaur und vor allem von Klaatsch vertretenen Annahme zur Ausbildung des späteren Mammarapparates geführt haben: Die einzelnen Mammartaschen seien miteinander verschmolzen und zum einheitlichen Marsupium geworden. Das in der Tasche liegende Junge habe durch Ablecken der Hautsekrete den Reiz ausgeübt, der schließlich zur Bildung der eigentlichen Mammardrüsen führte.

Wiedersheim wies 1893 auf gewisse Ähnlichkeiten zwischen der Milchleiste der Mammalier und den Drüsen im Gebiete der Seitenlinie der Amphibien hin. Diese Idee wurde später von Broman (1920, 1921, 1925) weiter ausgebaut und ein direkter phylogenetischer Zusammenhang konstruiert. Seine Theorie konnte sich ebensowenig durchsetzen, wie die von Gegenbaur und Klaatsch.

Bresslau (1901—1920) verdanken wir ausgedehnte vergleichend-anatomische

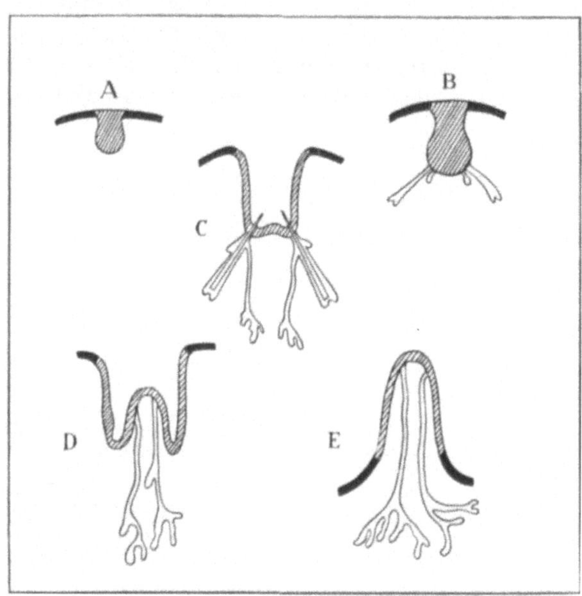

Abb. 2. Schema der Bildung von Eversionszitzen bei *Marmosa*. (Nach Bresslau.)

Untersuchungsreihen, durch welche es möglich wurde, die Verschiedenheiten des Mammarapparates und seiner Hilfseinrichtungen von den *Monotremen* bis zu den höheren *Marsupialiern* gegenseitig in gemeinsame Beziehungen zu setzen. Über die vermutlichen Vorformen bei Prämammaliern konnte freilich auch dadurch keine Klarheit gewonnen werden. Im Anschluß an Winge (1893) vermutet Bresslau, daß in der Bauchgegend liegende Bruteinrichtungen, wie sie in besonderer Form als Brutflecke der Vögel bekannt sind (s. B. Lange 1927/28), ganz allgemein gesehen, Einrichtungen darstellen, welche den Anfängen der Mammarbildungen vorausgingen, ohne daß man aber diese von jenen unmittelbar ableiten könnte. Immerhin mag ein solches stärker vascularisiertes Gebiet die Bildung neuer drüsiger Organe begünstigt haben, die dann verständlicherweise bei beiden Geschlechtern aufgetreten seien, obwohl sie später nur im weiblichen Geschlecht benötigt wurden. Bresslau stellt die das nährende Sekret liefernden Drüsen an den Anfang: Die einfachste Anordnung zeigen die primitiven beutellosen Marsupialier (z. B. *Didelphyidae*) in ihren Embryonalstadien in ähnlicher Form, wie die primitiveren Monotremen im ausgewachsenen Zustand: Auch hier besteht zunächst in der Bauchgegend ein verdicktes Gebiet der Epidermis und der darunterliegenden, stark vascularisierten Cutis. Die ovalen Anlagen wachsen nun aber beiderseits in die Länge und lösen sich in Einzelanlagen auf, entsprechend der endgültigen Zahl der bleibenden Zitzen. Diese liegen in von Art zu Art wechselnder Ausdehnung seitlich am Bauch bis hinauf zum Abgang der kranialen Extremität. Unter Reduktion der Gesamtzahl der Einzeldrüsen erfolgt ihre Beschränkung auf das Gebiet um jede Zitze. Die wenigen, zu einem Zitzengebiet gehörigen Drüsen entwickeln sich in der Folge um so stärker und dringen — unter Gewinn an Oberfläche für den Kontakt mit dem Capillarnetz — in die Tiefe. Damit ist zunächst an jeder Einzelanlage die Entstehung einer äußerlich sichtbaren Vertiefung verbunden, welche unter das Niveau der umgebenden Haut einsinkt und weiterhin zur Zitzentasche wird. An ihrem Grunde liegen die Gebilde, welche bei den Monotremen noch oberflächlich im Gebiete des Drüsenfeldes lagen: Haare, Mammardrüsen und Talgdrüsen (s. Abb. 2). Unter gleichzeitiger Bildung einer erheblichen Spezialmuskulatur kommt es nun zur Ausbildung der Tasche, durch deren Eversion die nach außen ragende Zitze entsteht (Eversionszitze). Von diesem Zustande lassen sich als Varianten der einmal gegebenen Grundform die zahlreichen Einzelgestaltungen bei den verschiedenen Säugetieren und dem Menschen ableiten und verstehen (s. BRESSLAU).

1. Der mikroskopische Aufbau der Mammardrüsen bei den Monotremen (Echidna und Ornithorhynchus).

Der Entdeckung der Milchdrüse von *Ornithorhynchus* durch J. F. MECKEL (1826) folgten die Beschreibungen ihres mikro- und makroskopischen Aufbaues durch RUDOLPHI (1831), OWEN (1832), CREIGHTON (1877), GEGENBAUR (1884), HAACKE (1885) und KLAATSCH (1895). Über 100 Einzeldrüsen setzen jeden der beiden — oben geschilderten — Mammardrüsenkörper zusammen. Diese sog. Einzeldrüsen (siehe Abb. 1 B) erscheinen bei genauerer Untersuchung als basalverdickte, keulenförmige Läppchen, in welchen stark gewundene, verhältnismäßig enge Tubuli die eigentliche Drüse darstellen (GEGENBAUR 1886). Die Tubuli haben ihre gemeinsame Ausmündung im verjüngten Teil des keulenförmigen Körpers an der Basis eines Haares, das seinerseits mit einer Talgdrüse versehen ist. Die „Einzeldrüsen“ werden durch lockeres Bindegewebe zusammengefaßt zu dem in ganzer Ausdehnung behaarten Mammarkörper. Nur

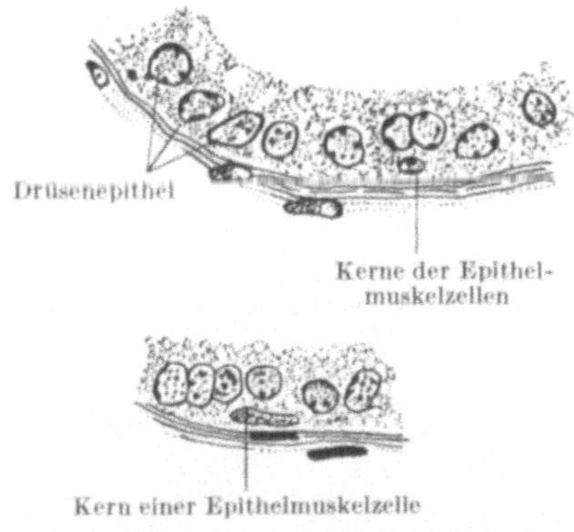

Abb. 3. Epithel der Mammardrüse von *Echidna*. (Nach v. EGGELING 1899.)

in unmittelbarer Nähe des Haarbalges findet sich mehrschichtiges Plattenepithel, welches sehr bald in einschichtiges Zylinderepithel des Ausführungsganges übergeht. Durch Teilung des Ausführungsganges entstehen die mehr oder weniger gewundenen Kanälchen mit sekretorischem Epithel. Es handelt sich im wesentlichen um eine einschichtige Anordnung kubischer Zellen von wechselnder Höhe — offenbar abhängig vom Sekretionszustand. Darauf folgen nach außen myoepitheliale Zellen und abschließend eine Membrana propria (s. Abb. 3). — *Es steht also bereits am Anfang der phylogenetischen Entwicklung eine monoptyche, merokrine Drüse mit wahrscheinlich schon hier apokrinem Sekretionsmodus.* Obwohl bei den Monotremen kein Zweifel an der Verwandtschaft mit den Schweißdrüsen herrschen konnte, faßte man längere Zeit unter dem Einfluß von GEGENBAUR diejenigen der übrigen Säuger als Derivate von Talgdrüsen auf. Durch BENDA (1893) wurde diese Anschauung widerlegt. UNGER (1898) und BERTKAU (1907) schlossen sich der neuen Deutung an und v. EGGELING (ab 1899) sicherte diese Ableitung durch ausgezeichnete vergleichende Untersuchungen über Entwicklung, Bau und Sekretionsform der Haut-, Mammar- und Milchdrüsen. Seitdem kann an ihrer allgemeinen Eigenschaft als merokrine, monoptyche Drüsen kein Zweifel mehr bestehen, wenngleich die spezielle Form der Sekretabgabe ihre Zuteilung zu den apokrinen Drüsen zwar rechtfertigt, aber doch gewisse Unterschiede gegenüber dem von anderen apokrinen her bekannten Ablauf erkennen läßt. — Damit sind die Milchdrüsen der Mammalier unmittelbar von denen der Monotremen und Marsupialier ableitbar geworden.

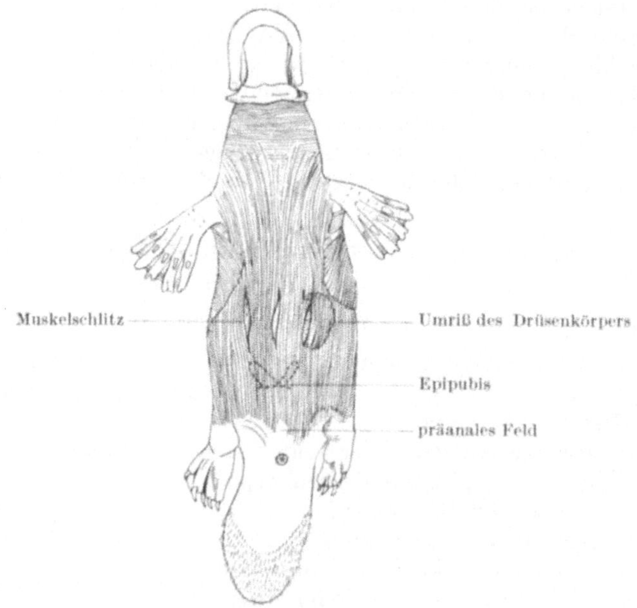

Abb. 4. Ventralansicht eines männlichen *Ornithorlynchus* mit präpariertem Bauchhautmuskel. (Nach Ruge 1897).

2. Die Milchdrüsen der Marsupialier (Beuteltiere).

Bei den Marsupialiern sind nach Bresslau diejenigen als die primitivsten aufzufassen, welche keinen Beutel ausbilden, z. B. viele Vertreter der amerikanischen *Didelphyidae*. Bei ihnen läßt sich in den *Anfangsstadien* der Individualentwicklung ein unmittelbarer Anschluß an die *Endstadien* der Monotremen gewinnen: Die jungen Embryonen zeigen zu beiden Seiten der Unterbauchgegend Epidermisverdickungen, welche einem reich vascularisierten Bindegewebe aufgelagert sind. (Sie erinnern damit sowohl an die Brutflecke der Vögel als auch an die Drüsenfelder von *Echidna*). Diese paarigen Gesamtanlagen zerfallen nunmehr in eine (je nach der Species wechselnde) Menge von Einzelanlagen, welche in der Zahl von 2 als Minimum und 25 als Maximum auf zwei symmetrische Längsreihen verteilt werden, die sich vom Unterbauch bis an die Wurzel der vorderen Extremität ausdehnen können. Jede dieser Einzelanlagen entwickelt in ihrem nunmehr abgegrenzten eigenen Territorium eine kleinere Anzahl von Einzeldrüsen (z. B. 8 bei *Didelphys marsupialis*, 15 beim *Känguruh*, 24 bei *Phascolarctos*), die sich stärker verzweigen und ausdehnen, als das in dem primitiven oberflächlichen Drüsenfeld der Monotremen der Fall war. So entwickelt sich nunmehr ein wirkliches Organ, das weiter in die Tiefe geht, durch reichlichere Oberflächenvergrößerung ausgedehnteren Anschluß an ein stärker spezialisiertes

Gefäßnetz gewinnt und eine Abgrenzung gegenüber der übrigen Cutis und Subcutis erhält. Die Verlagerung in die Tiefe bewirkt auch an der Oberfläche der Haut eine Einsenkung des Drüsenmündungsfeldes, welche als Zitzentasche bezeichnet wird (Abb. 2 C). Auf ihrem Grunde liegen nunmehr die einst oberflächlichen Mammarhaare mit Talgdrüsen. Während der Gravidität stülpt sich vom Boden der Grube eine Zitze empor, die an ihrer Spitze die Ausmündungen der Drüse trägt. Die zur Übertragung des Sekretes entbehrlichen Mammarhaare gehen während der Zitzenbildung verloren (Eversionszitze z. B. bei *Marmosa*, s. Abb. 2 nach Bresslau)[1].

3. Der Übergang zu Mamma und Mamille der Mammalier.

Bei einigen Beutlern findet sich eine weitere Annäherung an die Zitzenbildung der höheren Säugetiere: Nicht nur das eigentliche Drüsenfeld bildet die Zitze, sondern die umgebende Haut beteiligt sich dabei mit. Der unmittelbar an das Drüsenfeld angrenzende Hautring wird als „Cutiswall" bezeichnet. Er wird in wechselndem Maße und in variabler Form in die Zitzenbildung einbezogen.

Aus der verschiedenartigen Verwendung der einzelnen Komponenten (Drüsenfeld, Zitzentasche, Cutiswall, Haaranlagen und Talgdrüsen) ergeben sich die wechselnden Typen der Zitzenbildung bei den einzelnen Tiergruppen (s. dazu Bresslau 1920).

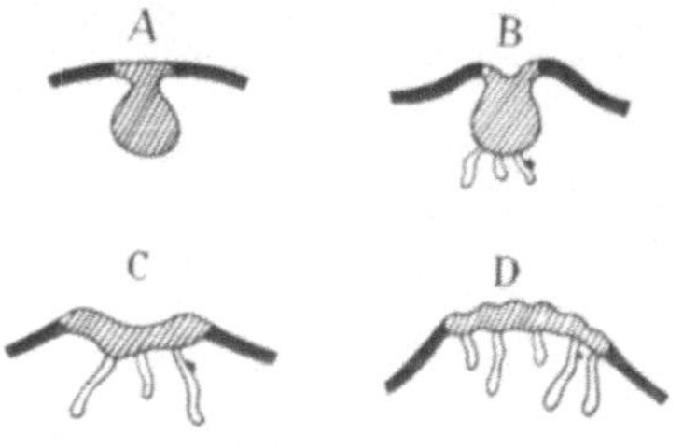

Die Bildung der menschlichen Brustwarze und ihrer Umgebung entspricht dem Schema

Abb. 5. Schema der Zitzenbildung beim *Menschen*. (Nach Bresslau 1920.)

der Abb. 5. Sie ist verhältnismäßig primitiv. Die erste rundliche epitheliale Anlage senkt sich nur zu einem sehr flachen Grübchen — dem Rest einer Zitzentasche — ein. Gleichzeitig erhebt sich der Cutiswall ein wenig, und ihm folgend das flache Feld der rudimentären Zitzentasche. Diese Vertiefung gleicht sich bald wieder aus und das Drüsenfeld wird zu einer mehr oder weniger ebenen Platte, welche ringsherum durch den Cutiswall emporgehoben wird. Schließlich bildet das Feld mit den Drüsenmündungen die flache Gipfelkuppe eines durch die Cutis erhobenen Hügels, der Brustwarze (Mamilla). Die auf die Areola ausgedehnte Beteiligung des Cutiswalles ist durch Pigmentierung markiert, mit stärkeren Haaren, Talg- und Schweißdrüsen versehen und durch einen Kranz von Areolardrüsen umsäumt. Auch einige andere *Primaten* haben Warzenhöfe und bei verschiedenen Säugetieren (z. B. unter *Nagern* und *Carnivoren*) kommen ähnliche Bildungen vor (Bresslau 1920).

II. Die Individualentwicklung der Milchdrüse.

1. Der Milchstreifen.

Als erste Anlage der Milchdrüse gilt beim Menschen und den Säugetieren im allgemeinen der *Milchstreifen*. Allerdings wurde diese seine vermeintliche Bedeutung gelegentlich angezweifelt, sowohl zur Zeit seiner Entdeckung als auch neuerdings durch W. Graumann (1950).

---

[1] Weitere Literatur über vergleichende Anatomie s. Handbuch der vergleichenden Anatomie der Wirbeltiere (Urban & Schwarzenberg 1931), Artikel v. Eggeling (1939), ferner Turner, The comparative anatomy of the mammary glands [with special reference to the udder of cattle) (Columbia 1939] und Turner, The mammary gland. I. The anatomy of the udder of cattle and domestic animals (Columbia 1952).

Der Milchstreifen tritt bei menschlichen Feten von 6—8 mm Scheitelsteißlänge auf und läuft seitlich am Rumpf im Bereich der „dorsoventralen Grenzfurche" (Henneberg 1900) zwischen vorderer und hinterer Extremitätenanlage entlang (s. Abb. 6 nach Hirschland). Er besteht aus einer unscharf begrenzten Epithelverdickung, die sich auch nach kranial und caudal ohne scharfe Grenze in das Epithel des Sinus praecervicalis, des Geschlechtshöckers und der Extremitäten fortsetzt. Histologisch handelt es sich zunächst um ein einschichtiges Epithel kubischer Zellen, das später zwei- bis vierschichtig wird.

Der Milchstreifen wurde erstmalig beschrieben von Hugo Schmidt (1897) und Heinrich Schmitt (1898). Ihnen folgten weitere Bearbeiter um die Jahrhundertwende (s. Handbuch v. Möllendorf 1927, Artikel v. Eggeling). In jener Zeit standen phylogenetische Deutungsversuche im Vordergrund der Forschung. So homologisierte Bresslau (1912) den Milchstreifen mit Bruteinrichtungen niederer Säuger. Henneberg (1900), der seine Entwicklung bei der *Ratte* untersuchte, rechnete ihn mit Sicherheit unter die Vorstadien der Milchdrüse und schreibt, daß es sich „tatsächlich um ein Gebilde handelt, das durch seinen Bau, die Zeit seines Auftretens, eine konstante Lage und eine zu gewissen Zeiten deutliche Begrenzung wenigstens in der Breite mit demselben Recht als ein Stadium der Milchdrüsenanlage aufgefaßt werden muß, wie die Milchleiste". Schmitt (1898) dagegen hielt diese Frage für schwer entscheidbar,

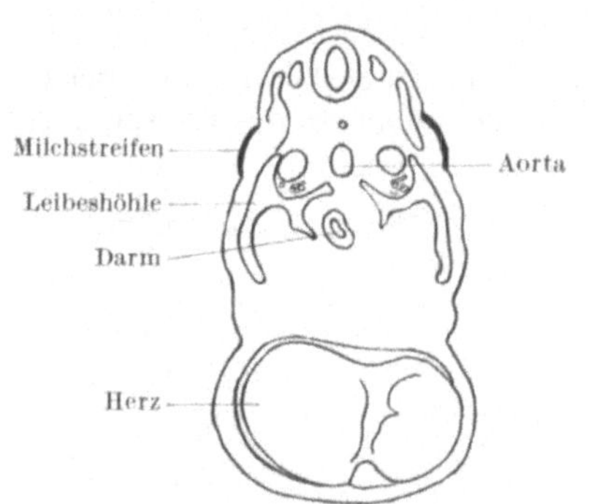

Abb. 6. Querschnitt durch einen menschlichen Embryo von 6,75 mm Länge. Ausbildung des Milchstreifens (aus M. Clara 1949). (Nach Hirschland 1898).

weil das spezifische Epithel des Milchstreifens kontinuierlich in das ebenso beschaffene Epithel des Sinus praecervicalis, des Geschlechtshöckers und der Extremitäten übergeht, und nicht zuletzt deswegen, weil ähnliche Bildungen auch bei Nichtsäugern vorkommen. Graumann (1950) belegt die Unsicherheit schließlich noch durch ein Zitat nach Spuler (1930): „Bis heute ist man zu einer befriedigenden Erklärung der Entstehung und zu einer einheitlichen Auffassung der prospektiven Bedeutung der beiden Bildungen (Milchstreifen und -leiste) noch nicht gekommen." Graumann nimmt 1949 diese Unsicherheit zum Anlaß einer eigenen Studie, die sich über die histologische Untersuchung hinaus zu einer Betrachtung der vermutlichen Relationskausalitäten erweitert. Er stellt — zunächst rein deskriptiv — bei der *Maus* folgende Zusammenhänge fest: Die Ausdehnung entspricht den Befunden Hennebergs (1900) bei der *Ratte*. Die Breite (dorsoventrale Ausdehnung) ist nicht konstant, sondern macht eine charakteristische Entwicklung durch, welche mit ihren Beziehungen zur Differenzierung des benachbarten Mesenchyms das eigentliche Thema der Schilderung ist. Beim 11tägigen *Mäuse*embryo (etwa 1,5 mm) findet sich in der Dorsoventralrinne die typische Zone höheren Epithels von 5—6 Zellen Breite, welche deutlich mehr auf die Parietal- als auf die Stammzone übergreift. Das betreffende Epithel grenzt nirgends unmittelbar an die Zellen des parietalen Mesoblasten, sondern ist durch eine relativ breite Saftspalte von ihm getrennt. Eine Basalmembran ist noch nicht nachweisbar. Von 3 mm Länge ab beginnt das Mesenchym im Bereich des Streifens sich im Vergleich zur Umgebung erheblich zu verdichten, bei 4 mm ist die ursprüngliche Saftlücke unter dem Epithel verschwunden. *Parallel verlaufende Vorgänge spielen sich an dem gegenüberliegenden Serosaepithel ab.* Den dichtesten Stellen des Mesenchyms entsprechen — außen sowohl wie an der Serosa — die Maxima der Epithelhöhe (s. Abb. 7). Am Milchstreifenepithel tritt jetzt eine mit Anilinblau deutlich färbbare Basalmembran auf. Auch sie ist am deutlichsten unter den höchsten Zellen. Die Serosaleiste sowohl als der Milchstreifen dehnen sich weiter nach ventral aus. Im 8 mm-Stadium tritt eine Veränderung insofern ein, als das Mesenchym sich zu Bindegewebe differenziert hat, dessen Beziehungen zum Epithel anders beschaffen sind, als die des Mesenchyms, während „andererseits die freie Flüssigkeit inzwischen aufgesaugt

worden ist, so daß an Stelle des bisher bestehenden physiologischen Hydrops nunmehr ein capillärer Spalt getreten ist, womit sich auch das Serosaepithel in einer neuen Situation befindet." — Soweit die exakte Beschreibung, der sich folgende Deutungen anschließen: GRAUMANN ist mit vielen Autoren — die im einzelnen zitiert werden — der Meinung, daß das Epithel eine führende Rolle in der Differenzierung des angelagerten Mesenchyms spielt. Das gilt nicht nur für den Milchstreifen, sondern ganz allgemein. Für den Spezialfall kommt er daraufhin zu folgender Formulierung und Definition des Milchstreifens: „In der seitlichen Rumpfwand der *Mäuse*embryonen findet sich ein Band morphologisch ausgezeichneten Integumentepithels, welches durch seine kontinuierliche Verbreiterung die in ventraler und dorsaler Richtung fortschreitende erste Differenzierung des unterlagerten Mesenchyms bewirkt .... Erst auf dem Boden dieser ersten vom Epithel bewirkten Differenzierung in Form der Kondensation können weitere Differenzierungsprozesse (Muskelbildung, Knorpel-

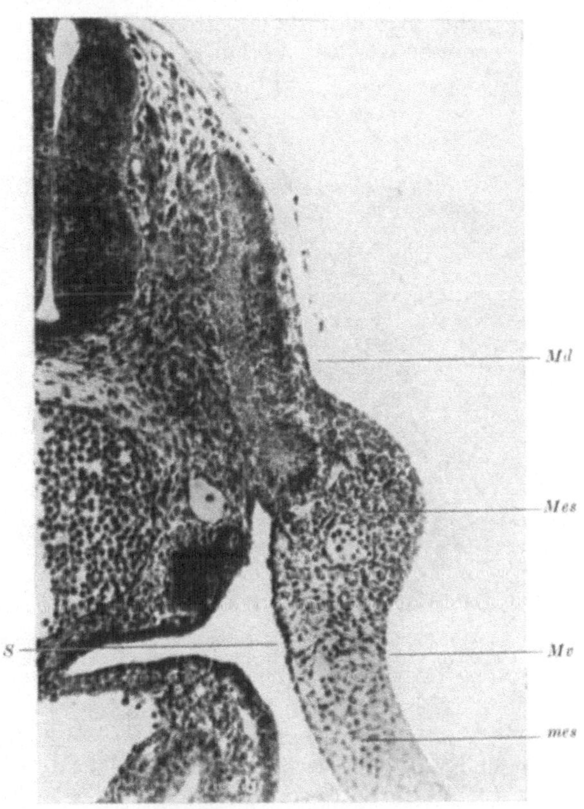

Abb. 7. Scheitelsteißlänge 4 mm *(Maus)*, 200 (aus GRAUMANN 1949) HE, X. *Mes* dichtes, *mes* lockeres Mesenchym, *S* Grenze zwischen hohem und niederem Serosaepithel. *Md* dorsaler, *Mv* ventraler Rand des Milchstreifens.

bildung, Coriumbildung) ablaufen, deren Schilderung aber den Rahmen dieser Untersuchung überschreitet." Während er die Ursachen ausdrücklich ausschaltet, versucht er die Mittel zu finden, mit denen das Epithel die erste Differenzierung des Mesenchyms bewirkt. Er sieht als wesentlich die Aufsaugung des Wassers aus der flüssigen Intercellularsubstanz des undifferenzierten Mesenchyms an, bei gleichzeitiger Vermehrung der Zellen. Erfahrungen aus der Gewebezüchtung über Quellung und Entquellung von Zellen und die Bedeutung von Flüssigkeitsverschiebungen als morphogenetische Faktoren werden als Beweismittel angeführt. Beziehungen zur Mamma werden nicht mehr diskutiert. Der Milchstreifen wird somit — von der Milchdrüsenentwicklung gelöst — zu einem Steuerungssystem für die in seiner Ausdehnung ihn unterlagernden Mesenchymmassen. Es ist wissenschaftshistorisch interessant, zu sehen, wie das gleiche, sehr einfache Gebilde seit der Jahrhundertwende verschiedenen Betrachtungsweisen unterworfen wurde, indem die schlichte Beschreibung, die entwicklungsgeschichtliche Einreihung, die Frage der phylogenetischen Bedeutung und endlich der beziehungskausale Erklärungsversuch aufeinanderfolgen, und den gewissermaßen darüberstehenden Zeitgeist der Jahrzehnte vor dem Darwinismus, das Eindringen der Deszendenzlehre und das in neuer Zeit steigende Bedürfnis nach Einsicht in die kausalen Zusammenhänge widerspiegelt. Es handelt sich gewissermaßen um komplementäre Betrachtungsweisen des gleichen Objektes. Außerhalb der reinen Beschreibung ist aber einstweilen keine Deutung beweisbar, auch nicht die von Graumann, wenn nicht in Zukunft experimentelle Eingriffe die vermuteten Beeinflussungen erweisen würden. Vorläufig handelt es sich bezüglich der Deutung auch hier nur um Analogien, freilich um recht interessante, welche eine weitere Bearbeitung verdienen.

H. Thölen (1949) gibt in seiner Arbeit auch eine Mikrophotographie des *menschlichen* Milchstreifens (Abb. 8) bei einem Embryo von 8,4 mm Scheitelsteißlänge und schreibt dazu: „Knapp unterhalb der oberen Extremität zeigt sich an der seitlichen Brustwand eine epitheliale Verdikkung. Diese kommt in den folgenden Schnitten immer mehr auf die vordere Brust- bzw. Bauchwand zu liegen. Die Epidermis ist ein- bis zwei-

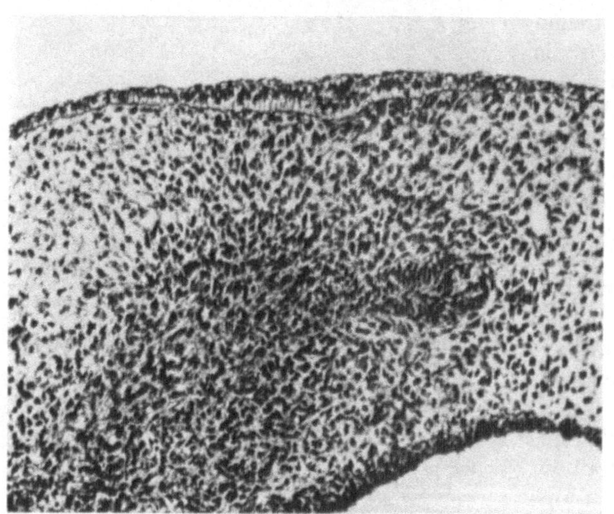

Abb. 8. Milchstreifen im Querschnitt (am oberen Rande). Menschlicher Embryo. 8,4 mm Scheitelsteißlänge. Hämatoxylin-Thiazinrot-Pikrinsäure. Mikrophot. 160×. (Aus Thölen 1949.)

schichtig. Im kranialen Teil der Verdickung, wo 4—6 Schichten vorhanden sind, ist die Vorwölbung als Milch*leiste* zu bezeichnen (Brouha 1905, Lustig 1915). Im unteren Abschnitt, wo das Epithel zwei- bis vierschichtig ist, handelt es sich um den Milch*streifen*. Er reicht bis zum Ansatz der unteren Extremität."

2. Späte Stadien des Milchstreifens und erstes Auftreten der Milchleiste (Milchlinie).

Damit kommen wir zu dem Übergang vom Milchstreifen zur *Milchleiste* bzw. zur Ablösung des einen durch den anderen. Gemeinsam ist allen Beschreibungen die Darstellung einer engen örtlichen Beziehung zwischen beiden, so daß die Milchleiste unbedingt an ihren Vorgänger — den Milchstreifen — anzuknüpfen ist. Der Milchstreifen steht also zumindest im topographischen Sinne am Anfang der Milchdrüsenentwicklung, ganz gleich wie seine Rolle im Entwicklungsgeschehen sonst noch gedeutet werden mag. Der Milchstreifen schwindet langsam durch allmähliche Abflachung bei gleichzeitiger Verbreiterung[1]. In einigen

---

[1] Spuler (1930) ist in dieser Hinsicht anderer Meinung: „Während die Milchlinie restlos verschwindet (gemeint ist, nach Ausbildung der Einzelanlagen), soweit ihr Material nicht zu Mammaranlagen verwandt wird, bleibt der Milchstreifen erhalten und bildet die vom erhöhten Epithel bedeckte mesenchymatische Vorwölbung, welche die epithelialen Mammaranlagen umgibt. Ich kann also denen nicht beipflichten, die mit dem nicht zur primären Anlage des Mammarorgans werdenden Teil der Milchlinie auch den Milchstreifen spurlos verschwinden lassen . . . . "

seiner Abschnitte — die etwa der späteren Lokalisation der Zitzen bei der betreffenden Tierart entsprechen — wird sein Epithel vier- und mehrschichtig. Diese sich weiter und neu entwickelnden, mehrschichtigen Abschnitte werden nunmehr als Milch*leiste* oder *Milchlinie* bezeichnet (BROUHA 1905, LUSTIG 1915, THÖLEN 1949). Am ausführlichsten schildert HENNEBERG (1899) den Übergang vom Streifen zur Leiste: Eine zweite Zellschicht tritt bei der Ratte ($12^1/_2$tägiger Embryo) im Dorsalteil des Milchstreifens auf und verbreitet sich von hier ventralwärts, bis bei 13tägigen Embryonen der Milchstreifen in ganzer Ausdehnung aus 2 Zellschichten besteht. Seine Breitenausdehnung fällt jetzt ungefähr mit der Breite der Extremitätenleiste zusammen (HENNEBERGs Fig. 4), läuft nach kranial bis zur Schulterregion und Achselhöhle und geht hier in das hohe Epithel der Extremität und der Kiemenbögen über. Ebenso verhält er sich nach caudal zur hinteren Extremität und zur Inguinalbeuge, wo er weiterhin „gegen das bis zur Schwanzwurzel ausgedehnte zweischichtige Epithel dieser Gegend nicht abgrenzbar ist". [Im wesentlichen gleiches ergibt sich aus den Schilderungen und Abbildungen von HIRSCHLAND (1899) und STRAHL (1898) für den Menschen.]

Die ersten Spuren einer Milchleiste treten beim $13^1/_2$tägigen Rattenembryo an einzelnen Stellen des Milchstreifens dort auf, wo sich bei älteren Stadien die Milchleiste findet: Die Zellen liegen in den betreffenden Abschnitten dichter und eine durch Zellvermehrung bedingte minimale Anschwellung tritt auf, unter gleichzeitiger Vorbuchtung gegen das Mesenchym. Der ventral von dieser Milchleistenanlage befindliche Teil des Milchstreifens besteht aus „besonders groß und vollsaftig" gewordenen Zellen. Kranialwärts von der Mitte nimmt der Milchstreifen an Breite zu, sowohl nach ventral als nach dorsal, so daß er sich hier bis auf die Urwirbelleiste ausdehnt. „Oder mit anderen Worten: es tritt auf der Urwirbelleiste in Zusammenhang mit dem Milchstreifen ein zweischichtiges Epithel auf, das an Ausdehnung nach der Medullarleiste zu immer mehr zunimmt, so daß der Milchstreifen gegen dasselbe nicht mehr abgrenzbar ist .... Da nun der dorsalwärts von der Milchleiste gelegene Teil des Milchstreifens nicht mehr als selbständiges Gebilde erscheint, so würde man, wenn man die vorhergehenden Stadien nicht kennt, annehmen müssen, daß die Milchleiste am dorsalen Rande des Milchstreifens entstanden sei." Die Weiterbildung der Milchleistenanlage, wie sie ebenfalls bei $13^1/_2$tägigen Embryonen beobachtet wurde, führt zu einer bei Oberflächenbetrachtung mit der Lupe wahrnehmbaren linearen Epithelverdickung, der ausgebildeten Milchleiste. In den nächsten Stadien ist der Milchstreifen weiterhin nur noch ventral von der Milchleiste deutlich erkennbar.

3. Die Milchleiste (Milchlinie).

Nachdem die Milchleiste bei *Schwein, Maulwurf, Kaninchen* und *Katze* beschrieben war (O. SCHULTZE 1893), fand sie KALLIUS (1897) auch beim *menschlichen* Embryo. Später wurden diese Befunde durch STRAHL (1898) und HIRSCHLAND (1898) erweitert und von LUSTIG (1915) als regelmäßige Erscheinung bestätigt. Beim *Menschen* bildet sie sich im wesentlichen nur in der kranialen Hälfte des Streifens aus. Je mächtiger die im Gebiete des Milchstreifens entstehende Epithelleiste wird, desto deutlicher prägt sich ihre Gestalt an der basalen Schicht aus, und desto tiefer wird die Eindellung des ihr anliegenden Mesenchymgewebes. An der Stelle der zukünftigen Drüse ist die Delle im Bindegewebe am tiefsten. Der übrige Teil verschwindet allmählich und es kommt zum hügelförmigen Stadium. In einer — wenn auch kurzen —Entwicklungsperiode erstreckt sich also die Milchleiste auch beim Menschen von der Achselhöhle bis zur Inguinalgrenze der unteren Extremität (s. Abb. 9 nach Graf SPEE 1915). Diese Leiste ist bei Säugetieren oft in den mittleren Abschnitten (zwischen oberer und unterer Extremität) dünner oder ganz unterbrochen (Henneberg, Ratte). Spuler (1930) setzt die Entwicklung und Reduktion der Leiste beim Menschen zu dieser mittleren Reduktion bei Tieren in Beziehung, indem er (für den Menschen) schreibt: „Im caudalen Bereich kommt es offenbar öfter zur Entwicklung bzw. längeren Entfaltung von isolierten Milchdrüsenrudimenten vor dem Ansatz der hinteren Gliedmaße, also in der Inguinalregion des Bauches. Da der Milchstreifen am Ansatz der hinteren Extremität ein zweites Maximum seiner ersten Anlage wie seiner Ausbildung besitzt, so erscheint diese Gegend für derartige Bildungen prädisponiert. Da beide Extremitäten nach dem gleichen Bauplan aufgebaut werden, so kann die gleiche Ausbildung entsprechender Teile

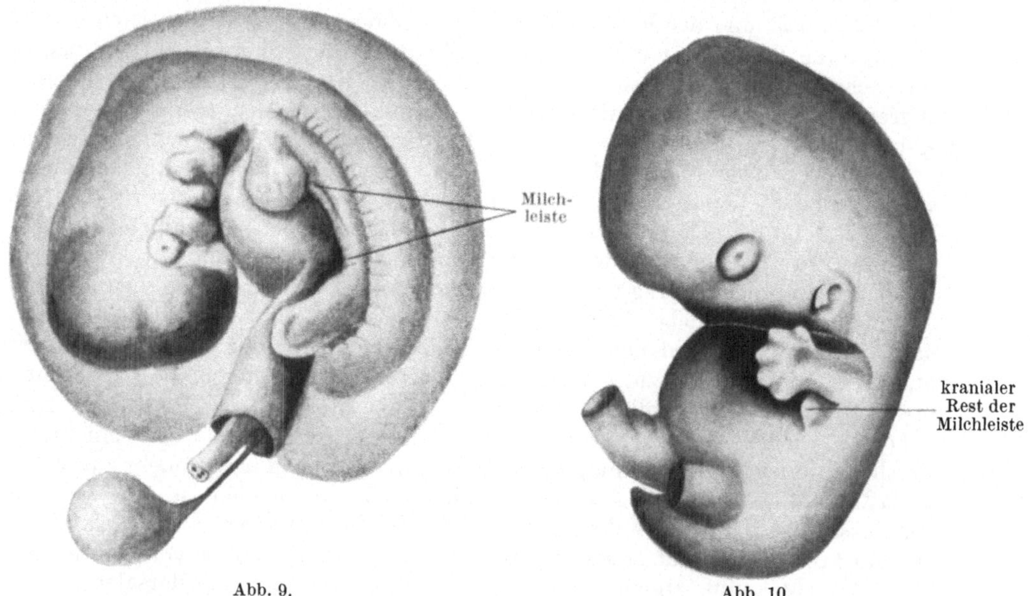

Abb. 9.   Abb. 10.

Abb. 9. Etwa 6wöchiger menschlicher Embryo mit Milchleiste im Amnion. (Nach F. Graf Spee 1915.)

Abb. 10. Menschlicher Embryo. Scheitelsteißlänge 15 mm. Vergr. 7×. (Nach H. Schmidt 1897.)

ihrer Nachbarschaft als Auswirkung dieser Gleichartigkeit betrachtet werden. Die geschützte Lage dieser Teile der ventrolateralen Rumpfwand kommt als wesentlicher Faktor, namentlich bei der hinteren Gliedmaße hinzu. Aus diesen morphogenetischen und biologischen Gründen erklärt sich meines Erachtens das Überwiegen der Anordnung der ausgebildeten Milchdrüsen in diesen Regionen, wenn die Anzahl der Mammarorgane reduziert ist." Normalerweise aber verkürzt sich die menschliche Milchleiste von caudal her nach kranial und nur ihr vorderer Teil entwickelt sich weiter (s. Abb. 10). Bezüglich des Ablaufs ergibt sich aus den in der Literatur vorliegenden Einzelberichten etwa folgendes Bild: Die verdickte Epithelleiste senkt sich allmählich in das Mesenchym ein, welches seinerseits zellreicher und dichter wird und sich deutlich vermehrt. Diese Reaktionen sind am stärksten im kranialen Teil der Anlage. Es erfolgt eine zunehmend stärkere Absetzung dieser Epithelverdickung vom Milchstreifen. Mit dem Einsinken in das Mesenchym schwächt sich die Vorwölbung nach außen immer mehr ab. Die Wölbung ist am stärksten im höchsten Teil des Milchstreifens. Das Oberflächenbild ähnelt dann allmählich einem keulenförmigen Gebilde mit dem dicken Ende zur Achselhöhle hin (s. Abb. 10 H. Schmidt 1897), während das hintere Ende noch bis in die Nabelgegend reichen kann. Die Milchleiste liegt am dorsalen

Rande des Milchstreifens. Beide werden weiterhin mit der Ventralverschiebung der Extremitäten und des Körperwandmaterials mehr und mehr nach ventral verlagert. Vielleicht steht damit in Zusammenhang, daß die Abgrenzung gegen das gewöhnliche Hautepithel nach dorsal plötzlicher ist als ventral. Nach der Rückbildung der caudalen Teile bleibt schließlich das hügelförmige Stadium von REIN (1882) übrig. Ihm schließt sich das linsenförmige an (LUSTIG 1915), das einer bikonvexen Linse zu vergleichen ist, im Querschnitt ähnlich dem der Milchleiste.

Während beim Menschen normalerweise nur das kraniale Ende der Milchleiste zu diesem Entwicklungsgrad gelangt, zerfällt bei den Tieren mit reihenartig

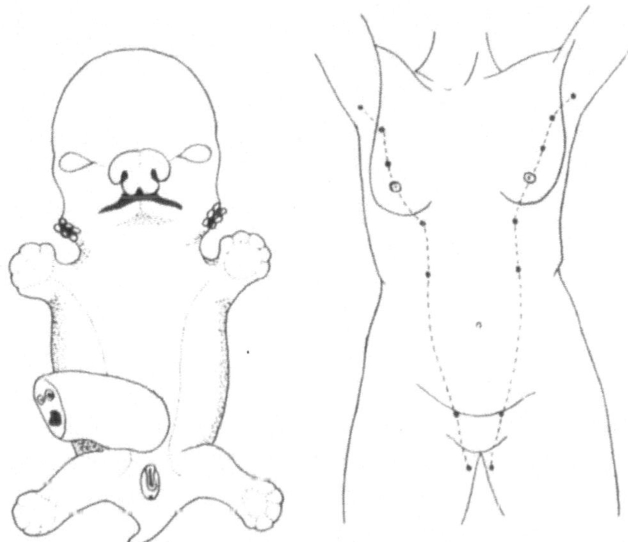

Abb. 11. Links: Schema des Verlaufes der Milchleiste bei Säugetierembryonen (nach PATTEN 1948). Rechts: Verbindungslinie der Stellen, an denen überzählige Milchdrüsen vorkommen. (Nach MERKEL.)

hintereinander liegenden Zitzen die Leiste durch Einschnürungen und in deren Gebiet ablaufende Reduktion allmählich in die entsprechende Zahl von Einzelanlagen. Ähnliche Vorgänge können bekanntlich auch beim Menschen zur Ausbildung überzähliger Milchdrüsen, Zitzen oder anderer Bestandteile einer vollkommenen Mamma führen, die dann beim Erwachsenen im Verlaufsgebiet der ursprünglichen embryonalen Milchleiste liegen (s. Abb. 11 nach PATTEN 1948 und MERKEL 1907). Im übrigen kommen auch abseits des Milchleistenverlaufes gelegentlich solche mehr oder minder weit ausgebildeten Milchdrüsen oder Milchdrüsenteile vor, über deren kausale Genese man sich einstweilen nur verhältnismäßig unklare Vorstellungen machen kann (s. Abb. 12 nach PATTEN 1948). Soweit es sich um Hyperthelien im Bereich der ehemaligen Milchleiste handelt, können folgende Beobachtungen an menschlichen Embryonen hierzu in Beziehung gebracht werden, über die nach der Zusammenstellung von SPULER (1930) berichtet sei:

BROUHA (1905) fand bei einem Embryo von *9 mm Länge* auf dem Milchstreifen eine Milchlinie, die sich nach caudal allmählich verschmälert und sich bis zur Wurzel der hinteren Extremität erstreckte.

H. SCHMITT (1898) bei 9,5 mm Scheitelsteißlänge: Eine unregelmäßig in das Mesenchym eingesenkte Milchleiste, caudal von ihr eine erneute Einsenkung des

auf 3 Schichten verdickten Epithels ins Mesenchym, die mit dem erhöhten zwei-
bis dreischichtigen Epithel um die Beinstummel verschmolz.

F. Berk (1913) 9,5 mm größte Länge: Die Milchleiste erreicht fast die Basis
der hinteren Extremität. Im schmalen caudalen Teil „scheinen in seinem Verlauf
2 Anschwellungen vorzukommen, die sich in ungefähr gleichen Abständen voneinander auf die Bauchwand im Bereich der Epithelverdickung verbreiten."

I. Broman (1920) fand bei einem 10 mm langen Embryo eine Ausdehnung
der Milchleiste bis zur Inguinalgrenze der hinteren Extremität.

Berk (1913) [11,1 mm Scheitelsteißlänge] fand hinter dem caudalen Ende der
Milchleiste eine nochmalige stärkere Anhäufung von Epithelzellen.

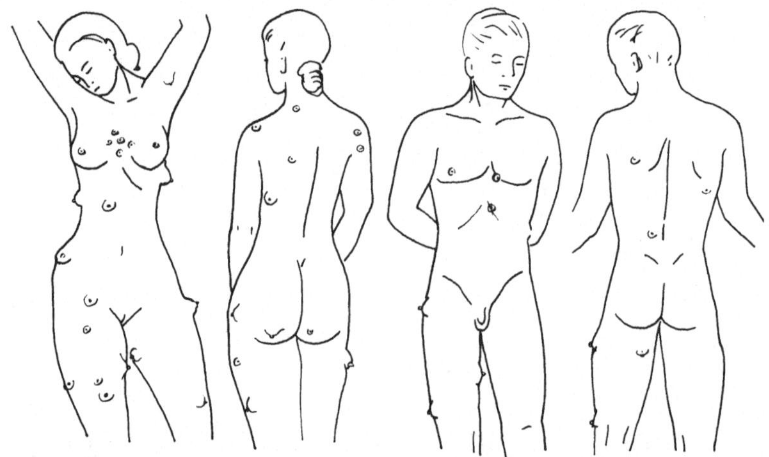

Abb. 12. Einzeichnung der in der Literatur beschriebenen ungewöhnlichen Vorkommen von überzähligen Milchdrüsen oder Mamillen. Obwohl für das männliche Geschlecht weniger Beobachtungen vorliegen, ist die Art der
Lokalisierung der bei der Frau ähnlich. (Nach Surmont und Cholnoky aus Patten 1948.)

Schmitt (1898) beschreibt bei einem 11,5 mm langen Embryo in der Mitte
des Milchstreifens eine von der Milchleiste isolierte, in das Mesenchym vorgewölbte Epithelverdickung, die auf die untere Extremität stößt.

Broman (1920) fand bei einem 16,5 mm langen Embryo in einer Epithelknospe in der Mitte der Inguinalfurche einen Rest des caudalen Endes der Milchleiste (s. dazu auch Abb. 11 a u. b).

Auch von der Milchleiste getrennte Epithelverdickungen im Bereiche des
Milchstreifens kommen für die Genese der Hyperthelien in Betracht: F. Berk
(1913) fand bei einem 17 mm großen Embryo eine spindelförmige, nur durch
einen Strich kernreicheren Epithels mit dem kranialen Teil der Milchleiste verbundene Epithelverdickung, an der sich ein knopfförmiger Zellhaufen befand.
Bei einem 13,3 mm langen Embryo mit noch bis zur unteren Extremität reichen-
dem Milchstreifen kranial von der normalen Anlage einen isolierten Epithelhügel
und caudal von der normalen Anlage einen Epithelknopf und nach diesem
nochmals eine Epithelverdickung.

Überzählige Anlagen sind wiederholt auch bei älteren Embryonen von Mitte
des 3. Monats ab beobachtet worden. v. Eggeling betrachtet vor allem den
Milchstreifen als Ausgangsgebilde für die Hyperthelien, wie schon H. Schmidt
darauf hinwies, daß zahlreiche (von einigen wenigen bis zu 40) im Bereich des
mehrschichtigen Epithels des Milchstreifens liegen. Spuler (1930) sagt zusammenfassend: „Diese Befunde sprechen doch sehr dafür, daß im Bereich des Milchstreifens eine Prädisposition zur Bildung epithelialer Wucherungen, wie die
normale, beim Menschen offenbar variable Milchlinie eine ist, besteht, und daß

diese Fähigkeit im Bereich der Mammaranlage in besonderem Maße vorhanden ist."

Transitorische Bildungen ähnlicher Art sind aus der Inguinalgegend beschrieben worden (H. SCHMIDT 1897, WALTER 1902, BROMAN 1920, 1921, 1925). Sie könnten vielleicht in Zusammenhang gebracht werden mit gelegentlich beobachteten Hyperthelien an den Labia maiora und mit der Ausdehnung des Milch*streifens* bis in diese Gegend. I. BROMAN fand ferner taschenartige Bildungen auf der Bauchwand dicht an der Abgangsstelle der hinteren Extremität bei Embryonen von 19—25 mm Länge. Sie bestehen (jederseits) aus einer Grube, die lateral von einer Hautfalte von verdicktem Epithel begrenzt ist. Bei dem Embryo von 20 mm lag dicht oberhalb und medial davon eine überzählige Mammaranlage; caudalwärts endigte die Falte rechts mit einer ähnlichen Knospe, welche auch bei Embryonen von 21 und 23,5 mm Länge vorhanden war. BROMAN vergleicht diese Taschen mit der Anlage des Beutels der Marsupialier. (Über weitere vergleichend-anatomische Deutungen s. Literaturangaben bei SPULER 1930, über Hyperthelie usw. bei SCHULTZ im Handbuch der speziellen Pathologie, Anatomie und Histologie 1933 und bei T. DE CHOLNOKY 1939).

III. Die einzelnen Mammaranlagen bis zur Geburt.

1. Das linsenförmige Stadium.

Neuerlich wurde die Entwicklung von NEUMANN und OING (1929) [s. Abbildung 13, 14 und von H. THÖLEN (1949) beschrieben. Die ersteren Autoren berücksichtigen vor allem die Beziehungen zur Polythelie; der letztere widmet sich mehr den Beziehungen zur Umgebung, vor allem zum unterlagernden Bindegewebe. Das von H. LUSTIG (1915) so bezeichnete linsenförmige Stadium schildert THÖLEN folgendermaßen für einen menschlichen Embryo von 14,0 mm Scheitelsteißlänge: „Bei diesem Embryo hat sich eine linsenförmige Brustdrüsenanlage aus der Milchleiste gebildet. Caudal von der Drüsenanlage ist noch die Milchleiste zu sehen, die nicht deutlich von der Drüse abgegrenzt ist. Im Gegensatz zur eigentlichen Drüsenanlage senkt sich die Milchleiste nicht in das darunterliegende Gewebe ein. Die Basis der epithelialen Mammaranlage besteht aus einer Schicht Zylinderzellen; die darüberliegenden Zellen sind mehrschichtig und von unregelmäßiger Form. Einige Zellkerne weisen Mitosen auf.

Die periepitheliale Verdichtung im embryonalen Bindegewebe ist kaum größer als die Ausdehnung der Drüsenanlage. In deren nächster Umgebung sind die Zellen vermehrt. Es handelt sich um länglich ovale Elemente, die in 3 bis 4 Schichten konzentrisch um die Anlage angeordnet sind. Zwischen den Zellen finden sich äußerst feine Fasern, die gegenüber anderen Stellen im Präparat vermehrt erscheinen." Das entspricht der Beschreibung nach etwa der Abbildung von H. LUSTIG bei einem Embryo von 10 mm Länge oder der von NEUMANN und OING (s. Abb. 13, 1C). Ein Vergleich der verschiedenen Abbildungen zeigt im übrigen den fließenden Übergang von der Linsen- zur Kugelform.

2. Das kugelförmige Stadium.

Das kugelförmige Stadium nach der Einteilung von LUSTIG findet THÖLEN bei einem menschlichen Embryo von 22 mm Scheitelsteißlänge. Kranial davon sind zwei hyperthneliale Bildungen vorhanden. Durch die im Schnitt halbkreisförmige Drüsenanlage wird die Hautoberfläche deutlich vorgewölbt. Er findet folgende Anordnung des Bindegewebes: An der am weitesten basal gelegenen Zellschicht der Drüsenanlage liegt eine strukturlose Verdichtungszone. Daran sind 4—5 Schichten länglich ovaler Kerne konzentrisch angeschlossen. Zwischen den Zellelementen sind äußerst feine Fasern eng ineinander verflochten. Peripher davon finden sich die Zellen vermehrt und regellos angeordnet. Außer

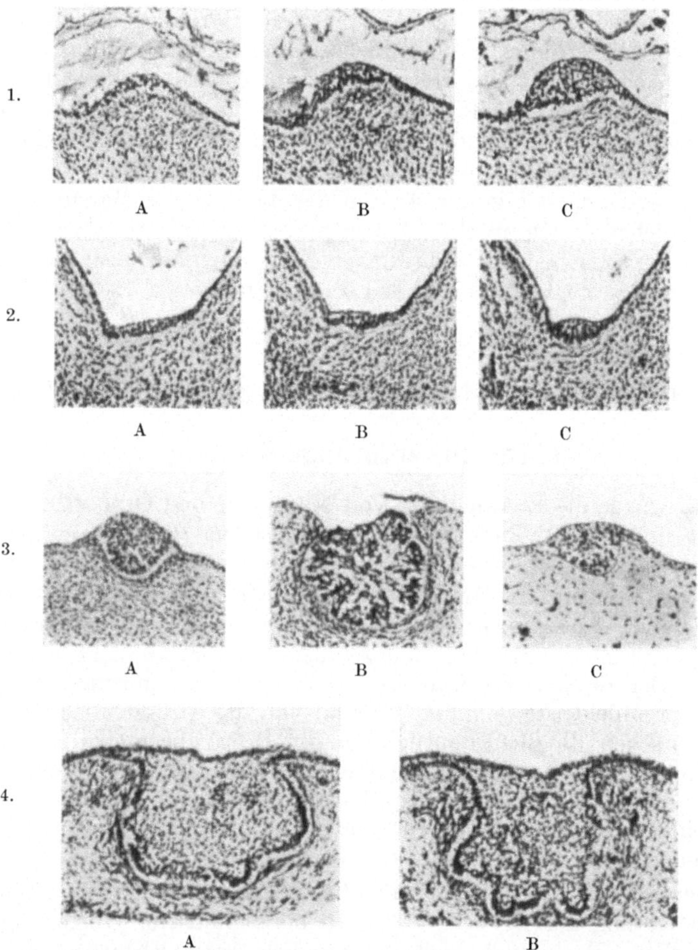

Abb. 13. Stadien der menschlichen Milchdrüsenentwicklung. Von links nach rechts: 1. Reihe: A Milchleiste; B Übergang zum Milchhügel C (Fetus 10 mm gr. L.). 2. Reihe: Akzessorischer Milchhügel aus der Achselhöhle des gleichen Fetus. 3. Reihe: A beginnende Einsenkung des Milchhügels (15 mm), linsenförmiges Stadium; B kugelförmiges Stadium, völlig eingesenkt (Fetus 40 mm); C akzessorische Anlage des gleichen Fetus, in der Entwicklung gegenüber der normalen zurückgeblieben. 4. Reihe: A beginnende Sprossenbildung (140 mm großer weiblicher Embryo). B Fetus von 170 mm gr. L. Deutlicher hervortretende Sprossen. (Nach H. O. Neumann und M. Oing.)

diesen Zellen sind unter anderem auch Erythroblasten vorhanden. Im Bindegewebe sind Anlagen von kleinen Blutgefäßen zu erkennen. Die Zellvermehrung im Bindegewebe ist kranial von der epithelialen Anlage viel deutlicher als caudal. Die Zellen besitzen länglichovale Kerne, die im Querschnitt kreisförmig sind. An Stellen der dichtesten Anhäufung sind Mitosen zu erkennen. Die Intercellularsubstanz ist locker und enthält Capillaranlagen. Je näher die Schnitte der Anlage sind, um so dichter ist die Zellvermehrung.

3. Das Zapfenstadium.

Durch Verlängerung des sagittalen Durchmessers der epithelialen Anlage entsteht allmählich die Zapfenform. Die äußere Oberfläche ist nicht mehr konvex. Die Anlage flacht sich ab und ragt schließlich nicht mehr über die Oberfläche hinaus (LUSTIG). THÖLEN (1949) begegnet diesem Stadium in seinen Anfängen bei einem menschlichen ♀ Fetus von 30,0 mm Scheitelsteißlänge. Die Drüsenanlage, welche medial von der Wurzel der oberen Extremität liegt, ist

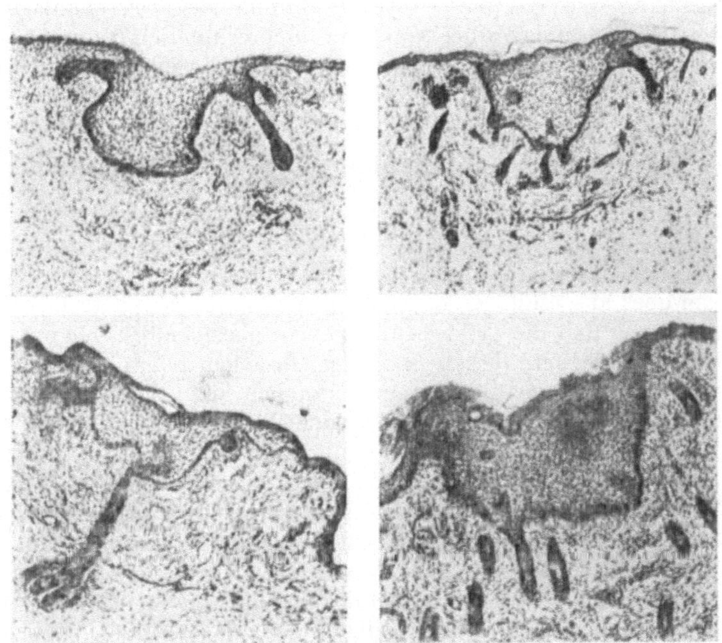

Abb. 14. Oben links: 260 mm großer weiblicher Fetus. Sprosse mit Endkolben und Haarbalganlagen. Oben rechts: 300 mm großer weiblicher Fetus. Wachstum der Primärsprossen. Unten links: 320 mm großer weiblicher Fetus. Sekundärsprossen. Unten rechts: 390 mm großer weiblicher Fetus. Aussprossungen mit Lumenbildung. (Nach H. O. NEUMANN und M. OING.)

an ihrer Oberfläche eingedellt. Das nicht mehr kreisförmige Gebilde zeigt eine äußere Schicht zentraler Zellen, die zur Mitte hin in unregelmäßige Formen übergehen (Übergang vom Kugel- in das Zapfenstadium). Das Bindegewebe ist mit seinen Fasern und Zellen in mehreren Schichten konzentrisch um die Drüsenanlage angeordnet. Diese Bindegewebsveränderungen machen sich schon im weiteren Umkreis der Drüse bemerkbar. Hier sind die Schichten parallel zur Epidermis angeordnet, die in der Mitte zwischen Rippe und Epidermis eine Zellvermehrung zeigen.

4. Das Kolbenstadium.

Das Kolbenstadium nach LUSTIG ist durch folgende Merkmale gekennzeichnet: Bei einer Gesamtlänge des Embryos von 30,40 mm anfangend tritt die Drüsenanlage in dieses Stadium ein. Die weiter in die Tiefe gewachsene Epithelknospe bekommt durch Verschmälerung ihres oberen Teiles einen Hals, der sich an die allmählich entstehende oberflächliche Eindellung anschließt. In der Eindellung findet sich oft eine Ausfüllung durch frühzeitig verhornende Zellen. Die Cutis um die Anlage verändert sich: Neben den zahlreichen runden Zellen finden sich spindelförmige. Innerhalb der Warzenzone liegen einzelne glatte Muskelfasern. Die Warzenzone vergrößert sich in konzentrischen Schichten um die Epithelanlage und erreicht die gleiche Dicke wie die Anlage selbst. Es beginnt Fettgewebe in der Subcutis zu erscheinen. Thölen bestätigt 1949 im wesentlichen diese Befunde an einem männlichen Embryo von 4,5 cm und macht weitere Mitteilungen über das angrenzende Mesenchym: Die Anlage dehnt sich nur in der oberen Hälfte des Hautbindegewebes aus und bewirkt eine leichte Vorwölbung der Oberfläche. In mehrschichtiger konzentrischer Anordnung des Bindegewebes findet auch er länglich ovale Kerne und feine Fibrillen, spindelförmige Elemente und Capillaren. Direkt kranial der Drüsenanlage sind die Bindegewebszellen so angeordnet, daß eine innere hufeisenförmige Schicht von einer zweiten umgeben wird. Zwischen den Zellen liegen äußerst feine Fasern und Capillaren.

5. Das Stadium der gelappten (eingekerbten) Anlage.

Lustig fand in der Größe von 50,6 mm Veränderungen an der Basisseite der Epitheleinstülpung, durch welche die später folgende Sprossung eingeleitet wird: Es erscheinen Einkerbungen, die von den sich verschiebenden Fibrillen des Bindegewebes ausgefüllt werden. Auch die basale Zylinderschicht folgt den Einbuchtungen, so daß die ganze Anlage einen oberflächlich gelappten Aufbau erhält. Thölen begegnete diesem Stadium bei einem männlichen Embryo von 10,0 cm Scheitelsteißlänge und stellt bezüglich des Bindegewebes folgende Einzelheiten fest: An der Basis der Zylinderschicht läuft ein durch Anilinblau gefärbter schmaler Gewebsstreifen, den übrigens schon Lustig feststellte und als Membrana propria bezeichnete. An den Vorbuckelungen, also den Stellen stärkster Wachstumstendenz, finden sich Fibrocyten mit längsovalen Kernen. Im Anschluß an die übrigen Abschnitte liegen in mehreren konzentrischen Schichten Zellen mit spindelförmigen Kernen. Zwischen der Drüsenanlage mit ihren konzentrischen Hüllschichten einerseits und der Subcutis andererseits liegen breitere, stark färbbare Fibrillenbänder. Die verdichtete Bindegewebszone ist scharf gegen die Subcutis abgegrenzt, geht aber allmählich in die Cutis über. Man wird durch dieses Verhalten an die zuerst von Beneke (1903) behauptete und bis heute oft diskutierte Frage einer spezifischen, gewissermaßen induzierenden Einwirkung des Epithels und sich entwickelnder epithelialer Bildungen auf das Bindegewebe erinnert. Diese Beziehungen werden in einem späteren Kapitel noch ausführlich zu behandeln sein.

6. Stadium der Sprossenbildung aus der primären Epithelanlage. Sekundärsprossen.

Im weiteren Verlauf gehen aus der bisher einheitlichen, massiven Epithelanlage (primäre Mammaranlage) auswachsende zylindrische Gebilde in größerer Zahl hervor. Sie werden als Sekundärsprosse bezeichnet. Der Name soll (nach dem Vorgang von Rein 1882) den Gegensatz zur massiven Primäranlage ohne Sprosse kennzeichnen. Bis vor kurzem ist diese Namengebung allgemein üblich gewesen. Sie wird auch noch von Spuler (1930) und Thölen (1949) verwendet. Neuerdings aber werden, vor allem im angloamerikanischen Sprachbereich (z. B. Turner, The mammary gland 1952) diese tatsächlich ja *ersten* zylindrischen Ausknospungen richtiger als „primary sprouts" bezeichnet und die weiteren Verzweigungen als „secondary", „tertiary" usw. Der letztere Modus ist logischer und übersichtlicher. Denn tatsächlich wird bei der ersten Nomenklatur ungleichartiges zusammengefaßt: Die Primäranlage ist eine kompakte, einheitliche Epithelmasse *ohne* Sproßbildungen und eben deswegen wird sie durch den Zusatz „primäre" von der nächsten unterschieden. Man kann also wohl das nächste *Stadium des Epithelknotens mit den Sprossen zusammen* konsequent als „Sekundäranlage" bezeichnen, die *einzelnen* Sprossen daran treten aber zweifellos als erste ihrer Art auf und nicht als zweite, sind also die primären Sprosse der Sekundäranlage. Auch für die Einteilung des fetalen und kindlichen Drüsenbaumes ist die Gliederung in primär (Gangteil von der Ausmündung bis zur ersten Aufzweigung) und sekundär (von der ersten Aufzweigung ab) übersichtlicher und eindeutiger. Lustig schildert den Vorgang der Sprossung folgendermaßen:

Die Andeutung der Lappung an der Basis der Epithelanlage führt zu dem nächsten Stadium der Sprossenbildung. Die Lappen treten mehr hervor, wachsen weiter in die Tiefe und strecken sich, bis sie Zapfenform bekommen. Sie ragen als solide Epithelstränge, die ihren Ausgangspunkt von den basalen Epithelanlagen nehmen, bis in die Subcutis hinein „und wir nennen sie zum Unterschied von der ursprünglichen Anlage Sekundärsprossen". Histologisch sind sie ebenso gebaut wie die Epidermis: polygonale Zellen mit gut färbbaren, großen, runden Kernen und eine periphere Zylinderzellschicht. Die übrigen, später zugrunde gehenden, zentralen Zellen liegen ungeordnet in der Mitte der Sprossen. Die größer gewordenen Zapfen bekommen kolbig aufgetriebene Enden. Die primäre Epithelanlage flacht sich allmählich ab.

Nach Thölen (1949) lassen sich bei einem 18,0 cm langen Embryo „leicht über 20 Sprossen nachweisen, von denen ein großer Teil deutliche Lumenbildungen aufweist". Thölen findet in diesem Stadium also bereits die Bildung der Lumina, wie vor ihm auch Lustig. Diese Befunde weichen von denen früherer Untersucher ab (Rein 1882, Brouha 1906), welche den Beginn der Lumenbildung auf den Anfang des 8. Monats verlegen. Nach den übereinstimmenden Angaben von Lustig und Thölen käme der 5.—6. Lunarmonat in Betracht. Möglicherweise besteht eben zu dieser Zeit schon wie sicher späterhin eine große individuelle Variabilität im Differenzierungsablauf. Während noch sämtliche Milchdrüsenzapfen massiv sind, haben die Schweißdrüsen der Nachbarschaft schon ausgehöhlte Schläuche. An den Milchdrüsensprossen beginnt die Lumenbildung an den kolbig verdickten Enden und schreitet von dort auf die Primäranlage zu fort.

In Anbetracht der in einem späteren Abschnitt zu referierenden Arbeiten über die frühe Entwicklung des Gefäßnetzes und der Areolarmuskulatur (Dabelow 1955) sei auf die von Lustig und von Thölen gegebene Schilderung der mesenchymalen Umgebung genauer eingegangen. Die der Anlage zugehörige Bindegewebsschicht trägt den gleichen Charakter wie im vorhergehenden Stadium. Die Abgrenzung zwischen der eigentlichen Warzenzone und der übrigen Cutis ist wesentlich deutlicher geworden, weil das Gebiet der Warzenzone erheblich an Färbbarkeit zugenommen hat. Die zukünftigen Drüsenschläuche durchbrechen die gefäß- und zellreiche Warzenzone. Sie reichen bis fast an das subcutane Fettgewebe heran, wo sie in den kolbenförmigen Anschwellungen endigen. „In der übrigen Epidermis findet man deutlich Haare, ferner Schweißdrüsen, die um größere Gefäße herumliegen." Die folgende Schilderung von Thölen (1949) bezieht sich auf einen männlichen Embryo von 18 cm Scheitelsteißlänge. Sein Entwicklungsgrad „entspricht dem Übergang des Sprossenbildungsstadiums in das Stadium des Wachstums der sekundären Epithelanlage (Beginn der Kanalisation der sekundären Sprossen)". Das Bindegewebe der Subcutis zeigt Vermehrung der Zellen und Fibrillen. Die Sprossen sind von verdichtetem Bindegewebe umgeben; sie verlaufen in der Richtung dieser Verdichtungen und laufen mit ihnen in die Subcutis hinein. Die in dichotomischer Aufteilung begriffenen kolbig verdickten Enden finden sich 2—3 mm außerhalb der Primäranlage. Sie liegen nahe zusammen in der Subcutis und sind von verdichtetem Bindegewebe umgeben. Die Zellkerne sind teils längsoval, teils spindelförmig. *Capillaren sind deutlich vermehrt.* In einer Entfernung von 5 mm zeigt die tiefere Subcutisschicht eine Vorwölbung gegen die epitheliale Anlage hin. Es bildet sich also eine Art Sockel aus einem gegenüber der Umgebung verdichtetem Binde-

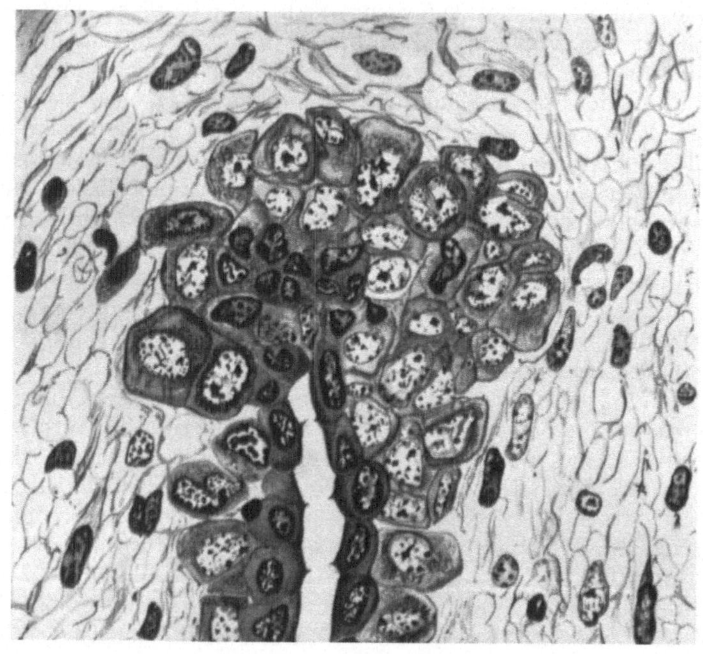

Abb. 15. Endknospe eines Sekundärsprosses der Mamma eines weiblichen *Pferde*-Fetus (115 cm). Bouin-Hämatoxylin-Eos. Das Lumen erreicht das äußerste Ende der Knospe noch nicht. Deutliche Sonderung einer inneren äußeren Zellage. In einem vorausgehenden Stadium war eine deutliche Basalmembran vorhanden, die später verschwand. (Nach Peyron, Corsy und Surmont 1926.)

gewebe, der seine größte Höhe unter der tiefsten Stelle des Epithelknotens hat und mit breiter Basis den tiefsten Schichten der Subcutis aufsitzt. [Aus den später zu referierenden Arbeiten von Dabelow (1955) wird das weitere Schicksal und die Bedeutung dieses Sockels sowohl als der konzentrischen Hüllen um die Primäranlage klar werden.] Die Haarbekleidung fehlt in einem Umkreis von 4—5 mm um die Drüsenanlage. Parallel der Bindegewebsvermehrung läuft eine Zunahme der Zahl größerer Gefäße außerhalb und der Capillaren innerhalb der veränderten Bindegewebszone. Fettgewebe ist im Bereiche des Sockels nur spärlich vorhanden.

7. Haaranlagen, Talgdrüsen und Schweißdrüsen in ihren Beziehungen zu den Milchdrüsensprossen der Sekundäranlage.

Im weiteren Bilde der Sekundäranlage spielen von jetzt ab nicht nur die eigentlichen Milchdrüsensprossen eine Rolle. Es gesellen sich ihnen — gewissermaßen als phylogenetische Reminiszenzen — Haaranlagen, Talgdrüsen und Schweißdrüsen hinzu, die sich teils weiter entwickeln (Talgdrüsen), teils mehr

oder minder früh zurückbilden (Haare, Schweißdrüsen und ein Teil der Talgdrüsen). Schließlich entwickeln sich andere in der Umgebung der Sekundäranlage
zu besonders großen, abweichenden Spezialformen, wie die apokrinen und holokrinen MONTGOMERYschen Drüsen der Areola. Ein Blick auf die Abb. 2, welche
die Entwicklung einer Eversionszitze bei einem *Marsupialier* demonstriert, zeigt
die Formverwandtschaft zwischen dem in der Phylogenie frühen Endstadium
mancher Beuteltiere und dem Anfangsstadium in der Ontogenese der höheren
Mammalier und des *Menschen*. Das nahe Nebeneinander aller dieser Epithel-
derivate wird also aus dem Rückblick auf die Stammesgeschichte verständlich.

Die eigentlichen Milchdrüsensprossen finden sich in den Stadien zwischen
150 und 180 mm zunächst als einzige, während die anderen epithelialen Bildungen
in der unmittelbaren Umgebung der An-
lage noch fehlen, obwohl in der Epidermis
der weiteren Umgebung bereits Haare,
Talgdrüsen und Schweißdrüsen ausge-

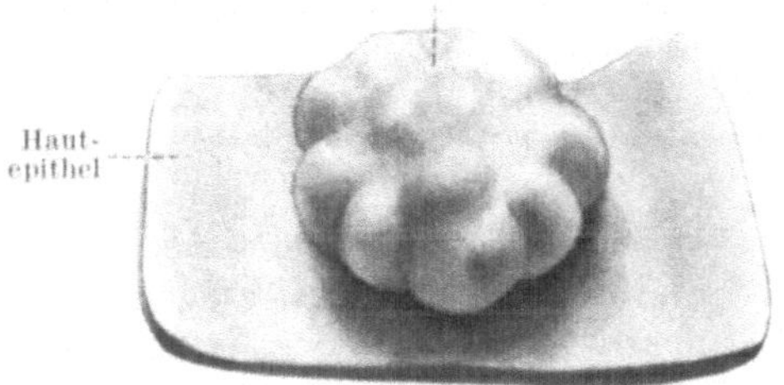

Abb. 16. Rekonstruktion der Milchdrüsenanlage eines
menschlichen Embryos von 13 mm Länge.
(Nach BROMAN 1911.)

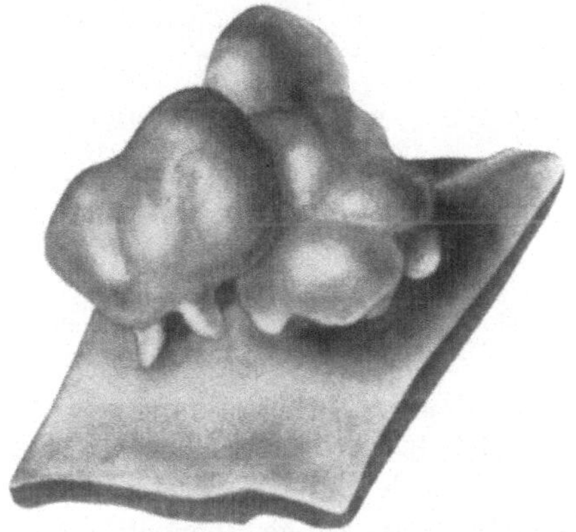

Abb. 17. Fetus von 25 mm Länge. (Nach BROMAN
1911.)

bildet sind. Da nicht alle Milchdrüsenprossen zugleich aus dem Epithelkörper
herauswachsen, variiert die Zahl der Sprossen mit dem Alter des Individuums.
LUSTIG gibt eine Variationsbreite zwischen 16 und 25 an.

Die Talgdrüsen der Sekundäranlage sind bei einem Embryo von 200 mm
(LUSTIG) gut zu erkennen. Sie gehen ebenfalls aus der Epithelanlage hervor.
Sie bleiben im Wachstum gegenüber den Milchdrüsensprossen sehr bald zurück,
ein Lumen entwickelt sich nicht. Obwohl es sich um Talgdrüsen handelt, fehlen
die zu erwartenden Haare, denen sie im allgemeinen zugesellt sind. Selbstverständlich ist dabei zu bedenken, daß es auch an anderen Körperstellen isolierte
Talgdrüsen gibt. Auch Haarrudimente wurden nicht gefunden. Bei älteren Feten
dagegen (30—40 cm und größer) finden sich öfter sekundäre Drüsensprosse, die
an ihren Enden papillenartige Bildungen besitzen, welche wohl als Haarfollikel
gedeutet werden müssen. (Sie entstehen in diesem späteren Alter also nicht mehr
direkt aus der primären Mammaranlage.) Die Deutung ist um so mehr begründet,
als daneben kleine, aus wenigen Zellen bestehende Talgdrüsensäckchen vorkommen. v. EGGELING beschrieb das Auftreten einer Haaranlage samt Talgdrüse
bei einem 8 Monate alten Fetus. BROUHA berichtet — ohne Altersangabe —
über Haare und Talgdrüsen an der Mamma. O. GROSSER (1948) bildet an einer
Rekonstruktion eines Fetus von erst 19 cm Sitzhöhe Sprosse mit rudimentären
Haar- und Talgdrüsenanlagen ab, während LUSTIG noch bei einem 200 mm langen
Embryo keine solche feststellen konnte. Bei der *Katze* dagegen ist nach BROUHA
jeder Milchdrüsenproß von einem Haar-Talgdrüsenanhang begleitet. Ergänzende
vergleichend-anatomische Befunde liegen von BRESSLAU (1912) bezüglich des

Eichhörnchens (Sciurus) vor: Hier spaltet sich die Mammaranlage in einen
medialen und lateralen Teil. Während sich aus dem lateralen Höcker die Brustdrüse entwickelt, entsteht aus dem medialen ein borstenartiges Tasthaar, das
erheblich länger und dicker ist als die übrigen Haare des ausgewachsenen Tieres.
Beim *Pferd* beobachtete Uehlinger (1922) folgenden hier anzuschließenden Ver-

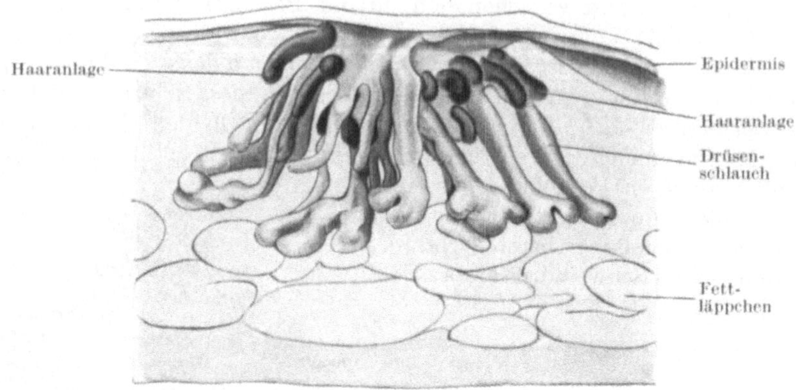

Abb. 18. Modell der Milchdrüsenanlage eines weiblichen Fetus von 13,5 cm Länge. (Nach Spuler 1930.)

lauf: Von der Primäranlage wachsen 2 Sprossen in die Tiefe. Aus dem medialen
entwickelt sich die Drüse, aus dem lateralen ein Mammarhaar, das auch beim
Fohlen noch vorhanden ist und — wie bei *Sciurus* — die Haare der Umgebung
erheblich an Länge übertrifft. Dieses Verhalten erinnert im Embryonalzustand
lebhaft an das Bild der Einzeldrüse der erwachsenen Echidna: Eine verzweigte

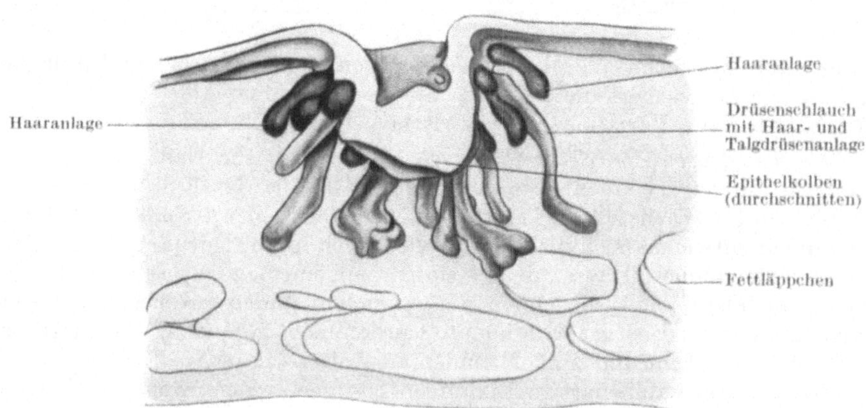

Abb. 19. Dasselbe Modell wie Abb. 16 durchschnitten. (Nach Spuler 1930.)

tubuläre Drüse, neben deren Ausmündung ein Haar mit Talgdrüse liegt (s. Abb. 1 B).
Im Vergleich mit der Phylogenese betrachtet, ist offenbar die Haaranlage mit
Talgdrüsenanlage die Rekapitulation eines älteren, primitiveren Zustandes, als
das Vorkommen von isolierten Talgdrüsen. v. Eggeling (1904) stellte eine
typische gegenseitige Zuordnung der 3 Bestandteile auf: Nach seinen Angaben
steht das Haarrudiment regelmäßig zwischen Talgdrüse und Milchdrüsensproß.
Weder Lustig (1915) noch Thölen (1949) fanden dieses Verhalten im Sinne einer
Regel bestätigt. — Die Abb. 16—25, die nach Rekonstruktionen verschiedener

Autoren zusammengestellt sind, zeigen besser als viele Worte das Auftreten und die Verteilung von Milchdrüsensprossen, Haaren und Talgdrüsenanlagen im Bereiche der Sekundäranlage und ihr Verhalten zu dem Rest des ursprünglichen Epithelknotens.

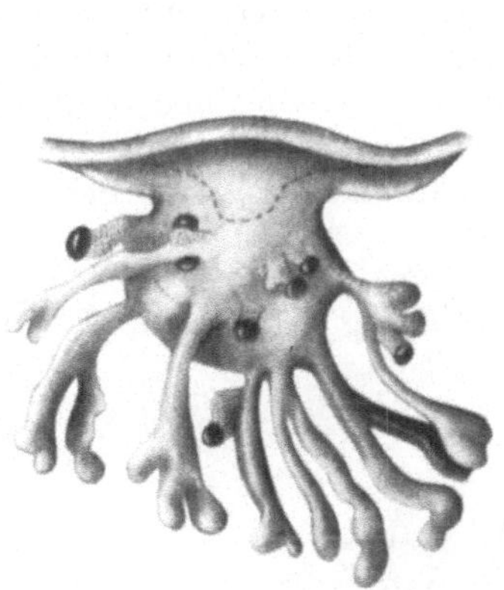

Abb. 20. Fetus von 19 cm Sitzhöhe. Rekonstruktion einer Hälfte der Milchdrüsenanlage (schematisiert). Schwarz rudimentäre Haaranlagen. Punktiert: rudimentäre Talgdrüsen. Gestrichelt: Einsenkung des Drüsenfeldes. (Aus GROSSER 1948.)

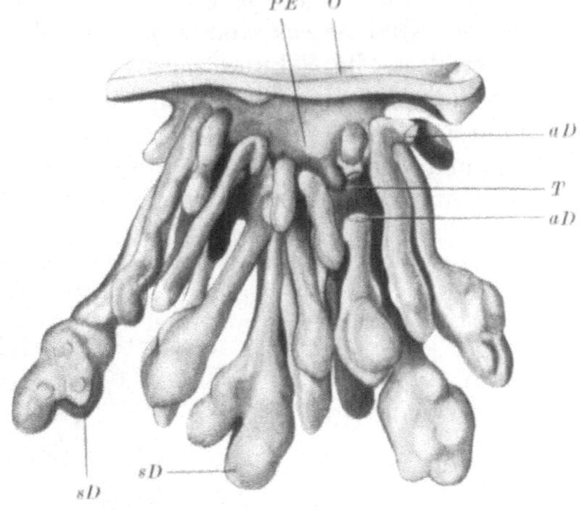

Abb. 21. Modell der Milchdrüse eines 20 cm langen männlichen menschlichen Fetus. (Nach LUSTIG 1915.) *PE* primäre Epithelanlage; *O* Körperoberfläche; *aD* abgeschnittene Drüsenschläuche; *sD* sekundäre Drüsenschläuche; *T* Talgdrüse, von der Primäranlage auswachsend. (Vergr. 35 ×.)

8. Die Milchdrüsenanlage gegen Ende der Gravidität.

Bei einem Embryo von 26 cm Scheitelsteißlänge beobachtete THÖLEN das Auftreten der für die menschliche Mamma charakteristischen tieferen Eindellung. Phylogenetisch gesehen erscheint damit für kurze Zeit die Andeutung einer Zitzentasche (s. Abb. 2C nach BRESSLAU). Alle Epithelsprossen haben ihr

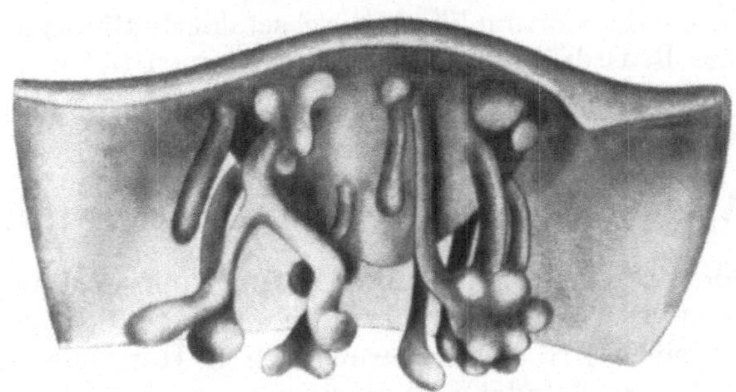

Abb. 22. Modell der Milchdrüsenanlage eines 27 cm langen Embryos. (Nach BROMAN 1927.) (Vergr. 50 ×.)

Lumen bis an die Oberfläche ausgedehnt und münden nun auf dem eingesenkten Epithelfeld, am Rande der Primäranlage häufig noch gemeinsam mit Talgdrüsen (s. dazu Abb. 18 nach der Rekonstruktion der Anlage von einem erst 13,5 cm langen weiblichen Embryo nach SPULER 1930). *Im Bindegewebe* fällt eine zunehmend straffere Anordnung seiner Elemente auf, und der Zusammenhang zwischen dem Stützgewebe der Subcutis und dem Bindegewebe der Cutis wird deutlicher. Damit tritt auch eine läppchenartige Anordnung der ausgeweiteten Gangenden mehr in Erscheinung: Die Endkolben werden gruppenweise durch dichtere und straffere Bindegewebszüge zusammengefaßt, während das Stroma innerhalb der Läppchen locker gebaut ist. Im ganzen ist das Gewebe jetzt sehr zellreich, wobei es sich vor allem um lymphocytäre Elemente und Fibrocyten handelt.

Bei einem männlichen Embryo von 32,5 cm Scheitelsteißlänge zeigt sich das gleiche Bild etwas weiter entwickelt: Der Drüsenkörper hat sich erheblich vergrößert, die Sekundärsprossen haben sich ihrerseits weiter geteilt und sind tiefer in die unterlagernden Gewebe vorgedrungen. Ihre Enden werden von breiten Faserzügen zu Läppchen zusammengefaßt, die Drüsengänge von konzentrischen Bindegewebsschichten begleitet. Die Sprossen durchbrechen diese Schichten, welche den Rest der epithelialen Primäranlage wie eine Schale mit

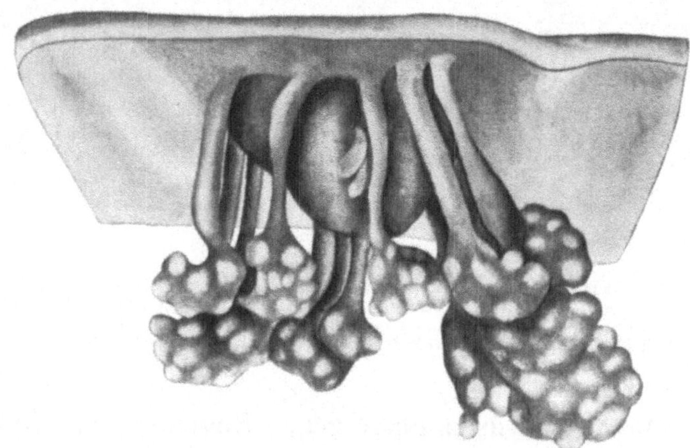

Abb. 23. Rekonstruktionsmodell der epithelialen Milchdrüsenanlage eines 38 cm langen menschlichen Fetus. Vergr. 50×. (Nach Broman 1927.)

hufeisenförmigem Querschnitt von unten umhüllen. Während die Abgrenzung gegen das Fettgewebe ziemlich deutlich ist, geht das Bindegewebe gegen die Cutis hin allmählich in das Corium über. Die geschilderte Bindegewebsverdichtung wird außerhalb des Brustdrüsenkomplexes durch einen tief in die Subcutis vorgewölbten Bindegewebszapfen fortgesetzt.

IV. Die Drüse des Neugeborenen.

Mit dem Bilde der Neugeborenendrüse wird zum erstenmal in der Entwicklung die Beeinflussung der Mamma durch Inkrete sichtbar, und zwar zunächst in Gestalt einer Art Fehlsteuerung durch Hormone des mütterlichen Organismus. Die Drüse befindet sich einstweilen noch ihrem morphologischen Aufbau nach in einem primitiven, embryonalen Zustande, wenn wir sie mit anderen sezernierenden und sozusagen sekretionsreifen Drüsen vergleichen. Ihre eigentliche Aufgabe liegt noch ganz im morphogenetischen, nicht im funktionellen Bereich. Wir wissen, daß sie in Zukunft noch ganz erhebliche Differenzierungen und Komplizierungen ihres Aufbaues durchmachen muß, ehe sie nach einer Konzeption des betreffenden Individuums schließlich nach dem ersten Geburtsvorgang die zeitgerechten Impulse zur Lactation bekommt. Aber erstaunlicherweise wird sie nun schon jetzt — wenn auch nur vorübergehend — von lactationserzeugenden Inkreten betroffen und ganz erheblich beeinflußt. Erst wenn in den Tagen und Wochen nach der Geburt diese normale Fehlsteuerung abnimmt und erlischt, kehrt sie wieder zu ihrem Ruhezustand zurück und kann ihre Morphogenese ungestört durch diesen höchst unzweckmäßigen Funktionsreiz wieder aufnehmen.

Diese unzeitige Sekretionsbildung des Neugeborenen („Hexenmilch") muß durchaus als die Norm angesehen werden und mit ihr die korrelierten Prozesse im Bindegewebe und vor allem im Gefäßsystem. Ein Fehlen der Sekretion wird nur etwa in 5—10% der Fälle beobachtet. Einige Autoren sind der Meinung, daß die Lactation beim Mädchen häufiger sei. Nach LINDIGs (1918) sorgfältigen Untersuchungen dagegen besteht kein Geschlechtsunterschied. Er gibt das Vorkommen für beide Geschlechter mit etwa 82% an, JAROSCHKA (1929) mit 95%.

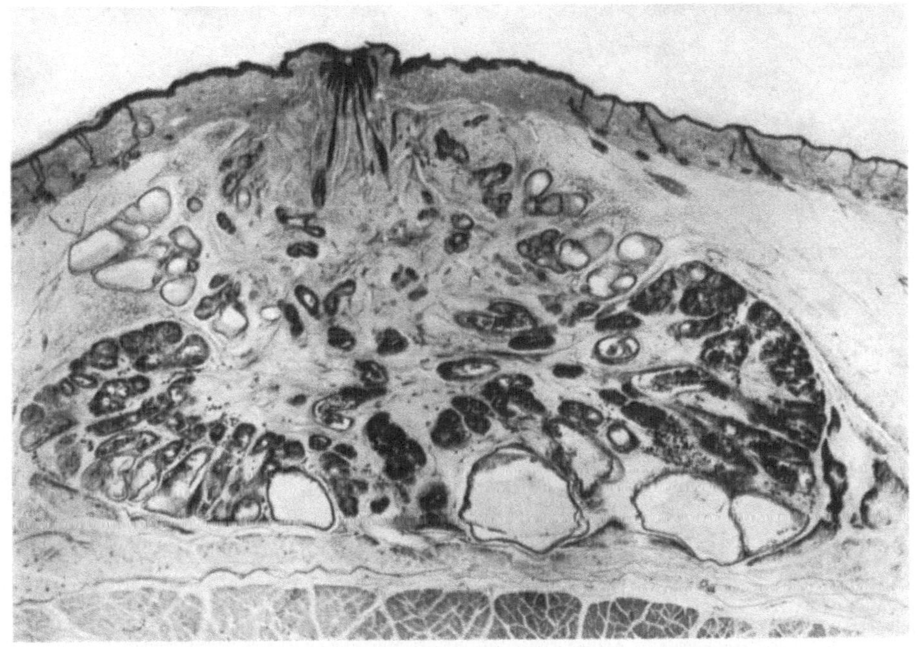

Abb. 24. Drüse eines weiblichen Neugeborenen von 35 cm Scheitelsteißlänge. Schnittdicke 300 μ. Alauncarmin. (Nach DABELOW.)

Meist wird die Sekretion erst zwischen dem 4. und 7. Tag beobachtet. Histologisch dagegen sind die Erscheinungen schon beim Neugeborenen voll ausgeprägt. LINDIG fand den Beginn nur einmal nach dem 9. Tag, JOSEPH (1929) unter mehreren hundert Kindern je einmal am 17. und 18. Tag. Die Sekretion ließ sich oft bis in die 4. Woche verfolgen. Durch häufiges Abdrücken wird die Sekretion gesteigert und die Rückbildung oft lange Zeit hinausgeschoben. Die hormonale Bedingtheit der Milchbildung beim Neugeborenen zeigt sich darin, daß auch andere Organe betroffen werden. H. O. NEUMANN (1930) berichtet über Untersuchungen am Genitalapparat reifer weiblicher Neugeborener und Frühgeburten vom 8. Monat ab folgendes: In der Keimdrüse neben einer starken Hyperämie stets reifende Follikel und alle Stadien der cystischen und obliterierenden Follikelatresie, dagegen niemals Corpus luteum-Bildung. Der Uterus nimmt in den letzten beiden Fetalmonaten schnell an Größe zu, und zwar bei beträchtlicher Hyperämie. Es findet sich oft freies Blut im mesenchymalen Gewebe, in 2,3% kann man Uterusblutungen beobachten. Niemals aber ähnelt die Uterusschleimhaut dem einer prämenstruellen erwachsenen. In der Vagina ist das Plattenepithel in seiner oberflächlichen Schicht stark ausgebildet und

erinnert an die prämenstruelle Phase der Erwachsenen. Die Vulva zeigt Hyperämie und ödematöse Schwellung. An der Milchdrüse selbst gewinnt man allerdings den Eindruck, daß es sich in erster Linie um die Einwirkung eines reinen
Lactationshormons und daneben um das Entstehen einer Hyperämie handelt:
Die epithelialen Drüsenanteile sind in ihrem Entwicklungszustand morphologisch
im wesentlichen die gleichen geblieben, nur der erzwungene Funktionszustand
hat durch die Sekretbildung die innere Zellstruktur verändert und das bisherige
Gefüge der Drüse durch Füllung von innen gedehnt. Das Alveolarepithel sezerniert ähnlich dem einer reifen lactierenden Drüse; die normalerweise kolbig

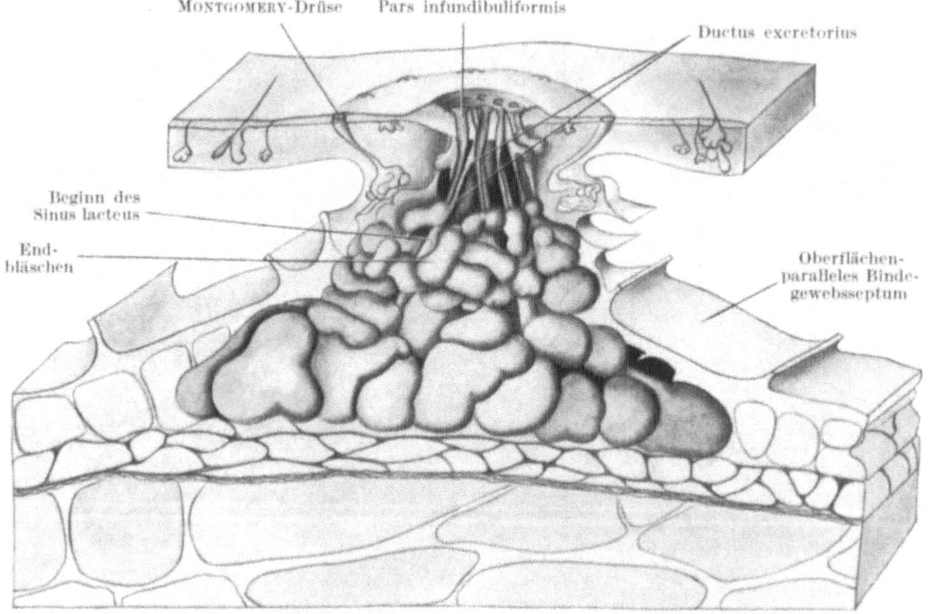

Abb. 25. Freie Rekonstruktion (Schema) eines Teiles der Drüse von Abb. 24 nach Schnitten von 300 μ Dicke
und Färbungen mit Alauncarmin, mit Resorcinfuchsin und nach Azanfärbung.

erweiterten Enden der Sprossen sind samt dem anschließenden zylindrischen
Teil enorm vergrößert und gedehnt (s. Abb. 24 und 25, Dabelow 1955 und Abb. 26,
Patten 1948). Wenden wir uns zunächst dem Gesamtbild der Neugeborenendrüse
zu, dann der Beschaffenheit der einzelnen Gänge oder Drüsenschläuche und ihrem
Verzweigungstyp und schließlich dem cellulären Aufbau.

Thölen (1949) versucht, mit Hilfe der Durchsicht dünner Schnitte zu einem
Gesamtbild zu kommen, und zwar unter Berücksichtigung des Bindegewebes
und der Gefäße. Er gibt dafür folgende Schilderung: „Die Drüse dieses Neugeborenen ist in kraniocaudaler Richtung gemessen fast um das Vierfache größer
als die Drüse des Fetus im 9. Lunarmonat. Diese Ausdehnung beruht auf der
Umwandlung der Endstücke in große Hohlräume von verschiedener Form
(s. Abb. 12 von Thölen), die Hohlräume sind mit Zellen und einer geronnenen
Masse angefüllt. Die Auskleidung besteht aus einem einschichtigen, vollständig
plattgedrückten Epithel. Die Ausführungsgänge münden in eine Einbuchtung
der Oberhaut an der Stelle der früheren Primäranlage.

Ein Transversalschnitt durch die Drüse zeigt in der Peripherie Läppchenbildung. Im Zentrum findet sich zwischen den Hohlräumen lockeres, capillar-
reiches Bindegewebe (Abb. 12 von Thölen). Dieses teilt — in zum Teil schmalen,

zum Teil breiten Bändern angeordnet — die einzelnen Hohlräume voneinander. Der ganze Komplex ist oval und dehnt sich in der Cutis und in der Subcutis aus. Hat man nun in einem Schnitt die Einbuchtung im Bereiche der Primäranlage vor sich, so sieht man, wie ein schmales Bündel straffen Bindegewebes von unten vordringt und den Drüsenkomplex teilt. Einige Schnitte weiter caudal verschwindet das Bindegewebe. Wiederum mehrere Schnitte caudalwärts verschwinden im ganzen Querschnitt des Gebildes die Drüsenformationen und werden durch straffes Bindegewebe ersetzt. Verfolgt man diese Serie weiter, so tritt nach einer Anzahl von Schnitten neues Drüsengewebe auf. Bei diesen Bindegewebsformationen innerhalb der Drüse kann es sich nur um Bindegewebssepten handeln, welche die Drüse in einige größere Läppchen teilen.

Außerhalb des Drüsenkomplexes zeigen sich dieselben Veränderungen wie bei den vorhergehenden Drüsen. Das Fettgewebe wird durch feine, straffe Bindegewebsbündel des Stützstromas in kleine Läppchen unterteilt. Fibrocyten sind — wie immer — vorhanden. Glatte Muskelfasern sind dicht unter der Warzenzone zu sehen."

Die zitierte Beschreibung zeigt, wie außerordentlich schwer es wegen der plötzlichen Größenzunahme des Organs ist, von diesem Stadium ab aus dünnen Schnitten zu einem Gesamtbild des epithelialen Parenchyms zu kommen, um so mehr, wenn man bemüht ist, auch noch die umgebenden Gewebe zu erfassen. Die zeitraubende Wachsplattenrekonstruktion kommt an dieser Stelle ebenfalls an die Grenzen ihrer Möglichkeiten. Hier hilft die sehr einfache Methode der dicken Schnitte weiter, die vor allem von amerikanischen Endokrinologen seit langem ausgiebig angewendet wird, aber außerhalb noch erstaunlich selten da benutzt wird, wo sie eigentlich selbstverständlich die Methode der Wahl darstellt, weil sie mit wenig Mühe Zusammenhänge zeigt, die sonst nur schwer erfaßbar sind. Es scheint deshalb angebracht, diese Techniken hier kurz zu erwähnen, zumal sie neuerdings und ganz besonders in der Endokrinologie unentbehrlich geworden sind.

Die Methode wurde zuerst mitgeteilt von LANE-CLAYPON und STARLING (1906) und 1911 von ANCEL und BOUIN bei ihren Arbeiten über die Milchdrüse des *Kaninchens* angewendet. Sie erfuhr mannigfache Variationen, z. B. durch DUBOIS (1944). Der letztere schildert vor allem auch die Maßnahmen, die getroffen werden müssen, um die sicheren Voraussetzungen für quantitative Messungen zu schaffen. INGLEBY und HOLLY (1939) erweiterten sie um die Möglichkeit Serienschnitte anzufertigen; eine ähnliche Methode für Serienschnitte verwandte DABELOW (1941) für die menschliche Drüse, O. W. SCHALM und C. M. HARING (1939) für die Milchdrüsen von *Bovinen*, PFALTZ (1949) und GRAUMANN (1952) für postnatale Entwicklungsstufen der menschlichen Mamma. Es handelt sich dabei allgemein um die Anwendung einer prägnanten Kernfärbung. Da die Drüsensprosse in jedem Entwicklungszustand — auch im nachgeburtlichen Leben— entweder in relativ kernarmem Bindegewebe oder in noch hellerem Fettgewebe liegen, werden die epithelialen Anteile mit ihren dichtgedrängten, stark färbbaren, großen Kernen deutlich hervorgehoben. Die verschiedenen Autoren verwenden verschiedene Kernfarbstoffe, vor allem kommen Hämatoxylin, Boraxcarmin und Alauncarmin in Betracht. Ich selbst habe mit Alauncarmin die besten Erfahrungen gemacht; vor allem bei der Kombination mit Tuscheinjektion der Gefäße sind zwischen schwarz und rot recht kontrastreiche Bilder zu erzielen. PFALTZ (1949) verwendet außer Boraxcarmin noch Pikroindigocarmin. Es empfiehlt sich, die speziellen Methoden bei den betreffenden Autoren nachzulesen.

Die Schnittdicke kann bis zu etwa $^1/_2$ cm ausgedehnt werden. Es ist selbstverständlich, daß sie — ebenso wie die Färbung — je nach dem zu untersuchenden Objekt variiert werden muß.

Bei kleineren Tieren, bis hin zu *Macacus rhesus* (z. B. SPEERT 1941, 1942) sind *Totalpräparate möglich*. Dabei ist darauf zu achten, daß keine Reste stark färbbarer Gewebe am eigentlichen Objekt hängen bleiben (z. B. Muskulatur oder ähnliches).

Bei größeren Objekten bleibt nur der dicke Schnitt möglich. Die Herstellung der Schnitte ist verhältnismäßig einfach. Bei den eutertragenden Tieren, vor allem den Bovinen, ist es leicht, von den zuführenden Gefäßen aus das gesamte Organ zu durchspülen. Das gut durchfixierte, gehärtete Organ ist dann bequem zu schneiden. RICHARDSON (1947) empfiehlt die

Durchströmung und Härtung von der Blutbahn aus und die Fixierung in toto auch ganz besonders für die Fixierung der Zellbilder während des Lactationsvorganges u. ä., weil allein durch die Härtung des Organs zu der Zeit, wo es sich noch am Kadaver befindet, eine Entstellung der Befunde durch innere Verschiebungen vermieden wird. Erst nach der Härtung entfernte Organe bieten als einzige die Gewähr zur Erhaltung der Strukturen. Für die menschliche Mamma ist eine solche Durchspülung schwierig, weil sie durch zahlreiche rings an der Peripherie eintretende Gefäße versorgt wird. Für die makro-mikroskopische Darstellung des Drüsenbaumes genügt im allgemeinen die Formolfixierung des herausgelösten Organs. Nach genügender Härtung läßt sich die Drüse leicht auf einer handelsüblichen Schinkenschneidemaschine mit Graduierung unter möglichst schneller Umdrehung der kreisförmig begrenzten Messerscheibe gut schneiden. Erleichtert wird der Vorgang (besonders für etwas kleinere Objekte), wenn man die Drüse in einen eckigen Block von Negokoll oder eine ähnlich gut schneidbare kolloidale Masse einbettet (Dabelow). Dieses Einbettungsmaterial dringt nicht in die Substanz der Drüse ein. Der Organschnitt fällt daher von selbst aus der Scheibe heraus. Die weitere Behandlung kann nach den üblichen Methoden für dünne Schnitte vor sich gehen. Selbstverständlich sind die zu verwendenden Zeiten erheblich länger. Bei der Färbung mit Alauncarmin empfiehlt es sich, eine ziemlich schwache Lösung zu nehmen, den Färbungsfortschritt zu beobachten und das Optimum des Kontrastes auf der Schnittfläche zu erfassen. Je weniger man mit Salzsäure u. ä. zu differenzieren hat, desto sauberer gelingt die isolierte Darstellung der epithelialen Anteile. Nach eigenen Erfahrungen kann man auch die dicksten Schnitte (etwa $^1/_2$ cm) in Canadabalsam einbetten. Man nimmt als Objektträger eine entsprechend große, dünne Glasscheibe (z. B. Photoplatte) und befestigt darauf einen Glasrahmen mit möglichst dickem Canadabalsam oder besser mit Porzellankitt (W. Hueck 1953). Nachdem der Rahmen völlig fest und trocken angekittet ist, legt man den Schnitt ein, übergießt ihn in dünner Schicht mit Canadabalsam und stellt ihn in den Thermostaten. Man füllt dann täglich dünne Schichten von Balsam nach, bis schließlich die Einbettungsmasse bis zum oberen Rande fest geworden ist. Nach Abschluß mit einer Deckplatte kann man den Schnitt noch mit Klebpapier, Leukoplast o. ä. umranden und hat ein sauberes und widerstandsfähiges Dauerpräparat.

Das Bild der Neugeborenendrüse von Abb. 25 ist durch die Kombination einiger weniger dicker Schnitte gewonnen. Die Gänge zeigen an ihren Enden bei den meisten Drüsen von Neonati noch mehr oder weniger deutlich die dichotome Anlage der Knospen, sowie der primären und sekundären Aufteilungen. Bei einem Vergleich mehrerer Drüsen sind allerdings beträchtliche Verschiedenheiten sowohl im Aufteilungsgrad als in der Stärke der Sekretfüllung zu beobachten. Das gilt übrigens schon für die ganze Entwicklungsskala bis zur Geburt und erst recht für die Entfaltung nach der Menarche. Ordnet man eine größere Reihe entsprechend dem Entwicklungsgrad, so sind die Längenmaße und die zeitlichen Bestimmungen nach den Schwangerschaftsdaten nicht gleichmäßig steigend zusammengestellt. Bringt man umgekehrt diese letzteren Daten in eine aufsteigende Reihe, so stellen die morphologischen Stadien keine gleichmäßige Folge dar. Es läßt sich also zwar eine immer wiederkehrende Formenreihe beobachten. Die einzelnen gestaltlichen Stadien entsprechen aber keineswegs immer den gleichen Zeitpunkten oder den gleichen Gesamtlängen.

Ein gewisser, häufig vorkommender Durchschnittsfall sei an den Abb. 24 und 25 (Dabelow 1955) gegeben. Die Rekonstruktion zeigt die äußere Ansicht, die Mikrophotographie bietet den Einblick in die inneren Verhältnisse. Es handelt sich dabei um eine Drüse mit vergleichsweise starker, aber keineswegs ungewöhnlicher Sekretfüllung der Endbläschen. Im Gesamtbild fällt die Teilung in einen oberen und einen unteren Abschnitt auf. Sie ist bedingt durch die Verdickung eines stärkeren, parallel zur Hautoberfläche verlaufenden Bindegewebsseptums im subcutanen Fettgewebe. *Es wird sich später zeigen, daß diese oberflächenparallele Bindegewebsschicht zu einer wichtigen Leitbahn für das periphere, zentrifugale Wachstum der epithelialen Anteile wird.* Sie bleibt dementsprechend im allgemeinen bis über die virginelle und Lactationsentwicklung hinaus erkennbar. Oft ist sie selbst in der Altersinvolution noch festzustellen. Meist tritt sie nach der Menopause sogar wieder deutlicher hervor. In dieser Membran läuft der Blutgefäßrahmen (s. Abb. 36) welcher, im Fettgewebe liegend, die fetale Drüse in dieser Höhe umrandet. Der obere Teil der dargestellten Neugeborenendrüse zeigt, wie das häufig der Fall ist, eine geringere Sekretfüllung der Endbläschen als der untere Teil. Der Sagittalschnitt läßt erkennen, daß allgemein die Endbläschen der Peripherie stärker gefüllt sind als die der mittleren Gebiete. Dieser Eindruck wird noch dadurch verstärkt, daß überdies in der Peripherie ausschließlich Endbläschen liegen, während in der Mitte mehr die vorgeschalteten zylindrischen Abschnitte verlaufen.

In manchen Fällen wird die Dichotomie der Teilungen in der Neugeborenendrüse oder schon in den letzten Wochen der Schwangerschaft überlagert durch das Erscheinen von Adventivknospen (s. Abb. 28). Dadurch entstehen Sproßbilder, wie sie sonst erst gegen Ende der Kindheit vor der Menarche wieder auftreten. Vielleicht sind diese nicht seltenen akzessorischen Bildungen doch ein Anzeichen für eine hormonale Beeinflussung, die sich über die bloße Sekretbildung hinaus auch morphogenetisch auswirkt. Die individuellen Schwankungen erschweren eine klare Vergleichsmöglichkeit.

E. F. DIETRICH (1927) konstatiert eine starke Zunahme der Verzweigungen in den letzten Wochen der Schwangerschaft und spricht von einem „außerordentlichen Wachstumsreiz“. Die Drüse des Frühgeborenen dagegen, die an den wachstumsfördernden und sekretionsauslösenden Reizen des letzten Schwangerschaftsmonats nicht teilhat bzw. noch nicht auf sie anspricht, nimmt nach der Geburt eine langsame, gleichmäßige Entwicklung ohne das Zwischenglied der Sekretion. Die Drüsentubuli sind sehr spärlich verzweigt.

Verfolgt man das Gangsystem von der Mamille bis zu den Endknospen, so ergeben sich folgende Abschnitte: Die Mamille soll — im Sinne einer Erhebung — beim Neugeborenen in der Regel nicht vorhanden sein. Bei dem Objekt der Abb. 24 ist sie scharf abgesetzt. Die haar- und drüsenfreie Areola umkreist sie in deutlicher Begrenzung gegen die haar- und drüsenreiche weitere Umgebung. Fehlt die Mamille, so findet sich statt ihrer eine flache Vertiefung der Haut. In Abb. 24 trägt die Mamille auf ihrer flachen Kuppe eine solche Eindellung.

Auf der Oberfläche dieses Grübchens münden die 20—25 Schläuche (BROUHA). Das Mündungsstück ist trichterförmig erweitert (Pars infundibuliformis). Es folgt darauf ein verengter, längerer Abschnitt (Ductus excretorius), der dicht unterhalb der Warzenzone in einen erweiterten Abschnitt übergeht, welcher als Milchsinus (Sinus lacteus) bezeichnet wird (v. EGGELING). Diese weitlumigen Sinus gehen an den Teilungsstellen in die jeweiligen vorläufigen Endbläschen und deren Aufspaltungen über. Sie können gelegentlich auch Adventivknospen tragen. Die Unterschiede zwischen den einzelnen Abschnitten sind keineswegs in jedem Fall so ausgeprägt, wie man nach der üblichen Darstellung annehmen könnte. Immerhin trifft diese Klassifizierung doch in der Regel zu. Die kolbigen Endverzweigungen werden später durch weitere Aufteilungen und nach entsprechendem Längenwachstum zu den endgültigen Milchgängen (Ductus lactiferi) der voll ausgebildeten virginellen Drüse. Schließlich entstehen an deren Enden oder durch Adventivsprossungen erst in der virginellen Drüse die definitiven, ausgereiften Drüsenendbläschen und Lobuli. Man sollte daher den Namen Läppchen (Lobuli) für diesen Endzustand reservieren, weil die Endbläschen der Neugeborenendrüse prospektiv gesehen zu den späteren Milchgängen werden und ihre fetalen Gruppierungen somit nichts mit den Lobuli der reifen Drüse zu tun haben.

1. Der histologische Aufbau der epithelialen Anteile der Neugeborenendrüse.

Die Epidermis der Warzenzone ist vor allem um das zentrale Grübchen herum stark verdickt. Ihr Epithel dehnt sich — in den ersten Lebenstagen oberflächlich verhornend — in die Infundibula der Milchdrüsengänge hinein aus.

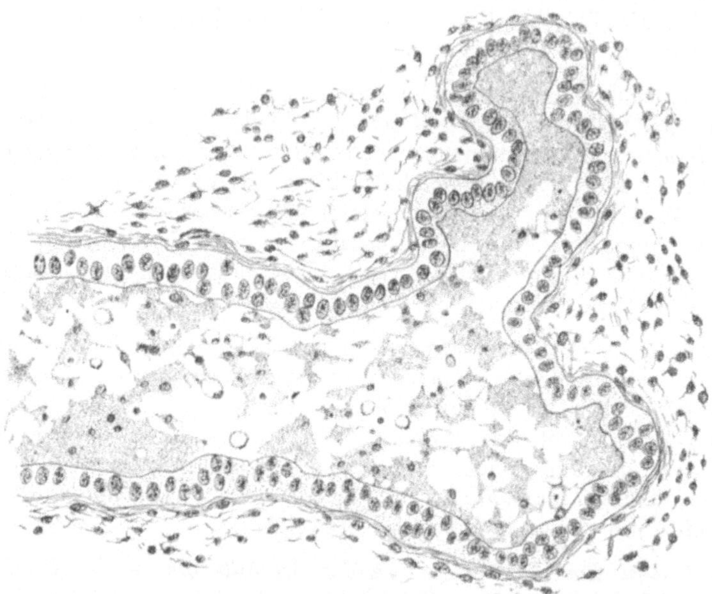

Abb. 26. Endstücke aus der Milchdrüse eines Neugeborenen, mit Anfang des Ausführungsganges. (Aus B. M. Patten 1948.)

An den Gangmündungen finden sich — verschieden häufig — Talgdrüsen und Haaranlagen, welch letztere beim Menschen aber offenbar niemals ein Haar enthalten (v. Eggeling, H. Lustig). Das Epithel der Drüsengänge ist zunächst mehrschichtig, später zwei- oder einschichtig (Gruber 1921).

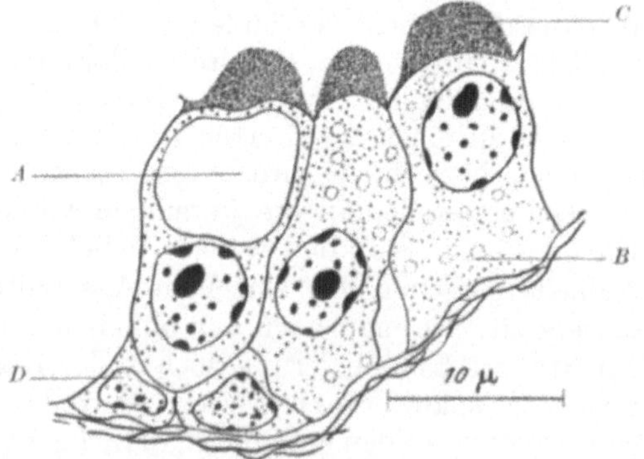

Abb. 27. Sezernierende Drüsenzellen aus der Alveolenwand eines Neugeborenen. Bouin-Hämalaun. Eosin-Orange. *A* Fetttropfen; *B* Eiweißgranula im Cytoplasma; *C* supraapikale Albuminoidmassen; *D* Zellen der Basalschicht. (Nach Grynfeltt 1937.)

M. J. Grynfeltt (1937) hat den normalen sekretorischen Erscheinungen außerhalb der eigentlichen Lactation eine gründliche Untersuchung gewidmet und dabei diejenige der Zeit vor und nach der Geburt ausführlich berücksichtigt. Es ergibt sich daraus folgendes:

Vor der Bildung der Hexenmilch liegt eine Phase der Sekretion, an welcher allein die Milchgänge beteiligt sind. Schon BROUHA erwähnte 1905, daß mit Beginn des 7. Monats das Epithel der Ausführungsgänge Veränderungen zeigt, die auf eine Sekretion hinweisen. Es bilden sich auf den Zellen kuppelförmige Vorwölbungen, welche eine amorphe oder feingranulierte Substanz abgeben.

GRYNFELTT zeigt einen Schnitt durch einen Ausführungsgang von einem 6monatigen Fetus, der unter der Geburt starb. Im Lumen liegen fein granulierte acidophile Schollen. Sie lösen sich allmählich in ein amorphes oder schaumartiges Magma auf. Resorptionserscheinungen, wie sie in späterer Zeit auftreten, sind nicht festzustellen. Vielleicht spielt diese Füllung eine Rolle für die Entfaltung des Lumens. Bei allen Feten vom 7.–9. Monat und unmittelbar nach der Geburt stellte GRYNFELTT fest, daß alle Lumina durch eine mehr oder weniger reichliche Füllung gedehnt waren und daß es sich jetzt um die eigentliche Sekretion handelte, mit denselben Erscheinungen, die vom Neugeborenen bekannt sind. Von dieser Zeit an laufen in der Mamma wesentliche Veränderungen ab, sowohl in den eigentlichen Drüsenbestandteilen als auch im Bindegewebe. Die Enden des Gangsystems zeigen in ihren blasigen Erweiterungen meist ein einschichtiges Epithel, wie in der erwachsenen Drüse.

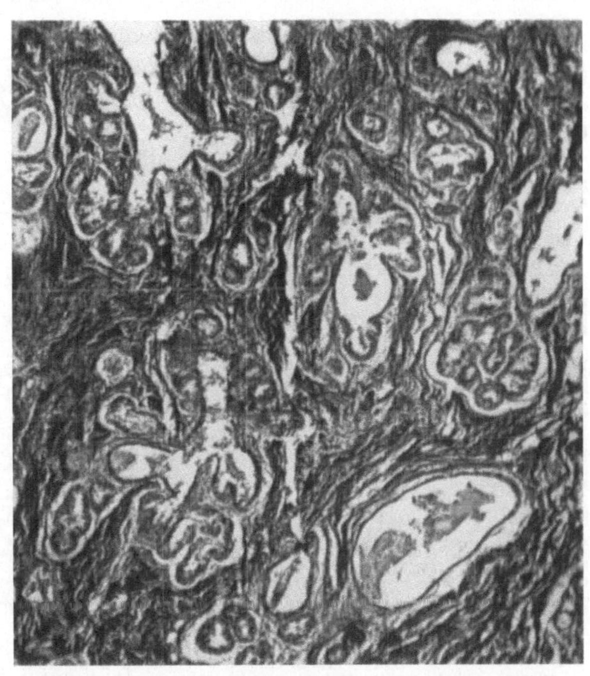

Abb. 28. Nach SCHNURBUSCH 1951: Fünf Wochen alter männlicher Säugling. Drüsenfeldbildungen in der Peripherie mit vielen Sprossungen, Ausbuchtungen und Endkolben von acinusähnlicher Gestalt. Dabei aber nur sehr mäßige Ausdifferenzierung des Mantelgewebes, linker unterer Quadrant. Dort, wo das Mantelgewebe sich nicht ausdifferenziert hat und nur andeutungsweise erkennbar ist (rechter unterer Quadrant) finden sich Ausweitungen der Gänge.

Da gleichzeitig die Capillarversorgung erheblich stärker wird, so erscheint gelegentlich das Bild ähnlich dem einer Lunge (v. EGGELING 1927). Man könnte mit KESTNER (1927) geneigt sein, diese extremen Erweiterungen der Endknospen als Retentionscysten aufzufassen. Die Abscheidung der Hexenmilch beschränkt sich keineswegs auf die Endbläschen. Die Ausführungsgänge nehmen in prinzipiell gleicher Weise daran teil. Aber ihre Drüsentätigkeit vermindert sich in dem Maße, als das Kaliber des Ductus sich vergrößert. Der Modus der Sekretion der Hexenmilch entspricht im wesentlichen demjenigen der eigentlichen Lactationsperiode. Auch die Zusammensetzung der abgeschiedenen Produkte ist etwa die gleiche. Kleinere spezielle Unterschiede stellt GRYNFELTT (1937) zusammen:

Die Fettbildung verteilt sich innerhalb der Zelle nicht auf viele kleine Tröpfchen, sondern konzentriert sich auf eine große subapikale Vacuole. Dabei fiel schon HOELAND (1927) auf, daß die Fetttropfen in den sich aneinanderreihenden Zellen über längere Strecken gleich groß sind, so daß sie perlschnurartig das Lumen umsäumen. Die *Eiweißsekretion* unterscheidet sich von den Gegebenheiten bei der Lactation der erwachsenen Frau dadurch, daß die Eiweißkügelchen erheblich feiner sind, jedenfalls kleiner als der Nucleolus. Das Eiweiß wird in supraapikalen Kappen angesammelt, wie das durch Grynfeltt auch für die normale Lactation angegeben wird. Es handelt sich dabei um eine albuminoide Substanz, welche *durch die Membran hindurch* dialysiert, wobei diese letztere meist intakt bleibt. Diese Kappe aus eiweißhaltigem Sekret wird ein wenig emporgehoben durch den großen Fetttropfen, der sie unterlagert. Die Fettvacuole ist von der Sekretkappe durch einen schmalen Cytoplasmasaum unterhalb der Zellmembran getrennt. Allmählich bekommt die mehr und mehr hervorragende Sekretkuppel einen Stiel, rundet sich kugelförmig ab, zerplatzt und setzt das Sekret in Gestalt kleiner runder Tröpfchen in Freiheit. Diese Kügelchen mischen sich dem acidophilen Magma bei, das auch die Fettkügelchen und verschiedene Zellelemente umschließt, seien es ganze oder Bruchstücke davon. Die geschilderte vorgewölbte Kuppel entspricht also nicht herausgedrückten Zellteilen, welche durch den Turgor der Zelle vorgetrieben werden, wie die von Heidenhain (s. v. Eggeling 1927) festgestellten „Kuppeln". Nach Grynfeltt handelt es sich

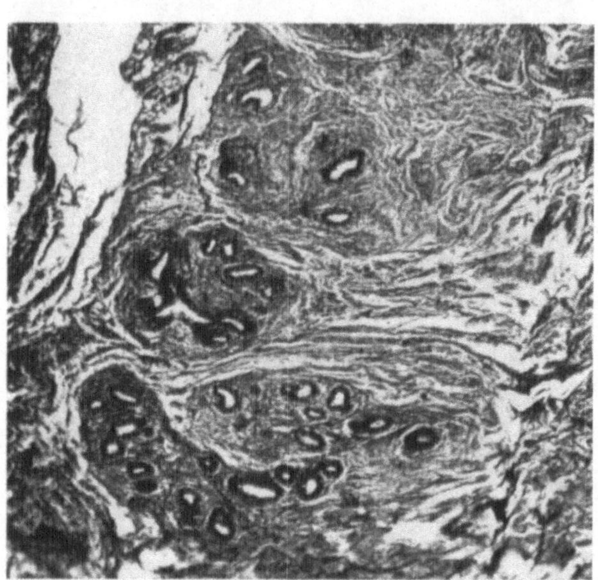

Abb. 29. Aus F. Schnurbusch (1951). Typische Drüsenfelderung in der Peripherie des Drüsenkörpers eines 8 Wochen alten männlichen Säuglings. Aufgelockertes Mantelgewebe mit starker Zellinfiltration.

vielmehr um Sekretmassen, welche die intakte Zellmembran passiert haben (s. Abb. 27). Es würde also die Sekretabgabe nach dem gewöhnlichen merokrinen Typ verlaufen (sécrétion mérocrine pure), bei dem die Unversehrtheit der eigentlichen Zelle erhalten bleibt. Bei einer guten Darstellung der Zellmembran sieht man dementsprechend auch nur eine sehr geringe konvexe Krümmung gegen das Lumen hin. Der Hohlraum ist vielmehr von einer in ziemlich gleichmäßiger Kurve verlaufenden Grenzlinie umzogen. Der Turgor der Zelle ist also nicht besonders stark. Dementsprechend ist auch die Vortreibung der Kerne gering. Meist bleiben sie durchaus basal liegen. Allerdings werden sie auch durch den großen Fetttropfen daran gehindert, sich gegen die Oberfläche hin zu verschieben. Bezüglich der Abgabe des eiweißhaltigen Sekretes gibt es also nach Grynfeltt keine eigentliche „Dekapitation" der Zelle.

Die Abgabe des Fetttropfens dagegen erfolgt in einer ganz anderen und sehr einfachen Form: Die Vacuole vergrößert sich mehr und mehr, bis sie schließlich den Widerstand der apikalen Zellmembran überwindet und der Fetttropfen durch eine Öffnung austreten kann. Von ihm mitgerissen schließen sich dann die Partikel der eiweißhaltigen Sekretkuppe auf dem weiteren Wege an.

Wie in der Drüse der Erwachsenen während der Lactation, so findet man auch beim Neugeborenen in der epithelialen Auskleidung degenerierende Zellen als Folge der Abnutzung durch die Sekretbildung. Die nekrobiotischen Prozesse sind allerdings geringer, so daß Czerny (1890) mit Recht das Fehlen der Nissen-schen Körperchen während der Hexenmilchbildung — im Gegensatz zur eigent-lichen Lactation — betonte. Das trifft nach Grynfeltt auch insofern zu, als jene kompakten, voluminösen Gebilde tatsächlich beim Neugeborenen nicht zu finden sind. Sie haben aber ihr Äquivalent in Kernresten und Karyorrhexis, deren kleinere Bestandteile frei in Vacuolen des Cytoplasmas liegen. Diese Befunde ent-sprechen einer Abwandlung der eigentlichen Nissen-Körper, welch letztere Grynfeltt etwa folgendermaßen definiert: Es handelt sich um einen degene-rierenden Kern, der von einer albuminoiden Masse umhüllt ist. Dieser Mantel

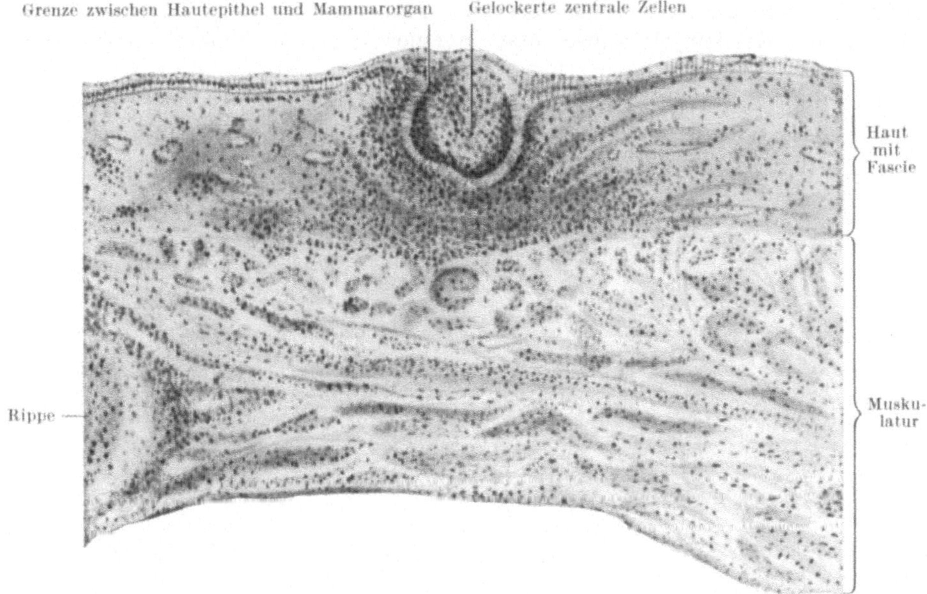

Abb. 30. Mammaranlage eines männlichen menschlichen Embryos von 4,8 mm Scheitelsteißlänge. Bildung eines Sockels von dichterem Mesenchym zwischen der epithelialen Anlage und der Muskelfascie. (Abbildung nach Spuler 1930.)

besteht in der Hauptsache aus intracytoplasmatischen Eiweißkügelchen, die sich miteinander und mit Resten von Cytoplasma zusammenballen.

Vom Vorgang der Nekrobiose ist beim Neugeborenen zu unterscheiden die Des-quamation epithelialer Zellen und die damit in Zusammenhang stehende Proli-feration von Wandzellen der sezernierenden Endbläschen. Die Zellvermehrung geht der Abstoßung voraus (Keiffer 1901 und 1902 und Raubitschek 1904). Die so entstehenden vorspringenden Zellgruppen finden sich auch in gedehnten Endbläschen, so daß es sich sicher nicht um Faltenbildungen handelt. Die Art ihrer Kerne schließt degenerative Vorgänge aus. Die Zellen lösen sich ab, gelangen in den Hohlraum, runden sich ab zu Fetttropfen mit cytoplasmatischer Schale und mit einem Kern im Innern. Sie ballen sich schließlich im Lumen zu Gruppen und flockenartigen Gebilden zusammen. Die Proliferation läuft vor allem in den tiefen Zellen ab, welche zwischen der sezernierenden Schicht und der Tunica propria liegen. Hier finden sich auch amitotische Teilungen, aber keine Mitosen. Diese eigenartige Zellvermehrung mit Desquamation fehlt bei Frühgeburten, ist bei ausgetragenen Totgeburten minimal, dagegen ausgeprägt bei Kindern, die 3 oder 4 Tage gelebt haben. Bei Frühgeburten, die ebenso lange gelebt haben, ist von alledem nichts zu bemerken, ebensowenig bei einem Kind, das 38 Tage alt war. Es scheint demnach, daß der ausgetragene Fetus gerade um den Geburtstermin herum einen besonders starken hormonalen Stoß vom mütterlichen Organismus bekommt, der in den folgenden Tagen abklingt und damit die Sekretionserscheinungen und Zellproliferationen verschwinden läßt.

Die morphologischen Bestandteile der Hexenmilch in den Lumina der Endbläschen beschreibt Grynfeltt im wesentlichen ähnlich wie Czerny (1890): 1. Fettkügelchen verschiedener Größe. 2. Leukocyten, die gelegentlich mit Fetttröpfchen beladen sind. 3. Fettkörperchen, die von einer Protoplasmahülle umgeben sind und einen nicht degenerierten Kern enthalten (abgestoßene Zellen der Proliferationsknoten). 4. Maulbeerförmig zusammengeballte Milchkügelchengruppen mit Kernen als Einschlüsse in einer Zelle. 5. Typische Colostrum-

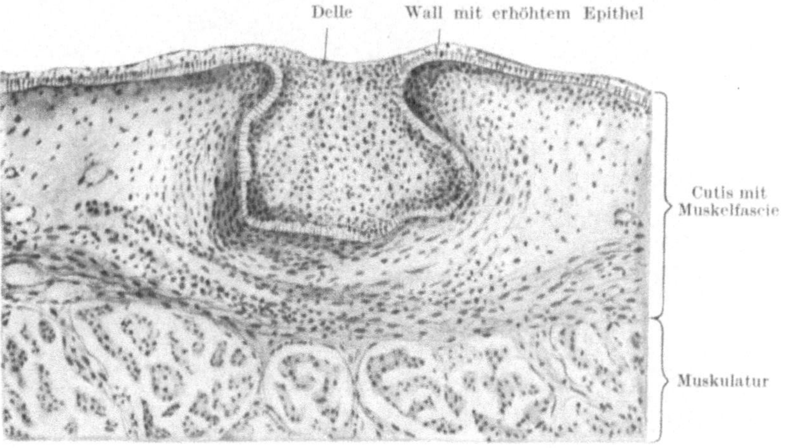

Abb. 31. Mammaranlage von einem männlichen menschlichen Embryo von 6,5 cm Scheitelsteißlänge. (Nach Spuler 1930.)

körperchen, im Vergleich zur eigentlichen Lactation aber verhältnismäßig wenige. Koyama (1928) fand neben den isotropen Fetten in späten Stadien des Fetallebens auch doppeltbrechende Fette, und zwar sowohl im Drüsenepithel als auch in Rundzellen, die frei im Drüsenlumen lagen. Die Menge der Cholesterinester erreicht ihren Höhepunkt einen Monat nach der Geburt, sinkt allmählich ab und verschwindet etwa im 5. Lebensmonat.

In den Lumina der Milchgänge ist der Inhalt ähnlich beschaffen: In der Hauptsache eine von Fetttröpfchen durchsetzte im fixierten Präparat geronnene Sekretmasse, wenige Leukocyten, viele Epithelkerne, mit und ohne Cytoplasmareste, Colostrumkörperchen. Nach den verschiedenartigen Angaben der Autoren zu urteilen ist der Zellgehalt der Hexenmilch offenbar individuell sehr variabel. Zum Teil handelt es sich dabei wohl um zeitlich bedingte Unterschiede. Jaroschka (1929) stellte Differenzen in den verschiedenen Sekretionsphasen fest. Im allgemeinen zeigt sich, wie schon Schlachta (1940) mitteilte, eine fortlaufende Abnahme der Zellen nach der Geburt entsprechend dem allmählichen Versiegen der Sekretion. Jaroschka dagegen gibt nur für 28% eine Abnahme im Endstadium an, für 72% bis zum Verlöschen der Sekretion ein gleichmäßiges Ansteigen. In 4 Fällen fehlten die Colostrumkörperchen überhaupt. *Der Abschluß der Drüsenrückbildung vom Maximum der Ausbildung nach der Geburt* wird von Raubitschek (1904) mit dem 4. Lebensmonat angegeben. E. F. Dietrich (1927) nimmt eine längere Dauer bis zum 6.—8. Lebensmonat an, und stellt Rückbildungsstörungen fest. Vor allem handelt es sich dabei um Cystenbildungen, die wahrscheinlich auf Abschnürungen in verschiedenen Abschnitten des Gangsystems mit nachfolgender Obliteration zurückzuführen sind. Sie sollen besonders nach längeren schweren Erkrankungen des jungen Säuglings auftreten.

2. Die mesodermalen Anteile in der Entwicklung bis zur Geburt (Bindegewebe, Gefäßsystem, Muskulatur).

Das Bindegewebe entwickelt sich notwendigerweise in festen Beziehungen zum epithelialen Anteil des Mammarkörpers. Für das Stützgewebe, als dem Träger der Gefäße und der Muskulatur für Warze und Areola sind diese Korre-

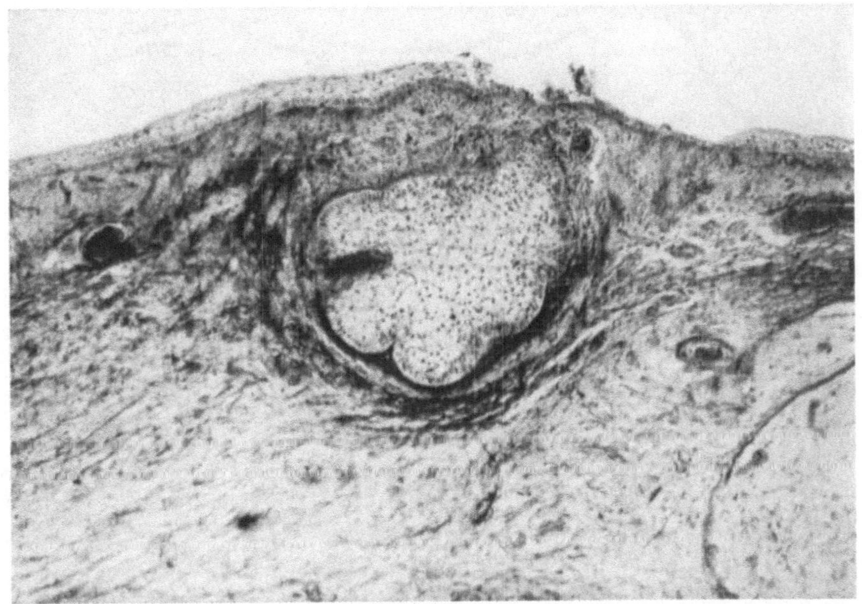

Abb. 32. Transversalschnitt durch die Milchdrüsenanlage eines menschlichen männlichen Embryos von 16,5 cm Scheitelsteißlänge. Konzentrische Anordnung des Bindegewebes. Trichromfärbung nach MASSON. Mikrophoto 90×. (Aus THÖLEN 1949.)

lationen zumindest in der Embryonalentwicklung unentbehrliche Voraussetzungen einer harmonischen Entwicklung des Ganzen.

Aus den anfangs referierten Arbeiten von GRAUMANN (1949) ergibt sich, daß schon der Milchstreifen eine Reaktion des unterlagernden Mesenchyms hervorruft: Das Mesenchym verdichtet sich in seinem Bereich. THÖLEN gibt im wesentlichen die gleiche Darstellung für den Menschen. Im Stadium der Milchleiste wird dieser Prozeß fortgeführt. Nach dem Auftreten der Einzelanlagen entwickelt sich zunächst eine einfache, später eine doppelte Verdichtungszone um die epitheliale Anlage herum (s. Abb. 31 und 32). Beide Schichten werden von den Epithelsprossen nacheinander durchdrungen. Von jetzt ab erhalten die weiterwachsenden Knospen und Schläuche ihre eigenen konzentrischen Bindegewebshüllen. THÖLEN erwähnt Blutgefäße zum ersten Male bei der Schilderung des kugelförmigen Stadiums bei einem menschlichen Embryo von 22,0 mm Scheitelsteißlänge: „Außer diesen Zellen sind unter anderem auch Erythroblasten vorhanden. Im Bindegewebe sind Anlagen von kleinen Blutgefäßen ausgebildet." Für das Kolbenstadium (4,5 cm Scheitelsteißlänge) nennt er „äußerst feine

Fasern und Capillaren". Bei einem 10 cm langen Embryo sind „im Bindegewebe verteilt... zahlreiche Gefäßcapillaren" eingelagert. Die epitheliale Anlage befand sich dabei im Übergang vom Kolben- zum Sprossungsstadium. In diesem Zustand gelang Dabelow (1955) die Darstellung des Gefäßsystems durch Injektion mit chinesischer Tusche vom Herzen aus (115 mm Scheitelsteißlänge). Auch in diesem Falle deutet die plastische Lappung und tiefe Einkerbung der epithelialen Primäranlage den Übergang zur demnächst beginnenden Sprossung an (s. Abb. 33).

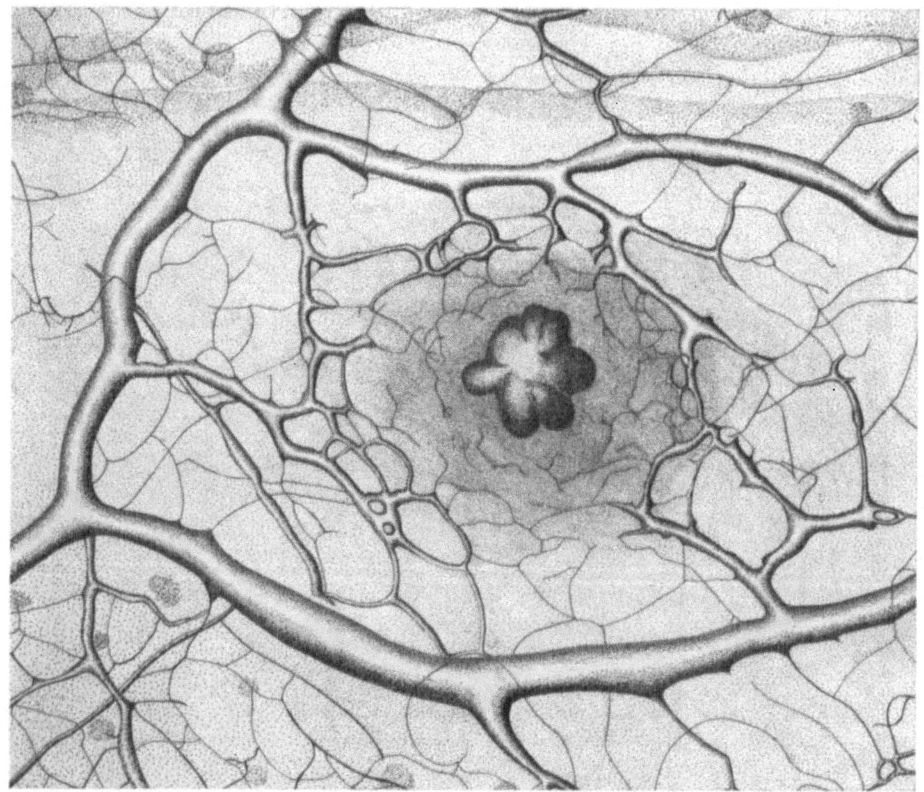

Abb. 33. Milchdrüsenanlage eines menschlichen, weiblichen Embryo von 115 mm Scheitelsteißlänge, Schnittdicke 300 μ. Alauncarmin. Gefäßinjektion mit chinesischer Tusche (Dabelow). Drei Gefäßzonen sind um die epitheliale Anlage (Mitte) erkennbar. In der innersten mesenchymalen Verdichtungszone und subepithelial die feinsten Gefäße. Es folgen größere Gefäße einer mittleren Zone und 3. ein Gefäßrahmen starker Gefäße in der Zone des späteren Fettgewebes. (Betrachtung mit Binokular Zeiss „Opton" von unten her gegen das Epithel. Dasselbe gilt für die zwei folgende Abbildungen).

Die ganze Drüse mit den wesentlichsten Teilen ihrer Umgebung läßt sich noch in einem einzigen Schnitt von 300 μ Dicke darstellen und unter der binocularen Lupe (Zeiss-„Opton") stereoskopisch betrachten. Das Gefäßnetz zeigt eine dem Bindegewebe entsprechende konzentrische Aufgliederung in 3 Zonen um die Primäranlage herum: *Die innerste* mit den feinsten Gefäßen entspricht dem Mesenchymmantel, der sich unmittelbar unter die basale, aus zylindrischen Zellen bestehende Grundschicht der Anlage legt. Sie erstreckt sich nach außen weiter bis an die verdämmernde Peripherie der inneren kernreichen Zone in der Umgebung des epithelialen Zentrums. *Eine mittlere Zone* schon größerer Gefäße entspricht der faserreicheren zweiten Bindegewebshülle, die von ihren Stammgefäßen in Gestalt eines unregelmäßigen Ringes abgeschlossen wird. *Ein äußerstes Gefäßgebiet* umgibt drittens als polygonaler Rahmen stärkerer Gefäße alle vorigen

Bildungen. Es liegt mehr in der Tiefe auf der Schichthöhe des zukünftigen Fettgewebes. (In Abb. 33 befindet sich der rechte Abschluß des Gefäßrahmens schon außerhalb des Bildbereiches.)

Bei 152 mm Scheitelsteißlänge sind die ersten Sprossen bereits hervorgewachsen (Abb. 34)- Sie haben noch einheitliche, ungespaltene Endknospen. In einiger Entfernung von ihren Enden erkennt man — elliptisch angeordnet — die ersten Anlagen der Montgomeryschen Drüsen. Es liegt also in diesem Fall schon bei 152 mm Scheitelsteißlänge das Stadium der Sprossenbildung vor, während Thölens Embryo Nr. 10 sich erst bei 16,5 cm in diesem Entwicklungsgrad befand. Die Knospen haben das innerste, feinste subepitheliale Gefäßnetz durchstoßen und das mittlere erreicht. Alle 3 Gefäßgürtel sind auch hier deutlich zu erkennen. Das Capillarnetz ist dichter geworden. Die für frühe embryonale Gefäßkomplexe typischen plötzlichen Kaliberschwankungen sind von einer mehr ausgeglichenen Verzweigungsform abgelöst worden. Bei 174 mm Scheitelsteißlänge (Abb. 35) sind Sprossen stärker in die Länge gewachsen. Mit der direkten Betrachtung der Totalpräparate fallen im Vergleich zu den Rekonstruktionen einige Unterschiede auf: Die Gänge, welche die Endknospen tragen, haben eine gleichmäßigere Dicke, als man nach den Wachsplattenrekonstruktionen erwarten sollte. Andererseits verlaufen sie meist nicht so gleichmäßig divergent wie bei den Modellen. Vielfach biegen sie nach kurzem Radiärverlauf bogenförmig in eine mehr tangentiale Richtung ab. Wahrscheinlich werden sie entsprechend den durch Bindegewebsbündel gegebenen Leitbahnen abgelenkt. Die Differenzierung der Gefäße ist stärker fortgeschritten. Um die späteren Arterien herum — z. B. am äußersten Gefäßrahmen — bildet sich ein zylindrisches Capillargitter, aus dem sich später durch Obliteration der quer verlaufenden Anastomosen die beiden Begleitvenen differenzieren. Die 3 Schichten der Gefäßanordnung entsprechen folgenden Gewebsschichten: Die innerste liegt subepithelial im späteren Corium. Die zweite intermediäre entspricht den tiefen Schichten der Cutis, die dritte, äußerste dem Fettgewebe. Die Drüsensprossen, welche die beiden inneren Kreise verhältnismäßig schnell durchstoßen, dringen zunächst wie nackte Finger durch die Maschenlöcher der beiden Capillarnetze. Sie erhalten dann aber sehr schnell mit ihrer eigenen Wachstumsrichtung *mitlaufende Gefäße*, welche die Sproßkuppen umgeben, als wenn man mit der Faust in ein Netz hineinfährt. Von dem äußersten Gefäßring wachsen auch Gefäßsprossen den Drüsensprossen *entgegen*, die dann mit der weiteren Verlängerung der Drüsenschläuche wiederum zu mitwachsenden werden. Weiterhin dringt in den Stadien nach der Geburt die Drüse in neue Gefäßgebiete ein, so daß eine mehr und mehr dezentralisierte Gefäßversorgung entsteht, in der mitwachsende und entgegenwachsende Gefäße in wechselnder Zahl nebeneinander gefunden werden (Dabelow 1934). Dabei spielen in der Pubertäts- und Lactationsentwicklung die den Sproßspitzen entgegenwachsenden Gefäße die Hauptrolle. Keinesfalls aber läuft die Gefäßversorgung mit ihren Hauptstämmen an den Stämmen und Verzweigungen des Drüsenbaumes entlang, wie etwa ein Efeu an den Stämmen und Zweigen seines Wirtsbaumes. Um die Zeit der Geburt ist das Gefäßsystem noch auf die drei erwähnten Schichten und deren Verbindungen beschränkt. Die Abb. 36 stellt die Gefäßverteilung schematisiert an der Drüse eines 20 cm langen Fetus dar. Das gleiche Anordnungsprinzip liegt häufig noch der Mamma des erwachsenen Mannes zugrunde, wenn das betreffende Organ nicht besonders stark entwickelt ist. In der Drüse des Neugeborenen findet sich neben den zentrifugalen, mitwachsenden schon eine große Anzahl zentripetaler, entgegenwachsender Gefäße. Sie stammen vor allem aus dem tiefsten Ring im Gebiete des Fettgewebes und dringen von außen her durch die bindegewebige Kapsel, welche das Gesamtorgan umhüllt, in das Innere

hinein. Die von außen eindringenden Gefäße liegen nach dem Passieren der
Kapsel mit ihren größeren Stämmen im Bindegewebe zwischen den Knospen-
gruppen. Sie bilden mit ihren feineren Verzweigungen gemeinsame Capillarnetze
um die Endbläschen herum (s. Abb. 37). Die durch ihren Inhalt geblähten
Knospen sind ziemlich dicht davon umsponnen, so daß auch hierin eine gewisse

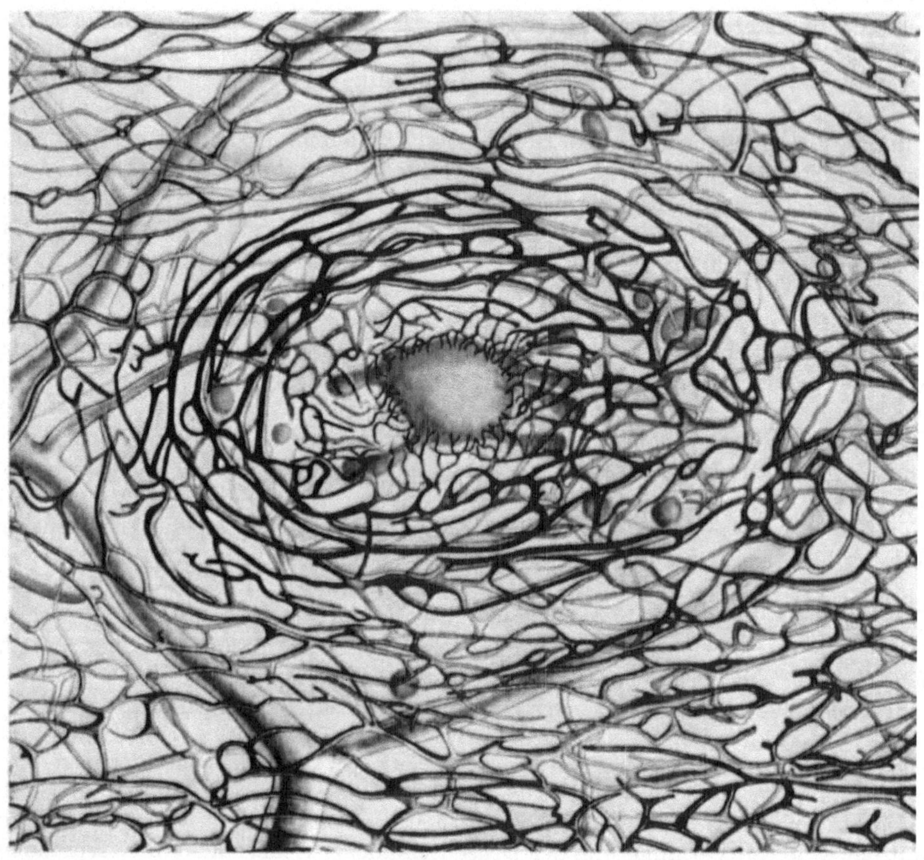

Abb. 34. Milchdrüsenanlage eines Embryo von 152 mm Scheitelsteißlänge. Schnittdicke 300 μ. Alauncarmin.
Gefäßinjektion mit chinesischer Tusche. Bildung der Primärsprossen. Sie dringen mit dem feinsten inneren
Gefäßnetz gegen das gröbere mittlere vor, in welchem die Montgomery-Drüsen angeordnet sind. Weiter außen
der polygonale Rahmen der größten Gefäße. Er liegt nur in der linken Hälfte des Bildes vollkommen im Schnitt
(Dabelow).

Ähnlichkeit mit der Lungenalveole entsteht. Auch die Gänge haben ihr Capillarnetz. Es wird aus relativ dünnen, längsverlaufenden Stämmchen gebildet,
welche durch quer- und schrägverlaufende Anastomosen miteinander verbunden
sind und im ganzen gesehen eine zylindrische Umhüllung des Ductus bilden.

3. Bindegewebe und Muskulatur in der Drüse des Neugeborenen.

Das Bindegewebe der Mamma des Neugeborenen gliedert sich von der Haut
bis zur Pectoralisfascie in verschiedene Schichten: Die oberflächlichste schließt
sich an das Corium an, geht aus ihm ohne scharfe Grenze hervor und umgibt den
Rest der primären epithelialen Anlage und die ersten dünnen Abschnitte des
Gangsystems (Ductus excretorii). Das ganze Gebiet wird als Warzenzone

bezeichnet. Es geht in der Embryonalentwicklung aus den ersten mesenchymalen Verdichtungszonen um die Epithelkugel hervor und wird in den späten Fetalmonaten und über den Geburtstermin hinaus zum Mutterboden der Muskulatur für Mamille und Areola (s. Abb. 38 DABELOW). Ein daran in der Tiefe anschließendes Gebiet bildet eine zentrale Bindegewebsmasse der Drüse, welche beim Neugeborenen hauptsächlich Gangabschnitte enthält, aber nur wenig Knospen (s. Abb. 24 und 46 DABELOW). Die bindegewebige Mitte zipfelt sich nach der Peripherie der Drüse hin in allen Richtungen auf und zieht mit diesen schmalen Fortsätzen in Septen auslaufend zwischen die knospentragenden Teile des Gangsystems, indem es schließlich Gruppen davon zu läppchenartigen Gebilden zusammenfaßt.

Die Gesamtanlage wird abschließend von einer meist recht dicken Bindegewebsmasse umhüllt, die aber nach außen keine scharfe Begrenzung hat, sondern mit zahlreichen Zipfeln und bandartigen Verschmälerungen in die Septen des umgebenden Fettgewebes übergeht (s. Abb. 24).

Im Gebiet der Drüsenanlage des Neugeborenen vereinigen sich demnach mehrere Bindegewebssysteme: Das erste entstand schon im Kugelstadium der Primäranlage als eine Art Kapsel um den Epithelknoten. Ihm wächst zweitens (nach THÖLEN 1949) im Stadium von etwa 16 cm Scheitelsteißlänge ein Sockel aus den tiefen Schichten der Subcutis entgegen. Beide bilden zusammen einen vertikalen Trakt, der von der Epidermis bis zur Pectoralisfascie herabreicht. Zu diesem vertikalen System kommen die mehr oder weniger oberflächenparallelen Septen im Fettgewebe, von denen vor allem eines sich zu verstärken pflegt und in der virginellen Entwicklung zur wichtigsten Leitbahn für das infiltrierende Längenwachstum des Gangsystems wird. Von dem Stadium des Neugeborenen her steht aber außerdem das vertikale System dafür zur Verfügung. Beide, das senkrechte und das waagerechte, bilden zusammen ein Kreuz, dessen Mitte im Innern der Neugeborenendrüse liegt und dessen kompaktes Bindegewebszentrum bildet. Bei Vergleichung verschiedener virgineller Drüsen zeigt sich, daß die *beiden* auf diese Weise vorgebildeten Bahnen benützt werden. Dabei wird meistens das oberflächenparallele für die erste Ausbreitung beansprucht, während die zahlreichen vertikalen Scheidewände zur arkadenartigen Ausbildung von Verzweigungen führen, welche teils zur Haut auf- teils zur Pectoralisfascie absteigen. Auch in der fertig ausgebildeten Drüse der erwachsenen Virgo spiegelt sich dieses ursprüngliche Bindegewebssystem im Verlaufe der Gänge erster, zweiter und dritter Ordnung wider, obwohl bis dahin meist eine kompakte Bindegewebsmasse im Mammarkörper entstanden ist (s. Abb. 53, 54, 55).

Bei relativ kleinen Neugeborenendrüsen und gleichzeitig starker Fettgewebsentwicklung greift die bahnende Ausgestaltung der Umgebung in merkwürdiger Weise auf das Fettgewebe der Nachbarschaft über. Die Abb. 41 zeigt einen Schnitt unmittelbar neben der Drüse eines 35 cm langen Fetus. In das großlappige Fettgewebe der Subcutis schiebt sich ein breitbasiger, aus kleinlappigem Fettgewebe zusammengesetzter Kegel von der Pectoralisfascie bis zum Corium ein. Das betreffende Gewebe färbt sich meistens stärker als das Fett der Umgebung und seine Zellen sind durchschnittlich kleiner. Auf diese Weise ist über die Ausdehnung der eigentlichen Drüse hinausgehend das in der Zukunft einzunehmende Gebiet gewissermaßen schon markiert, und das System der Bindegewebssepten im kleinlappigen Fettgewebskegel enthält in verkleinertem Maßstab alle künftigen Ausbreitungswege vorgebildet. Offenbar liegt hier bereits eine Korrelation zwischen dem epithelialen Anteil, dem Fett und dem Bindegewebe vor, über deren Bedingtheiten sich freilich aus der morphologischen Beobachtung allein nichts aussagen läßt.

Die celluläre Zusammensetzung des Bindegewebes der Neugeborenendrüse weicht bekanntlich von den vorhergehenden sowohl wie von den nachfolgenden Stadien erheblich ab. Es ist in der Literatur mehrfach darauf hingewiesen worden, daß es sich dabei nicht um entzündliche Vorgänge handelt, sondern offenbar — ähnlich wie im epithelialen Anteil — um die Auswirkung hormonaler Impulse vom

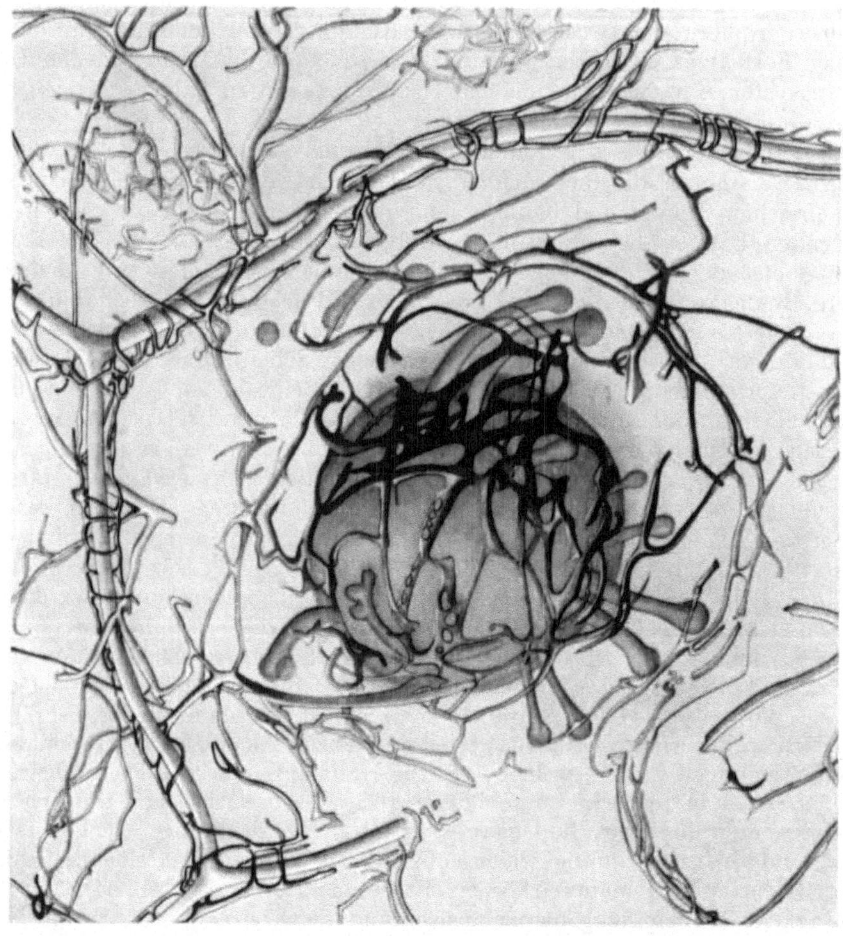

Abb. 35. Milchdrüsenanlage eines weiblichen menschlichen Fetus von 174 mm Scheitelsteißlänge. Alauncarmin. Gefäßinjektion mit chinesischer Tusche. Das subepitheliale innerste Gefäßnetz von den Primärsprossen durchstoßen. (Binokular Zeiss „Opton“.) (Nach Dabelow.)

mütterlichen Organismus her. Neben dem Gefäßreichtum fällt vor allem die starke Gefäßerweiterung und Blutfülle auf, die ungewöhnlich hohe Grade erreicht und sogar des öfteren zu *Diapedese-* und *Rhexisblutungen* führt. Schon ältere Untersucher, wie Barfurth, Beneke, Berka, Czerny, Halban, Rauber, Raubitschek, Schlachta, de Sinety, Talma, Winkler fielen Zellanhäufungen im lockeren Bindegewebe auf, welche Gruber (1921) genauer beschrieben hat. Besonders abweichend vom späteren Verhalten ist das Vorkommen von *Erythroblasten* mit hämoglobinhaltigem Cytoplasma. Es finden sich ferner *lymphocytenähnliche Zellen*, größere rundkernige Zellen mit Oxydasereaktion, *Myelocyten* mit meist eosinophilen, zum Teil auch neutrophilen Granula. Auch Übergänge zu

Leukocyten mit gebuchtetem Kern kommen vor. *Polymorphkernige Leukocyten* dagegen fehlen meist. Gleichmäßig verteilt fanden sich überall *Mastzellen* und *Histiocyten*. Einige der letzteren zeigten Speicherung von Blutpigment. Andere waren mit Fetttröpfchen beladen und offenbar echte Colostrumkörperchen.

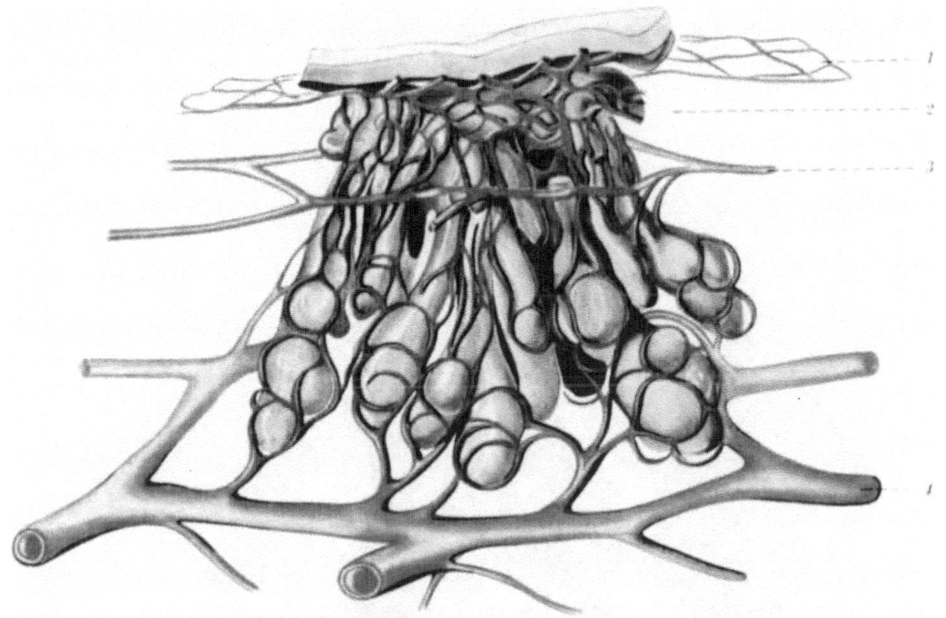

Abb. 36. Schema der Gefäßanordnung, eingezeichnet in die Drüse eines 20 cm langen menschlichen Fetus. Dreischichtige Gefäßanordnung: *1* Subepitheliales Gefäßnetz, das bei *2* den zentralen Epithelhügel umspinnt. *3* Das Gefäßnetz des Corium, liefert — wie die vorige Schicht — dünne Begleitzweige für die Sprosse. *4* Gefäßstämme des Fettgewebes, liefern die wichtigen Gefäße, welche den Gängen und Endknospen zunächst entgegen laufen, und sie später begleiten (DABELOW).

4. Die Muskulatur der Mamille und Areola beim Neugeborenen.

Die Haut der Umgebung der Mamille bildet beim Neugeborenen einen scheinbar haarfreien Hof. Erst an seine Peripherie schließt sich die normal behaarte Haut an. Ein Flachschnitt durch diese weiter abgelegene Zone zeigt eine charakteristische Anordnung: Die Bindegewebsfibrillen bilden ein sehr sauberes Diagonalgitter, in dessen ebenso regelmäßig angeordneten rhombischen Maschenöffnungen die Haarwurzeln und Drüsen liegen. Ein dicker Flachschnitt durch die Warzenzone der Neugeborenendrüse zeigt im Zusammenhang mit diesen Verhältnissen der Haut der weiteren Umgebung ein überraschendes Bild: Die Gewebe um die Warzenzone herum sind *nicht* kreisförmig sondern elliptisch angeordnet (s. Abb. 38 und 39). Das Oberflächenareal der Drüse drängt das Maschengitter der Haut auseinander, so daß es scheint, als läge die Drüse in einem erweiterten rhombischen Raum des Gittersystems der Haut. Dem entspricht auch die Anordnung der ersten Muskelfasern: Sie umziehen nicht kreisförmig die Warzenzone, sondern bilden die Umrandung eines erweiterten Spaltes mit zwei zugespitzten Enden (s. Abb. 38 und 39 DABELOW 1955). An den beiden zugespitzten Abschlüssen dieses lidartigen Spaltes überkreuzen sich die Muskelfasern in einer ähnlichen Art, wie das die Bindegewebsfaserbündel der Haut in der weiteren Umgebung tun. Es sieht also aus, als ob eine gitterartig spitzwinklig angeordnete Hautmuskulatur durch die sich ausdehnenden Gebilde der Warzenzone auseinandergedrängt würde. Es sei vorweggenommen, daß auch in der scheinbar ringförmigen Muskulatur beim Erwachsenen — vor allem an der männlichen Drüse — diese polare Anordnung zu den beiden ursprünglichen Spaltenden noch erkennbar ist. In der Aufsicht auf den Flachschnitt läßt sich beim Neugeborenen schon eine Gliederung in verschiedene Zonen der Muskulatur erkennen, welche die früher geschilderte zonale Anordnung der Bindegewebs- und Gefäßkreise abermals widerspiegelt: Eine körbchenartige Hülle feinster Muskelfasern umgibt unmittelbar die dichte Gewebsmasse um die Infundibula der Ausführungsgänge. Dieses feinste Muskelfaserkörbchen geht mehr oder

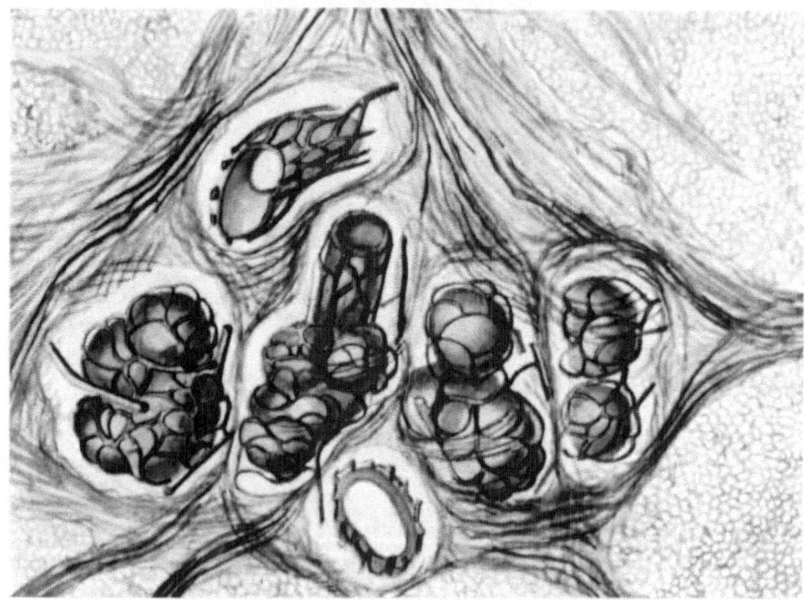

Abb. 37. Endbläschen und drei Ductuli aus der Brust eines Neugeborenen. Schnittdicke 300 μ. Zeichnung nach Azanfärbung (Dabelow).

minder scharf begrenzt in einen Ring etwas dickerer Fasern über. Es folgt eine Lücke, welche durch schräg verlaufende (radiale und tangentiale) Fasern von größerer Länge und dickerem Kaliber spärlich überbrückt wird. Diese Verbindungsfasern sind besonders deutlich und dichter gekreuzt an den beiden Spitzen des elliptischen Spaltes angehäuft. Eine abschließende äußere Zone liegt im Gebiet der im dargestellten Präparat querdurchschnittenen Ausführungsgänge der Montgomeryschen Drüsen. Auch diese äußersten Muskelelemente weichen an den spitzen Enden des Spaltes von ihrem Ringverlauf ab und gehen gleich denen der Überbrückungszone und des innersten Muskelkörbchens in das Gitter der umgebenden Haut über. Damit ist bereits beim Neugeborenen die endgültige Anordnung der Areolar- und Mamillenmuskulatur der Erwachsenen im Grundsätzlichen klar ausgebildet.

V. Die Milchdrüse in der Kindheit bis zur Menarche.

Geschlechtliche Unterschiede in der Ausgestaltung und Größe der Mamma sind beim Neugeborenen noch nicht vorhanden. Individuelle Differenzen sind dagegen deutlich festzustellen. Dasselbe läßt sich auch über die folgenden Stadien der Kindheit sagen. Aus letzter Zeit liegt eine Reihe von Untersuchungen der kindlichen Milchdrüse vor. Diese Studien wurden von den betreffenden Autoren meist angestellt, um Grundlagen zu erhalten für die Beurteilung der männlichen Brustdrüse nach dem zweiten Dezennium und zum Verständnis verschiedener Formen der Gynäkomastie. Durch diese Arbeiten läßt sich ein für beide Geschlechter gültiges Bild des Entwicklungsablaufes gewinnen, da bis zu mehr oder minder langer Zeit vor der Pubertät die Entwicklung weitgehend gleichartig verläuft (s. Langer 1851, Koelliker 1880, Schneller 1922, v. Eggeling 1927, v. Gusnar 1928, Graeper 1938, Pfaltz 1949, F. Schnurbusch 1950, Graumann 1952).

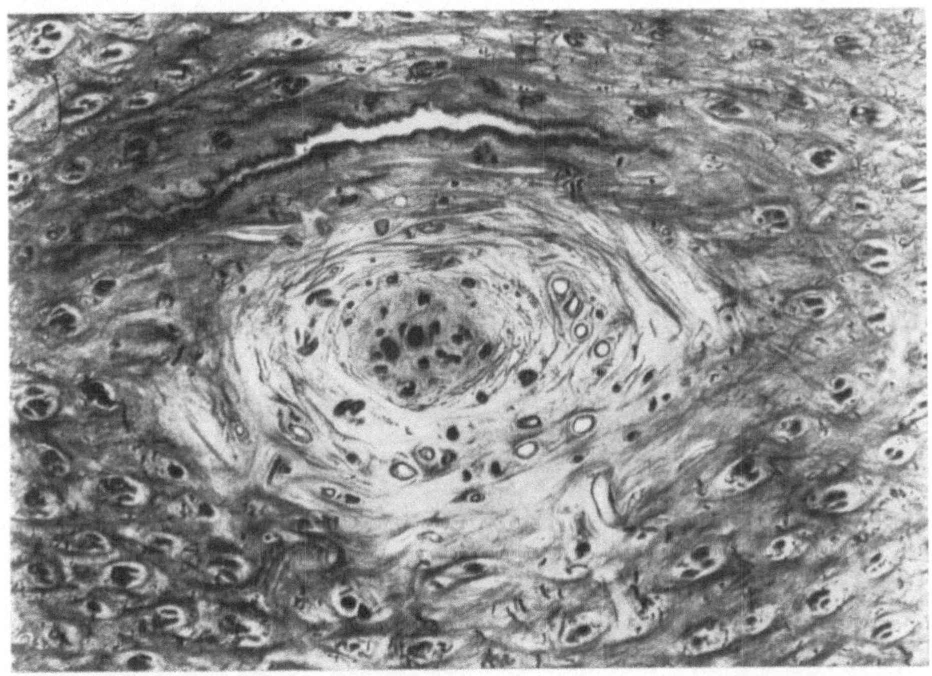

Abb. 38. Muskulatur von Mamille und Areola beim Neugeborenen. Die Drüse (Mitte) und der umgebende Bindegewebskörper (elliptische helle Fläche) drängen die diagonale Anordnung der Haare und Drüsen auseinander, ebenso die dazwischen laufenden Bindegewebsfibrillen. Die Muskelfasern am rechten und linken Rande des hellen Feldes zeigen noch die gleiche gekreuzte Anordnung, wie die Bindegewebsfibrillen der Umgebung. Auch der Kranz der Montgomery-Drüsen zeigt die elliptische Anordnung (Flachschnitt, Drüse und Umgebung, Neugeborenes, Azan, 300 μ. Präparat Dabelow. Mikrophoto).

Thölen (1949) verfolgt die Entwicklung bis zum Alter von 8 Monaten nach der Geburt und kommt zu folgenden Feststellungen:

Bei einem männlichen Säugling *vom 6. Lebenstage* erscheint der Drüsenkomplex in allen Richtungen weiter vergrößert, vor allem durch eine starke Blähung der Endstücke. Sie sind in der bekannten Weise mit geronnenem Sekret und Fettkügelchen aufgefüllt. Die Auskleidung der Endkammern besteht aus einem einschichtigen, teils kubischen, teils platten Epithel, dessen Höhe offenbar von der Spannung des wechselnden Füllungszustandes abhängig ist. Die Ausführungsgänge haben ein zweischichtiges Epithel und sind gegen die Ausmündung hin verhornt.

Bei einem 14 Tage alten männlichen Säugling findet Thölen die Drüse abermals vergrößert, und zwar durch die gleichen, schon erwähnten Faktoren. Die Alveolen enthalten nur noch eine geronnene Masse, aber keine Zellen mehr. Sie sind von einem einschichtigen, augenscheinlich plattgedrückten Epithel ausgekleidet. Wie

E. F. Dietrich (1927) findet er das lockere Bindegewebe fast völlig verschwunden. Ein festeres Stützstroma und ein lichteres Mantelgewebe um die Gänge herum läßt sich unterscheiden. *Im Alter von 8 Monaten* (♂) ist eine erhebliche Rückbildung der meisten dilatierten Drüsengänge zu beobachten, einige sind aber immer noch stark ausgeweitet. Das Epithel ist nunmehr überall zweischichtig geworden; innen liegen zylindrische, außen kubische Zellen. Die Drüsengänge liegen vielfach gruppenweise zusammen und erinnern an eine Läppchenbildung. Die Drüse ist trotz des Rückganges der Füllung kaum kleiner geworden, weil sich gleichzeitig das Stroma stark vermehrt hat. Es besteht aus einem Zapfen

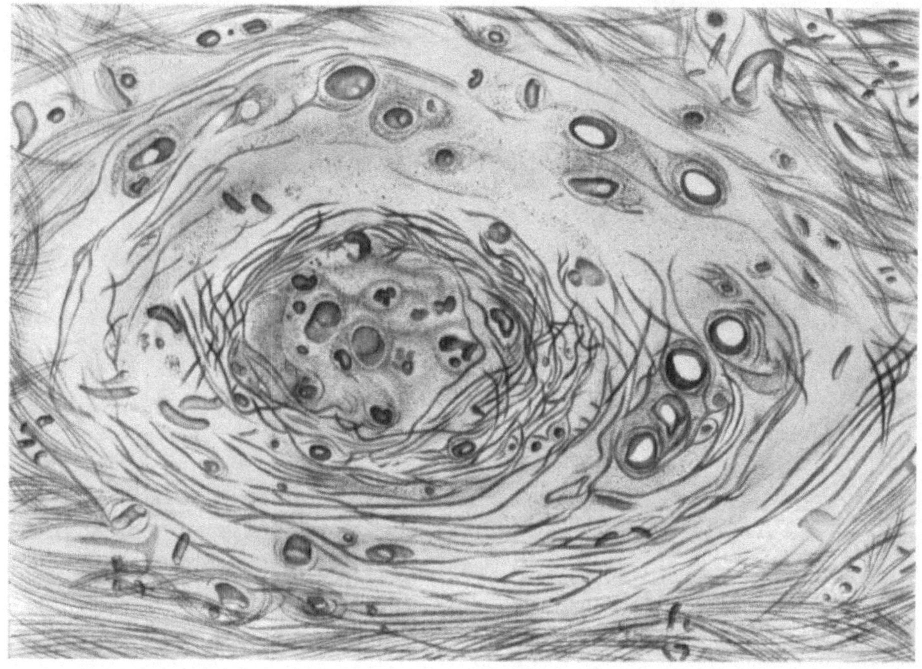

Abb. 39. Schnitt aus dem gleichen Objekt wie Abb. 38. Zeichnung der Muskelfasern: Ein inneres Muskelkörbchen umhüllt den Komplex der eigentlichen Drüse. Ein gröberes äußeres Gebiet liegt in der Zone der Ausführungsgänge der Montgomery-Drüsen. Rechts und links an beiden Netzen Faserkreuzungen, welche den Fibrillenkreuzungen im Bindegewebe entsprechen (Dabelow).

von straffem Bindegewebe, der tief in die Subcutis vordringt. Zwischen den Drüsenteilen liegt spärlich lockeres Bindegewebe. Die Schilderung entspricht in dieser Hinsicht der von Dietrich (1927). Die Hyperämie ist verschwunden. „Die Zahl der Gefäße hat deutlich abgenommen.“ Diese letztere Beobachtung ließe sich freilich sicher nur vergleichend an Injektionspräparaten erweisen, da bekanntlich wenig gefüllte Capillaren im Gesamtbild leicht verschwinden. Die Abnahme der Hyperämie kann dadurch schon für sich allein leicht eine Verminderung der Capillaren vortäuschen.

Vergleicht man die Schilderung von Thölen mit den älteren von Raubitschek (1904), Dietrich (1927) und Koelliker (1880), so zeigen sich Differenzen, die offenbar nur wieder die starke Variabilität des zeitlichen Ablaufs demonstrieren. Nach Raubitschek soll in beiden Geschlechtern die Drüse am Ende des ersten Halbjahres in den endgültigen, für die Kindheit typischen Zustand zurückgekehrt sein, und Dietrich kommt zu demselben Schluß. Nach Koelliker verschwinden die Ektasien um die Mitte des ersten Jahres, ähnlich wie an Thölens Material.

Eine anschließende zeitliche Fortsetzung dieser Untersuchungsreihe vom Ende des ersten Lebensjahres ab bieten die Studien von C. R. PFALTZ (1949) und W. GRAUMANN (1952). Beide Autoren stellen fest, daß nach der Sekretionsrückbildung die Drüse des einjährigen und älteren Kindes einen „Drüsenbindegewebskörper" (v. GUSNAR 1928) bildet, in welchem in einer Bindegewebsmasse wechselnde Mengen von epithelialem Parenchym enthalten sind. Die Gesamtgröße ist individuell sehr verschieden. PFALTZ gibt 3 Durchmesser an, die um $5 \times 6 \times 7$ mm schwanken, zum Teil aber bis zum 10. Lebensjahr wesentlich unter dieser Größe bleiben. Der Teilungstyp des Gangsystems ist teils dichotom, teils

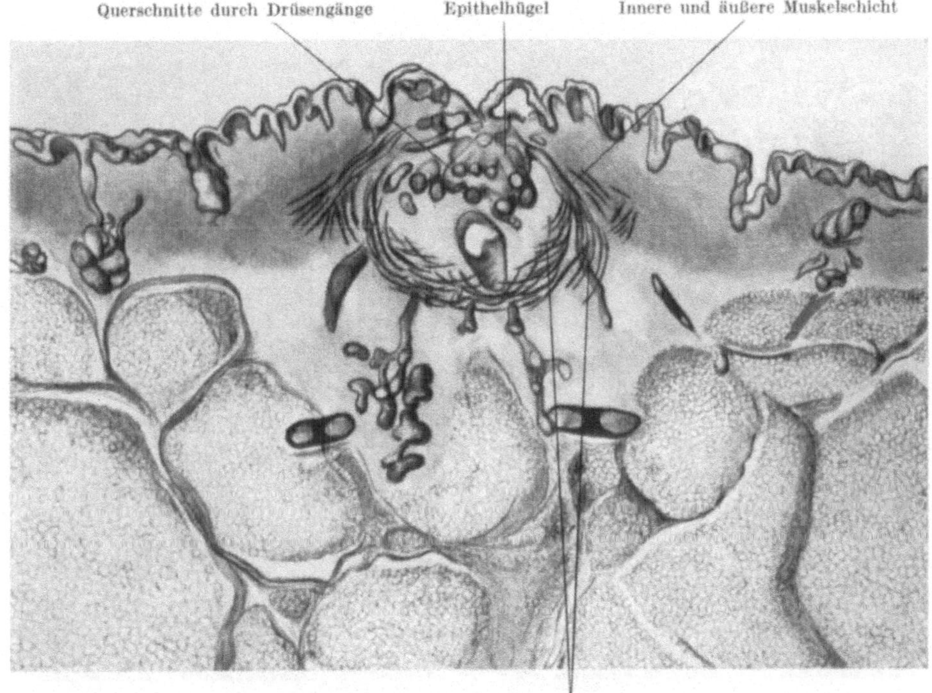

Abb. 40. Weiblicher Fetus 35 cm. Sagittalschnitt durch die Milchdrüsenanlage. 250 μ Resorcinfuchsin. (DABELOW.)

sympodial auf dichotomer Grundlage. Der erstere Modus findet sich mehr in der Nähe der Mamille, der letztere mehr in den peripheren Abschnitten. Die Enden sind kolbenartige Gebilde. Sie gehen entweder paarig aus einem Ductus hervor, aber auch einzeln und bisweilen sproßt ein Büschel aus einem Drüsenschlauch. Während der ersten 3 Lebensjahre sollen die Milchgänge stärker verästelt sein als vom 5.—10. Jahre. Erst vom 11. Jahre ab seien wieder mehr Verzweigungen zu finden.

Wie A. DIETRICH (1926) und v. GUSNAR (1928), so sieht auch PFALTZ eine allmähliche Rückbildung des Drüsengewebes nach den ersten Lebensjahren. Es bleibt dann auf einem gewissen rudimentären Stadium bis zum Beginn der Pubertät stehen (DAWSON 1934). PFALTZ stellt mit Recht fest (wie auch v. GUSNAR 1928), daß über das Drüsengewebe und die Art seiner Verzweigungen in der Literatur sehr verschiedene Angaben gemacht werden. Er führt das zurück auf eine erhebliche Unklarheit in der Anwendung der Nomenklatur und andererseits auf die Schwierigkeit, sich aus dünnen Schnitten eine Vorstellung von dem

Gesamtaufbau eines größeren Gebietes zu machen. (Er selbst benutzt dicke Schnitte mit Boraxcarmin- und Pikroindigocarminfärbung.) Da für die unvollendete, kindliche Drüse, die auf fertige Drüsen geprägten Ausdrücke wie Alveole, Acinus, Läppchen nur Verwirrung stiften können, weil es sich ja eigentlich um Entwicklungsstadien handelt, so schlägt er vor, die alten, schon von v. Langer (1851) gebrauchten und von v. Gusnar (1928) weiter angewendeten Ausdrücke wie „kolbige Knospen", „kölbchenartige Endsprossen" u. ä. beizubehalten. Er vergleicht seine Befunde an männlichen kindlichen Drüsen mit der Beschreibung Dabelows (1941) an weiblichen und kommt aus der Übereinstimmung auch

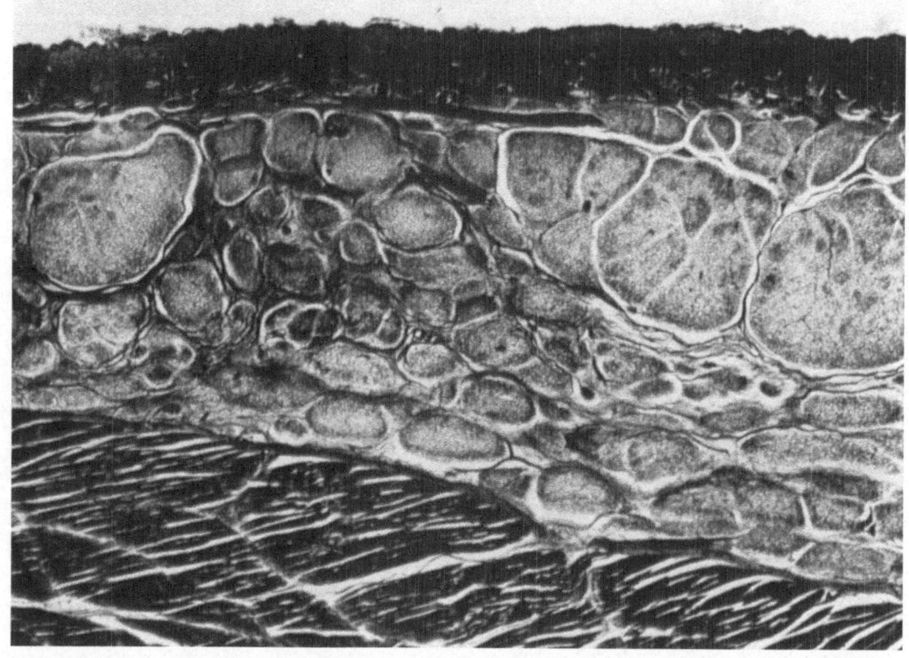

Abb. 41. Aus der unmittelbaren Umgebung des epithelialen Anteils der Mamma vom Neugeborenen-Sockel von kleinlappigem Fettgewebe, welcher die Drüse umgibt und die künftige Ausbreitung gewissermaßen vorzeichnet. (Dabelow.)

seinerseits zu dem Schluß, daß in der Zeit vor der Pubertät die Entwicklung der Brustdrüse bei beiden Geschlechtern gleich verläuft.

Das Bindegewebe nimmt nach ihm in der kindlichen Drüse eine wichtige Stellung ein, während v. Gusnar (1928) in der Säuglingszeit und im Kindesalter nur eine geringe Menge konstatiert und erst mit Eintritt der Pubertät einen wesentlicheren Bindegewebskörper feststellt. Dagegen mißt v. Gusnar (1928) wie Koelliker (1880) dem Fettgewebe eine große Bedeutung zu. Nach meinen eigenen Beobachtungen muß ich Pfaltz beipflichten: Die Drüse ist zwar in dieser Zeit regelmäßig ringsherum von den subcutanen Fettläppchen umgeben. Innerhalb der Bindegewebskapsel findet es sich aber im Vergleich zum Bindegewebe nur in sehr geringer und für den weiteren Aufbau durchaus unmaßgeblicher Menge. Immerhin mag ein von diesem Durchschnittsbild abweichendes Verhalten bei der großen Variabilität einmal hier und da vorkommen. Auch die mikrophotographischen Abbildungen, welche Graumann (1952) von den Drüsen eines 6- und 7jährigen Knaben gibt, lassen nichts von einer nennenswerten Beteiligung des Fettgewebes am Drüsenkörper erkennen.

Während PFALTZ seine Studien vor allem dem Aufbau der kindlichen Drüse im Bereiche der schwachen Vergrößerungen an dicken Schnitten zuwendet, und die größeren Abschnitte des Drüsenbaumes hinsichtlich der inneren Beziehungen seiner Teile und in bezug auf das Bindegewebe betrachtet, bringt GRAUMANN (1952) außerdem noch detaillierte Angaben über den feineren histologischen Aufbau.

Er findet als wesentliche Merkmale des Umbaues der Säuglingsmamma nach der Neugeborenenperiode nicht nur den Abbau des Drüsenparenchyms, sondern zeitlich genau damit abgestimmt eine erhebliche Bindegewebsvermehrung. Der Stromakörper wird damit als Träger des epithelialen Drüsenbaumes ausgebildet. Trotz individueller Verschiedenheiten bleiben beide Anteile während der weiteren

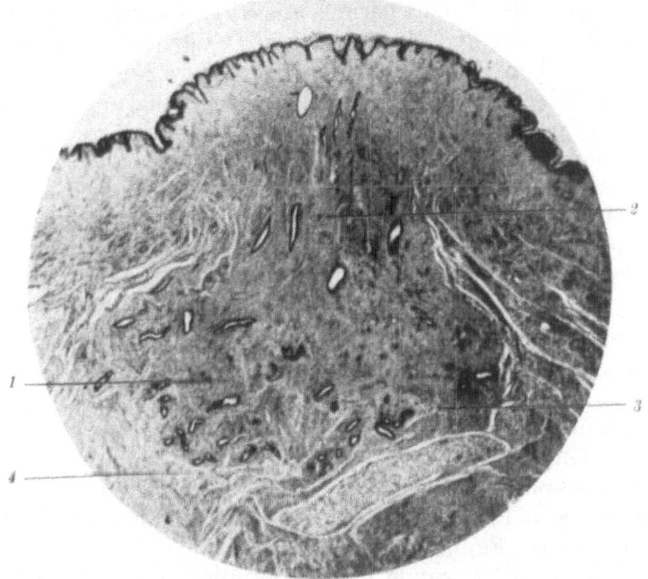

Abb. 42. Mamma eines 7jährigen Knaben. Häm.-Ery.-Orange. 16:1. *1* Bindegewebskörper; *2* Drüsenstiel; *3* Fettgewebe; *4* Grenze Drüsenkörper—Subcutis. (Aus GRAUMANN 1952.)

Kindheit bis gegen die Pubertät hin fast unverändert. Immerhin findet doch eine geringe dauernde Sprossungszunahme statt und damit eine relative Parenchymvermehrung. Sicher gibt es nicht die von älteren Autoren behauptete „weitgehende Rückbildung". In beiden Geschlechtern verharren die Drüsen in einem gewissen Zustande der Latenz. Obwohl man bei Kindern gelegentlich einem Drüsenkörper begegnet, dessen bindegewebiger Anteil „nur aus einigen aufgesplitterten Bindegewebssträngen besteht", findet man doch in der Regel bereits vom Ende des ersten Jahres ab einen wohl ausgebildeten Mammarkörper von etwa 4—8 mm Durchmesser. Dieser Zustand ist auch beim 7jährigen Kind (s. Abb. 42) noch unverändert erhalten. Der knotenartige, festgefügte und ziemlich scharf begrenzte Bindegewebskörper setzt sich durch einen etwas verschmälerten Stiel an der Mamillengegend fest und geht hier nach den Seiten hin fließend und ohne Grenze in das Corium über. In der unmittelbaren Umgebung der Gänge bildet das Stroma peritubuläre Scheiden eines mehr lockeren Typus, so daß man bereits von einem „Mantelgewebe" (BERKA 1911) sprechen kann. Silberpräparate zeigen diesen Unterschied besonders deutlich.

Im Gegensatz zum Bindegewebe der Säuglingsmamma mit den lebhaften Sekretions-, Abtransport- und Abbauerscheinungen ist bei der späteren kindlichen Drüse ein stationärer Ruhezustand eingetreten: Es fehlen die freien Zellen und die Bilder der Proliferation und Sekretresorption.

Den Verzweigungstypus der Gänge schildert Graumann in der gleichen Art wie Pfaltz. Die kreisrunden Querschnitte der terminalen Äste zeigen eine sehr gleichmäßige Größe, die um 70 μ schwankt, die Lichtung selbst hat einen Durchmesser von 25—30 μ. *Die Ductus* sind von einem zweireihigen Epithel ausgekleidet. Er bezeichnet die inneren Zellen als „Drüsenzellen" und unterscheidet sie von der „Basalschicht" (s. Abb. 132). Die Drüsenzellen erreichen nur mit schmalen Fortsätzen die Basalmembran. Die basal liegenden Kerne dieser prismatischen Innenschicht sind ei- bis stabförmig. „Das Cytoplasma ist am apikalen Pol leicht acidophil granuliert und bildet an der Oberfläche eine zarte Plasmaverdichtung." An einigen ist eine geringe apokrine Sekretion festzustellen. Nahe der Oberfläche liegen hier und da kleinere, in Desquamation begriffene kugelige Zellen mit pyknotischen Kernen. In den Endverzweigungen findet Graumann im Verband des Drüsenepithels Einzelzellen oder Zellgruppen, „deren Plasma so gut wie keinen Farbstoff aufnimmt und deshalb hell und transparent erscheint, während die Zellgrenzen besonders deutlich sind. Sie sind hochprismatisch mit oft zentral liegendem Kern (s. Abb. 133). Während sich ihr Plasma dicht unter der Oberfläche manchmal etwas dichter und besser färbbar erweist, bleibt es basal vom Zellkern optisch leer." Graumann möchte diese seine „hellen Epithelien" von Feyrters hellen Zellen unterschieden wissen. Mit den Saarschen Zellen ist keine Verwechslung möglich, da diese eine größere Affinität zu Eosin haben und überdies gerade durch die Dichtigkeit ihres Plasmas ausgezeichnet sind. Morphologisch entsprechen sie eher den von Skorpil (1943) in der weiblichen Mamma an pathologischem Material beschriebenen „Lamprocyten". Speert (1948) fand nach längerer Östrinbehandlung herdweise größere, schwach färbbare Zellen. Graumann hält es für möglich, daß ähnliche Faktoren bei den „hellen Zellen" sowohl als auch bei den „hellen Epithelien" der kindlichen männlichen Mamma in Frage kommen. Jedenfalls sind sie wahrscheinlich Ausdruck unterschiedlicher Funktionszustände.

Die basale Zellschicht hat runde Kerne, die am Querschnitt durch den Gang eine sehr deutlich abgesetzte zweite Konturlinie um das Lumen ziehen. In den größeren Ductus wird die strenge Zweizeiligkeit allmählich undeutlicher; die oberflächlichen Zellen werden niedriger, kubisch bis platt, und die basalen sind nicht mehr gleichmäßig verteilt, sondern zu Gruppen zusammengefaßt, so daß der falsche Eindruck von Knospenbildungen entstehen kann. Das Plasma der basalen Zellen ist in den Gangabschnitten stärker eosinophil als in den Endverzweigungen. In den terminalen Verästelungen liegt die Basalmembran dem Epithel glatt an, während in den größeren Milchgängen das Grundhäutchen durch die erwähnten basalen Zellgruppen guirlandenartig nach außen vorgebuchtet wird. Im Übergangsgebiet zwischen Milch- und Ausführungsgängen verwischen sich die Unterschiede zwischen Drüsenzellen und Basalzellen immer mehr und das Mantelgewebe schwindet. In der Nähe der Mündungen geht dieses Epithel in die Epidermis über.

Wie in jedem Stadium der Milchdrüsenentwicklung, so kommen auch in den kindlichen Stufen gelegentlich abweichende Bilder vor, z. B. Gangerweiterungen, vor allem an den größeren Milchgängen. Sie sind abschnittsweise cystenartig vergrößert mit einem gekammerten Hohlraumsystem. Die Drüsenzellen enthalten öfters einmal größere, den Kern verdrängende Vacuolen. Multiple kleine kommen daneben in beiden Zellschichten vor, an der Drüsenschicht außerdem Abschnürungserscheinungen entsprechend dem Bilde der apokrinen Sekretion und feine Sekretschleier im Lumen. In den erweiterten Gangabschnitten bleibt das Epithel zweizeilig, flacht sich aber ab. Offenbar steht in solchen Teilen die sekretorische Tätigkeit des Epithels nicht mehr in dem richtigen Verhältnis zum Abtransport durch das peritubuläre Bindegewebe.

Kurz vor der Pubertät bekommt sowohl die Milchdrüse des Mädchens als auch des Knaben hormonale Impulse, die nach dem langen Ruhezustand eine neue Phase einleiten. Von jetzt ab treten die geschlechtlichen Unterschiede voll in Erscheinung. Die Gestaltungsabläufe der männlichen und der weiblichen Drüse müssen nunmehr in getrennten Kapiteln weiter behandelt werden.

VI. Die virginelle Milchdrüse.

Bezüglich der hormonalen Ursachen der weiteren Entwicklung sei vorausgreifend nur kurz an die allgemein bekannten Zusammenhänge erinnert: In erster Linie maßgeblich sind die Ovarialhormone. Im weiteren Entwicklungs-

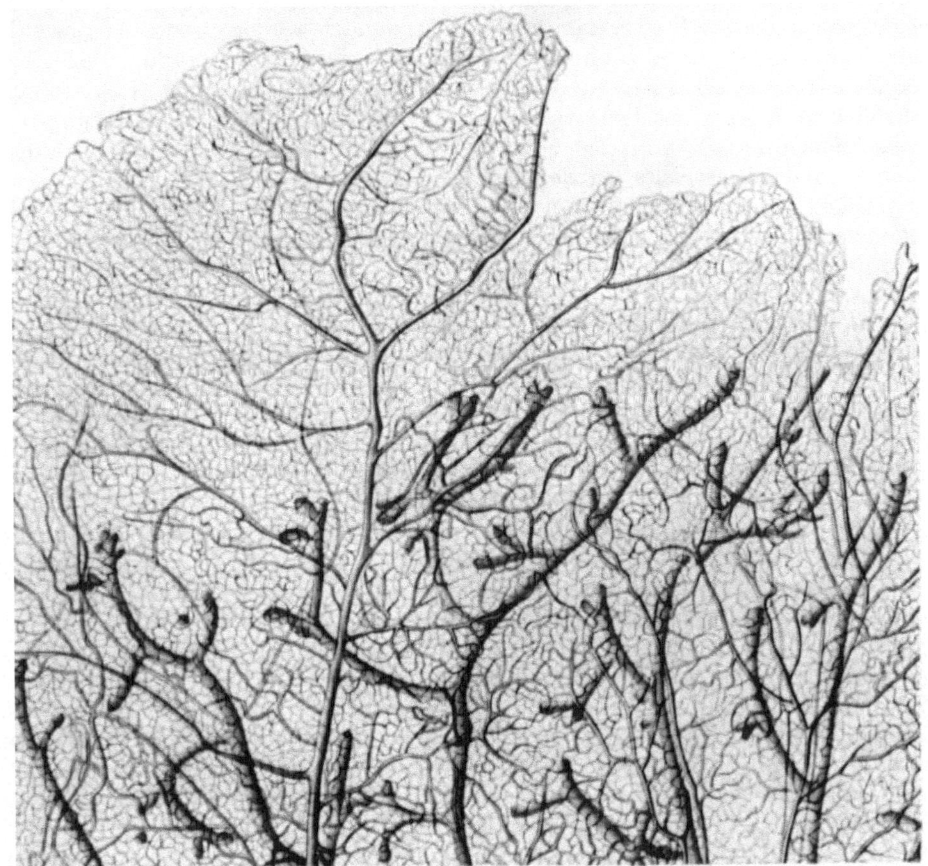

Abb. 43. Milchdrüse (rot) der virginellen weißen *Maus* in dem als „Platzhalter" dienenden Fettgewebskörper. Vorläufig sind nur die tubulären Teile des Parenchyms ausgebildet, Totalpräparat. Alauncarmin. Injektion der Gefäße mit chinesischer Tusche. Die Gefäßstämme haben keine eindeutigen Beziehungen zu den Drüsengängen. Binokular Zeiss „Opton". (Präparat DABELOW.)

ablauf von der Pubertät bis zur Reife und Gravidität sind zwei verschiedene Vorgänge zu unterscheiden:

1. Das Längenwachstum und die fortschreitende Aufzweigung des Gangsystems.

2. Die Ausbildung der Alveolaranlagen und der fertigen Alveolen an den blinden Enden des Gangsystems.

Die Entwicklung der Ductus erfolgt bei allen Säugetieren unter dem Einfluß des Follikelhormons. Dieses wirkt bei einigen Tieren aber auch schon gleichzeitig auf die Ausbildung der Alveolen ein. Meist ist jedoch für das Entstehen der letzteren das Corpus luteum-Hormon notwendig.

1. Das Gesamtbild des Gangsystems der virginellen Mamma.

Der Drüsenbaum ist bei den Laboratoriumstieren, bei verschiedenen Affenarten, dem Frettchen und den Haustieren durch zahlreiche Untersuchungen — vor allem der Turnerschen Schule — recht weitgehend bekannt und an Totalpräparaten und dicken Schnitten ausgiebig untersucht worden. Daß gerade diese Tiere so sorgfältig bearbeitet wurden, hängt einerseits mit der wirtschaftlichen Bedeutung der Haustiere zusammen und ist bezüglich der Laboratoriumstiere verknüpft mit den Fortschritten der Endokrinologie. Als Testobjekte für die Feststellung einer Hormonwirkung oder Hormonausschaltung konnten die betreffenden Tiere selbstverständlich erst verwendet werden, wenn der normale Entwicklungsgang nach zahlreichen Befunden gesichert feststand. Bezüglich des Menschen ist die Literatur in diesem mikro-makroskopischen Grenzbereich erheblich geringer. Das liegt einerseits an der schwierigeren Verarbeitung der menschlichen Drüse, von der z. B. keine Totalpräparate angefertigt werden können, und andererseits an der Unmöglichkeit, ein auch nur annähernd so einheitliches, reichliches und gut datiertes Material gesunder, normaler Drüsen sammeln zu können, wie das bei sorgfältig geführten Zuchten der Laboratoriumstiere der Fall ist.

Unsere lückenhafteren Kenntnisse über den Drüsenbaum der menschlichen Mamma sind um so auffallender, als schon 1851 durch v. Langer mit einer klassischen Arbeit ein Anfang gemacht war. Er bediente sich der Injektion von der Mündung der Milchgänge aus. Die heute bei den Endokrinologen allgemein übliche Methode der Kernfärbung an dicken Schnitten (s. S. 303 und 304) ist an der menschlichen Mamma selbstverständlich ebensogut durchführbar wie an irgendeinem Tier (s. Dabelow 1933, 1934, 1941).

Entsprechend der Zahl der Ausmündungsgänge baut sich die weibliche Brustdrüse aus 15—20 Einzeldrüsen auf. Man darf sich die Gesamtstruktur aber nicht — wie das häufig geschieht — so vorstellen, daß zu jeder der 15—20 Mündungen ein präparatorisch darstellbarer Drüsenlappen gehört und daß diese Lappen bis zur Peripherie hin deutlich radiär geordnet seien. Es ist zwar bei der Parotis z. B. sehr wohl möglich, die zu jedem Gangabschnitt gehörigen Lobi wohl begrenzt darzustellen, und dasselbe gilt für viele weitere Drüsen. Bei der Milchdrüse liegen die Verhältnisse aber vollkommen anders: Während sich fast alle übrigen Drüsen in embryonaler Zeit in embryonale Gewebe hinein entfalten, so daß beide ohne weiteres zeitlich und räumlich aufeinander abgestimmt harmonisch fortschreiten können, ist die Brustdrüse in ihrer postnatalen Entwicklung ein Eindringling in fertiges, ausgewachsenes Gewebe. Dieser Eindringling verhält sich zwar durch die Jahre der Kindheit sehr zurückhaltend, eher weniger als mehr Platz einnehmend, wenn man einen Vergleich mit der Neugeborenenmamma zieht. In dieser Zeit der Ruhe reifen die Gewebe seiner Umgebung (Fett, Bindegewebe, Blutgefäße usw.) nun aber vollkommen aus, indes er selbst auf einem quasi embryonalen Zustande beharrt. Und plötzlich, z. Z. der Menarche, d. h. wenn alles um ihn herum bereits vollständig entwickelt und differenziert und das Wachstum mehr oder weniger beendet ist, fängt er, von hormonalen Impulsen getrieben seinerseits an, infiltrativ in die fertige Umgebung einzudringen — scheinbar wie ein bösartiger Tumor. Aber nur scheinbar. Es ist kein Kampf der Gewebe gegeneinander, sondern der ganze Vorgang erinnert eher an ein Spiel nach festgesetzten Regeln: Die Bahnen für das expansive, infiltrierende Wachstum sind im voraus festgelegt und der Ausdehnung sind Grenzen gesetzt. Jede Etappe ist hormonal gesteuert und auf die vorhergehende sowohl als auf die folgende abgestimmt. Der künftigen enormen Massenentfaltung des epithelialen Parenchyms entspricht im voraus ein „Platzhaltergewebe"

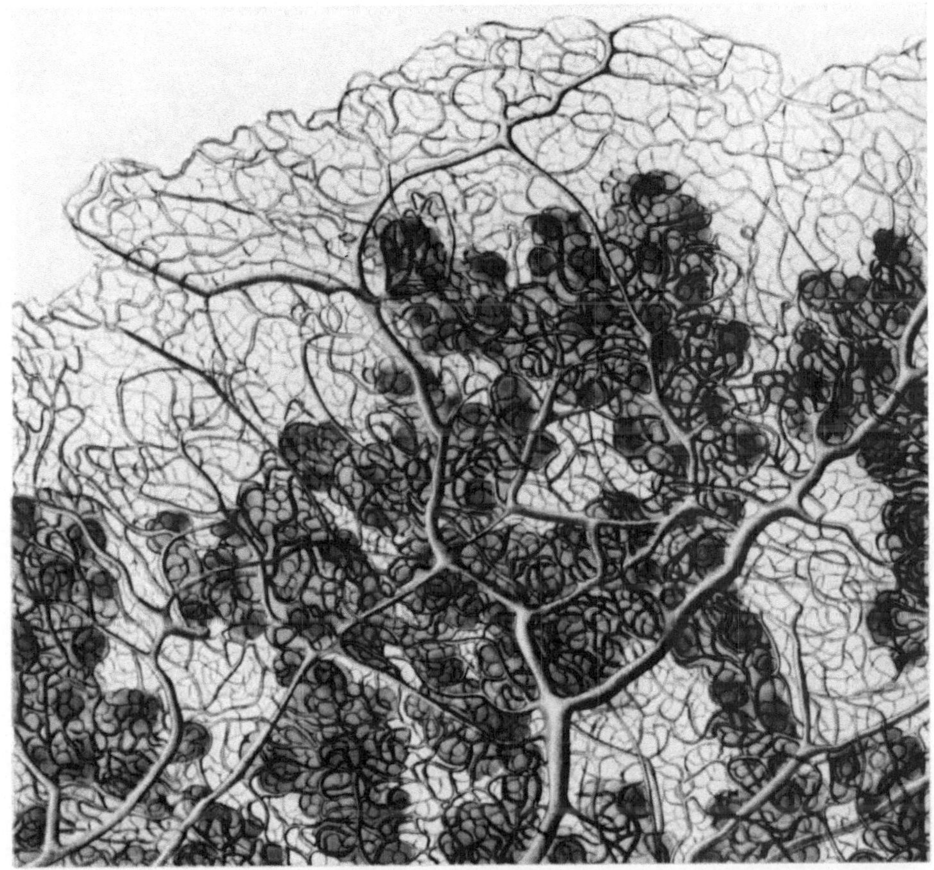

Abb. 44. Milchdrüse einer trächtigen weißen *Maus*. Die wachsenden Läppchen beanspruchen mehr und mehr den Raum des entsprechend zurückgehenden Fettgewebes. Die Lobuli übernehmen das nur wenig modifizierte Gefäßnetz. Am Ende der Gravidität ist das frühere Fettgewebe bis an die äußerste Peripherie vom Drüsengewebe erfüllt. (Präparat DABELOW.)

(DABELOW 1933, 1941). Das jugendliche *Rind* z. B. entwickelt ein Euter, ohne daß eigentlich Drüsengewebe darin liegt (s. TURNER 1952 „The mammary gland", Abb. 114, 120, 123). Das ganze Gebilde setzt sich in der Hauptsache aus Fettgewebe zusammen, das erst zur Zeit der sexuellen Reifung von den von der Zisterne auswachsenden epithelialen Sprossen zunehmend durchsetzt wird. Bei der Maus spielen ausgedehnte Gebiete des subcutanen Fettgewebes, die sich vom Bauch bis auf den Rücken und Nacken hin ausbreiten, die gleiche Rolle (Abb. 43 und 44). Bei der virginellen menschlichen Brustdrüse ist im Gegensatz zu den erwähnten Tieren nicht das Fettgewebe maßgeblich. Dieses wird vielmehr während der virginellen Entwicklung und in der Lactationsperiode überall da im voraus durch Bindegewebe ersetzt, wo der wachsende Sproß des Gangsystems künftig hineindringen wird (Dabelow 1941). So läuft dem Drüsensproß immer eine Bindegewebsvermehrung voraus, und diese Proliferation geht auf Kosten des vorliegenden Fettgewebes. Das eine wächst um soviel als das andere schwindet. So entsteht der kompakte zentrale Bindegewebskörper der virginellen Brust. Was in diesem Zustande als „Drüsenlappen" abgetastet werden kann, sind also tatsächlich nur feste Bindegewebsmassen, in denen das epitheliale Gangsystem sehr wenig Raum einnimmt. Das Vorhandensein von Bindegewebsreichtum und

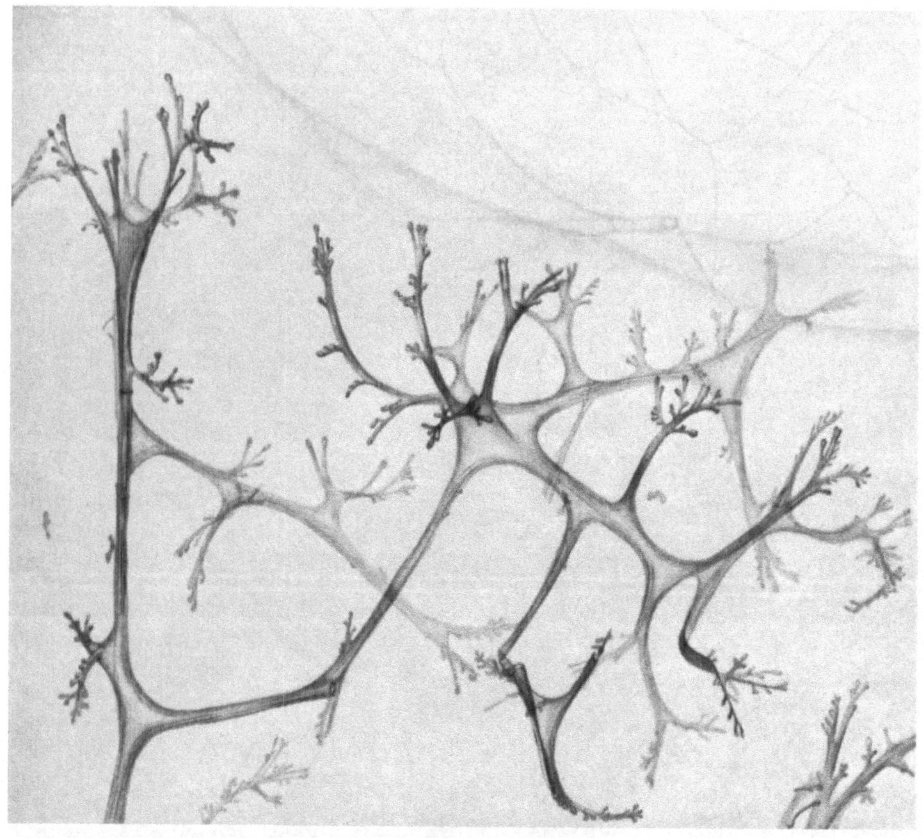

Abb. 45. Dicker Schnitt (etwa 0,5 cm) aus der Mamma einer 18jährigen Virgo im Intermenstruum. Originalgröße des Schnittes 1,6:1,3 cm. Färbung mit Alauncarmin. Die Drüse ist noch fast rein tubulär gebaut. Man beachte den scheinbar irregulären Verlauf der Gänge und ihrer Verzweigungen. Der Verlauf entspricht den wechselnden Richtungen der Bindegewebssepten verschiedener Größenordnung, welche den Gängen und Sprossen als Leitbahnen dienen. Zeichnung nach Binokular Zeiss-„Opton". (Präparat Dabelow.)

Fettgewebsarmut bei einer virginellen Brust bietet allerdings eine ziemlich sichere Gewähr für eine starke Wachstums- und Verzweigungstendenz der epithelialen Anteile und damit auch für eine wahrscheinlich gute Lactationszunahme bei dem betreffenden Individuum. Umgekehrt ist Fettgewebsreichtum und Bindegewebsarmut in dieser Hinsicht prognostisch ungünstig. Anders ausgedrückt, kann sich beim Menschen im allgemeinen nur im Bindegewebe Drüsengewebe in nennenswertem Maße entwickeln, während das Fettgewebe generell ein Hindernis darstellt. Nur selten findet sich auch beim Menschen eine Läppchenbildung in das Fettgewebe hinein, während das bei vielen Tieren (z. B. Maus, Ratte, Rind) die Norm ist.

Da nun die Gänge mit ihren Verzweigungen nur auf den Wegen der vorhandenen Bindegewebssepten vorwachsen können und weiterhin in die von solchen Septen ausgehenden neuen Bindegewebsformationen, so ergibt sich ein recht kompliziertes Bild des Verzweigungstypes. Und damit unterscheidet sich die Gestaltung des Gangsystems der Mamma vollkommen von dem jeder anderen Drüse: Es entsteht ein scheinbar labyrinthischer Verlauf der in dieser virginellen Phase fast rein tubulären Drüse: Ein Auf- und Abwärtslaufen der Gänge, Kurven und Winkel nach rechts und wieder nach links, gelegentlich mit dem Ende bis nahe an den Ausgangspunkt herausgehend (s. Abb. 45). Das gleiche tut der Nachbargang und ein anderer darüber und darunter. Es ist verständlich, daß schließlich nach Abschluß eines einigermaßen reichlichen Sprossungswachstums — dessen Grade natürlich individuell verschieden sind — von einem makroskopisch abgrenzbaren Drüsenlappen keine Rede mehr sein kann. An den Grenzgebieten wachsen die Sprossen, die zu einer Mamillenausmündung gehören, mit denen der Nachbarschaft durcheinander und die Anteile der einzelnen sind nicht mehr zu entwirren. Den „roten Faden" in diesem Labyrinth bietet das Verzweigungssystem der Bindegewebssepten. Wenn man das Bild der Mamma mit dem Resultat der HEIDENHAINschen Spaltungsgesetze prüfend vergleicht, so ergibt sich folgendes: Für viele Phasen gelten diese Gesetze der sich aufteilenden Adenomeren und Histiosysteme auch in der Brustdrüse. Das klare Bild des Schemas wird aber getrübt und unübersichtlich durch die vorgeschriebenen Wege, in welche die Spaltungsprodukte hineinwachsen müssen. Das endgültige Ergebnis ist schließlich eine Resultante zwischen den Bedingungen der Spaltungsgesetze und den Hindernissen und Bahnungen des auf dem Wege vorausliegenden Fett- und Bindegewebes. Und dieses Bild wird schließlich in den Phasen verstärkter Sprossung noch weiter überlagert durch das Auswachsen zahlreicher Adventivknospen. Es ist also nach alledem unmöglich, den Drüsenbaum getrennt vom Bindegewebssystem zu betrachten, denn beide gehen Hand in Hand, oder besser gesagt: Das eine geht dem anderen voraus. Das Bindegewebe ist der Plan von Wegen und Hindernissen, welcher dem Epithel geboten und zu seinen Gunsten laufend ausgebaut wird.

Diese Korrelationen fielen wohl zuerst BERKA (1911) auf, als er sich bemühte, das Bindegewebe der Milchdrüse in der Entwicklung an Mammae nichtgravider und gravider Frauen zu untersuchen. Er äußerte sich damals folgendermaßen: „Die Verhältnisse des Brustbindegewebes mit den zugehörigen Zell- und Gewebsarten, mit den Beziehungen zu dem Umbau des Organs unter physiologischen Bedingungen sollten Gegenstand der Untersuchung sein, nicht die Veränderungen des spezifischen Parenchyms (Epithels), mit denen sich ohnehin sämtliche Bearbeiter der Mamma fast ausschließlich befassen. Im Laufe der Arbeit zeigte es sich, daß ein vollkommenes Abstrahieren von dem Drüsengewebe, selbst beim hauptsächlichen Berücksichtigen des Stromas, unvorteilhaft, ja auch undurchführbar wäre, da ja verschiedenes im Bindegewebe nur durch Mitberücksichtigung der Vorgänge im Epithel Klärung oder bessere Würdigung erfährt." Erst die Vervollkommnung der binokularen, stereoskopischen Optik und die Verwendung dicker Schnitte gestattete es beim Menschen außer dem eigentlichen histologischen Aufbau auch die Gesamtstruktur des Drüsenbaumes unter Berücksichtigung seiner Beziehungen zum Bindegewebe zu untersuchen und die Gewebekorrelationen im mikro-makroskopischen Grenzbereich (DABELOW 1933, 1934, 1941) festzustellen. LETTERER (1948) und seine Schüler (SCHNURBUSCH 1951, KNIBBE 1946) dehnten diese korrelative Betrachtungsweise auch auf pathologische Vorgänge in der Milchdrüse aus und LETTERER prägte den Begriff der Konkordanz und Diskordanz der beiden parallelen Abläufe.

Es sei daran erinnert, daß schon die bindegewebige Einbettungsgrundlage beim Neonatus eine typische Konfiguration zeigte: An der Kreuzungsstelle teils oberflächenparalleler, teils von der Epidermis zur Pectoralisfascie auf- und absteigender Septensysteme entwickelt sich ein bindegewebiger Knoten, der mit zahlreichen äußeren Zipfeln in alle umliegenden Septen ausläuft (s. Abb. 46). Außer dem Kegel vertikaler Fasern, der seine Basis nahe der Pectoralisfascie hat und seine Spitze unter der Mamille, gewinnt vor allem ein mittleres, oberflächenparalleles Septum für die Zukunft an Bedeutung. Es trat schon bei der Neugeborenendrüse dadurch auffallender als die anderen in Erscheinung, daß es meist die Gesamtdrüse in einen oberen und einen unteren Abschnitt mehr oder weniger deutlich unterteilt.

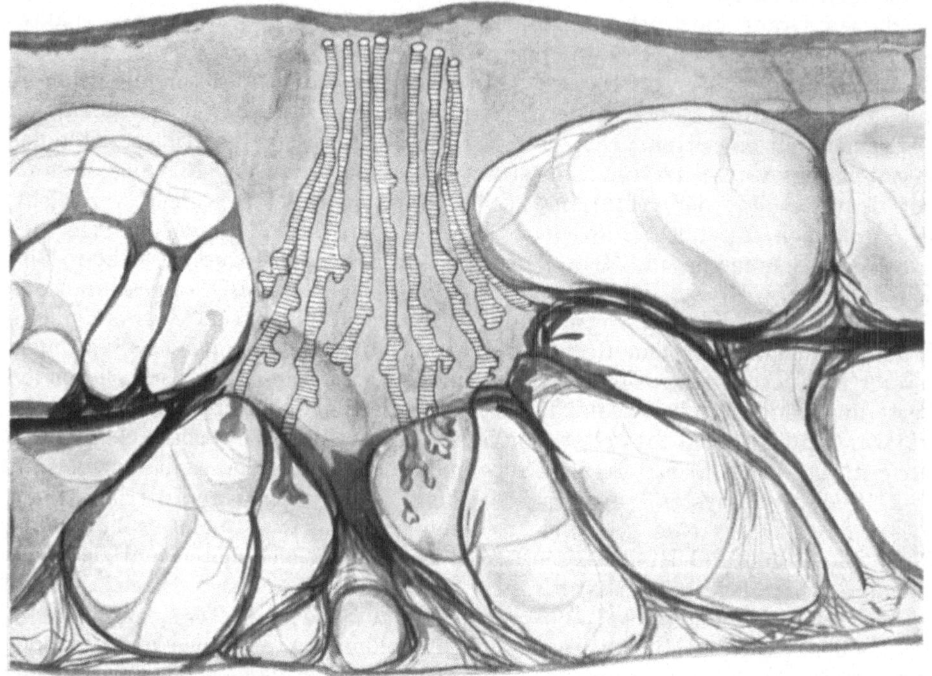

Abb. 46. Bindegewebssysteme der Mamma eines 8jährigen Mädchens. Epithelialer Drüsenkörper schraffiert. (Die Mamille ist schräg geschnitten, die Ausführungsgänge sind dadurch nicht bis zu ihrer Ausmündung im Epithel dargestellt.) Die Anordnung der Bindegewebssepten stellt das Leitbahnsystem für die später in der Pubertät auswachsenden Gangsysteme dar. Das Bindegewebssystem ist im wesentlichen schon beim Neugeborenen ausgebildet (s. Abb. 24). Schnittdicke etwa 3 mm. Färbung Alauncarmin. (Dabelow.)

Damit sind die 2 Hauptrichtungen der Ausbreitungswege gegeben:

1. Eine horizontale, die in der Hauptsache durch das am stärksten entwickelte oberflächenparallele Septum gegeben ist.

2. Eine vertikale, der zahlreiche Wege zur Verfügung stehen:

a) Die Bindegewebszüge im Bereiche des kompakten Kegels für das divergierende Wachstum der Gänge vom Sammelpunkt unter der Mamille zu der breiten Basis in der Tiefe.

b) Die zahlreichen Septen, die von den oberflächenparallelen Bindegewebssepten aufwärts zur Epidermis und abwärts zur Pectoralisfascie führen.

Dieses System ist deutlich bei der 8jährigen der Abb. 46 zu erkennen. Vergleicht man ein größeres Material von dicken Sagittalschnitten voll ausgewachsener Virgines, so lassen sich 2 Extremtypen feststellen: Der eine infiltriert mit dem wachsenden Gangsystem vor allem die oberflächenparallelen Septen, der andere mehr die vertikalen (s. Abb. 78 und 81). Im ersteren Falle resultiert daraus die flache, scheibenförmige Mamma, die trotz ihrer geringen Hervorragung sehr erhebliche Drüsenmengen auf ihrer großen Fläche beherbergen kann. Im zweiten Falle (Abb. 78) entsteht eine halbkugelförmige Prominenz, die auf ihrer kleineren Grundfläche nicht so viel Drüsengewebe zu enthalten braucht. Im letzteren Falle werden die ursprünglich mehr oder weniger vertikal zur Haut verlaufenden Bindegewebsstränge der Schwere entsprechend mehr und mehr abwärts gezogen. Diese allmählich zunehmende Ablenkung der einst vertikalen Septen macht sich vor allem in der caudalen Hälfte der Mamma bemerkbar und es entstehen auf diese Weise die nach ventral und kranial konkaven Bögen der Retinacula mammae. Obwohl dieser bogenförmige Aufhängeapparat hauptsächlich in der unteren (caudalen) Hälfte liegt, ist er dennoch — seinem

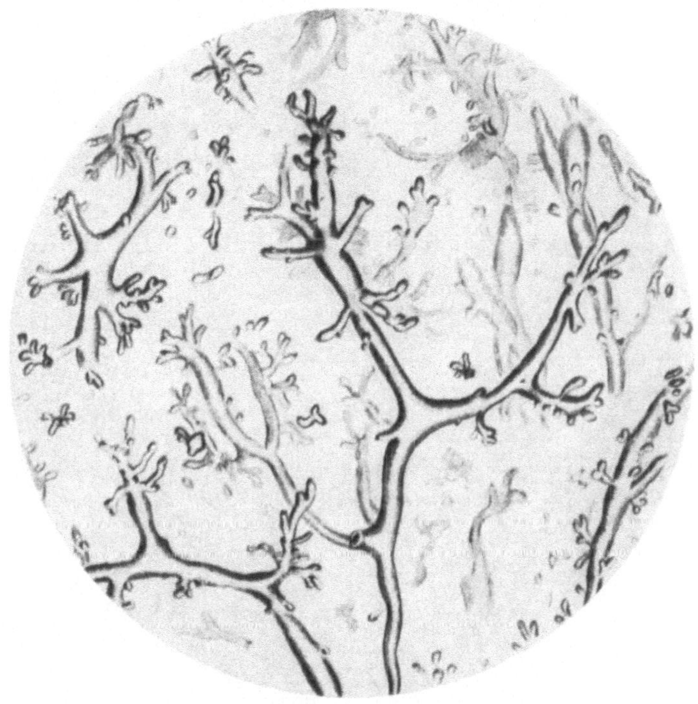

Abb. 47. Drüse einer 12jährigen. Optik Zeiss. Binokular Ok. 8. Obj. $2^1/_2$-Alauncarmin. Dicker Schnitt. (DABELOW 1941.)

ursprünglichen Verlauf entsprechend — weit kranial an der Pectoralisfascie verankert. Für einige farbige Rassen sind mehr konische oder ziegeneuterartige Brustformen charakteristisch. Es wäre interessant zu wissen, ob in solchen Fällen noch mehr als bei der halbkugelförmigen Mamma der Europäerin die vertikalen Fasern des mittleren Bindegewebskegels für die Ausbreitung des Gangsystems benutzt werden oder ob dessen Verlauf sich vielleicht ausschließlich darauf beschränkt.

Für europäische Verhältnisse wäre es denkbar, daß die Milchdrüse der Pyknika mehr den einen Modus bevorzugt und die der Leptosomen mehr den anderen, womit dann der Verzweigungstyp zu einem Konstitutionsmerkmal würde.

2. Das Bild der einzelnen Aufzweigungen von der Adoleszenz bis zur Ausreifung der virginellen Mamma.

Die Faktoren, welche den Ablauf der Entwicklung der Brustdrüse von der Zeit vor der Menarche bis zur völligen Reifung beherrschen und steuern, sind so mannigfach, daß es nicht überraschen kann zu sehen, wie außerordentlich starke individuelle Verschiedenheiten bei einem größeren Vergleichsmaterial in Erscheinung treten. Zieht man noch in Betracht, daß das Eintreten der Menarche zu sehr verschiedenen Zeiten erfolgt, so wird das um so verständlicher. Durch zahlreiche Untersucher in verschiedenen Kulturländern der Erde ist festgestellt worden, daß die sexuelle Reifung in den letzten Jahrzehnten eine erhebliche Acceleration erfahren hat. Mädchen gleicher Jahrgänge sind außerordentlich verschieden entwickelt, und die Unterschiede zwischen den am meisten fortgeschrittenen und den gehemmten sind sehr viel größer als in früheren Jahrzehnten (s. H. Grimm 1949, Schmidt-Vogt 1952). Es entspricht also in einem

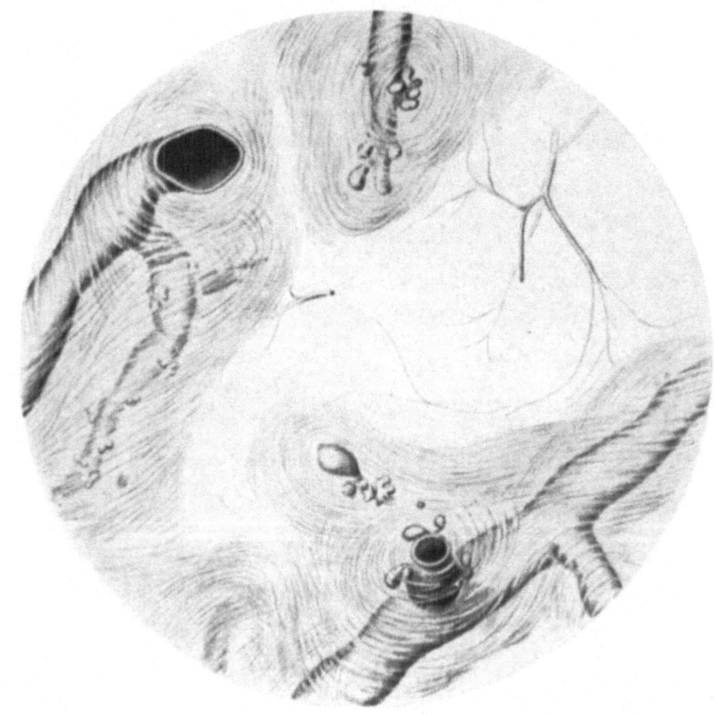

Abb. 48. Drüse einer 15jährigen am 2. Tage der Menstruation. † durch Verkehrsunfall. Dicker Schnitt. Alauncarmin. Zeiss Binokular Ok. 8. Obj. 2 ¹/₂. (Dabelow 1941.)

größeren Material nicht einem bestimmten Alter ein bestimmtes mikroskopisches Bild der Brustdrüse. Überdies variiert — vom jeweiligen Entwicklungsgrad abgesehen — auch die Verzweigungstendenz außerordentlich. Schließlich wird die durchlaufende Wachstumskurve überlagert durch die hormonalen Impulse des Cyclus und die wechselnden Bilder im Menstruum und Intermenstruum. Wenn sich also nach alledem auch hier wiederum keine datierbare Folge von Stadien aufstellen läßt, so doch wenigstens ein gewisser, in seinen Grundzügen wiederkehrender Ablauf.

Schon vor der Menarche beginnt das in der Kindheit kleine Bündel primärer und sekundärer Gänge zu wachsen und sich aufzuteilen. So kann gelegentlich bis zur Menarche bereits ein Aufteilungsgrad erreicht sein, der fortgeschrittener ist als der einer bereits menstruierenden. Die Milchdrüse der noch nicht menstruierenden 12jährigen nach Abb. 47 ist erheblich stärker verzweigt als diejenige der menstruierenden 15jährigen der Abb. 48 und 49. Ohne die Sicherung der Altersangabe würde man nach dem Entwicklungsgrad die ältere vor die jüngere einreihen. Beim Vergleich solcher Mammae fällt schon in dieser Entwicklungsstufe auf, daß die stark verzweigte fettärmer ist. Durch den anfänglich häufiger bestehenden Mangel an Fettläppchen innerhalb des eigentlichen Mammarkörpers liegen die Verzweigungen auf engerem Raum zusammen, wodurch der Eindruck einer stärkeren Verzweigung vielleicht noch gefördert wird. Soweit mein Material schon eine Entscheidung zuläßt, scheint kürzere oder längere Zeit nach der Menarche eine Zunahme von Fettläppchen die anfangs eng zusammenliegenden Gangverzweigungen weiter auseinanderzudrängen. Die der Mamille näheren Verzweigungswinkel sind in der Kindheit durchschnittlich kleiner als in späteren Jahren. Es scheint also so, als ob ein zunächst zunehmendes Fettgewebe das System der Bindegewebssepten mit den darin liegenden Gängen mehr und mehr auseinanderspreizt. Die dadurch entstehenden, rings von Drüsengängen umgebenen Fettinseln werden dann später

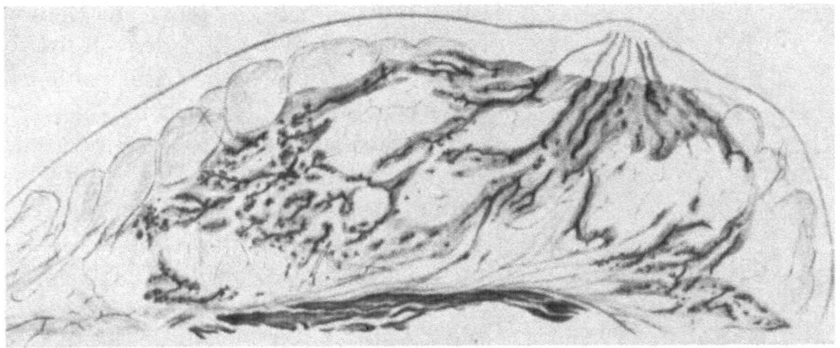

Abb. 49.   Drüse einer 15jährigen Virgo am 2. Tag der Menstruation. Totalschnitt ohne Mamille und Haut. Sagittalschnitt etwa 3 mm dick. Alauncarmin. Optik: Busch-Lupenbrille. (DABELOW 1941.)

in größerem oder geringerem Grade durch Bindegewebe ersetzt. Damit ist dann wieder neuer Mutterboden für die weiteren Teilungsprodukte des Gangsystems geschaffen, da die Gänge ja nicht — oder nur ausnahmsweise — in das Fettgewebe hineinwachsen können und somit auf das Bindegewebe angewiesen sind. Bei diesem Wachstum um die Zeit der Menarche und in den Jahren danach überwiegt zunächst das Längenwachstum. Das Gangsystem erobert sich so in verhältnismäßig kurzer Zeit das ganze Gebiet, das ihm für die endgültige Vollendung zur Verfügung steht. Der Teilungsmodus der Hauptgänge ist dichotom. Oft wachsen die beiden Äste einer gabeligen Teilung gleichmäßig weiter. Meistens bleibt aber ein Zweig an Größe zurück, während der andere ein dickeres Stammstück bildet. Wenn sich das mehrfach wiederholt, so entsteht durch die aufeinanderfolgenden dicken Abschnitte ein scheinbar einheitlicher Hauptstamm. Die dem Verzweigungssystem zugrunde liegende Dichotomie wird dadurch verwischt und es entsteht der Eindruck eines Hauptstammes mit Seitenästen (Sympodium auf dichotomer Grundlage). Die dichotom entstandenen Äste besetzen sich mit rundlichen Adventivknospen, die teils weiter auswachsen, teils kurz und kugelig bleibend in Gruppen zusammenliegen. Es wäre falsch, solche Bläschengruppen als Lobuli oder Acini zu bezeichnen, denn fast alle Bläschen einer solchen Gruppe werden in der Weiterentwicklung als Langsprosse weiter wachsen und erst zu einem sehr viel späteren Stadium werden an den endgültigen Enden des Gangsystems echte Läppchen entstehen.

Wenn sich also für den Beginn des erneuten Drüsenwachstums in der Adoleszenz kein Jahr angeben läßt, so ist doch so viel sicher, daß der Beginn der präpubertalen Entwicklungsanstöße zusammenfällt mit den übrigen Indizien, welche als Vorboten der Pubertät gelten, und die sich gerade auch im Bereich der Mamma sichtbar und tastbar bemerklich machen (Hartman 1931, Geschickter 1945). Dabei handelt es sich um die Vergrößerung und stärkere Prominenz der Mamille und — daran anschließend — das Entstehen der Knospenbrust. In Mitteleuropa kann man danach den individuell wechselnden Beginn dieser Adoleszenzerscheinungen ebenso wie bei der entsprechenden Bevölkerung

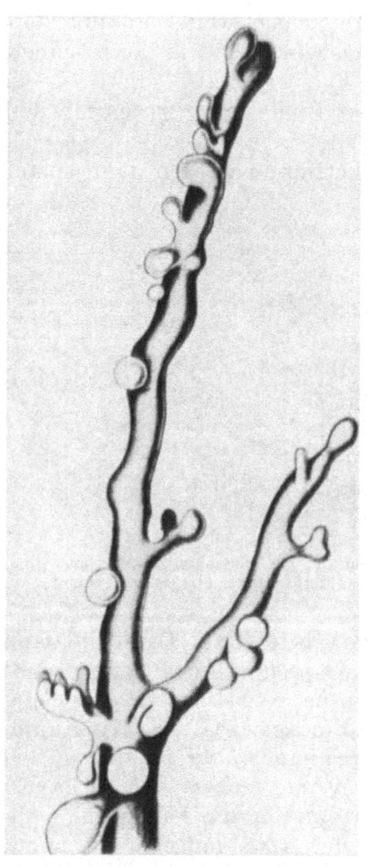

Abb. 50. Gangende aus dem gleichen Objekt wie Abb. 48 und 49 einer 15jährigen Virgo am 2. Tage der Menstruation. Abb. 48 und 51 zeigen die typische Form der Pubertät: Ein grobverzweigtes System dicker, oft stark gefüllter Gänge mit rundlichen, oft kugel- oder halbkugelförmigen Enden. An den Gängen meist ebenfalls grobe Adventivknospen. Man beachte die Benützung der Bindegewebszüge als Leitbahnen und das Vermeiden des Fettgewebes.

Nordamerikas etwa auf die Zeit zwischen dem 10. und 14. Lebensjahr ansetzen, wobei die größte Häufigkeit wohl zwischen dem 12.—14. liegt (Jung und Shafton 1938). Der Vergrößerung und deutlicheren Pigmentierung des Warzenhofes entspricht ein Stadium, in welchem bald ein mehr oder weniger scheibenförmiger Mammarkörper tastbar wird. Die Drüse breitet sich zunächst im Bereich unter der Areola aus und wölbt diese selbst und ihre nähere Umgebung vor (Knospenbrust). Die Gänge wachsen, teilen sich und gestalten sich zu verhältnismäßig dicken zylindrischen Gliedern mit halbkugeligen Enden und kugelähnlichen Knospen (Abb. 48—51). Neben dem relativ großen Kaliber der Gänge fallen die geringen Unterschiede in der Dicke der verschiedenen Stämme, Äste und Zweige auf. Es entsteht so ein ziemlich grobes, plumpes Bild dikker, runder Aufteilungen, welches die Mamma der Adoleszenz auffallend unterscheidet von dem grazilen, zierlichen Eindruck des Aufzweigungssystems in der Milchdrüse der späteren Virginität (s. Abb. 45 und 53). Dieses grobe Verzweigungssystem kann in solcher Form verschieden lange erhalten bleiben. Es ist im übrigen sowohl beim verzweigungsreichen als beim verzweigungsarmen Typ ausgeprägt, wenngleich es am letzteren deutlicher und auffallender ist.

Geschickter (1955) faßt die verschiedenen Gestaltungsabläufe der Adoleszenz in folgenden Sätzen zusammen:

1. Wachstum des fibrösen sowohl als des aus Fettgewebe bestehenden Stromaanteiles des Brustdrüsenkörpers.

2. Bildung eines schwach färbbaren Bindegewebes mit reicher Vascularisierung in der unmittelbaren Umgebung der Gänge.

3. Längenwachstum und zunehmende Verzweigung der Gänge, aber Fehlen der Ausbildung von Lobuli.

4. Starkes Wachstum der basalen Zellschichten der Gangepithelien (das gelegentlich zur Bildung papillärer Erhebungen führt) und Wachstum der Zellschichten an den Gangenden, welches dort die Bildung von Sprossungen und Läppchenknospen bewirkt.

5. Vergrößerung und sekretorische Tätigkeit der Wandzellen in den größeren Gängen mit mäßiger Dilatation dieser Ductus.

Nach Beendigung der Adoleszenz folgt eine neue Periode der Umbildung. Kürzere oder längere Zeit nach dem 15.—16. Lebensjahre beginnt dieVeränderung: Die Gänge werden länger und dünner, das Gesamtbild zierlicher und im einzelnen differenzierter. Eine allgemeingültige Schilderung wird bei der 18—21jährigen Virgo immer schwieriger, weil offenbar individuell verschiedene Typen vorkommen, die sich nur an einem sehr großen Material normaler, gesunder Mammae

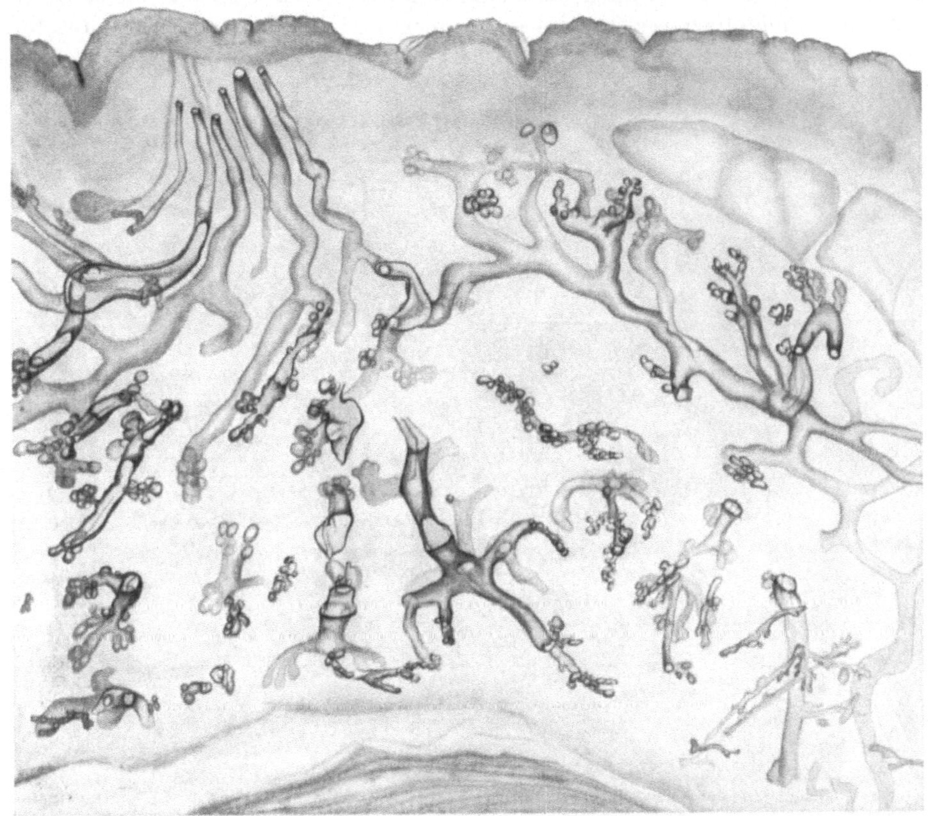

Abb. 51. Ausschnitt aus der Mamma einer 16jährigen mit renalem Zwergwuchs. Etwa dem Entwicklungsgrad einer normalen 12—13jährigen entsprechend (s. Abb. 47). Grobe, dicke Aufzweigungen mit rundlichen Enden, wie sie im allgemeinen für die Präpubertät und den Beginn der Pubertät charakteristisch sind. Dicker Schnitt, etwa 2 mm, natürliche Größe 1,9 × 1,6 cm Seitenlänge. Alauncarmin. Zeiss Binokular „Opton". (Präparat DABELOW.)

klassifizieren lassen würden. Die Überlagerung durch die cyclischen Veränderungen macht die Verhältnisse noch schwieriger, zumal hierüber wirklich exakte Daten mit der gleichzeitigen Nachprüfbarkeit an Ovar und Uterus kaum zu gewinnen sind. Es fallen zwei extreme Typen auf:

1. Ein reichverzweigtes Gangsystem mit ausgesprochener Tendenz zur Bildung von Langsprossen und geringer Neigung zur Entwicklung buschartiger Gruppen von Kurzsprossen (s. Abb. 45).

2. Ein weniger langgestrecktes Verzweigungssystem (sozusagen mit kürzeren „Internodien"), das die Neigung hat, zahlreiche Büschel kurzer Verzweigungen zu bilden (s. Abb. 53).

Im allgemeinen aber steht das erstere mehr am Anfang, in einer Periode der Streckung, das zweite folgt darauf. Oft aber scheint es sich nicht einfach um „Stadien", sondern um „Typen" zu handeln, denn man begegnet dem ersten,

verzweigungsarmen Typ auch noch nach dem 20. Lebensjahr und dem zweiten,
verzweigungsreichen mit Büschelbildung schon bald nach den ersten Menstruationen. Es ist schwer festzustellen, ob der reichen Verzweigung der Adoleszenz auch immer der büschelreiche der späteren Virginität entspricht und ob
es sich ebenso mit dem verzweigungsarmen verhält. Der letztere (s. Abb. 45)
bildet an seinen Enden nur Gruppen schlanker Kolben aus. Diese lassen teils
noch die Dichotomie erkennen, teils sind es kurze gerade Endäste, an denen die
schlanken Endkolben serienartig angeordnet sind, ähnlich den Einzelblättern

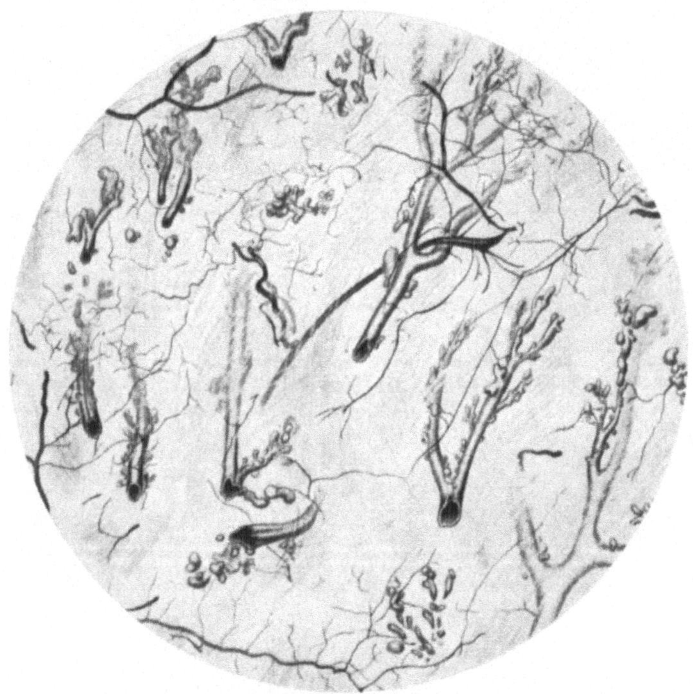

Abb. 52. Ausschnitt aus der Milchdrüse einer 16jährigen Virgo. Dicker Schnitt. Unvollständige Injektion der
Arterien mit chinesischer Tusche. Die größeren Gefäßstämme zeigen auch beim Menschen keine deutlichen
Beziehungen zur Richtung der Drüsengänge. Die Alveolen werden in der virginellen Mamma mehr von entgegen-
kommenden Capillaren des umgebenden Gewebes versorgt, als von mitlaufenden der Gänge. Färbung: Alauncarmin. Optik: Zeiss Binok. Ok. 8. Obj. 2¹/₂. (DABELOW 1941.)

eines gefiederten Blattstandes. Der verzweigungsreiche (s. Abb. 55 und 58) läßt
meist einen deutlichen Unterschied zwischen sich schnell verzweigenden Kurzsprossen mit oft stumpfwinkliger Teilung und wenig verzweigten Langsprossen
mit spitzwinkliger Teilung erkennen. Zwischen beiden Extremen sind selbstverständlich Übergänge vorhanden.

Während an menschlichem Material die Feststellung einzelner erblicher Typen
kaum möglich sein wird, bieten die Laboratoriumstiere die Gelegenheit, an
reinen Stämmen diesen Dingen nachzugehen. RICHARDSON und CLOUDMAN
(1947) berichten über verschiedene Variationen im Grade der Entwicklung des
Gangsystems bei 9 Stämmen männlicher Mäuse im Alter von 6—9 Wochen, also
in der Phase der Präpubertät.

Wenn man zunächst einmal von der Überlagerung durch die pro- und regressiven cyclischen Veränderungen der virginellen Drüse absieht, so zeichnet sich
etwa folgender durchlaufender Entwicklungsgang ab:

Die Drüse beginnt nach Abschluß der Adoleszenz mit der Menarche eine Phase stärkeren Wachstums, weiterer Teilungen und fortschreitender Differenzierung. Die um die Zeit der Menarche meist noch dicken, gefüllten Gänge und deren Verzweigungen sind — von bestimmten Phasen des Cyclus abgesehen — leer. Sie kollabieren dabei in einer sehr charakteristischen Form: Der Epithelschlauch legt sich in außerordentlich gleichmäßige längsverlaufende Falten (DABELOW 1941), die nach den dickeren Aufzweigungszentren hin allmählich verstreichen und an diesen Knotenpunkten verschwinden. Diese Längskannelierung der kollabierten Schläuche wird offenbar durch die Anordnung der dem Epithel außen anliegenden Fasersysteme des Bindegewebes bewirkt. Durch das Faltensystem wird — teleologisch gesehen — genügend Material für die wechselnden Füllungszustände geboten.

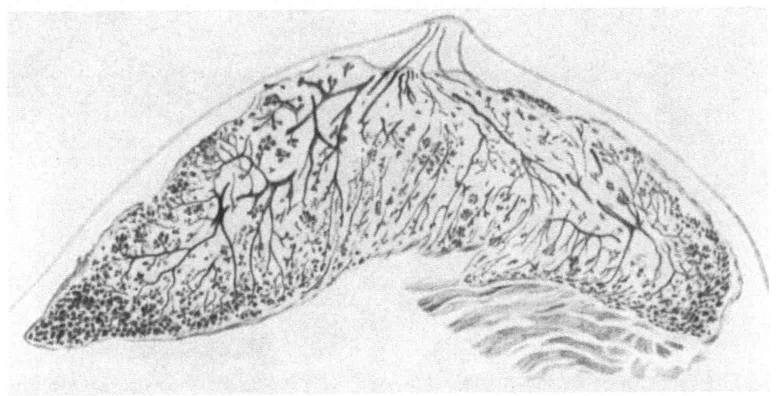

Abb. 53. Längsschnitt durch die Milchdrüse einer 19jährigen Virgo im Intermenstruum († Schädelbruch). Haut und Mamille ergänzt. Massiver Bindegewebskörper ohne erhaltene Fettläppchen. Dem Bindegewebsreichtum entsprechender Parenchymreichtum. Gut erkennbar die Ausbreitung der größeren Gänge im oberflächenparallelen Bindegewebsseptum des früheren subcutanen Fettgewebes und der kleineren Gänge in den Vertikalsepten. Virginelle Läppchenbildung vor allem in der äußersten Peripherie. Dicker Schnitt. Alauncarmin. Zeichnung mit Busch-Lupenbrille. (DABELOW 1941.)

Jeder Cyclus ist, — von den regressiven Veränderungen abgesehen — ein Impuls zu weiterem Wachstum und weiterer Teilung und Differenzierung. Dadurch wird mit zunehmendem Alter bis gegen das 30. Lebensjahr hin die Drüse immer reicher in ihrem inneren Aufbau.

Die ersten menstruellen Perioden sind gewöhnlich nicht von merklichen Veränderungen begleitet (C. F. GESCHICKTER 1945): „Offenbar kommt die Bildung von Lobuli erst 1 oder 2 Jahre nach der ersten Menstruation vor, vorausgesetzt, daß keine Schwangerschaft eintritt. Wir beobachteten sie vom 12.—18. Monat nach der ersten Periode, aber nicht innerhalb der Zeit von 1—6 Monaten nach der ersten Menstruation." Nach dieser Zeit erst kommt es zur Ausbildung von Lobuli. Ihre Zahl und Differenzierung erfährt mit fortschreitendem Alter allmählich eine weitere Steigerung (DIECKMANN 1925, DABELOW 1941) bis gegen das 30. Lebensjahr.

H. INGLEBY (1942) untersuchte mit der von ihr und HOLLY (1939) angegebenen Methode einzelne Mammae jugendlicher weiblicher Individuen an Totalschnitten. Die betreffenden Brustdrüsen sind besonders günstige Beobachtungsobjekte, weil die Verfasserin genaue Angaben über die vorhergegangene Erkrankung und deren Dauer angibt und überdies den Zustand der Ovarien und des Uterus feststellte. In Anbetracht der so bestehenden Sonderstellung sei über ihre Beobachtungsserie hier zusammengefaßt berichtet. Es handelt sich um 6 Individuen, und zwar von 13, 12 und 10 Jahren.

Die Gänge können sich in ihrem ganzen Verlaufe verzweigen, d. h. von unterhalb der Mamille bis in die Nähe des M. pectoralis. Kolbenförmige Knospen liegen an den Enden der Gänge. Einige Gänge hören ohne Verdickung auf. An den Bifurkationen finden sich mäßige, gelegentlich nierenförmige Erweiterungen. Auch INGLEBY fällt im Totalschnitt die Ungleichartigkeit der Entwicklung in den einzelnen Teilen der gleichen Drüse auf und sie stellt wie MOSKOWICZ (1926) fest, daß die Hauptmasse der Endaufzweigungen nahe der Pectoralisfascie liegen. Sie erwähnt aber auch dichteres Parenchym und Bildung von Lobuli an der Peripherie. Wie DABELOW (1941) findet auch INGLEBY (1942) mit zunehmendem Alter in der Jugend ein allmähliches Dünnerwerden der Gänge.

Besondere Aufmerksamkeit widmet INGLEBY den schon von DABELOW (1941) beschriebenen Längsfalten der virginellen Gänge, welche sie nicht als Falten in

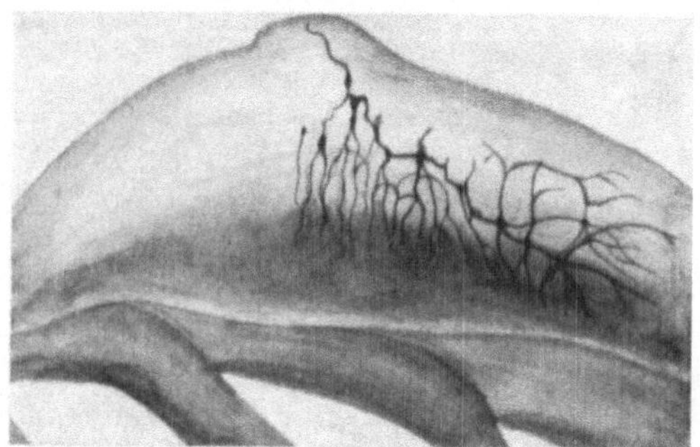

Abb. 54. Röntgenaufnahme eines mit Kontrastmasse von der Mamillenmündung aus gefüllten einzelnen Gangsystems. Zeigt die typische Verzweigung: Von einem der Oberfläche parallel verlaufenden Hauptgang aus steigen sekundäre Sprosse arkadenförmig zur Haut aufwärts und zur Pectoralisfascie abwärts. (Nach GYÖZÖ CZOMOR und K. HOLLÓSY 1943.)

eigentlichem Sinne des Wortes beurteilt. Sie äußert sich darüber etwa folgendermaßen: Die Längswülste sind Erhebungen, die sich in das Lumen der Gänge hineinwölben. Auf den ersten Blick hat man den Eindruck, daß es sich um echte Falten handelt, die durch Schwund des Ganginhaltes und anschließende Schrumpfung des Ganges entstanden sind. Sie entstehen aber nach INGLEBY tatsächlich durch die Wachstumsvorgänge selbst. Sie sollen zuerst auftreten als Proliferationen von Epithelzellen in der Wand des Ganges. Der Vermehrungsprozeß ist nicht einheitlich. Von den verstreut auftretenden Epithelballen breitet sich der Prozeß streifenförmig in der Längsrichtung des Ductus aus. Diese einwärts vorgewölbten Streifen bewirken den Eindruck einer Längsfaltung. Besonders gut lasse sich der Vorgang an den Endknospen verfolgen: Sie ähneln zunächst kugelrunden Blasen an einem schmäleren Stiel. In einem nächsten Stadium erscheinen an der Wand des Ballons Einkerbungen der Wandung. Diese seien die Grenzen der späteren Gänge, die aus der Endverzweigung hervorgehen. Die Verzweigungen, welche zunächst Gruppen kleiner Kugeln bilden, strecken sich, bis sie schließlich „Gänge" werden, welche die ursprünglichen Längsstämme der Trennungsstellen in die Länge ziehen. Die Vorstellung von INGLEBY bestätigt sich für die Zeit des Sprossungswachstums aus der Abb. 58 (DABELOW 1941). Am oberen Rand des betreffenden Bildes sieht man von links nach rechts fortschreitend verschiedene Stadien der Aufteilung am Gangende. In den frühesten Stufen (links) liegen die künftigen Gänge noch eng nebeneinander, nur getrennt (oder verbunden) durch schmale Epithelbänder. Nach meinem eigenen Material kann ich mich aber nicht davon überzeugen, daß die Längsfaltung der Gänge bei der ausgewachsenen Virgo nur aus Epithelleisten besteht. Ich glaube nach Bildern am dicken Schnitt sowohl als bei dünnen Querschnitten eine echte Faltung der Wand zu erkennen. Bei Füllung der Gänge, wie sie sich gelegentlich in der Menstruation findet, sind diese Falten dementsprechend verstrichen.

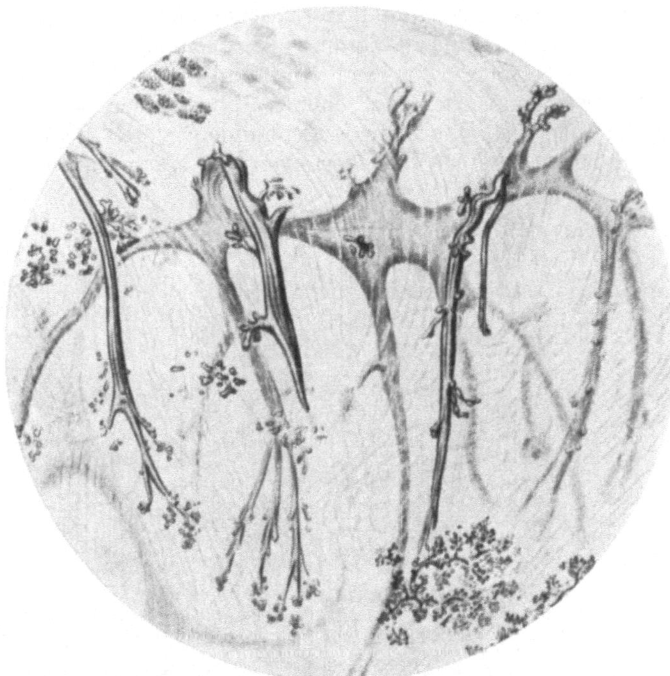

Abb. 55. Ausschnitt aus der Milchdrüse einer 19jährigen Virgo (wie Abb. 53). Der dicke horizontale Gang entspricht in seinem Verlauf dem oberflächenparallelen Bindegewebsseptum des früheren subcutanen Fettgewebes. Die kleineren, arkadenartig angeordneten Gänge verlaufen in den Richtungen der früheren Vertikalsepten. Am Gangsystem deutlich unterscheidbar die Büsche bildenden Kurzsprosse, die spitzwinklig auseinanderweichenden Langsprosse und die im Entwicklungszustand primitiveren Adventivknospen. (DABELOW 1941.)

3. Die cyclischen Veränderungen.

a) Veränderungen des Gesamtvolumens der Mamma.

Es ist schon seit langem bekannt, daß der Turgor der Mamma kurz vor der Menstruation zunimmt. Ein subjektives Spannungsgefühl, das bis zur Schmerzhaftigkeit gesteigert sein kann, wird häufig beobachtet. Die objektive Feststellung solcher Erscheinungen und ihre meßbare Erfassung erwies sich als schwierig. REIMANN und SEABOLD (zit. nach GESCHICKTER 1945, ohne Literaturangabe) versuchten eine röntgenologische Darstellung, indem sie durch Auflegen eines Planimeters eine Maßgrundlage schufen. Sie untersuchten aber nur eine Brust durch den Menstrualcyclus (Seitenansicht) und einen Fall einer Gravida, und stellten ein Wachstum von 44% während des Cyclus und 22% im 8. Monat der Schwangerschaft fest. Das sind offenbar recht unzuverlässige Ergebnisse. BERKOW und JACOBSON (1940) untersuchten mit einer photoelektrischen Methode die Durchblutungsveränderungen während des Cyclus. Es ergab sich ein Ansteigen der Pulswellenkurven im Prämenstruum. Eine folgende menstruelle Abflachung deuteten sie als Ausdruck einer Vasodilatation. Direkte Messungen des Volumens unternahm GESCHICKTER (1948) mit Hilfe eines wassergefüllten Maßgefäßes. Er bestimmte das Volumen unmittelbar vor und nach der Menstruation und fand einen Unterschied von 15 cm³ in einem normalen Fall und 45 cm³ in einem Falle mit schmerzhafter Brust. Noch detaillierter sind die Untersuchungen von G. K. Döring (1953) an drei gesunden Versuchspersonen im Alter von 24, 29 und 31 Jahren, bei denen das Brustvolumen über eine Zeit von 1—8 Cyclen täglich gemessen worden ist. Er stellte regelmäßig wiederkehrende Veränderungen fest. Das Maximum des Brustvolumens wurde prämenstruell beobachtet. „Während der Menses kommt es zu einem steilen Absinken bis zu einem am 5.—7. Cyclustag gelegenen Minimum. Der Unterschied ist quantitativ gesichert. Als Ursache der cyclischen Veränderungen der Brust werden die Schwankungen der Sexualhormone angenommen, deren Wirkung offenbar in erster Linie auf dem Wege über Veränderungen des Wasserhaushaltes erfolgt."

b) Mikroskopische Befunde im Verlaufe des Cyclus.

Die Frage nach etwaigen histologischen Veränderungen der Brustdrüse im Verlaufe der monatlichen Cyclen ist seit der ersten dazu anregenden Arbeit von Rosenburg (1922) immer wieder von wechselnden Befunden aus neu diskutiert

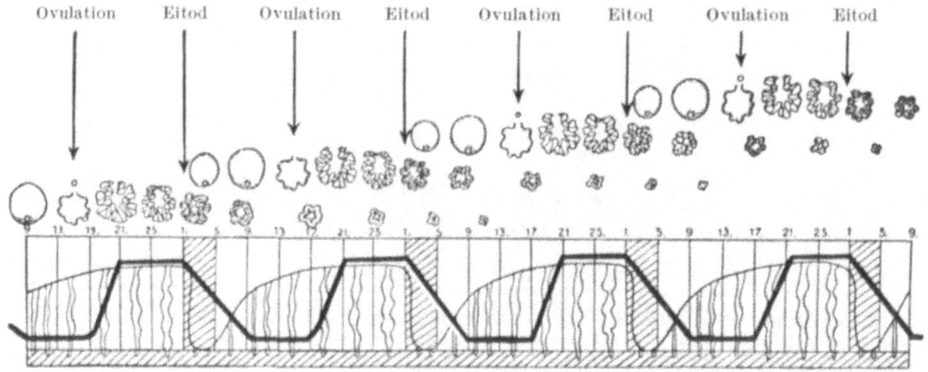

Abb. 56. Schematische Darstellung des ovariellen und uterinen Cyclus nach R. Schröder mit dem Cyclus der Mamma (dicke Linie) nach Rosenburg. (Virchows Arch. 1926.)

worden. In letzter Zeit haben exaktere Grundlagen eine bessere Beurteilungsmöglichkeit geschaffen. Zum Verständnis dieser späteren Arbeiten ist eine kurze Zusammenfassung der früheren notwendig, da inzwischen die Fehlerquellen der älteren Studien von verschiedenen Autoren dargelegt wurden (zit. zum Teil nach A. Schultz 1933).

Nach Rosenburg erfolgt *im Prämenstruum* eine Zunahme von Sprossungen des Gangsystems und eine Neubildung von Lobuli sowie eine Weiterbildung und Vergrößerung der bereits vorhandenen. Die zunächst soliden Endsprossen werden durch Lumenbildung zu Endbläschen mit einschichtigem Epithel. Das lockere zellreiche Bindegewebe der Drüsenfelder erscheint gegenüber dem der Umgebung scharf abgegrenzt. *Gegen Ende der Menstruation* beginnen Rückbildungserscheinungen am Drüsenepithel. Das Epithel der weiten, mit Sekretmassen gefüllten Alveolen ist einschichtig und zeigt Anzeichen von Sekretion. Die basal gerückten Kerne sind klein und chromatinreich. Die Abgrenzung der Drüsenfelder wird unscharf. *Im Postmenstruum* setzen sich die Rückbildungsvorgänge fort. Die nunmehr zellarmen Drüsenfelder verlieren ihre Abgrenzung nach außen gegen das umgebende Bindegewebe. Basalmembranen und Reste des Mantelgewebes werden hyalin. Im *Intervall* ist schließlich nichts mehr von den Drüsenfeldern zu erkennen, nur die größeren und mittleren Teile des Gangsystems bleiben übrig und Sprossungen sind nicht mehr vorhanden. Die Mamma ähnelt nunmehr dem Stadium der Vorreifezeit. Diese Vorgänge sollen bei Mädchen

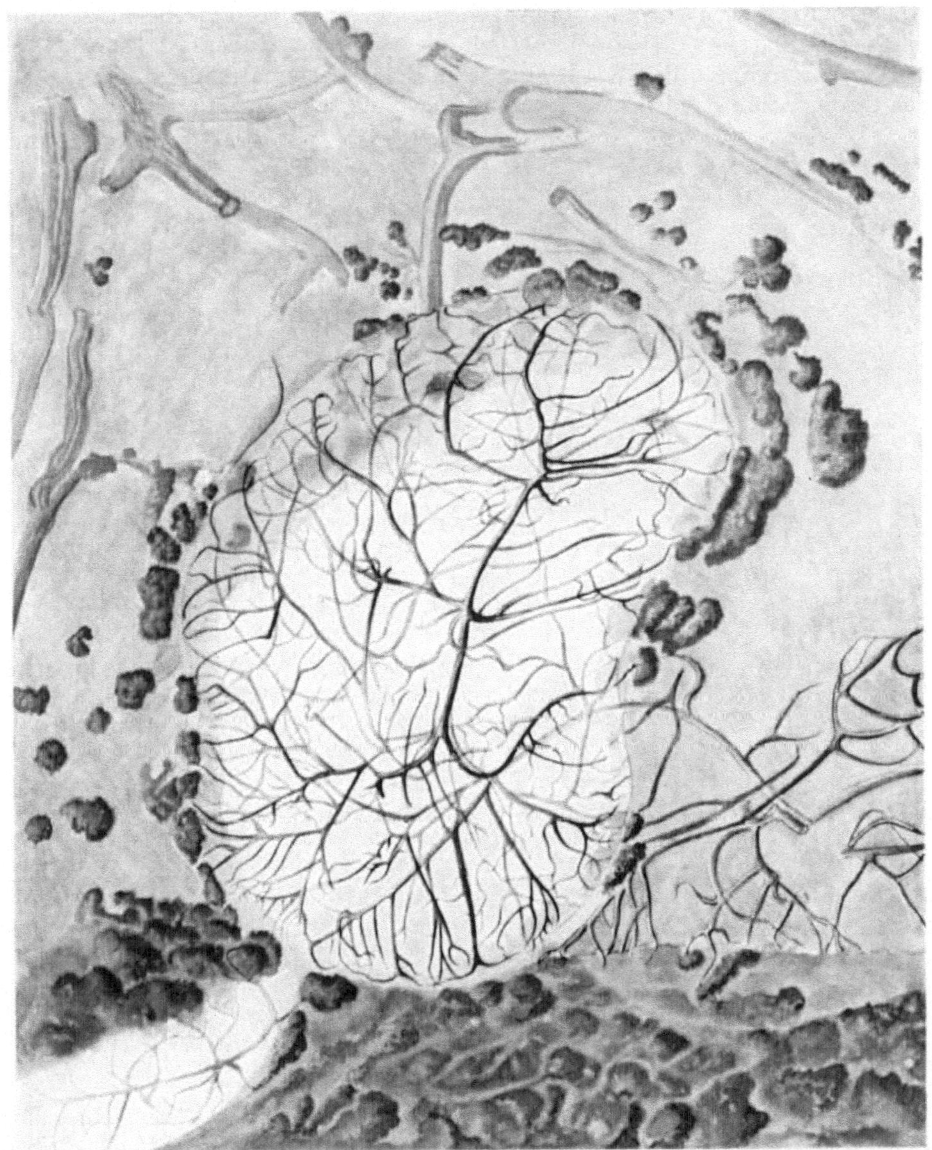

Abb. 57. Milchdrüse einer 18jährigen. Aus dem Ausdehnungsgebiet der Läppchenbildung in der Peripherie des Drüsenkörpers. Das große Fettläppchen in der Mitte des Gesichtsfeldes ist rings umlagert von jungen Lobuli. Diese werden weiterhin in ihrem von peripher nach zentral gerichteten Ausbreitungswachstum das Fettläppchen immer mehr einengen und ersetzen. — Die geschilderte Verdrängung des Fettes, zunächst durch Bindegewebe und dann durch das Drüsenparenchym spielt sowohl im Wachstum nach der Pubertät als vor allem auch in der Gravidität eine wichtige Rolle. — Das umgebende Bindegewebe ist reich vascularisiert. Die hier verwendete Alauncarminfärbung läßt die Gefäße aber nur in den hellen Fettläppchen so deutlich erkennen, daß eine zeichnerische Wiedergabe möglich war. (Präparat DABELOW.)

wie Frauen, gleichgültig ob mit oder ohne Geburten gleichartig verlaufen. POLANO (1924) hielt eine Nachprüfung an der Lebenden in verschiedenen Cyclusphasen für notwendig. In einigen Fällen gynäkologisch erkrankter, aber brustgesunder Frauen war das möglich. Er fand häufig eine Vergrößerung der Läppchen im Prämenstruum, aber keine so erheblichen Rückbildungserscheinungen. Oft fehlte überhaupt jeder Anhalt für eine Rückbildung. Bei der außerordentlich großen individuellen Variationsbreite scheint ihm eine klare Entscheidung schwer möglich. Dieckmann (1925) bezweifelt die Rosenburgschen Ergebnisse noch stärker. Er ordnete das Rosenburgsche Material einmal ohne Rücksicht auf das Cyclusdatum einfach dem Alter nach an und fand eine gleichmäßig durch-

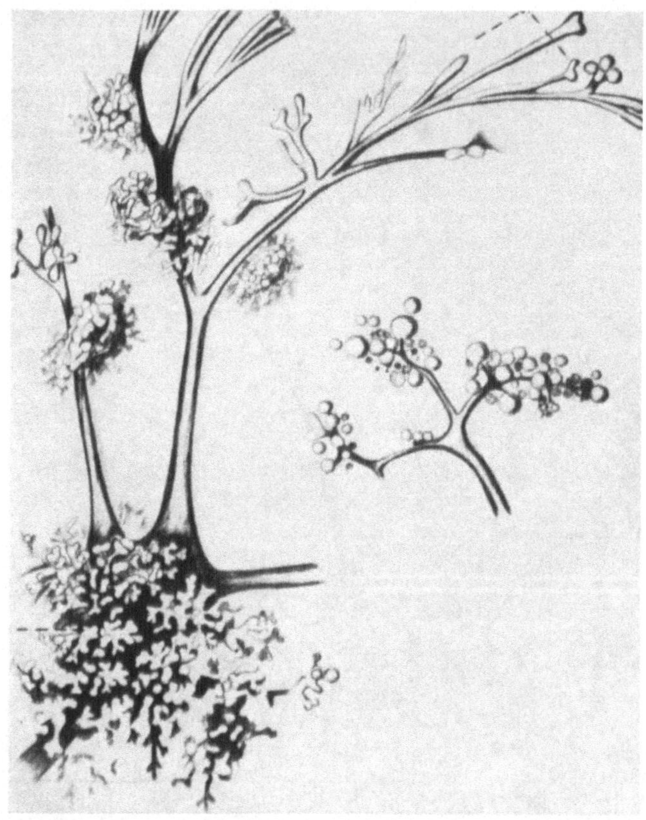

Abb. 58. Drüse einer 19jährigen Virgo. (Teilstück aus einem etwa 4 mm dicken Schnitt). Buschartige Kurzsprosse und gangbildende Langsprosse. Letztere in spitzwinkliger Teilung, oft sehr eng aneinander liegend, z. B. in der linken Hälfte des oberen Bildrandes. Alauncarmin. (Dabelow 1941.)

laufende Zunahme der Menge der Läppchen nach der Zahl der Lebensjahre, aber keine Bindung an den Menstruationstermin. Am eigenen Material findet Dieckmann vor allem Veränderungen des Stromas. Im *Prämenstruum* sind die Läppchen vergrößert („Läppchenödem"), besitzen teilweise Lumina und zeigen Vacuolen der basalen Zellschicht. Im *Menstruum* verschwinden die Lumina, die Epithelien erscheinen nicht mehr so klar geordnet. Auch er konstatiert eine Verbreiterung und Homogenisierung der Basalmembran. Das Läppchenstroma wird zellärmer und kompakter, ähnlicher dem der Umgebung. *Im Postmenstruum* schreitet diese Zellverarmung und Gewebsverdichtung im Läppchenstroma fort. Gegen Ende des Intervalls entquellen die Stromafasern und die Parenchymreste bekommen Platz zu neuer Entfaltung. Die Quellung und Entquellung des Läppchenstromas hält Dieckmann für die wesentlichsten Erscheinungen der

Cyclusveränderungen in der Brustdrüse. H. KUECKENS (1929) untersuchte 300 Mammae, davon „100 bis in Einzelheiten". Er hebt besonders hervor, daß in einer einzelnen Mamma an verschiedenen Stellen sehr verschiedene Bilder anzutreffen sind, so daß bezüglich der Lobuli schon für eine einzelne Mamma keine allgemeingültige Beschreibung möglich ist. So hochgradige Rückbildungsvorgänge, wie sie ROSENBURG beschreibt, konnten in ganzer Ausdehnung über die Mamma nicht gefunden werden. „Die Brustdrüsen bei geschlechtsreifen, normal menstruierten Frauen zeigen im Gegenteil reife Drüsenläppchen in verschieden starker

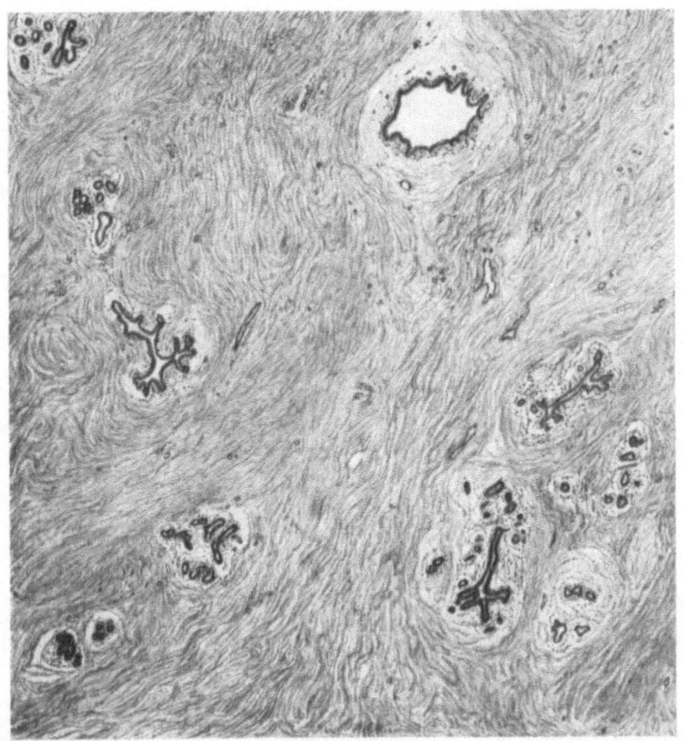

Abb. 59. Ruhende menschliche Milchdrüse. Deutliche Zonen eines heller gefärbten Mantelgewebes um Gänge und Läppchen. (Hämatoxylin-Eosin, Vergr. 50fach.) (Nach BARGMANN 1951.)

Ausbildung. Histologische Merkmale, die auf einen Abbau der Drüsen hinweisen, wie Untergang von Drüsenepithelien und reaktiven Zellansammlungen zum Abtransport der Zellreste, sind in dem Maße, wie wir sie entsprechend dem Abbau von ganzen Drüsenläppchen erwarten müßten, niemals zu finden." H. KUECKENS schreibt anschließend: „Unserer Ansicht nach drückt sich der mit der Menstruation einhergehende Cyclus, der vom Gefäßbindegewebsapparat eingeleitet wird, mehr in einer periodisch abwechselnden Stromaverdichtung und einem Läppchenödem aus."

M. ERNST (1925) und LOESCHKE (1924) bestätigen im allgemeinen die ROSENBURGschen Angaben. ERNST hat jedoch ein völliges Verschwinden der Drüsenfelder nur selten beobachtet. Sie bleiben in ihrer Bindegewebsanordnung deutlich zu erkennen und enthalten sich verästelnde größere und kleinere Milchgänge. Besonders hervorgehoben wird eine Infiltration des Läppchenstromas mit Lymphoiden- und Plasmazellen, mit einem Höhepunkt im Postmenstruum und allmählichem Verschwinden im Intervall. Auch SEBENING (1925) kann die hochgradigen Rückbildungserscheinungen nicht bestätigen. Litten (1926) fand in 16 Fällen, die kontrollierbar waren, nur drei in Übereinstimmung mit dem Rosenburgschen Schema. Eine mehr oder weniger starke Infiltration des Läppchenstromas erwies sich ihm als unabhängig von der Cyclusphase. Moskowicz (1926/27) stellt die Verschiedenartigkeit der Bilder innerhalb der gleichen Drüse fest (wie auch Kueckens). Er entnimmt daher sein Material aus den tiefsten Drüsenschichten oberhalb der Pectoralisfascie, wo nach seinen Beobachtungen die stärkste Entwicklung von Läppchen und Läppchenanlagen vor-

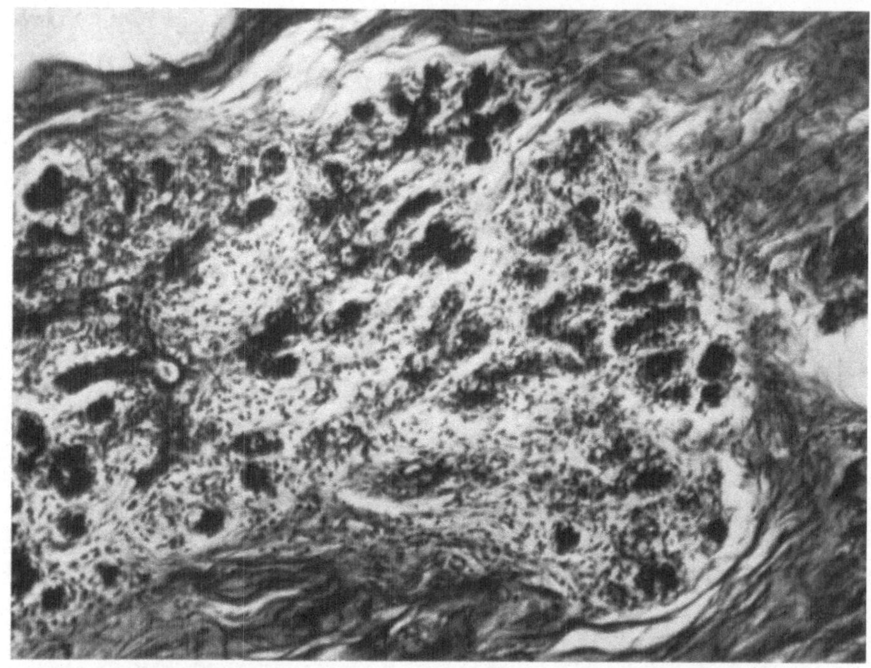

Abb. 60. (Bild und Text nach Knibbe 1946.) Prämenstruelle Phase des Sexualcyclus (46jährige Frau). „Typisches Läppchenödem. Stroma reticulumähnlich strukturiert, sehr kernreich. Bindegewebsfasern außerordentlich zart und kaum färbbar. Am Epithel noch keine proliferativen Veränderungen nachweisbar, Epithelkerne noch eng zusammengerückt, pyknotisch. Die Grundmembranen sind eben noch zu erkennen." (10fache Vergr.)

liegt. Es handelt sich bei seinen Objekten meist um Mammae, die wegen Carcinoms exstirpiert wurden. Er findet im Prämenstruum eine ödematöse Durchtränkung des Mantelgewebes und beginnende Anreicherung mit Lymph- und Plasmazellen, die aber erst in der Menstruation unter gleichzeitiger Hyperämie ihren Höhepunkt erreicht. „Im Menstruum wird stellenweise in Drüsensprossen und kleinen Milchgängen eine echte apokrine Sekretion beobachtet." Auch Grynfeltt (1937) bestätigt diese letztere Beobachtung, Kueckens schreibt weiterhin: „Im Gegensatz zu Rosenburgs Angaben konnte eine vollständige Rückbildung der Drüsensprossen der Mamma im Postmenstruum nicht nachgewiesen werden. Der mensuelle Cyclus der Mamma ist jedoch deutlich gekennzeichnet durch Veränderungen im ‚Mantelgewebe' der Drüsenfelder und Milchgänge." Er kommt also im wesentlichen zu ähnlichen Ergebnissen wie Dieckmann. Auch die Deutungen von Luchsinger und Centano (1927) unterscheiden sich nicht wesentlich davon, allerdings sah er ähnlich wie Rosenburg Reduktionen der epithelialen Anteile im Intervall. Eine besonders prägnante Schilderung gibt Geschickter (1945, s. auch Lewis und Geschickter 1934), der 100 Mammae nach Ablatio oder Probeexcision untersuchte, und zwar unter absolut sicherer Feststellung des Menstruationstermins. Indem er gleichzeitig die Ergebnisse seiner Vorgänger mit einbegreift, kommt er zu folgender Einteilung:

Es ist eine progressive und eine regressive Phase zu unterscheiden. Die regressive beginnt kurz vor — oder mit dem Einsetzen der Menstruation. Sie ist charakterisiert durch Schrumpfung oder Desquamation der Epithelien in den Endtubuli und den Lobuli. Das Lumen dieser Gebilde ist verkleinert, das Stroma dichter und Wanderzellen können auftreten. Das proliferative Stadium beginnt

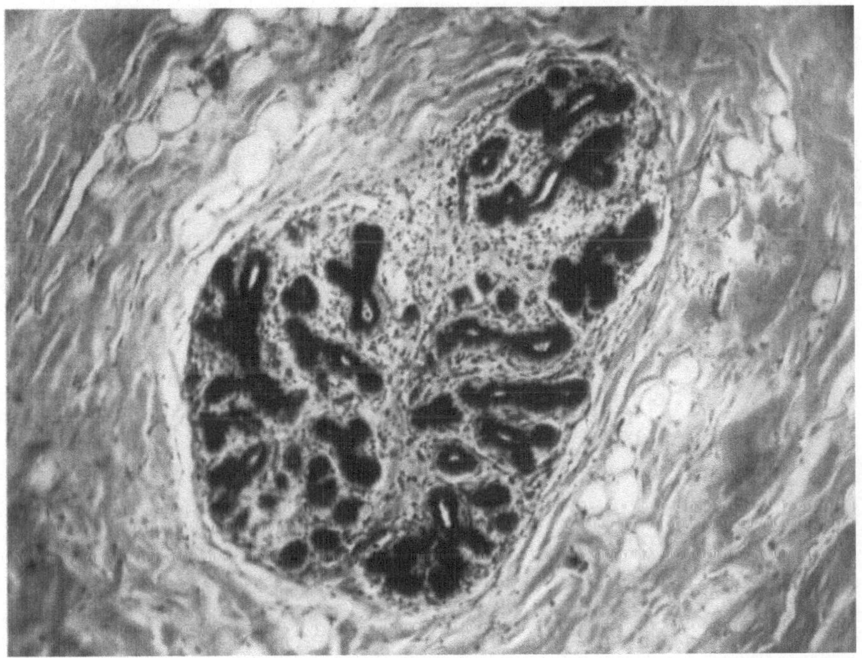

Abb. 61. (Bild und Text nach KNIBBE 1946.) Menstruationsphase (18jähriges Mädchen.) „Läppchenödem deutlich im Rückgang begriffen. Beginnende Kollagenfärbbarkeit des Stromas und einzelner, jetzt schon deutlich verdickter Grundmembranen. Am Parenchym sind noch die prämenstruell gesproßten, meist luminösen Acini ohne einschneidende regressive Veränderungen zu erkennen." (10fache Vergr.).

in den meisten Fällen wenige Tage nach dem Aufhören der Menstruation und setzt sich fort über Ovulation und Prämenstruum. Es ist gekennzeichnet durch die Ausdehnung des Gangsystems und Größenzunahme des Epithels in den terminalen Tubuli und Lobuli. Das Bindegewebe, welches die epithelialen Bestandteile unmittelbar umgibt, erscheint stärker ödematös, färbt sich blasser und zeigt eine Zunahme an jungen Fibroblasten und Lymphocyten.

Regressive Veränderungen. Eine genauere Analyse des Materials zeigt, daß die regressiven Prozesse um die Zeit des Einsetzens der Menstruation beginnen und weiter bis zum 7. oder 8. Tage dauern. Das intralobuläre Stroma wird mit Rundzellen infiltriert, dann verdichtet und hyalinisiert. Während dieser regressiven Periode vermindert sich die Sekretion sowohl als das Epithel der Lobuli. Die Endtubuli kollabieren und viele Epithelzellen zeigen Schrumpfung und Desquamation. Er fügt aber ausdrücklich hinzu: „Diese Beschreibung bezieht sich auf dasjenige Drüsengewebe, das auf den Cycluswechsel reagiert. Es gibt aber immer Teile der Brustdrüse, die nicht empfänglich sind." Offenbar findet eine Flüssigkeitsresorption statt, sowohl aus dem Gangsystem als auch aus dem ödematösen Bindegewebe. Bei äußerer Untersuchung erscheint daher die Brust kleiner und weicher. Knibbe (1946) betont ebenfalls die Bedeutung der Rückresorption.

Proliferative Veränderungen folgen der Inaktivität, die gegen Ende der regressiven Periode beobachtet wurde. Sie setzen sich fort durch das Prämenstruum. Das Gangsystem dehnt sich aus durch die Bildung neuer epithelialer Sprossen, durch Dilatation der Gänge und Differenzierung und Vergrößerung der Wandzellen. Ähnliche Veränderungen sind in den Lobuli festzustellen.

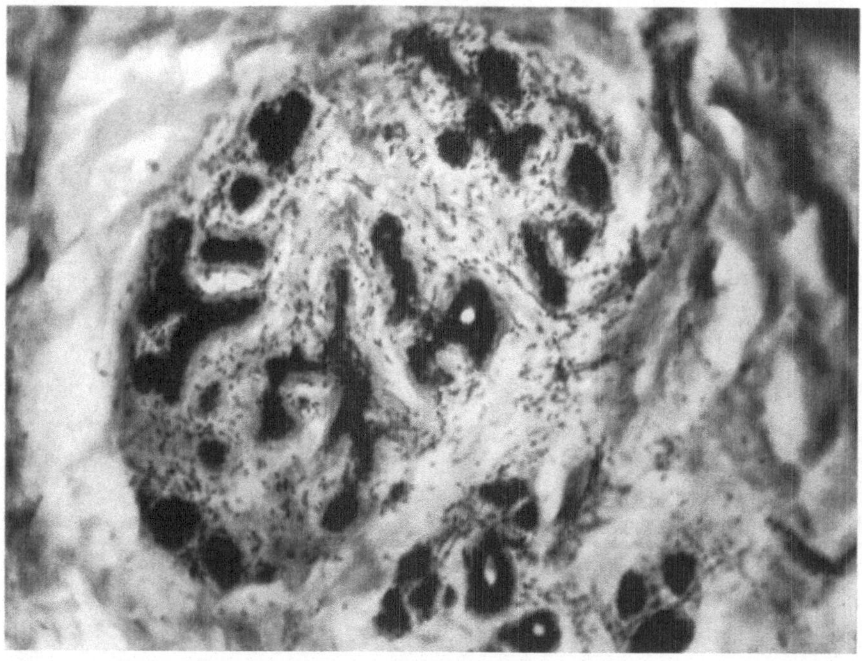

Abb. 62. (Bild und Text nach Knibbe 1946.) Postmenstruelle Phase des Sexualcyclus (19jähriges Mädchen). „Läppchenödem vollständig geschwunden. Stromakollagen färbbar. Deutliche Verminderung der Bindegewebskerne. Grundmembranen auffallend verdickt und jetzt ebenfalls Kollagen färbbar. Vollkommener Schwund der Acinuslumina, vereinzelte acinöse Sprosse im Untergang begriffen. Epithelkerne wieder kleiner, pyknotisch und eng zusammengedrängt. Die Läppchenkontur hebt sich nur noch wenig vom umgebenden Stützgerüst ab." (10fache Vergr.).

Gegen Ende des Cyclus besteht eine Sekretanhäufung in den Ductus und Lobuli. Zur gleichen Zeit proliferiert das die Gänge und Läppchen umgebende Bindegewebe und wird ödematös. Auf der Höhe dieser proliferativen Veränderungen im Prämenstruum wird die Brust voluminöser und ist palpatorisch deutlich körniger und endlich fein knötchenartig zu fühlen.

Bei der Mehrzahl der Frauen sind die proliferativen Veränderungen im Prämenstruum stark genug, um eine große Zahl wohl entwickelter Lobuli auch weiterhin bestehen zu lassen. In anderen Fällen bleiben diese Strukturen bis zur Schwangerschaft mehr oder weniger rudimentär. Hormonale Unregelmäßigkeiten der Menstruationscyclen sind ziemlich verbreitet bei Frauen in den 30er oder 40er Jahren, wenn sie wenige oder keine Kinder geboren haben. Das äußert sich entsprechend in Irregularitäten der Läppchenbildung. Der Grad solcher Abweichungen ist variabel und inkonstant. Er dehnt sich aus bis zu Anomalien, die als Formen von chronisch-cystischer Mastitis bezeichnet werden. Soweit die Ergebnisse von Geschickter. Andererseits lehnt Dawson (1935) nach ausgedehnten eigenen Untersuchungen ein deutliches Wachstum und anschließende regressive Vorgänge neuerlich ab, ähnlich S. Engel (1941), welcher meint, Menstruationsveränderungen können ebensogut vorkommen als fehlen. Die starke individuelle Variabilität lasse keine eindeutige Entscheidung zu.

Alle Studien über die Menstruationsveränderungen zeigen eine gewisse Unsicherheit, weil Totalpräparate der menschlichen Milchdrüse nicht anzufertigen sind. Ferner stammen die Objekte fast ausschließlich von erkrankten Individuen, meist sogar von solchen mit Mammatumoren. Schließlich ist die Cyclusdatierung

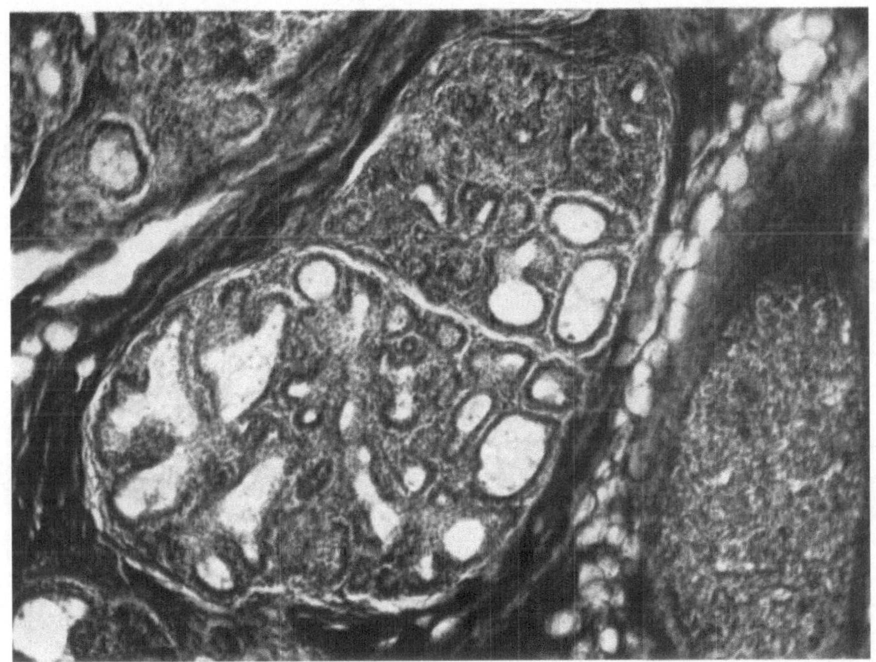

Abb. 63. (Bild und Text nach Knibbe 1946.) Lactationsentwicklung (27jährige Frau, Mens. IV). „Läppchenstroma nur noch als schmale Septen zwischen den um ein vielfaches vermehrten Acini andeutungsweise zu erkennen. Stützgerüst ebenfalls auf einen Bruchteil seiner normalen Masse reduziert. Neben hochfunktionierenden, erweiterten und sekrethaltigen Acini finden sich noch kleine Gruppen ruhender Drüsenanteile, als ein Zeichen dafür, daß die Entwicklung noch nicht ihren Höhepunkt erreicht hat." (10fache Vergr.)

schwierig und meist unsicher. Um diese Fehlerquellen ausschalten zu können, wählte H. Speert (1941) die Milchdrüse des Rhesusaffen für das Studium der cyclischen Veränderungen der Brustdrüse. Die Mammae der verschiedenen Laboratoriumstiere sind als direkte Vergleichsobjekte zum Menschen nur mit sehr viel Vorbehalten zu verwenden, da die Ovulations- und Cyclusverhältnisse von den beim Menschen gegebenen erheblich abweichen. Überdies sind auch die mikroskopischen Gegebenheiten andere. Beim Rhesusaffen liegen die Dinge aber wesentlich günstiger. Speert hält ihn für das ideale Tier, um mit denen der Menschen vergleichbare Stadien zu erhalten. Die Cyclusverhältnisse seien die gleichen und ebenso die übrigen physiologischen Grundlagen der Fortpflanzung. Alle Schwierigkeiten der Cyclusdatierung fallen fort, da durch Beobachtung, Vaginalausstriche und Palpation das betreffende Stadium mit größter Genauigkeit festgelegt werden kann. Wie sich aus der Untersuchung von 200 Drüsenpaaren ergab, liegen bei gesunden, gleich großen Tieren sehr gleichartige Verhältnisse vor. Es ist ferner leicht, im Verlaufe eines Cyclus verschiedene Probeexcisionen bei dem gleichen Tier vorzunehmen, und schließlich stammen die Präparate von völlig gesunden Individuen. Die Mamma des Rhesusaffen ist überdies so flach gebaut, daß es möglich ist, gute Totalpräparate ganzer Milchdrüsen anzufertigen. Speert schildert die Cyclusveränderungen der Mamma folgendermaßen:

7—10 Tage vor der Menstruation beginnt die Vergrößerung der Lobuli. In einigen Fällen erweitern sich die einzelnen Acini. Die prämenstruelle Läppchenschwellung erfolgt individuell verschieden schnell. Die Veränderungen erreichen

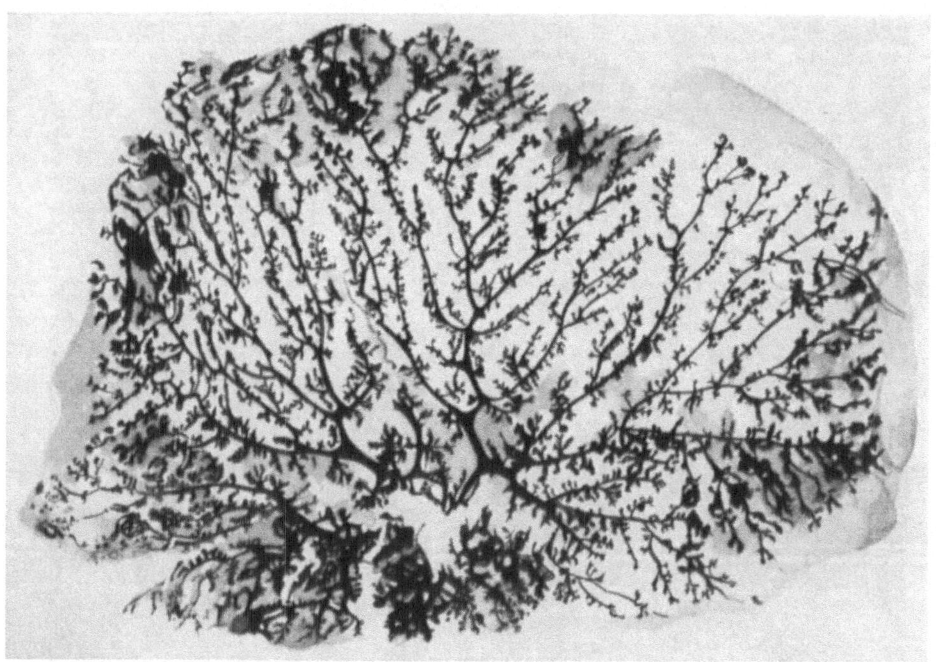

Abb. 64. Aus Speert, 1941. Milchdrüse eines ausgewachsenen, amenorrhoischen weiblichen *Rhesus*affen. Totalpräparat. Alaun-Cochenille. (Umzeichnung nach reproduzierter Mikrophotographie der Originalarbeit.

ihren Höhepunkt ungefähr zur Zeit der Menstruation und klingen langsam ab während des Postmentruum und im Intervall. Sie wurden aber nur in Cyclen mit Follikelsprung gefunden. In anovulatorischen Cyclen konnte keine Vergrößerung der Lobuli festgestellt werden und keine oder nur geringe Veränderungen im Prämenstruum. Ein weiterer deutlicher Gegensatz fand sich im Vascularisierungsgrad der Läppchen. Während der prämenstruellen Phase des ovulatorischen Cyclus zeigten sich stark dilatierte, mit roten Blutkörperchen gefüllte Capillaren in den interacinären Spalten. Solche Erscheinungen fehlten oder waren nur sehr gering im anovulatorischen Cyclus. Bezüglich des Grades der cellulären Infiltration der Lobuli konnten keine klaren Zusammenhänge mit einzelnen Cyclusstadien gewonnen werden.

Zusammenfassend kann gesagt werden, daß in letzter Zeit die Frage der cyclischen Veränderungen in der menschlichen Milchdrüse wesentlich klarer geworden ist. Zieht man aus allen älteren und neueren Arbeiten vorsichtig ein Fazit, so kann doch trotz mannigfacher Verschiedenheiten der Detailergebnisse einiges als gesichert gelten, wenn man von den vereinzelten Ablehnungen deutlicher Veränderungen absieht:

1. Es gibt cyclische Veränderungen in der Mamma.

2. Sie spielen sich sowohl am bindegewebigen Anteil in unmittelbarer Umgebung der Epithelformationen ab, als auch an den letzteren selbst, vor allem an den Lobuli.

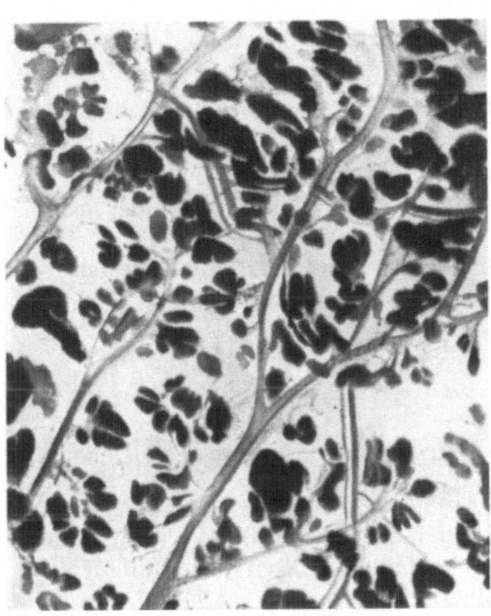

Abb. 65. Nach SPEERT, 1941. Zur Biopsie entnommenes Stück der Milchdrüse eines *Rhesus*affen vom 22. Tage des Cyclus, 11 Tage nach dem Eintritt der Ovulation. Totalpräparat. Alaun-Cochenille. × 7,5. (Umzeichnung nach reproduzierter Mikrophotographie der Originalarbeit.)

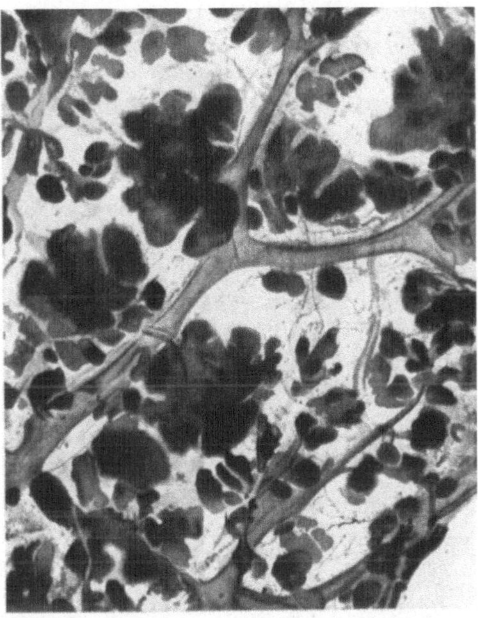

Abb. 66. Nach SPEERT, 1941. Zur Biopsie entnommenes Stück aus der Drüse des gleichen Tieres, 5 Tage später. Es zeigt die Vergrößerung der Läppchen während der prämenstruellen Phase des ovulatorischen Cyclus. Totalpräparat. Alaun-Cochenille. × 7,5 (Umzeichnung nach reproduzierter Mikrophotographie der Originalarbeit.)

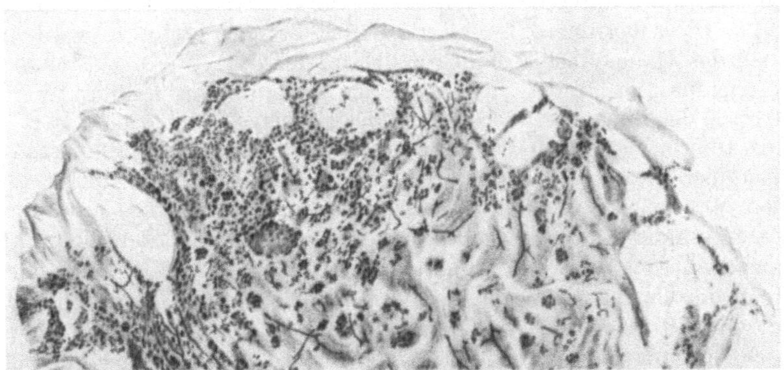

Abb. 67. Drüse einer 18jährigen in der 3.—4. Woche der ersten Schwangerschaft. (Datierung nach dem Zustand des Embryos.) Dicker Horizontalschnitt durch eine halbe Drüse. Man beachte die runden Fettläppchen der Peripherie, welche mit fortschreitender Entwicklung vom Drüsengewebe umschlossen und durch dessen zentripetales Wachstum verdrängt und ersetzt werden. (DABELOW 1941.)

3. Progressive und regressive Phasen wiederholen sich in regelmäßigem Wechsel.

4. Die Veränderungen sind individuell und in bezug auf die einzelnen Teile der gleichen Mamma verschieden stark, sie können in einzelnen Abschnitten ausbleiben.

5. Außer einem Bindegewebsödem wurde von allen Autoren eine Vergrößerung der Läppchen und eine teilweise Neubildung konstatiert.

6. Bezüglich des Abbaues der Läppchen in der regressiven Phase handelt es sich offenbar nicht um ein totales Verschwinden, sondern um Teilprozesse verschiedener Intensität.

7. Zellige Infiltrationen können in Phasen und an Teilen sowohl intensiven Abbaues als auch starken Aufbaues auftreten.

8. Die Veränderungen finden sich nur im ovulatorischen, nicht aber im anovulatorischen Cyclus.

9. Die Veränderungen fehlen in den ersten Cyclen nach der Menarche.

10. Da nicht alle Läppchen abgebaut werden, bedeutet im allgemeinen jeder Cyclus für eine längere Reihe von Jahren gesehen eine Zunahme der Differenzierung und der Läppchenzahl. Immerhin können primitive Zustände bestehenbleiben oder — umgekehrt — komplizierte relativ früh auftreten.

H. Ingleby (1932) konnte an Adenomknoten die gleichen cyclischen Veränderungen feststellen, wie im umgebenden gesunden Drüsengewebe.

VII. Die Entwicklung während der Gravidität.

Schon 1851 stellte v. Langer bei seinen Untersuchungen ganzer Mammae fest, daß die beginnende Lactationsentwicklung hauptsächlich in der Peripherie einsetzt und sich erst allmählich nach zentral ausbreitet. Das gleiche gilt für die Brustdrüse in den Ruhezeiten und bei Virgines insofern, als auch hier die Läppchenentwicklung in der äußersten Peripherie ganz außerordentlich viel weiter fortgeschritten ist (s. Engel 1941). Die Stätten maximaler Ausbildung liegen zu allen diesen Zeiten am Übergang der prominenten Teile der Brust in die Fläche der umgebenden Haut (Dabelow 1941). So peripher das Material für eine Probeexcision zu entnehmen, wird sich wohl kaum einer jener Untersucher entschlossen haben. Und gerade hier liegen eigentlich die für etwaige Vergleiche maßgeblichen Stellen mit annähernd gleichförmigen Entwicklungsstadien (s. Abb. 53, 79 und 81). Diese periphere Lokalisation der Läppchenbildung wird aus dem Gesamtbau des Gangsystems der Brustdrüse leicht verständlich: Schon bei der Neugeborenenmamma findet sich meist im Zentrum ein kompakterer Bindegewebskörper, der nur die gröberen Teile des Gangsystems enthält (Pars infundibuliformis, Ductus excretorius, Sinus lacteus) und erst peripher um dieses Zentrum herum gruppieren sich die derzeitigen Endbläschen. Ähnlich bleibt es in der virginellen Mamma: Die feinsten Verzweigungen des Systems und damit die größte Zahl „blinder Enden" liegen peripher. Da gerade an allen diesen „Enden" die Läppchenentwicklung einsetzt, muß bei weitem die größte Zahl der Lobuli zunächst in der Peripherie liegen, bis weiterhin der Prozeß der Differenzierung zum Zentrum hin übergreift, wo inzwischen neue Adventivsprossen für eine Zunahme des Ausgangsmaterials gesorgt haben. Die Abb. 69, aus dem 3. Monat der Gravidität, zeigt sehr eindrucksvoll den Übergang von den wenig differenzierten, morphologisch leeren Gebieten des Zentrums (oberer Teil des Gesichtsfeldes) zu den an Differenzierungen reichen der Peripherie am unteren Bildrand. An einem einzigen Gangabschnitt lassen sich — stadienweise geordnet aufgereiht — alle Grade der Differenzierung vom kurzen einheitlichen Sproßkolben bis zum fertigen, lactationsreifen Läppchen verfolgen. (Die letzteren liegen unterhalb des Bildrandes). Die Unterschiede zwischen Zentrum und Peripherie unterliegen selbstverständlich hinsichtlich des Grades der Differenzen individuellen

Schwankungen. Prinzipiell sind sie aber immer zu erkennen. Die Abb. 73 zeigt das Bild einer Brustdrüse im 4. Monat der Schwangerschaft. Hier sind die zentralen Abschnitte mittlerweile auch ihrerseits in voller Entwicklung und überall sind große Läppchen entstanden. Aber auch hier sind die — nicht mit dargestellten — peripheren Abschnitte erheblich weiter vorgeschritten. In der zweiten Hälfte der Schwangerschaft gleichen sich die Unterschiede meist mehr und mehr aus.

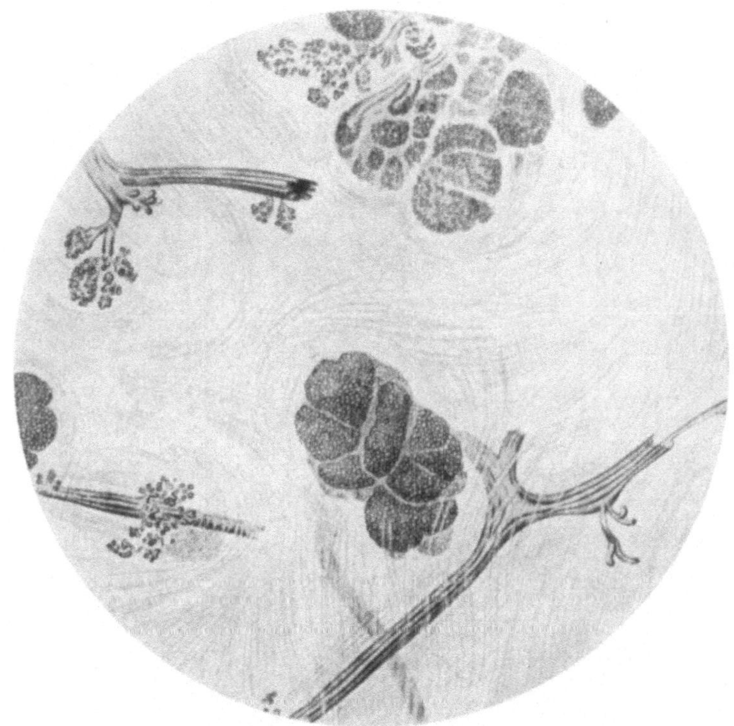

Abb. 68. Drüse einer 18jährigen in der 3.—4. Woche der ersten Schwangerschaft. (Anzunehmen nach dem Zustand des Embryos.) Von jüngsten Adventiosprossen (z. B. rechts am unteren Rande) bis zum kompakten Läppchen (Mitte) sind die verschiedensten Entwicklungsgrade anzutreffen. Man beachte die deutliche Längsfaltung der Gänge. Dicker Schnitt. Alauncarmin. Optik: Zeiss Binok. 8. Obj. 2¹/₂. (DABELOW 1941.)

1. Die Ausgangsstadien für die Schwangerschaftsentwicklung.

Die Schwangerschaftsveränderungen können die Milchdrüse auf sehr verschiedenen Ausgangsstadien treffen (s. DABELOW 1941). Denn erstens ist dieser am Anfang stehende Entwicklungsgrad wesentlich vom Alter der Konzipierenden bestimmt und zweitens ist er durch die unabhängig vom Lebensalter bestehenden individuellen Typusverschiedenheiten gegeben. Auch bei den Erwachsenen können nur die Gänge ausgebidet sein, oder schon Sproßbüsche mit noch geringer Differenzierung vorliegen und schließlich können bei anderen Individuen bereits ziemlich weit entwickelte Läppchen in großer Zahl zur Verfügung stehen. Bereits vorher absolvierte Graviditäten können das Bild beeinflußt haben und bei älteren Individuen können schon Rückbildungsvorgänge vor dem Anfang der Neuausbildung liegen.

Die inkretorische Regulation beruht — kurz geschildert — auf folgenden Faktoren: Die zuerst einsetzenden Veränderungen werden hormonal gesteuert durch das Follikelhormon der Placenta, welches weitere Teilungen des Gangsystems auslöst und gleichzeitig die Sekretion hemmt, während danach das Corpus luteum-Hormon die Ausbildung der Endstücke und die Differenzierung der Läppchen mit den Alveolen bewirkt. Zur *Sekretion* der Milch kommt es durch die Einwirkung des Prolactins aus dem Hypophysenvorderlappen. Für die endgültige *Milchabgabe* aus der Mamille („Let down" der englischen und amerikanischen Autoren) sind sensible Reize an der Mamille und Areola notwendig, welche

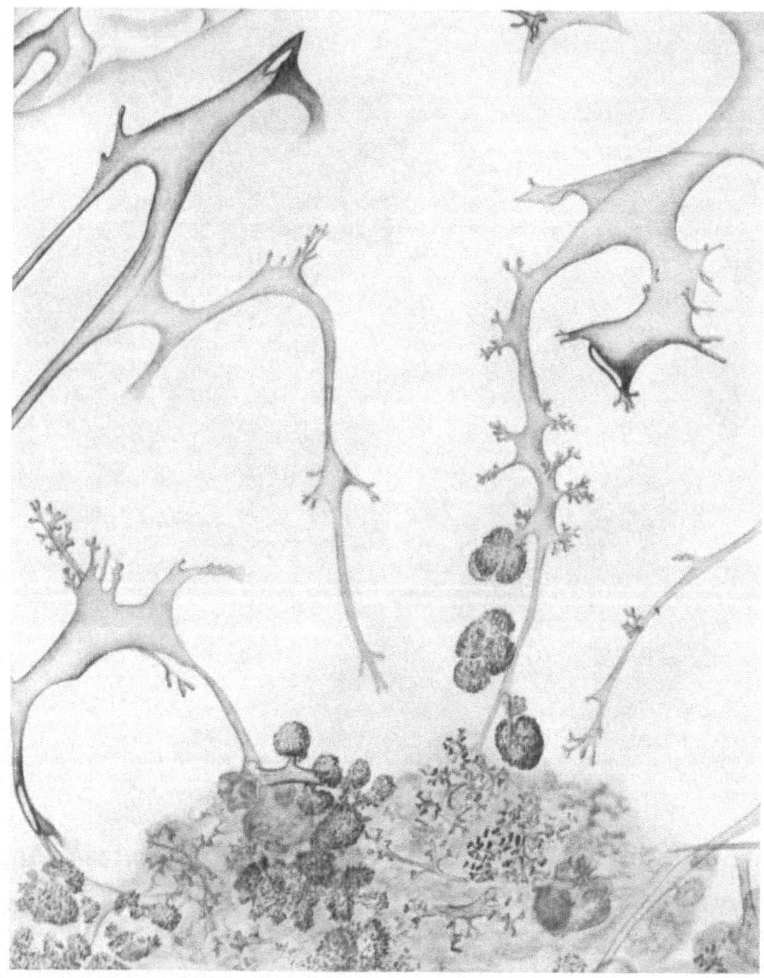

Abb. 69. Milchdrüse einer 27jährigen im 3. Monat. Stück von 1,5 × 1,9 cm Seitenlänge aus dem zentralen, relativ parenchymarmen Teil der Drüse. In der rechten Hälfte, vertikal verlaufend, ein Gang mit verschiedenen Stadien der Ausbildung von Adventivknospen. Unten: Randteile eines parenchymreicheren Abschnittes mit erheblich weiter entwickelten Bestandteilen, die untereinander wiederum sehr unterschiedliche Grade der Differenzierung zeigen. Dicker Schnitt. Alauncarmin. Zeiss Binokular „Opton". (Präparat Dabelow.)

wahrscheinlich dem Hypophysenhinterlappen zugeleitet werden und ihn beeinflussen. Von dort aus wird dann hormonal auf dem Blutwege — offenbar durch das Oxytocin — die Abgabe der Milch aus den Öffnungen der Mamilla hervorgerufen.

Die verschiedenen morphologischen Ausgangslagen und die komplizierte hormonale Steuerung lassen es verständlich erscheinen, wenn auch die Schwangerschaftsentwicklung so viele verschiedenartige Variationen im zeitlichen Ablauf

und im Differenzierungsgrad des Gesamtsystems ermöglicht, daß auch hier
wiederum nur ein in den Grundzügen für alle Fälle geltender Entwicklungsgang
angegeben werden kann.

2. Die Schwangerschaftsveränderungen des Aufzweigungssystems.

Nach GESCHICKTER (1945) treten die äußerlich feststellbaren Veränderungen,
wie Vergrößerung, Erweiterung der oberflächlichen Venen, zunehmende Pigmen-
tierung und Vergrößerung des Warzenhofes schon zwischen der 5. und 6. Woche
auf. Dementsprechend setzen auch die inneren Veränderungen sehr bald ein.
Das früheste Stadium, das bisher in der Beschreibung vorliegt, stammt vom
Ende des 1. Monats, zwischen der 3. und 4. Woche (DABELOW 1941). Die
Intensität der Sprossung und der Grad der Läppchenbildung geht zu dieser
Zeit über das von anderen Autoren als Höhepunkt des Prämenstruums geschilderte
Bild schon deutlich hinaus. Die Lobuli sind in der Peripherie sehr reichlich. Sie
umwachsen mit den dazugehörigen Gangabschnitten die an der Peripherie des
Bindegewebskörpers liegenden Fettläppchen, deren Raum dann von der Peripherie zum Zentrum allmählich durch das neu entstehende Drüsengewebe eingenommen wird (s. Abb. 67). Am Totalschnitt fällt der Reichtum an sehr verschiedenen Stadien der Sprossung auf (s. Abb. 68), so daß von der kurzen
dichotomen Knospe bis zum voll ausgebildeten Läppchen alle Stufen zu finden
sind. Die Ductuli der verschiedenen Größenordnungen sind nicht gefüllt. Da es
sich im vorliegenden Falle um eine erste Konzeption handelt, sind die Gang-
wandungen noch in die für den virginellen Zustand charakteristischen sehr regelmäßigen Längsfalten gelegt. Im 3. Monat überwiegt schon die Zahl der gut
ausgebildeten Läppchen gegenüber der Zahl primitiver Sprossungsstadien. Die
Gänge beginnen sich mit Sekret, welches kaum Fett enthält, zu füllen. Obwohl
das Gesamtbild durch gut ausgebildete Läppchen beherrscht wird, sind doch
noch zahlreiche primitivere Sprossungszustände verschiedener Stadien zu finden.
Um die Mitte der Schwangerschaft sind die Läppchen weiter vergrößert und an
Zahl vermehrt. Vielfach umgeben sie den Gang, von dem ihre zentrale Ab-
zweigung ausgeht, schon so dicht, daß der Hauptgang selbst von außen nicht
mehr zu erkennen ist. Nach der Mitte der Drüse zu wird der Entwicklungszustand
primitiver und die Dichtigkeit der Drüsenteile geringer. Das Fettgewebe fängt
deutlich an zu schwinden und wird in demselben Maße durch das sich ver-
mehrende Drüsengewebe eingenommen. Individuelle Unterschiede machen sich
jetzt sehr stark bemerkbar. Eine gut entwickelte Drüse kann um die Mitte der
Schwangerschaft mehr Parenchym enthalten als eine schlecht ausgebildete am
Ende der Schwangerschaft. Die vorerwähnten Unterschiede zwischen fettreichen
und fettarmen Mammae machen sich dabei besonders geltend. Offenbar fehlt
die korrelierte Parallelentwicklung zwischen Stroma und Parenchym und damit
sind der Drüsenentwicklung nur in den schmalen Bindegewebssepten des Fettes
minimale Entfaltungsmöglichkeiten geboten. Die Abb. 74 zeigt einen besonders
extremen Fall solcher Fehlentwicklung.

Der endgültige Aufbau des Drüsenbaumes ist am Ende der ersten Hälfte
der Schwangerschaft im wesentlichen angelegt. Er erfährt aber durch akzessorische Sprossungen — die mit fortschreitender Zeit allerdings an Zahl mehr
und mehr zurücktreten — eine weitere fortlaufende Gliederung. Jüngere
Sprossungsstadien, die dem allgemeinen Entwicklungsgrad gegenüber zurückgeblieben sind, lassen sich durch alle Schwangerschaftsmonate und selbst bis
zur Geburt und in der voll lactierenden Mamma finden (DAWSON 1935, DABELOW
1941). Diese zurückgebliebenen Läppchen betrachten LEWIS und GESCHICKTER

als virginelle Läppchen, die sich gegenüber den endokrinen Reizen refraktär erweisen und die sich in den Menstruationscyclen abweichend verhielten und vielleicht die Grundlage für spätere cystische Entartung bieten. Dawson scheint es möglich, daß sie eine Reserve zum Ersatz für erschöpfte, degenerierende Abschnitte darstellen, oder daß sie sich erst später weiter entwickeln, wenn die Ernährungsanforderungen des wachsenden Säuglings größer werden.

3. Die mikroskopischen Veränderungen der einzelnen Abschnitte in der Schwangerschaft.

Dawson (1935, 1954) unterscheidet in der normalen Entwicklung der virginellen sowohl als in der Mamma der Gravidität einen gesetzmäßig abgestuften Wechsel von „Adenosis" (überwiegende Parenchymvermehrung) und „Fibrosis" (überwiegende Zunahme des Stroma). Sie unterteilt die Schwangerschaftsveränderungen in solche der „frühen" und der „späten" Periode.

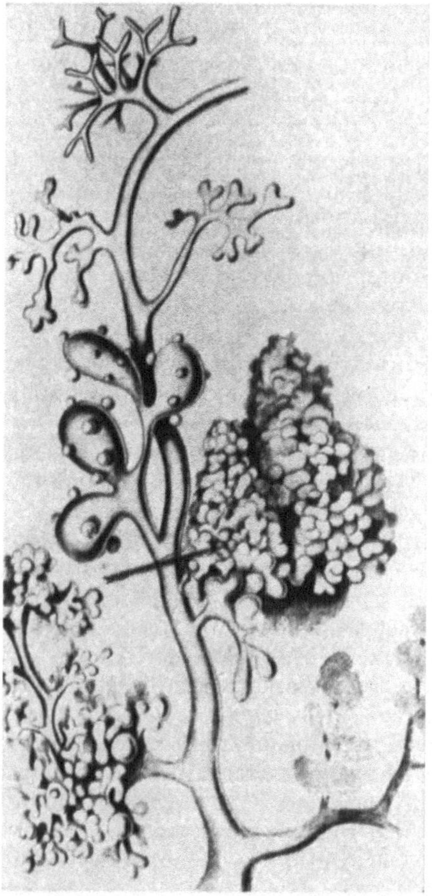

Die frühe Periode der Gravidität ist gekennzeichnet durch einen schnellen Anstieg in der Zunahme des Parenchyms (Adenosis), die gleichzeitig fortschreitet und verbunden ist mit einem entsprechenden Anwachsen der Vascularisation, welche als Neubildung von Capillaren in und um die sich ausdehnenden Lobuli in Erscheinung tritt. Es handelt sich dabei nicht nur um eine Vergrößerung des bis dahin vorhandenen, sondern um eine Vermehrung und Aufteilung der kleineren Gänge in neue Läppchen. Diese Neubildung sowohl als die Hypertrophie des vorhandenen ist zunächst mehr oder weniger eine Steigerung des normalen Wachstums, das nach der Pubertät zu beobachten war, und der Strukturtyp, der entsteht, sind zylindrische Gänge und deren Aufzweigungsgruppen. *In der 10. Woche* (s. Abb. 83) zeigt sich Knospenbildung, Unterteilung der Gänge und Ausdehnung der Läppchen. Ein zweischichtiges kubisches bis zylindrisches Epithel kleidet alle diese Gebilde aus. In der frühen Schwangerschaft wird also das ganze verzweigte System, aus dem die ganze Menge sezernierender Abschnitte produziert werden muß, stufenweise aufgebaut. Es besteht dann zunächst nur aus zylindrischen Bestandteilen verschiedener Größenordnung, auch die Läppchenanlagen. Weiterhin werden nun die Läppchen umgeben von einem lockeren Gewebe (das Mantelbindegewebe von Bertkau u. a.). Diese Drüsenfelder liegen

Abb. 70. Aus der Drüse einer 21jährigen Primigravida im 2. Monat. Man beachte die sehr verschiedenartigen Sproßbilder. Die zum Teil ungewöhnlichen Sproßtypen oberhalb des Querstriches sind aus dem gleichen Schnitt zusammengestellt, die Verzweigungen unterhalb des Striches befinden sich in natürlicher Lage. Schnittdicke 120 μ. Alauncarmin. (Dabelow 1941.)

weit verstreut in dem dichteren, zellärmeren allgemeinen Stroma. *Um die Mitte der Schwangerschaft* beherrschen zahlreiche große Läppchen das histologische Bild, während Fett und Bindegewebe abnehmen.

In der späten Periode stellt auch DAWSON eine erhebliche individuelle Variabilität fest, so daß es schwer fällt, eine klare Linie zwischen früher und später Periode zu ziehen. Nach dem 3. Monat beginnt die Bildung wirklicher, differenzierter Acini, die nicht mehr nur aus röhrenförmigen Teilungsstadien bestehen, mehr und mehr in Erscheinung zu treten. Die Bildung ausdifferenzierter Acini ist auch nach DAWSONs Befunden ein sehr ungleich verbreiteter Vorgang, wenn

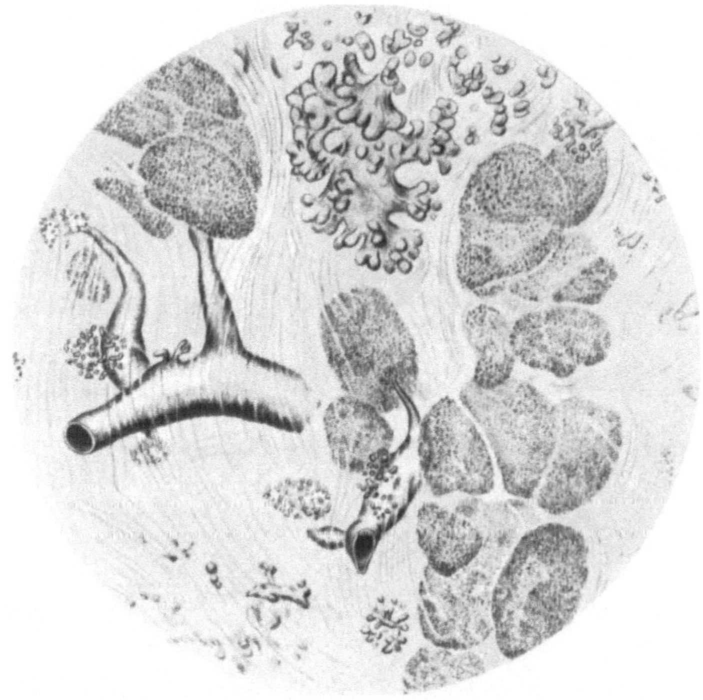

Abb. 71. Ausschnitt aus der Drüse einer 47jährigen Frau († durch Abort, wahrscheinlich im 3. Monat). Man beachte die sehr verschiedenen Grade der Entwicklung und Differenzierung. Am oberen Rande eine pathologische Bildung. Dicker Schnitt. Alauncarmin. Zeiss-Binokular Ok. 8. Obj. 2¹/₂. (DABELOW 1941.)

man die ganze Brust untersucht. LOEB (1928) ist der Meinung, daß allgemein die Differenzierung erst beginnt, wenn die Bildung des Drüsengewebes eine gewisse Höhe erreicht hat. Nach DAWSON beginnen um den 3. Monat herum die neugebildeten Ductuli, welche die Grundlage der differenzierten Acini darstellen, die oberflächliche Lage ihres zweischichtigen Epithels zu verlieren. Nach dem 3. Monat erscheinen die Colostrumzellen. Die ursprüngliche basale Zellschicht bildet nun — sekretionsreif geworden — die einschichtige Auskleidung der Alveolen, deren Proliferationsfähigkeit gleichzeitig mit dem Eintreten der Sekretionsfähigkeit aufhört, während das Drüsenwachstum an anderen Stellen im übrigen weitergeht. Die dabei bemerkenswerte Seltenheit von Mitosen findet ihre Parallele in schnell wachsenden Adenomen außerhalb der Schwangerschaft. In den Stadien, welche der Desquamation folgen, enthalten die Lumina degenerierende Epithelzellen. Bald danach stellen sich auch phagocytierende Zellen darin ein. Histologisch sind diese ,,schaumigen Zellen'' (foamy cells) schwer zu bestimmen. Es können abgestoßene Epithelzellen sein, die sich in fettiger Degeneration befinden, und es können Wanderzellen sein, die fetthaltige Zelltrümmer phagocytiert haben. Dawson hält die aufgelösten Reste dieser Zellen für maßgeblich beteiligt an der Bildung der feingranulierten Massen, welche die Lumina während der Schwangerschaft mehr und mehr füllen und das Hohlraumsystem dilatieren. Diese colostrumhaltige Flüssigkeit wird mit dem ersten Saugen nach der Geburt entfernt. Die von außen in das Lumen eindringenden Zellen sind in der Hauptsache Lymphoide. Eosinophile, Plasmazellen, große Mononucleäre und auch polymorphkernige Leukocyten liegen in dem Gewebe

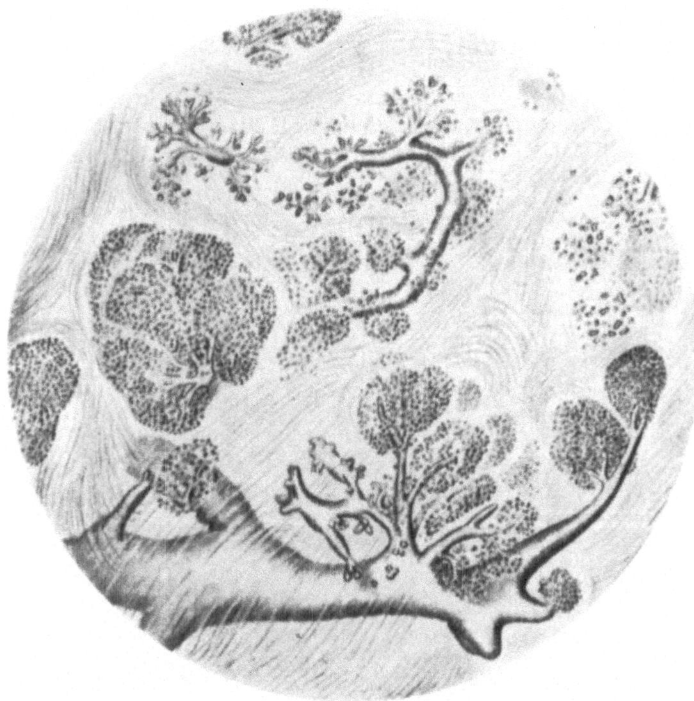

Abb. 72. Aus dem gleichen Schnitt wie die vorige Abbildung. Überwiegend weniger weit entwickelt.

um die Acini herum. Das Colostrum bewirkt allmählich eine erhebliche Dilatation der Acini und ist wohl mit eine wesentliche Ursache der Größenzunahme in den späteren Monaten der Schwangerschaft, neben der Gefäßzunahme, der stärkeren Durchblutung und dem Parenchymwachstum. Mit dem Wachstum der Läppchen und der Ausdehnung der Acini schwinden Fett und Bindegewebe mehr und mehr. Nach Dabelow (1941) geht der Schwund des Fettgewebes in folgender Weise vor sich: Die Drüsensprosse wachsen in den Leitbahnen des Bindegewebes vor, schieben die Peripherie der Drüse auf diesen Wegen immer weiter hinaus und umkreisen dabei die am Wege liegenden Fettläppchen. Sie drängen von der Peripherie her auf das Zentrum zuwachsend das umkreiste Fettläppchen mehr und mehr zusammen und nehmen so allmählich seinen Platz in Anspruch. Dabei dringen nur ausnahmsweise Sprossen unmittelbar in das Fettgewebe ein. Im allgemeinen verdrängt nicht der nackte Epithelsproß das Fettgewebe, sondern das ihm voraus laufend sich bildende Bindegewebe. Nur an wenigen Stellen dringt überhaupt ein einzelner Sproß vor. Meist bleibt die Grenze zwischen dem Fettläppchen und dem Drüsengewebe scharf und gleichmäßig gekrümmt, von der Gesamtheit des benachbarten Drüsengewebes umringt. In gleicher Art spielt sich der Prozeß auch in der wachsenden virginellen Drüse ab (s. Abb. 57 und 67).

Geschickter und Lewis (1938) untersuchten 25 Mammae (Ablatio wegen Carcinom) oder Teile (Excision wegen Adenom) während verschiedener Stadien der Schwangerschaft (s. auch Geschickter 1941). In ihrem Material waren alle Monate mit Ausnahme des ersten vertreten. Alle Veränderungen zeigten eine bemerkenswerte Irregularität.

Im ersten Trimester tritt Sprossung und Epithelproliferation in den terminalen Tubuli auf. Wanderzellen und junge Fibroblasten erscheinen im benachbarten Bindegewebe. Einige der neuen Tubuli dringen in das angrenzende Fettgewebe ein. Das Epithel der Gänge besteht aus schmalen, ovalen Zellen, von denen manche Mitosen zeigen. Stellenweise haben diese proliferierenden Zellen keine Basalmembran oder obliterieren das Lumen.

Im mittleren Trimester haben die doppelt geteilten Endtubuli in größerer Menge ihre Gruppierung zur Bildung der Lobuli vollendet. Ihre Lumina werden gedehnt und bilden Acini, die von einem kubischen Epithel mit intracellulären Fetttröpfchen ausgekleidet sind. Die Acini können geringe Mengen von Sekret enthalten. Das umgebende Bindegewebe bleibt locker und enthält Anhäufungen von Lymphocyten.

Im letzten Drittel der Schwangerschaft werden die Acini fortschreitend weiter dilatiert. Sie zeigen eine zunehmend größere Sekretmenge. Das interlobuläre Bindegewebe wird immer mehr zusammengepreßt und stärker vascularisiert. Sowohl das System der Gänge als das der Lobuli dehnt sich weiter aus. Das periduktale Bindegewebe ist weitgehend verschwunden und an seiner Stelle liegen stark gefüllte Blutgefäße. Viele Acini sind nur noch von einem einschichtigen kubischen Epithel ausgekleidet, dessen Zellen Sekretvacuolen enthalten. Einige Acini sind schon stark gefüllt und somit ist die Sekretion in ihnen schon in höherem Grade im Gange.

4. Das Verhalten der sezernierenden Zellen während der Sekretbildung und Sekretabgabe.

Die Untersuchung des Sekretionsvorganges und des Verhaltens der einzelnen Zellbestandteile während dieses Ablaufes haben zu sehr verschiedenen Befunden geführt, und ebenso mannigfach sind die Deutungen. In der Darstellung dieses Handbuches vom Jahre 1927 hat v. Eggeling eine ausführliche, historisch geordnete Darstellung der bis dahin vorliegenden diesbezüglichen Arbeiten gegeben, so daß hier darauf verzichtet werden kann, den gesamten Fragenkomplex noch einmal zu wiederholen. Auch nach dieser Zeit ist die Frage des Sekretionsmodus weiterhin ein zentrales Problem geblieben, und die Meinungen gehen bezüglich der feineren Einzelheiten auch heute noch auseinander. Eine gewisse Übereinstimmung scheint sich in den neueren Arbeiten aber insofern abzuzeichnen, als man mehrfach den von anderen apokrinen Drüsen des Menschen her anerkannten Modus der Sekretabgabe in der Mamma nicht wiederzufinden glaubt, die oft festgestellte „Dekapitation" der Zellen nicht bedingungslos bestätigen kann, und schließlich die mehr oder weniger vollständige Unversehrtheit der Zelle durch den ganzen Sekretionscyclus hindurch gesehen zu haben meint. Vielfach wird die Frage diskutiert, warum diese Dinge gerade bei der Mamma so unklar geblieben sind, während bei anderen Drüsen durchaus eindeutige und allgemein gültige Bilder gewonnen werden konnten. Dawson (1935), Grynfeltt (1937) und

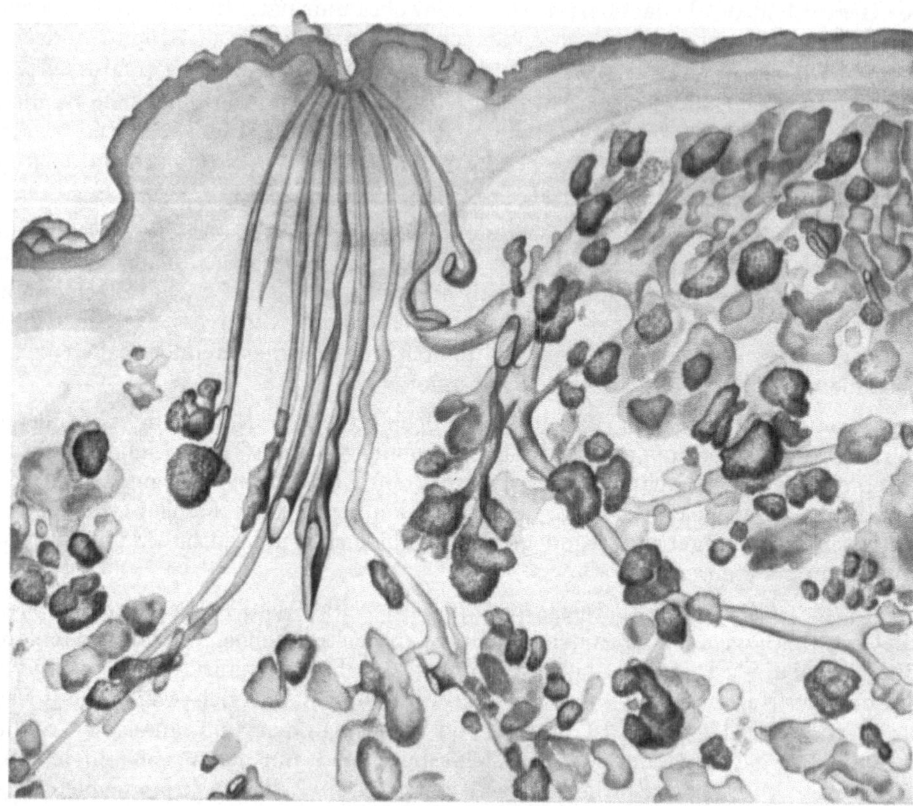

Abb. 73. Milchdrüse einer 21jährigen im 4. Monat der Gravidität. Die Ausbildung der Läppchen ist bis nahe an die Mamille heran fortgeschritten. In diesem Falle sehr gleichmäßige Entwicklung über die ganze Ausdehnung des Schnittes. Dicker Schnitt. Alauncarmin. Nat. Größe 2,6 × 2,1 cm Seitenlänge. Zeiss Binokular „Opton". (Präparat Dabelow.)

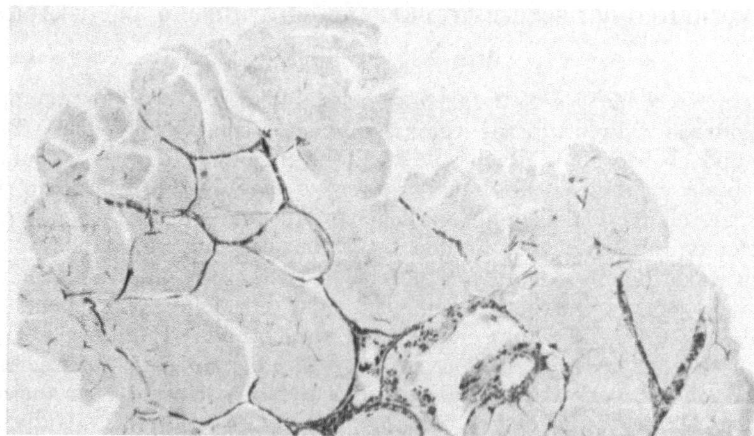

Abb. 74. Drüse einer 31½jährigen Frau († durch Verblutung post partum). Halbe Drüse. Dicker Horizontalschnitt. Man beachte den ungewöhnlichen Reichtum an Fettgewebe, die geringe Bindegewebsreaktion und die dementsprechend geringe Entwicklung des Drüsengewebes, welches sich auf den vom Bindegewebe gebotenen Raum beschränkt. Es handelt sich hier um einen extremen Fall von Fettreichtum mit Bindegewebs- und Parenchymschwäche. (Dabelow 1941.)

Richardson (1947) kommen in dieser Frage der Methodik zu ähnlichen Schlüssen, die hier wegen ihrer grundsätzlichen Bedeutung für künftige Arbeiten erwähnt sein mögen: Die Lösung des Problems ist größtenteils eine Frage der Technik. Im Gegensatz zu den kleineren Drüsen mit gleichmäßiger Sekretion und annähernd gleichmäßiger Sekretabgabe (z. B. Speicheldrüsen) gleicht die volle Mamma einem mit Milch vollgesogenen Schwamm. Wenn man eine solche Drüse *vor* der Totalfixierung ausschneidet, mit ihr hantiert und sie drückt, so bewirkt das erhebliche innere Verschiebungen, Pressung des gespeicherten Inhaltes und Zerstörung der oberflächlichen vorgewölbten Teile der Zellen, die ja auch ihrerseits maximal gedehnt sind. Ein Herausschneiden einzelner Teile aus der gefüllten Mamma bedeutet eine plötzliche Entspannung des vorher bestehenden hohen

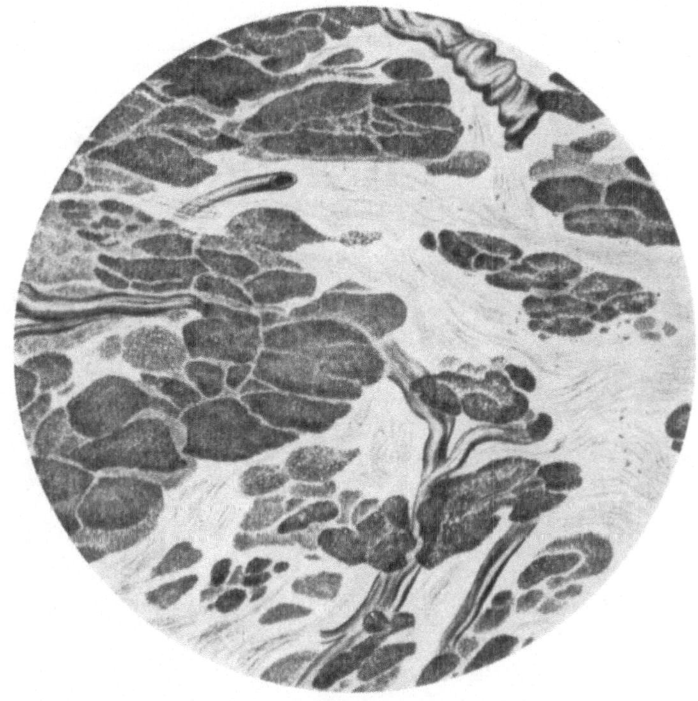

Abb. 75. Aus einer Milchdrüse unmittelbar post partum. Parenchymreicher Abschnitt in der linken oberen Hälfte, parenchymarmer im rechten unteren Teil des Bildes. Dicker Schnitt. Alauncarmin. Optik: Zeiss Binokular Ok. 8. Obj. 2¹/₂. (DABELOW 1941.)

Milchdrucks und damit eine elastische Kontraktion des Bindegewebes und eine Deformierung der Alveolen und ihrer Wandung. „Es ist merkwürdig, wie wenige Histologen Material benützt haben, das zuvor durch Gefäßinjektion fixiert und in toto gehärtet wurde, bevor man den üblichen kleinen Block für die Einbettung herausschnitt" (RICHARDSON). Ähnliche Bedeutung hat die Tatsache, daß nach dem Säugen in relativ kurzer Zeit große Inhaltsmengen entfernt werden. Der Einfluß dieses plötzlichen Inhaltsverlustes spielt nach GRYNFELTT (1937) eine wichtige Rolle für die äußere Gestalt der Zelle. Er unterscheidet daher den gewissermaßen normal und langsam ablaufenden Modus während der Pausen sorgfältig von dem Bilde, das sich während und nach dem Säugen bietet und findet das Zellbild durch den Saugakt wesentlich beeinflußt. Er empfiehlt daher eine exakte stufenweise Kontrolle des Vorganges bei Versuchstieren. Leider zeigen die Nagetiere infolge des andersartigen Gesamtbaues der Drüse nicht unbedingt vergleichbare Verhältnisse. RICHARDSON (1947) bedauert, daß die

Milchdrüse und ihre Alveolen nicht wie andere Drüsen mikroskopisch in vivo zu beobachten sind. Vielleicht gewährt auch hier der Rhesusaffe als Beobachtungsobjekt einmal weitere Möglichkeiten. Auch liegen im inneren Aufbau seiner Milchdrüse größere Ähnlichkeiten mit der menschlichen Brust vor, als sie sich bei einem Vergleich mit den Verhältnissen bei den Nagetieren bieten.

Turner (1952) stellt die Ergebnisse der Untersuchungen des Sekretionsvorganges nach der Art der Befunde geordnet zusammen und gibt dabei gleichzeitig die historische Reihenfolge der Entwicklung der einzelnen Anschauungen wieder. Ihm soll hier gefolgt werden, allerdings nur unter Berücksichtigung der neueren Arbeiten.

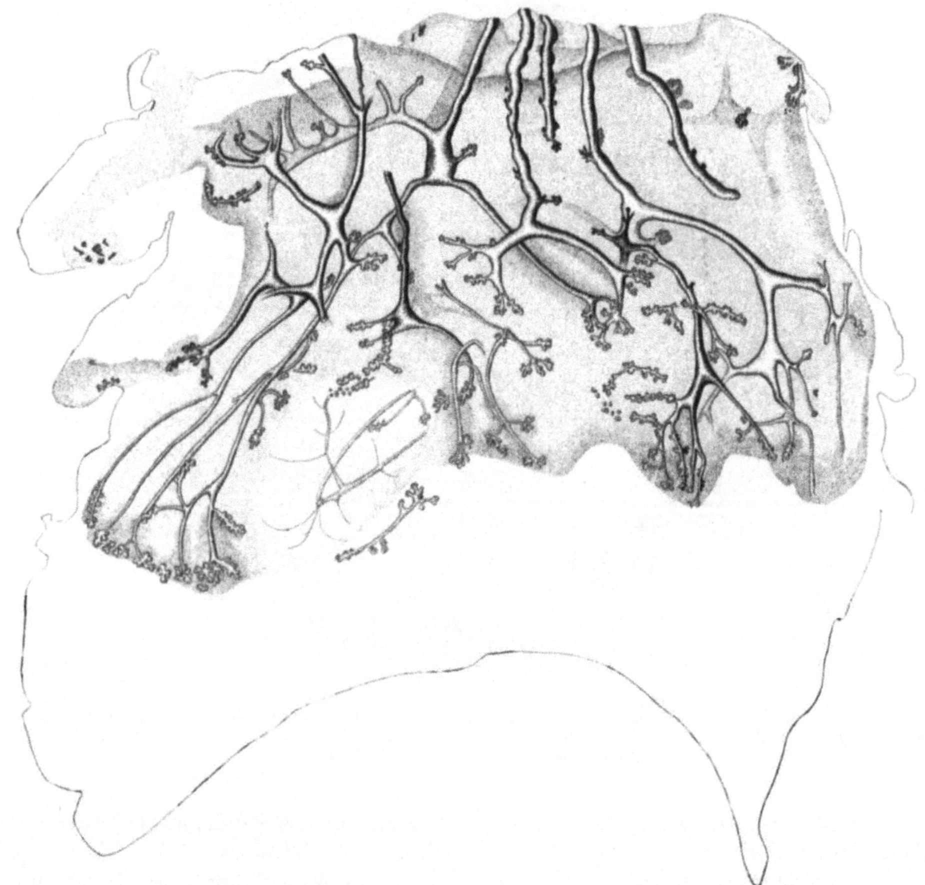

Abb. 76. Stück aus der Mamma einer 12jährigen, welche noch nicht menstruiert hat. Der Bindegewebs- und Drüsenkörper unterlagert das Gebiet der Areola, ohne es zunächst nennenswert zu überschreiten. (Stadium der „Knospenbrust"). Die Gänge zeigen noch bis zu den Endgabelungen deutlich die ursprüngliche Dichotomie. Adventivknospen sind bereits zahlreich angelegt, vor allem an den Endgebieten, in geringem Grade aber auch unter der Mamille. Schnittdicke etwa 4 mm. Alauncarmin. (Präparat Dabelow.)

a) Cyclische Sekretion mit Dekapitation der Zelle.

Abb. 95 gibt die Darstellung des Sekretionscyclus nach der Arbeit von Jeffers (1935) wieder, wie er von ihr bei der Ratte beobachtet wurde: Ein zunächst leicht in das Lumen vorgewölbter Teil des apikalen Zellabschnittes zieht sich mitsamt dem in ihm enthaltenen Fetttropfen mehr und mehr in die Länge,

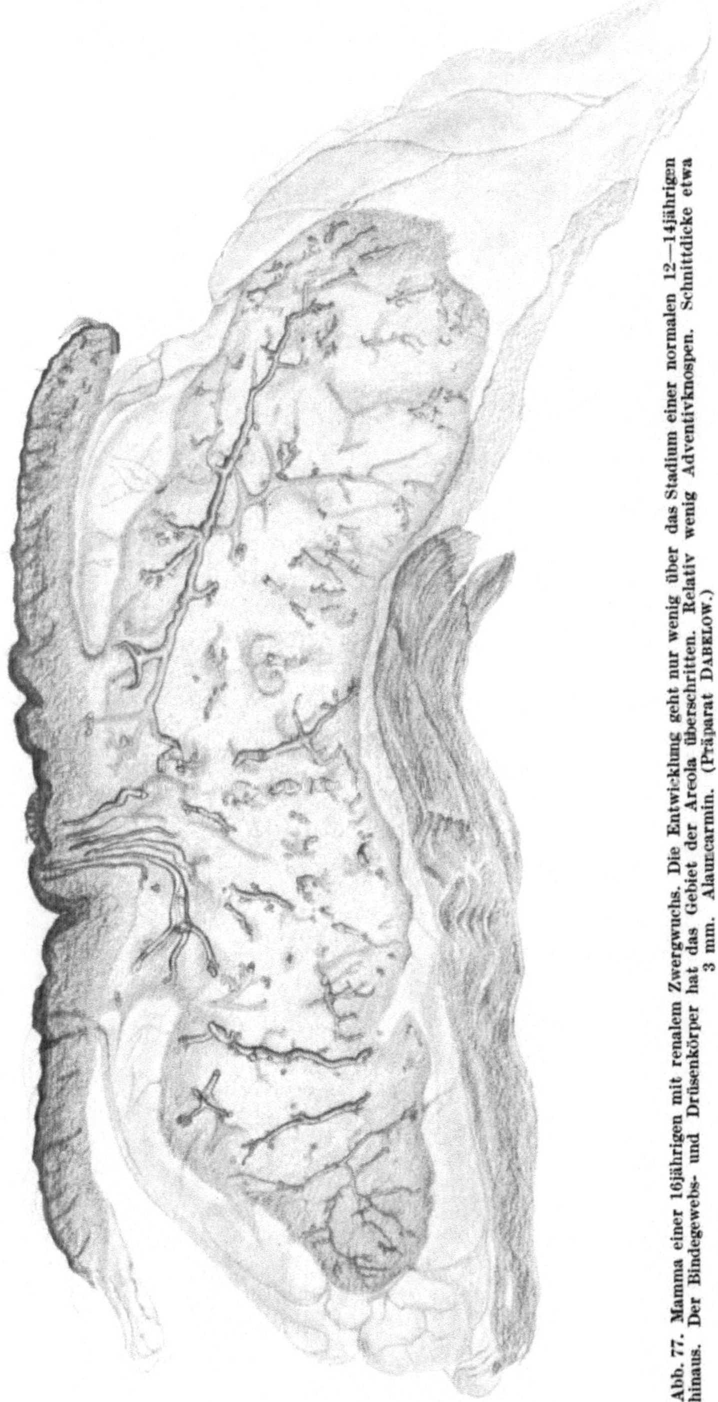

Abb. 77. Mamma einer 16jährigen mit renalem Zwergwuchs. Die Entwicklung geht nur wenig über das Stadium einer normalen 12—14jährigen hinaus. Der Bindegewebs- und Drüsenkörper hat das Gebiet der Areola überschritten. Relativ wenig Adventivknospen. Schnittdicke etwa 3 mm. Alauncarmin. (Präparat DABELOW.)

bekommt eine halsartige Einschnürung gegen den Zelleib hin und löst sich an der Stelle dieser Verengerung ab. Dieses nun im Lumen liegende Stück besteht

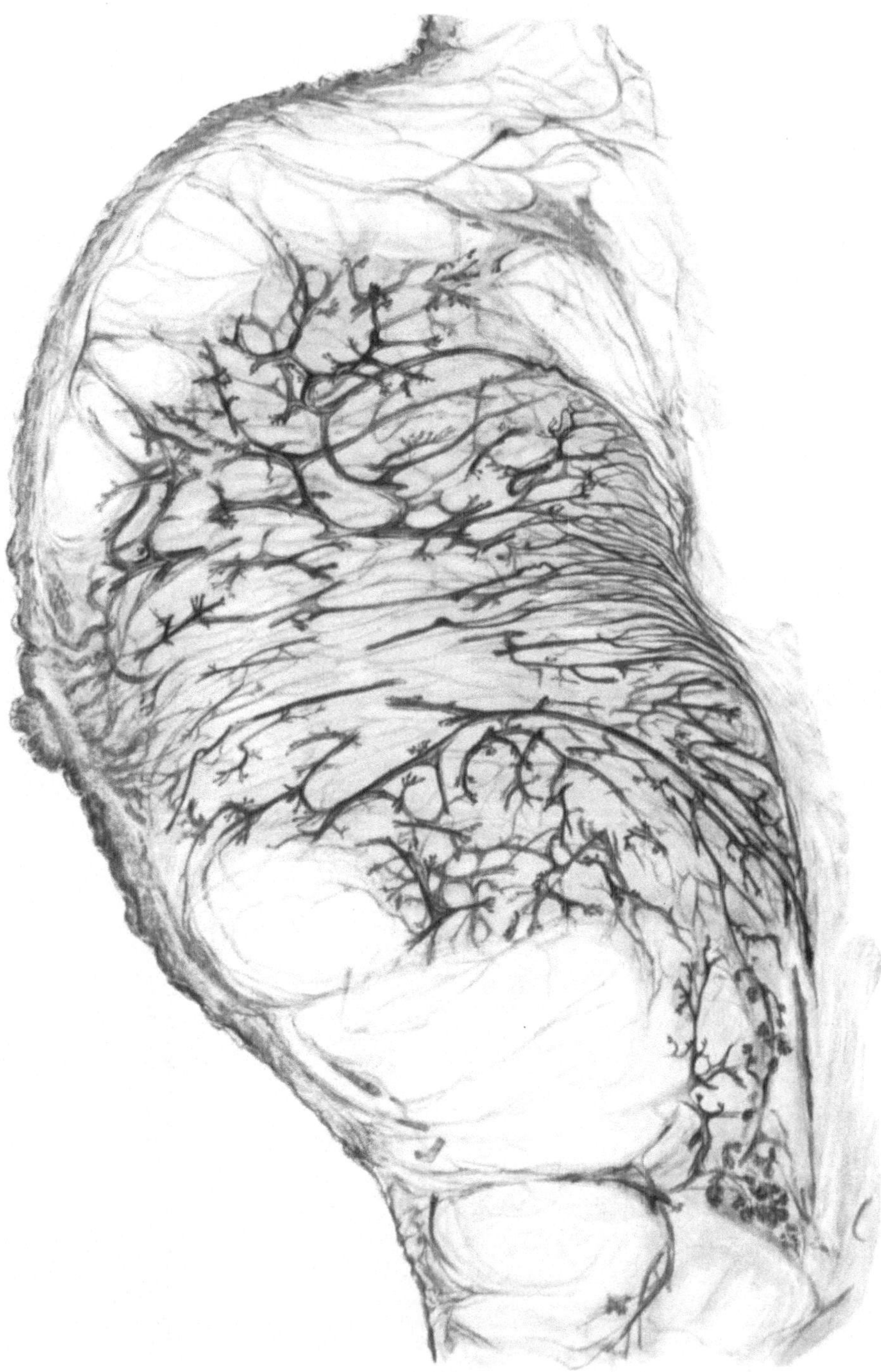

Abb. 78. Totalschnitt durch die Mamma einer 18jährigen Virgo als Beispiel für den Gesamtaufbau des halbkugelförmigen Typs. Er entsteht dadurch, daß vor allem die senkrecht zur Oberfläche verlaufenden Bindegewebssepten für das Sprossungswachstum der Gänge benützt werden. Dicker Schnitt, etwa 5 mm. Alauncarmin. Zeichnung mit Binokular-Zeiss „Opton". (Präparat Dabelow.) Man vergleiche dieses Bild mit dem des flachen Typs der Abb. 79 oder 81.

aus einem Fetttropfen mit einem umgebenden Plasmasaum, der ihn entweder in gleichmäßiger Dicke umgibt oder ihn in eine exzentrische Lage drängt. Weatherford (1929) schildert den Ablauf bei der Ratte folgendermaßen: Die

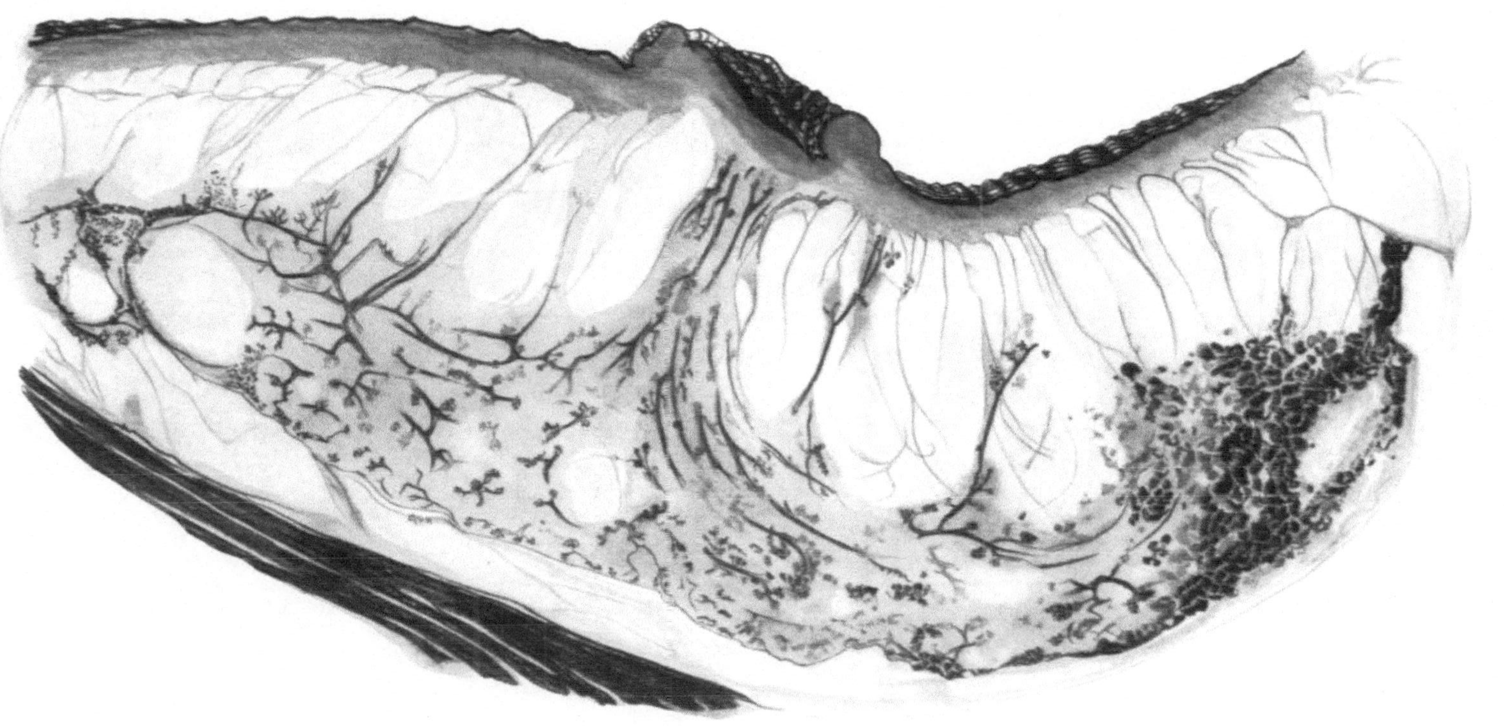

Abb. 79. Mamma einer 18jährigen. Das Gangsystem beginnt überall in die Bindegewebssepten zwischen den Fettläppchen vorzudringen. Ausbreitung durch vorwiegendes Streckungswachstum der tubulären Anteile. Kaudalwärts — im Bilde rechts — ein in auffallendem Grade weiter entwickeltes Gebiet mit einer Läppchendichte, welche an die Verhältnisse in den letzten Monaten der Gravidität erinnert. Man bedenke die Unsicherheit, welche sich unbemerkt einstellen würde, wenn man allein nach einer Probeexcision aus der rechten oder linken Peripherie des dargestellten Gesichtsfeldes den Gesamtzustand der Drüse beurteilen wollte. Schnittdicke etwa 3 mm. Alauncarmin. (Präparat DABELOW.)

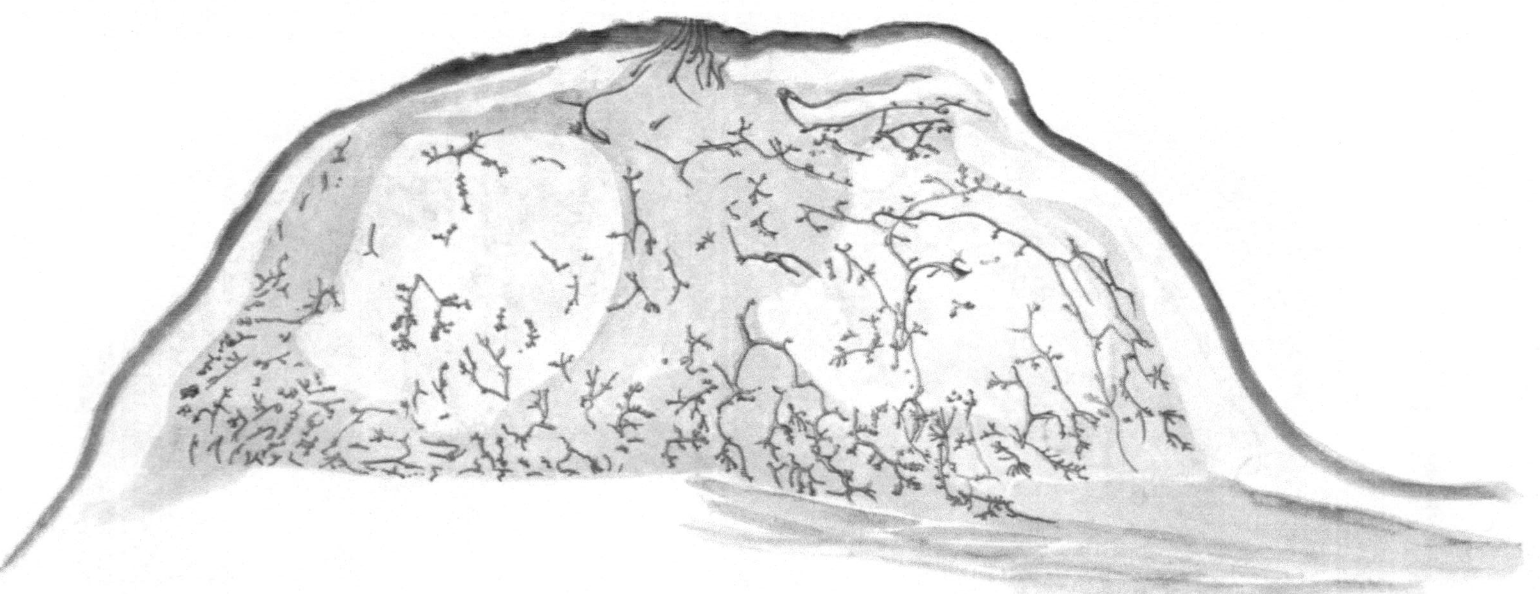

Abb. 80. Mamma einer 24jährigen Virgo. Stark prominierende, äußerlich gut entwickelte Mamma mit großem Bindegewebskörper. Trotzdem ist der epitheliale Drüsenanteil nur in seinen tubulären Abschnitten gut entwickelt, während eine deutliche Läppchenbildung fehlt. (Man vergleiche dagegen Abb. 53 einer, 5 Jahre jüngeren, 19jährigen.) Das Bild bietet ein Beispiel für den beim Menschen relativ seltenen Fall einer Ausbildung der epithelialen Abschnitte innerhalb des Fettgewebes. (Die zwei hellen runden Flächen links und rechts von der Mitte der Drüse.) Dicker Schnitt, etwa 4 mm. Alauncarmin. (Präparat Dabelow.)

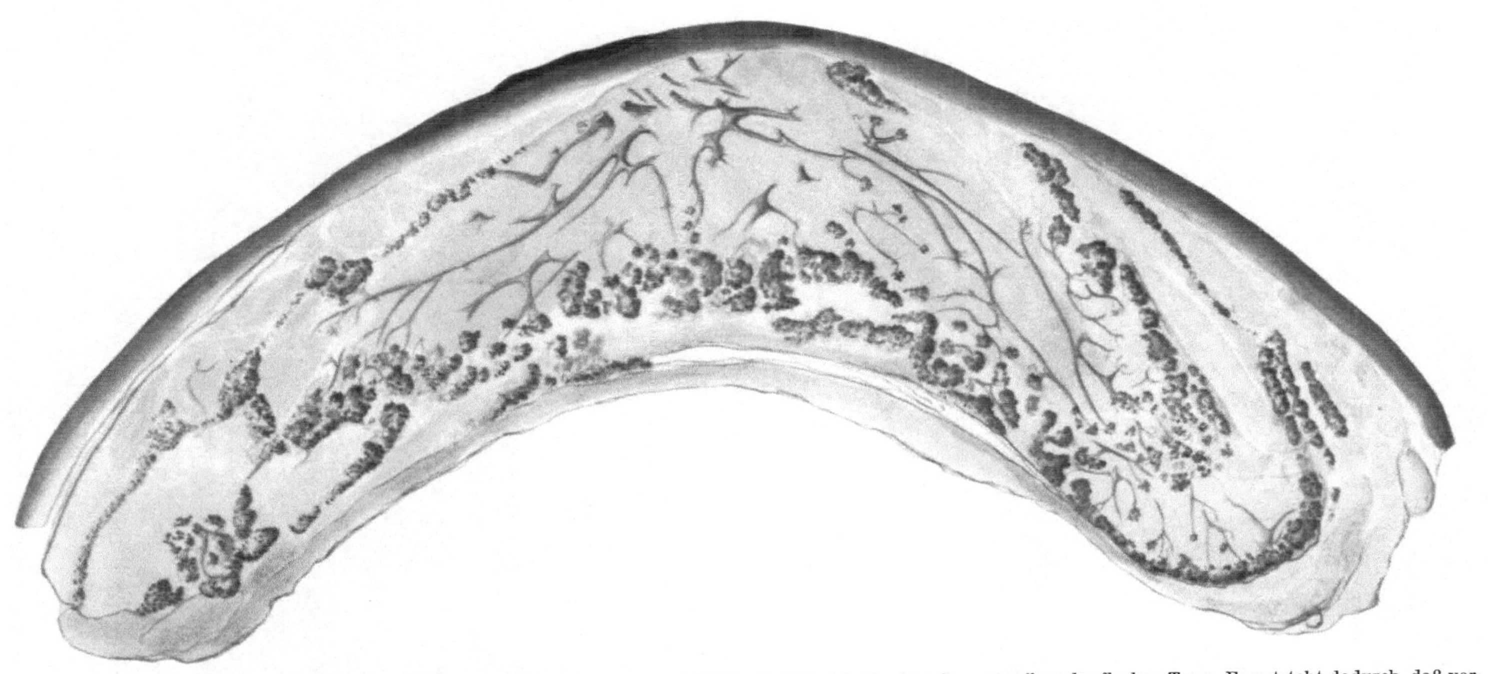

Abb. 81. Totalschnitt durch die Mamma einer 27jährigen im 3. Monat der Gravidität als Beispiel für den Gesamtaufbau des flachen Typs. Er entsteht dadurch, daß vor allem die oberflächenparallelen Bindegewebssepten als Leitbahnen für das Sprossungswachstum der Gänge benützt werden. Dicker Schnitt, etwa 3 mm. Die Mamille ist schräg durchschnitten. Die Ausführungsgänge sind daher nicht bis zur Mündung dargestellt. Alauncarmin. Zeichnung mit Binokular-Zeiss „Opton". (Präparat DABELOW.) Man vergleiche diesen flachen Drüsentyp mit dem halbkugeligen der Abb. 78.

sehr große Vacuole entleert ihre Sekret durch eine Ruptur der Zellwand in das Lumen. In anderen Zellen, die sich nur wenig in das Lumen vorwölben, drängt sich ein apikaler Teil der Zelle lumenwärts vor. Er enthält das Sekret und die Golgi-Substanz. Der betreffende Abschnitt wird länger, gewinnt die Form einer Papille und schnürt sich unterhalb der Sekrettropfen ab. Der

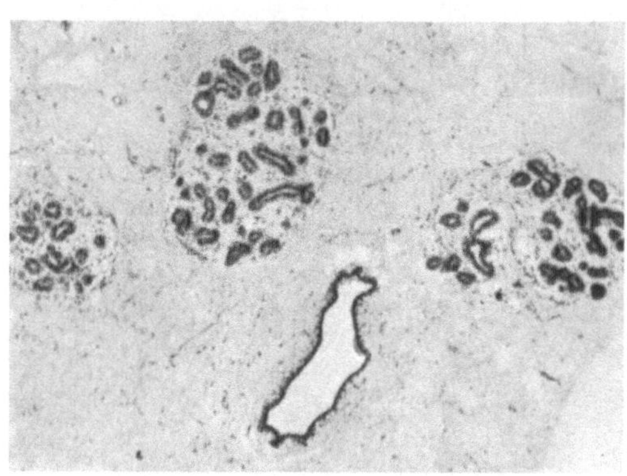

Abb. 82.

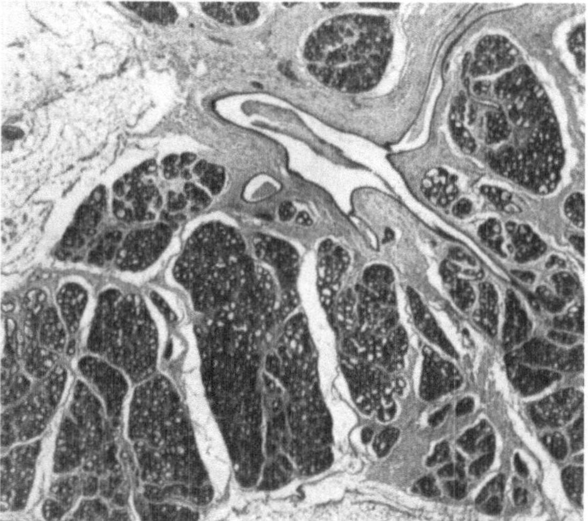

Abb. 83.

Abb. 82. Ruhende Milchdrüse einer 19jährigen mit gut begrenzten kleinen Lobuli und breiten Bindegewebs-massen. 35×. (Aus Dawson 1954.)

Abb. 83. Zehnte Woche der Schwangerschaft. Vergrößerung der Lobuli („Adenosis") in einem lockeren intra-lobulären Stroma. Noch keine Sekretionserscheinungen. Sprossung der Ductuli in den Läppchenanlagen. 30×. (Aus Dawson 1954.)

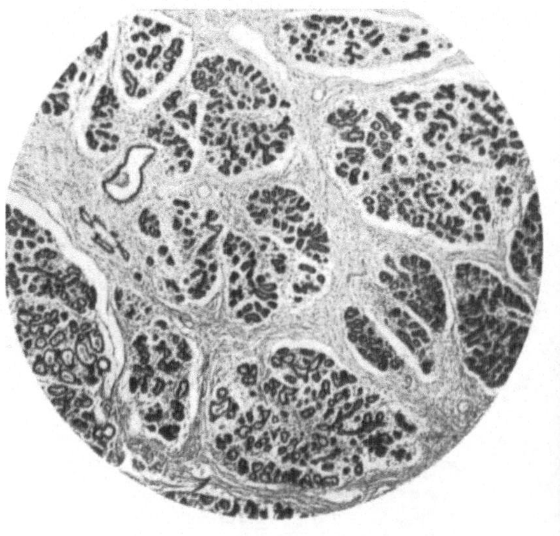

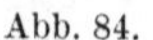

Abb. 84.

Abb. 85.

Abb. 84. Menschliche Milchdrüse. 3. Monat der Schwangerschaft. (Aus Dawson 1935.)

Abb. 85. 3½ Monat der Schwangerschaft. Weiteres Wachstum der Lobuli („Adenosis"). Colostrum in den Gängen. 15×. (Aus Dawson 1954.)

sich so allmählich mehr und mehr abgrenzende Teil löst sich los und kommt in das Lumen. Sein Cytoplasma zerfällt, die nunmehr freien Partikel der Fett-tropfen und der Golgi-Substanz liegen frei im Hohlraum der Alveolen. Dieser zuletzt geschilderte Vorgang ist aber weniger verbreitet als der ersterwähnte. Ähnlich beschreibt JEFFERS (1940) den Ablauf bei der Fledermaus. BEAMS stellte schon 1927 das häufige Vorkommen von GOLGI-Material im Lumen der Alveolen fest, was für die Richtigkeit der Beobachtungen von JEFFERS und vor allem von WEATHERFORD spricht. DEMPSEY, BUNTING und WISLOCKI (1947) entwerfen nach Untersuchungen an der Ratte folgendes Bild: „Unmittelbar nach der Abgabe der Fettsubstanz ist die Zelle nahezu frei von sudanophilen Stoffen. Bald erscheinen kleine Tröpfchen neben dem Kern. Diese Tröpfchen vergrößern sich allmählich und wandern apikalwärts, fließen zusammen, bis schließlich ein oder mehrere große Tropfen direkt unter der dem Lumen zugekehrten Oberfläche liegen, wo sie eine kuppelartige Vorwölbung in den Hohlraum hervorrufen. Schließlich brechen diese Tropfen in das Lumen durch.“

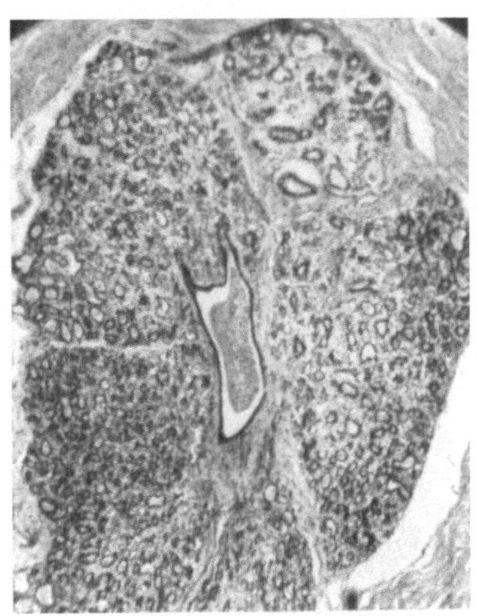

Abb. 86. Lobulus aus dem 5. Monat der Schwangerschaft. Die erheblich gewachsenen Lobuli („Adenosis“) umgeben jetzt den zentral liegenden terminalen Gangabschnitt. 20×. (Aus DAWSON 1954.)

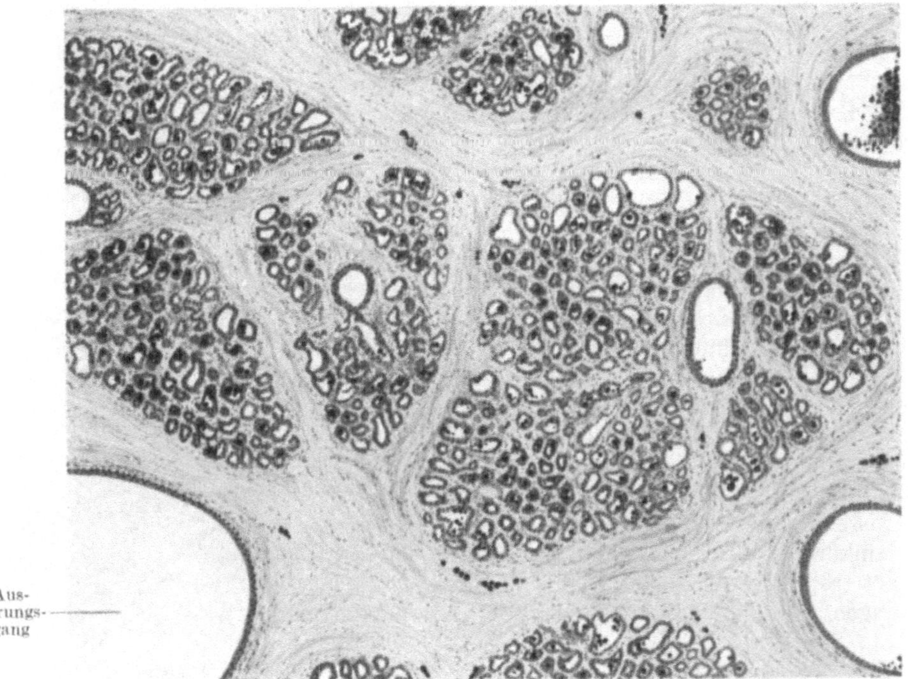

Abb. 87. Lactierende Mamma mit geringer Sekretfüllung und relativ breiten Bindegewebssepten. (Aus BARGMANN, Lehrbuch 1951.) 50×. Gefrierschnitt, Sudan III.

b) Sekretion ohne Dekapitation der Zelle.

v. LANGER (1851), UNGER (1898), MICHAELIS (1898), ARNOLD (1905), BERTKAU (1907), ROBERTS (1921), MAEDER (1922) stellen in einer recht langen Jahresfolge

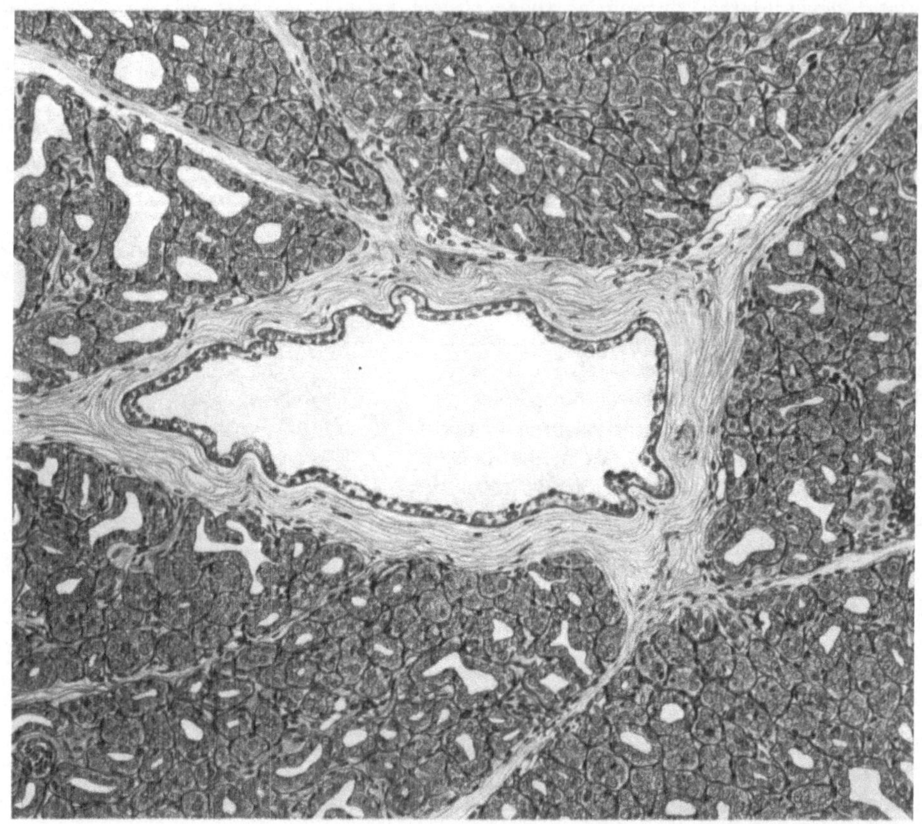

Abb. 88. Ausschnitt aus einer lactierenden menschlichen Mamma mit Ausführungsgang. Relativ geringe Sekretfüllung. Azanfärbung. Vergr. etwa 300fach. (Aus Bargmann, Lehrbuch 1951.)

die Vertreter jener Meinung, nach der die Zelle im Verlaufe der Sekretabgabe im wesentlichen intakt bleibt. Sie sind einhellig der Ansicht, daß es sich bei der „Dekapitation" und den ihr verwandten Erscheinungen um Kunstprodukte handelt, die sich durch sorgfältige Behandlung und Fixierung vermeiden lassen. Dawson (1935) sieht das feinkörnige Sekret sowohl als den Fetttropfen durch relativ kleine Öffnungen der Zelle austreten (s. Abb. 96) und stellt weiterhin fest, daß „der Anschein einer Ruptur und Neubildung der Zellmembran während des Vorganges der Fettabgabe wahrscheinlich von Artefakten abhängig ist." Sehr ausführlich beschäftigt sich Grynfeltt

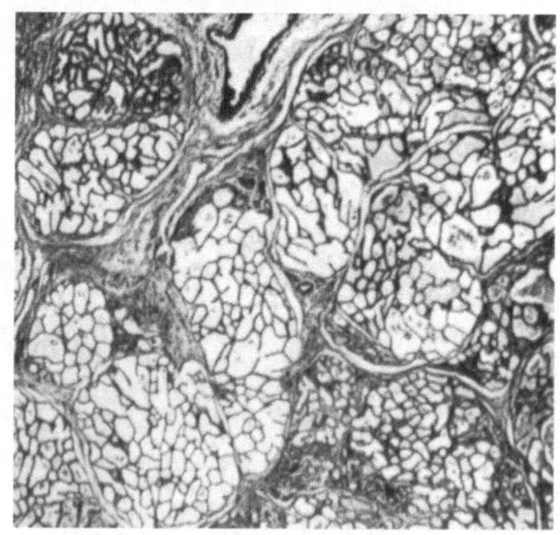

Abb. 89. Bild der voll entwickelten Sekretion. 10. Woche der Lactation. Große Lobuli, dilatierte Acini, spärliches Stroma, schmale Bindegewebssepten. 25×. (Aus Dawson 1954.)

(1937) mit diesem Problem. Nach ihm beruht der Irrtum derjenigen Autoren, die eine apokrine Sekretion mit Dekapitation annehmen, darauf, daß sie die durch die

Milchentnahme beim Saugen entstandenen Defekte als für den Sekretionsvorgang charakteristisch annehmen. Tatsächlich handle es sich dabei aber nur um einen durchaus sekundären mechanischen Effekt, der durch die plötzliche Entleerung und

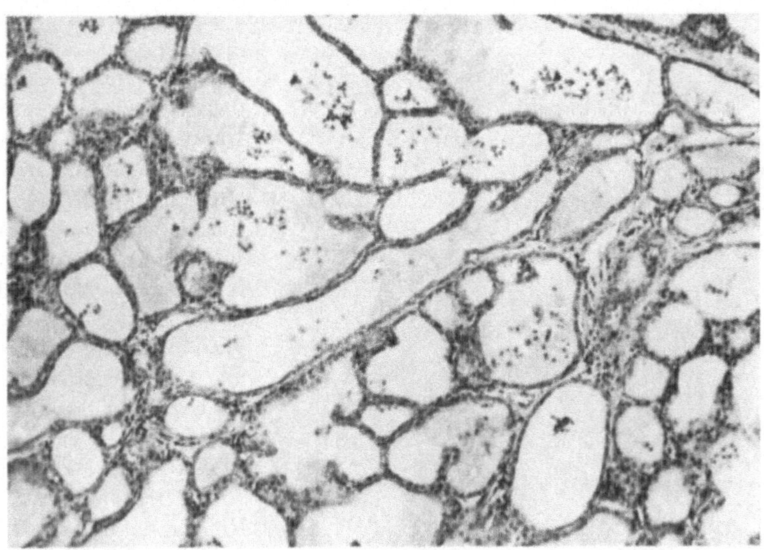

Abb. 90. Volle Lactation. Erweiterte Alveolen und terminale Gangabschnitte. Einschichtige Epithelauskleidung. (Aus Dawson 1935.)

Entspannung hervorgerufen wird. Als eigentlichen Fundamentalprozeß aber sieht er den Vorgang an, der sich *zwischen* den Zeiten des Stillens (oder Melkens) abspielt: „Man sieht, wie die Fettkugeln die apikale Membran dehnen und schließlich

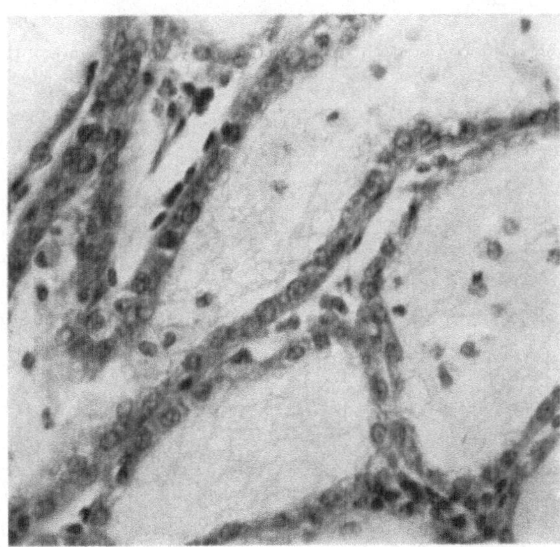

Abb. 91. Epithel der lactierenden menschlichen Milchdrüse bei stärkerer Vergrößerung. (Aus Dawson 1935.)

durchdringen, worauf sich die Membran hinter ihnen wieder schließt." Übrigens sollen sich auch nach dem Säugen stets Acini finden, deren Zellen von der Dekapitation verschont wurden, und die somit die ungestörten Bilder der fundamentalen Sekretion zeigen. An solchen Stellen ruhiger Sekretbildung und -abgabe finden sich auch die oft beschriebenen „Kappen" oder „Kuppeln." Sie stellen nach Grynfeltts Untersuchungen aber keine durch erhöhten Turgor nach apikal vorgetriebenen Zellteile dar. Es handelt sich vielmehr um ein eiweißreiches Sekret, das sich oberhalb der deutlich als intakt erkennbaren Zell-

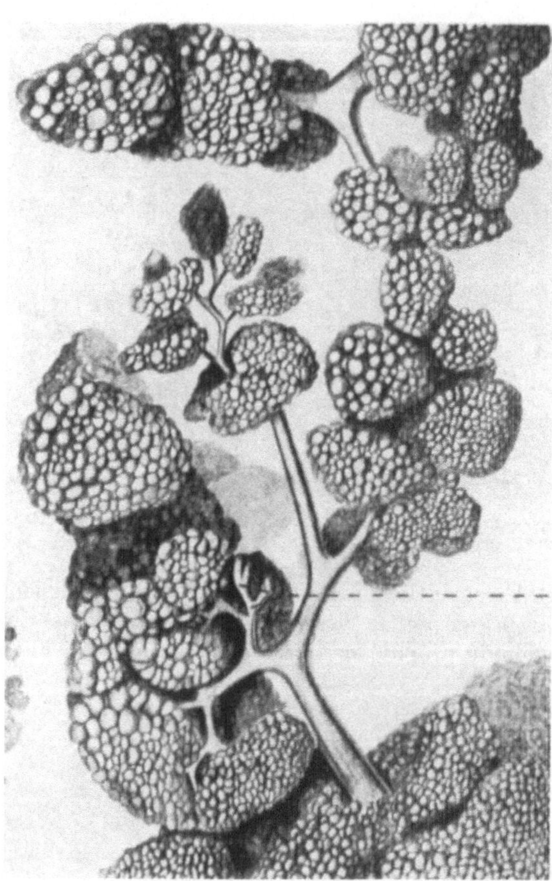

membran ansammelt, an Masse zunimmt und schließlich in das Lumen abgestoßen wird. Dabei kann sich die Kappe entweder als Ganzes ablösen oder sie kann zuvor in Einzelteile zerfallen. Häufig wird sie durch den Fetttropfen unterlagert (s. Abb. 103). Tritt dieser letztere durch die Membran nach außen, so reißt er meist die Kappe mit auf seinem Weg in das Lumen, worauf sich beide in kleinere Partikel auflösen. Auch Richardson (1947) neigt in seinem Referat dazu anzunehmen, daß die Sekretpartikel durch die im wesentlichen intakt bleibende Zellmembran ausgeschieden werden (s. Abb. 98 bis 100). Er schreibt: „Man ist berechtigt zu sagen, daß der apokrine Sekretionsmodus wahrscheinlich sehr stark überbetont worden ist, falls er überhaupt vorkommt."

Turner (1935) faßt die Vorgänge der cyclischen Zellveränderungen und die Zusammenhänge mit der Sekretabgabe in einer Theorie zusammen, die er 1952 in „The mammary gland" auf das *Kuheuter* bezogen etwa folgendermaßen als Autoreferat wiedergibt: „In den einzelnen Zellen umfaßt der Cyclus der Milchsekretion zuerst eine

Abb. 92. Ausschnitt aus einer Drüse mit teilweise starker Milchstauung: 26jährige Frau, welche 3 Wochen post partum an Fischvergiftung starb und seit 48 Std vor dem Tode nicht mehr gestillt hatte. Am Hinweisstrich sehr primitive, bisher unentwickelt gebliebene Sprosse. Etwas oberhalb der Mitte zickzackförmiger Gang und scheinbar wechselständige Läppchen. Diese Form entsteht durch verschiedene Ausbildung der zwei Teile einer dichotomen Gabelung: Der eine übernimmt durch zahlreiche Teilungen die Läppchenbildung, der andere führt den „Stamm" weiter. Es entsteht so ein „Sympodium" auf dichotomer Grundlage. Dicker Schnitt. Alauncarmin. Zeiss-Binokular (Dabelow 1941.)

Periode der Synthese, in welcher die Milch innerhalb der Zelle gebildet wird. Ihr folgt zweitens die Abgabe der Milch in das Alveolenlumen."

Im Gefolge der Milchentnahme wird die Milchsekretion und -abgabe sehr schnell. Die Lumina der Alveolen werden gefüllt und ebenso die Speicherräume des Gangsystems und die Zisternen. Während dieser Zeit verändert sich das Volumen des Euters nur wenig und ebensowenig steigt zunächst der Milchdruck." Die Sekretion steigt weiterhin bis zu einer erheblichen Höhe an. Mit der Fortsetzung der Sekretbildung und der entsprechenden Milchabgabe steigt der Druck im Euter. Der Cyclus der Sekretion und Sekretabgabe verlangsamt sich in der Folge. Das ist abhängig von der ungünstigen Einwirkung des steigenden Milchdrucks auf die Blutcapillaren. Der Blutzufluß wird gedrosselt und die Schwierigkeiten steigern sich immer weiter, solange noch Zellinhalt in das Lumen abgegeben wird.

Es gewinnt die Annahme an Verbreitung, nach welcher der steigende Milchdruck eine stufenweise Veränderung der Art der Sekretion bewirkt. An die Stelle der Abgabe der Sekrete durch Ruptur der Zellmembran tritt ein anderer Modus, weil der Druck im Alveolenlumen stark genug wird, um eine Zerreißung der Zellmembran zu verhindern. Die Sekretbestandteile werden von der Zelle

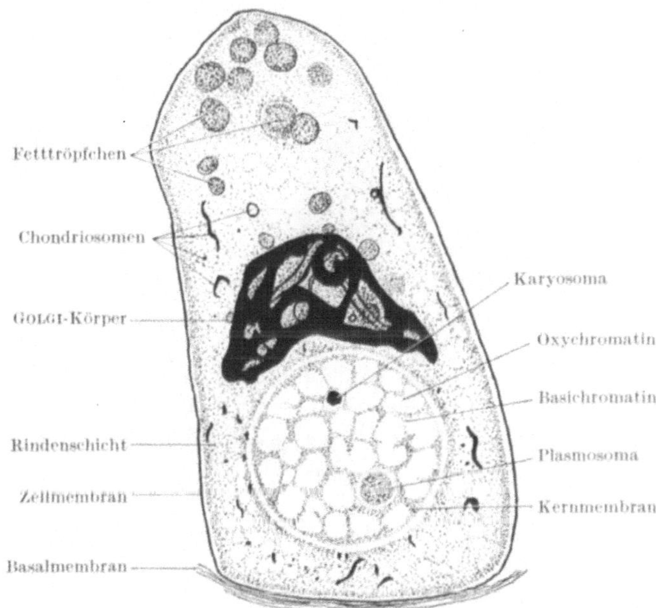

Abb. 93. Schematische Darstellung einer Epithelzelle der Milchdrüse. (Nach C. W. Turner 1952.)

nur soweit abgegeben, als es für sie möglich ist, die semipermeable Membran zu passieren. Das Milchfett, das im Milchserum suspendiert ist, kann die Zelle also nicht verlassen. Es häuft sich folglich in ihr an, wenn sich die Sekretion fortsetzt. Die anderen Milchbestandteile befinden sich in verschiedenen Lösungsgraden. Ihre Abgabe erfolgt in verringertem Maße durch die Zellwand. Wenn weiter sezerniert wird, so zeigt die abgegebene Milch einen geringeren Gehalt an Fett und Casein, aber einen normalen Anteil an Zucker und Albumin. Wenn die Milch sich für lange Zeit im Euter ansammeln darf, so verhindert schließlich der Druck praktisch sowohl die Sekretbildung als die Sekretabgabe. Daher ist die sezernierte Milch bei geringem Druck reich an Fett, aber wenn das Intervall zwischen dem Melken sich verlängert, wird die Milch zunehmend verdünnt, weil weniger fettreiches Sekret abgegeben wird. Durch Verlängerung der Melkintervalle bewirkt man also eine Reduktion des Gesamtfettgehaltes.

Diese Theorie klärt gleichzeitig die Ursachen für das Steigen des Fettgehaltes der Milch während des Melkvorganges und die Tatsache, daß die „Nachmilch" besonders fettreich ist, denn mit fallendem Milchdruck stoßen die fettreichen Zellen die angehäuften Fettkügelchen ab. Ebenso läßt dich daraus verstehen, daß der Prozentgehalt an Fett mit sinkender Produktion steigt."

c) Der Sekretionscyclus der Zelle.

Der Bau der Alveole stellt sich nach der heute wohl allgemein gültigen Meinung etwa so dar, wie er in Abb. 94 (nach Hendren aus Turner 1952) wiedergegeben ist. Die sezernierenden Zellen bekleiden den Hohlraum der Alveole mit einem einschichtigen Epithel, das sich jenseits des Halses der Alveole (er ist beim Menschen im allgemeinen weiter als an der Hendrenschen Abbildung) in die oberflächliche Lage des zweischichtigen Epithels der Milchgänge fortsetzt.

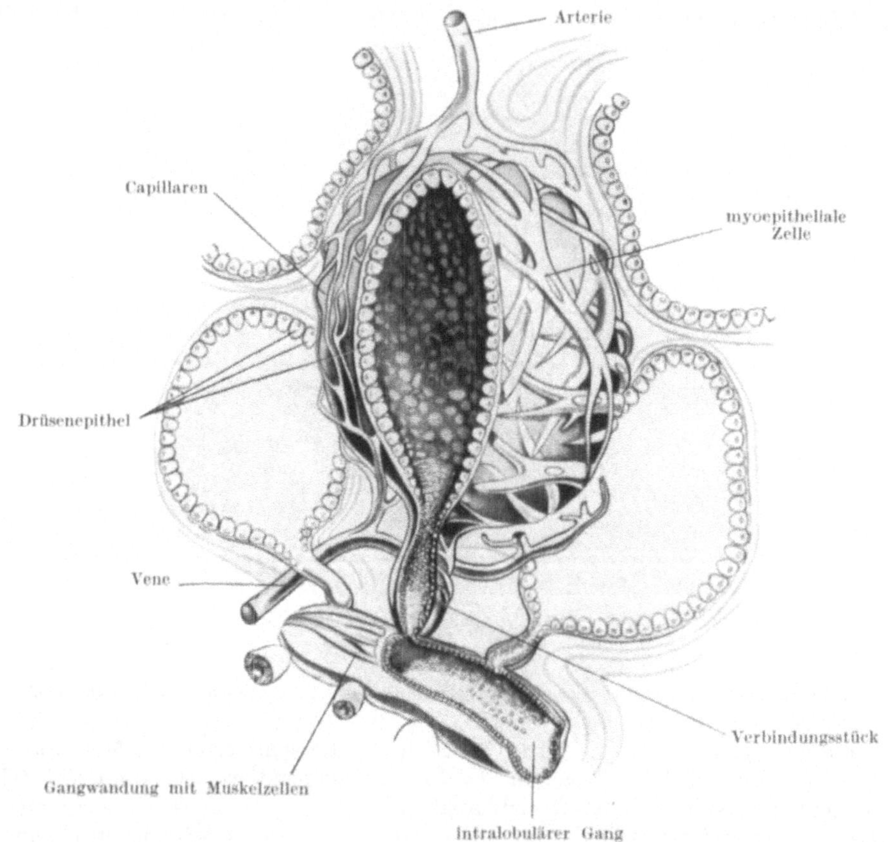

Abb. 94. Schema einer Alveole mit Blutgefäßen und myoepithelialen Zellen. (Nach Hendren aus Turner 1952.)

Zwischen der Epithelbasis und der Tunica propria liegen die myoepithelialen Zellen. Die Arterien treten meist von der Spitze her an die Alveolen und das Blut verläßt meist basal oder seitlich das Gebiet des Endbläschens. Charakteristisch für die Milchdrüse ist die Verschiedenheit der Zellen in Abhängigkeit von der augenblicklichen Sekretionsphase, vom Dehnungszustand der Alveole und vom Grade ihrer Füllung. Da so verschiedene Faktoren Form und Größe der Zelle bestimmen, ist es schwieriger als bei anderen Drüsen, den Cyclus allein vom Sekretionszustand aus zu definieren. Richardson (1947) schildert den Gesamtablauf (s. Abb. 98—100) kurz folgendermaßen: „Es herrscht allgemeine Übereinstimmung darüber, daß die Alveolarzellen erhebliche Veränderungen ihrer Gestalt durchmachen, wenigstens zum Teil als Reaktion auf den Dehnungseffekt infolge der Sekretanhäufung oder auf das Kollabieren, das der Entfernung des

Sekretes folgt. Der ganze Lobulus sowie die Alveoli schrumpfen, wenn die Drüse leer ist. Wenn wir den entleerten Zustand als Anfang des Sekretionscyclus nehmen, finden wir, daß das Alveolarepithel oft gefaltet ist und daß seine Zellen so in die Länge gezogen sind, daß das apikale Cytoplasma in unregelmäßigen

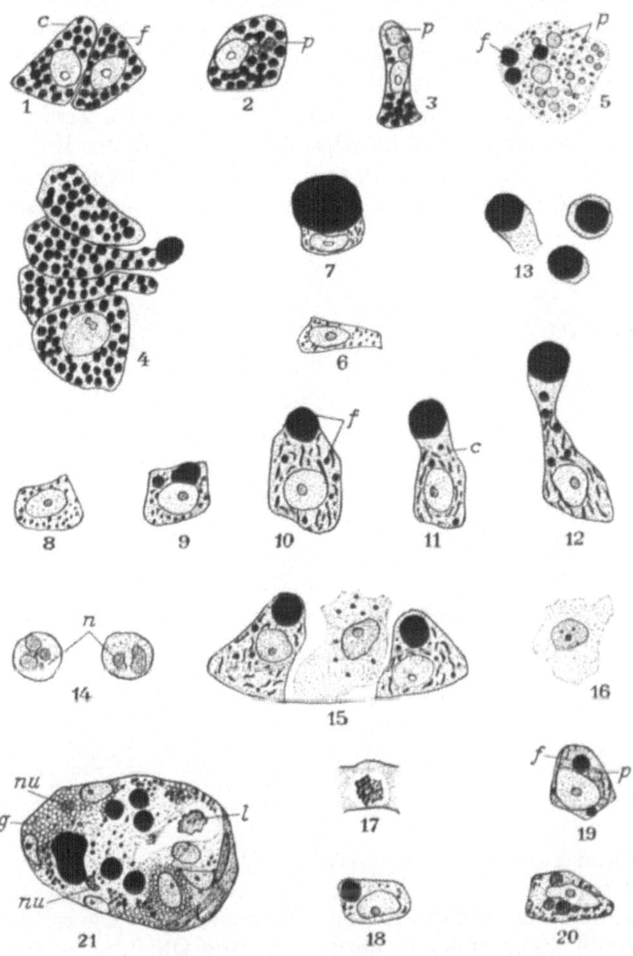

Abb. 95. Drüsenzellen der Ratte. Späte Gravidität und Lactation. 1—4 vom 18. Tage der Gravidität; 5 Inhalt des Alveolenlumens am 19. Tage; Fetttropfen (*f*) und „Pseudo-yolk spheres" (*p*); 6 und 7 Zellen vor und nach der Fettsekretion; 8—12 Zellen in voller Lactation; 13 Fetttropfen aus dem Lumen einer Alveole; 14 degenerierende Kerne; 15 zwei normale Zellen und eine degenerierende, welche sich lumenwärts ablöst, zwölfter Tag der Lactation. 16 abgelöste Zelle aus dem Lumen; 17—21 Stadien vom 2.—6. Tag nach dem Entwöhnen. (Nach JEFFERS aus TURNER 1952.)

Formen in das leere Lumen hineinragt (Abb. 98). Bald nach der Entfernung der Milch aus den Alveolen sammeln sich die Sekretvorstufen wieder im Cytoplasma an in Gestalt von relativ großen Fetttropfen (Abb. 99) zusammen mit weniger auffallenden Eiweißgranulis. Wenn mehr und mehr Milch in das Alveolarlumen abgegeben ist, werden die Zellen gedehnt, bis sie oft nur eine sehr dünne Schicht bilden (Abb. 100).

GRYNFELTT (1937) schildert die innerhalb der Zelle ablaufenden Vorgänge sehr genau, zunächst *im Cytoplasma im allgemeinen:* In der niedrigen Zelle, die als Ruheform betrachtet wird, ist das Cytoplasma fein granuliert. (s. Abb. 101.) Es enthält öfter einige Vacuolen mit Sekrettropfen. Dieser Ruhezustand ähnelt demjenigen der in Rückbildung begriffenen Zellen. Er kann dementsprechend gleichzeitig den Anfang einer Involution bilden, wenn die Ruhezeit verlängert wird. Ist diese niedrige Form durch das Absaugen des Sekretes nach Dekapitation der zuvor höheren Zelle entstanden, so ist sie in gleicher Weise die Ausgangsform für die nächste Phase. Die Sekretbildung wird durch diese Verstümmelung nicht unterbrochen. Sie bleibt während des Säugens bestehen und verlängert sich in das Intervall hinein, in welchem sich dann das Sekret in den Alveolen und Gängen ansammelt. Es dehnt die betreffenden Hohlräume, bis es durch das nächste Stillen wieder entfernt wird. Diese niedrige Zelle zeigt nun sehr charakteristische Veränderungen im Abschnitt unterhalb des Kerns. Der Turgor scheint zuzunehmen und gleichzeitig mit dem Höherwerden der Zelle steigt der Kern aus seiner basalen Lage nahe an der Grundmembran bis in den apikalen

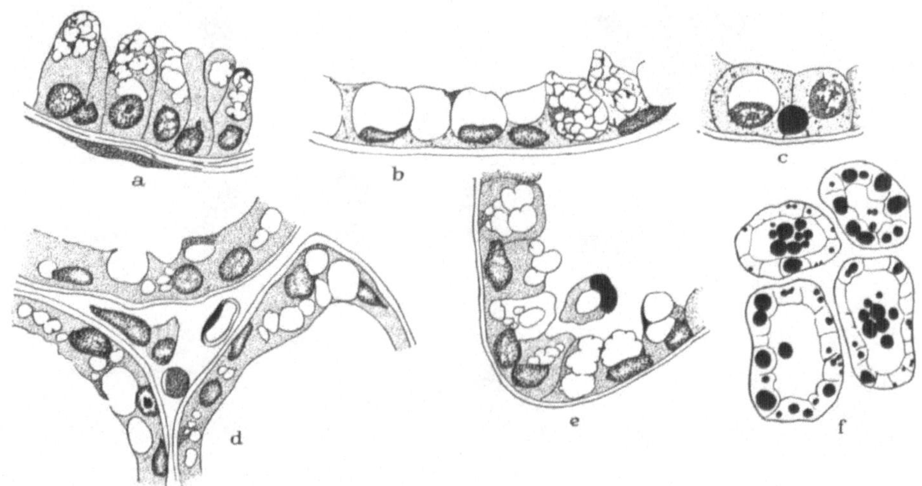

Abb. 96 a—f. Fettsekretion in den Drüsenzellen der lactierenden menschlichen Mamma. a—e Färbung mit Hämatoxylin-Eosin; f mit Hyperosmiumsäure; a kleine Fetttröpfchen, welche zuerst rings um den basal liegenden Kern erscheinen, vergrößern sich, fließen zu einem einheitlichen Tropfen zusammen (b, c). Der Tropfen wird durch eine Öffnung der Zelle ausgeschieden (d, e), wobei die Zelle im übrigen intakt bleibt. (Nach Dawson 1935.)

Teil aufwärts und zwar offenbar passiv in Abhängigkeit von Veränderungen in den tiefen Teilen der Zelle. Es beginnt der wasserreiche Abschnitt der Sekretionsphase, der sich nun während des Stillens weiter steigert. Die reiche Flüssigkeitsdurchströmung der Zelle findet — an gut fixierten Objekten — ihren deutlichen Ausdruck in einer Längsstreifung des Cytoplasmas (s. Abb. 101 und 102), welche von der Basis zur Spitze läuft. Querschnitte durch diese Zellen zeigen, daß es sich dabei nicht eigentlich um eine Stäbchenstruktur handelt, sondern um gebogene Zylinderschichten, die sich zwiebelschalenartig umeinanderlagern. Diese Struktur erweist sich als vital vorhanden dadurch, daß sie auch an chemisch und färberisch nicht weiter behandelten frischen Zellen in Ringerlösung erkennbar ist. Die größte Menge an Wasser wird in der ersten Zeit des Stillens geliefert, während gegen Ende die Menge des Trockenextraktes zunimmt (bezüglich der Streifung s. auch Bizzozero und Vassale 1887, Rauber 1879).

Der Kern wird vom Sekretionsvorgang in mannigfacher Weise beeinflußt. Seine Lageveränderungen wurden bereits erwähnt. Es kommen ein- und zweikernige Zellen vor, je nach der verwendeten Tierart; aber offenbar auch je nach dem gewählten Zeitpunkt der Beobachtung. Nach Grynfeltt findet man beim *Meerschweinchen* zweikernige vor allem nach dem Stillen (s. Abb. 102). Nach 5—6tägigen Stillpausen treten im allgemeinen nur einkernige auf. Die einzige menschliche Mamma, die er einen Tag nach dem letzten Stillen untersuchen konnte, zeigte auch nur einkernige. Die Kerne sind kugelrund oder regelmäßig ovoid. Im letzteren Falle entspricht seine längere Achse derjenigen der Zelle. Er ist an seiner Oberfläche leicht deformierbar, z. B. durch den angelagerten Fetttropfen. Schon MICHAELIS (1898) und ARNOLD (1914) stellten die wechselnde Größe der Kerne fest, und zwar unabhängig von der Sekretionstätigkeit. E. SCHAIRER (1935) fand die Kerne der ruhenden Zelle kleiner (5 μ im Durchschnitt) als die der lactierenden (6 und 6,3 μ). Das Chromatin zeigt eine wechselnde Verteilung im Kern, in gewisser Abhängigkeit vom Sekretionszustand (GRYNFELTT). Das

spricht für eine Beteiligung des Kerns in irgendeiner Form. Die Beobachtung von STEINHAUS (1892), wonach Chromatin in das Cytoplasma abgegeben wird, konnte er nicht bestätigen. Durch die häufigen Zellbeschädigungen und verstreute Zelldegeneration gelangen Kerne in das Milchsekret. GRYNFELTT hält das aber nur für ein gelegentliches Ereignis. Es findet nicht in dem Ausmaß statt, daß man darauf den Gehalt der Milch an Nucleinen zurückführen könnte. Die abgestoßenen Kerne und Kernfragmente bilden, von Cytoplasmaresten umgeben, die NISSENschen Körper.

Der also immerhin vorhandene und dauernd ablaufende Zell- und Kernverlust erweckt *die Frage nach dem Modus der Regeneration.* Beim *Meerschweinchen,* wo die Kernverluste während des Säugens

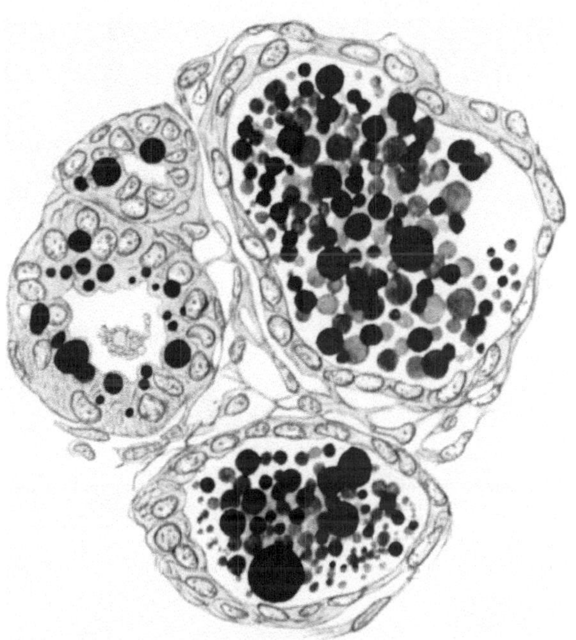

Abb. 97. Lactierende Milchdrüse. Frau, 14 Tage post partum. Links zwei Alveolen mit kleinem Lumen, hohen Zellen und intracellulären Fettkugeln. Rechts: Zwei weite Alveolen mit niedrigem Epithel und in das Lumen entleerten Fetttropfen. (Nach H. STIEVE.) Diese Darstellung gleicht weitgehend dem von DAWSON in Abb. 96 gegebenen Schema. (Aus RAUBER-KOPSCH 1955.)

nennenswert sind, finden sich zwar wenig Mitosen, aber häufig *Amitosen.* Sie liegen niemals in den hochprismatischen sezernierenden, sondern in den flachen, ruhenden Zellen. Es gilt also hierin für die Amitosen dasselbe Gesetz, das allgemein für alle Zellen bezüglich der Beschränkung der Mitosen auf die Ruhezustände bekannt ist. Aus solchen Amitosen, die in kurzer Zeit wiederholt nacheinander ablaufen, entstehen gelegentlich förmliche Kernhäufchen und knospenartige Bildungen mit undeutlichen Zellgrenzen (s. auch HEIDENHAIN 1880, LIMON 1902). Später ordnen sich die Kerne nebeneinander parallel zur Oberfläche an und neue Zellgrenzen lassen wieder ein reguläres Epithel entstehen. Die Befunde anderer Autoren gehen über die Frage der Kernteilung und Zellneubildung auseinander: MAEDER (1922) fand Mitosen nur selten, Amitosen niemals. JEFFERS (1935) stellte eine leichte Zunahme der Zellenzahl in den Alveolen trotz des Zellverlustes fest, fand aber nur wenige Mitosen. REECE und WARBRITTON (1950) bestimmten die verschiedenen Stadien der mitotischen Aktivität durch Anwendung von Colchicin. Die größte Mitosenzahl fanden sie in der Mitte der Gravidität. Während der Lactation ist die

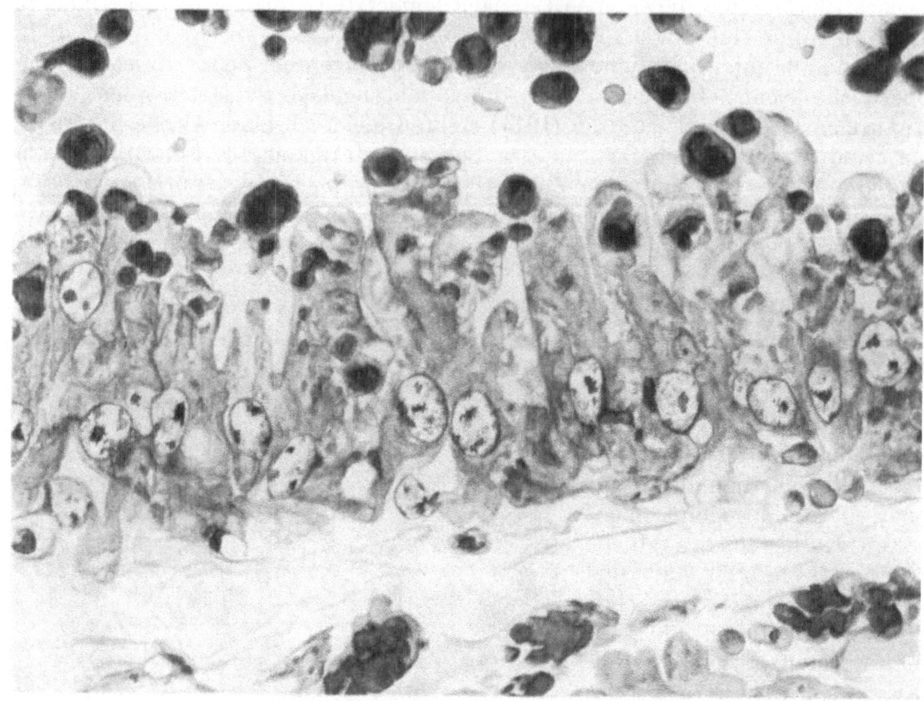

Abb. 98. *Ziege.* Lactierendes Drüsenepithel in einer frühen Phase der Sekretabgabe. Die Zellen sind schlank und gedehnt. Sie enthalten dunkel gefärbte Fetttropfen und Granula. Einige Fetttropfen sind im Begriff, in das Lumen überzutreten. Technik nach Hoerr. Vergr. 1500×. (Umzeichnung nach reproduzierter Mikrophotographie aus K. C. Richardson, British medical Bulletin 1947. Ebenso Bildtext.)

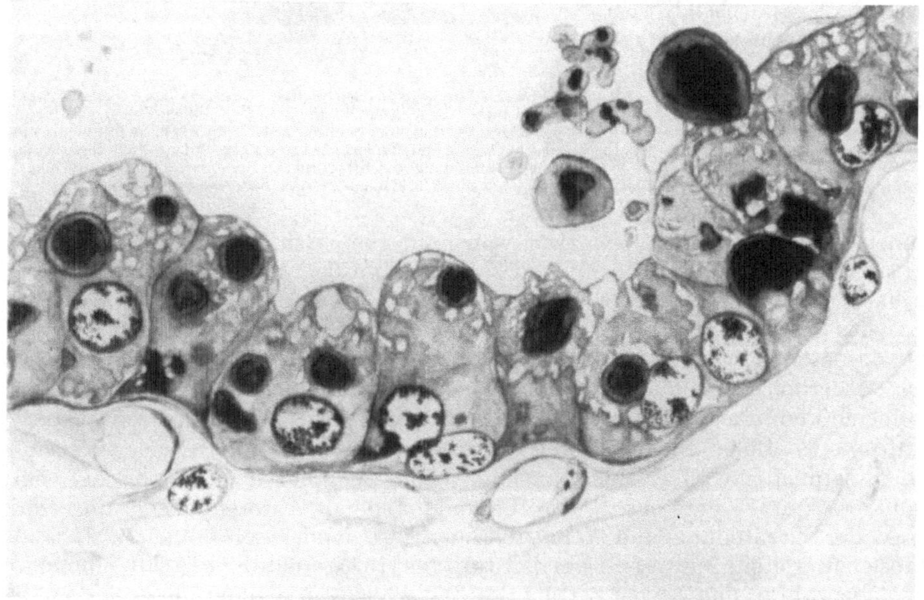

Abb. 99. Intermediäres Stadium der Sekretabgabe. (*Ziege*). Zeigt die angrenzenden Blutcapillaren (welche durch die Fixierung erweitert sind), die Basalmembran und — links oberhalb des rechten Capillarschnittes — einen offenbar zu einer myoepithelialen Zelle gehörigen Kern, der zwischen dem Epithel und der Basalmembran liegt. Technik nach Hoerr. Vergr. 1800×. (Umzeichnung nach reproduzierter Mikrophotographie aus K. C. Richardson, British medical Bulletin 1947. Ebenso Bildtext.)

Aktivität wesentlich geringer. Bei der *Fledermaus* vermißte JEFFERS (1940) Mitosen ebenso wie Amitosen. SPEERT (1948) konnte bei *Affen* Mitosen nur kurz nach der Geburt beobachten. Sie wurden dann seltener und fehlten schließlich vollkommen.

Das Chondriom im Sekretionscyclus wurde von GRYNFELTT (1937) fortlaufend beobachtet, und zwar beim *Meerschweinchen*. *Menschliche Präparate* geeigneter Stadien wurden zur Ergänzung des Materials zum Vergleich herangezogen. Zur Zeit, in welcher der Turgor des infranucleären Zellteiles sein Maximum erreicht hat, steht auch das Chondriom auf der Höhe der Entfaltung. Es zeigt

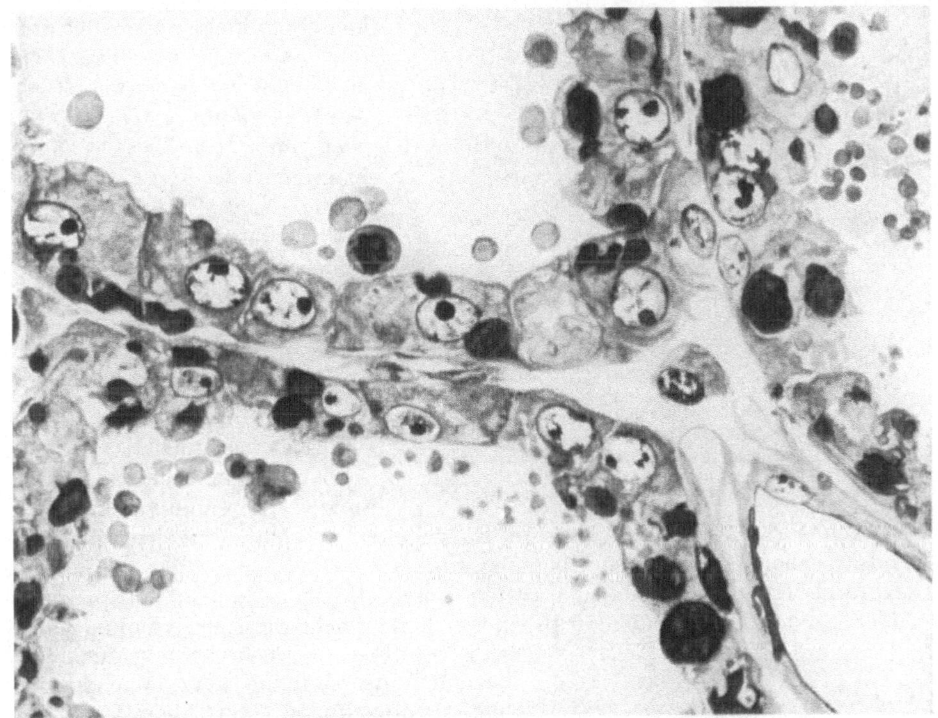

Abb. 100. Lactierendes Milchdrüsenepithel der *Ziege*. Zeigt die Endphase des Sekretionscyclus in einer gedehnten Alveole. Man beachte die Abplattung des Epithels. Technik nach HOERR. Vergr. 1500×. (Umzeichnung nach reproduzierter Mikrophotographie aus K. C. RICHARDSON, British medical Bulletin 1947. Ebenso Bildtext.)

lange, fadenartige Chondrioconten von gleichmäßigem Kaliber, die senkrecht zur Oberfläche des Epithels von der Spitze bis zur Basis der Zelle laufen. Am Zellgrund liegen sie dichter, im apikalen Teil werden sie kürzer und sind mit granulären Mitochondrien vermischt. Nach dem Säugen findet man in der ruhenden, flacheren Zelle nur noch wenige kleine Chondrioconten an der Basis neben dem jetzt tiefer gerückten Kern und an der freien Oberfläche zwischen den Fetttröpfchen. Später, etwa 12 Std nach dem Säugen enthält das Cytoplasma nur noch minimale Mengen kleiner Körnchen, die als Mitochondrien angesprochen werden können. Einem ähnlichen Zustand begegnete GRYNFELTT bei einer Frau nach längerer Stillpause im Beginn der Colostrumbildung. WEATHERFORD (1929) fand Mitochondrien bei der *Ratte* zu jeder Zeit. Er konnte die Art ihrer Beteiligung bei der Sekretbildung aber nicht feststellen. Übergangsformen zwischen Mitochondrien und Sekrettropfen wurden nicht beobachtet.

DEMPSEY u. a. (1947) fanden, daß das Cytoplasma nach der Sekretabgabe mit Sudanschwarzfärbung transparent erschien. Etwas später wurde es sudanophil.

Die Stärke der Anfärbung stieg entsprechend der Vergrößerung der Sekrettropfen. Bei starken Vergrößerungen erwies sich die sudanophile Substanz als aufgelöst in graugefärbten Stäbchen und Fäden, welche basal und juxtanucleär in der
Alveolarzelle liegen. Auch Jef-
fers (1935—1940) begegnete Mitochondrien in jeder Phase der
Sekretion *(Ratte, Fledermaus)*.
In den nicht sezernierenden
oder relativ ruhenden schwanken sie in Form und Größe zwischen Granulis und Stäbchen.
In den aktiven bilden sie Fäden.
Jeffers glaubt, daß die Stäbchen und Granula aus einer
Kombination von Phospholi-
poiden und Eiweiß bestehen
und reine Zellreserven darstellen, die im allgemeinen nicht
direkt in Sekretkomponenten
umgewandelt werden.

d) Der Golgi-Apparat während des Sekretionsvorganges.

Auch bezüglich des Golgi-
Apparates und seiner Veränderungen während des Sekretions-

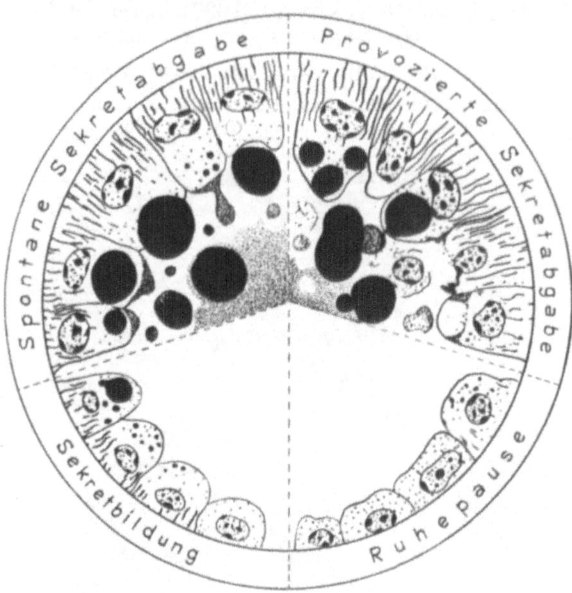

Abb. 101. Sekretionscyclus der lactierenden Drüsenzelle
(Schema nach Grynfeltt 1937).

cyclus gehen die Meinungen zwar in Einzelheiten auseinander, zeigen aber im
Grundsätzlichen eine gewisse Übereinstimmung.

Kolmer (1916) gibt eine der ersten Beschreibungen des Golgi-Apparates
der lactierenden Drüse, indem er in einer Arbeit, welche diesem System in Zellen
sehr verschiedener Gewebe gewidmet ist,
bezüglich der Mamma kurz folgendes bemerkt: „So finden sich überall in den
ziemlich flachen, niedrigen Epithelien der
lactierenden Mamma des Meerschweinchens
typische, gegen das Lumen der Acini zu
gerichtete netzförmige Bildungen neben dem
Kern, die keine Kanälchenstruktur aufweisen und ziemlich flächenhaft in der Zelle
ausgebreitet sind. Irgendeine Beziehung zu
der Funktion der Sekretbildung und zu
den dabei in den Zellen auftretenden Fetttröpfchen ist mir nicht aufgefallen." Eine
beigefügte Mikrophotographie zeigt einen
Golgi-Apparat, der dem von Grynfeltt
(1937) — in leider nur sehr mäßigen Zeichnungen — wiedergegebenen am meisten entspricht. Er springt an einer der am meisten vorgewölbten Zellen mit dem apikalen

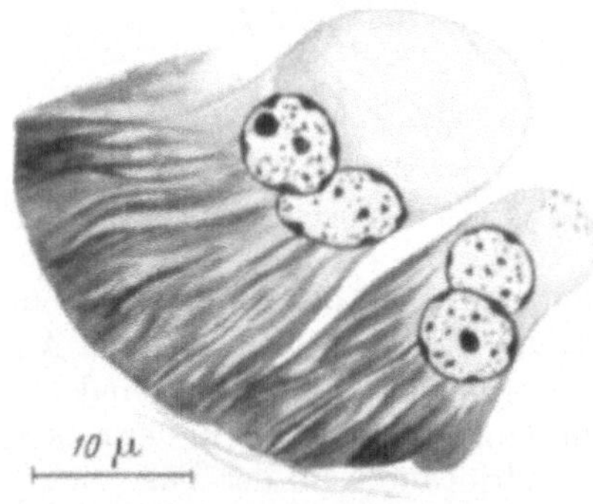

Abb. 102. „Milchdrüse des *Meerschweinchens*.
In Bouinscher Flüssigkeit unmittelbar nach dem
Säugen fixiert. Man beachte den Zellturgor, die
Vortreibung der Kerne nach apikal und die Strei-
fung der infranucleären Zone des Cytoplasmas.
Die apikalen Enden der Zellen sind kuppelartig
gestaltet, links mit einem großen Fetttropfen
versehen, rechts nur Eiweißgranulationen in
einer Vacuole". (Bild und Text nach
Grynfeltt 1937.)

Zellteil in das Lumen vor. C. da Fano (1922) findet bei *Ratten* und *Mäusen* im
Wachstum (10—12 Wochen alt) den Golgi-Apparat der Alveolenzelle zusammengesetzt aus 1—4 Abschnitten mit feiner Netzstruktur, die entweder

isoliert nebeneinanderliegen oder durch feine Fädchen miteinander in Verbindung stehen. Sie liegen dicht am Kern, meist zwischen ihm und dem Alveolarlumen. Ähnlich sind die Verhältnisse bei *Meerschweinchen, Kaninchen* und *Katze*. Er vergrößert sich in der ersten Hälfte der Gravidität. Am 10. Tage der 21tägigen Trächtigkeit ist das Cytoplasma bereits reich an großen Fetttropfen. Um den 15. Tag zeigt der erheblich hypertrophierte Golgi-Apparat die Neigung, sich vom eigentlichen Ort seiner Lage um den Kern herum weiter in die Umgebung, in das Cytoplasma auszudehnen. Weatherford (1929) zeigt in seinen Abbildungen der verschiedenen Stadien generell eine mehr netzförmig durch das

Cytoplasma verteilte Golgi-Substanz bei der *Ratte*. Er schließt aus Färbungsdifferenzen auf mindestens zwei, wenn nicht mehr Substanzen, die als Granula das Reticulum zusammensetzen. Dieses Netz hat seine größte Dichte in einem ziemlich gut begrenzten Gebiet zwischen Kern und freiem Zellrand (s. auch Kolmer 1916 und Grynfeltt 1937), umgibt aber gelegentlich den ganzen Kern. Weatherford stellt eine fortlaufende Massenzunahme *zwischen dem 4. und 7. Tage* fest. Um diese Zeit ist der Kern allgemein von dem Golgi-Netz umgeben, meist ähnlich einem Siegelring, welcher den dickeren Teil dem Lumen zukehrt. *Am 10. Tage* sind die Alveolen noch nicht entfaltet, die Zellen sind säulenartig in die Länge gezogen und entsprechend verschmälert. Der Golgi-Apparat hat jetzt nicht nur an Größe zugenommen, sondern auch hinsichtlich der Komplizierung seines Netzwerks. Er beginnt von seiner ringförmigen Anordnung aus sich radiär in dem Cytoplasma zwischen den zahlreichen Vacuolen auszubreiten. Diese letzteren erscheinen zunächst in der Gegend des Golgi-Apparates und in unmittelbarem Kontakt mit dessen Substanz. Erst wenn sie eine bestimmte Größe erreicht haben, rücken sie davon ab. *Vom 15. bis zum 21. Tage* sind

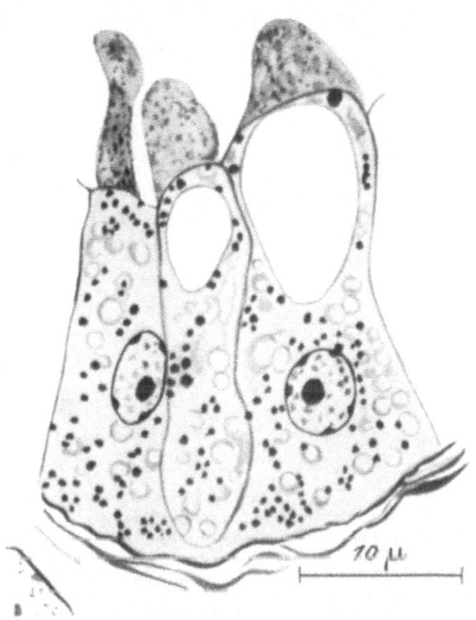

Abb. 103. Weibliche menschliche Milchdrüse († an Eklampsie.) 12 Std nach der Entbindung. (Fixierung in neutralem Formol. Beizung mit Kaliumbichromat. Färbung nach Prenant.) Hohe Zellen, welche zugleich Fett- und Eiweißsubstanzen sezernieren. Deutliche Keulenform. Kerne leicht apikalwärts verschoben. Cytoplasma fein granuliert. Mitochondrien und Plastosomen. Die apikalen „Kuppeln" der Zellen bestehen aus eiweißhaltigem Sekret, welches der intakt gebliebenen Zellmembran außen aufgelagert ist. Ihre Abgabe in das Lumen hat auch weiterhin keine Verletzung der Zellmembran zur Folge. Der unterhalb der Membran liegende Fetttropfen wird später durch eine Öffnung der Membran entleert. Er reißt dabei die Sekretkappen mit in das Lumen hinein. (Nach Grynfeltt 1937.)

die Zellen stärker angeschwollen und ihre apikalen Enden beginnen sich in das Lumen vorzuwölben. Ihr Cytoplasma ist von Vacuolen verschiedener Größe reichlich erfüllt. Einzelne erreichen das Volumen des Kerns, die meisten sind kleiner. Das Golgi-Material hat sich über das vorige Stadium hinaus weiter erheblich vermehrt, im wesentlichen aber seine Verteilungsform beibehalten. *Am 20. Tage* treten neuerlich Veränderungen ein. Die eigentlich prismatischen Zellen werden oft durch die starke Sekretansammlung verformt. Die vielen Vacuolen sind zum Teil zu großen Tropfen zusammengeflossen, oft zu einem einzigen, der als große Vacuole am apikalen Ende liegt. Der Golgi-Apparat ist erheblich hypertrophiert und seine Maschen sind stark erweitert. *Am 21. Tage* sind die Zellen stärker angeschwollen und die Alveolenlumina durch das in ihnen befindliche Sekret — eine körnige Masse mit Fetttröpfchen — gebläht. Auch Zellreste und einzelne Zellkappen sind darin zu finden. *Nach dem Werfen* ist die Dehnung unter gleichzeitiger Abflachung der umgebenden Drüsenzellen erheblich fortgeschritten. Die Zellgrenzen werden häufig undeutlich. Das Golgi-material ist gegenüber der Gravidität abermals vermehrt, aber seine Menge schwankt mit der sekretorischen Aktivität. *Zwischen dem 8. und 10. Tage nach der Geburt* erreicht die Mengenzunahme ihren Höhepunkt. Wenn die Milchentnahme einige Stunden verhindert wird, vermindert sich das Golgi-Material deutlich. Diese Reduktion geht nach dem Entwöhnen weiter, entsprechend der Rückbildung der Zellen. Einzelne Klumpen der Golgi-Substanz erscheinen als Fragmente im Plasma. Sie verkleinern sich allmählich und *nach 25 Tagen* ist

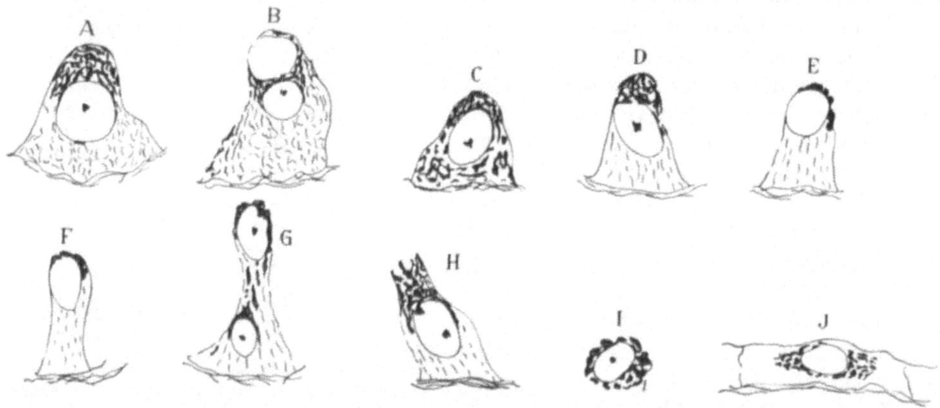

Abb. 104. Drüsenzellen der lactierenden Mamma des *Meerschweinchens* zur Zeit des Stillens. Verschiedene Formen des Golgi-Apparates in den verschiedenen Phasen des Sekretionscyclus. (Methode nach DA FANO.) A, B, C Golgi-Substanz im Cytoplasma verteilt, stärkere Verdichtung am apikalen Kernpol. D, E, F, G zunehmende Konzentration am apikalen Kernpol; H dekapitierte Zelle mit Zerreißung des Golgi-Apparates, der den zerfransten Rand der Zelle bildet; I nach Dekapitierung ausgestoßener Kern, umgeben von Golgi-Substanz; J flache ruhende Zelle. Golgi-Substanz an beiden Kernpolen. (Umzeichnung nach GRYNFELTT 1937.)

der Apparat wieder bis auf die Größe des virginellen Zustandes vermindert. Er nimmt auch wieder die gleiche Gestalt an und liegt nun wie anfangs ringförmig um den Kern herum mit einem massiveren und dickeren Teil zwischen Kernoberfläche und Alveolenlumen.

BEAMS (1927) stellte ebenfalls eine Vergrößerung während der Gravidität bei der *Ratte* fest.

GRYNFELTT (1937) findet — ähnlich wie WEATHERFORD (1929) — den Golgi-Apparat netzförmig und radiär ausgebreitet, seine Hauptmasse ringförmig um den Kern herum. Oft aber sieht er ihn ausschließlich in unmittelbarer Umgebung der Kernoberfläche mit einem kappenartigen Zentralabschnitt im apikalen Teil. In der flachen, ruhenden Zelle paßt er sich der länglichen Form und oberflächenparallelen Lage des Kerns an und liegt beiderseits von ihm (s. Abb. 104). Die Verlagerungen und Umwandlungen der Golgi-Substanz während des Cyclus entsprechen nach seiner Beschreibung in den wesentlichen Zügen den Befunden von WEATHERFORD. Soweit aus seinem reichlich grob gezeichneten Schema Maßgebliches zu entnehmen ist, scheint er den Golgi-Apparat stärker um den Kern konzentriert zu sehen.

VIII. Die myoepithelialen Zellen.

Auf eine historische Darstellung der Entdeckungsgeschichte der myoepithelialen Zellen und die nachfolgende Bezweiflung oder Bestätigung ihres Vorhandenseins kann hier verzichtet werden, da v. EGGELING (1927) eine hinreichende

Schilderung des damals Bekannten im vorliegenden Handbuch bereits gegeben hat. Neuere Ergebnisse verdanken wir vor allem DEMPSEY, BUNTING und WISLOCKY (1947), RICHARDSON (1949) und McFARLANE (1949), ferner vitale Beobachtungen an der Maus (LINZELL 1955).

DEMPSEY u. a. (1947) versuchten durch Prüfung der Verschiedenheiten des allgemeineren färberischen Verhaltens zu einer Unterscheidung von eigentlichen epithelialen und myoepithelialen Zellen der Alveole zu kommen. Sie fanden, daß die Epithelzellen Lipoide enthalten, sich überwiegend basophil färben, eine geringe Alkaliphosphataseaktivität zeigen und nicht unmittelbar von einem Fibrillennetz umgeben sind. Die Myoepithelzellen dagegen enthielten keine sudanophilen Lipoide, verhielten sich eosinophil, zeigten eine starke Alkaliphosphataseaktivität und eine netzartige Hüllschicht. McFARLANE (1949) verwandte bei der Milchdrüse des *Rindes* eine Phosphorsäure-Hämatoxylinfärbung mit besonderem Erfolg und bestätigte ihre Lage zwischen dem Epithel und der Membrana propria. Sie bilden nach seiner Schilderung körbchenartige Hüllen um die Alveolen herum und sind besonders dicht an den anschließenden Gangabschnitten. Sie setzen sich aus Fibrillen zusammen, welche so lang werden können, daß sie eine Alveole zur Hälfte umziehen. Sie enthalten einen relativ kleinen, flachen oder spindelförmigen Kern. RICHARDSON (1949) untersuchte die myoepithelialen Zellen sowohl morphologisch als funktionell. Eine eigene Silberimprägnationsmethode, die auch noch an Schnitten bis zu 100 μ zu gebrauchen ist,

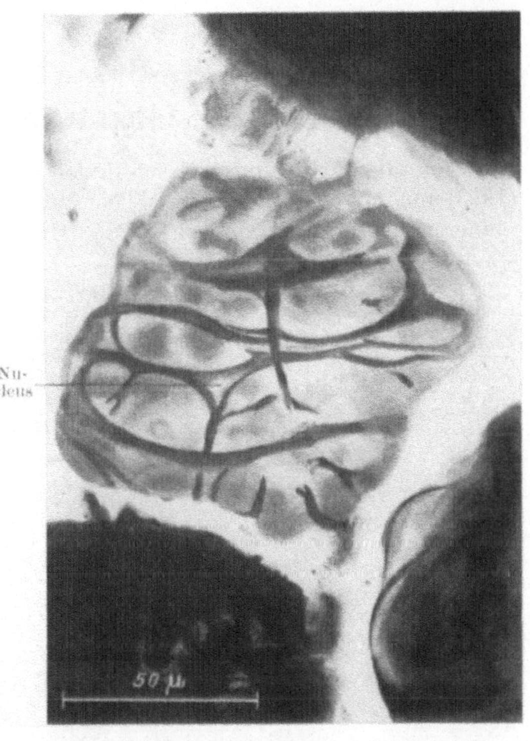

Abb. 105. Myoepitheliale Zellen an einer kleinen, kontrahierten Alveole, mit Kern und Zellverzweigungen, welche die Alveole umfassen. (Zeichnung nach reproduzierter Mikrophotographie aus K. C. RICHARDSON 1949.) Silberfärbung. Euter der *Ziege*

zeigte besonders gute Ergebnisse. Aus technischen Gründen ist sie leider für die menschliche Mamma nur schwer anwendbar. Seine Ergebnisse beschränken sich daher auf die *Ziege*. Die Zellen sind in der Längsrichtung angeordnet an den Gängen und gehen bei gestreckteren, birnenförmigen Alveolen kontinuierlich auf diese über. Ihre Richtung bleibt dabei ausgesprochen longitudinal. Erst auf dem blinden Ende wird ihre Gruppierung unregelmäßig. Auf den kleineren, mehr kugelrunden zeigen sie eine unklare, wirbelartige Anordnung (s. Abb. 105 und 106).

RICHARDSON erforschte ferner ihre contractilen Fähigkeiten und damit ihre mögliche Bedeutung für die Milchabgabe (milk letdown). Zu diesem Zweck fixierte er die eine Hälfte eines Euters bei maximaler Dehnung, die andere nach ausgiebigem Melken. In den Lobuli und Alveolen traten im entleerten Teil die für diesen Zustand charakteristischen Erscheinungen auf: Schrumpfung, Kontraktion der intralobulären Septen, Verlängerung der Epithelzellen usw. Die

Gänge verschmälerten sich zwar, ihre Wandung faltete sich, aber sie blieb offen. Die myoepithelialen Zellen verkürzten sich dabei entsprechend und wurden bei maximaler Ausdehnung gestreckt. Ihre Menge und die Dichtigkeit ihrer Anordnung scheint für eine maßgebliche Mitwirkung bei der Entleerung durchaus zu genügen. Dempsey usw. (1947) bezweifeln dagegen die contractilen Eigenschaften dieser Zellen bei der Ratte. Linzell (1955) beobachtete jedoch an lebenden Mäusen direkt mikroskopierend ihre Kontraktionsfähigkeit während der Lactation (s. auch S. 460 und 461 dieses Bandes). Danach kann an ihrer aktiven Beteiligung bei der Entleerung der Alveole wohl kaum noch gezweifelt werden.

IX. Die myoepithelialen Zellen und das basilare Helle-Zellen-Organ nach Feyrter (1953).

Wie in den Schweißdrüsen, so finden sich nach Vogler (1947) und Feyrter (1953) auch in den Milchdrüsen — entsprechend den von Feyrter an zahlreichen „inneren" Drüsen erhobenen Befunden — neben dem eigentlichen Drüsen-

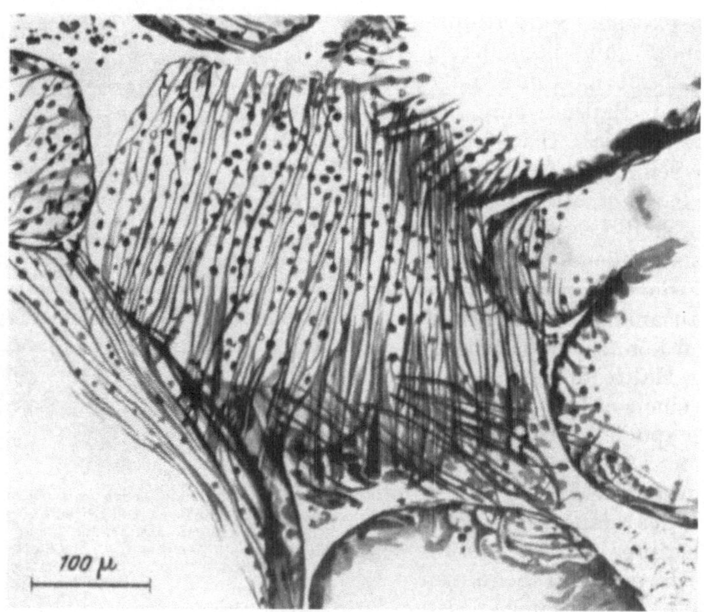

Abb. 106. Lactierende Mamma der *Ziege*. Einzelne besonders große Alveolen zeigen ein besonders gestrecktes Myoepithel bis zu 200 μ Länge. Die kleinen runden Kerne gehören zum sekretorischen Epithel. Silberfärbung. (Zeichnung nach reproduzierter Mikrophotographie aus K. C. Richardson 1949.)

epithel noch andere basilare Epithelzellen. Sie sind zum Teil wenig auffällig, oft auch umfangreicher, auch bauchig und dann besonders hell. „Die myoepithelialen Elemente des Gangbaumes und der Endstücke stellen nur besondere Erscheinungsformen dieses basilaren Helle-Zellen-Organs der menschlichen Hautdrüsen dar." Es sind — nach Feyrter — die gleichen, deren Vorkommen auch in der männlichen Mamma Graumann (1953) erwähnt hat. Die basalen Zellagen in den Milchdrüsen können nach Feyrter nicht einfach allgemein als myoepithelial bezeichnet werden. Gegen die größeren Ausführungsgänge zu sind die basalen Schichten sowieso rein epithelial. „Aber auch dort, wo die basale Zellage die ausgesprochen eigentümliche Form myoepithelialer Elemente aufweist, können dennoch am gleichen Ort auch von der Lichtung abgerückte, nicht spindelige polyedrische Zellen gesichtet werden." Solche fehlen auch im Bereich der Korbzellen an den Alveolen nicht. Sie dienen nach FEYRTER nicht einfach als Ersatzzellen der notwendigen Regeneration. Sie seien eigene, endokrine (parakrine) Bestandteile. Die „myoepithelial" erscheinenden mögen nebenbei auch als Partialfunktion Kontraktionsfähigkeit besitzen. Neben der endokrinen Funktion hält er sie „für Vermittler von Kraft und Stoff aus dem neuralen und vasculären Endnetz an das eigentliche Erfolgsgewebe, nämlich an das sezernierende Drüsenepithel".

X. Glatte Muskelzellen.

SWANSON und TURNER (1941) verwendeten eine Kombination von DELAFIELD Hämatoxylin- und van Gieson-Färbung zur Differenzierung von Bindegewebe, glatter Muskulatur und Epithelzellen. Muskelzellen wurden zerstreut im interlobulären Bindegewebe beobachtet, gelegentlich auch zu Bündeln zusammengefaßt verlaufend. Weder hier noch um die Alveolen herum konnte aber eine feste Anordnung gefunden werden. Ähnliches berichtet RICHARDSON (1949). Die zerstreuten Muskelzellen oder -bündel im interlobulären Bindegewebe waren von kollagenen Fibrillen umgeben. Sie waren besonders selten im Gebiet der Alveolen des Läppchenrandes. Weder die kleinen intralobulären Gänge noch die größeren hatten Muskulatur in der Wandung, ebensowenig ließen sich Sphincteren feststellen.

XI. Die Rückbildung nach der Lactation.

Für alle Stadien der menschlichen Milchdrüse zeigte bisher die breitere Vergleichung eines größeren Materials immer wieder eine erhebliche Variabilität, nicht nur durch individuelle Verschiedenheiten, sondern selbst in verschiedenen Abschnitten der gleichen Drüse. Die Rückbildung nach der Lactation macht davon keine Ausnahme. Maßgeblich sind außer den individuellen Verschiedenheiten die Unterschiede im Modus des Entwöhnens. Ein plötzliches Absetzen wird selbstverständlich einen anderen Ablauf der geweblichen Rückbildung ergeben als ein allmähliches Abstillen. Die Involution wird ferner nach längerem Stillen einen anderen Verlauf nehmen als nach kürzerem. Erheblich protrahierte Stillzeiten — die sich bekanntlich bei manchen Rassen bis auf Jahre ausdehnen können — werden abermals von anderen Endstadien ausgehend neue Varianten bieten. Geht die Involution weniger auf das Abstillen als solches zurück, ist es vielmehr überwiegend auf hormonale Faktoren zurückzuführen, so treten belangreiche neue Komponenten hinzu. Erschwert wird die Kenntnis der Involution nach der Lactation noch dadurch, daß hierfür datiertes Material noch schwieriger zu sammeln ist als für die anderen Entwicklungsstufen. So ist es nicht verwunderlich, daß seit den klassischen Untersuchungen, die F. BERKA (1911) an einer relativ großen Zahl menschlicher Mammae durchführen konnte, nichts ganz wesentlich Neues nachzutragen ist (s. dazu v. EGGELING, Handbuch 1927 und A. SCHULTZ, Handbuch 1933).

Nimmt man zum Ausgangspunkt die „voll lactierende Mamma", so beginnen hier bereits die Schwierigkeiten der Auswahl eines Normalfalles. ST. ENGEL (1941) untersuchte an Totalschnitten durch Mammae von kurz post partum verstorbenen Frauen die Drüsen auf ihren Reichtum an sezernierenden Gewebe. Er setzte als Norm für die Vergleichbarkeit eine gleichmäßige, mosaikartige Ausbreitung der Läppchen und ein Vorhandensein nur schmaler Bindegewebssepten, wie es nach

seiner Annahme durchschnittlich bei Tieren der Fall ist, und klassifizierte seine
26 Objekte aus der englischen Bevölkerung dementsprechend folgendermaßen:

1. Überwiegend aus Parenchym bestehend: 8 Fälle.
2. Eine hinreichende (fair) Menge Parenchym: 8 Fälle.
3. Deutlich zuviel (an obvious amount) an Bindegewebe: 7 Fälle.
4. Hauptsächlich aus Bindegewebe bestehend: 3 Fälle.

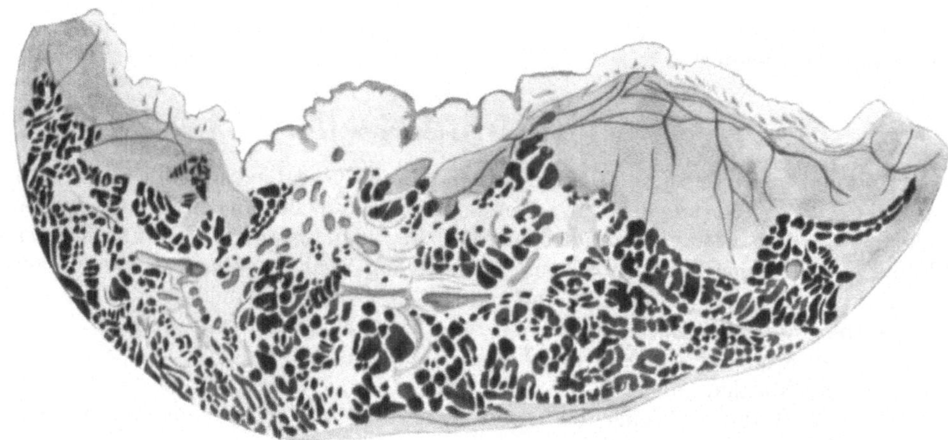

Abb. 107. Milchdrüse einer 38jährigen Primipara. Tod durch Verblutung post partum. Große Brustdrüse mit reicher Entwicklung des glandulären Gewebes. Schmale Septen. (Nach St. Engel 1941.)

Zehn von 26 waren also unzureichend ausgebildet. Bei der Entnahme
von Probestücken üblicher Art aus derartig verschieden gebauten Mammae
(s. Abb. 107—109) würde man zu dem entsprechenden Termin nach der Lactation

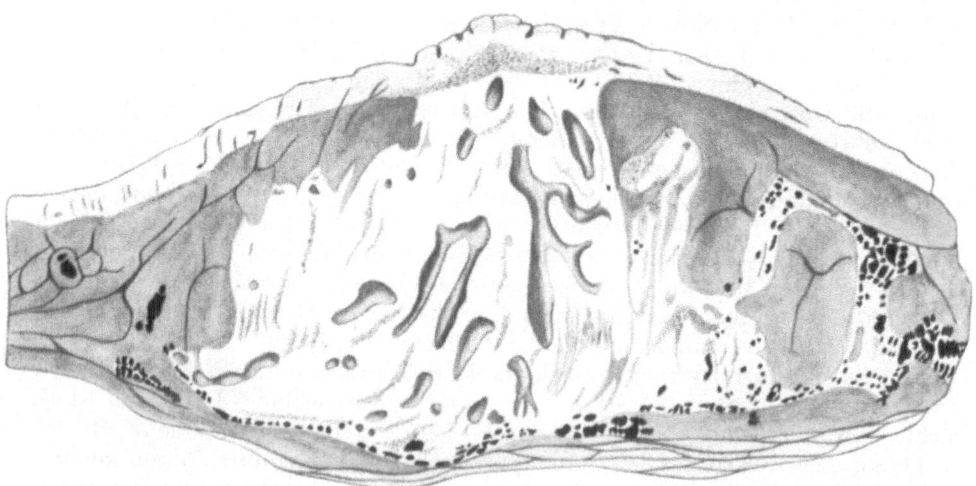

Abb. 108. Milchdrüse einer 20jährigen Primipara. Tod 3 Tage nach der Entbindung durch Eklampsie. Große Brust. Minimale Menge von Drüsengewebe. Großer zentraler Bindegewebskörper mit dilatierten Gängen. (Nach St. Engel 1941.)

sehr verschiedenartige „Grade der Rückbildung" feststellen, zumal alle drei
nicht zu den fettreichen Mammae gehören, die ja allgemein als arm an Parenchym bekannt sind. E. K. Dawson (1935) spricht von einem infantilen Typ,
der nach der Pubertät bestehen bleiben kann, und der später in der Gravidität

und Lactationszeit naturgemäß nur geringe Mengen sezernierenden Gewebes produzieren kann. Ein wichtiger Faktor ist nach ihrer Meinung die Ansprech-

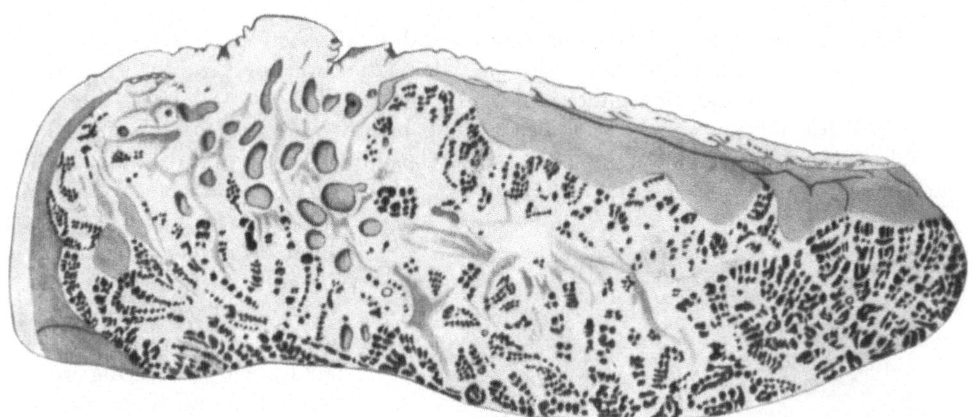

Abb. 109. Milchdrüse einer 21jährigen Primipara, welche 2 Tage nach der Entbindung an Verblutung starb. Große Brust. Mittlere Menge von Drüsengewebe. Dicke Bindegewebssepten. (Nach St. Engel 1941.)

barkeit des vorhandenen Ausgangsmaterials auf die adäquaten hormonalen Reize. Selbst ein gut — oder sogar überdurchschnittlich ausgebildetes Parenchym kann

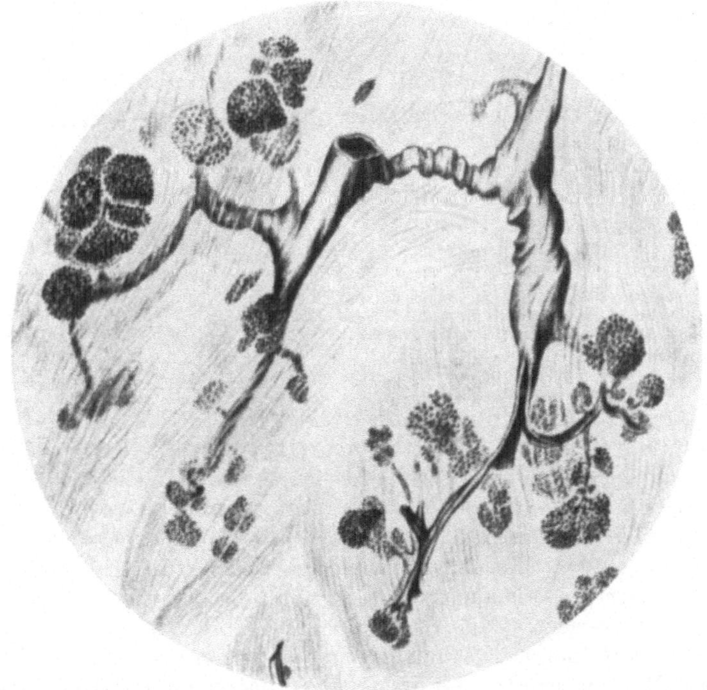

Abb. 110. Drüse einer 30jährigen Frau, welche 9 Wochen post partum, ohne gestillt zu haben, starb. Charakteristisch die kleinen Läppchen, welche an kurzen „Stielen" auf relativ weiten Gängen sitzen. Dicker Schnitt Alauncarmin. Zeiss Binok. Ok. 8. Obj. 2¹/₂. (Dabelow 1941.)

unter Umständen nur sehr wenig Milch liefern und sogar psychische Gründe können neben physischen störend wirksam werden.

Die älteren Beobachtungen von Berka (1911) möchte ich einerseits als Vergleichsgrundlage an den Anfang stellen, andererseits aber auch deswegen, weil

ihre Kenntnis die nicht seltene Wiederholung altbekannter Dinge in neueren
Arbeiten vermeiden hilft. Seine Schilderung bezieht sich — wie auch solche
späterer Autoren — auf diejenige Form der Rückbildung, welche nach dem
Absetzen des Säuglings mitten aus der bis dahin intakten Lactation einsetzt.
Die Vorgänge bei allmählichem Erlöschen der Lactation sind weitgehend unbekannt, soweit es die menschliche Mamma angeht. Berka betont einleitend,
daß die Rückbildung sämtliche Drüsenanteile betrifft. *Die Endbläschen* zeigen
zunächst Dehnungserscheinungen und Sekretstauung (s. dazu auch Abb. 92
nach Dabelow 1941). Dadurch kommt es gelegentlich zu Zerreißungen der

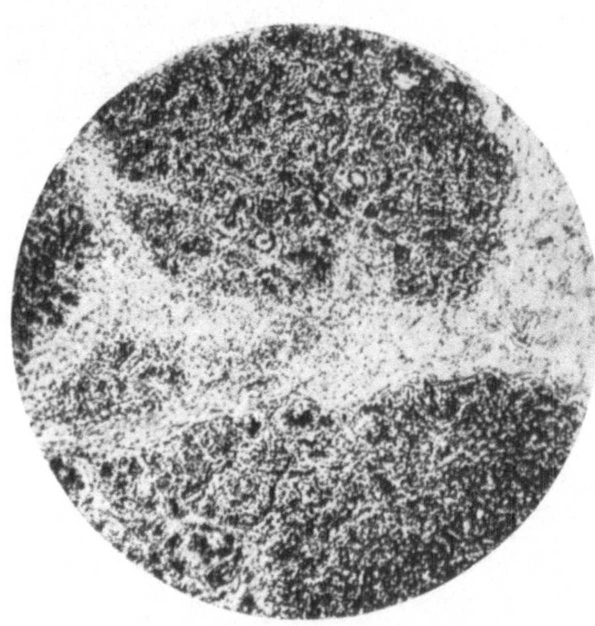

Abb. 111. In Rückbildung begriffene lactierende Mamma. Reichliche
Zelleinstreuung im Bindegewebe. (Nach A. Schultz 1933, Handbuch
der speziellen pathologischen Anatomie.)

Alveolarwände und zur Bildung größerer Hohlräume,
in welche Reste der auf-
gelösten Trennungswände
spornartig hineinragen. Bei
der Lumenausweitung wer-
den Zellen und Kerne platt-
gedrückt und dicht an die
Membrana propria gepreßt.
Mit Beginn der Oblitera-
tion läuft dieser Prozeß
gewissermaßen rückwärts:
Das Lumen verkleinert sich,
die Zellen und Kerne lösen
sich von der Membrana propria und rücken gegen das
Acinuszentrum vor. Nach
dem Verschwinden des Lu-
mens bleiben nur noch zentrale Zell- und Kernhaufen
übrig. Die Kerne gehen
aus der bläschenartigen
Normalform in pyknotische
über. Die Endbläschen verlieren zunächst ihre umhül-
lenden Capillarnetze, schließlich auch die Membrana propria und damit ihre
eigentliche Begrenzung. Formlose Haufen verschiedenartiger Zellen bilden schließlich den Rest, und Gruppen von Fetttröpfchen liegen an Stellen einstiger Epithelzellen. Mit dem Schwinden größerer oder geringerer Mengen von Endbläschen
werden die Lobuli kleiner und kleiner, von den meisten bleiben nur noch Reste
übrig, so daß schließlich das Gangsystem das Gesamtbild beherrscht (s. Abb. 113
nach Dabelow 1941). Meist werden die Läppchen zunächst von ihrer Peripherie her reduziert, später auch durch Neubildung kleiner Bindegewebssepten
in einzelne Teile zerlegt. Mit Beginn der Rückbildung tauchen wieder alle
jene Zelltypen auf, deren Erscheinen zu jeder Phase starken Auf- oder Abbaues in der Mamma gehört. Es handelt sich dabei um *Lymphocyten, Plasmazellen, Mastzellen* und *Fibroblasten.* Berka fand dagegen keine polymorphkernigen
Leukocyten. Die Infiltrate bleiben auch nach dem Schwund der Epithelien oft
noch lange erhalten.

Mit der Abnahme der Drüsensubstanz nimmt umgekehrt das Bindegewebe
kompensatorisch zu, die Septen werden breit und schließlich überwiegt das
Bindegewebe mehr und mehr an Masse gegenüber dem epithelialen Parenchym.
Es bildet schließlich im Ruhestadium wieder die Hauptmasse des Gesamtbildes.

Dabei handelt es sich um eine echte Neubildung. Diese betrifft vor allem auch das elastische Material.

Die Rückkehr in den Ruhezustand kann nach sehr verschiedenen Graden der Rückbildung eintreten. Gelegentlich wird nach BERKA fast das Bild der virginellen Mamma wieder erreicht. Oft aber bleibt eine größere Anzahl von Läppchen in verschiedenartigen Differenzierungsgraden erhalten. Nach mehrfachen, schnell aufeinanderfolgenden Geburten ist die Rückbildung gering. Bei älteren Individuen verläuft die Involution ebenfalls langsam und unvollständig. Ich selbst habe an eigenen Präparaten niemals eine vollständige Rückbildung nach der Lactation gesehen, die so weit gegangen wäre, daß ein Vergleich mit dem virginellen Aufbau möglich ist. Solche Stadien zeigten sich vielmehr erst in der senilen Involution.

DABELOW (1933) untersuchte das Gefäßnetz in der Milchdrüse der *Maus* in seinen Beziehungen zum umgebenden Fettgewebe und stellte bezüglich der Rückbildung folgende Zusammenhänge fest: Die Entwicklung der Gänge während der Adoleszenz zeigt keine Beziehungen zum Gefäßsystem des präexistenten Fettgewebes. Die später sich entwickelnden Alveolen nehmen jeweils den Raum einer oder mehrerer kollabierender Fettzellen ein (s. Abb. 43 u. 44). Das wiederholt sich, bis schließlich ein fertiger Lobulus entstanden ist, der nun aber seinerseits im Endzustand ein dichteres Capillarnetz erhalten hat als das Fettgewebe, welches zuvor den gleichen Raum beansprucht hatte. Die Capillaren haben im Bereiche des neuen Läppchens ein erheblich größeres Kaliber als diejenigen des umgebenden Fettgewebes, in dessen Capillarnetz sie im übrigen ringsherum kontinuierlich übergehen. Das Gefäßnetz der gesamten Alveolen eines Läppchens kann also erheblich mehr Blut aufnehmen als ein flächenmäßig gleich großes des umgebenden Fettgewebes. Die Arterien laufen an den Läppchen vorbei und versorgen mit ihren Seitenästen sowohl die Lobuli als — sozusagen „nach der anderen Seite hin" — die Capillaren des Fettgewebes. Die aus dieser Anordnung sich ergebende Funktion ist folgende: „Wird ein Läppchen maximal gefüllt, so blähen sich die einzelnen Endbläschen auf. Dadurch werden die Capillaren, die um eines derselben herumlaufen, in die Länge gezogen und gespannt. Sie werden also länger und entsprechend dünner, ihr Lumen kleiner. Stellt man sich diesen Vorgang im Bereiche des ganzen Lobulus vor, so entsteht dadurch eine Erhöhung des Stromwiderstandes im gefüllten Läppchen, der zu gleicher Zeit dem ungefüllten und entsprechend auch dem weniger gefüllten fehlt. Bestünde zwischen den vollen und den leeren eine Kommunikation der Strombahnen, so müßte das arterielle Blut unter Umgebung der vollen zu den leeren fließen und jedesmal bei Änderung der Füllungszustände die Blutmenge wieder anders verteilen. Eine solche Gefäßverbindung zwischen den einzelnen Lobuli ist gegeben in Gestalt der erhalten gebliebenen Blutbahnen des umgebenden Fettgewebes. Man erinnere sich an das oben Gesagte, wonach Fett- und Drüsengewebe aus den gleichen

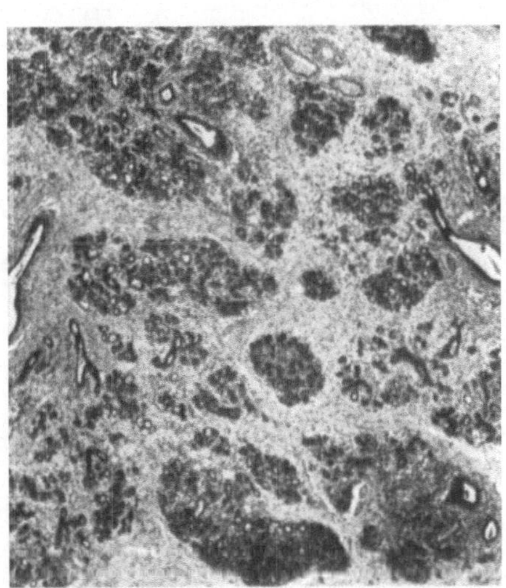

Abb. 112. Aus der Milchdrüse einer 37jährigen Frau, welche 3 Monate post partum starb. Keine Lactation mehr. Beginnender Kollaps der Lobuli, Rückgang der physiologischen „Adenosis", aber vorerst noch geringe „Fibrosis". 15×. (Aus DAWSON 1954.)

Arterien gespeist werden. Auf dem Wege dieser Fettgewebsanastomosen kann das arterielle Blut die gefüllten Läppchen umgehen und zu den weniger gefüllten oder leeren fließen. Die Gefäßanordnung als solche ermöglicht also eine automatische Verteilung der Blutzufuhr je nach dem Bedarf der einzelnen gefüllten oder leeren Abschnitte. Solche Umwegmöglichkeiten sind für eine Drüse mit ungleichmäßiger Entleerbarkeit der einzelnen Läppchen geradezu eine Notwendigkeit zur Vermeidung von lokalen Stauungen." Das geschilderte Verhalten der Gefäßverläufe ist nun weiterhin während der Lactationsrückbildung maß-

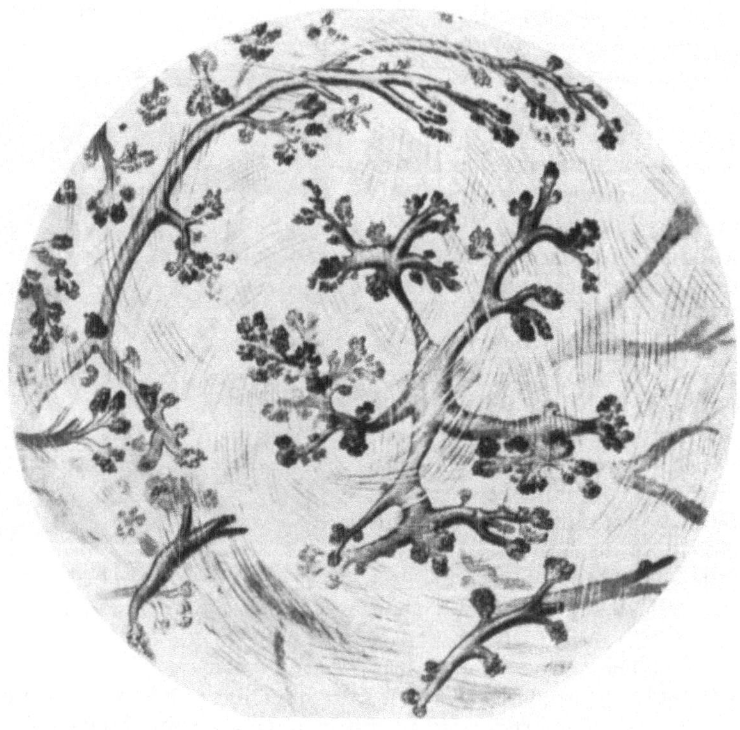

Abb. 113. Drüse einer 35jährigen Frau, 5 Jahre nach der letzten Geburt. 4 Jahre wegen Schizophrenie in geschlossener Heilanstalt interniert. Charakteristisch weite Gänge mit stark reduzierten, aber kompakten Läppchen an kurzen Ductuli. Dicker Schnitt. Alauncarmin. Zeiss Binok. Ok. 8. Obj. 2¹/₂. (Dabelow 1941.)

geblich für den Abbau des Läppchenparenchyms und dem parallel dazu verlaufenden Wiederaufbau des Fettgewebes. Dabelow (1933) schreibt darüber folgendes: „Von diesem Augenblick ab (nämlich der selbständigen Nahrungsaufnahme der Jungen) entsteht im Gegensatz zu der bisherigen lokalen — eine allgemeine Milchstauung in der ganzen Drüse. Wenn sämtliche Läppchen durch Sekretstauung anschwellen, so werden sie sich mehr und mehr ihre arterielle Blutzufuhr selbst abdrosseln und auf diese Weise die Rückbildung einleiten. Da das Sekret sehr langsam aus den Drüsengängen resorbiert wird, so bleibt auch dementsprechend das Läppchen sehr lange gesperrt, das Blut fließt statt dessen in das Gefäßnetz des umgebenden Fettgewebes und bildet damit einen wesentlichen Faktor zu dessen Wiederaufspeicherung. Unter dem Druck des sich dadurch wieder ausdehnenden Fettgewebes und bei dem Fehlen der anfangs wirksamen hormonalen Reize geht die Rückentwicklung des Drüsenparenchyms weiter bis zu einem Stadium, aus dem auch eine erneute Milchentnahme schwerlich oder gar nicht zum funktionsfähigen Zustand zurückführen kann." Wassermann (1932) stellte, um die lokale Korrelation zwischen Fettgewebe und Drüsenparenchym zu prüfen, bei der *Maus* folgendes Experiment an: Er durchschnitt die Milchdrüse so, daß ein Teil derselben vom Hauptausführungsgang getrennt wurde. Die so abgetrennten Teile machten die Lactationsentwicklung zunächst verlangsamt mit und blieben dann ganz stehen. Die anfangs ordnungsgemäß ablaufende Entspeicherung des Drüsenfettgewebes blieb ebenfalls zurück. Wassermann zeigte damit, daß hormonale Einflüsse bei der Entwicklung bzw. Rückbildung nicht die allein maßgebenden Faktoren sind, sondern daß andere, vielleicht lokale Einflüsse hinzukommen müssen und schreibt: „Es wäre doch äußerst unwahrscheinlich, daß ohne unmittelbare Abhängigkeit des Fettlagers von der epithelialen Drüse dasselbe Ergebnis sollte zustande kommen können. Wenn das Fettlager für sich und die Drüse für sich auf die gleiche oder auf verschiedene Fernwirkungen hin sich verändern würden, könnte dieses harmonische Verhalten wohl nicht gewahrt bleiben. Es ist vielmehr nur verständlich, wenn das Fettlager unter dem Einfluß der wachsenden Drüse entspeichert wird." Er sieht — umgekehrt — einen Grund zur Entspeicherung des Fettgewebes und wohl den wichtigsten, in der Drosselung der Stoffzufuhr durch Dehnung des Gefäßnetzes unter dem Einfluß der Massenzunahme des Drüsenkörpers. Dawson (1935) geht ebenfalls kurz auf die Bedeutung der Dehnung des Gefäßnetzes für die Rückbildung ein, indem sie sagt: Die Dehnung verursacht eine Störung der Zirkulation in den Capillaren des Alveolus und leitet damit die Inaktivität des Epithels und die anschließende Rückbildung ein. Auch Turner (1952) erwähnt in seiner Theorie der Milchsekretion und Milchabgabe die Bedeutung, welche der Dehnung des Capillarnetzes für den Stillstand der Sekretion zukommt.

Während die morphologischen Abläufe der Rückbildung nach Aussetzen der Milchentnahme (Stillen oder Melken) einigermaßen gut bekannt sind, ist das für das allmähliche Versiegen der Lactation nicht der Fall. Das ist bezüglich der menschlichen Mamma nicht verwunderlich, weil datiertes Material und zeitlich stufenweise Entnahmemöglichkeiten kaum gegeben sind. Aber auch für das *Rind* ist über diese Form der Rückbildung nicht viel auszusagen, obwohl hier gerade dieser Modus milchwirtschaftlich von Bedeutung ist. Turner (1952) schreibt in seinem Buch über die Milchdrüse des Rindes etwa folgendes: „Nachdem ein Maximum der Sekretion erreicht ist, sinkt die Milchmenge gleichmäßig bis zum Ende der Lactation hin ab. Die anatomische Grundlage dieses Vorganges ist noch nicht recht bekannt. Es sind wenigstens 2 Möglichkeiten in Betracht zu ziehen: Erstens könnten die einzelnen Epithelzellen allmählich ihre sekretorische Aktivität verlieren. Zweitens könnten bestimmte Teile der Drüse (Läppchen) im ganzen graduell in ihrer Aktivität absinken. Wenn das lactogene Hormon und die Inkrete der Thyreoidea die Milchproduktion anregen, so könnte umgekehrt das Sinken dieser Hormonproduktion die Ursache für das allmähliche Versiegen der Milch sein. Vielleicht bewirken diese Hormone auch den Ersatz der allmählich verlorengehenden Zellen, der dann mit ihrem Absinken nicht mehr hinreichend für die erforderliche Kompensation sorgen kann."

Lenfers (1907) macht bezüglich der Rückbildungsvorgänge bei *Kühen*, die 18 Monate und länger gemolken wurden, folgende Beobachtungen: Er fand in solchen langfristig beanspruchten Eutern zwei verschiedene Zonen: Die eine lag in der Nähe der Zisterne und bot das Bild einer lactierenden Drüse. Scharf von dieser getrennt lag oberhalb eine hellere, dichtere, bindegewebsreichere und schwerer schneidbare Zone, welche im mikroskopischen Bild einer nicht sezernierenden Drüse entsprach: Rückbildung des Parenchyms, kollabierte Alveolen, keine Sekretionserscheinungen in den kubischen Epithelzellen, unscharfe Begrenzung der basalen Epithelgrenze, Vorkommen von freien Zellen, Proliferation des Bindegewebes.

McFARLANE, RENNIE und BLACKBURN (1949) schildern den Vorgang beim *Rind*: Bei längerer Fortdauer der Lactation und Milchentnahme schwindet allmählich das Volumen der Lobuli. Die Acini kollabieren und falten sich. Das Bindegewebe um die Lobuli und in den interacinären Spalten nimmt zu, die Acini nehmen an Zahl ab. Ihre Faltung wird stärker. Die Reduktionen beginnen oft in den peripheren Abschnitten. Die Milchmenge sinkt allmählich ab, weil mehr und mehr Lobuli und ganze Drüsenabschnitte in den Ruhezustand übergehen und die übrigbleibenden, noch funktionsfähigen Zellen allmählich weniger sezernieren (TURNER 1952). Am Ende finden McFARLANE und Mitarbeiter jeden einstigen Lobulus bis auf wenige verzweigte Ductuli zurückgebildet, umgeben von einem lockeren, aber stark vascularisierten Bindegewebe, das mehr und mehr von Fett durchsetzt wird. Die Autoren sahen aber niemals eine völlige Rückbildung bis zu einem dem virginellen vergleichbaren Zustand.

1. Die mit Colostrumbildung verbundenen Sekretionsphasen und das Colostrum.

Diesen Perioden eigentümlicher Sekretion und Sekretresorption ist GRYN-FELTT (1937) neuerlich in einer besonderen Studie nachgegangen. Im einzelnen handelt es sich dabei um die Sekretion der „Hexenmilch" beim Neugeborenen, um prämenstruelle Sekretionserscheinungen, um die Colostrumbildung gegen Ende der Gravidität und schließlich nach dem Entwöhnen des Säuglings. Die auffallenden Elemente, um deren Herkunft es sich bei allen Untersuchern in erster Linie auch heute noch handelt, sind die Colostrumzellen. Ihre schon bald nach der Entdeckung (DONNÉ 1837, HENLE 1843, REINHARDT 1847) umstrittene Herkunft ist auch bis in die neueste Zeit hinein fraglich geblieben, so reich die Zahl der Arbeiten, welche diesem Problem seit nunmehr über 100 Jahren gewidmet wurden, auch sein mag. Möglicherweise ist das Endstadium in Gestalt einer mit Fettgranulis gefüllten freien Zelle nicht das Ergebnis eines *einzigen* Entstehungsweges, der auf eine einzige Zellform zurückgeht, sondern ein Produkt, das auf *verschiedenen* Wegen und aus verschiedenen Zellen entwickelt werden kann. Als Ausgangsformen werden außer Epithelien verschiedener Herkunft praktisch alle frei vorkommenden Zellen verantwortlich gemacht (s. Übersicht bei v. EGGELING im Handbuch 1927). Sicher ist, daß diese Zellen nicht in Phasen unvollständiger Sekretion (v. EGGELING) sondern unvollständiger Milchabnahme entstehen. An neueren Arbeiten seien folgende zitiert:

EMMEL, WEATHERFORD und STREICHER (1926) unternahmen im Anschluß an die Feststellung einer während der Lactation vorhandenen Leukopenie des strömenden Blutes Untersuchungen über die *quantitative Verteilung von Lympho- und Leukocyten* in den verschiedenen Bindegewebsanteilen der lactierenden Milchdrüse der weißen *Ratte. Im interlobulären Bindegewebe* fanden sie 73,3% Lymphocyten, 25,5% Eosinophile und 1,2% Neutrophile. Nach dem Aufhören des Säugens konnten keine eindeutigen Veränderungen festgestellt werden. *Im interalveolären Bindegewebe* waren Unterschiede zwischen diesen beiden Phasen ebensowenig zu beobachten. Die Zahl der Lymphocyten war erhöht auf 91,4% gegenüber 8,0% Eosinophilen. *Zwischen den Zellen der Alveolenwand* fanden sich die gleichen Zellen wie in den umgebenden Blutgefäßen, und zwar in größter Menge, wenn die Milchentnahme verringert wurde. Die Autoren nehmen an, daß während normaler Milchentnahme die mehr kollabierten Alveolarwände eine leichtere und schnellere Passage durch das Epithel gestatten und daß dieser Vorgang durch die gesteigerte Blutversorgung gefördert wird. Während der Zeiten relativer Milchstauung dagegen gehe die Durchwanderung langsamer vor sich und die Lymphocyten werden in engeren Intercellularspalten festgehalten und in größerer Zahl angesammelt. *In den Alveolenlumina* fanden sich außer Zellen epithelialen Ursprungs Lymphocyten, Neutrophile und Colostrumkörper. Die Lymphocyten zeigten nach Behandlung mit Hyperosmiumsäure Fetteinschlüsse, die den Neutrophilen fehlten.

Die Umwandlung der Lymphocyten in Colostrumkörper läuft nach den Angaben dieser Autoren folgendermaßen ab: Das Cytoplasma nimmt an Masse mehr und mehr zu und verliert parallel mit der Fetteinlagerung seine Basophilie. Die Kerne rücken in eine exzentrische Lage. Sie werden stärker färbbar, weiterhin pyknotisch und zerfallen schließlich durch Karyorrhexis. Die Kernreste verschwinden und es bleiben kernlose Colostrumkörperchen übrig, die reichlichst Fetttröpfchen enthalten. TURNER (1952) deutet das Fehlen der freien Zellen in den Lumina während der normalen Milchentnahme folgendermaßen: Während der regelmäßigen Abgabe werden die vorhandenen weißen Blutkörperchen dauernd mit der Milch abgeschwemmt. Zur Zeit vor der aktiven Lactation sowohl als bei Unterbrechungen der Milchentnahme häufen sich die weißen Blutkörperchen in und um die Alveolen notgedrungen an, beginnen Fett zu speichern und sich in Colostrumkörper umzuwandeln.

GRYNFELTT (1937) unterscheidet im kolostralen Inhalt der Alveolen folgende Elemente: 1. Freie Fetttröpfchen (Milchkügelchen), 2. mononucleäre Zellen verschiedener Herkunft wie Lymphocyten, Monocyten und Histiocyten, 3. eigentliche Colostrumkörperchen, 4. desquamierte Epithelzellen.

Die Colostrumkörperchen leitet GRYNFELTT (1934) sowohl von Lymphocyten als von Histiocyten ab, wobei er beide in eigentümlicher Form miteinander verknupft: Er halt die Histiocyten der Mamma fur umgewandelte Lymphocyten und meint, daß solche Lymphocyten, sobald sie in die sekretgefüllten Alveolen hineingeraten, sich gewissermaßen wie freie Zellen in einer Kulturflüssigkeit verhielten, in welcher sie sich nun weiter entwickeln und in Histiocyten übergehen, Darauf beginnen sie Fetttröpfchen zu speichern und sich in Colostrumkörperchen umzuwandeln. Die Ableitung von polymorphkernigen Leukocyten lehnt er im allgemeinen ab. Trotzdem bestätigt er das Vorkommen von polymorphkernigen im Colostrum und hält es in bestimmten Phasen der kolostralen Sekretion für normal. Mit PORCHER und PANISSET (1926) glaubt er, daß sie besonders feine, in Emulsion befindliche Fetttröpfchen speichern können. Sie gewinnen aber niemals das typische Ansehen vollkommen ausgereifter Colostrumkörper.

Die epithelialen Zellen stammen nach GRYNFELTT aus der Alveolenwand. Sie sind meist durch einen großen Fetttropfen gedehnt, um den herum der relativ schmale Cytoplasmasaum wie ein Ring gelagert ist. In einem dickeren Cytoplasmateil am Rande liegt ein größerer heller Kern mit einem großen Nucleolus. Ihr Aussehen ist bis zu den Zerfallsprodukten hin durchaus verschieden von den Bildern der eigentlichen Colostrumkörperchen. GRYNFELTT weist dementsprechend die Behauptungen von GRÉGOIRE (1931) zurück, nach denen die Colostrumkörperchen wiederum von Epithelzellen abgeleitet werden. GRÉGOIRE nimmt allerdings auch seinerseits histiocytäre Makrophagen als zweite Ausgangsform der Colostrumzellen an. S. ENGEL (1953) vertritt neuerdings die Herkunft vom Epithel. Die Vorstellung, daß die großen Colostrumzellen hauptsächlich oder ausschließlich Wanderzellen sind, sei niemals überzeugend bewiesen. Die fettbeladenen Colostrumzellen zeigten in seinen Präparaten so weitgehende Ähnlichkeiten mit den Epithelzellen, daß diese hydropischen Zellen wohl als

Vorgänger der großen Colostrumzellen angesprochen werden müßten. Beide sind charakterisiert durch viel Cytoplasma bei kleinem Kern. Ob sie Fett enthalten oder nicht, das hängt von ihrem späteren Schicksal ab. Die sog. Colostrumkörperchen seien wahrscheinlich kleine Anhäufungen von Fetttröpfchen und nicht Zellen (s. auch Forsell 1939). Er kommt zu dem Schluß, daß zum mindesten die Mehrzahl der Colostrumzellen epithelialen Ursprungs sei, während Wanderzellen nur an einer kleinen Minderheit beteiligt wären.

Dawson (1935) läßt die Frage der Ursprungszellen offen. Colostrum- oder Schaumzellen (foamy cells) seien auch im Gewebe alter Mammae vorhanden, vor allem während der Rückbildung in der Menopause gleichzeitig mit der Epitheldegeneration: „Ich bin nicht in der Lage histologisch irgendwelche Strukturunterschiede zu entdecken, die geeignet wären, zu entscheiden, aus welchen möglichen Quellen — Epithel, Blut oder Stroma — die Zellen abzuleiten sind."

2. Der Abtransport des restlichen Milchfettes nach dem Aufhören der Milchentnahme.

Das Milchfett, welches nach dem Abschluß der Milchentnahme durch den Säugling in der Mamma zurückbleibt, liegt zunächst in den Epithelzellen der Wandung und in den freien Zellen des Lumens der Milchgänge, in denen sich außerdem noch große Mengen freier Fetttropfen befinden. Nach einiger Zeit ist es aus dem Hohlraumsystem verschwunden. Es muß also beseitigt und abtransportiert worden sein. Darüber kann kein Zweifel bestehen. Faßt man nun die Colostrumzellen der Lumina als abgestoßene Epithelzellen auf, welche bald zerfallen, so müßte daraufhin noch mehr Fett in den Lumina liegen, das jetzt notwendigerweise beseitigt werden muß, und zwar konsequenterweise ohne Wanderzellen. (Es bliebe nur übrig, daß die Epithelzellen selbst zu abtransportierenden Wanderzellen werden, was aber bisher von niemandem behauptet wurde.) Treten keine Wanderzellen auf, so bliebe für die Entfernung des Fettes oder seiner nicht färbbaren Abbaustufen nur die Annahme einer Rückresorption durch die restlichen Epithelien der Wandungen zu erwägen. Auch das ist, soviel ich sehe, in der Literatur nicht diskutiert worden. So kommt man schließlich doch wohl nicht umhin, das Vorhandensein fettspeichernder oder abbauender Wanderzellen als wesentlich gelten zu lassen. Sie müssen mindestens *neben* den abgestoßenen Epithelzellen in erheblicher Menge vorhanden sein. Da Wanderzellen, histiogene sowohl wie hämatogene, überall im Körper dasjenige phagocytieren, was ihnen in ihrer Umgebung an phagocytierbarem angeboten wird, so ist anzunehmen, daß sie sich in und um die milchgefüllten Hohlraumsysteme ebenso gegenüber den Eiweiß- und Fettresten der zurückgebliebenen Milch verhalten. Sie sind im übrigen in jeder Ab- und Aufbauphase des Parenchyms sowohl als des Stromas von vornherein vorhanden, so daß sie jederzeit schnell in Aktion treten können. So betrachtet, scheint es also nicht verwunderlich oder enttäuschend, wenn von zahlreichen Autoren verschiedene Angaben über die Art und Herkunft der maximal mit Fettgranulis gefüllten freien Zellen gemacht werden. Der Endform der Colostrumzelle ist wohl ihre Herkunft kaum noch anzusehen, da alle spezifischen Strukturen durch die enormen intracellulären Fettmengen überlagert oder zerstört worden sind.

Mit der allgemein festgestellten Phagocytose des Fettes in freien Zellen — deren Herkunft weiterhin offenbleiben mag — ist aber nur eine erste Phase der Beseitigung beobachtet. Eine wirkliche Entfernung der Sekretreste hat logischerweise die Abwanderung dieser Zellen zur Voraussetzung. Während diese Abwanderung von den Phagocytoseherden überall sonst im Körper gesichert bekannt ist, liegen für die Milchdrüse in dieser Hinsicht noch merkwürdig wenige, meiner Meinung nach aber sichere Befunde vor.

Aus den Arbeiten von CZERNY (1890) wird meist nur seine Untersuchung über die Entstehung der Colostrumzellen zitiert, die er bekanntlich auf Leukocyten zurückführte. CZERNY ließ aber weiterhin Versuche über den Verbleib der fettspeichernden freien Zellen folgen, deren Methodik und Ergebnisse hier ihrer Wichtigkeit wegen und weil sie kaum zitiert werden, an den Anfang gestellt sein mögen.

Er wies zunächst nach, daß die Colostrumzellen von außen an die Drüsengänge und Alveolen heranwandern und dann das Epithel durchdringen: Einer trächtigen Maus injizierte er chinesische Tusche unter die Rückenhaut. Nach 24 Std wurden regelmäßig in den Blutausstrichen tuschespeichernde Leukocyten gefunden. Nachdem 4 Tage später die Colostrumbildung eingesetzt hatte, fanden sich im Drüsenlumen Colostrumzellen mit gleichzeitiger

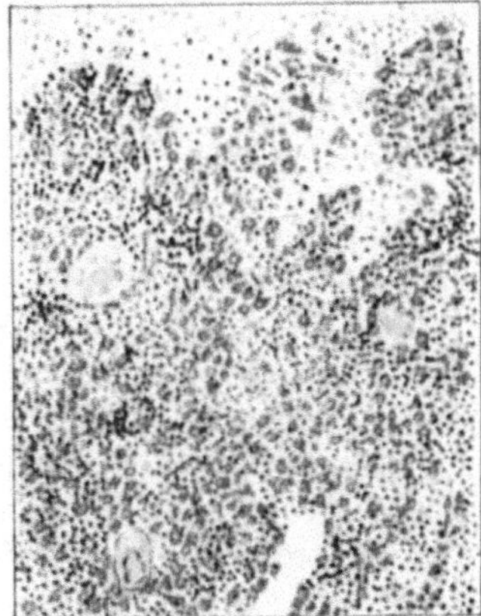

Abb. 114. Fettspeichernde Reticulumzellen im regionalen Lymphknoten eines lactierenden *Meerschweinchens*, dem 6 Tage die Jungen entzogen worden waren. Gefrierschnitt. Sudan III. Hämatoxylin. (Aus DABELOW 1931).

Fett- und Tuschespeicherung, aber keine freien Tuschepartikelchen im Sekret.

Zur Frage des Abtransportes des stagnierenden Sekretes aus der gestauten Milchdrüse führte er folgende Versuche aus: Er wählte die Milchdrüsen und die ihnen zugehörigen regionalen Lymphknoten einer *Katze*, und zwar 5 Tage nach dem Werfen. Das Tier hatte niemals gesäugt, da die Jungen sofort nach dem Wurfe entfernt wurden. In den betreffenden Lymphknoten fanden sich Zellen, die von den Colostrumkörperchen der Milchdrüsenlumina nicht zu unterscheiden waren. Um die Identität beider Zellarten nachzuweisen, wählte er ein Kaninchen, das 20 Tage lang 6 Junge gesäugt hatte. Nach Entfernung der Jungen injizierte er mit einer Glaskanüle fein verteilte Tusche in die Milchgänge. Nach 5tägiger Isolierung wurde das Tier getötet. „Das auf leichten Druck aus den Drüsen gewonnene Sekret zeigte mikroskopisch viele Colostrumzellen, welche zumeist neben den Fetttröpfchen Tuschekörnchen enthielten. . . . . Die zur Milchdrüse gehörigen Lymphknoten fielen schon makroskopisch durch ihre grauschwarze Färbung auf. Mikroskopisch erwies sich diese Erscheinung hervorgerufen durch eine große Anzahl Tusche und fettführender großer Zellen in den Lymphbahnen. Das Fett in allen solchen Zellen war feinst verteilt." CZERNY zog daraus den Schluß, „daß der Prozeß der Fettrückbildung durch die Colostrumkörper außerhalb der Milchdrüse zu Ende geführt wird, indem die Colostrumzellen die Milchdrüsenräume in

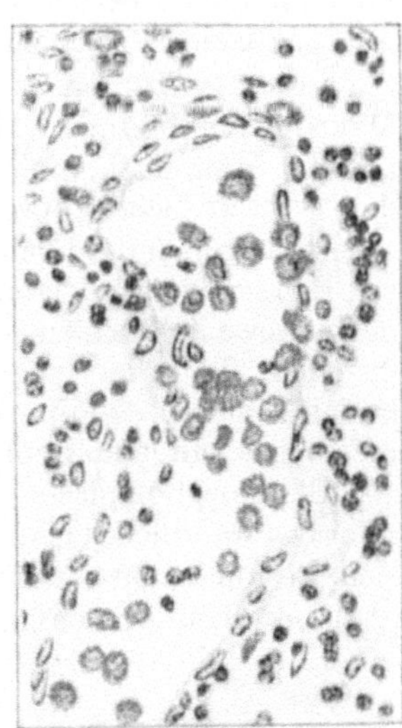

Abb. 115. Colostrumkörperchen in der Vene eines axillaren Lymphknotens einer intra partum verstorbenen Frau. Die Erythrocyten wurden nicht mitgezeichnet. Gefrierschnitt. Sudanrot III. Hämatoxylin.
(Aus DABELOW 1931.)

einem Stadium bereits verlassen, in welchem die aufgenommenen Milchkügelchen mikroskopisch staubförmig zerteilt erscheinen, aber noch als Fett erkennbar sind." Wenn man davon absieht, ob es sich bei den fraglichen Zellen tatsächlich um Leukocyten handelt, so ergibt sich immerhin mit Sicherheit, daß Wanderzellen innerhalb der Drüsenlumina Fett speichern und als Colostrumzellen die epitheliale Wandung durchwandern. Sie gelangen dann — sei es auf dem Lymphwege, sei es auf dem Blutwege — in die regionären Lymphknoten. Hier schwindet intracellulär das Fett mehr und mehr dahin. Nur feinste Fetttröpfchen zeigen sich als letzte intracelluläre Reste, bis schließlich auch diese nicht mehr zu erkennen sind.

Fettbeladene Wanderzellen beschrieb v. Eggeling (1899, 1905) im Epithel sowohl als im Drüsenstroma bei *Echidna*. Er fand sie ferner außerhalb der Lumina im Stroma bei *Marsupialiern (Hypsiprymnus, Phalangista)*. Gruber (1924) fand bei einer Puerpera Colostrumkörperchen in großer Zahl in präcapillaren Blutgefäßen.

Dabelow (1931) untersuchte die Beziehungen der Lymphknoten zum Fettstoffwechsel, soweit solche morphologisch feststellbar sind und schloß dabei auch die Rückresorption des Fettes aus der stagnierenden Milchdrüse ein. Beim *Meerschweinchen* vor allem, weniger bei der *Ratte*, fanden sich in der colostrumhaltigen Mamma von Tieren, welchen 8—10 Tage die Jungen fortgenommen waren, mononucleäre, fettspeichernde Zellen in den Venen oft in reichlicher Anzahl, daneben auch polymorphkernige und lochkernige. Die gleichen Zellen ließen sich leicht in den Lymphknoten wiederfinden, und zwar sowohl in den Gefäßen als außerhalb davon in Marksträngen und Sinus. Dieselben Verhältnisse bot die menschliche Mamma einer Primipara, welche intra partum starb. Die Milchdrüse enthielt reichlich Colostrumkörperchen, und zwar nicht nur in den Lumina der drüsigen Anteile, sondern auch in den Venen (s. Abb. 114 und 115). Dabei handelte es sich meist um mononucleäre Wanderzellen, seltener um Zellen mit gebogenen Kernen, welche den Übergangsformen ähneln und vereinzelte zweikernige. Im Lymphknoten fand sich Fettspeicherung im Reticulum und Makrophagenbildung. Hier lassen sich fettgefüllte Reticulummakrophagen und aus der Mamma kommende Colostrumzellen freilich kaum unterscheiden. Nach dem Gruberschen Markierungsversuch mit Tuschespeicherung in fetthaltigen Colostrumzellen darf man aber wohl auch hier einen Teil der fettbeladenen Zellen zu den eingewanderten Colostrumzellen rechnen. Gelegentlich findet man nesterweise Zellformen, die durchaus den zerfallenden Colostrumzellen der Mamma gleichen. Beim lactierenden Kaninchen zeigte sich nach 6tägiger Sekretstauung in den Sinus eines Poplitealknotens eine deutliche Fettspeicherung des Reticulum in einer leicht sudanophilen Lymphe.

Alle morphologischen Methoden der Untersuchung des Abtransportes können selbstverständlich nur die färberisch erfaßbaren Stadien deuten. Damit entziehen sich die folgenden wesentlichen Phasen des eigentlichen chemischen Abbaues der histologischen Forschung.

XII. Die ruhende Milchdrüse von Frauen, welche geboren haben, und die Einleitung der Altersrückbildung.

Die Grundlagen für die Kenntnis der ruhenden Mamma bei Frauen, welche geboren haben, und die Schilderungen der Altersrückbildung beruhen noch immer im wesentlichen auf der gründlichen Arbeit Berkas (1911). Er konstatierte Unterschiede im Grade der Rückbildung und stellte daraufhin 2 Typen auf, die etwa als vollständige und unvollständige Involution bezeichnet werden können. Nach meinen eigenen Präparaten zu urteilen, sind das 2 Extremtypen, die zwar sicher existieren, zwischen denen aber doch ziemlich fließende Übergänge vorhanden sind.

Entscheidend sind die verschiedenen Grade der Läppchenrückbildung. Nur selten geht die Mamma nach der Lactation in einen Zustand ähnlich dem der virginellen Milchdrüse über. An meinem eigenen Material konnte ich vor der Menopause solche Milchdrüsen, in denen allein das Gangsystem mit einigen

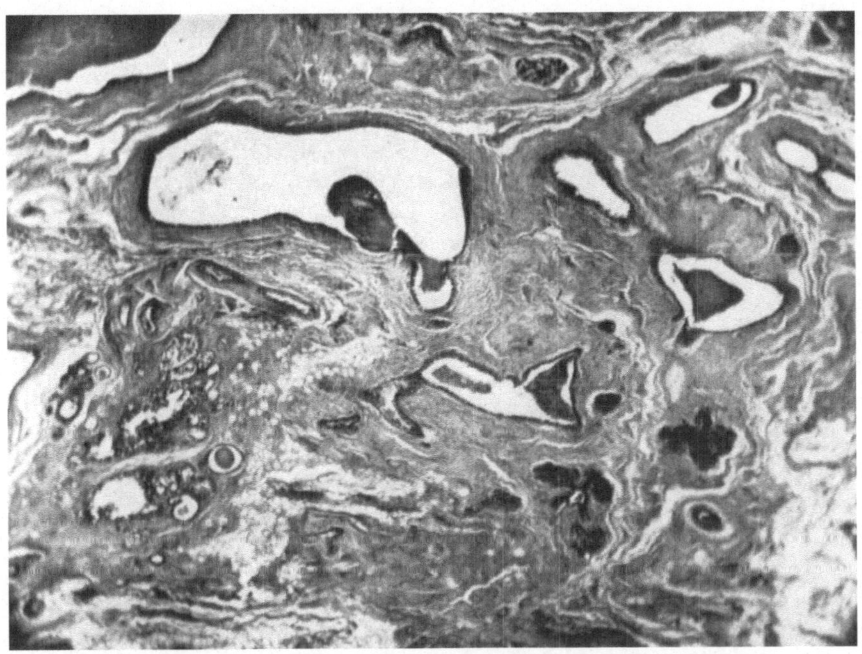

Abb. 116. Aus H. J. KNIBBE 1946. Altersrückgebildete Mamma (78jährige Frau). „Vollkommen aufgehobene Läppchenstruktur. Bindegewebe atrophisch und reichlich mit elastischen Fasern durchsetzt. - - - - - - - Ganz vereinzelte, noch im Schwinden begriffene Drüsenacini, daneben cystisch erweiterte Drüsengänge mit sekrethaltigen Lumina. Die Membrana propria bildet einen kräftigen hyalinen Ring um diese Gebilde und scheint wiederum von einem Wall von elastischen Fasern umgeben zu sein. (10fache Vergr.)"

kolbigen Endverzweigungen übrigblieb, nur im Anschluß an chronische Erkrankungen vorfinden oder an Mammae von Geisteskranken, die lange Zeit interniert waren. BERKAs „unvollständiges Obliteration" ist wohl als die Norm anzusprechen. Der Grad des Erhaltenseins ist freilich außerordentlich verschieden. Gelegentlich finden sich nur zylindrische Verzweigungen, welche mehr oder minder dicht gelagert den reduzierten Raum des einstigen Läppchens einnehmen. In anderen Fällen sind rundliche Acini erhalten geblieben. Nach dem an dicken Schnitten gewonnenen Bilde scheint es mir ein Charakteristikum zu sein, daß Läppchen und Läppchengruppen relativ kurzgestielt an dicken Gangabschnitten liegen (s. Abb. 117—119). Nur selten werden die Gänge wieder so dünn wie bei der virginellen Drüse. Die gleichmäßige Längsfaltung der Gänge, die an die Kannelierung einer Säule erinnert und die für die virginelle Drüse charakteristisch ist, tritt kaum jemals wieder auf.

Zu beachten ist nach eigenen Untersuchungen die Korrelation Drüsengewebe – Bindegewebe – Fettgewebe in ihrer Reihenfolge auch für den Involutionsvorgang der Milchdrüse. Ebenso, wie in der Entwicklung das Fettgewebe schwinden mußte, um dem Bindegewebe Platz zu machen, damit das Drüsengewebe in letzterem fortschreiten konnte, läuft jetzt der Prozeß umgekehrt ab: Das Drüsengewebe schwindet zuerst und mit ihm zieht sich zweitens das Bindegewebe zurück, um drittens weite Gebiete (freilich in individuell sehr verschiedenem Grade) dem Fettgewebe zu überlassen. Im Fettgewebe wird die Reduktion des Parenchyms bis zum völligen Verschwinden durchgeführt. Die Reduktion des epithelialen Parenchyms erreicht also im Fett den extremsten Grad. Die noch feststellbaren in sich kontinuierlichen und in sich unversehrten

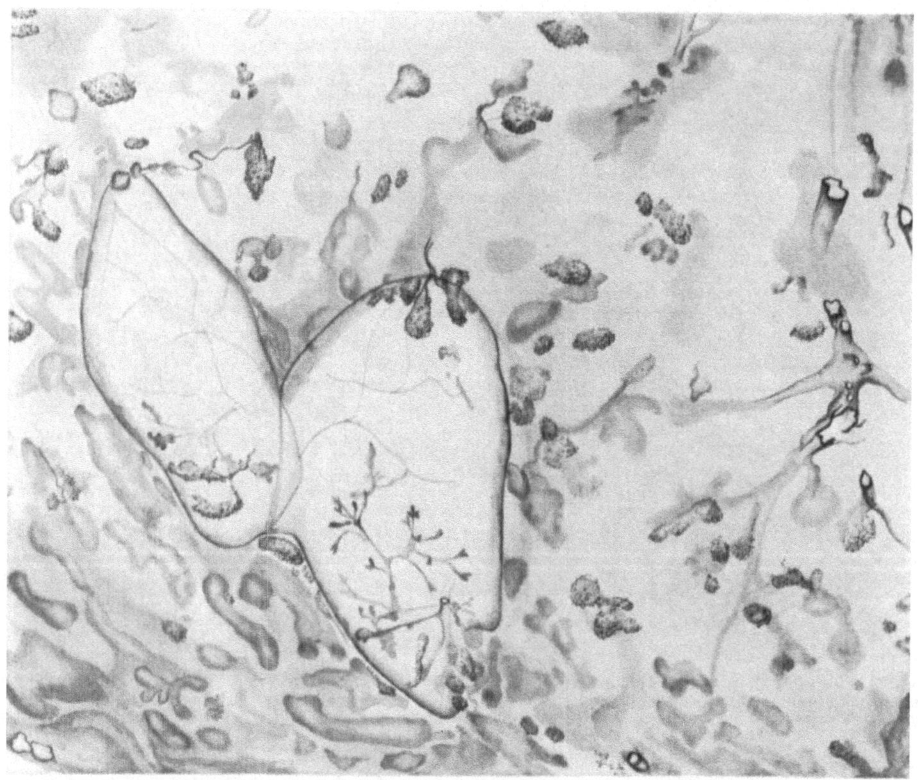

Abb. 117. Aus der Mamma einer 36jährigen. Beginn der Altersrückbildung. In der linken Hälfte des Gesichtsfeldes zwei im Zusammenhang mit der Involution neugebildete Fettläppchen. In ihrer Mitte starke Rückbildung der epithelialen Drüsenanteile, in der Peripherie schwächer. Das entspricht der zunehmenden Ausdehnung des Fettläppchens und der allmählichen Aufnahme und Reduzierung der umgebenden Parenchymanteile. Dicker Schnitt. Natürliche Größe 1,9 × 1,6 cm Seitenlänge. Alauncarmin. (Präparat DABELOW.)

Reste liegen im höheren Alter fast ausnahmslos im Bindegewebe. Das Fettgewebe, welches in der Entwicklung ein fast absolutes Hindernis für das Wachstum der epithelialen Anteile bedeutete, wird bei der Altersreduktion auch der wirksamste Vernichter des Parenchyms. Je mehr Bindegewebe übrigbleibt, desto mehr Drüsengewebe entzieht sich der Rückbildung.

BERKA fand eine mangelhafte Involution vor allem nach mehrfachen Geburten, während nach ihm die Drüse ein „vollkommen jungfräuliches Aussehen" dann annahm, wenn wenige Schwangerschaften mit langen Ruhepausen vorlagen. Ältere Mammae werden nicht so gründlich involviert wie jugendliche.

Das Bild der ruhenden Milchdrüse von Frauen, welche geboren haben, geht mit fortschreitenden Jahren in die altersmäßige Rückbildung über und endet schließlich in der extremen Reduktion des Greisenalters. Es ist schwer zu ent-

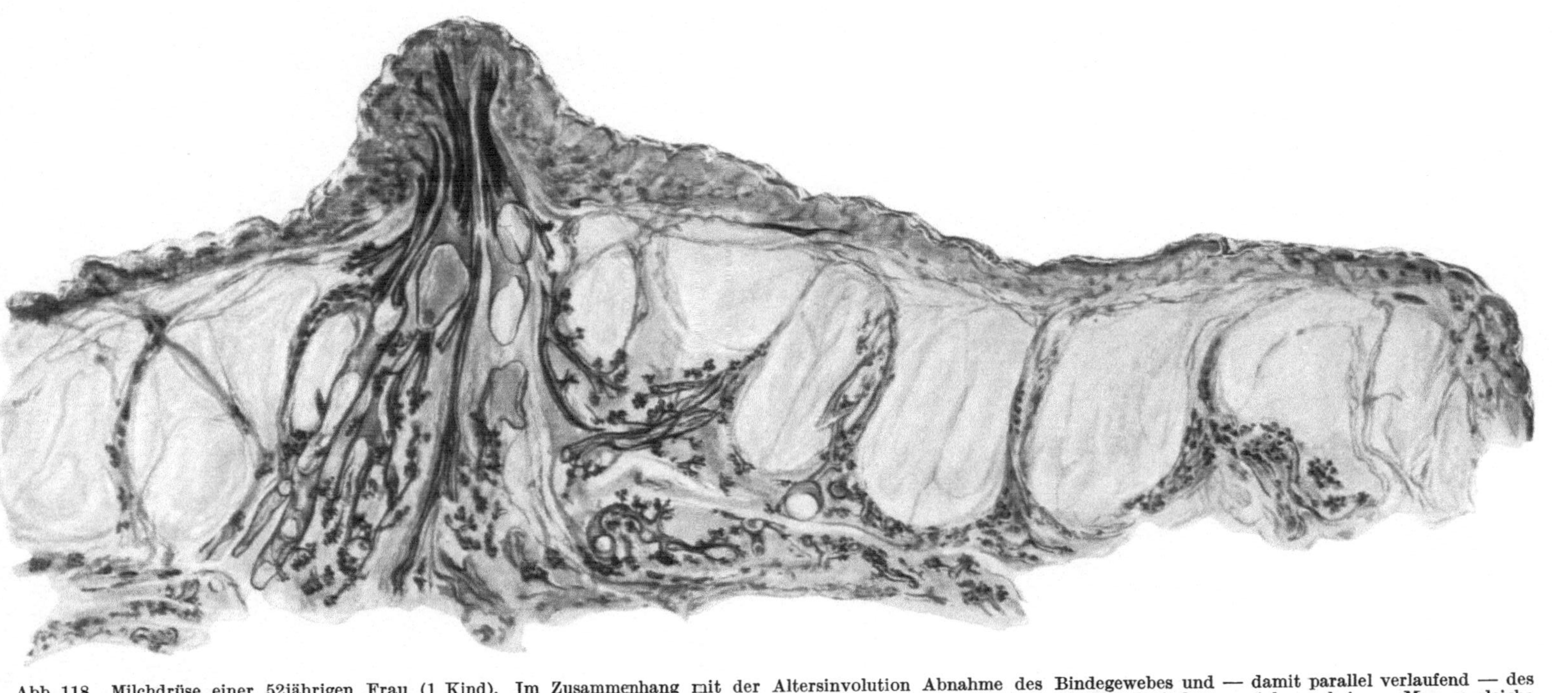

Abb. 118. Milchdrüse einer 52jährigen Frau (1 Kind). Im Zusammenhang mit der Altersinvolution Abnahme des Bindegewebes und — damit parallel verlaufend — des epithelialen Drüsengewebes. Zunahme des Fettes. Erhebliche Reduktion der Läppchen, welche kurz vor dem völligen Verschwinden zu stehen scheinen. Man vergleiche dieses Bild eines regressiven Alterszustandes mit dem eines progressiven jugendlichen Status der Abb. 79 und beachte die auffallende Ähnlichkeit. Charakteristisch für die Mamma nach der Menopause ist die häufige Sekretfüllung der Gänge erster Ordnung vor allem in der Nähe der Mamille. Schnittdicke etwa 4 mm. Alauncarmin. (Präparat DABELOW.)

scheiden, wann dieser Prozeß beginnt. Selbstverständlich tritt er vor allem mit der Menopause in Erscheinung. Bei der Durchsicht eigener Präparate an dicken Schnitten zeigte sich aber, daß — wenn nicht regelmäßig so doch häufig — schon in früherem Alter eine dauernde Zunahme des Fettgewebes einsetzt, welche die im Anschluß an die Lactationsbeendigung ablaufenden rückläufigen Ver-

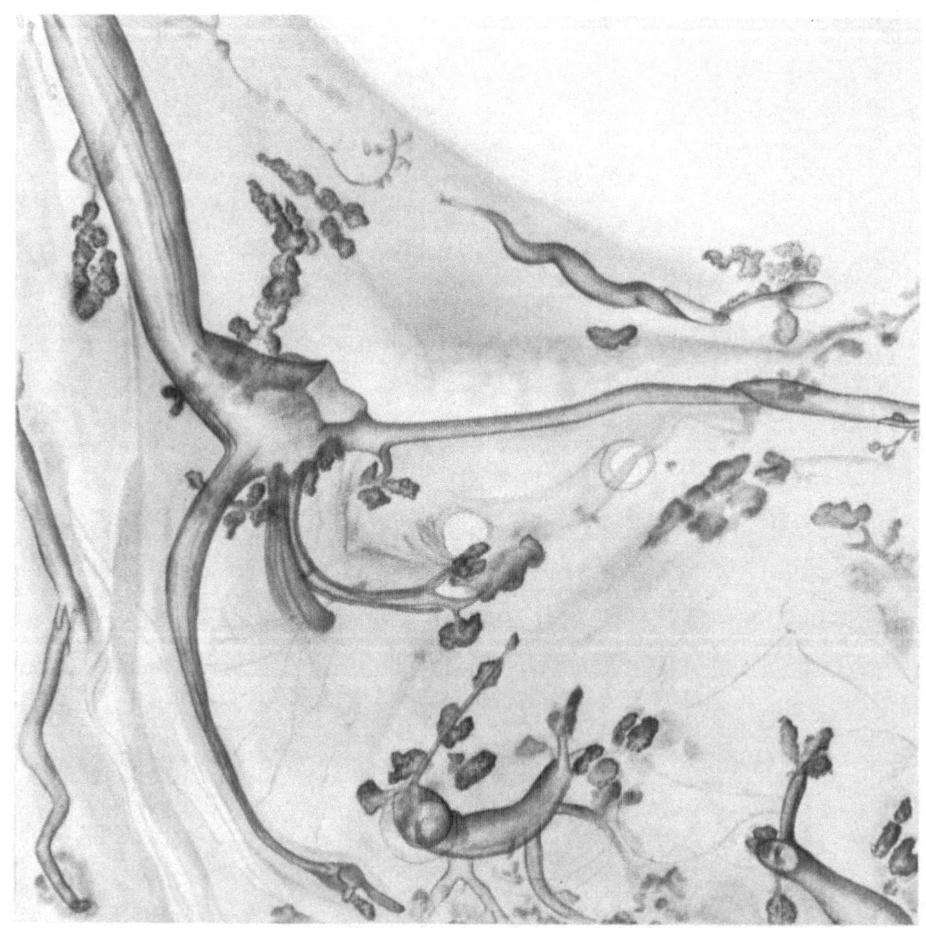

Abb. 119. Mamma einer 52jährigen. Die Lobuli (und die kleineren Ductuli) sind im Schwinden begriffen, dabei trotz erheblicher Verkleinerung noch gut begrenzt, an kurzen Stielen nahe am meist verdickten und mit kolloidalem Sekret gefüllten Hauptgang sitzend. Dicker Schnitt. Alauncarmin. Natürliche Größe 1×1 cm Seitenlänge. Zeiss Binok. Opton. (Präparat Dabelow.)

änderungen weiterführt. Um die Mitte der 30er Jahre sieht man häufig neue Fettläppchen auftreten. Sie zeigen sich zuerst an der Peripherie und dringen allmählich von dort aus in das Innere vor. Sie umwachsen dabei die in ihrem Entwicklungswege liegenden drüsigen Anteile und bringen sie zu einer Reduktion, die erheblich absticht gegenüber dem guten Erhaltungszustand derjenigen Lobuli, welche noch im umgebenden Bindegewebe liegen. In Abb. 117 sind zwei solche Fettläppchen mit Parenchymeinschlüssen bei einer 36jährigen zu sehen. Es ist deutlich erkennbar, daß schon in den peripheren Teilen des Fettgewebes die Reduktion eingesetzt hat und daß die Rückbildung auf die Mitte des Fettläppchens zu immer weitere Fortschritte macht, bis schließlich im Zentrum nur noch dünne Epithelreihen ohne Lumen übrigbleiben. Je nach dem Grade der

Fetteinlagerung vor der Menopause kann also bis zu diesem endgültigen Abschluß bereits eine mehr oder minder erhebliche Rückbildung einsetzen, die über das Bild des eigentlichen Ruhezustandes hinausgeht. Im allgemeinen laufen die Rückbildungsvorgänge in genau der umgekehrten Reihenfolge der progressiven Entwicklung ab: Die Reduktion beginnt in der Peripherie bei den Acini und Lobuli und schreitet von da aus gegen die Mitte vor. Ebenso dringen die neu sich entwickelnden Fettläppchen von außen nach innen vor. Die Gänge, die in der Entwicklung am Anfang standen, bleiben am Ende als letzte übrig. Wie in der Entwicklung so sind auch in der Rückbildung die Bilder in verschiedenen Abschnitten der gleichen Drüse sehr ungleichartig und die individuellen Unterschiede sind beträchtlich.

WALCHSHOFER (1930) schildert die Rückbildung etwa folgendermaßen: Parallel mit der Abnahme des Parenchyms läuft die Zunahme des Stroma. Das perilobuläre Bindegewebe sowohl wie das interalveoläre verdickt und verdichtet sich. *Die Alveolen* fallen zusammen, verlieren ihr Lumen und werden zu kleinen acinösen Drüsenbeeren, die noch von einem zweischichtigen Epithel umgeben sind. Lumenwärts liegen höhere, meist blassere Drüsenzellen, die von niedrigeren Basalzellen unterlagert sind. Eine noch deutliche Basalmembran umschließt die epitheliale Wandung. Die Läppchenanordnung

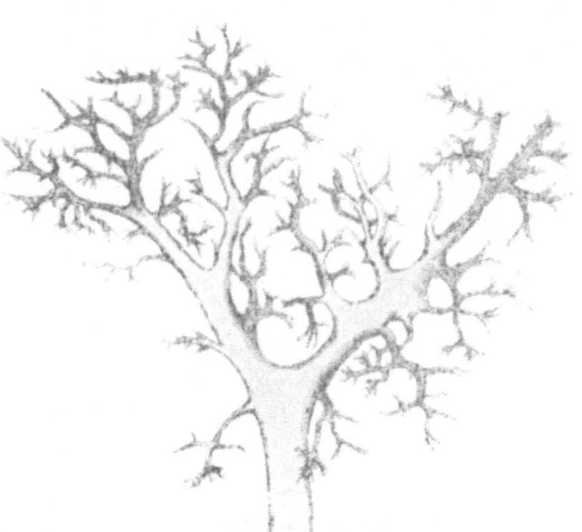

Abb. 120. Bild aus K. LANGER 1852: „Die mit Harzmasse injizierten Milchgänge von der Peripherie der Mamma einer schon mehrmals schwanger gewordenen Frau, um ersichtlich zu machen, wieweit in dieselben die Injektionsmasse vorgedrungen, bis wohin also schon die Obliteration gelangt ist.“

der Acini ist noch zu erkennen. *Die Ausführungsgänge* zeigen ein rundes Lumen, ohne ausgesprochen erweitert zu sein. Sie sind von einem zweischichtigen, meist niedrigen Epithel ausgekleidet. In diesem frühen Involutionsstadium zeigen sich als Ausdruck der anlaufenden Resorption des Parenchyms Infiltrationen im intralobulären Bindegewebe, wie sie in der Mamma zu allen Zeiten besonders regen Auf- oder Abbaues zu finden sind: Rundzellen verschiedener Herkunft, Spindelzellen und Wanderzellen verchiedener Art. Wie nach der Lactation, so kommt es auch hier zu einer Lockerung des epithelialen Gefüges mit anschließendem Zerfall. Die Reste werden von phagocytierenden Zellen aufgenommen und fortgeschafft. Ähnliche Erscheinungen sieht man hier und da an den Ausführungsgängen: Es finden sich schlecht färbbare und mangelhaft konturierte Epithelzellen und desquamierte Zellgruppen, die von Lymphoidplasma- und Wanderzellinfiltrationen umgeben sind.

Alle diese Prozesse führen immer mehr zu einem Schwinden der Läppchenreste, einem immer Seltenerwerden der weiter verstreut liegenden „Epithelbeeren“. In derbem Bindegewebe liegen hier und da kleine Epithelzellinseln als letzte Reste der aufgelösten Drüsenläppchen. Die Ausführungsgänge beginnen erhebliche Unterschiede in der Weite des Lumen zu zeigen. Sie sind teilweise nicht mehr rund im Querschnitt, teilweise gebläht. Die Basalmembranen der Acini verschwinden, die Unterschiede zwischen intra-, peri- und interlobulärem Bindegewebe gehen verloren. Die zellige Infiltration geht allmählich zurück, bis schließlich ein gewisser Ruhezustand eingetreten ist, in welchem sie überhaupt nicht mehr zu finden sind. Der Zerfall und die Resorption des atrophierten Parenchyms ist damit im wesentlichen zum Stillstand gekommen. Der Involutionsvorgang geht aber in abgewandelter Form weiter: Die Parenchymreste verfallen einer fettigen Degeneration und verschwinden. Ein grobes Stützgerüst

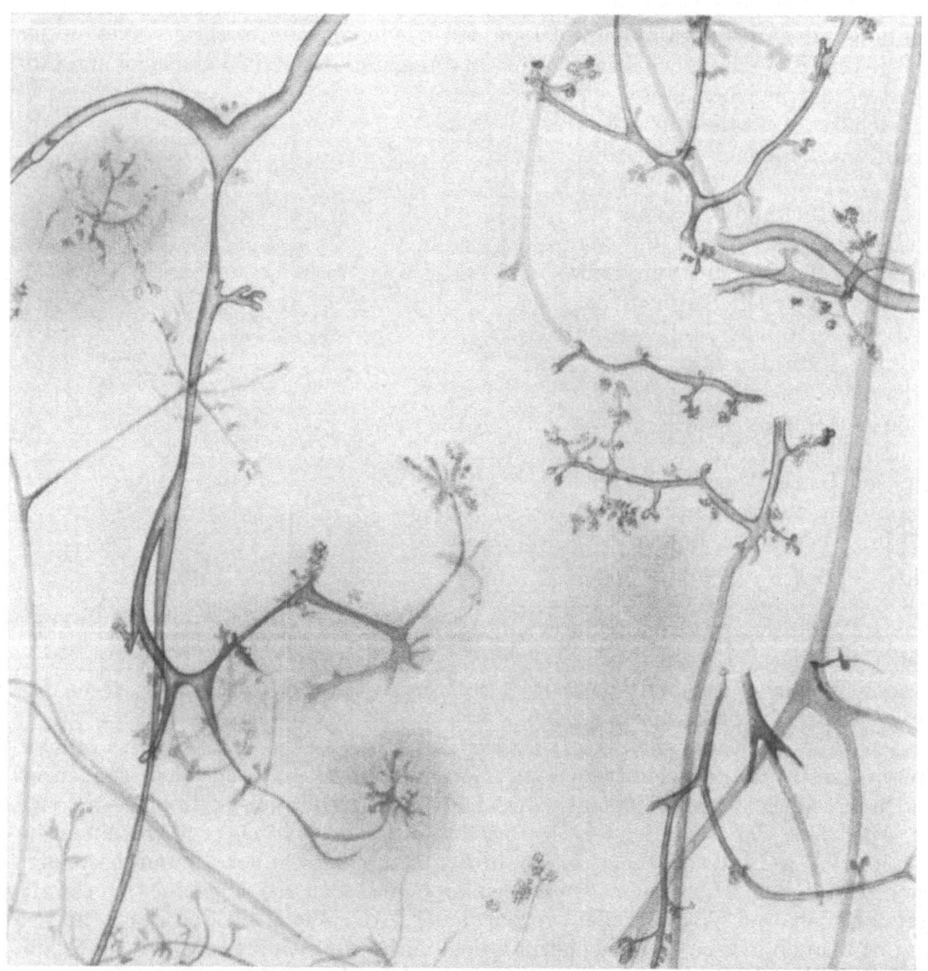

Abb. 121. Mamma einer 57jährigen. Die Altersinvolution hat hier ein Bild hervorgerufen, welches dem einer virginellen Mamma weitgehend ähnelt. Reduktion der Läppchen bis auf kleine knospenähnliche Endverdickungen. Wie die echten Knospen, so sind auch diese Reste häufig paarig-dichotom .Dicker Schnitt. Alauncarmin. Nat. Größe 1,1 × 1,0 cm Seitenlänge. Zeiss Binok. „Opton". (Präparat DABELOW.)

aus derbem, zellarmen Bindegewebe mit meist engen Ausführungsgängen mit dicker Wandung bleibt zurück. Vielfach ist das Bild von Fettläppchen unterbrochen, welche die freibleibenden Maschen ausfüllen.

Den so geschilderten Vorgang bezeichnet WALCHSHOFER (1930) seiner Häufigkeit wegen als den physiologischen, in welchem er 3 Stadien unterscheidet:

1. *Ein Frühstadium* zwischen dem 30. und 45. Lebensjahre: Schwund der epithelialen, Zunahme der bindegewebigen Bestandteile. Zerfall der Acini und Lobuli mit Resorptionserscheinungen (zellige Infiltrate).

2. *Ein spätes Stadium* zwischen dem 40. und 80. Lebensjahr: Das Bindegewebe wird „einartig" (d. h. das Mantelgewebe verschwindet). Es finden sich keine Zellinfiltrate mehr, wahrscheinlich weil kein Zerfall und keine Resorption mehr stattfindet.

In einer dritten Stufe sollen „so gut wie alle Läppchen- und Drüsenreste" verschwunden sein. „Nur mehr an den spärlich vorhandenen Ausführungsgängen ist es überhaupt noch möglich, eine mikroskopische Organdiagnose zu stellen." In den üblichen dünnen Schnitten sind tatsächlich selbst bei Verwendung größerer Blöcke gelegentlich in senilen Mammae kaum noch Reste von Drüsengewebe zu finden. In dicken Totalschnitten der gleichen Drüsen ist es dagegen deutlich, daß die als letzte übriggebliebenen Gänge doch noch den ganzen bindegewebigen Anteil des Drüsenkörpers fast bis in die ursprüngliche Peripherie durchsetzen. Im Fettgewebe allerdings sind fast niemals Drüsenreste anzutreffen (s. Abb. 123).

Auch GESCHICKTER (1945) beobachtete die ersten Rückbildungserscheinungen vor dem 40. Lebensjahr, durchschnittlich um das 38. Die ersten Veränderungen treten auf in Gestalt von irregulären Bildungen des Epithels, vor allem als Umbildung des Gangepithels in Zellgruppen, die an apokrine Schweißdrüsenepithelien erinnern. Das nächste Stadium der Läppchenschrumpfung und Verengerung der Gänge, vergesellschaftet mit zunehmendem Dichterwerden des epithelnahen Bindegewebes, beginnt nach ihm durchschnittlich mit 44,6 Jahren. Nach dem 45. Lebensjahre wird das Gangepithel flacher und es finden sich relativ häufig cystische Dilatationen der Gänge. Die Mehrzahl der Frauen, welche diesen Zustand zeigten, befanden sich in oder nach der Menopause. Das Stroma ist häufig hyalinisiert und zeigt eine Zunahme des Fettgewebes. Damit treten Bilder auf, welche fließende Übergänge zur Mastitis cystica zeigen. TIETZE, ASKANAZY, BORCHARDT und JAFFÉ, LINDGREN u. a. (zit. nach GESCHICKTER) schätzen das Vorhandensein solcher scheinbar pathologischen Veränderungen auf 25—93% bei brustgesunden Frauen über 40 Jahren. GESCHICKTER (1945) selbst stellte unter 100 Mammae, die klinisch negativ waren, 55% mit solchen Veränderungen fest. In den letzten Stadien (über 50 Jahre alt) fand er Verdichtung, Sklerosierung und Hyalinisierung des Bindegewebes, gelegentlich Calcifikation und Zunahme des elastischen Gewebes um die Gänge und Blutgefäße.

1. Das Bild der Altersinvolution im dicken Schnitt.

Dicke Totalschnitte durch die gesamte Brustdrüse zeigen — über die Möglichkeiten des dünnen Schnittes hinausgehend — außer der Reduktion des Drüsenbaumes vor allem das ihm koordinierte Geschehen im Fett- und Bindegewebe und die Veränderung der mikrotopographischen Zuordnung. Überall da, wo die Reduktion des Drüsengewebes Platz freigibt, dehnt sich das Bindegewebe aus. Trotz der teilweisen Dichtigkeit und sogar Sklerosierung, die im üblichen mikroskopischen Präparat in den kleinsten Größenordnungen zu beobachten ist, wird der Bindegewebskörper schlaff. Der bindegewebige Ersatz füllt offenbar das durch die Epithelreduktion freiwerdende Gebiet nicht wieder voll aus und die Haut, sowie das subcutane Bindegewebe, welche den einst voluminöseren Inhalt umhüllten, sind jetzt zu weit geworden. Die Retinacula, deren Länge früher dem Maximum des Drüsenkörpers entsprach, sind im Verhältnis zur altersmäßig bedingten Verkleinerung relativ zu lang geworden, so daß sie den abhängigen Teilen nicht mehr genügend Halt geben können.

Der bindegewebige Ersatz für das verlorene Epithelgewebe ist aber nicht die einzige Raumfüllung, welche der Rückbildung folgt: Ihm tritt die erwähnte Neuausbreitung des Fettgewebes an die Seite. Beide Komponenten sind an der

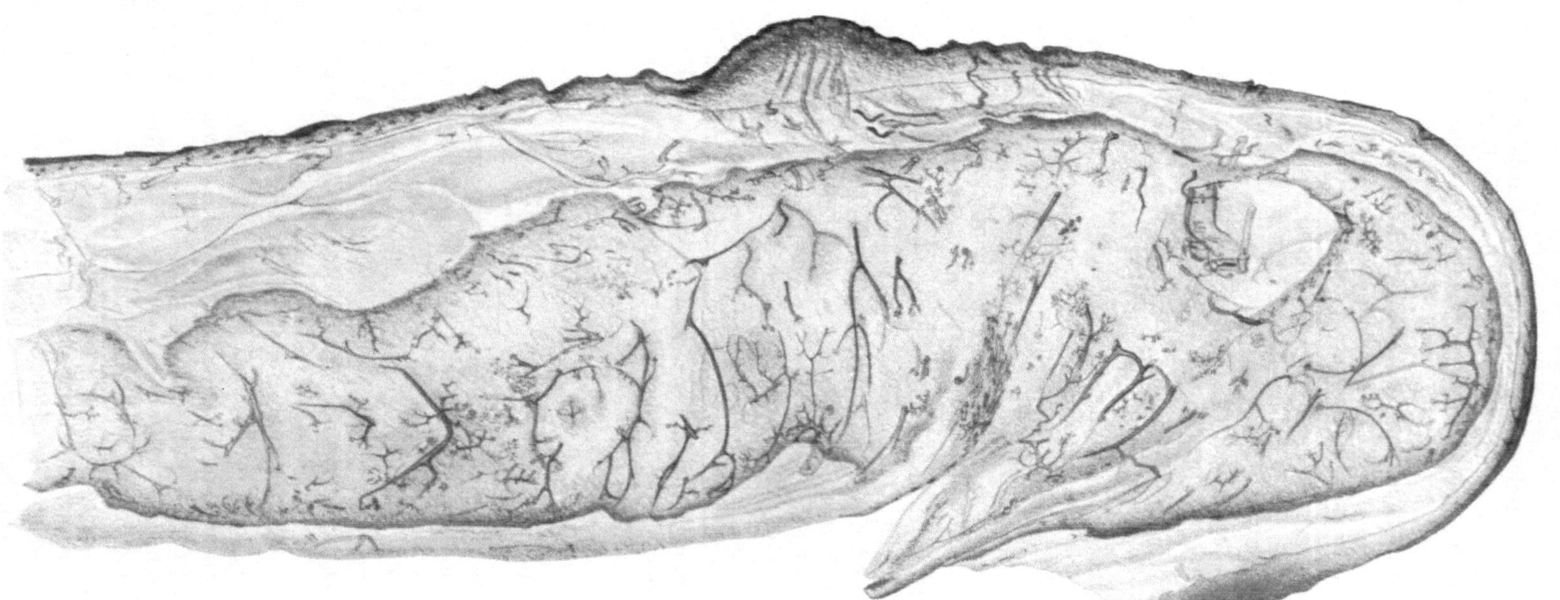

Abb. 122. Milchdrüse einer 57jährigen. Relativ gute Erhaltung des Bindegewebskörpers, trotzdem schlaffe Brust. Bindegewebskörper stark mit Fettzellen durchsetzt. Tubuläre Drüsenanteile gut erhalten. Lobuli fast völlig verschwunden. In diesem Falle keine nennenswerte Sekretfüllung der Ductus erster Ordnung. Schnittdicke etwa 4 mm. Alauncarmin. (Präparat Dabelow.)

Wiederauffüllung individuell in sehr verschiedenem Maße beteiligt. Während das nachwachsende Bindegewebe niemals wieder das frühere Brustvolumen voll ergänzen kann, ist das Fettgewebe dazu sehr wohl in der Lage. Gelegentlich wird es nach der Menopause und bis in das Senium hinein sogar in solcher Menge gebildet, daß die Brüste der alternden Frau die ursprüngliche Größe mehr oder minder erheblich übertreffen. Die Abb. 117 einer 36jährigen zeigt das erste Neuauftreten von Fettgewebsläppchen, die von der Peripherie vordringen und — wie oben geschildert — in ihrem Bereiche das nunmehr vom Fett umhüllte Drüsengewebe zum völligen Verschwinden bringen. Diese neu entstehenden Fettläppchen erscheinen überall dort wieder, wo sie in den Jugendjahren lagen, und damals dem unter Führung des Bindegewebes vordringenden Drüsengewebe weichen mußten. Der Rückbildungsvorgang läuft also auch in dieser Hinsicht in der genau umgekehrten Reihenfolge — zeitlich sowohl wie räumlich — rückwärts ab. Mit dieser Ausbreitung der Fettläppchen auf Kosten des Bindegewebes kommt auch die ursprüngliche virginelle Bindegewebsanordnung wieder zum Vorschein.

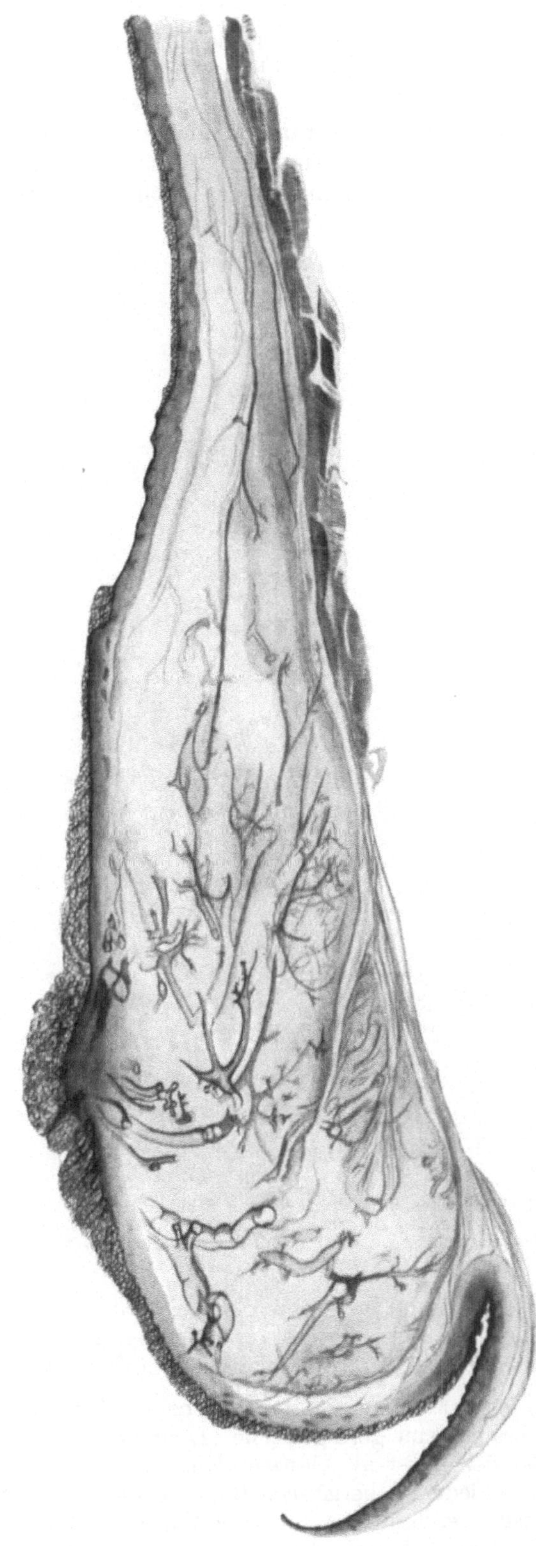

Abb. 123. Milchdrüse einer 76jährigen. Schnittdicke etwa 0,5 cm. Alauncarmin. Völliges Verschwinden der Lobuli, nur selten sehr noch dichotome „Endknospen" als letzte Reste der Läppchen. Das System der Gänge erster, zweiter und dritter Ordnung ist noch relativ gut erhalten. Das im dicken Totalschnitt deutlich erkennbare Gangsystem erstreckt sich — wenn auch rarefiziert — selbst bei Greisinnen noch fast durch den ganzen Mammarkörper. Dünne Schnitte kleiner Teilstücke täuschen eine stärkere Reduktion vor, weil sie oft durch Zufall aus relativ „leeren" Teilen entnommen wurden. Charakteristisch ist die starke Füllung der nahe an der Mamille liegenden Gangabschnitte. Es handelt sich um ein meist fettfreies, kolloidales Sekret. Zeiss „Opton". Binokular. (Präparat DABELOW.)

Diejenigen Septen, welche einst die Leitbahnen für das progrediente Wachstum der Drüsengänge waren, bleiben jetzt als Reste nach der Reduktion übrig (s. Abb. 118 einer 52jährigen). Ebenso deutlich wie in der Jugend erscheint das oberflächenparallele Septum wieder und ebenso die von ihm aus senkrecht zur Haut auf- und zur Pectoralisfascie absteigenden Bindegewebswände. Die Fettgewebsinseln, die damals noch nicht vom Drüsengewebe eingenommen

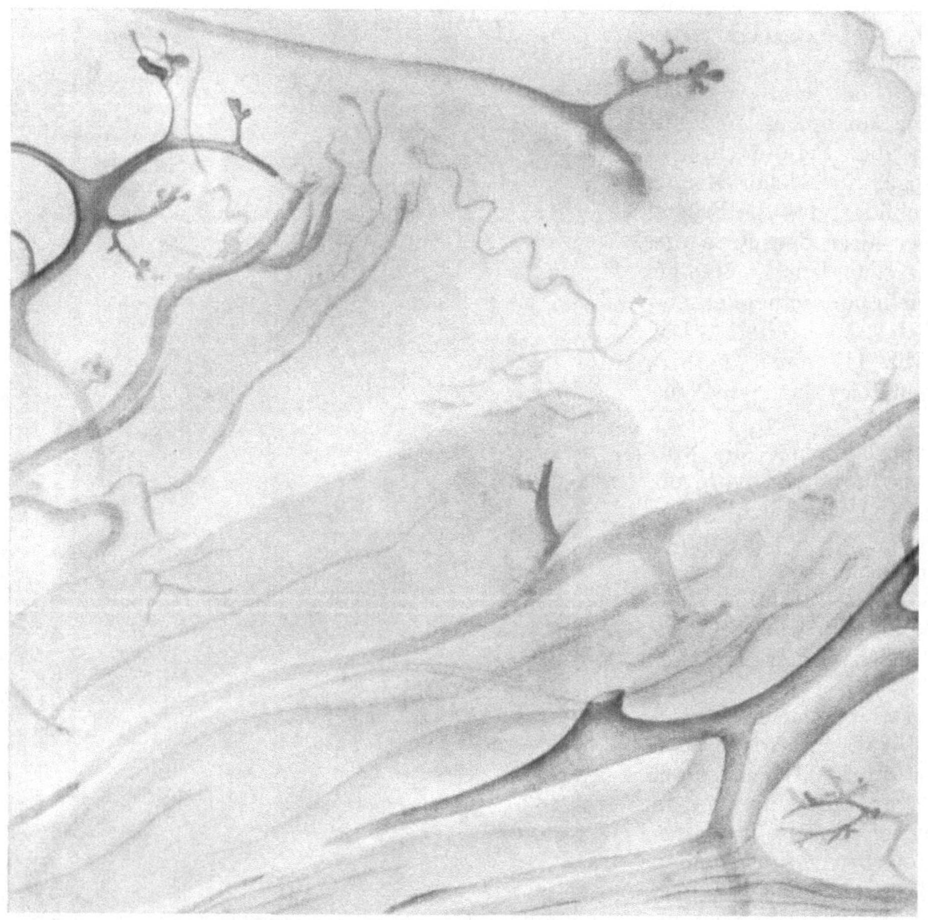

Abb. 124. Milchdrüse einer 78jährigen. Völliger Schwund der Läppchen. Reste ähneln den dichotomen Endknospen der Pubertätsphase. Die erhalten gebliebenen Parenchymteile liegen fast ausschließlich im Bindegewebe. Sie fehlen meist im Fett. Dicker Schnitt. Alauncarmin. 1×1 cm Seitenlänge. (Präparat Dabelow).

waren, sind jetzt von ihm wieder freigegeben. Es ist gewissermaßen das Grundskelet des ganzen Bindegewebskörpers wieder aufs neue hervorgetreten, nachdem es in der Blütezeit durch das Parenchym verdrängt und überlagert war.

In anderen Mammae späterer Lebensstufen spielt die Neuausbreitung des Fettgewebes nur eine geringe Rolle. Dann ergibt sich eine besonders hochgradige Schlaffheit der Brust als Ganzes. Zwischen beiden Extremen finden sich individuell verschiedene Übergänge. Besonders im späten Senium kommt es offenbar meist zu einer endgültigen Rückbildung des Fettgewebes, auch desjenigen, das in den Jahren nach der Menopause neu gebildet wurde.

Die Acini, Lobuli und Gangverzweigungen werden im Verlaufe der Altersinvolution ebenfalls in der umgekehrten Reihenfolge ihrer einstigen progressiven Entwicklung zurückgebildet. Sie verschwinden also zuerst in der Peripherie. So bleiben die zentralen Verzweigungen erster, zweiter und dritter Ordnung am längsten erhalten. Die in den Jahren nach der Menopause noch übrigbleibenden Läppchen sitzen dementsprechend hauptsächlich noch an den größeren Gängen der ersten Verzweigungsordnungen. Dadurch entsteht das für die Altersmilchdrüse typische Bild von läppchenartigen Verzweigungsbüschen, welche kurzgestielt an relativ dicken Gängen sitzen (s. Abb. 118 und 119). Bei der Rückbildung des Läppchens selbst setzt der Abbau ebenfalls zuerst in dessen Peripherie ein. Das hat schon v. LANGER (1851) an seinen Injektionspräparaten des Gangsystems festgestellt (s. Abb. 120 und 125). Im dicken Schnitt zeigt sich noch eine andere Eigentümlichkeit des Reduktionsablaufes: Wie in der progressiven Entwicklung aus dichotom sich teilenden Endknospen die Verzweigung fortschritt, so läßt auch die Rückbildung solche Doppelknospen neu entstehen. Sie sind nun allerdings nicht die Anfangsstadien, sondern die Reste eines Endstadiums. Sie gleichen aber durchaus einem Doppelbläschen, das man jetzt aber nicht mehr dem Wortsinne nach als ,,Knospe" bezeichnen kann. v. LANGER bildet ebenfalls ein solches Stadium ab, obwohl ihm der HEIDENHAINsche Begriff der Adenomeren noch nicht bekannt sein konnte. Man erkennt über den noch rundlichen, gebläht erscheinenden Endbläschen die haarfeinen Lumina der im Verschwinden begriffenen Läppchenanteile. Schließlich bleiben nur dünne epitheliale Zellreihen übrig, die an noch regulär gebauten Gangenden der oft paarigen Endbläschen als zarte Verzweigung aufsitzen (s. Abb. 125).

2. Die elastischen Fasern in den progressiven und regressiven Entwicklungsphasen.

Das elastische Material der Mamma ist zwar von verschiedenen Autoren festgestellt und durch die einzelnen Phasen der Entwicklungsstufen und Funktionszustände hindurch verfolgt worden. Es handelt sich aber immer nur um die Beschreibung des Vorhandenseins und die Tatsache der hauptsächlichen Lokalisierung, in erster Linie um die Blutgefäße und um die Gänge herum. Gerade die prägnante Lokalisierung läßt es wahrscheinlich erscheinen, daß den elastischen Fasern hier eine besondere funktionelle Bedeutung zukommt, und daß sie eine dementsprechende funktionelle Anordnung haben. Bisher sind solche Gesichtspunkte aber nur für die Untersuchung der Mamille (NAGEL 1942) maßgeblich gewesen.

Die relative Zunahme des elastischen Gewebes nach Graviditäten sowohl als mit zunehmendem Alter ist schon von BERKA (1911) festgestellt und ausführlich geschildert worden. Neuere Arbeiten über den elastischen Anteil haben im allgemeinen diese Angaben nur bestätigt, ohne daß wesentliche neue Befunde erhoben worden wären. BERKA deutete die relative Zunahme der elastischen Substanz hauptsächlich als eine nur scheinbare. Tatsächlich handle es sich um eine Zusammendrängung des vorhandenen Materials in der an Masse reduzierten Umgebung. Der anfallende Raum, der nach Reduktion des epithelialen Paren·chyms frei wird, führe zu einem Kollabieren der Umgebung. Dadurch werden die elastischen Fasern, welche ihrer Widerstandsfähigkeit wegen dem Abbau nicht anheimfallen, zusammengedrängt. Infolge der allgemeinen Gewebsabnahme scheinen sie dann relativ an Masse zugenommen zu haben. Ihre bevorzugte Ansammlung um die Gänge und größeren Blutgefäße herum ist nach BERKA eine mehr zufällige, welche dadurch zustande kommt, daß während der mannigfachen inneren Umbauten im Verlaufe der Cyclen, Graviditäten und Lactationen die Gänge und die Blutgefäße gewissermaßen die fixen Gebilde darstellen, an denen sich die den Umbau jeweils überstehenden Fasern vor allem ansammeln

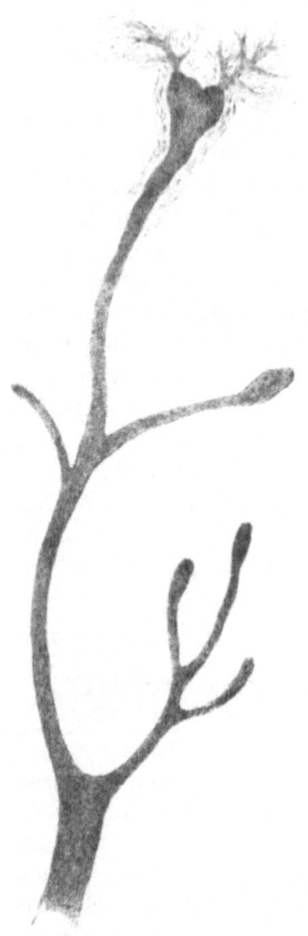

Abb. 125. Nach K. Langer 1852. „Milchgang aus der Brust einer alten Frau, bei der das ganze Drüsenparenchym verschwunden war, mit Rücklassung von Gängen, die mit einer grünlich trüben Flüssigkeit erfüllt und stellenweise varicös ausgedehnt waren, bloß an einem Zweigchen sind noch Rudimente verödeter Gänge zu bemerken. (Vergr. 27×).“ Am oberen Ende typische dichotome „Knospe“ als Reduktionsrest. Darüber letzte Spuren der rückgebildeten Abschnitte. (Zusatz des Referenten.)

können. Riedel (1925) hält die Zunahme doch für die Folge einer echten Vermehrung. An 90 untersuchten weiblichen Brustdrüsen fand er eine altersmäßig bedingte Vermehrung der elastischen Fasern, die er zum Teil auf die durchgemachten Menstruationsveränderungen, zum Teil auf Schwangerschaften zurückführt. Mit dem Alter fortschreitend zeigen sich die gleichen Vorgänge in der Umgebung der Gefäße. Riedel setzt diese Veränderungen in Parallele zu gleichartigen Veränderungen an den Uterusgefäßen, die dort vor allem nach Graviditäten auftreten. Er wiederholt damit durchaus gleichartige Vermutungen von Berka. Die Zunahme elastischer Substanz in der Mamma bei geschlechtsreifen Frauen ist nach Riedel (1925) nicht allein von der Geburtenzahl abhängig, sondern im wesentlichen vom Alter. Daneben läuft eine Reihe von degenerativen Veränderungen des elastischen Gewebes einher in Gestalt von Körnelungen, Klumpen- und Schollenbildungen, die gelegentlich schon im mittleren Alter festzustellen sind, und zwar auch bei Nulliparae. Nach dem 65. Lebensjahre ist die Zunahme der elastischen Fasern sowohl als die Degeneration ganz erheblich gesteigert. Dabei handle es sich zum Teil sicher um eine wirkliche Neubildung elastischer Massen.

Mit diesen Feststellungen ist über die Funktion der elastischen Substanz nichts ausgesagt. Ihr Vorkommen an den Milchsinus und Drüsengängen ist wohl sicher nicht aus dem Zusammenhang mit den dort liegenden funktionellen Beanspruchungen zu lösen. Darüber ist aber zunächst noch wenig bekannt.

Trotz des Reichtums an elastischem Material und der bevorzugten Lokalisation um Gänge und Blutgefäße ist es an Mammae alter Individuen selbst an dicken Schnitten außerordentlich schwer, das Anordnungsprinzip zu erkennen. Am geeignetsten sind Milchdrüsen jugendlicher Individuen vom Ende der Schwangerschaft oder mit Milchstauung post partum (s. Abb. 126 einer 20jährigen Puerpera, Dabelow 1956). Um die Gänge herum liegen 3 Lamellen mit dichter Textur und dazwischen lockere Verschiebeschichten. Alle drei zeigen eine netzartige Anordnung des elastischen Materials mit einem rhombischen Maschensystem. Die innerste und feinste Lage schließt sich unmittelbar dem Epithel an. Die rhombischen Lücken sind im leeren Zustand des Ganges so orientiert, daß ihre spitzen Winkel in die Längsrichtung des Ganges weisen. Bei gefülltem Lumen liegen die Maschen quer. Die mittlere und die äußere Schicht haben ihre spitzen Maschenwinkel auch bei gefülltem Gang in der Längsrichtung. Bei leerem Lumen ist das Gitter der mittleren und äußeren Lamelle nicht zu erkennen, es entsteht vielmehr der Eindruck parallel zur Längsachse verlaufender Fasern. Die äußere sowohl als die mittlere Lage stehen durch schräg abwärts (d. h. zur Peripherie hin) verlaufende Fibrillen mit der subepithelialen Faserung in Verbindung. Außerdem bestehen zartere, in zwei gegensätzlichen Richtungen verlaufende tangentiale Zwischenschichten. Die in steilen Schraubenwindungsabschnitten verlaufenden Verbindungsfasern zwischen äußerer — mittlerer und innerer Schicht heften sich in bestimmten ringförmigen Zonen am inneren Blatt fest, in welches sie in flachem Verlauf einstrahlen. Bei stark gefülltem Lumen sind diese Anheftungszonen als deutliche Einziehungen zu erkennen. Durch diese Schnürringe wird der Gang, wenn er stark gefüllt ist, in ungleich lange Segmente unterteilt, die hier und da fast cystenartig erweitert sein können.

Die geschilderte Anordnung der Fasern scheint den funktionellen Aufgaben zu entsprechen, welche einem Gangabschnitt gestellt sind: Inmitten der während der Lactationsperiode dauernd ablaufenden Massenverschiebungen durch Füllung und Entleerung der einzelnen Parenchymabschnitte hätte er durch die zusätzlichen elastischen Wandbestandteile und die dazwischen liegenden Verschiebeschichten den Vorteil, in eine der wechselnden Umgebung entsprechend verschieblichen Schutzhülle eingebettet zu sein. Diese Deutung als funktionelle Struktur bleibt aber letzten Endes unbefriedigend. Zum ersten ist sie auch bei jugendlichen Schwangeren durchaus nicht immer so deutlich, wie in dem geschilderten optimalen Fall, und zweitens ist sie später (d. h. nach mehreren Schwangerschaften und in höherem Alter) von mir nicht mehr festzustellen gewesen. Die Zunahme des elastischen Materials ist zwar immer zu beobachten, aber eine klare Anordnung verschwindet zugleich damit. Die elastischen Fasern werden vielfach extrem stark gewellt und gelockt. Sie erwecken den Eindruck,

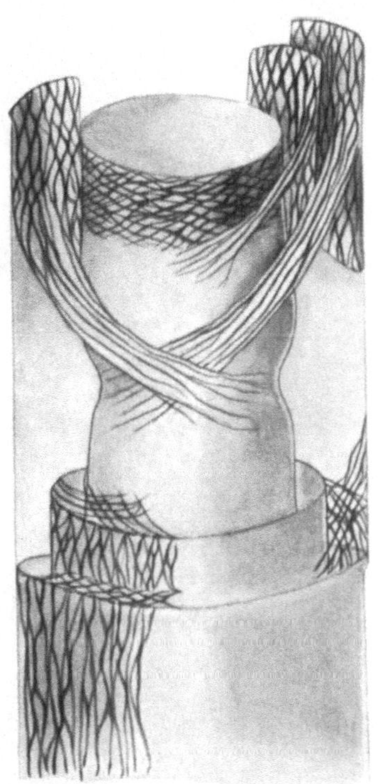

Abb. 126. Milchgang aus der Drüse einer 20jährigen Primipara mit puerperaler Milchstauung. Dreifache elastische Faserschichtung mit schraubenförmig verlaufenden Verbindungen in den Zwischenschichten. Dicker Schnitt. Resorcinfuchsin. (Präparat DABELOW.)

als seien sie an ihren Enden nicht mehr fixiert, was nicht gut möglich ist. Wahrscheinlich sind sie mit der Schrumpfung der Gesamtmasse der Brust und durch Verlust an Elastizität relativ zu lang geworden und die so verursachte Stauchung des ursprünglich gedehnten Materials ruft dieses Bild hervor, ähnlich dem eines geschlängelten Blutgefäßes in der alternden Haut.

Die elastischen Wandschichten begleiten die Gänge bis zur Basis der aufsitzenden Lobuli, um dann plötzlich an Masse abzunehmen. Immerhin sind dünne elastische Fibrillen in lockerer Anordnung auch um die Läppchen herum und intralobulär festzustellen. Sie sind hier so angeordnet, daß sie die Peripherie des Läppchens in der Umgebung — sei es Fett, sei es Bindegewebe — locker fixieren.

Außerhalb des Gangsystems und der Blutgefäße umhüllen in der menschlichen Mamma elastische, netzartige Membranen die Außenfläche der Fettläppchen und grenzen sie gegen das umgebende Bindegewebe ab.

XIII. Die männliche Brustdrüse.

Es ist verständlich, daß der weiblichen Brustdrüse in früheren Jahrzehnten erheblich mehr Untersuchungen gewidmet wurden als der pathologisch und klinisch weniger interessierenden männlichen. Auch auf diesem Gebiet gingen neue Anregungen von den Erfordernissen der endokrinologischen Forschung aus. Für die Prüfung der Hormoneffekte wurde die Milchdrüse des kastrierten männ-

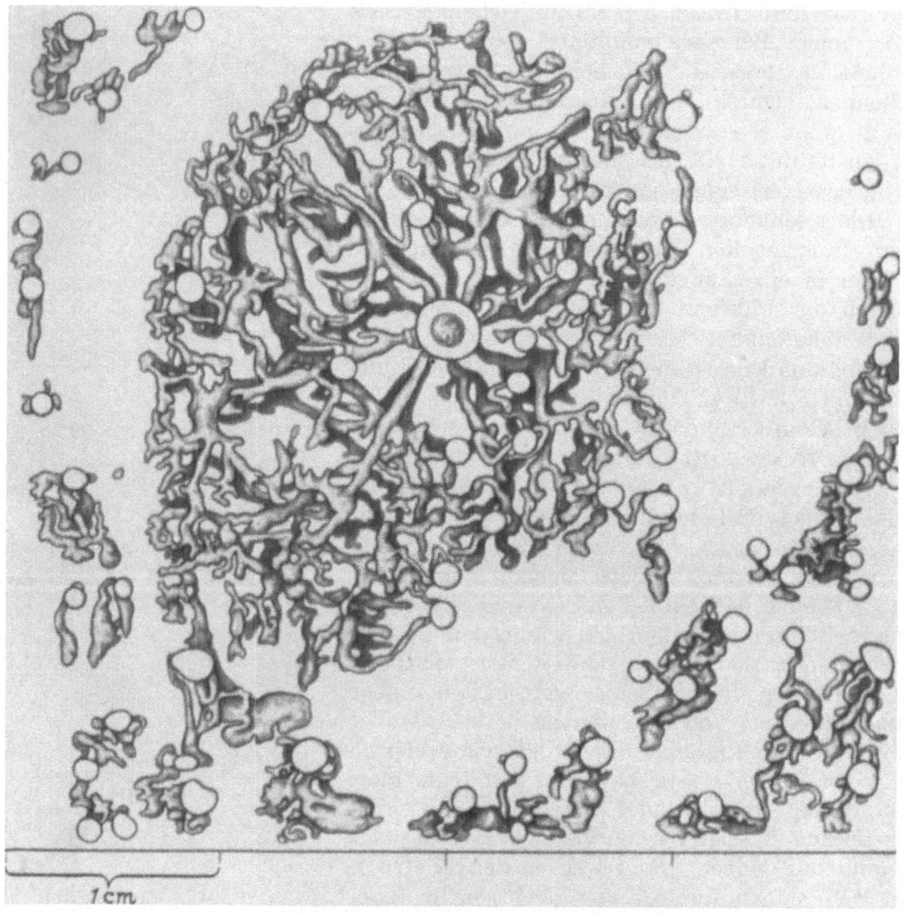

Abb. 127. Rekonstruktion der Mamma eines 15jährigen Knaben mitsamt den Drüsen der Areola. (Umzeichnung nach ANDREWS und KAMPMEIER 1927. Original weiß auf schwarzem Grund, Maßangabe in Inches.)

lichen Versuchstieres zu einem besonders günstigen Beobachtungsobjekt. Die männliche Brustdrüse des Menschen gewann dagegen auch weiterhin keine so intensive Bearbeitung, da sie nicht als Testobjekt dienen kann. Immerhin knüpfen auch hier neuere Arbeiten insofern an die Probleme des inkretorischen Systems an, als sie in der Hauptsache von dem Auftreten vergrößerter Mammae beim Manne ausgehen und bemüht sind, den Sammelbegriff der „Gynäkomastie" zu analysieren und die Grenzen zwischen dem Normalen und Pathologischen auf diesem Gebiet abzustecken.

Die alten klassischen Arbeiten von v. LANGER (1851), LUSCHKA (1852) und KOELLIKER (1880) beziehen auch die männliche Mamma mit ein, und sie mögen hier als wichtige Quellen mit genannt sein.

Aus neuerer Zeit sei zunächst einmal von den Studien zum Problem der „Gynäkomastie" abgesehen und es mögen die überwiegend normal-histologischen Untersuchungen an den Anfang gestellt sein. Es kann keinem Zweifel unterliegen, daß die Beurteilung pathologischer Abweichungen die Kenntnis des Normalen zur Voraussetzung hat. An diesem Wissen um das allgemein vorkommende Bild der männlichen Brustdrüse hat bis vor kurzem noch mancherlei gefehlt, so daß v. EGGELING (1927) in der ersten Ausgabe dieses Handbuches sich bezüglich dieses Abschnittes noch auf wenige Zeilen beschränken durfte.

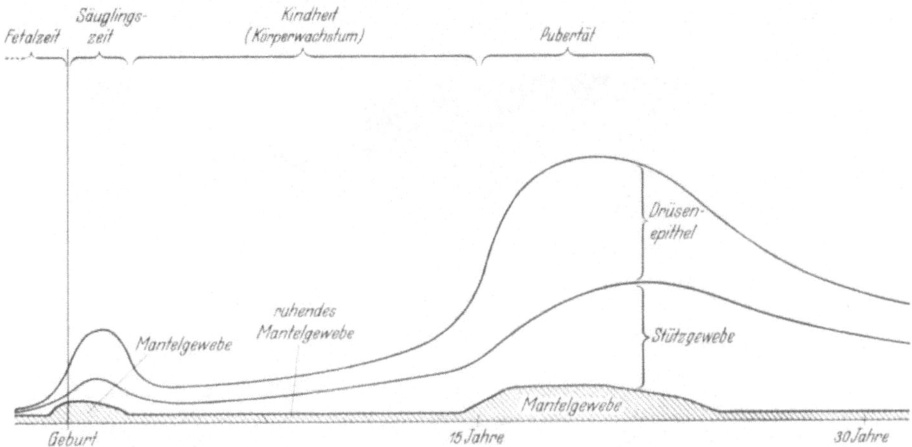

Abb. 128. Aus F. SCHNURBUSCH 1950. „Schema über die normale Altersentwicklung der männlichen Brustdrüse; das Maß für das Stützgewebe entspricht der durchschnittlichen Größe des Drüsenkörpers; für das Epithel wurde die Anzahl der angeschnittenen Drüsenlumina genommen, da diese ein gutes Maß für die Entwicklung des Drüsenbaumes abgibt."

1. Das Gesamtbild des Drüsenbaumes in der männlichen Mamma.

ANDREWS und KAMPMEIER (1927) machten sich die verdienstvolle Mühe, die ganze Milchdrüse eines 15jährigen samt den MONTGOMERYschen Drüsen und denen der Areola und des gesamten Drüsenfeldes (Schweiß- und Talgdrüsen) in Wachsplatten zu rekonstruieren (s. Abb. 127). Das so gewonnene Bild erinnert lebhaft an eine relativ kleine jugendlich-virginelle Drüse und zeigt eine Ausdehnung, die weit über das hinausgeht, was man für eine „rudimentäre" Drüse zu vermuten geneigt ist. Sie entspricht durchaus dem, was man bei der Drüse eines gleichaltrigen weiblichen Individuums findet: Ein reich verzweigtes Gangsystem mit kölbchenförmigen Enden ohne wirkliche Läppchenbildung. v. GUSNAR (1928) gewinnt aus seinen üblichen mikroskopischen Schnitten ein ebenso zu deutendes Bild. Gruppen von Gängen, die nebeneinander getroffen sind, und gleichzeitig vorhandene Ausschnitte von apokrinen Schweißdrüsen können — worauf auch BERKA (1911) schon hinwies — das Vorhandensein von Läppchen vortäuschen. v. GUSNAR (1928) behauptet jedoch das vereinzelte Vorkommen echter Lobuli, die ein „regelrechtes" lockeres, intralobuläres Bindegewebe aufweisen, die reichliche Capillarisierung besitzen und in denen auch die für Wachstums- und Entwicklungsphasen charakteristischen Zellansammlungen auftreten. In den vergrößerten Mammae, welche STIEVE und STIEDA (1927) untersuchten, kamen ebenfalls Lobuli vor. Offenbar ist es schwierig, zu entscheiden, was hier noch zur Norm gehört. Von den meisten Autoren wird eine echte Läppchenbildung für die männliche Milchdrüse geleugnet. GRAUMANN (1952) spricht vorsichtig von Läppchenanlagen und schreibt: „Schließlich macht es die Aufhellungsmethode möglich, den alten Streit um das Vorkommen von Drüsenalveolen und Drüsenläppchenanlagen in der männlichen Brustdrüse im positiven Sinne zu entscheiden. In Ergänzung der schon mitgeteilten Befunde über das Vorkommen derartiger Bildungen bei jungen Männern in und nach der Pubertät ist festzustellen, daß echte Läppchenanlagen bis in das höchste Alter angetroffen werden können, wenn ihr Vorkommen auch so selten ist, daß sie dem Nachweis im Dünnschnitt in der Regel entgehen werden." Er fährt fort: „Der Drüsenbaum entspricht dem einer noch nicht menstruierenden Virgo, wie er von Dabelow (1941) beschrieben wurde." Vergleicht man den Bau mit dem einer so jugendlichen virginellen Drüse, so wird man tatsächlich nur den Ausdruck „Läppchen-*anlage*" benutzen dürfen und auch dann nur mit Vorsicht. Denn die weitere

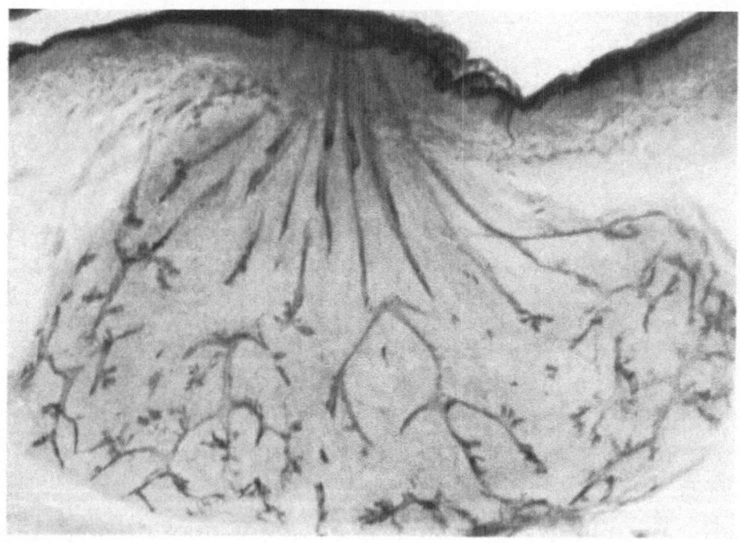

Abb. 129. Aus C. R. Pfaltz 1949. „Brustdrüse eines 17jährigen. Sagittalschnitt im Bereiche des Mamillarrandes. Kompakter Bindegewebskörper mit stark verzweigten Milchgängen, Bildung von Endbäumchen." Färbung: Boraxcarmin-Pikroindigocarmin. Aufgehellter, etwa 2 mm dicker Schnitt. Leicaphotographie. Vergr. 4×.

Entwicklung der virginellen Drüse zeigte ja, daß solche läppchenähnliche Endgruppen der jungen virginellen Drüse zum größten Teil noch im Verlaufe der weiteren Entwicklung in divergierende Astgruppen des Gangsystems übergehen und daß erst später an *deren* endgültigen Enden die definitiven Läppchen entstehen, sofern sie nicht aus den spät auftretenden Adventivknospen hervorgehen. Es handelt sich eben bei der männlichen Mamma um das Stehenbleiben in einer gewissen Phase eines sozusagen für das folgende Jahrzehnt vorgesehenen Entwicklungsganges, für den aber weiterhin die notwendigen hormonalen Impulse fehlen. Der Zustand, in welchem so der mögliche weitere Weg mehr oder weniger zufällig abgeschnitten wird, ist offenbar soweit individuell verschieden, daß eine Norm für die männliche Drüse so absolut exakt und eindeutig gar nicht zu gewinnen ist.

C. R. Pfaltz (1949) machte die männliche Mamma durch die verschiedenen Altersstufen des Kindes-, Jünglings-, Mannes- und Greisenalters zum Gegenstand seiner Untersuchung. Dabei stand ihm im Vordergrund das Bild des Drüsenbaumes und seiner Umgebung in den Größenordnungen, welche der dicke Schnitt besonders zu zeigen geeignet ist (102 Brustdrüsen von Individuen im Alter zwischen 14 Monaten und 92 Jahren). Über seine Ergebnisse bezüglich der kindlichen Stadien wurde schon weiter oben berichtet in den Abschnitten über die Milchdrüse vor dem Eintritt der Pubertät, da bis zu diesem Punkt die Entwicklung in den beiden Geschlechtern keine Verschiedenheiten zeigt. PFALTZ überprüfte in dieser Hinsicht seine Befunde an der jugendlichen männlichen Drüse mit den von DABELOW (1941) an der weiblichen Drüse gleicher Altersstufen gewonnenen Befunden und kam zu dem Ergebnis, „daß in der Zeit vor der Pubertät die Entwicklung der Brustdrüse bei beiden Geschlechtern gleich verläuft". Danach haben wir uns an dieser Stelle nur mit den Milchdrüsen junger Männer vom 17. Lebensjahr ab zu beschäftigen. Er fand eine deutliche Zunahme der Gesamtgröße des Organs, die vor allem durch das Bindegewebe zustande kommt. Damit bestätigt er die Befunde von v. GUSNAR (1928), der in 27 Fällen

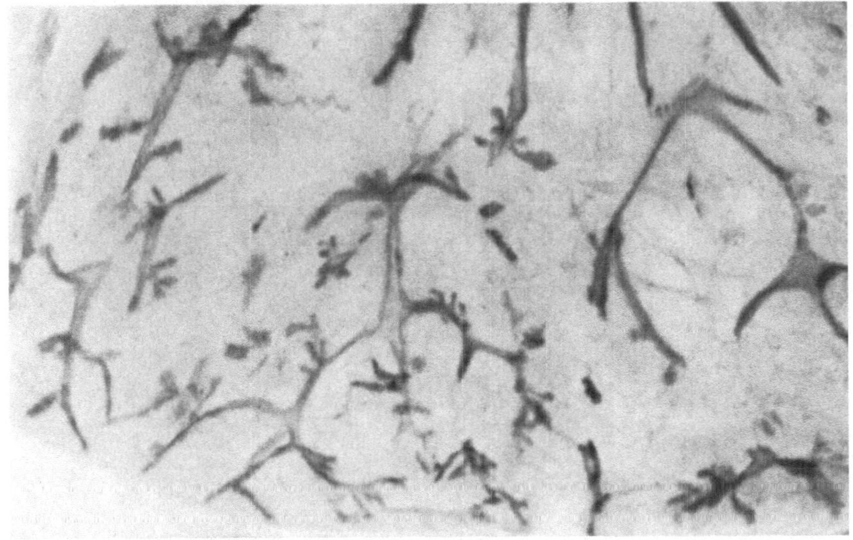

Abb. 130. Aus C. R. PFALTZ 1949. „Brustdrüse eines 17jährigen. Sagittalschnitt im Bereiche des Mamillarrandes. Teilansicht eines basalen Abschnittes des Drüsenbindegewebskörpers mit sprossenden Milchgängen. Zahlreiche Adventivsprossen, Endbäumchen mit typischen Mehrlingsbildungen, ferner für dieses Stadium charakteristische kurzgestielte, rundliche Endknospen." Färbung: Boraxcarmin-Pikroindigocarmin. Aufgehellter, etwa 2 mm dicker Schnitt. Leicaphotographie, Vergr. etwa 8×.

zwischen 14 und 25 Jahren das Bindegewebe gegenüber jüngeren Altersstufen vermehrt fand. Die absoluten Größen schwanken dabei im einzelnen allerdings erheblich. PFALTZ gibt für jedes Objekt 3 Hauptdurchmesser an und findet unter anderem beim 17jährigen 12:7:8 mm und beim 27jährigen 30:10:18 mm. W. GRAUMANN (1952), der seine Studie dem gleichen Thema widmet, bestätigt die allgemeine Größenzunahme nur für die Zeit bis zum Ende der Pubertät. Er gibt für das Jünglingsalter bezüglich des größten Durchmessers eine Schwankung zwischen 7 und 26 mm an, „was einer Massenzunahme gegenüber der kindlichen Brustdrüse auf das mindestens 10—20fache entspricht". In einer zweiten Arbeit (1953) sagt er für die Zeit des 3. und 4. Jahrzehnts: „Die Größe des bindegewebigen Drüsenkörpers entspricht in der Regel den in der Pubertätszeit erreichten Ausmaßen", fügt allerdings hinzu: „Es darf dabei jedoch nicht übersehen werden, daß Mammae, deren Durchmesser den genannten Mittelwert (sc. von etwa 15 mm) bis zu etwa 30 mm überschreiten, durchaus zum normalen Bild gehören." Die Form des Gesamtkörpers wird von allen 3 Autoren (v. GUSNAR 1928, PFALTZ 1949, GRAUMANN 1953) als sehr variabel angegeben und ist etwa als linsenförmig, scheibenförmig, bohnenförmig oder zapfenartig zu bezeichnen. PFALTZ analysiert weiterhin den Verzweigungsmodus innerhalb der verschiedenen

Größengruppen. Er findet bei den mittelgroßen ein Parenchym, dessen Aus-
bildungsgrad überall ziemlich gleich ist: „Die Milchgänge verzweigen sich wie
früher zum Teil dichotom, zum Teil sympodial, wobei gegenüber den kindlichen
Organen eine Zunahme der zweiten Verzweigungsart zu verzeichnen ist. Neu hin-
gegen ist die Bildung adventiver Sprossen.“ Zusammen mit den sympodialen
Verzweigungen entstehen so Bilder, die an das Aussehen von Bäumchen erinnern
können. PFALTZ vermeidet ausdrücklich das Wort „Läppchen“ und spricht von
Endbäumchen.

In den Drüsen mit sehr großem Bindegewebskörper ist relativ viel Parenchym
vorhanden, das sich von dem der vorigen Gruppe in 3 Punkten unterscheidet:

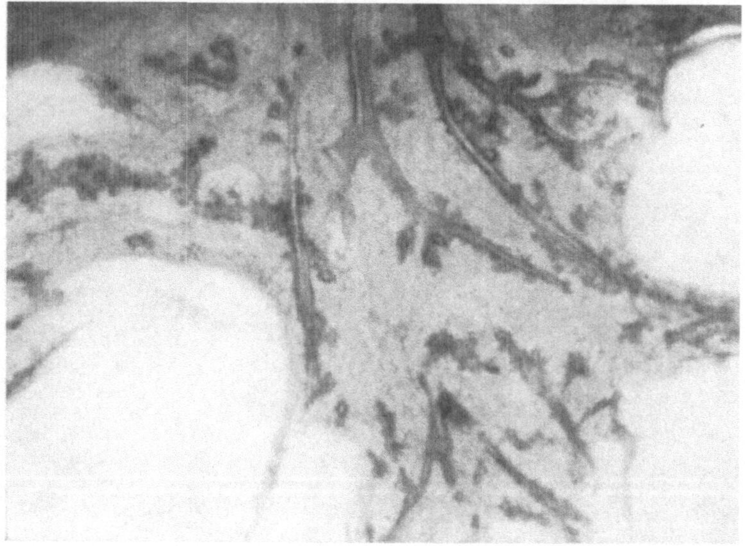

Abb. 131. Aus C. R. PFALTZ 1949. „Brustdrüse eines 47jährigen. Färbung: Boraxcarmin-Pikroindigocarmin,
aufgehellt. Leicaphotographie. Vergr. 6¹/₂ ×. Etwa 2 mm dicker Sagittalschnitt durch den Drüsenbindegewebskörper im Bereiche der Mamille. Starke Verzweigung der Milchgänge, gesteigerte adventive Sprossung, typische
Mehrlingsbildungen, Endbäumchen mit kurzgestielten Knospen.“

Keine unregelmäßigen Mehrlingsbildungen mehr, nur typische, büschelförmige
Sprossungen. Die letzteren haben an Zahl zugenommen, ebenso meist auch die
Adventivsprossen.

PFALTZ bestätigt ausdrücklich die alten und neuerdings mehrfach bestrittenen
Beobachtungen von v. LANGER (1851) und KOELLIKER (1880), welche ein Wachstum
im 3. Dezennium feststellten („Blütezeit der männlichen Brustdrüse“) und die
neueren von v. GUSNAR (1928), die ebenfalls eine deutliche Vermehrung wahrscheinlich machen. GRAUMANN (1952) gibt an, daß die männliche Brustdrüse
nach der Pubertät „lange Zeit“ mehr oder weniger auf dem erreichten Höhepunkt
stehen bleibt. Er setzt die von WEBER (1950) angegebenen Mittelwerte von
10—20 mm allerdings höher an und bezeichnet als obere Grenze des Normalen
größte Durchmesser von 30 mm. PFALTZ berichtet von einer allmählichen Rückbildung im 4. Dezennium, die am Parenchym beginnt und anschließend auf das
Bindegewebe übergreift. PFALTZ (1949) sowohl wie GRAUMANN (1945) stellen
— unabhängig voneinander — eine Zunahme in den hohen Altersstufen fest.
GRAUMANN setzt diesen Vorgang etwa auf das 7. Jahrzehnt an. PFALTZ spricht
von einer neuerlichen Sprossung des Parenchyms in der 2. Hälfte des 5. Jahrzehnts. In der Folge vergrößere sich auch der Bindegewebskörper.

Bezüglich der Ursachen für das periodische Wachstum der männlichen Drüse stellt GRAUMANN (1953) folgende Erwägungen an: „Der physiologischen Entfaltung des Parenchyms der männlichen Mamma liegt also praktisch ein reines Gangwachstum zugrunde. Da dieses Gangwachstum bei männlichen Individuen in erster Linie in Perioden erfolgt (Pubertät, Senium), in denen eine gesteigerte Androgenwirkung angenommen werden darf, bestätigen diese Befunde nunmehr auch für die normale Entwicklung beim Menschen die bisher experimentell gemachte Erfahrung, daß androgene Stoffe eine Proliferation des Gangsystems bewirken können (FOLLEY 1947, SPEERT 1948)." Er betrachtet die männliche Drüse als ein bis in das höchste Alter hinein wachstumsbereites Organ. Das tatsächlich erreichte Wachstumsausmaß des Gangsystems ist allerdings individuell außerordentlich verschieden. Er schreibt dazu weiterhin: „Man muß sich wohl vorstellen, daß zwar die normale Grundentwicklung durch androgene Stoffe beherrscht wird, daß aber darüber hinaus oestrogene Substanzen aus Testis und Nebennierenrinde (FOLLEY 1947, PRICE 1947, PONSE 1948 u. a.) diese Grundentwicklung zu beeinflussen vermögen, wenn sie in vermehrter Menge auftreten. Nach KLATSKIN und Mitarbeiter (1947) sowie SALTER und Mitarbeiter (1947) kann ein solcher Hyperoestrinismus bereits durch funktionelle Störungen der Leber, welche normalerweise die oestrogenen Substanzen inaktiviert, bewirkt werden. Man kann sich auf dieser Grundlage leicht vorstellen, daß die mannigfaltigen Einflüsse, welche im Laufe des Lebens auf den Stoffwechsel der Leber einwirken, auf dem Wege über den Oestrogenspiegel den Grad der Mammaentwicklung zu beeinflussen vermögen."

2. Die histologischen Bestandteile der männlichen Mamma.

Dem cellulären Aufbau der normalen männlichen Mamma widmeten sich in neuerer Zeit vor allem v. GUSNAR (1928), GRAUMANN (1945 und 1953) und BRUNO (1946).

v. GUSNAR sowohl wie GRAUMANN finden die Wandung der tubulären Anteile — aus denen die männliche Drüse ja mehr oder weniger ausschließlich besteht — aus einer doppelten Zellschicht gebildet, während KUDJI (1921) eine Zweischichtigkeit nur in den Milchgängen junger Individuen gefunden zu haben glaubt und für geschlechtsreife nur eine Schicht feststellt. Offenbar kommt gelegentlich auch Einschichtigkeit vor, denn GRAUMANN schreibt ausdrücklich, „in der Regel" seien zwei zu sehen. v. GUSNAR beobachtete erst in höherem Alter einen Verlust der Zweischichtigkeit zugunsten einer Verdickung der Basalmembran und glaubt an ein Aufgehen in dieser Schicht. Er spricht von einer Altersinvolution, die etwa gegen Ende der 40er Jahre begänne. Sie führe zu Schwund und Atrophie der Zellen, sowie zu einer Hyalinisierung und Verdickung der basalen Zellschicht, „die zu einer dicken Membran wird". Nach v. GUSNAR besteht die innere Schicht aus kubisch bis zylindrisch geformten Zellen. Eigentlich hochzylindrische Zellen seien selten, am ehesten im ersten Lebensjahr und in der Pubertät anzutreffen. Später werden sie niedriger, ohne daß jedoch hierin eine Regelmäßigkeit bestehe, denn Zylinderzellen seien in jedem Alter vorhanden. Ihre Stellung ist palisadenartig, radiär zum Lumen. Oft begegne man Mehrzeiligkeit, aber auch Mehrreihigkeit.

Die Zellen der Basalschicht lägen mehr konzentrisch zum Lumen. Sie stehen in engster Verbindung mit der ringförmig verlaufenden Basalmembran.

Sehr oft liegen nach v. GUSNAR zwischen den Zellen der Innenschicht — zuweilen auch zwischen den Basalzellen — helle, protoplasmaarme „blasse" Epithelien, teils einzeln, meist zu mehreren mitten im Zellverbande. Es handelt sich hierbei um einen sehr häufigen Befund, der besonders während der Pubertätszeit, im übrigen aber auch in allen Lebensaltern zu erheben ist. „Da das Mammagewebe als Abkömmling des Schweißdrüsengewebes aufzufassen ist, muß die Deutung v. Saars, der zuerst diese Zellen als Schweißdrüsenzellen ansah, als zu Recht bestehend auch in der normalen männlichen Drüse anerkannt werden."

Graumann (1945, 1952) differenziert sein Material sorgfältig innerhalb der verschiedenen Altersstufen: Er findet nach dem Wachstumsimpuls der Pubertät die Lumina der Gänge gegenüber dem kindlichen Zustand erheblich vergrößert

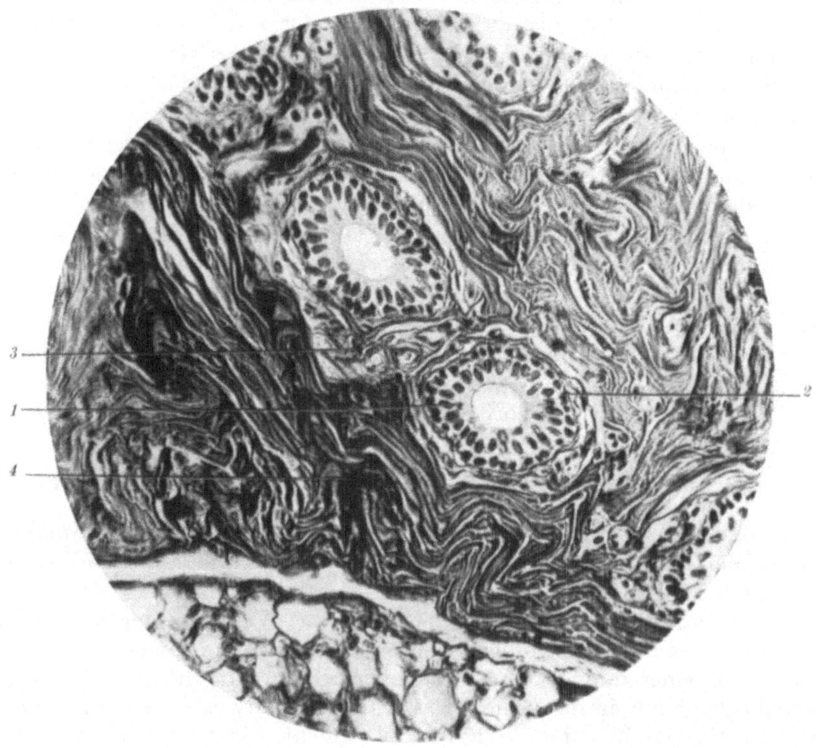

Abb. 132. Nach Graumann 1953. Peripherie einer männlichen Mamma. Silberimprägnation. Maßstab 215:1.
1 Drüsenzellen; *2* basale Zellen, auf der Basalmembran; *3* Mantelgewebe; *4* Stützgewebe.

mit einem Durchmesser von etwa 100—200 μ. Sie sind von einem vorwiegend zweizeiligen Epithel ausgekleidet (s. Abb. 132 und 133).. Der Charakter des Epithels kann örtlich sehr verschieden sein, unter Umständen innerhalb des gleichen Gesichtsfeldes. Die Unterschiede hängen vor allem von der Ausgestaltung der basalen Schicht ab: Liegen deren Zellen bei gleichartiger Abplattung noch weit auseinander, so kann Einschichtigkeit vorgetäuscht werden. Andererseits kann die in diesem Alter zunehmende Gruppenbildung der basalen Zellen die Einheitlichkeit der Anordnung stören. Solche Gruppen — die in geringerer Zahl auch im Kindesalter beobachtet wurden — können so dicht liegen, daß die Gangquerschnitte von einem Kranz knospenartiger Ausbuchtungen umsäumt werden — Graumann bezeichnet sie als „Pseudoknospen", — welche in das Mantelgewebe vorspringen und die Basalmembran zu einem im Querschnitt guirlandenartigen Verlauf zwingen.

Die einzelnen basalen Zellen können sehr verschiedenartig aussehen, weniger durch ihre Form und Anordnung als vor allem durch ihre färberischen Eigenschaften. Sie entsprechen nach seiner Meinung den von der weiblichen Mamma her bekannten Myoepithelien, für die GRAUMANN aber die allgemeinere Bezeichnung „basale Zellen" vorziehen möchte. „Erstmalig in dieser Altersgruppe kommen basale Zellen des Milchgangsystems zur Beobachtung, welche in ihrem morphologischen und färberischen Verhalten wesentlich von dem Bild abweichen, das wir sonst zu sehen gewohnt sind, und welches der bisherigen Schilderung zugrunde lag. Sowohl in größeren Gängen als auch in terminalen Zweigen kommen erheblich vergrößerte basale Zellen vor, die durch Volumenvermehrung

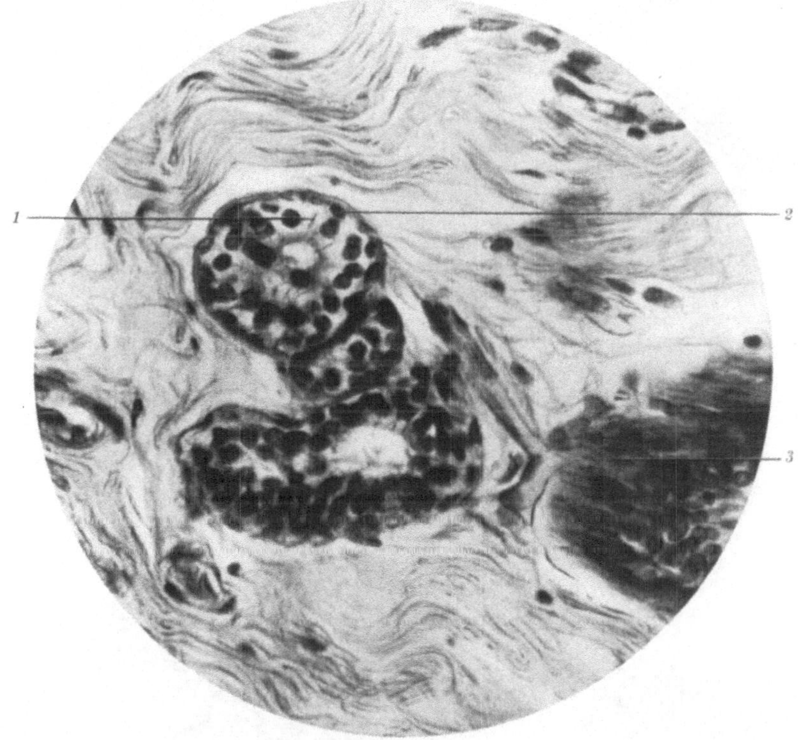

Abb. 133. Aus GRAUMANN 1953. „Mamma eines 35jährigen Mannes. Eisenhäm.-Ery. Safran. Maßstab 320:1.
1 helles Epithel; *2* basale Zelle; *3* basale Zellen im Flachschnitt."

kugelige Gestalt angenommen haben." Bei gegenseitiger Abplattung können sie kubisch werden. Charakteristisch ist aber vor allem ihre Chromophobie, die sich mit zunehmender Zellgröße verstärkt. Er bezeichnet diese Zellen der Basalschicht als „blasse Zellen", um sie von den von ihm bei der kindlichen Mamma bereits erwähnten „hellen Epithelien" zu unterscheiden. Es bleibt zu erwägen, wie sich diese beiden Zellarten zu den oben erwähnten „blassen Epithelien" von v. GUS-NARs verhalten, von denen der letztere Autor sagte, sie lägen zwischen den Zellen der Innenschicht, aber auch zuweilen zwischen den Basalzellen. Während v. GUSNAR seine „blassen Epithelien" mit den v. SAARschen Zellen in Verbindung bringt, trennt GRAUMANN die seinigen ausdrücklich davon, indem er auf die Plasmadichtigkeit der SAARschen Zellen hinweist und auf deren Affinität zu Eosin. Er setzt sie andererseits in Beziehung zu den von SKORPIL (1943) an pathologischem Material beschriebenen „Lamprocyten" (s. dazu den Abschnitt über die kindliche Milchdrüse bis zur Menarche).

Im 3. und 4. Jahrzehnt fallen in einigen Fällen umschriebene Erweiterungen von Abschnitten des Drüsenbaumes auf. Die epitheliale Wandung ist weiterhin zweizeilig, der Charakter der Drüsenzellen wechselnd. Gänge mit hohem und solche mit niedrigem Epithel finden sich in dem gleichen Organ. Das Bild der apokrinen Sekretion ist häufig, charakterisiert durch Dekapitationserscheinungen

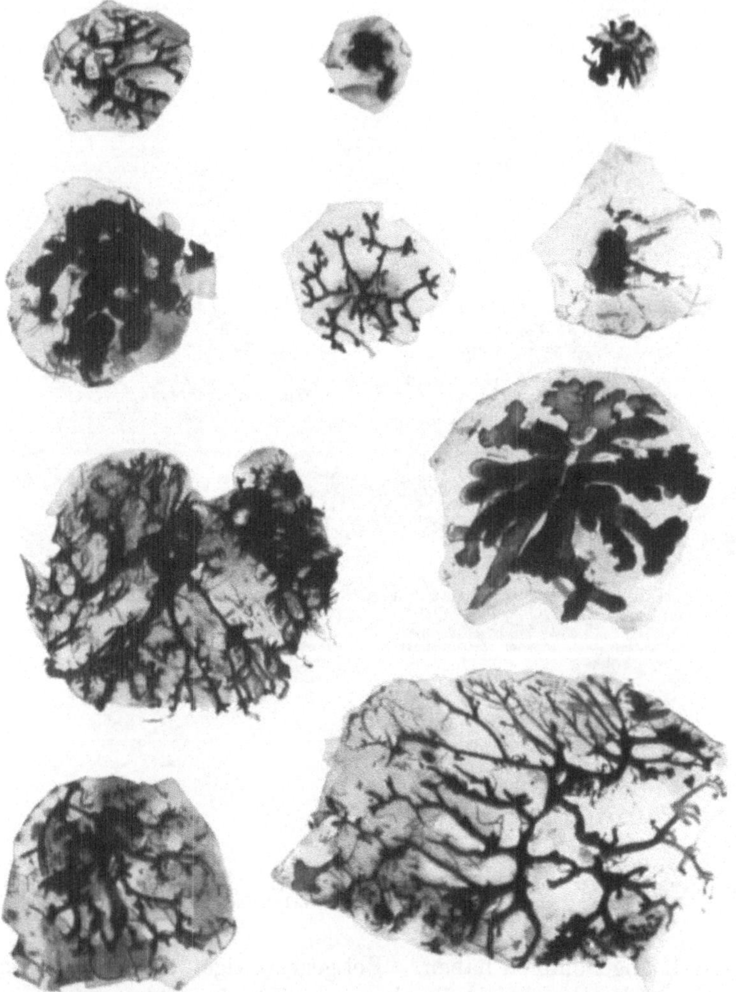

Abb. 134. Nach H. SPEERT 1941. „Milchdrüsen von 10 geschlechtsreifen männlichen *Affen*, die aus einer Gruppe von 24 ausgewählt wurden. Man beachte die individuellen Variationen." Totalpräparat. Alauncochenille. 3×. (Umzeichnung nach reproduzierter Mikrophotographie der Originalarbeit.)

und körnige oder homogene Sekretmassen im Lumen. Dieses Zeichen apokriner Sekretion ist gelegentlich auch schon um die Pubertät zu beobachten. Neu ist das Auftreten von lumenwärts gerichteten Proliferationserscheinungen, in deren Gefolge Zellen mit protoplasmatischen Ausläufern in das Lumen vordringen und protoplasmatische Brücken und Arkaden zur gegenüberliegenden Wand bilden. „Helle Epithelien" kommen weiterhin vor, ebenso die geschilderten „blassen Zellen" und „Pseudoknospen". Die basale Zellschicht ist besonders vielgestaltig, teils locker gefügt mit polygonalen Zellen, teils dicht mit spindelförmigen. Die Basalmembran kann glatt sein und in engem Kontakt mit der gleichmäßigen basalen Schicht stehen. Treten Gruppenbildungen auf, so kommt es zwischen den basalen Zellgruppen zu Einfaltungen der Basalmembran und arkadenartigem Verlauf. Bei besonders großen Zellanhäufungen kann sich die Basalmembran in ein Wabenwerk von Gitterfasern auflösen.

Das Mantelbindegewebe zeigt ebenfalls erhebliche Verschiedenheiten. v. GUS-NAR (1928) gibt an, daß es der männlichen Drüse fehle. Wenn man diese Tatsache teleologisch deuten wolle, könne man sagen, es sei kein Grund vorhanden, Raum für eine künftige Drüsenentwicklung zu geben. GRAUMANN (1953) bildet an Präparaten nach Silberimprägnation deutliches Mantelgewebe (photographisch) ab. Er stellt fest, daß es vor allen an solchen Milchgängen auftritt, in denen die basale Zellschicht bezüglich der Zellgröße und Zellzahl besonders ausgeprägt ist. Es handelt sich dabei um ein lockeres, argyrophiles Fasernetz mit reichlicher Grundsubstanz.

Im 5. und 6. Jahrzehnt haben die örtlich begrenzten Erweiterungen einzelner Milchgangabschnitte deutlich zugenommen. Gelegentlich handelt es sich dabei nur um einen einzelnen Gang, in anderen Fällen um größere Komplexe. In solchen Erweiterungen kommt es oft zu Sekretstauungen und Konkrementbildungen, nicht selten sogar zum Auftreten geschichteter Mammasteine. Das Epithel ist im Bereiche der Dilatationen oft extrem abgeflacht, es kann aber kubisch und sogar prismatisch bleiben. Andererseits kommen auch atrophische oder verengte Gänge vor, deren Zellen klein und meist abgeplattet sind. Das Bindegewebe tritt ohne peritubulären Mantel bis unmittelbar an das Epithel heran. Das Lumen kann obliterieren. Die Drüsenzellen werden abgeplattet und verschwinden schließlich, während die basalen Zellen übrigbleiben.

Der Charakter des Epithels ist außerordentlich verschieden, ohne daß Gründe für die morphologischen Differenzen zu finden wären. Von flachen bis zu prismatischen Zellen sind alle Übergänge anzutreffen. Einem besonders gut ausgebildeten Epithel entspricht meist eine starke Ausbildung der Basalmembran und des Mantelgewebes. Helle Epithelien sind weiterhin vorhanden. Die lokale Proliferation und Zellbrückenbildung hat sich verstärkt, gelegentlich bis zum Auftreten von Papillen und Septen, die das Lumen wesentlich einengen oder sogar verlegen können. Apokrine Sekretion ist fast in jeder Drüse dieses Alters nachzuweisen (s. Abb. 135).

Die basale Zellage ist häufig mehrschichtig geworden und die einzelnen Zellen sind gegenüber dem Normalmaß jüngerer Organe vergrößert. Parallel damit nimmt die Färbbarkeit des Cytoplasmas ab, bis schließlich im Endzustand die „blasse Zelle" vorliegt. Die Proliferationsgebiete der basalen Zellen sind häufig in Gestalt längsverlaufender nach innen vorspringender Leisten oder Bänder angeordnet, so daß der ganze Gang, im dicken Schnitt betrachtet, längsgestreift erscheint.

Jenseits des 60. Lebensjahres kommt es nach GRAUMANN *nicht* zu einer Atrophie der Drüse, während v. GUSNAR (1928) eine Involution beschreibt, die Ende der 40er Jahre beginnen und sich auf nahezu alle Gewebe erstrecken soll: Schwund und Atrophie der Zellen, Hyalinisierung und Verdickung der Basalzellschicht, „die zu einer dicken Membran wird". Der Atrophie der Zellen soll eine deutliche Verminderung des gesamten Drüsengewebes folgen. Wie GRAUMANN und früher MOSKOWICZ stellt auch v. GUSNAR eine apokrine Sekretion fest, die sich in den erhalten gebliebenen Teilen bis in das hohe Alter hinein fortsetzt. GRAUMANN (1953) beobachtet zwar, wie das in allen Altersgruppen der Fall ist, auch kleine und kleinste Drüsen, besonders häufig aber auffallend große. Unter 34 Mammae alter Männer sah er zehn mit Durchmessern über 20 mm, unter anderem auch im

8. Jahrzehnt, z. B. 27 mm bei einem 72jährigen. „Ich konnte selbst in der Mamma eines 83jährigen Mannes ein geradezu üppiges Milchgangsystem feststellen." Ferner fand er auch im höchsten Alter „echte Läppchenanlagen mit ausgeprägten Alveolen". In den Abscheidungen der teilweise sehr intensiven apokrinen Sekretion kommen in den dem Lumen naheliegenden Cytoplasmateilen sogar sudanophile Substanzen vor (überzeugende Mikrophotographie der Mamma eines 63jährigen Mannes).

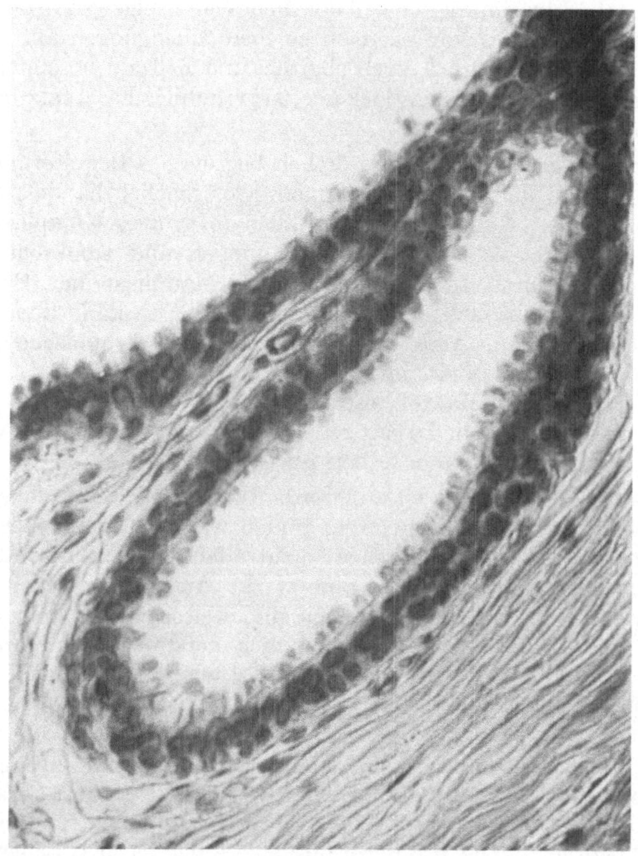

Abb. 135. Aus Graumann 1953. „Mamma eines 63jährigen Mannes. Häm.-Ery.-Orange. Abb. M. 340 : 1. Apokrine Sekretion des Milchgangepithels."

Die basalen Zellen zeigen nach Graumann ebenfalls bis in das höchste Alter hinein keinerlei Anzeichen einer Rückbildung. Vielfach findet man sogar weiterhin eine vielschichtige Lagerung, deren Dicke gelegentlich (bei einem 78jährigen) die Schicht des Drüsenepithels um das Vielfache übertrifft. Diese Zellgruppen sind oft durch Längssepten der Basalmembran voneinander getrennt. Die Zellgröße ist sehr verschieden. Gelegentlich begegnet er Zellvergrößerungen mit deutlicher Zunahme des Kernvolumens.

Erweiterungen der Gänge oder einzelner Gangteile sind häufiger geworden. Auch die Endäste sind oft dilatiert, so daß sie zu kolbigen, alveolenartigen Bläschen" aufgetrieben sein können. In einem Fall fand sich in einer solchen Erweiterung ein Epithel eosinophiler Zellen.

Eosinophile blasse Epithelien (v. SAAR) kommen also nach GRAUMANNs Feststellungen in der männlichen Mamma nur sehr selten vor. Er stellt dazu folgende Erwägungen an: „Diese Epithelmodifikation, welche in der Cystenmamma regelmäßig aufgefunden wird, kommt nach neueren Untersuchungen (LEE und Mitarbeiter 1933, BUNTING 1948) auch in der gesunden weiblichen Brustdrüse konstant vor. Man kann mit RITSCHEL und SCHULTZE-JENA (1950) diesen Zelltyp, der histochemisch weitgehend mit a-Drüsen übereinstimmt (BUNTING 1948) als Symptom einer lebhaften Regeneration auffassen. Da beim Mann nennenswerte regenerative Prozesse, wie sie in der Mamma der Frau etwa im Cyclusgeschehen ablaufen, fehlen, ist die Seltenheit dieser Zellform, die doch wohl Ausdruck einer gewissen Fehlleistung ist, verständlich."

Bezüglich des Systems der „blassen Zellen" der männlichen Brustdrüse kommt GRAUMANN (1953) zu folgenden Schlüssen: Entsprechende Zellen wurden von VOGLER (1947) in den Milchgängen älterer Frauen beobachtet und dem „Helle-Zellen-Organ" von FEYRTER zugerechnet. In pathologisch veränderten Drüsen wurden sie festgestellt von DELBET und MENDARO (zit. nach HAMPERL) sowie von KRAUSS (1949) u. a. Für die männliche Drüse beschrieb sie GRAUMANN erstmalig. Auch er möchte diese hellen Zellen dem von FEYRTER postulierten System zuordnen und sie als Symptom für veränderte hormonale Einwirkungen auffassen. Er hält sie für morphologisch identisch mit dem Bild, das die basalen Zellen der weiblichen Brust im Prämenstruum bieten (DIECKMANN 1925, INGLEBY 1932). Gerade in diesem Falle sei besonders deutlich, daß die basalen Zellen unter hormonalen Einflüssen ihr Erscheinungsbild ändern. Er glaubt fernerhin, daß der aus den basalen Zellen, der Basalmembran, und dem Mantelgewebe bestehende Komplex topographisch zwischen Drüsenepithel und Blutcapillaren eingeschaltet sei und „daß der von der Strombahn zum Sekretionsort gerichtete Stofftransport durch diese Gewebsschranke vermittelt werden muß". Er schließt das aus den wechselnden morphologischen Zuständen der basalen Zellen und der engen Korrelation dieses Formwechsels mit der jeweiligen Ausgestaltung der angrenzenden Basalmembran sowohl als des umgebenden Mantelgewebes.

Die Korrelation der Gewebe sowohl als die hormonale Bedingtheit der festgestellten Entwicklungsphasen der männlichen Mamma macht PFALTZ (1949) zum Gegenstand einer abschließenden Betrachtung am Ende seiner Arbeit. Er stellte seine Befunde über das gegenseitige Verhalten von Bindegewebe und Parenchym zusammen und kommt zu dem Ergebnis, daß bei beiden Gewebsbestandteilen ein innerer Zusammenhang hinsichtlich ihres Ausbildungsgrades besteht und schreibt: „Das Bindegewebe ist der Platzhalter für das Drüsengewebe und seine Verzweigungen, eine Feststellung, die bereits DABELOW (1941) bei seinen Untersuchungen an weiblichen Brustdrüsen gemacht hat. Mit der Zunahme der Verzweigungen vergrößert sich auch der Bindegewebskörper; gelangt das Parenchym von Anfang an nur zu einer rudimentären Entwicklung, so bildet sich auch kein großer Bindegewebskörper aus. Hinsichtlich der Rückbildungsvorgänge ist es etwas schwieriger, ein gleichsinniges Verhalten von Parenchym und Bindegewebe festzustellen, denn einer Abnahme der Verzweigungen folgt eine Verkleinerung des Bindegewebskörpers nicht unmittelbar nach."

Bezüglich der Größenzunahme der männlichen Brustdrüse nach dem 50. Lebensjahr weist PFALTZ auf Parallelerscheinungen an der Prostata Gleichaltriger hin: Bei kleingebliebenen Mammae fand sich niemals eine Prostatavergrößerung. Vergrößerten Mammae entspricht zwar nicht regelmäßig eine Prostatahypertrophie. Immerhin waren bei vergrößerter Prostata die Mammae mindestens mittelgroß. PFALTZ hält Störungen im Verhältnis der oestrogenen und androgenen Substanzen für die wahrscheinlich verursachenden Faktoren.

3. Die vergrößerte männliche Brustdrüse.

Die vorstehenden Untersuchungen der männlichen Brustdrüse, durch die verschiedenen Altersstufen verfolgt, zeigen eine gewisse Ähnlichkeit mit den Veränderungen der weiblichen Mamma. Bis zur Pubertät kann man fast von einer Gleichartigkeit sprechen. In den späteren Jahren offenbart sich eine Abhängigkeit von verschiedenen Veränderungen im Bereich des inkretorischen Systems. Ähnlich wie im weiblichen Geschlecht besteht eine erhebliche individuelle Variationsbreite. Die hormonale Abhängigkeit auch der männlichen Drüse läßt es verständlich erscheinen, daß die Grenzen der Norm fließend zum Pathologischen übergehen, von der „vergrößerten Brustdrüse" bis hin zur Gynäkomastie, Adenosis, Fibrosis und Cystenbildung. Nur soweit es sich um die „vergrößerte männliche Brustdrüse" ohne klare pathologische Veränderungen handelt, soll hier davon die Rede sein.

Es ergibt sich zunächst die Frage, inwieweit Vergrößerungen der männlichen Mamma normal sind. Jung und Shafton (1935) stellen fest, daß eine Vergrößerung des Milchdrüsengewebes wahrscheinlich eine konstante Begleiterscheinung der männlichen Adoleszenz ist. Sie beobachteten eine Vermehrung bei 73% der Jungen in der Altersgruppe von 14—15 Jahren und bei 100% der 15—16jährigen. Schnurbusch (1950) versucht vom Ablauf der normalen Altersentwicklung beim Manne aus zur Abgrenzung gegenüber dem Pathologischen zu kommen. Er führt diesbezüglich etwa folgendes an: Zwei hormonale Gipfel kennzeichnen die Entwicklung. Der erste liegt in der Säuglingszeit, der zweite in der Mitte des 2. Lebensjahrzehnts. Diesen Gipfeln entspricht eine Auflockerung des Stützgerüstes, Verstärkung der Bindegewebssepten im benachbarten Fettgewebe, die Ausbildung eines funktionstüchtigen Mantelgewebes, das Auftreten von Knospungen verschiedener Grade bis hin zur Andeutung von Drüsenfeldern (s. Abb. 128). „Wesentlich in jedem Lebensalter ist aber die regelrechte Wechselbeziehung zwischen Bindegewebe und Drüsenepithel, die Konkordanz (Letterer 1948); die Konkordanz ist das Substrat bestimmter, dem Lebensalter entsprechender, hormonaler Impulse auf die Brustdrüse." In einer schematischen Darstellung des Altersablaufes ergeben sich zur Geburt und um die Pubertät zur Zeit der Entwicklungsgipfel drei sich entsprechende, konkordante Schichtengrößen für Mantelgewebe, Stützgewebe und Drüsenepithel. Nicht die Vergrößerung der Mamma als solche ist wesentlich, sondern die Tatsache, daß sie zu einem falschen Zeitpunkt auftritt. Dabei kann einmal die Epithelproliferation im Vordergrund stehen, ein andermal die Bindegewebsvermehrung.

Bei der epithelialen Form können im Alter Bilder entstehen, die vollkommen denen der Säuglings- und Pubertätszeit gleichen. Es können aber auch die Vergrößerungen aller Gewebsanteile so weit gehen, daß schließlich das Bild einer „gut entwickelten" weiblichen Brust entsteht (Erdheim 1928, Hangarter 1931, Stieve und Stieda 1927). Die Konkordanz zwischen den einzelnen Geweben bleibt erhalten.

Bei der bindegewebigen Form ist keine Vergleichbarkeit mit dem normalen Aufbau mehr gegeben. Nicht die zeitlich oder quantitativ abwegige Einwirkung ist die Ursache, sondern die gestörte Korrelation zwischen den beteiligten Geweben, die Diskordanz (Letterer 1948). Die Ursache kann in einer Fehlproduktion der betreffenden Hormone liegen oder in einer fehlerhaften Reaktion der Gewebe. So kommt es zum pathologischen Bild der Fibrose oder bei lokaler Begrenzung zum Fibrom.

Im ganzen stellt SCHNURBUSCH danach folgende Formen zusammen:

1. Veränderungen, welche zu einem falschen Zeitpunkt auftreten, bei denen aber Konkordanz zwischen Drüsenepithel, Stützgewebe und Mantelgewebe besteht.

2. Veränderungen, die eine Diskordanz zwischen Drüsenepithel und Stützgewebe aufweisen, also insbesondere die diffuse Fibrose.

3a. Veränderungen mit diskordanter Entwicklung zwischen Drüsenepithel und Mantelbindegewebe, wobei die Mantelgewebsvermehrung ausbleibt, also insbesondere die cystische Drüsengangserweiterungen.

3b. Veränderungen mit diskordanter Entwicklung zwischen Drüsenepithel und Mantelgewebe, wobei die Epithelproliferation ausbleibt.

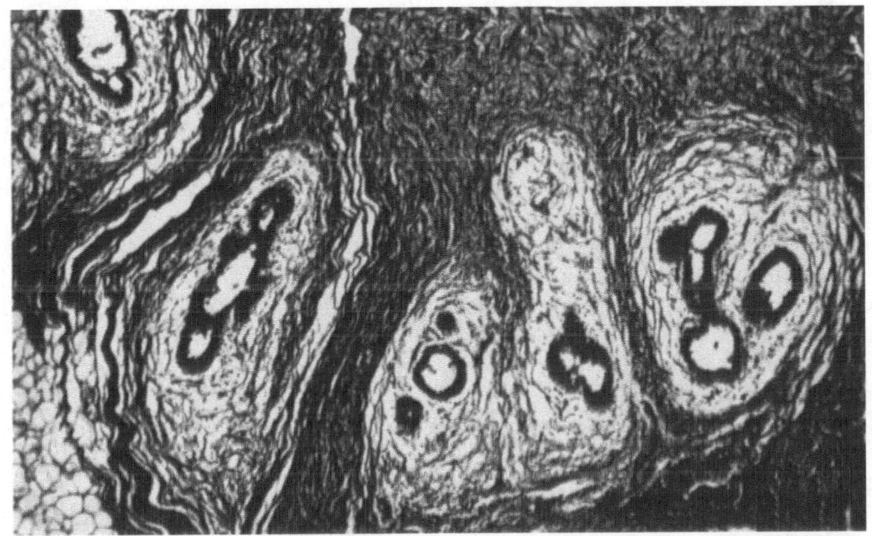

Abb. 136. Aus F. SCHNURBUSCH 1951. „Fall 99. 76 Jahre alt (Prostatahypertrophie). In Proliferation befindlicher Drüsenkörper mit stark ausdifferenziertem Mantelgewebe, einzelnen Sprossungen, starken Bindegewebssepten."

SCHNURBUSCH schlägt vor, für alle Vergrößerungen der männlichen Mamma das alteingebürgerte Wort „Gynäkomastie" als Oberbegriff zu behalten und die Einzelform — soweit es die Histologie betrifft — nach den vier, oben aufgezählten Möglichkeiten differenzierter zu kennzeichnen.

Auch H. W. WEBER (1950) kommt zu einem ähnlichen, wenn auch nicht so systematisch durchgearbeiteten Einteilungsprinzip, indem er unterscheidet: 1. Circumcanaliculäre Bindegewebsverdickung mit Vermehrung der Milchgänge. 2. Vermehrung des Stützgewebes zum Teil mit regressiven Veränderungen.

G. THORSRUD (1950) konstatiert, wie SCHNURBUSCH, zwei bevorzugte Altersstufen, die den normalen Gipfelpunkten der männlichen Mammaentwicklung entsprechen, nämlich kurz nach der Pubertät und nach dem 50. Lebensjahr. I. KUHNKE (1949) fand unter 108 Kranken 9 im Alter bis zu 19 Jahren, 50 zwischen dem 20. und 50. Lebensjahre und 49 jenseits des 50. KARSNER (1946) findet jede Altersstufe gelegentlich betroffen und sieht die meisten Fälle im 3. Dezennium. WÄTJEN (1948) sah 2 Spitzen im 2. und 7. Jahrzehnt, während KOCH (1948) die Zeit zwischen 13 und 20 Jahren als bevorzugt angibt, aber ihr Vorkommen „noch im höchsten Alter" betont. WEITZ (1950) konstatierte keine Häufung in der Adoleszenz, sondern nur — wie WÄTJENs zweiter Höhepunkt — zwischen 60 und 70.

Stieve und Stieda (1927) geben eine gründliche Schilderung vom Bau der vergrößerten männlichen Brustdrüse, wobei sie sich allerdings wesentlich auf die epithelialen Anteile beschränken. (Vier histologisch untersuchte Fälle von Jugendlichen.) Sie finden den mikroskopischen Aufbau nicht wesentlich von dem der weiblichen verschieden. Wie die weibliche Brustdrüse Varianten zeige, so auch die vergrößerte männliche, „deren keine jedoch eine besondere Eigentümlichkeit der vergrößerten männlichen Brust darstellt, sondern stets einen bestimmten Zustand im Verhalten der weiblichen Brust gleicht". Auch Hangarter (1931) stellt an zwei exstirpierten hypertrophen männlichen Brustdrüsen fest, „daß sie in ihrem geweblichen Aufbau mit dem der normalen weiblichen Mamma innerhalb der physiologischen Grenzen übereinstimmen und daß es also bei der Gynäkomastie zur Ausbildung eines sekundären weiblichen Geschlechtsmerkmales beim Manne kommt". Aus der letzteren Bemerkung erkennt man den lange Zeit herrschenden Versuch, den auslösenden Faktor allein in einer mangelhaften Ausbildung oder unzulänglichen Funktion der Hoden zu finden (s. auch Kriss 1930, Gilbert, Dreyfus, R. Moricard und Roussel le Guen 1947). Die von Erdheim (1928) mitgeteilten 12 Fälle ähneln in ihrer inneren Struktur der eines 12—13jährigen Mädchens, zeigten jedoch im allgemeinen eine größere Weite der Lumina. Der Autor kam damals (1928) noch zu dem verzweifelnden Schluß, daß alle geistreich erdachten Experimente noch nicht in der Lage seien, das Zustandekommen der Gynäkomastie auf hormonalem Wege zu erklären. 192 Fälle von „Intumescentia mammae virilis" bespricht C. W. Büsing (1949). Das histologische Bild erscheint nicht einheitlich. Fibröse, ruhende Mammae ohne Auflockerung des die Gänge umgebenden Gewebes kommen neben solchen mit Proliferationserscheinungen am Epithel vor. Teilweise läßt sich eine Erhöhung der Epithelien beobachten, wobei es auch zu invertierter Papillenbildung kommt, gelegentlich sogar zum Auftreten einer Art von Colostralflüssigkeit, mit abgeschuppten Epithelien, zerfallenden Zellteilen und geringen Mengen von Leukocyten. Im Bindegewebe war des öfteren zu beobachten ein größerer Reichtum an Capillaren, Fibroblasten, wenigen Plasmazellen, Lymphocyten und gelegentlich auch Leukocyten. Verfasser lehnt die Zugehörigkeit dieser Veränderungen zur Gynäkomastie ab und neigt mehr dazu die Bezeichnung Adenofibrosis oder Fibrosis mammae virilis (Nordmann 1947) zu wählen. Endokrine Ursachen für die Entstehung dieser Veränderungen ließen sich nicht nachweisen.

Bilny-Schliachto (1928) stellt — nach Beschreibung eines eigenen Falles bei einem 50jährigen — 124 Fälle zusammen, die überwiegend aus der russischen Literatur stammen. Ätiologisch sieht er noch die Hauptursachen in Erkrankungen des Hodens.

Boemke und Birkle (1949) wollen als „Gynäkomastie" die diffusen Vergrößerungen der männlichen Brustdrüse bezeichnet wissen, welche als Folge klinisch nachweisbarer inkretorischer Störungen auftreten und bis zur Neubildung echter Drüsenläppchen führen können. Die Bezeichnung „Fibrosis mammae virilis" sei auf die Veränderungen zu beschränken, welche zu umschriebenen gut abgrenzbaren Knoten mit glatter oder leicht gelappter Oberfläche führen. Die letztere sei teilweise durch innersekretorische Störungen, teilweise durch Ernährungsschäden bedingt. Bredt (1932) läßt als Gynäkomastie nur die Veränderungen ohne krankheitsspezifischen Charakter gelten, deren Histogenese dem der normalen Entwicklung gleicht.

Die Beschäftigung mit dem Problem der vergrößerten männlichen Mamma erhielt neue Antriebe durch ein erheblich gesteigertes Vorkommen in den Jahren nach dem Kriege oder in Gefangenenlagern während des Krieges. Gemeinsam war in den Fällen gehäuften Auftretens die allgemeine Situation, in der die

Zunahme zustande kam. Es handelte sich um länger dauernde Hungerschäden, besonders durch Eiweißmangel und eine daran anschließende Periode besserer Ernährung. In dieser letzteren Phase vor allem traten die Mammavergrößerungen auf.

1946 berichteten A. FROMME und B. v. ZIMMERMANN über in der Kriegs- und Nachkriegszeit eingetretene Änderungen im deutschen chirurgischen Krankengut und ihre Ursachen. Dabei finden sich folgende Sätze, mit denen wohl erstmalig auf die kriegsbedingte Vermehrung der Gynäkomastie hingewiesen wurde: „Nun kommt eine sehr auffallende Beobachtung: die Zunahme der Mammabildung beim Manne, besonders beim älteren oder alternden, aber auch beim jugendlichen. .... Ursache ist wahrscheinlich eine Unterfunktion der Hoden im Sinne mangelnder Hormonbildung als Folge der Unterernährung, besonders an Eiweiß."

TRAUTMANN und KAUTHER (1947) konstatierten häufig ein gleichzeitiges Vorkommen von Inanitionsdystrophie, Parotisschwellungen und Gynäkomastie. BÜSING stellte 1949 eine seit 6 Jahren zunehmende Zahl an Einsendungen von im Sinne der Gynäkomastie veränderten männlichen Mammae fest (Mastopathia adolescentium, Intumescentia mammae virilis). Ähnliches berichtete NORDMANN (1947) auf der Pathologentagung in Düsseldorf. WÄTJEN faßte 1948 seine seit 1946 gemachten diesbezüglichen Beobachtungen zusammen. OVERZIER gab 1949 einen Gesamtbericht über die von ihm gesammelten Fälle von Brustdrüsenvergrößerungen bei Männern im Zusammenhang mit paradoxer Fettsucht nach Inanition. Zahlreiche weitere Beobachtungen werden weiterhin in der deutschen Literatur mitgeteilt. In der amerikanischen Literatur wurden die gleichen Veränderungen im Gefolge von Zeiten unzureichender Ernährung geschildert. E. C. JACOBS (1948) berichtete z. B. über Fälle von Gynäkomastie bei stark durch Hunger geschädigten amerikanischen Kriegsgefangenen in japanischen Lagern. Die Brustdrüsenschwellungen traten auf, als jeder Gefangene nach 2jähriger Mangelernährung 3 Rote-Kreuz-Pakete mit hochwertiger Nahrung erhalten hatte, und zwar nach 3 Wochen. Es erkrankten 10% der Gefangenen im Alter von 18—64 Jahren. Von diesen hatten 15% bereits eine Pubertätsmastopathie durchgemacht. Nach einer Dauer von 1—8 Wochen bildeten sich die Schwellungen im allgemeinen nach 4 Monaten zurück. In weiteren 20 Monaten andauernder Mangelernährung traten keine neuen Fälle auf. Die Schwellungen wiederholten sich aber bei 50% der Soldaten nach der Entlassung, sobald sie wieder eine hochwertige, selbstgewählte Ernährung hatten. JACOBS nimmt an, daß eine längere Zeit mangelhafter Ernährung zu einer Verminderung der Hodenhormone führt. Eine plötzliche Überernährung bewirkt dann in der Folgezeit entweder direkt über die Keimdrüsen oder indirekt infolge Erhöhung der gonadotropen Wirkung eine erhöhte Hormonproduktion. Die zuvor durch den Hunger geschädigte Leber sei nicht mehr fähig, den Überschuß an Oestrin zu inaktivieren. Die damit eintretende Verschiebung des Hormongleichgewichtes zum Weiblichen hin bewirke dann die Gynäkomastie. Sobald die gesundete Leber wieder genügend Oestrin inaktivieren kann, wird der Hormonspiegel wieder normalisiert und die Drüsenschwellung verschwindet.

KLATSKIN, SALTER und HUMM (1947) beschäftigen sich auf Grund ähnlicher Beobachtungen mit dem Problem der gegenseitigen Abhängigkeit von Gynäkomastie und Mangelnahrung. KLATSKIN und RAPPAPORT (1947) erweitern die Möglichkeiten der ätiologischen Deutung durch 2 Fälle von Brustdrüsenschwellung nach Leberschädigung bei Serumhepatitis. KLATSKIN und Mitarbeiter kommen nach einer Analyse der ihnen vorliegenden Fälle bezüglich der Ursachen zu folgenden Vorstellungen: Die erste Möglichkeit besteht darin, daß bei Mangelernährung die Fähigkeit der Leber zur Inaktivierung des Oestrogens sinkt und damit einen Überschuß an Oestrin bewirkt, der seinerseits die Gynäkomastie herbeiführt (s. oben Jacobs 1947).

(Klinefelter, Reifenstein und Albright erörterten schon 1942 für einige ihrer Fälle einen ähnlichen Zusammenhang und zitieren ältere Arbeiten von Glass, Edmondson und Soll, die in Fällen von Lebercirrhose atrophierte Testes fanden und im Urin einen Anstieg von freiem Oestrin im Verhältnis zum gebundenen feststellen konnten.) Die zweite von Klatskin usw. gesehene Möglichkeit wäre auf folgendem Wege zu suchen: Die Mangelernährung drückt die Hodenfunktion herab, entweder direkt oder auf dem Wege über die Hypophyse mit dem Ergebnis eines Sinkens des Androgenspiegels oder der „Inhibin"-Aktivität, welches dann die Gynäkomastie auslöst. Klinefelter usw. stellen an Hand von anders gelagerten Fällen auch noch weitere Möglichkeiten der Störung des inkretorischen Systems zusammen (Testikel-, Hypophysen- und Nebennierentumoren), deren klinische Analyse hier zu weit über den Rahmen eines in erster Linie histologischen Referates hinausführen würde. Eine gute Zusammenfassung dieses Problemkreises findet sich bei Overzier (1949), der selbst Störungen der Nebennierenrindenfunktion als wesentliche Ursache ansieht.

Gelegentlich werden Fälle von familiärem Vorkommen der Gynäkomastie berichtet, wie z. B. neuerdings (1935) von Peters, Sieber und Davis. Die betreffenden Autoren fanden aber bei 73 weiteren Fällen keine familiäre Häufung. Bei den 60 Vergrößerungen von Brustdrüsen männlicher Erwachsener hatten etwa 30 Patienten Erkrankungen der Leber, verschiedener endokriner Organe oder eine Oestrogenbehandlung durchgemacht.

Karnauchow (1954) widmete bei der Untersuchung von 20 Gynäkomastie-fällen seine besondere Aufmerksamkeit den myoepithelialen Zellen. Er fand die letzteren teils allein vermehrt, teils in Gemeinschaft mit den epithelialen Zellen. Wie Büsing (1949) sah auch er durch solche lokale Epithelproliferationen hier und da intracanaliculäre, papillomartige Bildungen entstehen. Andererseits können sich die myoepithelialen Zellen auch nach außen (pericanaliculär) ausbreiten. Sie pflegen dabei aber nicht die Basalmembran zu durchbrechen. Nach Zurückbildung der Gynäkomastie sollen die myoepithelialen Zellen selbst nach Schwund des Epithels noch erhalten bleiben und in fibrocytenähnliche Formen übergehen. Wie Graumann (1953) nehmen auch Peters und Mitarbeiter (1955) eine gewisse Abhängigkeit vom Endokrinium an und vermuten, daß sie sowohl als contractile wie auch als sezernierende Zellen auftreten können.

XIV. Die Struktur von Mamille und Areola.

Die Kenntnis des inneren Aufbaues von Mamille und Areola hat seit dem Erscheinen des Handbuchartikels von v. Eggeling (1927) ganz erhebliche Fortschritte gewonnen durch die Untersuchungen von A. Nagel (1942). Es sei daher hier auf eine Wiederholung der älteren Literatur verzichtet, die v. Eggeling (1927) bereits ausführlich referiert hat.

Nagel sieht 2 Aufgaben, die von der Muskulatur zu erfüllen sind: Einmal die Erektion der Mamille und zweitens die Sicherung der eingebauten Teile (Drüsengänge, Talgdrüsen, Schweißdrüsen, Blutgefäße usw.) gegen die starken und dauernd wechselnden Pressungen und Zerrungen, denen die verschiedenen Bestandteile während des Saugaktes und des Wechsels der Füllungszustände ausgesetzt sind. Diesen letzteren Funktionskreis findet er in der bisherigen Literatur gegenüber dem erstgenannten über Gebühr vernachlässigt. Wenden wir uns zunächst dem Bau der Muskulatur in bezug zum Erektionsmechanismus zu.

Die hierfür maßgebliche Gewebskombination stellt sich als elastisch-muskulöses System dar. Die einzelnen Anteile sind in einer mannigfach variierten Netzanordnung miteinander und mit dem umgebenden Bindegewebe verknüpft und laufen zum Teil bis an die Haut heran, an deren Epithel sie mit einem feinsten Gewebe elastischer Fasern verankert werden. Diese Zusammenhänge erkannte NAGEL mit Hilfe dicker Schnitte von 25—100 μ. Das Optimum scheint

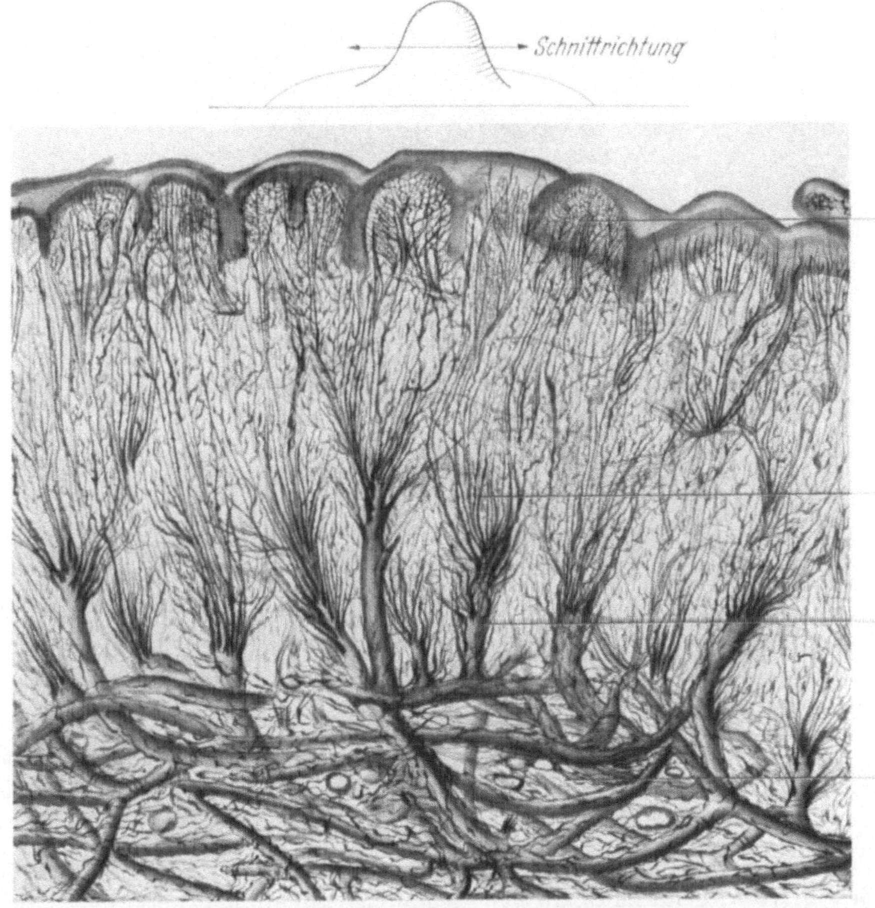

Abb. 137. Insertion der Ringmuskulatur der Mamille am Epithel. Aus dem Muskelring radiär abbiegende Muskelkegel gehen in mehreren Stufen in elastische Sehnenpinsel über, welche mit denen der Nachbarschaft ein kontinuierliches Netz bilden, und schließlich mit feinsten elastischen Raumgittern innerhalb der Coriumpapillen an der Unterfläche des Epithels befestigt sind. *1* Muskulatur der Mamille; *2* konische Muskelenden; *3* elastische Sehnenpinsel; *4* elastisches Reticulum der Coriumpapille. Flachschnitt durch die Mamille eines 54jährigen Mannes. 250 μ. Resorcinfuchsin. (Präparat DABELOW.)

ihm für dieses Objekt um 40—50 μ zu liegen. Außerdem verwendete er Häutchenpräparate. Die Muskulatur „folgt der Ausbreitung der Körperoberfläche und hat die Form eines Kegels mit flächenhaft verbreiterter Basis". In der Haut der Areola rückt das Muskelnetz allmählich auseinander und verteilt sich diffus in der Subcutis der Nachbarschaft. Die Verknüpfung von Haut und Subcutis mit der Muskulatur erinnert an die Verhältnisse in der Tunica dartos, so daß SCHIEFFERDECKERs (1917) zusammenfassender Begriff einer „Muscularis sexualis" auch an dieser Stelle gerechtfertigt erscheint. „In der Subcutis der Areola sind die Zusammenhänge mit dem elastischen Gerüst besonders deutlich. Mit zahl-

reichen elastischen Sehnen hängen die Muskelbündel unter sich zusammen oder
verankern den Rand des Muskels im elastischen Gerüst. Dadurch kann er seinen
Zug auch auf größere Entfernungen in die Umgebung des Warzenhofes ausstrahlen
lassen. Durch fortschreitende Zerteilung des Netzes treten am Rande schließlich
isolierte Muskelbündelchen von etwa 1 mm Länge und darunter auf, die frei
im elastischen Gerüst hängen. Sie stellen den Übergang zu der diffus verteilten
Muskulatur der benachbarten Körperhaut dar. Durch ihre Isolierung können sie
das Gewebe der nächsten Umgebung raffen und wirken in kleinen Bereichen
wie das Muskelnetz im ganzen." „Von dieser Verankerungsstelle am Rande der

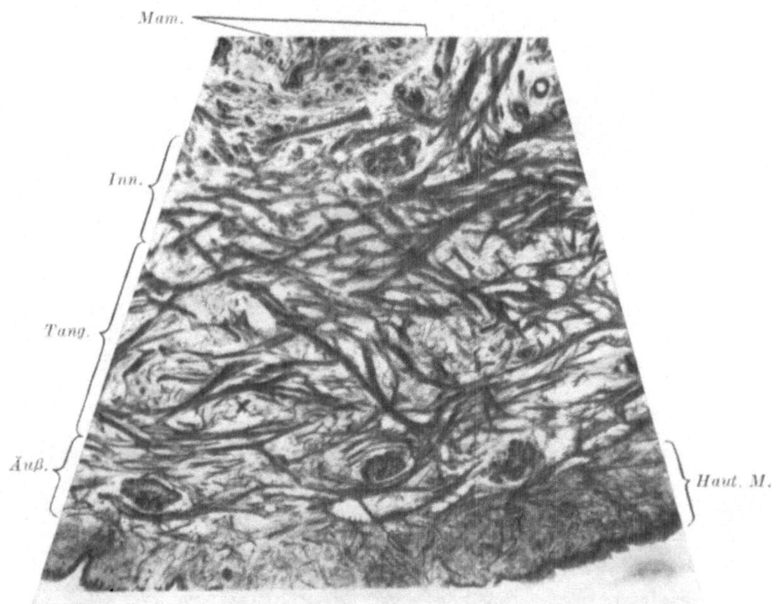

Abb. 138. Sektorartiger Flachschnitt durch die Muskulatur der nicht erigierten Mamille und Areola. 27jährige.
250 µ dicker Schnitt. Resorcinfuchsin. (Präparat Dabelow.) Oben am Bildrand Stück der Mamille im Querschnitt. *Inn.* innerer Muskelring; *Tang.* breite tangentiale Zwischenzone; *Äuß.* äußerer Muskelring mit ein-
geschlossenen Talgdrüsen der Montgomery-Zone. (Die apokrinen Schweißdrüsen dieser Zone liegen meist in
der tieferen Schicht unterhalb des Muskels und sind hier nicht sichtbar). *Haut. M.* tangential und radiär aus-
strahlende Muskelfasern, mit elastischen Sehnen am Epithel verankert. (Mikrophotographie.)

Areola laufen die Bündel zuerst in radiärer Richtung und gehen dann papillen-
wärts in vorwiegend zirkuläre bzw. schraubige Anordnungsweise über, wie der
dicke Flachschnitt oder das Häutchenpräparat gut erkennen lassen. ... An
der Basis der Papille können die Bündel dichter zusammenrücken und die Dicke
des Muskelnetzes vermehren. ... An dieser Stelle nimmt die Durchmischung
der Muskulatur mit Elastica sehr stark ab, und es treten immer weniger elastische
Sehnen auf. Nur an einigen stets auffallenden Punkten, in der Nähe von Drüsen
oder Gefäßen, die durch das Netz treten, werden größere Sehnen ausgebildet.
Wegen der hier fehlenden stärkeren Verbindung mit der Umgebung kann sich
die Muskelschicht als Ganzes verschieben, und eine sphincterartige Wirkung
auf die Papillenbasis wäre nicht ausgeschlossen." In der Papille selbst handelt
es sich im wesentlichen um zwei gegensätzliche, schraubenförmige Anordnungen,
die netzartig miteinander verbunden ein elastisch-muskulöses Gitter bilden
(s. Abb. 142). Ebensowenig wie v. Eggeling (1927) kann A. Nagel (1942) die
(oft zitierten) Angaben von Bauer (1916) bestätigt finden, nach denen diese
Muskulatur überwiegend aus längs- und radiär angeordneten Bündeln bestehen soll.

In der Spitze der Papille werden die Bündel bei reicher Verzweigung dünner. Nach BAUER (1916) zeigen sie in der Areola 300 μ im Durchmesser, an der Mamillenspitze dagegen nur 20—40 μ. NAGEL schreibt bezüglich der Anordnung folgendes: „Muskelgewebe, elastische Zwischensehnen und Fasern bilden einen

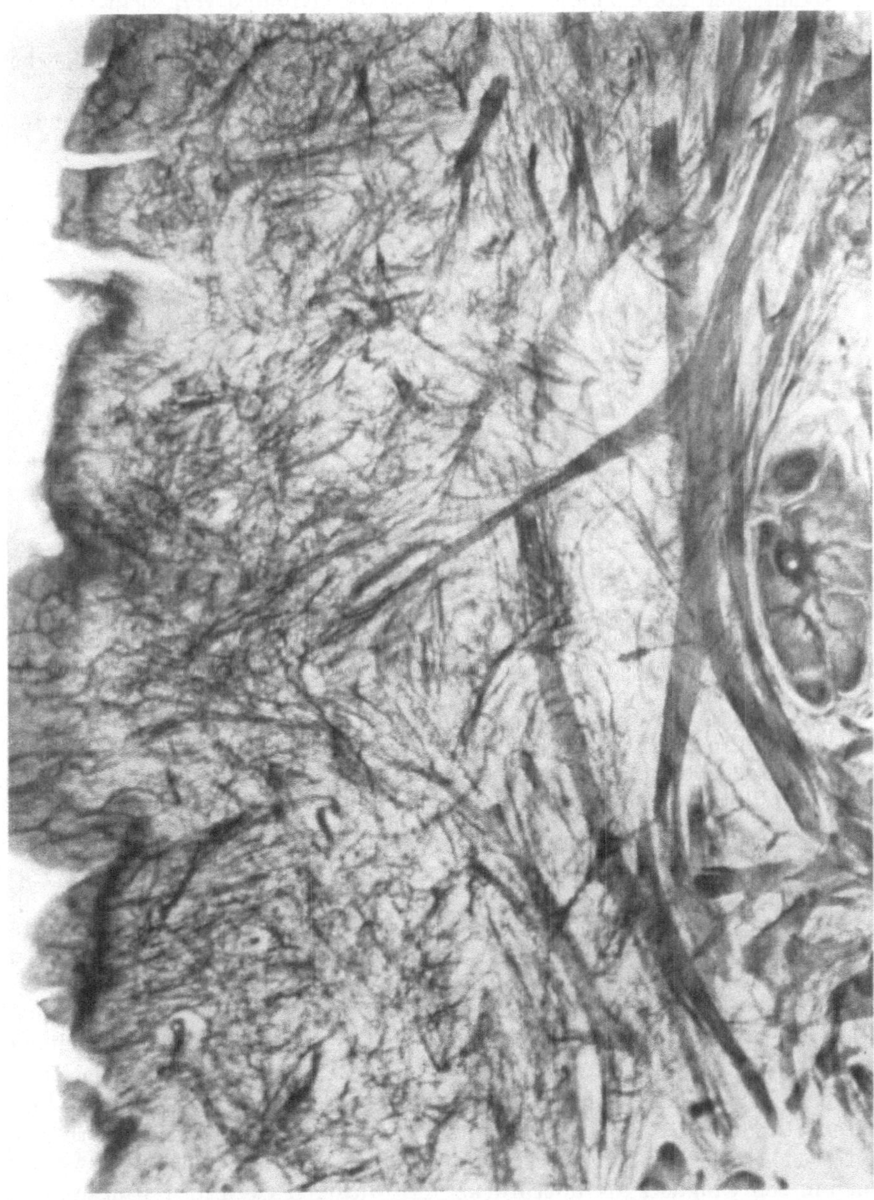

Abb. 139. Teilstück aus dem Objekt der vorhergehenden Abbildung. Mikrophotographie bei stärkerer Vergrößerung. Zeigt das aus den Sehnenpinseln der Muskelenden hervorgehende elastische Grundnetz und dessen Verankerung an den dichteren und engeren Netzen der Coriumpapillen. (Präparat DABELOW.)

dichten Filz, durch den die Milchgänge und Gefäße wie durch eine Platte hindurchziehen müssen. Zahlreiche kleine Muskelbündelchen zweigen hier zur Haut ab und verankern das Netz in der Papillenkuppe. Diese Muskelanordnung tritt durch so viele Muskelenden mit der Haut in Verbindung, daß sich, aufs Ganze gesehen, damit ein zweiter Ansatz des ganzen Systems ergibt (s. Abb. 142).

Im Innern der Papille liegen nur wenige grobe Muskelbündel mit elastischen Zwischensehnen. Sie laufen axial bis zur Papillenbasis. Im übrigen sind hier die Milchgänge in ein sehr lockeres, die ausgedehnten Verschiebungen begünstigendes Bindegewebe eingebaut. Das gesamte Gerüst der Brustwarze und der Areola bildet in Verbindung mit der Haut einen elastisch muskulösen Hohlkörper, den Nagel mit der Form eines Hutes mit breiter Krempe vergleicht. Dieses Muskelnetz hängt durch die Vermittlung von Sehnen im wesentlichen an 2 Stellen im elastischen Gerüst fest, und zwar an der Papillenkuppe und am Rande der Areola. Durch seine Kontraktion kann einerseits die Papille verschmälert und gestreckt werden. Andererseits kann die Muskulatur die Haut in der Umgebung der Areola radial verschieben.

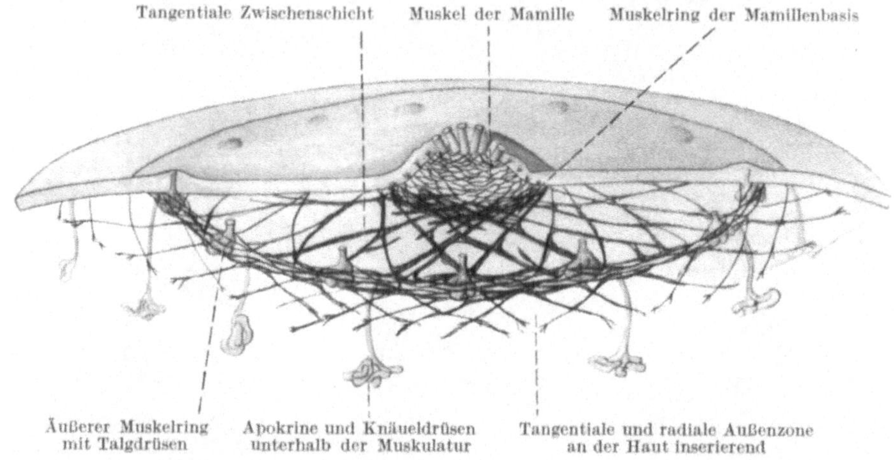

Abb. 140. Schema der Muskelanordnung für Mamille und Areola im nicht erigierten Zustand. (Dabelow.)

An eigenen Präparaten der Mamille und Areola konnte ich (Dabelow 1955) die von Nagel gegebene Schilderung im allgemeinen durchaus bestätigt finden. An einigen zufällig besonders günstigen Schnitten durch die flache (nicht erigierte) Mamille und Areola ergaben sich noch einige Ergänzungen und leichte Korrekturen der Nagelschen Beobachtungen.

Der Flachschnitt der Abb. 138 stellt einen sektorartigen Ausschnitt dar, in welchem sich am oberen Bildrande der Querschnitt der Mamille befindet. Am unteren Rande ist rechts noch die Haut der Peripherie der Areola getroffen. In der darüber befindlichen Zone liegen 3 Talgdrüsen aus dem Ring der Montgomery-schen Drüsen im Schnitt. Es ergibt sich deutlich folgende Anordnung der Muskulatur und ihrer elastischen Sehnen: Um die Basis der Mamille ist das Muskelnetz ringförmig angeordnet. Die spitzen Winkel der Maschenöffnungen folgen der Richtung des Kreisbogens, die stumpfen liegen zum Zentrum und zur Peripherie hin. Von diesem Ringnetz der Papillenbasis gehen nicht eigentlich radiäre Fasern aus, wie sie Nagel beschreibt, sondern schräg (tangential) verlaufende Züge zweigen aus dem inneren Ringnetz ab, überbrücken mit dicken Fasern in weitmaschiger, diagonal gekreuzter Anordnung ein Gebiet zwischen Papillenbasis und Zone der Montgomeryschen Drüsen, biegen hier flach ab und gehen in einen äußeren Muskelring über. Dieser äußere Kreis ist wiederum netzförmig strukturiert. In seinen Maschen liegen unter anderem die Talgdrüsen der Montgomery-Zone. Sie sind von besonderen, dichteren Muskelkörben umgeben, wie man vor allem an der mittleren der 3 Talgdrüsen erkennen kann. Die apokrinen Schweißdrüsen der

Zone liegen dagegen nicht mehr in der Schicht der Muskulatur, sondern eine Stufe tiefer im Binde- oder Fettgewebe. Sie sind im Gegensatz zu den Talgdrüsen nicht von Muskelkörben umgeben.

Von dem äußeren Muskelring gehen wiederum Züge ab, welche in Fortsetzung der Maschen schräg und sich wie Diagonalen kreuzend in das elastische Netz des Corium eingehen, um sich dort an der Epidermis zu verankern.

Ein tangentialer Verlauf der Muskulatur zwischen den beiden Muskelringen — wie er aus der beigegebenen Photographie zu ersehen ist — hat offenbar funktionell eine wesentlich günstigere Richtung, als das bei radialem Verlauf

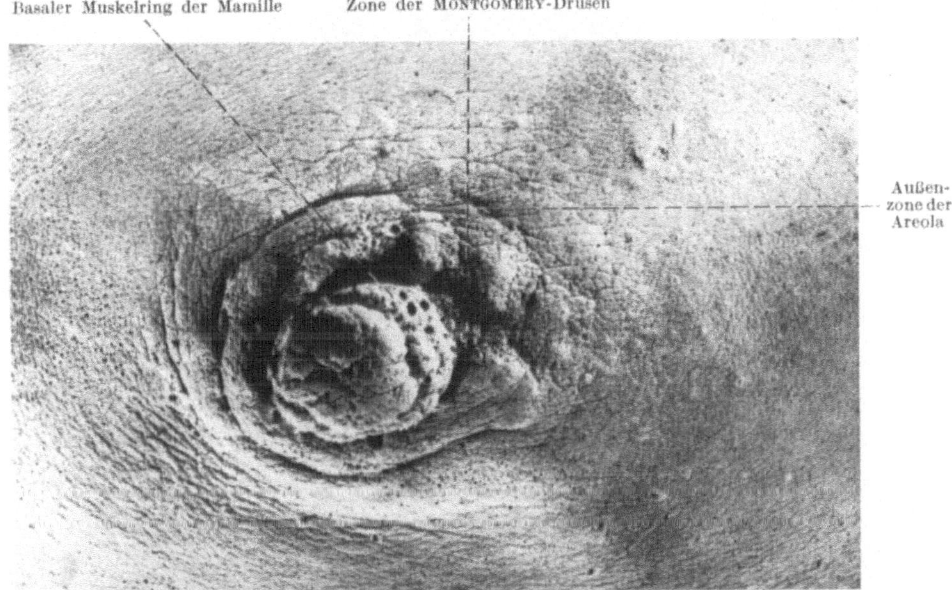

Abb. 141. Abguß einer erigierten Mamille mit kontrahierter Areola. (Suicid durch Ertrinken.) Man vergleiche die ringförmigen Zonen des Oberflächenreliefs mit dem Schema der vorigen Abbildung und dem photographierten Schnitt der Abb. 138. (DABELOW.)

der Fall wäre. Die kreuzweise Anordnung gestattet ein gleichmäßiges, konzentrisches „Heranholen" der Areola. Die Änderung der Winkelgrößen vermeidet stärkere Zusammenschiebungen und Stauchungen der dazwischenliegenden Gewebe. Der flach S-förmige Verlauf der Muskelzüge in dieser Zwischenzone gestattet außerdem einen leichten kontinuierlichen Übergang in den äußeren sowohl als in den inneren Ring. Bei einer radiären Richtung wäre ein Wiedereinbiegen in die beiden Ringe ohne rechtwinklige Abweichungen nicht möglich. In der gleichen Hinsicht entspricht auch der Schrägverlauf der noch weiter peripher aus dem äußeren Ring in die Haut abgehenden Muskeln besser den funktionellen Ansprüchen (s. auch Abb. 138 Querschnitt durch die Mamille). Das in der Aufsicht aufgenommene Bild der *erigierten* Mamille (Abb. 141) spiegelt im äußeren Relief der Haut überraschend deutlich die ringförmige Anordnung der Muskulatur wider: An der Basis der Papille springt der basale Muskelring vor. Es folgt eine schmale Vertiefung, welche den Tangentialfasern der Zwischenzone entspricht. Dicht daran liegt der Ring der MONTGOMERYschen Drüsen, welcher nahe an die Papillenbasis herangerückt ist. Es folgt abermals ein flacherer Wulst, um den eine flache ringförmige Delle herumläuft, in der die Verankerungen der äußersten Muskelzüge unter der Epidermis liegen.

Die Anordnung der Muskulatur in Beziehung zu den eingebetteten Drüsen, Milchgängen, Gefäßen usw. behandelt Nagel (1942) in weiteren Kapiteln seiner Arbeit besonders ausführlich: Der inneren Mechanik der Muskulatur und den gegenseitigen Beziehungen ihrer einzelnen Bestandteile (Muskelfaser und elastische Sehne) dienen besondere Einrichtungen. Wo einzelne Bündel in engster Berührung einander überkreuzen, erhalten die Gleit- und Verschiebeflächen einen Überzug aus elastischer Substanz. An anderen Stellen finden sich Schutz-

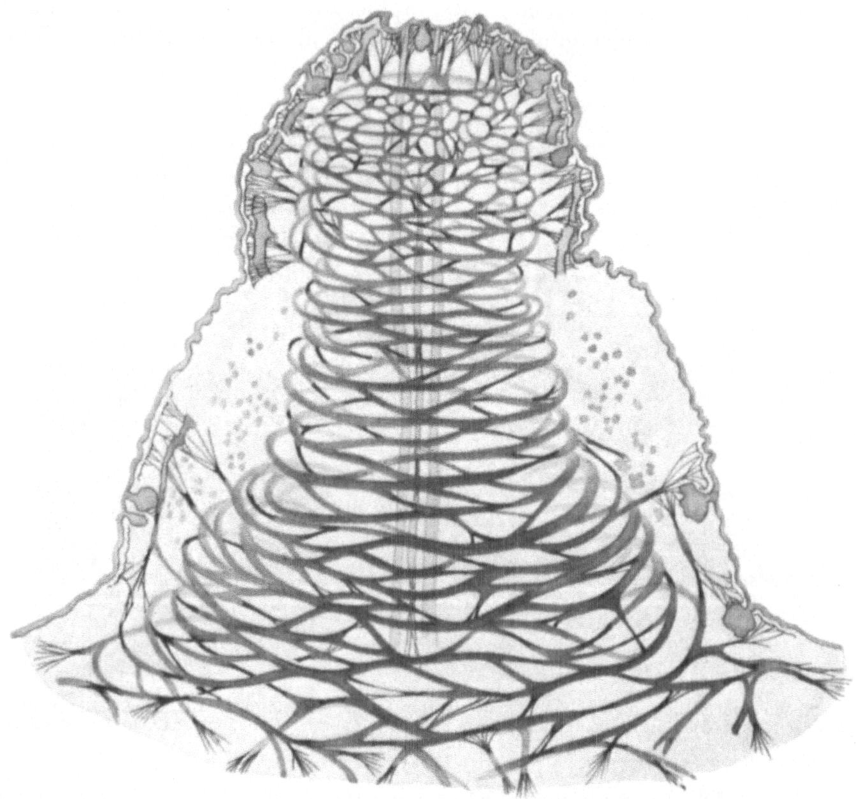

Abb. 142. Das elastisch-muskulöse System der erigierten menschlichen Brustwarze. Die elastische Substanz der Zwischensehnen, Sehnenpinsel usw. ist schwarz wiedergegeben. Muskulatur grau. (Nach A. Nagel 1942.)

einrichtungen gegen Abscherung oder seitliche Abweichung von der notwendigen Verlaufsrichtung. „Die elastische Substanz spielt hier für das Abfangen mechanischer Kräfte dieselbe Rolle wie das kollagene Material im Skeletmuskel."

Die Blutgefäße werden — vor allem an ihren Verzweigungen — oft von Muskelbündeln begleitet, mit denen sie in funktionellem Zusammenhang stehen. Durch Einschaltung elastischer Sehnen kann die Verschieblichkeit des Gewebes gesteigert oder herabgesetzt werden. Je länger die Sehnen, um so größer ist die Verschieblichkeit. Mehrere Millimeter lange Sehnenverbindungen finden sich z. B. in der Areola bei Überquerungen von Gefäßen, vor allem von Venen und Aufzweigungen. „Meist verlaufen die Gefäße parallel zu den Muskelbündeln oder sie benutzen den Weg der elastischen Verspannungen." Die apokrinen Schweißdrüsen der Areola werden durch sich überkreuzende elastische Sehnenpinsel, welche von der Muskulatur der Nachbarschaft ausgehen und die Drüse in einigem Abstand umhüllen, gegen die Verschiebungen der Umgebung isoliert.

Die entsprechenden Talgdrüsen dagegen sind unmittelbar von verhältnismäßig dicken Muskelbündeln umgeben, die sehr wohl ein Auspressen des Talges während des Saugens und der damit verbundenen Kontraktion der Areola bewirken können.

In der Haut der Papillenkuppe liegen wiederum besondere Verhältnisse vor. Hier liegt der zweite Ansatz der Gesamtmuskulatur. Sie geht mit zahlreichen feinen Sehnen in das subepitheliale Gerüst ein (s. Abb. 142). Darin sind Talgdrüsen — einzeln oder in dichtgepackten Gruppen zusammengefaßt — eingebettet. Die Milchgänge treten nahe aneinanderlaufend hindurch. Dazwischen durchsetzt ein Venennetz mit großen Lumina die umgebenden Gewebe und bildet ein lockeres, flüssigkeitsgefülltes Polster. Das letztere hat nicht das Aussehen eines Schwellkörpers. „Doch kann die Durchsetzung des Gewebes mit bluthaltigen Räumen eine Ausdehnung der ganzen Schicht bewirken und durch eine Volumenzunahme die Papillenkuppe nach außen drängen. Arteriovenöse Anastomosen, die am Rande der Areola, auf der Milchdrüse liegend, vorkommen, stehen vielleicht mit diesem Mechanismus im Zusammenhang."

Der Einbau der Milchgänge darf nach NAGEL nicht nur in Beziehung gesetzt werden zu einem vermutlichen Verschlußmechanismus, sondern vor

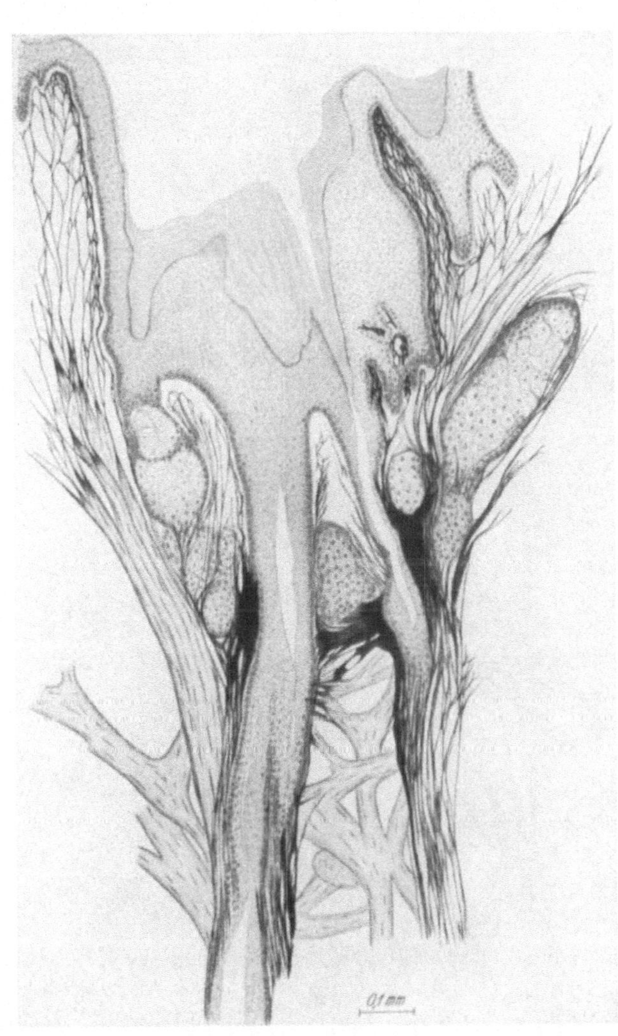

Abb. 143. Aus A. NAGEL: „Zeigt den Einbau zweier Milchgänge. Das aus längsverlaufenden Fasern bestehende Netz an der Oberfläche der Gänge wird in der Nähe der Mündungsstelle plötzlich verdickt. Es bildet in Höhe der als Polster wirkenden Talgdrüsen eine verstärkte elastische Hülse. Von hier aus lassen sich (rechte Bildseite) derbe Fasern bis zu einer weit in die Epidermis vordringenden Haftpapille verfolgen. Am linken Ductus zieht ein aus dem Muskelnetz kommendes Bündel entlang, biegt in Höhe des verstärkten Ringes, den Talgdrüsen ausweichend, seitlich ab und setzt mit elastischen Sehnen im Gerüst der Haut an. Zwischen den Milchgängen querverlaufende Bündelchen, die zum Teil an den Ductus befestigt sind. Längsschnitt durch die Mamille einer 42jährigen."

allem auch zu den im Inneren der Papille ablaufenden Bewegungsvorgängen beim Saugakt und bei der vorhergehenden Erektion. Das längsverlaufende Muskel- und Bindegewebsgerüst der Milchgänge wird an besonderen Haftpapillen, welche zusammen mit Talgdrüsen die Mündung umgeben, in der Haut verankert. Wie überall in der Mamma so wird auch hier der elastische Gewebsanteil mit zunehmendem

Alter und nach mehrfachen Lactationsperioden stärker ausgebildet. Muskulatur, elastisches Gewebe, Talgdrüsen und Venenpolster bilden gemeinsam ein Schutz-

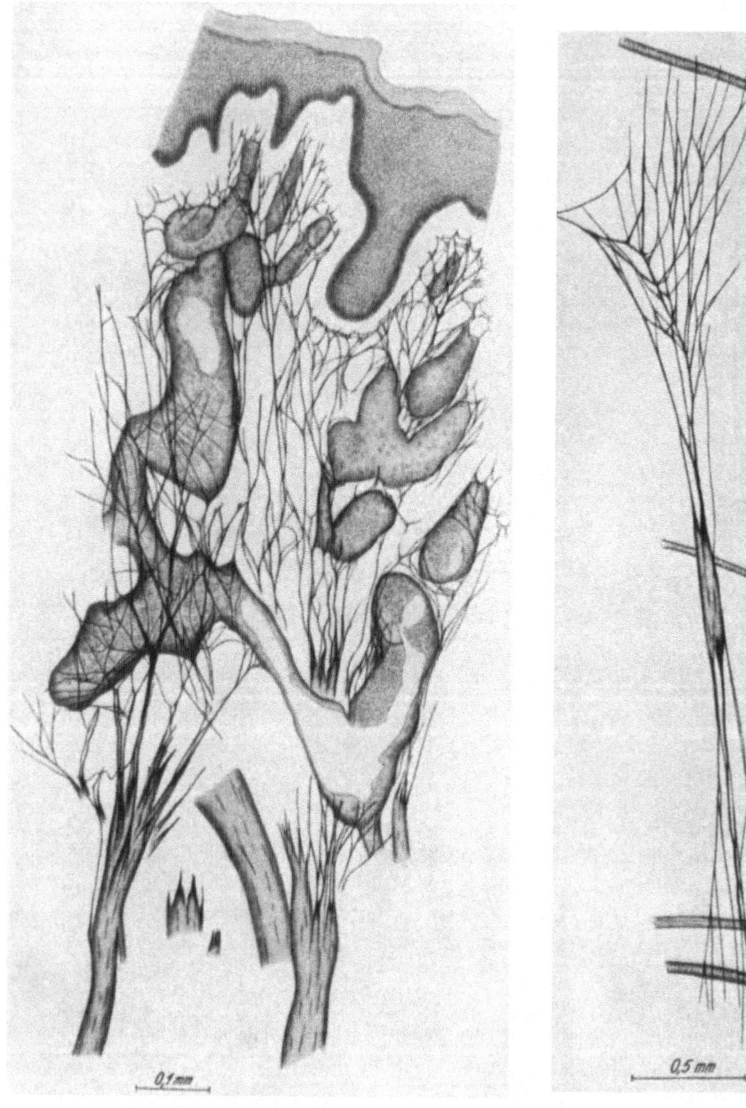

Abb. 144.   Abb. 145.

Abb. 144. Aus A. Nagel 1942: „Zeigt das Einstrahlen der Sehnen kleiner Muskelbündel in das elastische Gerüst der Papillenkuppe. Die Sehnen verteilen sich in der Wand zahlreicher, ein Polster bildender Venen, und setzen sich dann in Richtung auf die Haut fort. Die Venen sind in das Gerüst eingespannt, das dem Muskelzug ausgesetzt ist. Aus einem Längsschnitt durch die Mamille einer lactierenden Mamma."

Abb. 145. Aus A. Nagel 1942: „Spannmuskelchen, das parallel zu einer Arterie und einem Nerven verläuft und mit langen elastischen Sehnen (s. Maßstab) im Gerüst hängt. Die quer zu seiner Ausdehnung ziehenden Seitenäste von Gefäß und Nerv sind fast ausschließlich links bei dem Muskelbündel zu finden. Nach einem Häutchenpräparat aus der Areola."

system für die Mündungsabschnitte der Milchgänge und passen diese am stärksten beanspruchten Stellen den Bedingungen des Bewegungsvorganges an.

Durch die filzartig verflochtene Muskelkappe der Mamille ziehen die Milchgänge hindurch, ohne besonders festgehalten zu werden. Zirkuläre und schräge Züge legen sich den Wänden an, ohne aber mit der Wandung verbunden zu sein. „Dadurch können sie der Länge nach verschoben werden, andererseits kann das enggestellte Muskelnetz sie zusammenpressen und den Milchabfluß verhindern. In den unter der Kuppe befindlichen Teilen liegen Erweiterungen der Milchgänge, die an der Basis (Ringmuskel) wieder in verengte Abschnitte übergehen." „In der Tiefe der Papille weicht das Geflecht der Muskelbündel auseinander, und es entsteht ein mit lockeren Fasern erfüllter Raum, der eine Verschiebung und Erweiterung der Milchgänge begünstigt. Sie hängen lose mit der Umgebung verbunden im Inneren des Muskelmantels. Nach Abschneiden der Papillenkuppe lassen sich die Milchgänge einige Millimeter weit mit der Pinzette herausziehen." Die Längsdehnung der Gänge bei der Erektion und vor allem beim Saugen wird durch elastische Hüllen erleichtert, die bis über die Milchsinus hinaus in das Innere der Drüse zu verfolgen sind. Aus dem feinen Netz der Papillenkuppe laufen feine elastisch-muskulöse Züge an diese Hüllen heran. Sie bilden schließlich einen axialen Muskelzug, der scharf begrenzt an den Milchgängen entlangläuft und bis zur Basis der Papille reicht. Dieser begleitende elastisch-muskulöse Zug soll eine Sicherung der Milchgänge darstellen und einer Überdehnung und Schädigung ihres Gewebes entgegenwirken.

Die Muskulatur der Areola der männlichen Drüse verhält sich — nach eigenen Untersuchungen (1955) — durchaus gleichartig wie die der weiblichen, soweit es diejenigen Abschnitte betrifft, welche der Erektion der Mamille und der Kontraktion der Areola dienen (s. Abb. 138 und 139). Wie in der weiblichen Mamma die Menge der Muskulatur außerordentlich starken individuellen Schwankungen unterliegt, so zeigt auch die männliche sehr verschiedene Grade der Ausbildung. Über die Beziehungen der Areolar- und Mamillenmuskulatur zu den eingelagerten Nerven, Gefäßen, Drüsen und Milchgängen liegen beim Manne keine Untersuchungen vor.

XV. Die Drüsen der Areola.

Die Drüsen der Areola sind seit den grundlegenden Untersuchungen von v. EGGELING (1904) nur wenig bearbeitet worden. Sie finden merkwürdigerweise auch in den Lehrbüchern der mikroskopischen Anatomie meist keine Schilderung, oft nicht einmal eine Erwähnung. Da selbst v. EGGELING in der Ausgabe dieses Handbuches von 1927 die von ihm ziemlich genau untersuchten Drüsen nur in 8 Zeilen schildert, sei hier ein ausführlicheres Referat seiner Arbeit gegeben, und es mögen einige Abbildungen nach eigenen Beobachtungen an dicken Schnitten (1955) beigefügt werden.

v. EGGELING gibt 1904 eine ausführliche Darstellung der Entdeckungsgeschichte der Areolardrüsen. Ihm selbst ging es vor allem um die in jenen Jahren noch nicht eindeutig geklärte Frage, ob die Milchdrüsen von apokrinen Schweißdrüsen oder von holokrinen Talgdrüsen abzuleiten seien. Da dieses Problem inzwischen längst zugunsten der ersten Alternative entschieden ist, kann diese Seite der Arbeit hier unberücksichtigt bleiben. In der Areola kommen sowohl gewöhnliche ekkrine Knäueldrüsen verschiedener Größe vor als auch apokrine Drüsen — die vielleicht als MONTGOMERYsche Drüsen im engeren Sinne zu bezeichnen wären — und schließlich Talgdrüsen, die häufig an Größe die sonst in der Haut vorkommenden erheblich übertreffen und gelegentlich etwa denen der Labia minora gleichkommen können. Alle diese Drüsen sind nicht unbedingt auf die bekannte ringförmige Zone beschränkt, in der sie üblicherweise liegen.

Sie finden sich — in individuell verschiedenem Grade — auch im ganzen Bereich des pigmentierten Areolargebietes. Das zeigt unter anderem auch die Abb. 127 nach Andrews und Kampmeier (1927), auf welcher die Drüsenmündungen, um die Drüsen selbst deutlicher zu markieren, durch kleine Kreise angedeutet sind. Bei der Vielfalt der vorkommenden Drüsen empfiehlt es sich vielleicht auf den Namen Montgomery ganz zu verzichten und — wie das für andere Körperstellen üblich ist — von holokrinen Talgdrüsen, ekkrinen Knäueldrüsen und apokrinen Drüsen der Areola zu sprechen, zumal Montgomery (1836) selbst die Drüsen nicht in unserem heutigen Sinne auseinanderhalten und klassifizieren konnte.

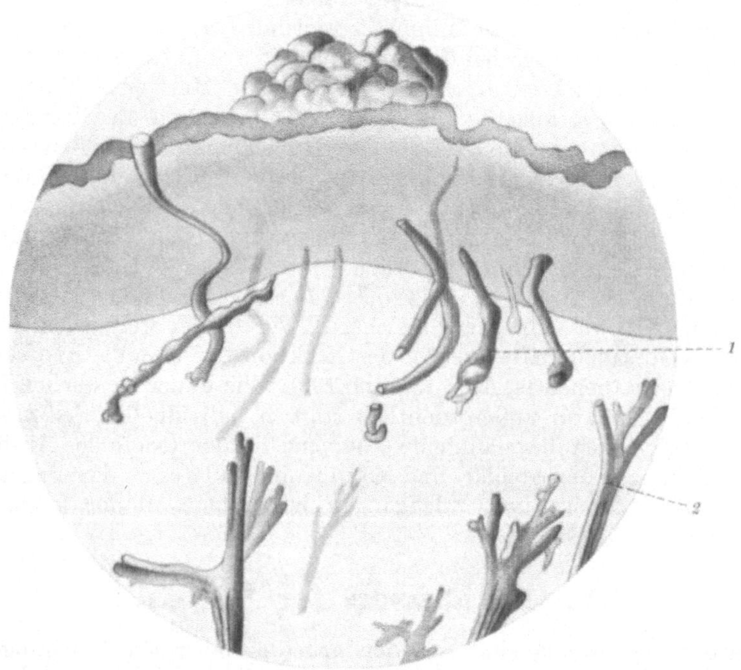

Abb. 146. Kreis der Montgomery-Drüsen, welche schon im virginellen Zustand mit ihrem Ende nahe an die Endverzweigungen der Milchdrüsensprosse heranreichen. Mamille und Areola einer 18jährigen Virgo im Intermenstruum. Dicker Schnitt, etwa 0,5 cm. Alauncarmin. *1* In die Tiefe wachsende Montgomery-Drüsen; *2* zur Oberfläche wachsende Sprosse der Milchdrüse. (Präparat Dabelow.)

Er erwähnte allerdings ausdrücklich, daß es sich nicht um einfache Talgdrüsen handele. v. Eggeling beschreibt alle diese vorkommenden Typen sehr genau. Es sei hier auf die Schilderung der Talgdrüsen und Knäueldrüsen verzichtet und von den Übergangsformen zwischen gewöhnlichen Schweißdrüsen und apokrinen, eigentlichen Montgomery-Drüsen ausgegangen. In diesem Sinne findet er erstens Schweißdrüsen, deren Ausführungsgänge und Endstücke für bestimmte Strecken in der Tiefe eine starke Erweiterung aufweisen. Ein weiteres Stadium stellen zweitens solche dar, die „ansehnliche Drüsenmassen bilden, deren sezernierende Kanäle anscheinend nicht immer einfach sind, sondern auch stellenweise sich dichotomisch verästeln". Das Lumen dieser Drüsenschläuche ist sehr verschieden. Sie sollen (nach v. Eggeling) eng beginnen, weiter werden und sich wiederum verengen. Kurz unterhalb des dünnen Ausführungsganges bestehe eine sinusartige Erweiterung mit kubischem Epithel und einem epithelialen Muskelmantel, der weiter oben zum Ausführungsgang hin verschwindet. Hier wird das Lumen bis auf ein Minimum reduziert und die Zahl der Zellschichten im

Epithel nimmt zu. „Mehrere solcher Ausführungsgänge konvergieren nach einem bestimmten Punkt der Oberfläche des Warzenhofes und münden hier nahe nebeneinander unter beträchtlicher trichterförmiger Erweiterung aus, mehr oder weniger innig verbunden mit einem Kolbenhaarbalg und dem ausführenden Hohlraum der zugehörigen Talgdrüsen. Die gesamte Mündungsstelle entspricht der Höhe einer unansehnlichen höckerförmigen Erhebung der Haut des Warzenhofes."

Es finden sich endlich *drittens* kompliziertere schlauchförmige Drüsen, die in der Hauptsache tief im subcutanen Gewebe liegen. „Wir finden hier sehr langgestreckte, ziemlich weite und unregelmäßig gestaltete Hohlräume, in welche von allen Seiten her zahlreiche längere und kürzere, dichotomisch verzweigte enge Kanäle einmünden. Diese sind bei längerem Verlauf vielfach gewunden. Überall besteht nur zweischichtiges Epithel. Dessen innere Schicht wird von kubischen oder annähernd zylindrischen Zellen gebildet. Die äußeren Zellen in den längeren Seitensprossen und auch in der Wand des Hauptstammes schienen gelegentlich den Charakter epithelialer Muskelzellen, wie wir sie von Schweißdrüsen her kennen, zu besitzen." Mehrere der so geschilderten weiteren Hohlräume sollen sich zur Oberfläche hin zu einem gemeinsamen Kanal mit engerem Lumen vereinigen.

Bezüglich der Areolardrüsen in der Schwangerschaft bedauert v. EGGELING selbst, nur über Teilstücke zu verfügen, die zu oberflächlich herausgeschnitten sind. Er schildert sie im wesentlichen wie die unter 3. genannten. Sie sind aber in allen ihren Teilen erheblich vergrößert. „Von den typischen Knäueldrüsen oder Schweißdrüsen der Haut unterscheiden sich die MONTGOMERYschen Drüsen durch die gänzlich ausbleibende oder nur vereinzelt oder unvollkommen auftretende Umwandlung der tiefen Lage ihres auf weite Strecken zweischichtigen Epithels in contractile Faserzellen und stimmen im übrigen in ihrem ganzen Aufbau durchaus mit den Milchdrüsen überein."

Aus eigenen Präparaten in dicken Schnitten von 250 μ bis zu $^1/_2$ cm Dicke hatte ich (DABELOW 1955) häufig Gelegenheit MONTGOMERYsche Drüsen in ganzer Ausdehnung zu übersehen. Soweit es das äußere Bild betrifft, bestätigt es nicht durchaus die Schilderungen der von v. EGGELING untersuchten Objekte. Es ist zweifellos schwierig aus dünnen Schnitten ein Gesamtbild zu gewinnen. An dicken Schnitten gewann ich folgende Bilder:

Die in der Areola vorkommenden 3 Drüsenarten (Talg-, Knäuel- und apokrine Drüsen) kommen in sehr verschiedener gegenseitiger Zuordnung vor (s. Abb. 147 und 148). Jede der apokrinen Drüsen mündet regelmäßig mit einem eigenen erweiterten Abschnitt auf der Haut, auch wenn die Drüsen nahe beieinanderliegen (Abb. 147 A). Die Abb. 147 stammt aus der Mamma einer 18jährigen Virgo. Die Drüsen zeigen hier ein verhältnismäßig übersichtliches Bild: Ein langgezogenes Vestibulum, welches vom Epithel der Epidermis ausgekleidet ist, geht in einen engeren Ausführungsgang über. Der Übergang kann sowohl allmählich als auch plötzlich vor sich gehen. Dieser dünne Teil kann, während er durch die Maschenlücken des Coriumbindegewebes zieht, in großen Bögen verlaufen, so daß der eigentliche Drüsenkörper oft ziemlich weit von dem Mündungstrichter entfernt liegt. In wechselnder Entfernung unter dem Corium beginnt eine Erweiterung des schmalen Ausführungsganges zu einem wurstartigen Gebilde, das entweder überall gleich dick und geschlängelt ist oder von wechselnder Weite mit Verzweigungen (Abb. 147 D) oder mit verschiedenen knolligen Erweiterungen und Blasen besetzt sein kann (Abb. 147 C), die vielleicht die Anfänge zu weiteren Verzweigungen darstellen. Die Drüsen können einzeln liegen (Abb. 147 A) oder in enger Nachbarschaft mit Talgdrüsen (Abb. 147 C und 148) ebensowohl als in größter Entfernung davon (Abb. 147 B). Das bei älteren Individuen wohl häufigste Vorkommen ist das der Abb. 147 D, in Gemeinschaft mit einem dickeren Haar oder mit einer Dreiergruppe dünner Haare und einer nahegelegenen gewöhnlichen Knäueldrüse. Die letztere liegt mit ihrem Drüsenkörper oft nahe neben dem

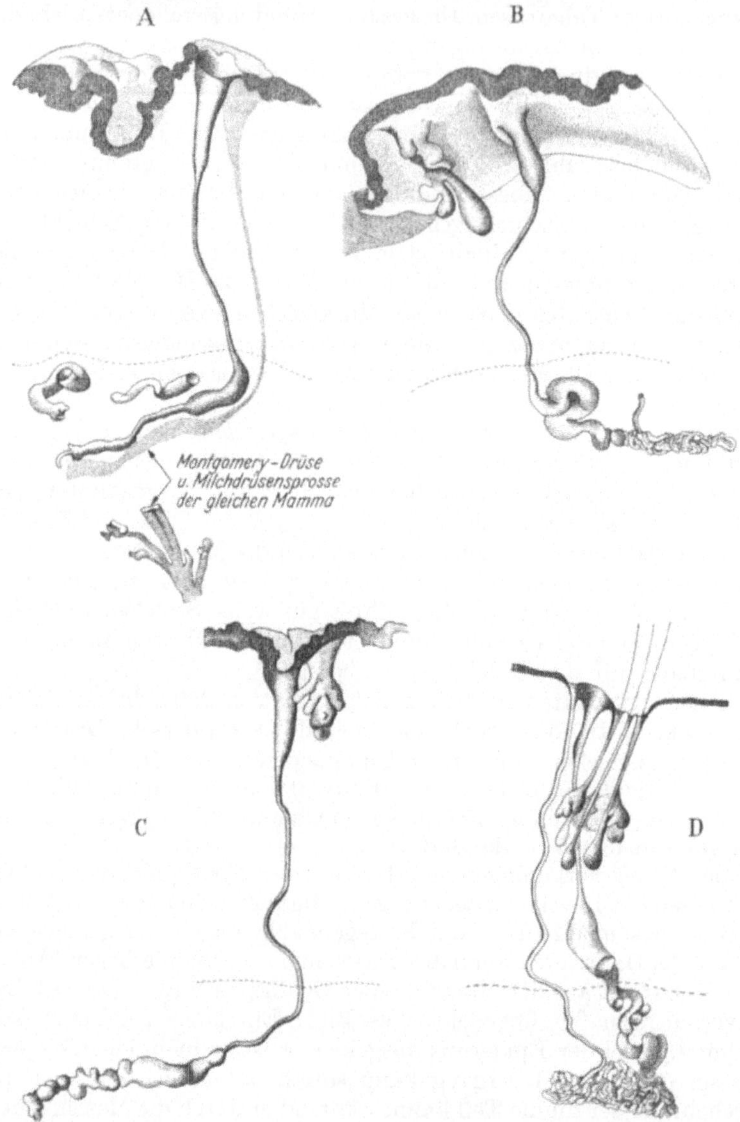

Abb. 147 A—D. Montgomery-Drüsen aus der Mamma einer 18jährigen Virgo. Dicker Schnitt, etwa 0,5 cm. Alauncarmin. Verschiedene Formen und Anordnungstypen. A Totalansicht zweier dicht benachbarter Montgomery-Drüsen, deren jede einen eigenen Mündungstrichter hat. An diese Infundibula schließt sich ein enges Zwischenstück von sehr verschiedener Länge an, das sich pipettenartig zum ungleichmäßig verdickten Endstück erweitert. Das Endstück liegt meist unterhalb der Coriumgrenze (gestrichelte Linie), seltener im Corium, gelegentlich sowohl im Corium als im subcutanen Gewebe (D). Die Drüsen können unverzweigt sein (A und C) oder sich in verschiedenem Grade verästeln (D). Sie können einzeln liegen (A) oder verschieden nahe mit Talgdrüsen vergesellschaftet sein (B und C und Abb. 148). Oft liegen sie in der Nachbarschaft ekkriner Schweißdrüsen (B und D), neben einzelnen Haaren, oder nahe einer Dreiergruppe (D). (Präp. Dabelow 1955).

der apokrinen Schweißdrüse, und häufig laufen die Ausführungsgänge beider Drüsen parallel (Abb. 147 D). Außerdem kommen zahlreiche einzelne Knäueldrüsen vor, welche keine Beziehungen zu apokrinen haben. Die hier abgebildeten Drüsen sind charakteristisch für junge Individuen. Bei etwa 30jährigen rücken die apokrinen mit dem eigentlichen Drüsenkörper noch tiefer unter das Corium hinab, während andererseits der erweiterte Teil schon im Corium beginnen kann. Auch wenn die Drüse sich mehrfach verzweigt (Abb. 147 D), liegt das Ende aufgeknäuelt in ausgesparten Hohlräumen des Fett- oder Bindegewebes. Das äußere Bild der Gesamtdrüse hatte an meinen Objekten dadurch niemals eine Ähnlichkeit mit der Milchdrüse. Wohl aber lagen die Drüsenkörper häufig zwischen den

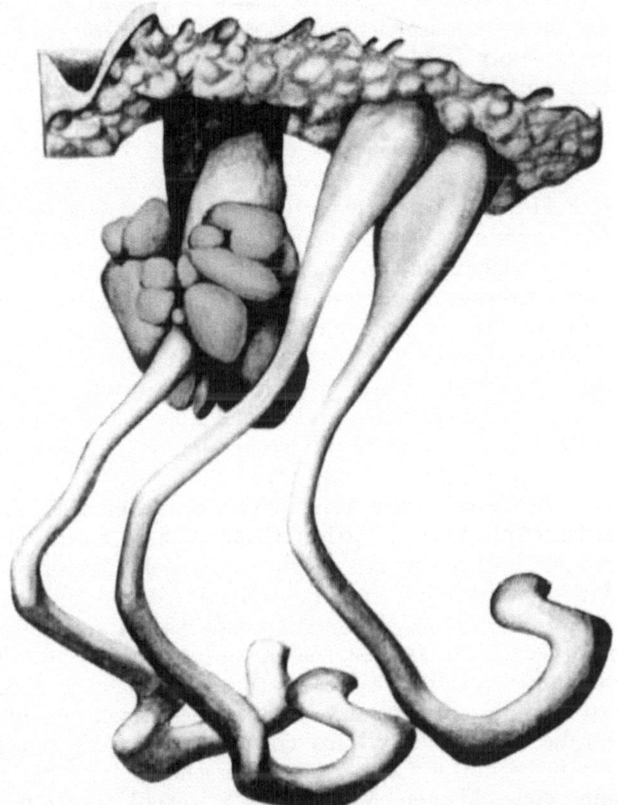

Abb. 148. Aus Pinkus und Spalteholz 1937: „Haarfollikel eines Montgomeryschen Knötchens des Warzenhofes. In ihn mündet eine große Anzahl von Talgdrüsen (gelb) und eine apokrine, in diesem Fall akzessorische Brustdrüse aus, daneben noch zwei ähnliche Drüsen, deren weite epitheliale Ausmündungen vielleicht Rudimente von Haarfollikeln darstellen." Die dargestellten Drüsenabschnitte zeigen nur den Mündungstrichter, den verengten Mittelteil, der hier zufällig sehr kurz ist, und den Anfang des dickeren Endstückes (Zusatz des Referenten).

oberflächlichsten Drüsenläppchen der Mamma. In Flachschnitten durch die Areola kann man oft im gleichen Schnitt beide Drüsenarten unmittelbar nebeneinander finden, da einerseits die Drüsenläppchen — vor allem in der Gravidität — bis unmittelbar an das Corium heranreichen, während andererseits die apokrinen Areolardrüsen bis in das Fettgewebe sich erstrecken können. In ihrer Gesamtform erscheinen die Montgomery-Drüsen in meinen Präparaten wie Schweißdrüsen, die in allen ihren Teilen erheblich vergrößert und vergröbert sind. Die Die Lumina erwiesen sich bei der erwachsenen Frau meist etwa um das 4fache größer als in der gewöhnlichen Knäueldrüse, und bezüglich der Gesamtgröße können die Unterschiede noch erheblicher sein (s. Abb. 147 D). In der Gravidität erfahren die Montgomery- sowohl als die Talgdrüsen eine unter Umständen erhebliche Vergrößerung. Aber auch rein altersmäßig scheinen beide Arten zu wachsen. Die Größenzunahme erstreckt sich häufig nicht nur auf die Teile unter dem Corium. Auch im Bindegewebe der Lederhaut können dann ansehnliche aufgeknäuelte Drüsenpakete mit stark geblähten Lumina liegen. Die Tiefenlage der Drüsen ist ohnehin sehr variabel. Gelegentlich liegt die ganze Drüse im Corium, meist aber unter der Lederhaut (s. Abb. 147) und fast immer erheblich tiefer als die Talgdrüsen. Bei älteren Individuen (über 20) sind die trichterförmigen Mündungen oft von ganzen Kränzen dicker Talgdrüsen umgeben. Die für die Schwangerschaft charakteristische verstärkte Vorwölbung der Mündungsgebiete ist wohl meist mehr durch den ganzen Komplex von Talgdrüse, Haar und Montgomery-Drüse hervorgerufen als durch die letztere allein. Häufig sind auch nur die Talgdrüsen dafür maßgeblich.

Entwicklungsstadien der Montgomery*schen Drüsen* sind in ihrer äußeren Form aus der Abb. 149 (Dabelow 1955) zu ersehen: Bei Embryonen von 180 bis 200 mm Scheitel-Steißbeinlänge entwickeln sie sich ziemlich schnell am Rande des „haarfreien Feldes", welches, etwa der späteren Areola entsprechend, die Milchdrüsenanlage umgibt. Die Mammaranlage hat um diese Zeit ihre Primärsprossen soweit vorgetrieben, daß an deren Enden die ersten dichotomen Teilungen auftreten. Die Montgomery-Drüsen wachsen auffallend ausgerichtet radiär von der Peripherie auf die Mammaranlage zu. Es war mir nicht möglich, im embryonalen Bindegewebe dieser Stadien Leitstrukturen zu erkennen, welche die apokrinen Drüsen auf die Mammaranlage hinführen. Wahrscheinlich handelt es sich mehr um chemotropische Reaktionen als um eine morphologisch faßbare Führung.

Die jungen Drüsen dieses Stadiums stellen meist einfache Schläuche dar, an deren blindem Ende eine Erweiterung sitzt, die offenbar durch eine Flüssigkeit gebläht ist. Diese Enderweiterung kann entweder zylindrisch bleiben oder zu einer Kugel werden (Abb. 149). In jedem Falle wachsen daraus neue sekundäre zylindrische Knospen hervor (bis zu 10 Stück), die sich gelegentlich noch einmal verzweigen. Merkwürdigerweise sind diese Drüsen länger und in ihrem Endkomplex erheblich größer als die Sekundärsprosse der Mammaranlage.

Beim Neonatus liegen die Drüsen wie ein Kranz um das Bündel der Ductus excretorii in der Warzenzone herum (s. Abb. 24 und 25). Sie sind auch jetzt noch im Verhältnis zu den Einzeldrüsen der Mamma recht groß und übertreffen sehr erheblich die um diese Zeit noch primitiven Anlagen der ekkrinen Knäueldrüsen ihrer Nachbarschaft. Schon um diese Zeit unterscheiden sich die Montgomery-Drüsen durchaus von „kleinen Milchdrüsen" sowohl als von gewöhnlichen Schweißdrüsen. Sie zeigen zudem andeutungsweise bereits alle Eigentümlichkeiten der erwachsenen Drüse: Die trichterförmige Mündung ist vorhanden, wenn auch etwas breiter und flacher als im Endstadium. Die charakteristischen Schwankungen in der Weite des Lumens sind bereits auffallend; allerdings fehlt der lange, dünne Ausführungsgang, der sich an den Mündungstrichter anschließt. Wahrscheinlich bekommt er seine endgültige Gestalt erst durch das Dickenwachstum des Corium. Auch die knäuelartige „Verpackung" der geblähten, schlauchförmigen Endstücke ist bereits vollendet und so dicht, daß man die etwa darin vorhandenen Verzweigungen von außen nicht mehr erkennen kann.

Die Montgomery-Drüsen sind beim *Neugeborenen* häufig so stark gebläht — und zwar in ihrem ganzen Verlauf —, daß es fast scheint, als seien sie von dem Sekretionsimpuls, der die Milchdrüse um die Zeit der Geburt trifft, auch ihrerseits angeregt und zur Sekretion gebracht. Ihre Ausführungsgänge sind dabei häufig erheblich weiter als die in gleicher Höhe liegenden Ductus excretorii der Milchdrüse (s. Abb. 38 und 39, Flachschnitt durch die Areola vom Neonatus).

Über das Verhalten der Montgomery-Drüsen in der *Kindheit* sind mir keine Arbeiten bekanntgeworden. Offenbar treten sie erst in und nach der *Pubertät* mit der weiteren Ausbildung des Warzenhofes wieder auffallend in Erscheinung. Für eine 16jährige sind sie, wie oben referiert, von v. EGGELING (1904) geschildert worden, vom Referenten selbst für eine 18jährige. Im Fortschreiten der Jahre vergrößern sie sich — nach den mir vorliegenden eigenen Präparaten — offenbar weiterhin. Allerdings wird die *Schwangerschaft* wohl jedesmal einen nachwirkenden Entwicklungsimpuls bedeuten. Wie sich die Drüsen mit zunehmendem Alter

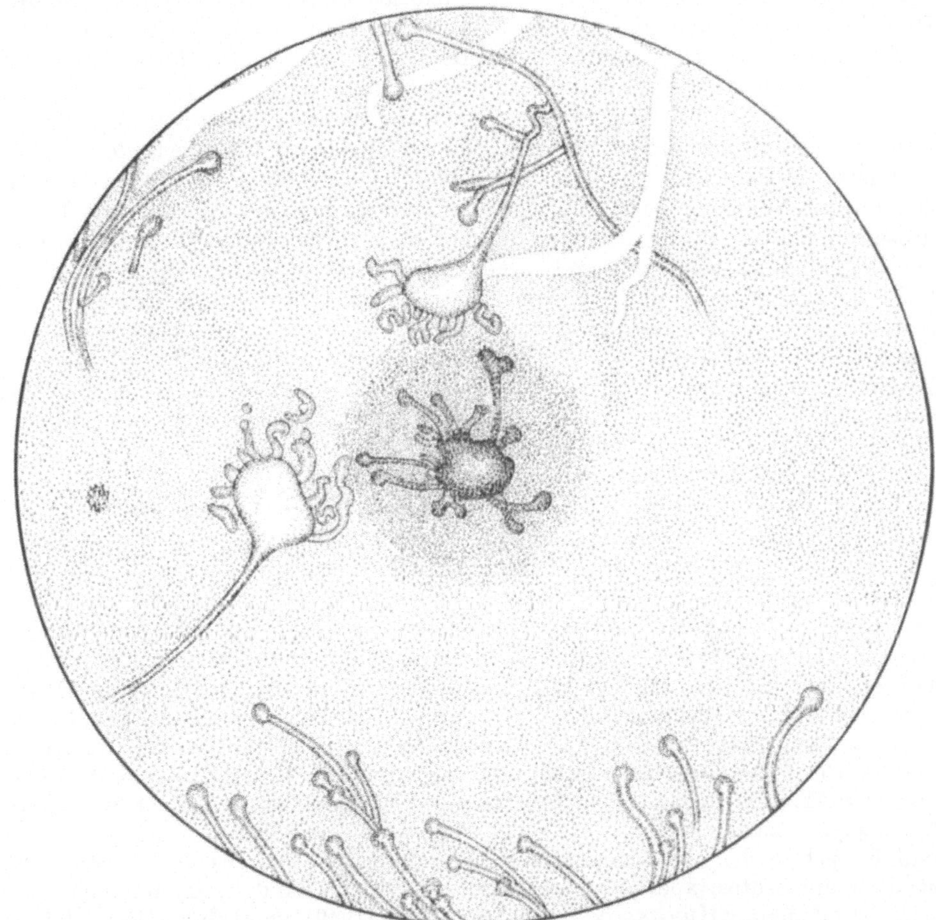

Abb. 149. Flachschnitt durch die Milchdrüsengegend mit Areola eines weiblichen Fetus von etwa 200 mm Scheitelsteißlänge. Schnittdicke 300 μ. Alauncarmin. In der Mitte in der Zone einer dichteren Anordnung von Bindegewebskernen liegt die epitheliale Milchdrüsenanlage mit Primärsprossen und erster dichotomer Teilung der Endknospen. Von links unten und rechts oben wachsen vom Rande des haarfreien Feldes der Areola zwei eigentümliche Drüsen radiär auf die Mammaranlage zu. Diese Drüsen entsprechen nach ihrer Lage den späteren MONTGOMERY-Drüsen. Ansicht des Flachschnittes von der Tiefe her gegen das Hautepithel. (Präparat DABELOW.)

ohne das Eintreten von Schwangerschaften verhalten, ist mir aus meinen Präparaten nicht möglich festzustellen. Die Tatsache, daß sie auch bei Männern um das 30. Lebensjahr und später größer sind als um die Zeit der Pubertät, spricht für eine relative Unabhängigkeit dieser stetigen Zunahme. In diesen mittleren Jahrzehnten sind sie bei Männern meist ebenso gebläht und geknäuelt wie bei Frauen gleichen Alters.

Mit der Altersinvolution der Brustdrüse bei der Frau werden im allgemeinen auch die MONTGOMERYschen Drüsen rückgebildet. Immerhin sind sie auch im Senium meist noch auffindbar und von den Knäueldrüsen zu unterscheiden.

Die Talgdrüsen der Areola dagegen zeigen meist keine senile Involution. Häufig sind sie in den späten Jahrzehnten sogar besonders groß, wobei an dicken Schnitten allein nicht zu entscheiden ist, ob es sich in jedem Falle um ein wirkliches Wachstum oder um den Effekt einer Sekretstauung handelt.

In der Schwangerschaft fand ich die Montgomery-Drüsen zwar in allen Bestandteilen erheblich vergrößert, sowohl bezüglich der Länge als der Weite der Lumina. Die letzteren können oft deutlich durch Sekretstauung gedehnt sein. Im übrigen sind sie aber, was das Wesentliche ihres Aufbaues betrifft, in der Gravidität nicht eigentlich verändert. Aus der Zeit der Lactation stand mir bisher kein geeignetes Material zur Verfügung.

Wenn v. Eggeling (1904) abschließend unter anderem feststellt: „Die Montgomeryschen Drüsen finden sich im Warzenhof der untätigen wie der tätigen weiblichen Milchdrüse", so läßt sich wohl jetzt hinzufügen, daß sie von etwa 200 mm fetaler Scheitel-Steißlänge ab vorkommen, daß sie zunächst die Milchdrüsensprosse an Größe überflügeln und noch beim Neonatus relativ groß gebläht und stark geknäuelt sind. Nach der Pubertät dagegen sind sie zunächst nicht geknäuelt und relativ verkleinert, um erst später wieder die Form zu gewinnen, welche zur Zeit der Geburt vorlag. Kontinuierliche Untersuchungsergebnisse für alle Lebens- und Cyclusphasen, wie sie für die Brustdrüse vorliegen, fehlen einstweilen noch, vor allem auch bezüglich der wahrscheinlich wechselnden Zustände des Epithels und der unmittelbar benachbarten Gewebe. Die Montgomery-Drüsen sind beim Manne in der gleichen Art, wenn auch nicht in der gleichen Größe wie bei der Frau, ausgebildet.

Das normale Vorkommen apokriner Drüsen in der Tiefe der gesunden Brustdrüse bleibt zweifelhaft. Bezüglich der aus „Schweißdrüsengewebe" bestehenden Tumoren wird meist eine Metaplasie von Milchdrüsenepithel angenommen. Die Rekonstruktion des Drüsenkörpers eines 15jährigen Jungen von Andrews und Kampmeier (1927) (s. Abb. 128) zeigt immerhin außerhalb des eigentlichen Kreises Montgomeryscher Drüsen noch etwa 13 der äußeren Form nach apokrine Drüsen über die Oberfläche des Drüsenbaumes verstreut. H. Bunting (1948) untersuchte die cytochemischen Eigenschaften von in der menschlichen Brustdrüse liegenden apokrinen Schweißdrüsenanteilen. Es ergaben sich mehrfach gleiche Resultate zwischen diesen und eigentlichem Brustdrüsengewebe, und zwar für Alkaliphosphatase positiv, für saure Phosphatase, Glykogen und saure Mucopolysaccharide negativ. Ob sich daraus die Ansicht rechtfertigen läßt, daß es sich nicht um degenerative Veränderungen des Brustdrüsengewebes, sondern um echtes, apokrines Schweißdrüsengewebe handelt, bleibt aber doch wohl zweifelhaft. Higginson und McDonald (1949) verglichen diese blassen Epithelien von 97 operativ entfernten Brustdrüsen mit 6 postmortal entnommenen Stücken der Axillarhaut. Sie halten beide Gewebe ebenfalls für identisch und empfehlen daher, das fragliche Gewebe als „Duftdrüsen in der Mamma" oder „akzessorisches Sexualdrüsengewebe in der Mamma" zu bezeichnen. Sie sollen in jeder weiblichen Brustdrüse nach der Pubertät zu finden sein.

XVI. Die neurale und hormonale Steuerung der Milchdrüsenentwicklung in ihren verschiedenen Phasen.

Dieses große Gebiet der Erforschung der Brustdrüse hat in den Jahrzehnten nach dem Erscheinen des ersten Beitrages über die Mamma in diesem Handbuch (1927) einen so erheblichen Aufschwung genommen, daß die Ergebnisse in einer außerordentlich ausgedehnten Literatur ihren Niederschlag gefunden haben. Die ausführliche Darstellung dieses Fundus an Wissen sowohl wie an noch offenen Problemen um die Steuerung der Vorgänge in der Mamma und ihre Korrelierung mit anderen Teilen des Inkretoriums und des Genitalapparates würde den Rahmen des Handbuches überschreiten. Dennoch scheint es auch hier nicht mehr angebracht, diese Zusammenhänge heute noch ganz unerwähnt zu lassen, wie das 1927 wohl mit einigem Recht geschehen konnte. Die folgende kurze Darstellung bleibt natürlich kursorisch und möge nur als eine erste Information aufgefaßt werden. Sie läßt nicht genügend Raum zur Verwendung der Literatur im einzelnen. Das Literaturverzeichnis enthält daher erheblich mehr Titel, als im Text verarbeitet sind, und ein Studium der Einzelarbeiten ist, da die Dinge zur Zeit noch sehr im Flusse sind, unentbehrlich.

1. Die Steuerung des Gangwachstums und der Alveolarentwicklung bei Versuchstieren.

In der postnatalen Entwicklung des Parenchyms der Brustdrüse stehen bis zum Eintritt der Gravidität vor allem 2 Vorgänge im Vordergrund des Gestaltungsgeschehens:

Nämlich erstens die Entfaltung des bis zum Beginn der Pubertät nur in den Anfängen bestehenden Gangsystems durch gesteigertes Längenwachstum und zunehmende Verzweigung und zweitens die Entwicklung der Alveolen und damit der Läppchenbildung. Diese beiden Vorgänge sind zwar zeitweise miteinander gekoppelt (z. B. in der Regel vom 20. Lebensjahr ab und im Anfang der Gravidität), aber sie sind dennoch hinsichtlich ihrer Abhängigkeit von dem übergeordneten hormonalen Steuerungsmechanismus wohl zu unterscheiden. Unmittelbar verantwortlich sind dafür die beiden Ovarialhormone des Follikels und des Corpus luteum. Damit offenbart sich eine gewisse Parallele zu den von den gleichen Hormonen gelenkten Cyclusphasen der Uterusschleimhaut. E. LETTERER (1948) hat die Übereinstimmungen dieser beiden zweistufigen Gestaltungsabläufe in ihren Einzelheiten vergleichend miteinander in Beziehung gesetzt, nachdem ANSELMINO und HOFFMANN (1947) schon einmal auf die Parallelität als solche hingewiesen hatten. Die Korrelierung der Vorgänge in Ovar, Uterus und Vagina mit denen in der Mamma wurde mehrfach um die Jahrhundertwende erstmals beobachtet und ihre Deutung durch die zur gleichen Zeit schnell aufblühende endokrinologische Forschung in Angriff genommen. 1923 extrahierten ALLEN und DOISY das Oestrogen aus dem Follikel und 1924—1930 wiesen ALLEN und Mitarbeiter sowie LAQUEUR und Mitarbeiter, ferner TURNER und FRANK (1932) die das Gangwachstum in der Mamma anregende Wirkung des Oestrushormonsn ach.

1911 stellten ANCEL und BOUIN fest, daß eine verlängerte Persistenz des Corpus luteum (Schwangerschaft und Pseudogravidität) beim *Kaninchen* für die Mamma eine Entwicklung der Alveolen und Lobuli zur Folge hat (s. auch O'DONOGHUE 1911, HAMMOND und MARSHALL 1914, LOEB und HESSELBERG 1917). 1931 und 1932 erwiesen TURNER und FRANK die synergistische Wirkung von Corpus luteum-Extrakt und Oestrogen für den vollständigen Aufbau des Parenchyms der Mamma. Später wurde das wirksame Prinzip des Gelbkörpers dann als Progesteron bezeichnet. Damit entstand die Vorstellung, daß das Wachstum des Gangsystems unter der direkten Einwirkung des Oestrogens vor sich geht, während für die Entwicklung der Alveolen normalerweise die gemeinsame Steuerung durch Oestrogen und Progesteron erforderlich ist.

Im einzelnen sind die experimentellen Ergebnisse bei den verschiedenen Tierspecies sehr unterschiedlich. Das hängt zum Teil von den Differenzen der Cyclusverhältnisse ab (s. Turner, Comparative anatomy of the mammary gland und Loeb, Cytology of the mam. gld., sowie Frederikson 1939), zum Teil von Verschiedenheiten anderer Art im Endokrinium.

Aus Folleys Zusammenstellung (1947) ergibt sich etwa nachstehendes Bild: *Vollständige oder annähernd vollständige Entwicklung von Gangsystem und Alveolen auf Oestrogen allein ließ sich bei folgenden Tieren erzielen: Meerschweinchen, Ziege* (Oestradiolbenzoat, de Fremery 1938). Synthetische Oestrogene: Folley, Scott, Watson und Bottomley 1940, 1941. Lewis und Turner 1940, 1941, 1942. Mixner, Meites und Turner 1944. Folley, Malpress und Young 1945).

Beim *Rind:* Walker und Stanley (1940, 1941). Reece (1943), Folley und Malpress (1944), Folley, Stewart und Young (1944), Hammond jr. und Day (1944), Parkes und Glover (1944), Day und Hammond jr. (1945), Folley u. a., Spriggs (1945).

Bei der *kastrierten jungen Kuh:* Walker und Stanley (1940, 1941).

Bei der „*Zwicke*" (engl. *Freemartin*) (Folley und Malpress 1944).

Bezüglich der *Ziege* berichten Mixner und Turner (1943), daß Oestrogen allein abnorm große Alveolen und papillomatöses Wachstum des Gangepithels hervorruft und daß die Beigabe von Progesteron zum normalen histologischen Aufbau nötig sei.

Bei *weiblichen Affen* wurde Gang- und Alveolenentwicklung erzielt durch folgende Autoren: Gardner und van Wagenen (1938). Folley, Guthkelch und Zuckerman (1939), Gardner (1941).

Bei einigen *männlichen* Affen: Gardner und van Wagenen (1938). Gardner (1941). Da Folley u. a. (1939) Gynäkomastie bei normalen männlichen Affen festgestellt haben, kann dieses Resultat allerdings verschieden gedeutet werden. Beall und Reichstein (1938) konnten Progesteron aus der Nebennierenrinde isolieren, so daß bei allen diesen Experimenten auch die Möglichkeit eines Einflusses von extraovarial entstandenem Progesteron in Betracht zu ziehen ist (Folley 1947).

Die Menge an Oestrogen im Verhältnis zum Progesteron muß unterhalb gewisser Grenzen bleiben, wenn ein optimaler Effekt erreicht werden soll. Bei zu hohen Oestrogen-Dosen tritt eine Hemmung des Gangwachstums auf. (*Maus:* Gardner, Smith und Strong 1935, Gardner, Smith, Allen und Strong 1936, van Heuverswyn, Folley und Gardner 1939, Gardner 1941. *Ratte:* Astwood, Geschickter und Rausch 1937. *Kaninchen:* Scharf und Lyons 1941. Für Affen: Gardner 1941).

Progesteron allein kann bei der *Maus* Gang- und Alveolenentwicklung hervorrufen, wenn auch erst in hohen Dosen (Gardner und Hill 1936, Mixner und Turner 1942, 1943, Chamorro 1944). Das gleiche gilt für die *Ratte* (Selye 1940, Reece und Bivins 1942. Selye, Borduas und Masson 1942, Chamorro 1944) und für *Affen* (Hartman und Speert 1941).

Die Bestimmungen des optimalen Verhältnisses von Oestrogen zu Progesteron zeigen, daß weniger Progesteron notwendig ist, wenn Oestrogen gleichzeitig angewendet wird.

Kaninchen: Scharf und Lyons 1941, Lyons und McGinty 1941. *Maus:* Mixner und Turner 1942, 1943). Mixner und Turner (1943) weisen darauf hin, daß dementsprechend das Oestrogen den Progesteronverbrauch sparsamer gestaltet. Sie deuten die gegenseitige Beeinflussung und den Synergismus der beiden Substanzen (zit. nach Folley 1947) etwa folgendermaßen: Oestrogen steigert die Vascularisierung und Hyperämie des Stromas und erhöht die Permeabilität der Gefäßwand. Das begünstigt weiterhin die Zugangsmöglichkeit der stimulierenden Hormone und der notwendigen Produkte des Stoffwechsels in Richtung auf das Parenchym. Möglicherweise bewirkt aber ein Vorderlappenhormon diesen Effekt.

Mit der Entdeckung der gonadotropen Eigenschaften des Hypophysenvorderlappens durch Aschheim und Zondek (1927) rückte auch dieses Organ in den Kreis der für die Entwicklung der Mamma möglicherweise verantwortlichen inkretorischen Organe. Parkes (1929) konnte beim *Kaninchen* die vollständige Entwicklung der Milchdrüse durch Vorderlappenextrakt und Corpus luteum-Persistenz erzielen. 1930 bewirkte Corner an kastrierten *Kaninchen* den gleichen Effekt durch Verabreichung eines Rohextraktes aus Hypophysenvorderlappen. Die Bedeutung der Hypophyse wurde weiterhin durch Lyons und Pencharz (1936) nahegelegt. Die Autoren stellten nämlich fest, daß Oestrogen beim *Meerschweinchen* nicht imstande war, ein Wachstum des Gangsystems hervorzurufen, wenn den Versuchstieren zuvor die Hypophyse entfernt worden war. Im Gefolge dieser Arbeiten entstand eine reiche Literatur, welche diese Ergebnisse auch bei anderen Tieren bestätigte *(Ratte, Maus, Katze, Kaninchen, amerikanisches Erdhörnchen)*. Damit schien der Steuerungsmechanismus so zu verlaufen, daß das injizierte Oestrogen seine Wirkung nur unter Vermittlung des Hypophysenvorderlappens entfalten kann. Die Hypophyse würde also durch das Oestrogen veranlaßt, ein „Mammogen" (oder zwei Mammogene) zu produzieren bzw. auszuschütten (*Maus:* GOMEZ, TURNER, GARDNER und HILL 1937, LACASSAGNE und CHAMORRO 1939; *Ratte:* REECE, TURNER und HILL 1936, ASTWOOD und Mitarbeiter 1937, NATHANSON, SHAW und FRANSEEN 1939, REECE und LEONARD 1941, SAMUELS, REINEKE und PETERSEN 1941, LEONARD und REECE 1942, REECE und LEATHEM 1945; *Meerschweinchen:* GOMEZ und TURNER 1936, 1937, LYONS und PENCHARZ 1936).

Diesem vermutlichen Umweg der Oestrogenwirkung stehen andere Befunde gegenüber, welche dennoch eine *direkte Wirkung* möglich erscheinen lassen. Es zeigte sich nämlich, daß die lokale cutane Einreibung kleiner Dosen von Oestrogen eine unentwickelte Milchdrüse zum Gangwachstum bringen kann, und zwar ausschließlich an der so behandelten Mamma, nicht aber an den benachbarten unbehandelten (MACBRYDE 1939, Frau, SPEERT 1940 immaturer männlicher *Rhesusaffe,* LYONS und SAKO 1940 *Kaninchen,* NELSON 1941 *Meerschweinchen,* GARDNER und CHAMBERLIN 1941, *Maus*). Daß auch diese Einreibung dennoch auf dem Blutwege über den Hypophysenvorderlappen wirksam werde, scheint dadurch auszuschließen, daß der Effekt nur an der behandelten Einzeldrüse in Erscheinung tritt.

Eine interessante Variation dieser Versuche spricht aber wiederum *für* die notwendige Beteiligung der *Hypophyse:* LEONARD und REECE (1942) erhielten nach lokaler Anwendung von Oestrogen keinen Effekt, wenn die Tiere hypophysektomiert waren.

MIXNER und TURNER (1943), die auf dem Boden der „Mammogen"-Theorie stehen, geben diesen Erscheinungen eine andere Deutung: Es sei möglich, daß eine im Gefolge der percutanen Oestrogenanwendung entstehende örtliche Hyperämie eine erhöhte Heranführung von im Blut kreisendem Mammogen bewirkt. Im Gebiet der lokalen Hyperämie würde also das Oestrogen, welches in unterschwelligen Mengen im Blute kreist, in hinreichenden Mengen angesammelt werden können, um einen örtlich begrenzten Wachstumseffekt hervorzubringen. Allerdings läßt sich durch entsprechende Anwendung anderer hyperämisierender Substanzen (z. B. Terpentinöl) kein vergleichbarer Effekt erreichen (MIXNER und TURNER 1941, LEWIS und TURNER 1942). Weitere Schwierigkeiten ergeben sich daraus, daß eine Reihe von Autoren bei hypophysektomierten Tieren nach Anwendung verschiedener Steroide Wachstumsreaktionen erhielten (ASDELL, BROOKS, SALISBURY und SEIDENSTEIN 1936, FREDERIKSON 1939, GARDNER 1940, 1941, GARDNER und WHITE 1942, LEONARD 1943, SMITHCORS und LEONARD 1943).

Für die Mammogentheorie sprachen folgende Ergebnisse der „Missourigruppe" (TURNER und Mitarbeiter). Implantiert man hypophysektomierten männlichen *Meerschweinchen* Vorderlappen von mit Oestrogen vorbehandelten Ratten, so entwickelt sich die rudimentäre Milchdrüse. Verwendet man dagegen Hypophysen von nicht mit Oestrogen vorbehandelten Spendern, so bleibt diese stimulierende Wirkung aus (GOMEZ und TURNER 1937, GOMEZ, TURNER und REECE 1937). In der gleichen Richtung liegen andere Experimente: Vorderlappenextrakte von trächtigen *Kühen* bewirken Drüsenentwicklung, während solche von nichtträchtigen Spendern keinen Effekt hervorrufen (GOMEZ und TURNER 1938). Einige andere Autoren konnten nicht feststellen, daß Vorderlappen von oestrogenbehandelten Spendern mehr Mammogen als diejenigen der unbehandelten enthielten (NELSON 1938, 1939, REECE und LEONARD 1939).

Wie auch immer in Zukunft diese Unstimmigkeiten und Widersprüche geklärt werden mögen, so ist doch wohl die wichtige zentrale Stellung des Hypophysenvorderlappens für die Ausbildung des Gangsystems, der Alveolen und der Lobuli nicht zu leugnen. Nicht nur der Kreis um Turner, sondern auch diesem fernstehende Bearbeiter bestätigen die in diesem Sinne besonders wichtigen Grundexperimente, nach denen auch bei Tieren, welchen die Keimdrüsen entfernt waren, durch Vorderlappenextrakte die Parenchymentwicklung ausgelöst werden konnte (Greep und Stavely 1941, Cowie und Folley 1944, 1947).

Eine gute kurze Zusammenstellung der diesbezüglichen Versuchsergebnisse verschiedener, zum Teil einander in den Resultaten widersprechender Autoren findet sich bei Trentin und Turner (1948, etwa 150 Literaturangaben). Die Arbeit gibt ferner einen historischen Überblick über die Entwicklung dieses Fragenkomplexes. Trentin und Turner (1948) untersuchten die Natur des Hypophysenvorderlappen-Faktors, der für das Gangwachstum (bei der *männlichen Maus*) verantwortlich ist, mit verschiedenen Extrakten von Hypophysenvorderlappengewebe der *Kuh*. Der aktive Stoff war mehr in der Protein- als in der Lipoidfraktion enthalten. Die mögliche Identität des das Gangwachstum stimulierenden (Mammogen I) und des für das Alveolenwachstum verantwortlichen Faktors (Mammogen II) versuchten die Autoren (1948) durch Vergleich einer Serie verschiedener Vorderlappenpräparate und -extrakte zu klären. Es konnte keine signifikante Trennung des Gang-stimulierenden und des Alveolenstimulierenden Faktors erreicht werden. — *Durch Oestrogen allein* ließ sich bei geringeren Dosen Gangwachstum und mäßige Alveolenentwicklung erzielen. *Progesteron allein* bewirkt erst bei relativ hohen Dosen Alveolarwachstum bei *Maus, Ratte* und *Affe. Die Kombination von beiden* erwies sich bei der männlichen *Maus* in den gleichen schwachen Dosen als starkes Stimulans, zeitlich zuerst hinsichtlich des Gangwachstums, dann bezüglich der Alveolarentwicklung. — Der nach solcher Behandlung erreichte Zustand, der sonst bei kastrierten männlichen *Ratten* bestehen bleibt, wurde nach Entfernung der Nebennieren sehr schnell zurückgebildet. Die Mammae der betreffenden Tiere waren auch durch Oestrogen nicht mehr zum Längenwachstum der Gänge zu bringen. Daher vermuten Trentin und Turner eine Vermittlerrolle der Nebenniere für das Gangwachstum.

Bei der hypophysektomierten Maus ergab Oestrogen allein eine sehr geringe, nicht signifikante oder überhaupt keine Reaktion, während Oestrogen mit Ergosteron kombiniert nur einen leichten Anstieg des Gangwachstums bewirkten.

Zusammenfassende Berichte über den gesamten, hier zur Diskussion stehenden Fragenkomplex finden sich außerdem in folgenden Veröffentlichungen: Nelson (1936), Turner (1939), H. Frederikson (1939), Folley (1940), Anselmino und Hoffmann (1947), Folley (1947), Selye (Textbook of Endocrinology 1947—1950). Elliot und Turner (1950 und 1954) führen als „spreading factor" ein neues Agens ein, welches die Vorarbeit für die Ausdehnung des Gangsystems und der Alveolen leisten soll, indem es die Bahnung der Wege in die Umgebung hinein übernimmt. Bekanntlich spielt sich das Wachstum der Milchdrüse vor allem in der ersten Hälfte oder den ersten zwei Dritteln der Schwangerschaft ab (Turner 1939, Folley 1952 u. a.). Bis dahin muß die epitheliale Drüse entweder in das Fettgewebe oder in das Bindegewebe hinein vordringen. Es wäre denkbar, daß dieser Vorgang durch eine Substanz erleichtert wird, welche von den wachsenden Seitenverzweigungen und den Endknospen gebildet wird und bestimmte Bestandteile des Bindegewebes — wahrscheinlich die Grundsubstanz — zur Auflösung bringt. Dieser vermutete „Ausbreitungsfaktor" wurde von Elliott und Turner 1950 aus den Drüsen trächtiger Ratten extrahiert und dann experimentell geprüft. 1955 wurden diese Arbeiten auf Mäuse, Meerschweinchen und

Kaninchen ausgedehnt. Es zeigte sich, daß der betreffende Faktor in größter Menge zur Zeit des größten Wachstums extrahiert werden kann. Sein Maximum liegt zwischen der Hälfte und zwei Dritteln der Tragzeit. Im letzten Drittel, also zu der Zeit des Sekretionsbeginns der Zellen, sinkt die Menge des Ausbreitungsfaktors.

2. Die Steuerung der Entwicklung des Gangsystems und der Alveolen beim Menschen.

Wenn es schon bei den Versuchstieren einstweilen noch schwierig ist, zu eindeutigen Ergebnissen und damit zu klaren Vorstellungen über die hormonale Steuerung der Gang- und Alveolenentwicklung zu kommen, so gilt das um so mehr für die Erhellung der Verhältnisse beim *Menschen*.

Während bei den meisten Tieren das Zusammenwirken von Oestrogen *und* Progesteron erforderlich ist, um erstens ein Wachstum der Gänge und zweitens die Entwicklung der Alveolen und Lobuli zu bewirken, so zeigten doch andererseits einige Tiere eine Entwicklung beider Komponenten auf die Verabreichung von Oestrogen allein. In anderen Fällen sind nur extrem hohe Dosen dazu in der Lage (s. SELYE 1940, REECE und BIVINS 1942, HARTMAN, GESCHICKTER und SPEERT 1941). Ähnliches gilt für die Uterusschleimhaut (s. HOFFMANN 1938). Dagegen bewirkten — im Gegensatz zu den Verhältnissen am Uterus — gleichzeitig gegebene Dosen von Follikelhormon keine Hemmung (FREDERIKSON 1939).

Nur gelegentliche günstige Fälle schaffen einmal die Möglichkeit, auch beim *Menschen* exakte Einblicke zu erhalten. So konnte HOFFMANN (1936) bei einer Kastration mit zweizeitig durchgeführten Brustdrüsenplastiken feststellen, daß durch Follikelhormon (10 mg Oestradiolbenzoat) ein gesteigertes Wachstum der Milchgänge erzielt wurde. Bei einer geschlechtsreifen Frau beobachtete er ferner nach 25 mg Oestradiolbenzoat im gleichen Cyclusintervall ein vermehrtes Gang- und Alveolenwachstum: „Nach dieser Behandlung wurde in dem am 23. Tag des Cyclus entnommenen Brustdrüsengewebe sowohl eine erhöhte Milchgangsbildung als Zeichen einer gesteigerten Follikelhormonwirkung als auch eine Zunahme des Alveolargewebes mit einer stärkeren Hyperämie gefunden." HOFFMANN kommt weiterhin zu folgender Deutung: „Diese letztere Wirkung auf die Alveolaranlage möchten wir entweder als eine direkte Follikelhormonwirkung oder aber als eine Potenzierung der endogenen Corpus luteum-Wirkung (23. Tag des Cyclus) durch das zugeführte Follikelhormon ansprechen. Die Corpus luteum-Wirkung auf die Alveolaranlage der Brustdrüse wird — wie aus den eingangs erwähnten tierexperimentellen Ergebnissen hervorgeht — erst durch eine gleichzeitige Zufuhr von größeren Mengen von Follikelhormon zur vollen Ausbildung gebracht." HOFFMANN schreibt dann weiterhin: „Aus diesen Ergebnissen geht zunächst hervor, daß sich bereits mit verhältnismäßig kleinen Dosen von Follikelhormon morphologisch nachweisbare Veränderungen an der menschlichen Brustdrüse erzielen lassen. Sie zeigen weiterhin, daß das Follikelhormon in Analogie zu seiner Wirkung im Tierexperiment auch in der menschlichen Brustdrüse die Bildung des Milchgangsystems bewirkt, während das Corpus luteum-Hormon *im Verein* mit dem Follikelhormon die Ausbildung der Alveolaranlage bedingt. Diese Feststellungen decken sich mit den eingangs erwähnten Befunden, daß die menschliche Brustdrüse bis zur Pubertät nur ein Milchgangsystem aufweist und daß erst mit dem Eintritt der Corpus luteum-Bildung im Ovarium die Ausbildung der Alveolaranlage erfolgt."

JOH. KUHNERT (1951) unternahm — von Betrachtungen über das Gynäkomastieproblem ausgehend — folgende, in dieser Richtung liegende Versuche:

Er gab bei 6 Männern im Alter von 22—69 Jahren percutan (1000 iE täglich) Follikelhormon, das in alkoholischer Lösung in die Brustwarzen einmassiert wurde. (In Kontrollversuchen wurde hormonfreier Alkohol verwendet.) Nach 14—22 Tagen zeigte sich eine Vergrößerung des Warzenhofes und „Gynäkomastie". Die Kontrollversuche bewirkten keine Veränderungen.

Nach Granulosazelltumoren mit Oestrogensekretion sind häufig Mammahypertrophien bei jungen Mädchen beobachtet worden (s. unter anderem Selye, Textbook of Endocrinology, 5. Aufl. 1950). Geschickter (1945) berichtet über infantile Hypertrophie der Mamma bei einer 5jährigen nach 6wöchiger Oestrogenanwendung wegen gonorrhoischer Vulvovaginitis.

Die klinische Literatur ist reich an ähnlichen, aus der therapeutischen Behandlung sich ergebenden Fällen. Es würde zu weit führen, sie in größerer Zahl an dieser Stelle anzuführen. Gleichzeitige histologische Untersuchungen solcher Fälle sind allerdings selten.

Bezüglich der Progesteronanwendung berichtet Geschickter (1945) über einen bioptisch-histologisch untersuchten Fall. Die Kontrollmöglichkeit ergab sich auch hier — ähnlich wie bei Hoffmann — durch eine gewünschte doppelseitige Mammaplastik-Operation: Bei einem 20jährigen Mädchen mit funktioneller Amenorrhoe fanden sich in einer adipösen Mamma pendulans in sklerotischem Bindegewebe nur spärliche Läppchenanlagen, die aus 2—6 Alveolen zusammengesetzt waren. Innerhalb einer 6wöchigen Progesteronbehandlung (145 mg) traten zwei Menstruationen auf. Das danach excidierte Gewebe zeigte zahlreiche wohlentwickelte Lobuli mit 10—20 Alveolen. Das intralobuläre Bindegewebe war locker und färbte sich entsprechend schwach. Die Capillarisierung hatte erheblich zugenommen. — Die wenigen Fälle mögen an dieser Stelle genügen, um auch für den Menschen die Rolle des Oestrogens für das Gangwachstum und des Progesterons — in Kombination mit Oestrogen — für die Alveolen- und Läppchenbildung zu belegen.

3. Die Steuerung der Lactation.

Vor dem Aufkommen der endokrinologischen Forschung vermutete man im 19. Jahrhundert allgemein, daß die Steuerung der Mammaentwicklung ihren Sitz im Nervensystem habe. Das gilt sowohl bezüglich der Stadien verschiedener Altersstufen als auch hinsichtlich der Lactationsentwicklung. Diese Ansicht ergab sich fast selbstverständlich, da eben über Hormone und inkretorische Drüsen noch nichts bekannt war (Brown-Séquards Veröffentlichungen erschienen erst in den Jahren 1889—1891). Es ist historisch interessant zu verfolgen, wie sich aus der exakten Untersuchung der Innervation der neue, richtige Weg der Forschung auftat. Gerade von der Morphologie der Innervation her ergab sich durch Unterbrechung der nervösen Leitungsbahnen sozusagen „per exclusionem", daß nicht neurale, sondern humorale Einflüsse sowohl für die postnatale Morphogenese, als auch für die Lactation der Milchdrüse verantwortlich sein müssen.

C. Eckhardt, der 1858 die Innervation der Brustdrüse aus den Rami cutanei laterales des 2.—5. Intercostalnerven präparierte und ihren radiären Verlauf zur Brustwarze darstellte, eröffnete die Reihe derjenigen Forscher, welche durch Leitungsunterbrechungen die Rolle der Innervation für die Sekretion zu klären hofften. Er durchschnitt bei lactierenden *Ziegen* einseitig den das Euter versorgenden N. spermaticus externus. Der erwartete Störungseffekt blieb aus. Es ließ sich keine Veränderung der Sekretion feststellen.

Roehrig (1876) behauptete zwar nach Reizung des Ramus inf. des N. spermaticus eine Unterbrechung der Milchbildung und nach Reizung des R. glandularis eine Steigerung der Sekretion gesehen zu haben. Weder C. ECKHARDT noch O. v. HERFF (1889) konnten diese Beobachtung bestätigen. HEIDENHAIN (HERMANs Handbuch der Physiologie, zit. nach L. R. MÜLLER, ohne Jahr) konnte nach Durchschneidung des Nerven bei *Hund* und *Katze* ebensowenig eine Unterbrechung der Sekretion erzielen. GOLTZ (1874) beachtete bei seinen klassischen Rückenmarksdurchschneidungen auch die Wirkung auf die Mamma. Er durchschnitt bei einer trächtigen *Hündin* das Lumbalmark und resezierte bei einer anderen die Medulla vom 3. Brustwirbel abwärts. Beide Tiere warfen gesunde Junge und konnten sie unter normaler Entwicklung der Lactation stillen und aufziehen. GOLTZ kam erstaunlicherweise schon damals nach Erwägung aller Möglichkeiten zu dem Schluß, daß nur „eine Veränderung des der Mamma zugeführten Blutes" für die Lactationsentwicklung der Milchdrüse verantwortlich sein könnte.

Außer MIRONOW (Arch. Soc. Biol. St. Petersburg 3, zit. nach L. R. MÜLLER, ohne Jahr) und H. PFISTER [Beitr. Geburtsh. 5 (1901)] war es vor allem BASCH (1893, 1909, 1910), der die Frage der humoralen Auslösung auf dem Blutwege weiter experimentell erweisen konnte. Nach Klarstellung der spinalen sowohl wie der sympathischen Innervation der Mamma isolierte er das Organ von seiner nervösen Versorgung, ohne Ausfallserscheinungen beobachten zu können, wenn man von einem erhöhten Auftreten von Colostrumkörperchen absieht. Er führte diesen Weg weiter und berichtet darüber (1909) wörtlich: „Bei einer Hündin, bei welcher bereits während der Lactation sowohl das Ganglion coeliacum als auch der N. spermaticus ext. reseziert worden war, ohne daß in der abgesonderten Milchmenge eine wahrnehmbare Änderung auftrat, wurde nach dem Aufhören der Lactation die unterste, innervierte Milchdrüse auch noch von ihrem Mutterboden losgelöst, auf den Rücken überpflanzt und dort zur Anheilung gebracht. Etwa $^1/_2$ Jahr später wurde das Tier von neuem trächtig. In der Tragzeit vergrößerte sich die überpflanzte Brustdrüse, das Epithel der Brustwarze schilferte ab und nach dem Wurfe sonderte die transplantierte Milchdrüse ebenso Colostrum ab wie die anderen normalen Drüsen. Dieser Versuch brachte mir entgegen einer früher gehegten Anschauung von dem Bestehen eines nervösen Zusammenhanges zwischen Brustdrüse und Genitale nunmehr die Überzeugung, daß es vielmehr außerhalb des Nervensystems gelegene, wahrscheinlich chemische Reizkörper sein dürften, welche die Milchabsonderung auslösen." Der Autor suchte dann weiter nach den vermuteten Reizkörpern, um „mit Hilfe derselben bei Tieren künstlich Milchabsonderung anzuregen", und widmete seine Aufmerksamkeit vor allem dem Ovar und der Placenta, aus denen er auch wirksame Extrakte herstellte:

„Ich habe zur Klarstellung dieser Frage bei einer etwa 1 Jahr alten Hündin, die noch nicht geworfen hatte, die Ovarien einer anderen, graviden Hündin, die nahe dem Ende der Tragzeit stand, in einer Hauttasche am Rücken zur Einheilung gebracht, nachdem ich die betreffenden Eierstöcke in frontaler Richtung aufgeschlitzt und mich vom Vorhandensein der Corpora lutea überzeugt hatte .... Vierzehn Tage nach Einpflanzen der Ovarien des graviden Tieres, in welcher Zeit dieselben etwa um ein Drittel kleiner geworden waren, zeigten bereits alle Milchdrüsen unseres Versuchstieres eine deutliche Zunahme. Das histologische Präparat einer zweiten, um diese Zeit herausgeschnittenen Milchdrüse zeigte schon deutliche Wucherung des Drüsenkörpers, das Bindegewebe war dichter und gefäßreicher. In weiteren 6 Wochen wuchsen die Milchdrüsen zu einer Größe heran, die etwa der eines wirklich graviden Tieres entsprach..... Aus den vergrößerten Milchdrüsen ließ sich aber kein Tropfen Milch hervorpressen. Erst als ich etwa 8 Wochen nach der Einpflanzung der Ovarien, also zu einer Zeit, welche annähernd der normalen Tragzeit einer Hündin entspricht, dem Versuchstiere Placentaextrakt injizierte, sonderten die vergrößerten Brustdrüsen so reichlich Milch ab, daß es möglich war, bei diesem Tiere junge Hündchen anzulegen, die mit Erfolg saugten." Soweit das wörtliche Zitat von Basch. Es zeigt, wie ihm schon um die Jahrhundertwende der Weg von der bisher — auch von ihm selbst — vermuteten nervösen Steuerung zu einer gewissen Vorstellung der hormonalen Zusammenhänge kam, welche sich der Definition nähert, die Meites und Turner 1948 geben, indem sie (frei übersetzt) etwa schreiben: „Die Lactation ist ein komplexer physiologischer Vorgang, der hormonale, nervöse und umgebungsbedingte Faktoren beinhaltet. Das Wachstum der Milchdrüse und der Beginn der Sekretion stehen unter direkter Kontrolle des endokrinen Systems, während die Unterhaltung der bereits bestehenden Lactation von einem neuroendokrinen Mechanismus abhängt." Freilich ist bei Basch erst von Reizkörpern die Rede, und so schreiben Meites und Turner 1948 (S. 1) weiterhin mit Recht: „Diese Tatsachen wurden erst nach dem ersten Weltkrieg begründet, als der größte Anreiz der endokrinologischen Untersuchungen die wichtigen Entdeckungen zur Folge hatte, welche die Funktionen des Hypophysenvorderlappens und der Ovarien betreffen."

a) Die Einleitung der Lactation.

1928 implantierte Ehrhardt einer an Amenorrhoe leidenden Frau eine tierische Hypophyse. Dabei ergab sich eine Schwellung der Mammae und Sekretion von kolostraler Milch. 1929 konnte Ehrhardt u. a. nach 4wöchiger Behandlung mit Vorderlappenextrakten bei *Rhesusaffen* Brustdrüsenschwellung und Colostrumbildung hervorrufen. Die Verabreichung bewirkte gleichzeitig das Auftreten von Brutpflegehandlungen gegenüber einem im Stall befindlichen *Meerschweinchen:* Die Äffin versuchte das Meerschweinchen an die Brust zu legen und schützte es gegen vermeintliche Angriffe. Einige Zeit nach Aufhören der Hormonbehandlung biß sie dasselbe Tier tot. Stricker und Grueter prüften 1928 in Straßburg die Beobachtungen von Aschheim und Zondek (1927) nach, welche die gonadotrope Wirkung von Vorderlappenextrakten festgestellt hatten. Dabei ergab sich, daß die betreffenden Extrakte darüber hinaus auch die Milchdrüse beeinflußten: Bei pseudograviden *Kaninchen* trat reichliche Milchbildung in den entwickelten, bisher aber nicht sezernierenden Drüsen ein. Stricker und Grueter fanden 1928 und 1929 die gleichen Ergebnisse bei *Kühen, Schweinen* und *Hunden,* wenn die betreffenden Drüsen bis zum sekretionsfähigen Zustande vorbereitet waren.

Mit der Erkenntnis der Bedeutung des Hypophysenvorderlappens für die Einleitung der Milchbildung und Milchabgabe begann eine neue Phase in der Erforschung der Lactation, und die bis zu jenem Jahre bestehenden Theorien konnten einer exakteren Untersuchung zugeführt werden. Trotzdem ist auch heute noch der Widerstreit der Meinungen nicht vollkommen zur Ruhe gekommen. Es empfiehlt sich daher die verschiedenen Theorien nebeneinanderzustellen. Dabei sei zunächst der Zusammenfassung von Meites und Turner (1948) gefolgt:

α) Die Hemmungstheorien.

Obwohl Wachstum und Entwicklungsgrad der Mamma etwa um die Mitte der Schwangerschaft eine zur Sekretion und Lactation hinreichende Ausbildung erlangt haben, bleibt die Lactation zunächst aus. Daß diese Fähigkeit als solche sozusagen latent schon um diese Zeit vorliegt, ergibt sich aus den Folgen des Abortes nach der Mitte der Gravidität: Nach Austreibung der Frucht und der Placenta kann die Milchdrüse meist zur Lactation gebracht werden. Es lag daher nahe zu vermuten, daß zugleich mit dem Geburtsvorgang ein die Lactation hemmender Faktor beseitigt wird.

HILDEBRANDT *(1904) hielt den sich entwickelnden Fetus für den maßgeblichen Teil.* Die Versuche von FREUD und WIJSENBECK (1938) schienen diese Annahme zu stützen: Durch Entfernung des Fetus aus dem Uterus und Reimplantation in die Bauchhöhle des gleichen Tieres ließ sich bei der *Ratte* der Beginn der Lactation hinausschieben. COLLIP und Mitarbeiter (1933) sowie NELSON (1934) entfernten bei *Ratte* und *Meerschweinchen* sowohl die Embryonen als das Ovar. Die Lactation blieb trotzdem aus, solange die Placenta intakt war.

Schon 1905 hatte HALBAN *die Meinung vertreten, daß die Placenta Trägerin des Hemmungsfaktors sei* und 1923 fand FRANKL, ähnlich wie 1933 G. VAN SMITH und O. W. SMITH, daß eine Zurücklassung der Placenta nach dem Werfen bei *Ratten* und *Kaninchen* den Eintritt der Lactation verhindert. Als „experimentum crucis" implantierten LITT (1933) sowie SELYE, COLLIP und THOMSON (1934) Placentargewebe bei *Ratten* und *Mäusen*, aber die Lactation verlief trotzdem normal. PETERSEN stellte 1942 fest, daß beim *Rind* eine Retention der Placenta nach der Geburt die Lactation nicht verhindert. SELYE (1934) und SELYE, COLLIP und THOMSON (1934) entfernten bei *Ratten* durch Kaiserschnitt die Jungen und dehnten den Uterus durch Injektion einer entsprechenden Menge von Paraffin. Der Beginn der Lactation blieb aus. Die Wiederholungen dieses Versuches durch BRADBURY (1941) und GREENE (1941) zeigten den letztgenannten Autoren, daß offenbar mehr die Technik der Operation als die Dehnung als solche maßgeblich war. Die Spannung des Uterus allein verhindert nach ihnen die Lactation nicht.

Das Corpus luteum sollte nach Meinung von HAMMOND (1917) und DRUMMOND-ROBINSON und ASDELL (1926) die Lactation während der Schwangerschaft unterdrücken. Große Dosen von Progesteron konnten aber bei *Ratten* (FOLLEY und KON 1937, FOLLEY 1942, BARSANTINI usw. 1946), bei der *Maus* (SELYE 1939) und beim *Menschen* (ABARBANEL 1941) die Lactation nicht hemmen.

Das Bestehen des Wachstumsvorganges der Drüse soll nach Meinung verschiedener Autoren die Lactation während der Gravidität verhindern. LOEB u. a. (1917), HAMMOND (1927), FOLLEY und KON (1937), FAUVET (1940—1947), behaupteten, daß die Eigenschaft bestimmter Hormone, das Wachstum des Milchdrüsenparenchyms zu fördern, parallel läuft mit deren Fähigkeit, die Lactation zu hemmen. 1942 aber stellte FOLLEY fest, „daß die beiden Wachstumförderer Progesteron und Desoxycorticosteron selbst in massiven Dosen nicht in der Lage sind, die vorhandene Lactation zu verhindern".

MEITES und TURNER (1948) lehnen die Inhibitionstheorien ab, indem sie folgendermaßen — in freier Übersetzung — argumentieren: „Folgende Erwägungen widersprachen den oben referierten Theorien:

1. Niemals konnte gezeigt werden, daß alle die Millionen von Milchdrüsenzellen zur gleichen Zeit wachsen und sezernieren müssen. Bei manchen Tieren sind auch die Zellen des Gangsystems zur Lactation fähig (TURNER 1939). Das Gangwachstum geht aber normalerweise dem Wachstum des Lobulus-Alveolus-System voraus.

2. Das Wachstum des Lobulo-alveolarsystems ist oft um die Mitte der Trächtigkeit bis zur Vollendung fortgeschritten (TURNER 1939), aber reichliche Milchsekretion tritt bei den meisten Tieren erst am Ende der Gravidität oder nach dem Werfen ein. Das deutet darauf hin, daß die Vollendung der Milchdrüsenentwicklung für sich allein nicht fähig ist, die Lactation einzuleiten.

3. Milchdrüsenwachstum und Lactation können bei nichtgraviden *Kühen* und *Ziegen* während der Verabreichung von Oestrogen gleichzeitig nebeneinander herlaufen (WALKER und STANLEY 1941, FOLLEY u. a. 1941, MIXNER u. a. 1944).

Die verbreiteste Inhibitionstheorie ist jene, nach welcher angenommen wird, daß der Anstieg der Oestrogenmenge während der Schwangerschaft die Lactation unterdrückt. Es soll dadurch entweder die Sekretion des lactogenen Hormons der Hypophyse gehemmt oder ein entsprechender unmittelbarer Einfluß auf die Milchdrüse ausgeübt werden (Nelson 1936). Umgekehrt soll dann um die Zeit der Geburt das Sinken der Oestrogenmenge die Abgabe des Lactogens aus der Hypophyse gestatten und damit das Einsetzen der Lactation bewirken. Im Sinne dieser Theorie zeigten Nelson (1936) und andere Autoren, daß große Dosen vonOestrogen bei verschiedenen Tierspecies die vorhandene Lactation hemmen können (Übersicht bei Meites und Turner 1942).

Die offensichtliche Fähigkeit hoher Dosen von Oestrogen, die Lactation verhindern zu können, läßt sich schlecht zur Oestrogen-Aktivität während der Schwangerschaft in Beziehung setzen, und zwar aus folgenden Gründen (nach Meites und Turner 1948):

„1. Die zur Unterdrückung der Lactation notwendigen Mengen sind wahrscheinlich größer, als die in der Schwangerschaft tatsächlich produzierten (Turner 1939, Folley 1944).

2. Die typischen Folgen eines Hyperoestrinismus fehlen in der Schwangerschaft (Cornifizierung der Vagina, Oestrusverhaltensweisen, Ansteigen des Lactogengehaltes der Hypophyse usw.).

3. Eine geringe Lactation ist im allgemeinen gegen Ende der Gravidität bereits eingeleitet, obwohl die Oestrogenbildung üblicherweise um diese Zeit einen Höhepunkt erreicht. Bei erstgraviden jungen *Kühen* fand Turner (1931) einen erheblichen Anstieg der Lactation während der letzten 20 Tage der Trächtigkeit zu einem Zeitpunkt, da die Oestrogenausscheidung im Urin (Turner u. a. 1930) und in den Faeces (Levin 1945) ihren Höhepunkt erreicht hat.

4. Bei manchen Tieren können Gravidität und Lactation zugleich vorhanden sein."

Meites und Turner (1948), die bis hierhin zitiert wurden, sind weiterhin nach ihren Ergebnissen dieser letzteren Arbeit der Meinung, daß Oestrogen selbst in hohen Dosen die Menge des hypophysären, lactogenen Hormons nicht sinken sondern ansteigen läßt. Hohe Oestrogendosen haben offenbar die Fähigkeit, bestimmte Störungen im Stoffwechsel hervorzurufen (Abnahme der Schilddrüsensekretion und der Nahrungsaufnahme), welche — wenigstens teilweise — für die Unterdrückung der Lactation verantwortlich sein mögen.

Nach solchen und ähnlichen kritischen Erwägungen sind die verschiedenen Inhibitionstheorien in den letzten beiden Jahrzehnten mehr und mehr in den Hintergrund getreten, und zwar nicht nur bei Turner und seinen Mitarbeitern der „Missouri-Gruppe". Damit rückte gleichzeitig das Lactationshormon des Hypophysenvorderlappens in den Mittelpunkt der Betrachtung.

β) Die gegenseitigen Wirkungen von Oestrogen, Progesteron und Lactogen in bezug auf die Lactation.

Turner und Meites (1948) kommen bezüglich des gegenseitigen Verhaltens von Oestrogen, Progesteron und Lactogen während der Gravidität zu folgenden Fragen und Schlüssen:

Nach ihren eigenen und den aus der Literatur vorliegenden Ergebnissen erscheint es sicher, daß während der Gravidität die Sekretion von Oestrogen, Progesteron und wahrscheinlich auch von Androgen ansteigt. Warum können nun die großen Mengen von Oestrogen während der Schwangerschaft ihre typische Wirkung auf die Lactogensekretion der Hypophyse nicht ausüben? Meites und

Turner (1948, S. 39) formulieren folgende Annahme, die hier in freier Übersetzung wiedergegeben sei:

„Während der Gravidität unterdrückt (overrides) das Progesteron die stimulierende Wirkung, welche das Oestrogen auf die Lactogensekretion der Hypophyse ausübt. Zum Zeitpunkt der Geburt wird das Oestrogen dominant. Es ist imstande, ein schnelles Ansteigen des Lactogengehaltes der Hypophyse hervorzurufen und leitet so die Lactation ein. Das ist offenbar der Mechanismus des Einsetzens der Lactation zur Zeit der Geburt."

Meites und Turner führen zur Bestätigung folgende Ergebnisse anderer Autoren an: Bei der trächtigen *Ziege* ruft die Entfernung der Corpora lutea sofort eine starke Lactation hervor (Drummond-Robinson und Asdell 1926). Selye, Collip und Thomson (1933) behandelten *Ratten* mit Chorion-Gonadotropin und entfernten die daraufhin stark luteinisierten Ovarien. In den vollständig entwickelten Mammae setzte 36 Std nach der Operation reichliche Lactation ein. Donahue (1934) brachte durch entsprechende Hormoninjektionen bei multiparen *Kaninchen* die Corpora lutea zur Rückbildung und erhielt daraufhin Milchsekretion; die erfolgte Degeneration der Corpora lutea wurde durch Laparotomie kontrolliert. Zeckwer (1944, 1946) entfernte die Ovarien eines Partners zweier parabiotisch vereinigter *Ratten*. Die erhöhte Sekretion gonadotroper Hormone des Kastraten stimulierte die Follikelbildung des intakten Partners. Die anschließende Corpus luteum-Bildung bewirkte eine Mammahyperplasie ohne Lactation. Nach Rückbildung der Gelbkörper trat Lactation ein, die zur Bildung von Milchcysten führte. Laqueur (1943) injizierte virginellen *Ratten* während des Oestrus Testosteronpropionat und bewirkte damit Hypertrophie und Persistenz der Corpora lutea sowie ein Wachstum der Mammae ohne Milchsekretion. In der folgenden Zeit der Rückbildung der Gelbkörper trat eine deutliche Sekretion auf. Allen und Heckel (1936) verlängerten die Corpus luteum-Persistenz bei pseudograviden *Kaninchen*. Die Entfernung der luteinisierten Ovarien am 16. oder 25. Tage bewirkte Lactation. J. Hammond jr. und Day (1944) erzielten Lactation bei über 100 *Kühen* und *Färsen* durch Verabreichung von synthetischem Oestrogen. Bei denjenigen Tieren, welche persistente Corpora lutea hatten, war die Lactation während der Oestrogenbehandlung weitgehend unterdrückt. Nach Rückbildung oder Entfernung der Corpora lutea stellte sich ein erheblicher Anstieg des Milchertrages ein. Klein (1946) stellte nach experimenteller Einleitung der Lactation bei sterilen *Kühen* mit Diäthylstilboestrol ebenfalls fest, daß persistierende Corpora lutea die Milchsekretion verhinderten. — *Überwiegt die Progesterondosierung gegenüber der des Oestrogens, so wird die Einleitung der Lactation durch das erstere unterdrückt und die Oestrogenwirkung kommt nicht zur Geltung.* Selye (1940) injizierte sechs erwachsenen, kastrierten weiblichen *Ratten* 200 mg Oestradiol und sechs anderen außerdem noch 15 mg Progesteron täglich über 10 Tage. Die mit beiden Hormonen behandelten Tiere zeigten eine erheblich stärkere Entwicklung der Mammae als die mit Oestradiol allein behandelten. Milchbildung trat aber nur bei der allein mit Oestrogen behandelten Gruppe auf. Selye, Borduas und Masson (1942) verwendeten verschiedene Kombinationen von Oestradiol und Progesteron bei kastrierten weiblichen *Ratten* und stellten fest, daß die Sekretmenge direkt proportional der angewandten Oestrogenmenge zu sein scheint. *Progesteron kann also die Sekretionswirkung einer gewissen Menge Oestradiol aufheben.* Mixner und Turner (1943) erzielten nach Injektion bestimmter Kombinationen von Diäthylstilboestrol und Progesteron bei virginellen *Ziegen* ein Wachstum der Alveolen und Lobuli, welches dem Zustande um die Mitte der Tragzeit vergleichbar war. Die Milchsekretion blieb zunächst aus, trat aber nach weiterer Anwendung von Diäthylstilboestrol *allein* sofort auf.

Weiterhin ergaben sich Beziehungen zur Hypophyse:

Eine Reihe von Untersuchungen hatte gezeigt, daß das Progesteron hemmende Wirkungen auf die Sekretion bestimmter Stoffe der Hypophyse ausübt: Schilling und Laqueur (1941, zit. nach Meites und Turner 1948) sahen, daß die gewöhnlich auf Oestrogenverabreichung erfolgende Vergrößerung der Hypophysen ausbleibt, wenn gleichzeitig Progesteron gegeben wird. van Smith und Smith (1944) fanden, daß bei kastrierten geschlechtsreifen männlichen *Ratten* durch Oestrogenverabreichung allein ein signifikantes Ansteigen des Hypophysen- und Nebennierengewichtes eintritt, verbunden mit einem Absinken der Gonadotropinwerte. Wenn die gleiche Oestrogenmenge zusammen mit Progesteron gegeben wurde, blieben diese Erscheinungen aus. Bradbury (1946) fand in ähnlicher Richtung folgendes: Bei immaturen weiblichen *Ratten* konnte Progesteron die Aktivität des Oestrogens hinsichtlich des Absinkens des Gonadotropingehaltes der Hypophyse und des Ansteigens der Ovarialgewichte aufheben. *Der hemmende Einfluß des Progesterons läuft in den genannten Fällen also offenbar über die Hypophyse.* Bezüglich des lactogenen Hormons griffen Meites und Turner (1948) die Frage auf Grund der zitierten Ergebnisse auf und formulierten folgende Aufgabe: „Die Eigenschaft des Progestins, gewisse charakteristische Wirkungen des Oestrogens auf die Hypophyse zu unterdrücken, ließ es wünschenswert erscheinen, zu untersuchen, ob Kombinationen dieser zwei Hormone einen ähnlichen Effekt auf die Sekretion des lactogenen Hormons der Hypophyse hervorbringen können." Die Autoren verwendeten als Versuchstiere immature weibliche *Meerschweinchen* von je 300 g Körpergewicht. Zehn Tiere dienten als unbeeinflußte Kontrollen, acht erhielten Progesteron allein. Die übrigen wurden in zwei Gruppen zu je fünf aufgeteilt und erhielten entweder Oestron allein oder Oestron in Kombination mit Progesteron. Nach Anwendung einer hinreichenden Menge von Oestron stieg der Lactogen-Gehalt der Hypophyse entsprechend an, während Oestron *und* Progesteron keinen Effekt zeigten. Bei sehr hohen Dosen von Oestron konnte das Progesteron die Wirkung des Oestrons nicht mehr unterdrücken.

Zwischen kastrierten und intakten ausgewachsenen weiblichen *Ratten* zeigten sich deutliche Unterschiede der Reaktionsform: Hohlweg (1934) ebenso wie Selye u. a. (1934) erhielten nach Injektion von Oestrogen bei geschlechtsreifen weiblichen *Ratten* eine erhebliche Luteinisierung der Ovarien. Danach war zu erwarten, daß die volle Wirkung kleiner Oestrogen-Dosen bei intakten Ratten geringer sein müßte als bei kastrierten Weibchen, und wahrscheinlich müßten stark luteinisierte Ovarien dem zugeführten Oestrogen gegenüber sich antagonistisch verhalten.

Meites und Turner (1948) untersuchten davon ausgehend experimentell die Frage, ob kleine Oestrogen-Dosen bei Kastraten auch eine stärkere Vermehrung des Lactogen-Gehaltes der Hypophyse hervorrufen als bei intakten Weibchen und ob Unterschiede in der Wirkung der Oestrogen-Progesteronkombinationen vorhanden sind, je nachdem sie bei kastrierten oder intakten Weibchen angewendet werden. Es ergaben sich tatsächlich erhebliche Unterschiede: Die gleiche Menge von Oestron bewirkte bei den Kastraten einen Anstieg des Lactogengehaltes um 453%, bei den intakten nur einen solchen von 92%. Die kastrierten Kontrolltiere hatten geringere Lactogenmengen als die intakten.

Bei den kastrierten Tieren konnten verschiedene Dosierungen von Progesteron und Oestron die stimulierende Wirkung des letzteren auf die Hypophyse abschwächen, aber nicht vollkommen unterdrücken.

Der stimulierende Effekt des Oestrogens auf die Lactogensekretion des Vorderlappens tritt bereits nach 48 Std voll ein. Aus dieser Tatsache wird das schnelle

Ansteigen des Lactogenspiegels kurz nach der Geburt verständlich. Das Oestrogen ließ, in sehr verschiedenen Dosen verwendet, den Lactogengehalt der Hypophyse ansteigen, während es die Menge der thyreotropen und gonadotropen Hormone nicht beeinflußte oder absinken ließ. Bei *Kaninchen*, die während 20 Tagen zugleich trächtig und lactierend waren, zeigte sich die Lactogenmenge ebenso hoch wie bei solchen, die nur lactierten, aber nicht gravide waren.

Das scheint MEITES und TURNER (1948) ebenfalls der Inhibitionstheorie zu widersprechen. *Die beiden Autoren injizierten ferner geringe Mengen von Lactogen unmittelbar in einzelne Ausmündungen der Milchdrüsenanteile bei Kaninchen. Es trat eine auf den betroffenen Drüsenabschnitt beschränkte Lactation ein, ohne daß die Trächtigkeit gestört worden wäre. Sie machten es damit sehr wahrscheinlich, daß während der Schwangerschaft die Lactation nur deswegen nicht auftritt, weil unzureichende Mengen von Lactogen sezerniert werden.*

Ihre Experimente bestätigten ihnen die Vermutung, daß die Lactogenmenge — trotz der hohen Oestrogenmengen — während der Schwangerschaft deswegen nicht hinreichend ansteigt, weil das Progesteron in dieser Zeit dominiert und den Effekt des Oestrogens unterdrückt. MEITES und TURNER führen für diese Theorie folgende Tatsachen an: 1. Bei gemeinsamer Injektion von Oestrogen und Progesteron *(Kaninchen, Ratten)* wurde die Oestronwirkung auf die Lactogensekretion der Hypophyse ganz oder teilweise gehemmt. 2. Nach Entfernung der Ovarien, der Hauptquelle des Oestrogens, wurde zwar die Trächtigkeit beendet, es trat aber weder ein Lactogenanstieg ein, noch begann die Lactation. 3. Ein während des letzten Drittels der Schwangerschaft *(Ratten, Kaninchen)* durchgeführte Exstirpation des Uterus bewirkte eine schnelle Degeneration der Corpora lutea und gestattete dem Oestrogen, seine volle Wirkung auf das Hypophysen-Lactogen auszuüben. Wurde diese Hysterektomie bei *Kaninchen* am 20., am 22. oder 24. Tage der Gravidität ausgeführt, so traten Lactogenanstieg und Lactation ein. Je später die Uterusexstirpation vorgenommen wurde, desto stärker war sowohl der Lactogenanstieg als auch die Milchsekretion. 4. Wenn bei *Ratten* in der späten Schwangerschaft die Gebärmutter entfernt und gleichzeitig Progesteron injiziert wurde, so trat die Lactation nicht ein.

An der Wirkung des Lactogens für das Einsetzen der Lactation kann offenbar nicht mehr gezweifelt werden. Eine andere Frage — die von verschiedenen Autoren noch verschieden beantwortet wird — ist die, ob das Lactogen das einzige und spezifische lactogene Hormon ist. Zweifellos spielen corticotrope Hormone mit ihm zusammen eine wesentliche Rolle, da gereinigtes Lactogen bei hypophysektomierten Tieren meist keinen Effekt hat, wohl aber, wenn Nebennierenrinden-Extrakt gleichzeitig verwendet wird. Auch ungereinigter Hypophysenextrakt ist bei hypophysektomierten Tieren aktiv (McPHAIL 1935, HOUSSAY 1935, GOMEZ und TURNER 1936, 1937, NELSON und GAUNT 1936, 1937). Andererseits berichtete FREDRIKSON (1939) über Einleitung der Lactation bei sicher vollständig hypophysektomierten *Kaninchen* nach Injektion von gereinigtem Lactogen. Im Gegensatz zu der allgemeineren Annahme *eines* Lactationshormons glauben FOLLEY und YOUNG (1941 s. auch FOLLEY 1947) nicht allein an das corticotrope Hormon und das Lactogen als notwendigen Hormonkomplex. Ihrer Meinung nach sind noch weitere Hormone darin enthalten. Nach den Ergebnissen zahlreicher Autoren liegt die Aufgabe der Nebenniere in einer Bereitstellung der für die Lactogenese notwendigen Stoffe.

Die Behandlung der Hypogalaktie beim *Menschen* unter Anwendung von Lactogen hat vielfache Enttäuschungen gebracht (s. RIDDLE 1940, VOSS 1941, ROBINSON 1947). FOLLEY (1947) weist mit Recht darauf hin, daß keineswegs jede Hypogalaktie auf Lactogenmangel zu beruhen braucht. Es kann ebensowohl der mangelhafte Aufbau der Drüse bis zum Termin der Lactogensekretion maßgeblich sein u. a. m. Ferner ist Folley der Meinung, daß die verwendeten, im Handel befindlichen Präparate meist sorgfältig gereinigt sein werden, so daß andere notwendige Stoffe des wahrscheinlich als Ganzes unentbehrlichen „Komplexes" fehlen. Zudem sei der positive Ausfall des Taubenkropftestes, der im allgemeinen zur Standardisierung der Präparate verwendet wird, keineswegs dem Beweis einer Fähigkeit zur Erregung der Galaktopoese gleichzusetzen (s. dazu auch Fauvet 1941—1947).

γ) Das lactogene Hormon.

Mag der Einfluß anderer Hormone und entfernterer Faktoren für die Lactation auch nicht zu unterschätzen sein, so steht doch das lactogene Hormon offenbar im Mittelpunkt dieses Beziehungsnetzes. Es sind dafür folgende Synonyme üblich: Prolactin (Riddle) am meisten in England und Deutschland gebräuchlich, Galactin (Turner), Mammotropin (Lyons), Lactogen und lactogenes Hormon (verbreitet in der neueren amerikanischen Literatur).

Von Meites und Turner (1948) wird es folgendermaßen charakterisiert: „Das lactogene Hormon des Hypophysenvorderlappens ist ein Protein (McShan und French 1937, White u. a. 1937) mit isoelektrischem Punkt von p_H 5,6—5,7 und einem Molekulargewicht von 22000—32000 (Li u. a. 1941, White 1946). Hochwirksame Extrakte wurden gewonnen von Li, Lyons und Evans 1939, Bergman und Turner 1942, White u. a. 1942.

Bei den *Säugetieren* ist das lactogene Hormon wesentlich für die Einleitung und die Unterhaltung der Lactation. Es ist fähig, die Drüsenzellen unmittelbar zur Sekretion anzuregen (Lyons 1942).

An *Tauben* zeigten Riddle, Bates und Dykshorn (1932, 1933), daß die Sekretion der „Kropfmilch" durch das lactogene Hormon gesteuert wird. Die Anwendung von Lactogen bewirkt bei *Tauben* und *Hühnern* eine Unterdrückung der Ovarien und Testes. Riddle u. a. (1939) glauben, daß es für das Brutverhalten bei *Tauben* und *Hühnern* und für die Brutpflegehandlungen bei den *Mammaliern* verantwortlich ist.

Einen aktivierenden Einfluß auf das Milchdrüsenwachstum messen ihm Gardner und White (1942) bei, ebenso Lyons, Simpson und Evans (1942), Lyons (1943). Mixner, Bergman und Turner (1942) dagegen zeigten, daß die Fähigkeit von Lactogenpräparaten zur Erzeugung von Milchdrüsenwachstum nicht mit dem lactogenen Faktor identisch ist. Mixner und Turner (1943) sind der Meinung, daß der „Mammogen"-Faktor der Hypophyse von dem lactogenen getrennt vorhanden ist.

Evans u. a. (1938, 1941) *halten das lactogene Hormon für identisch mit dem luteotropen Hormon*. Die bestehenden Daten über den Lactogengehalt der Hypophyse während des Cyclus unterstützen diese Annahme nicht, da in fast allen Fällen die Lutealphasen mit einem niedrigen Lactogengehalt verbunden sind. So besteht während der ersten Hälfte der Trächtigkeit bei *Ratte, Meerschweinchen* und *Kaninchen* (Reece und Turner 1937, Holst und Turner 1939 und am Ende der Pseudogravidität beim *Kaninchen* (Meites und Turner 1942) kein Anstieg des Lactogengehaltes der Hypophyse.

Bei der *Ratte* (Reece und Turner 1937) und dem *Meerschweinchen* (Reece 1939) ist der Lactogengehalt der Hypophyse während des Dioestrus (Lutealphase) geringer als während des Oestrus. Wenn die Rückkehr des regulären Oestruscyclus bei manchen Tieren nach dem Werfen verzögert ist, so kann das nicht der lactogenen Tätigkeit der Corpora lutea zugeschrieben werden, da mit Ausnahme von *Ratte* und *Maus* andere Tiere keine Corpora lutea der Lactationsphase besitzen. DieAnnahme einer Identität von Luteotropin und Lactogen scheint ausschließlich auf Befunden bei *Ratte* und *Maus* zu beruhen. Es ist nicht festgestellt worden, daß Lactogenpräparate bei anderen Species luteotrope Eigenschaften entfalten. — Soweit das Zitat nach MEITES und TURNER (1948). SELYE (Endocrinology, 1950) dagegen schildert in diesem Zusammenhang das luteotrope Hormon (LTH) folgendermaßen: „Synonyme: Luteotrophin, Mammotropin, Prolactin, lactogenes Hormon. Die Hauptcharakteristika dieses Prinzips sind, daß es die vollentwickelten Corpora lutea der Ovarien von intakten oder hypophysektomierten Tieren erhält und sie veranlaßt, Luteoid-Hormon zu sezernieren. Es stimuliert gleichfalls die Milchsekretion, aber nur, wenn die Milchdrüse zuvor zu voller Entwicklung gebracht war. Bei der Taube veranlaßt es Wachstum und Sekretion der Kropfdrüsen. Es kommt in nennenswerten Mengen nur im Gewebe des Hypophysenvorderlappens vor."

Ganz abseits steht FAUVET (1941—1947): Er erkennt die Wirkung des Lactogens auf die Sekretion der Milchdrüse nicht an und ist der Meinung, daß die Hypophysektomie als außerordentlich eingreifende Operation die Drüse zu einer gewissen Atrophie bringt und so zum Aufhören der Lactation führt. Für das Zustandekommen der Lactation hält FAUVET den Saugreiz für allein wesentlich. Der Autor billigt den Hypophysenvorderlappen nur einen das Wachstum der Drüse fördernden Einfluß zu.

b) Die Unterhaltung der Lactation.

Der erste Vorgang der *Einleitung* der Lactation und der darauf folgende der *Erhaltung* der Lactation sind nicht ohne weiteres gleichzusetzen. Dementsprechend brauchen auch die einleitenden und die erhaltenden Faktoren nicht die gleichen zu sein. Besonders FOLLEY (1947) und YOUNG (1947) haben mehrfach auf diese notwendige Unterscheidung hingewiesen. Sie bezeichnen das Einsetzen als „Lactogenese" und die Fortführung als „Galaktopoese". In der Fortführung der einmal begonnenen Lactation spielen offenbar neurale Einflüsse eine erheblich größere Rolle als bei ihrem ersten Beginn. Beim *Menschen* sowohl als bei den milchgebenden *Haustieren* sind bekanntlich psychische Einflüsse bzw. Einwirkungen der Umgebung sehr maßgebend für die auf längere Zeit gelieferte Milchmenge, und der Einfluß des Säugens oder Nichtsäugens für die Erhaltung oder Rückbildung ist allgemein bekannt.

Bei solcher Unterscheidung stellt sich zunächst die Frage nach der Identität oder Nichtidentität der auf einen Vorgang allein oder auf beide zugleich wirkenden Hormone.

FOLLEY und YOUNG (1938, 1939) fanden keine deutlichen Beziehungen zwischen der Stärke des galaktopoetischen Effektes und der Höhe des Lactogengehaltes verwendeter Vorderlappenextrakte. Solche mit sehr geringem Lactogengehalt bewirkten eine erhebliche Galaktopoese bei *Kühen*, deren Milchlieferung nach längerer Zeit im Sinken war (FOLLEY und YOUNG 1938). Andererseits hatten getrocknete Vorderlappen-Gewebspräparate oder Rohextrakte, die reich an Lactogen waren, nur eine geringe galaktopoetische Aktivität. (FOLLEY und YOUNG 1945, FOLLEY u. a. 1945). Ein partiell gereinigtes Lactogenpräparat, das auf seine stimulierende Wirkung im Taubenkropftest geprüft war und sich dabei siebenmal wirksamer erwiesen hatte als der Rohextrakt von Ochsen-Vorderlappenextrakt, besaß nur ein Drittel von der galaktopoetischen Wirkung des Rohextraktes (FOLLEY und YOUNG 1940). Die gleichen Autoren zitieren (1947) aus einer derzeit noch unveröffentlichten Arbeit von D. A. ROY folgende Ergebnisse: *Die Injektion von Adrenocorticotropin (jeden 2. Tag in großen Dosen), welches keine feststellbaren Mengen von Lactogen enthielt, bewirkte bei Kühen mit sinkender Lactation eine Steigerung um annähernd 20%.* Im Handel befindliches Lactogen von 10 iE/mg bewirkte nur eine Steigerung von 12%, bei gleichzeitiger Zugabe von Corticotropin stieg die Menge um 25%. In der Sowjetunion stellten Asimov, Krouze, Skarzinskaja, Mahova und Fominskaja 1936, Asimov und Krouze 1937 (zit. nach Young 1947) Versuche mit Rohextrakten aus Ochsen-Hypophysenvorderlappen an, und zwar bei 500 *Kühen* in der Zeit des Absinkens der Lactation. Sie erzielten einen Anstieg der Milchmenge, der so hoch war, daß er sich wirtschaftlich lohnend bemerkbar machte. Während des Krieges wurden in England ähnliche Versuche durchgeführt, die erst 1945 veröffentlicht werden konnten (Folley und Young 1945, Fawns, Folley und Young 1945, Folley, Malpress und Young 1945).

Auch Thyreoidea-Extrakte erwiesen sich als Förderer der bereits sinkenden Lactationskurve bei Kühen und Ziegen (Graham jr. 1934, Jack und Bechdel 1935, Jones 1935, Folley und White 1936, Herman, Graham jr. und Turner 1938, Hurst, Reece und Bartlett 1940, zit. nach Young 1947). In Deutschland fanden Ludwig und v. Mutzenbecher (1939), daß jodiertes Casein unter bestimmten Bedingungen die Aktivität von Thyreoideahormon zeigte und daß durch Hydrolyse eines solchen Jodproteins Thyroxin isoliert werden konnte. Young regte in England 1940 an, solche und ähnliche Produkte in großem Maßstabe für die Milchproduktion zu verwenden. Die in dieser Richtung gewonnenen Ergebnisse konnten erst später veröffentlicht werden (Blaxter 1943, 1945). Inzwischen waren in Amerika ähnliche Publikationen erschienen (Turner 1940, Reineke und Turner 1942, Reineke 1942, 1943, Reece 1944, van Landingham, Henderson und Weakley 1944, Archibald 1945). Mit ähnlichen Substanzen, die aus Proteinen der Erdnuß *(Arachis hypogaea)* gewonnen wurden, erreichte man in England nach täglicher Fütterung von 50 g in 3 Wochen eine Steigerung der Milchmenge um 24%. Dr. Roy (unveröffentlicht, zit. nach Young 1947) stellte fest, daß die Wirkungen von Hypophysenextrakt und Thyroxin sich summieren: Im Sinken der Lactationskurve bei Kühen ergaben sich folgende Verhältnisse: Vorderlappenrohextrakt erzielte eine Steigerung von 19%, Thyroxin allein 16%, die Kombination von beiden 36%.

1948 widmeten sich Meites und Turner der Frage nach den Faktoren, welche die Lactation erhalten, und denen, welche imstande sind, die sinkende Lactationskurve wieder ansteigen zu lassen. Dabei richteten sie ihr Augenmerk vor allem auf das gegenseitige Verhalten von Lactogen, Oestrogen, thyreotropem Hormon und Thyroxin; sie prüften daneben aber auch den Einfluß des Saugens der Jungen. Im wesentlichen ergab sich folgendes: Bei *Kaninchen* erwies sich die Menge des Lactogengehaltes der Hypophyse als unabhängig von der Zahl der Jungen. Sowohl nach Entfernung eines Teiles des Wurfes als beim Säugenlassen des ganzen Wurfes blieb die Lactogenmenge gleich. Bei der *Ratte* ergab sich nach Verhinderung des Säugens in der ersten Woche nach dem Werfen ein Absinken des Lactogenspiegels im Verhältnis zum Oestrogen und die Sekretion der Mamma hörte auf. Ein durch Thiouracil bewirkter Hypothyreoidismus ließ den Lactogengehalt sowohl wie die Sekretion absinken. Die gleiche Wirkung hatte eine die Mutter schädigende Nahrungsverminderung. Der Lactogengehalt sank nicht nach großen Dosen von Diäthylstilboestrol oder Testosteronpropionat, die Sekretion der Mamma ging nur in geringem Grade zurück. Sechs verschiedene synthetische Oestrogene erwiesen sich verschieden wirksam hinsichtlich ihres Effektes, die bestehende Lactation bei der Ziege zu hemmen.

Die Ernährung beeinflußt bei der Ziege die lactationshemmende Wirkung des Oestrogens. Nach Verfütterung eines besonders vitaminreichen, vegetabilen

Trockenfutters, das zusammen mit frischem, grünen Gras gegeben wurde, hatten hohe Dosen von Hexestrol keine lactationssenkende Wirkung mehr. Die hemmenden hohen Dosen von Oestrogen senkten die spontane Nahrungsaufnahme. Der folgende Verlust an Körpergewicht nach Injektion von 1 mg Diäthylstilboestrol je Tag lief dem Sinken der Milchmenge parallel. So wird es begreiflich, daß hohe Dosen von Oestrogen die Lactation senken können, ohne daß gleichzeitig die Lactogenmenge der Hypophyse abnimmt. Kleine Dosen von Diäthylstilboestrol in den ersten 21 Tagen post partum unterhielten einen höheren Lactogengehalt der Hypophyse bei den so behandelten *Ratten* gegenüber den Kontrollen, obwohl die Jungen der Oestrogen-Ratten weniger wogen als die der unbehandelten. Bei zwei *Ziegen* wurde der lactationshemmende Effekt der Injektion von 1 mg Diäthylstilboestrol täglich vollkommen aufgehoben durch die gleichzeitige Injektion von 10 mg Thyroxin. Beide Hormone zusammen ließen die Milchmenge um 145% ansteigen. Nach zehn täglichen Injektionen blieb die Milchmenge noch nach 6 Monaten mehr als 100% über derjenigen, die zu Beginn des Versuches geliefert wurde. Zwei „trockenstehende", ausgewachsene multipare *Ziegen* wurden mit einer Nahrung gefüttert, welche den Dimethyläther des Diäthylstilboestrols zusammen mit Thyroprotein enthielt. Nach 4 Monaten begann die Milchabgabe. Die tägliche Produktion stieg ständig über 8 Wochen zu Gipfeln von 3—4 amerikanischen Pfunden und blieb für sechs weitere Wochen auf dieser Höhe.

Die Untersuchung der neuralen Faktoren der Erhaltung der Lactation (Galakto-poese) geht vor allem von der wichtigen Rolle des Saugreizes aus. Dabei ist man neuerdings zu der Überzeugung gekommen, daß der Weg des Reizes und der Erregungsleitung von der Brustwarze zur Hypophyse führt, daß im Hinterlappen, im Hypophysenstiel und im Hypothalamus die Stätten liegen, an denen die neuralen und die hormonalen Faktoren miteinander gekoppelt werden.

Die Tatsache einer engen Verknüpfung zwischen neuralen und hormonalen Faktoren ergab sich sehr bald aus dem Umstande, daß sensible Reize (Saugen an der Zitze) sowohl wie rein humorale Anwendungen (Injektion von Blut säugender Tiere in nichtsäugende) den gleichen Effekt hatten. In letzter Zeit wurde dann im Hypothalamus, im Hypophysenstiel und im Hinterlappen die Lokalisation dieser Verbindung gefunden. Die unmittelbare Reizung der dort befindlichen Zentren und ihr Effekt auf die Milchabgabe haben schließlich eine gewisse vorläufige Entscheidung dieser Frage geschaffen.

Die alten Experimente der Sympathektomie und Nervendurchschneidung, welche der Zeit der endokrinologischen Forschung vorausgingen, wurden in neuerer Zeit in modifizierter Form wiederholt (CANNON und BRIGHT 1931, BACQ 1932, SIMEONE und ROSS 1938). Überzeugende Einflüsse auf die Lactation wurden nicht erzielt (FOLLEY 1947). Dagegen fand HOUSSAY (1935), daß trotz Entfernung des lumbalen Grenzstranges bei der Hündin Hypophysenvorderlappenextrakte die Lactation einleiten konnten.

Als ein mehr Erfolg verheißender Weg erwies sich derjenige, welcher den zuführenden sensiblen Reiz und dessen Leitung zu übergeordneten Zentren zum Ausgangspunkt nahm: SELYE (1934) unterband bei der *Ratte* einige Hauptausführungsgänge der lactierenden Mamma. Wurden die dazugehörigen Brustwarzen besaugt, so trat eine erhebliche Verlangsamung der Rückbildung ein im Vergleich zu denjenigen Drüsen, an deren Mamillen keine Jungen sogen. Wenn er an einigen Drüsen die Mamillen entfernte, so daß die Jungen nicht saugen konnten, so blieb trotzdem die Rückbildung gering, wenn an anderen Drüsen des gleichen Tieres gesäugt wurde (SELYE, COLLIP und THOMSON 1934). Die betreffenden Autoren nahmen an, daß der Saugreiz einen Reflex in Gang setzt, welcher dic Lactogensekretion des Vorderlappens bewirkt, wodurch das Übergreifen des Effektes auf die vom Säugen ausgeschalteten Drüsen zu verstehen wäre (s. a. C.W. Hooker und W.L.Williams 1940, Williams 1941, Grégoire 1947 und weniger deutliche Effekte: Weichert 1942). Die bestechendsten Experimente in dieser Richtung bot Ingelbrecht (1935), der weiter ausholend an die Versuche von Selye usw. anknüpfte: Er durchschnitt bei zehn lactierenden *Ratten* das Rückenmark zwischen dem letzten Thorakal- und dem ersten Lumbalwirbel. Die Gruppe der sechs caudalen Mamillen wurde dadurch unempfindlich. (Daneben trat Lähmung des Sphincter ani und der Blase auf). Er legte nun ein Korsett aus Leukoplast um die 6 sensibel gebliebenen kranialen Mamillen. Die Jungen wurden nur an den anästhesierten Warzen gesäugt. Obwohl heftig gesaugt wurde, starben die Jungen nach 48 Std, ihr Magen erwies sich als leer. Dasselbe Schicksal hatten weitere junge Ratten, die daraufhin an den gleichen Stellen angelegt wurden. Erzeugte man nur eine Hemianaesthesie, so gediehen die Jungen normal. Verdeckte er nur vier der kranialen Mamillen, so daß zwei sensible zugänglich blieben, so blieb die Lactation an allen Drüsen bestehen, gleichgültig ob innerviert oder nicht innerviert. Läßt man die Jungen bis zum Gewichtsabfall an den desensibilisierten Mamillen saugen und setzt man sie danach an die sensibel gebliebenen, so erreichen sie in kürzester Zeit ihr Normalgewicht. Ingelbrecht zieht daraus den Schluß, daß der Reflex von seinem Ausgangspunkt, der Mamille, über das Rückenmark zum Gehirn weitergeleitet wird, und daß er dann rückläufig wahrscheinlich auf humoralem Weg auf die Mamma einwirkt. Ingelbrecht legt sich aber bezüglich dieses efferenten Weges nicht auf den Vorderlappen oder irgendeinen anderen Hormonlieferanten als Ausgangspunkt fest. Folley (1947) hält das Experiment allerdings bezüglich der Schlußfolgerungen nicht für beweisend, da möglicherweise nur die Milchabgabe aus der Zitze dadurch betroffen sei, und daß erst deren Versagen unter Umständen eine Rückbildung der Drüsen bewirken könnte. Hooker und Williams (1940) rieben Mamillen einer nicht mehr stillenden *Maus* mit Terpentinöl ein und versuchten damit den Saugreiz zu ersetzen. Sie erzielten eine Verzögerung der Involution in den zu diesen behandelten Mamillen gehörigen Drüsen. Die Versuche wurden durch Mixner und Turner (1941) bestätigt, aber als rein lokale Hyperämie-Effekte gedeutet.

Gelegentlich erwies sich der Saugreiz noch erheblich weitergehend wirksam: Selye und McKeown (1934) erreichten durch den Saugreiz bei im Cyclus stehenden weiblichen *Ratten* und *Mäusen* eine Art von Pseudogravidität, wie sie nach steriler Kopulation auftritt: Der Cyclus wurde unterbrochen und ein persistierender Dioestrus mit gleichzeitigem Wachstum der Mamma stellte sich ein. Die Voraussetzung dazu war das Vorhandensein der Ovarien. Mixner und Turner (1941) versuchten vergeblich, den gleichen Effekt durch Terpentinbehandlung der Mamillen zu erreichen. Der vermutete Weg des efferenten sensiblen Schenkels führte die meisten Autoren weiterhin zur Hypophyse als Spenderin der die Lactation erhaltenden Hormone. Dabei wandte man die Aufmerksamkeit zunächst dem Hypophysenvorderlappen zu, später auch dem Hinterlappen. Nachdem sich in den letzten Jahren die Zusammenhänge zwischen Hypophyse und Hypothalamus mehr und mehr klärten, wurde auch der letztere in die Problematik mit einbezogen und damit ein erheblicher Fortschritt zur Lösung des Problems erzielt.

Durchschneidungen des Hypophysenstieles ergaben allerdings zunächst keine eindeutigen Ergebnisse: Herold (1939) und Desclin (1940) fanden als Folge davon bei lactierenden *Ratten* trotz Säugens der Jungen ein Versiegen der Milchproduktion. Sie schlossen daraus auf notwendige Impulse, welche vom Hypothalamus aus durch den Hypophysenstiel zur Hypophyse geleitet werden. DEMPSEY und UOTILA (1940) berichteten gleichfalls über Stieldurchschneidungen bei der *Ratte*, welche aber keine Herabsetzung der Lactation zur Folge hatten, und DANDY (1940) konnte in einem Fall am *Menschen* die gleiche Beobachtung machen. JACOBSOHN und WESTMAN (1945) stellten zwar eine Herabsetzung der Lactation nach Stieldurchschneidung bei der *Ratte* fest, die jedoch geringer war als nach dem Absetzen der Jungen oder nach Hypophysektomie. JACOBSOHN und WESTMAN (1945) halten es für möglich, daß die Zerstörung der Gefäßversorgung nach Durchschneidung des Stieles die maßgebliche Ursache für die verminderte Hormonabgabe der Hypophyse ist. Die dadurch hormonal mangelhaft versorgte Drüse bildet sich zunächst zurück, könne sich aber unter Umständen nach Regeneration der Gefäßversorgung wieder erholen, während die schon zu stark rückgebildeten Drüsenteile der endgültigen Involution anheimfallen. FOLLEY (1947) macht auch hier wieder darauf aufmerksam, daß möglicherweise allein die Milchabgabe aus der Mamille in diesen Fällen gestört sein könne und daß dann erst — von da aus rückwirkend — die Drüsenrückbildung einsetze. Er hält es fernerhin für möglich, daß beim *Kaninchen*, welches nicht spontan ovuliere, die Aktivität des Vorderlappens durch einen Reflex stimuliert werden müsse, der auch den Hypothalamus und das Infundibulum einbeziehe. Er denkt wie GREEN und HARRIS (1947) weiterhin auch an die Möglichkeit, daß durch den Saugreiz die Neurohypophyse erregt wurde und daß diese ihrerseits durch die portalen Gefäße auf humoralem Wege den Vorderlappen zur Sekretion anrege, und zwar nicht allein zur Abgabe des Lactogens, sondern auch anderer Hormone des von FOLLEY (1947) und YOUNG (1947) postulierten Hormonkomplexes. DORA JACOBSOHN (1949) erhielt nach Hypophysenstieldurchschneidung beim lactierenden *Kaninchen* trotz Milchbildung und nur langsamer Involution der Mamma Ernährungsmängel bei den Jungtieren. Sie hält eine qualitative Veränderung der Milch für möglich.

c) Die Milchabgabe aus der Mamille.

Das Bestehenbleiben der einmal eingeleiteten Lactation und deren erfolgreiche Steuerung durch die bisher diskutierten Faktoren hat offenbar zur Voraussetzung, daß schließlich Milch durch Saugen oder Melken abgenommen wird. Denn bleibt die Milchentnahme aus, so bildet sich die Drüse unwiderruflich zurück. Damit tritt als Letztes der Vorgang der Milchabgabe aus der Mamille in die Kette der für die Ernährung des Säuglings notwendigen Faktoren ein. In der angloamerikanischen Literatur wird dieser Vorgang der „Milchabgabe" als „letting down of milk" oder kurz als „let down" bezeichnet und die den Ablauf garantierenden Kräfte als „let down factor".

Während sich bis in die letzten Jahrzehnte die Aufmerksamkeit auf den Vorderlappen konzentrierte, hatten schon 1910 OTT und SCOTT die Beobachtung gemacht, daß die Injektion von Hinterlappenextrakt beim lactierenden Empfänger eine schnelle und gründliche Milchabgabe aus dem Euter hervorruft.

GAINES (1915) erweiterte diesen Versuch: Die anaesthesierten Mamillen einer lactierenden *Hündin* gaben den saugenden Jungen keine Milch. Nach Injektion von Hinterlappenextrakt aber lieferten die gleichen unempfindlichen Mamillen genügend Milch, um die Jungen zu ernähren.

PETERSEN und LUDNICK (1942) durchströmten das isolierte Euter einer lactierenden *Kuh* mit dem Blute einer durch Melkvorbereitungen und Melken vorbehandelten. Daraufhin trat in dem isolierten Euter sofort Milchabgabe ein. Die Durchströmung mit dem Blute einer nicht vorbehandelten lactierenden

Kuh hatte keinen Effekt. Aus den zitierten Experimenten zusammen war offenbar zu schließen, daß es sich um einen humoralen Faktor handelt und daß die Bildung des fraglichen Hormons oder Hormonkomplexes vom Hinterlappen ausgeht. Dabei ist zunächst an das Oxytocin als eine die Kontraktion der glatten Muskulatur anregende Substanz gedacht worden. Die Voraussetzung ist allerdings, daß die Korbzellen der Milchdrüsenalveolen contractil sind, was nicht von allen Autoren akzeptiert wird (s. Folley 1947), oder daß sonst genügend glatte Muskulatur für die Austreibung vorhanden ist. Auf die mechanischen Faktoren der Milchabgabe kann hier aber nicht weiter eingegangen werden. Die Abhängigkeit des „let down" von den Formelementen wie glatten Muskelzellen, Korbzellen und Bindegewebsstrukturen schien bis 1955, vor der Arbeit von Linzell noch nicht geklärt. (Zusammenfassungen dieser Frage siehe Handbuch der Physiologie, Artikel v. Pfaundler 1926 sowie Waller 1943, für die Haustiere Hammond 1936, Hieronymi 1930). Ely und Petersen (1941) halten das Oxytocin für den wesentlichen Förderer der Milchabgabe und sehen im Adrenalin dessen Antagonisten: Sie durchtrennten an einer Euterhälfte einer lactierenden *Kuh* die efferenten Nerven und ließen sie auf der anderen intakt. Die Milchabgabe erfolgte auf beiden Seiten nach Anwendung von Oxytocin und sie wurde auf beiden Seiten gehemmt durch Erschrecken oder Injektion von Adrenalin. Turner und Cooper (1941) fanden, daß Hinterlappenextrakte, die reich an Pitressin waren, stärker wirkten, als es nach ihrem Oxytocingehalt zu erwarten war. Die Versuche von Ranson, Fisher und Ingram (1934, 1938), Ranson und Magoun (1939) und Koella (1949 und 1951) hatten funktionelle Zusammenhänge zwischen Hypothalamus und Neurohypophyse erwiesen. Andersson (1951) dehnte diese Versuche auf die Steuerung der Milchabgabe aus: Die elektrische Reizung des Nucleus supraopticus und seiner Umgebung wurde durchgeführt bei lactierenden *Ziegen* und *Schafen*, unter anderem auch unter Sacralanaesthesie und nach einseitiger Isolierung von der Innervation. In allen Fällen bewirkte die elektrische Reizung der betreffenden Teile des Hypothalamus die Milchabgabe. Die intravenöse Injektion von Jugularisblut eines im Bereich des Nucleus supraopticus gereizten Tieres hat die gleiche Wirkung. Harris (1953) kommt zur Aufstellung folgenden Schemas. Die Reizung der Mamille bewirkt eine nervöse Erregungsleitung zum Nucleus supraopticus und zur Neurohypophyse. Sie veranlaßt den Hinterlappen zur Ausschüttung von Oxytocin, das die glatte Muskulatur und die Korbzellen der Mamma zur Kontraktion anregt, damit den Milchdruck erhöht und so die Drüse sich entleeren läßt (ebenso Stutinsky 1953). Tatsächlich sinkt dementsprechend der Oxytocingehalt der Hypophyse während der Lactation (Dicker und Tylor 1952, 1953), was als eine Entleerung der in der Neurohypophyse gespeicherten Reserven gedeutet werden kann (s. dazu W. Bargmann 1954. Das Zwischenhirn-Hypophysensystem, Springer-Verlag, S. 81—83 und Stutinsky 1953a—c).

Eine wesentliche Klärung der „let down"-Faktoren ergab sich aus den Ergebnissen der 1955 erschienenen Arbeit von J. J. Linzell. Die Untersuchungen des Autors wurden an lactierenden Mammae lebender Mäuse unter direkter Beobachtung mit dem Mikroskop angestellt. Die Ergebnisse klärten sowohl die Frage nach der Kontraktionsfähigkeit der myoepithelialen Zellen als auch die nach den maßgeblichen adäquaten Reizen: Hochgereinigte Hypophysenhormone (Vasopressin und Oxytocin von du Vigneaud) bewirkten die Auspressung der Milch aus den Alveolen heraus und in die Gänge hinein. Dabei erwies sich Oxytocin etwa 12mal wirksamer als Vasopressin. Direkte elektrische, und einige mechanische Reizungen hatten den gleichen Effekt. Ähnlich wirken folgende Substanzen: Acetylcholin, Carbamylcholin, Benzolcholin, Acetyl-β-metylcholin,

Pilocarpin, Histamin, Bariumchlorid und 5-Oxytrypanin. Nicht kontraktionserregend wirken Adrenalin und Noradrenalin oder direkte Sympathicusreizung. Ebensowenig verhindern sie andererseits die Alveolenkontraktion, welche durch die erstgenannten Reize hervorgerufen wird. Da Adrenalin, Noradrenalin und direkte Reizung des Sympathicus aber tatsächlich die Milchabgabe verhindern, so ist hierfür offenbar ein außerhalb der contractilen Zellen liegender Faktor maßgeblich. Nach LINZELLS Deutung verhindert die eintretende Vasoconstriction den Kontakt zwischen dem im Blute kreisenden Oxytocin und den contractilen Zellen. — LINZELL konnte fernerhin zeigen, daß die Drüsengänge durch Kontraktion ihrer längs angeordneten contractilen Zellen kürzer und weiter werden, und zwar auch dann, wenn die schon in Rückbildung begriffene Drüse keine milchgefüllten Alveolen mehr enthält.

Literatur.

Kapitel I—XV.

Aberle, S. B. D.: Growth of the mammary gland in the Rhesus monkey. Proc. Soc. Exper. Biol. a. Med. **32,** 249 (1934). — **Adler, R.:** VI. Mastitis adolescentium. Dtsch. med. Wschr. **1901,** Nr 5, 72. — **Agate jr., Fr. J.:** The growth and secretory activity of the mammary glands of the pregnant Rhesus monkey (Macaca mulatta) following hypophysectomy. 18 Fig. Amer. J. Anat. **90,** 2, 257—276 (1952). — **Alexiu, Maria,** u. **Olga Gantzoiu:** Zur Pathogenese der Mastitis cystica. Zbl. Gynäk. **1943,** Nr 34. — **Allan, H.,** and **P. Wiles:** The role of the pituitary gland in pregnancy and parturition. J. of Physiol. **75,** 23—28 (1932). — **Allen, E.:** Reactions of immature monkeys (Macacus rhesus) to injections of ovarian hormone. J. of Morph. **46,** 479—519 (1928a). ~ Further experiments with an ovarian hormone in the ovariectomized monkey, Macacus rhesus, especially the degenerative phase of the experipental menstrual cycle. Amer. J. Anat. **42,** 467—487 (1928b). ~ Some recent studies of reproduction and associated endocrines. Yale J. Biol. a. Med. **12,** 51—67 (1939/40). ~ Ovarian hormone and female genital cancer. J. Amer. Med. Assoc. **114,** 2107—2114 (1940). — **Allen, E., and E. A. Doisy:** An ovarian hormone. J. Amer. Med. Assoc. **81,** 819—821 (1923). — **Allen, E., W. U. Gardner** and **A. W. Diddle:** Experiments with Theelin and Galactin on growth and function of the mammary glands of the monkey. Endocrinology **19,** 305—313 (1935). — **Alsberg, P.:** Brustdrüse und Eierstock. Zbl. Gynäk. **31,** 1581 (1907). — **Altmann, R.:** Über die Inaktivitätsatrophie der weiblichen Brustdrüse. Virchows Arch. **3,** 318 (1888). — **Ancel, P.,** et **P. Bouin:** Action du corps jaune vrai sur la glande mammaire. C. r. Soc. Biol. Paris **66,** 603 (1909). ~ Recherches sur les fonctions du corps jaune gestatif. II. Sur le déterminisme du développement de la glande mammaire au cours de la gestation. J. Physiol. et Path. gén. **13,** 31—41 (1911). ~ Sur l'évolution de la glande mammaire pendant la gestation. Déterminisme de la phase glandulaire gravidique. C. r. Soc. Biol. Paris **1,** 129—131 (1912). ~ Sur le déterminisme des phénomènes utérins préparatoires à la nidation de l'oeuf et du développement gravidique de la glande mammaire. Compt. de l'Assoc. Anat., 19. Réun. Strasbourg, **1,** 1924. — **Andersson, Bengt:** Some observations on the neuro-hormonal regulation of milk-ejection. Acta physiol. scand. (Stockh.) **23,** 1—7 (1951). — **Andreewa, Z. A.:** Beobachtungen über den Prozeß der Differenzierungen der Schweißdrüsen der Achselhöhle in „Milchdrüsen" während der Schwangerschaft und der Laktationsperiode. Bull. Inst. rech. biol. Perm. **3,** 273 (1925). — **Andrews, E.,** and **O. F. Kampmeier:** Swellings of the male breast. Surg. etc. **44,** 30 (1927). — **Anselmino, K. J.,** u. **F. R. Hoffmann:** Studien zur Physiologie der Milchbildung. IV. Mitteilung: Über die Laktationshemmung durch Follikelhormon. Zbl. Gynäk. **60,** 507 (1936). — **Anselmino, K. J.,** u. **F. R.. Hoffmann:** Die hormonale Regulation der Milchbildung und ihre praktische Bedeutung. Zbl. Gynäk. **69,** 1 (1947). — **Arnold, Julius:** Die Morphologie der Milch- und Colostrumsekretion. Beitr. path. Anat. **38,** 421—448 (1905). ~ Die Bedeutung der Fettsynthese, Fettphagozytose, Fettsekretion und Fettdegeneration für die Milch- und Colostrumbildung. Münch. med. Wschr. **1905.** ~ Über Plasmastrukturen und ihre funktionelle Bedeutung. Jena: Gustav Fischer 1914.— **Arnstein, C.:** Zur Morphologie der sekretorischen Endapparate. Anat. Anz. **10,** 410—419 (1895). — **Aschner, B.,** u. **C. Grigoriu:** Placenta, Foetus und Keimdrüse in ihrer Wirkung auf die Milchsekretion. Arch. Gynäk. **94,** 766—793 (1911). ~ Experimentelle Studie über die Milchsekretion. Zbl. Gynäk. **1913,** 1177. — **Asdell, S. A.:** Recent development in the field of the sex hormones. Cornell Veterinarian **21,** 147 (1931). — **Asdell, S. A., H. J. Brooks, G. W. Salisbury** and **H. R. Seidenstein:** Experiments in the physiology of mammary development and lactation. Cornell. Univ. Agricult. Exper. Stat. Mem. **1936,** 198. — **Asdell, S. A.,** and

J. Hammond: The effects of prolonging the life of the corpus luteum in the rabbit by hysterectomy. Amer. J. Physiol. 103, 600—605 (1933). — **Asdell, S. A., and G. W. Salisbury:** Mammary development in the rabbit. Anat. Rec. 55, 5 (1933). — **Asdell, S. A., and G. W. Salisbury:** The cause of mammary development during pseudopregnancy in the rabbit. Amer. J. Physiol. 103, 595 (1933). — **Asdell, S. A., and H. R. Seidenstein:** Theelin and Progestin injections on uterus and mammary glands of ovariectomized and hypophysectomized rabbits. Proc. Soc. Exper. Biol. a. Med. 32, 931—933 (1935). — **Askanazy, M.:** Die Zystenmamma (Morbus Reclus) und ihr latenter Zustand. Schweiz. med. Wschr. 1925, Nr 6, 1017. — **Astwood, E. B.:** Regulation of corpus luteum function by hypophyseal Luteotrophin. Endocrinology 28, 309 (1941). — **Astwood, E. B., and C. F. Geschickter:** Changes in the mammary gland of the rat produced by various glandular preparations. Arch. Surg. 36, 672 (1938). — **Astwood, E. B., C. F. Geschickter and E. O. Rausch:** Development of the mammary gland of the rat. A study of normal, experimental and pathologic changes and their endocrine relationships. Amer. J. Anat. 61, 373 (1937). — **Athias. M.:** L'activité sécrétoire de la glande mammaire hyperplasiée, chez le cobaye mâle, châtré, consécutivement à la greffe de l'ovaire. C. r. Soc. Biol. Paris 78, 410—412 (1915). ∼ Sur le déterminisme de l'hyperplasie de la glande mammaire et de la sécretion lactée. C. r. Soc. Biol. Paris 79, 557 (1916). — **Auchincloss, H., and C. D. Haagensen:** Cancer of the breast possibly induced by estrogenic substance. J. Amer. Med. Assoc. 114, 1517—1523 (1940).

Bab, H.: Die Colostrumbildung als physiologisches Analogon zu Entzündungsvorgängen. Berlin: August Hirschwald 1904. — **Baerfurth, D.:** Zur Entwicklung der Milchdrüse. Med. Inaug.-Diss. Bonn 1882. — **Balinsky, B.:** On the developmental processes in mammary glands and other epidermal structures. Trans. Roy. Soc. Edinburgh 62, (I) 1—31 (1950). — **Barbieri, Guiseppe, e Maria Olivi:** La mastopatia fibrocistica. II. Evoluzione del pensiero medico intorno alla malattia di Paul Reclus. Lav. Ist. Anat. Univ. Perugia 10, 163—211 (1951). — **Bardeleben, K. v.:** Weitere Untersuchungen über die Hyperthelie bei Männern. Anat. Anz. 7, Nr 1—26, 87 (1892). — **Barnes, J.:** Hormone inhibition of lactation. Brit. Med. Bull. 5, 1107 (1947/48). — **Barsantini, J. C.:** La glande mammaire dans les endocrinopathies. Ann. d'Endocrin. 8/9, 492 (1947/48). — **Basch, K.:** Beiträge zur Physiologie der Milchdrüse. Jb. Kinderheilk. 64, 795—810 (1906). ∼ Über experimentelle Auslösung von Milchabsonderung. Mschr. Kinderheilk. 8, Nr 9 (1909). ∼ Über experimentelle Milchauslösung und über das Verhalten der Milchabsonderung bei den zusammengewachsenen Schwestern Blazek. Dtsch. med. Wschr. 1910, Nr 21, 987. ∼ Beiträge zur Kenntnis des menschlichen Milchapparates. Arch. Gynäk. 4, 293—341 (1911). ∼ Placenta, Fötus und Ovarium in ihrer Beziehung zur experimentellen Milchauslösung (Erwiderung). Arch. Gynäk. 96, 205 (1912). — **Bauer, A. W.:** Die weibliche Brustdrüse während der einzelnen Geschlechtsphasen. Med. Klin. 1931, 1398. — **Bauer, Theodor:** Zur normalen und pathologischen Anatomie und Histologie der menschlichen Brustwarze. Beitr. path. Anat. 62, 232—304 (1916). — **Bayliss, W. M., and E. H. Sterling:** Die chemische Koordination der Funktionen des Körpers. Erg. Physiol. 5, 2. Abt. 664—697 (1906). — **Beams, H. W.:** Studies on the Golgi apparatus of the mammary gland. Science (Lancaster, Pa.) 66, 306 (1927). — **Beigel, H.:** Über die mikroskopische Zusammensetzung der Milch des Weibes. Virchows Arch. 42, 442—444 (1868). — **Beilly, J. S., and S. Solomon:** The inhibitions of lactation post-partum with Testosterone Propionate. Endocrinology 26, 236 (1940). — **Benda, C.:** Das Verhältnis der Milchdrüsen zu den Hautdrüsen. Dermat. Z. 1, 94—110 (1893). — **Beneke, R.:** Zur Histologie der fetalen Mamma und der gutartigen Mammatumoren. Path. anat. Arb. Geh. Joh. Orth z. Feier seines 25jähr. Prof.-Jubiläums. Berlin: August Hirschwald 1903. — **Benoit, J.:** Sur la participation de cellules glandulaires lipopexiques interacineuses à l'élaboration du lait chez la souris blanche. C. r. Soc. Biol. Paris 86, 609—612 (1922). ∼ Sur les modifications de structure et la signification fonctionelle des cellules lipogènes interacineuses de la glande mammaire de la souris blanche. C. r. Assoc. Anat. 17. Gand. 1922. — **Berberich, J., et R. Jaffé:** Der Lipoidstoffwechsel der Ovarien mit besonderer Berücksichtigung des Menstruationszyklus nebst Untersuchungen an Nebennieren und Mamma. Z. Konstit.lehre 10, 1—27 (1924). — **Bergman, A. J., and C. W. Turner:** The composition of rabbit milk stimulated by the lactogenic hormone. J. of Biol. Chem. 120, 21 (1937). — **Bergonzi:** Gynäkomastie und Lebercirrhose. Virchows Arch. 293, 697 (1934). — **Berk, Franz:** Beitrag zur Kenntnis der ersten Anlage der menschlichen Brustdrüse. Med. Inaug.-Diss. Greifswald 1913. — **Berka, F.:** Die Brustdrüse verschiedener Altersstufen und während der Schwangerschaft. Frankf. Z. Path. 8, 203 (1911). ∼ Untersuchungen über menschliches Colostrum. Virchows Arch. 205, 59—70 (1911). — **Berkow, S. G., and M. B. Jacobson:** Photoelectric pletysmography of female breast. Endocrinology 26 (1940). — **Bertkau, F.:** Ein Beitrag zur Anatomie und Physiologie der Milchdrüse. Anat. Anz. 30, 161—180 (1907). — **Bettinger, H. F.:** Hermaphroditism. Surg. etc. 78, 91—97 (1944). — **Biedl, A., u. R. Königstein:** Untersuchungen über das Brustdrüsenhormon der Gravidität. Z. exper. Path. u. Ther. 8, 358—373 (1911). — **Billroth, Th.:** Diseases of the female mammary glands. Cyclopaedia of Obstricts and Gynecology, Bd. 9, S. 1—158.

New York: Wm. Wood & Co. 1887. — **Bilny-Schliachto, F. A.:** Zur Frage der Gynäkomastie. Virchows Arch. **269**, 45 (1928). — **Bizzozero, G.,** u. **Ottolenghi:** Histologie der Milchdrüse. Erg. Anat. **9**, 259—266 (1899). — **Bizzozero, G.,** u. **Vassale:** Über die Erzeugung und die physiologische Regeneration der Drüsenzellen bei den Säugetieren. Virchows Arch. **110**, 155—214 (1887). — **Boemke, Fr.,** u. **K. Birkle:** Zur Ätiologie der Fibrosis mammae virilis. Klin. Wschr. **1949**, 93—96. — **Bohle, Adalbert:** Beitrag zur Frage der Elastica-Vermehrung in Mammatumoren unter besonderer Berücksichtigung der cirrhösen Krebse. Frankf. Z. Path. **62**, 167—183 (1951). — **Bolk, Göppert, Kallius, Lubosch:** Handbuch der vergleichenden Anatomie der Wirbeltiere. Berlin u. Wien: Urban & Schwarzenberg 1931. — **Bonnet, R.:** Mammaorgane im Lichte der Ontogenie und Phylogenie. Erg. Anat. **2** (1892). ~ Die Mammaorgane im Lichte der Ontogenie und Phylogenie. Erg. Anat. **7** (1897). — **Borchardt, M.,** and **R. Jaffé:** Zur Kenntnis der Zystenmamma. Beitr. klin. Chir. **155**, 481 (1932). — **Bottomley, A. C.,** and **S. J. Folley:** The effect of androgenic substances on the growth of the teat and mammary gland in the immature male guinea-pig. Proc. Roy. Soc. Lond., Ser. B **126**, 224 (1939). — **Bouin, P.,** et **P. Ancel:** Sur le rôle du corps jaune dans le déterminisme expérimental de la sécrétion mammaire. C. r. Soc. Biol. Paris **67**, 466 (1909). ~ Sur l'évolution de la glande mammaire pendant la gestation, déterminisme de la phase glandulaire gravidique(note préliminaire). C. r. Soc. Biol. Paris **72**, 129—131 (1912). — **Brack, E.:** Über die histologischen Erscheinungen an der Mamma, speziell an den Mamillen in den verschiedenen Lebensaltern. Arch. Gynäk. **122**, 711 (1924). — **Bradbury, J. T.:** Study of endocrine factors influencing mammary development and secretion in the mouse. Proc. Soc. Exper. Biol. a. Med. **30**, 212 (1932). — **Brands, K.:** Über die Wirkung des Follikelhormons. Zbl. Gynäk. **69** (1), 573 (1947). — **Braun, A. A.:** Über die Zytologie des Sekretionsvorganges und die Vitalfärbung der Milchdrüse. Arch. Russes Anat. Hist. et Embryol. **2**, 223—235 (1932). — **Bredt, H.:** Über Wesen und Formen der Gynäkomastie. Z. Konstit.lehre **17**, 29 (1932). — **Bresslau, E.** Beiträge zur Entwicklungsgeschichte der Mammarorgane bei den Beuteltieren. Z. Morph. u. Anthrop. **4** (1902a). ~ Weitere Untersuchungen über Ontogenie und Phylogenie des Mammarapparates der Säugetiere. Anat. Anz. **21** (1902b). ~ Die Entwicklung des Mammarapparates der Monotremen, Marsupialier und einiger Placentalier. I. Entwicklung und Ursprung des Mammarapparates von Echidna. Semons zool. Forschungsr. **4**, Lfg 5 (1908). ~ Der Mammaapparat (Entwicklung und Stammesgeschichte). Erg. Anat. **19** (1910). ~ Zool. Jb. Suppl. **15** (1912). ~ Die Entwicklung des Mammarapparates. III. Entwicklung des Mammarapparates der Marsupialier, Insektivoren, Nagetiere, Carnivoren und Wiederkäuer. Semons zool. Forschungsr. **4**, Jenaesche Denkschr. Bd. 6 (1912). ~ The mammary apparatus of the mammalia. London 1920. — **Briziarelli, Guilano:** Gli epiteli mucipari nella mastopatia fibrocistica. Lav. Ist. Anat. Univ. Perugia **13**, 103—125 (1953). ~ L'istogenesi e gli aspetti proliferativi degli epiteli pallidi della mammella. Lav. Ist. Anat. Univ. Perugia **14**, 103—121 (1954). ~ Stimolazione della mamella di origine placentare. Lav. Ist. Anat. Univ. Perugia **14**, 221—232 (1954). — **Broman, I.:** Über rudimentäre Hautorgane beim menschlichen Embryo und über die Phylogenese von Milchdrüsen und Tasthaaren. Verh. der Anat. Ges., 29. Verslg Jena S. 27—38. 1920. ~ Weitere Argumente über die Abstammung der Milchleiste aus der Seitenlinie. Verh. der Anat. Ges., 30. Verslg Marburg S. 40—46, 1921. ~ Über die Phylogenese der Milchdrüsen und der Tasthaare. Anat. Anz. **59**, S. 132—138 (1925a). ~ Über ein rätselhaftes Inguinalorgan beim menschlichen Embryo. Z. Anat. **76**, 101—112 (1925). ~ Die Entwicklung des Menschen vor der Geburt. München: J. F. Bergmann 1927. — **Brouha:** Recherches sur les diverses phases du développement et de l'activité de la mamelle. Archives de Biol. **21**, 459—605 (1905). ~ Les phénomènes histologiques de la sécrétion lactée. Anat. Anz. **27**, 464—467 (1905). — **Brühl, R.:** Das Vorkommen von weiblichem Sexualhormon und Hypophysenvorderlappenhormon im Blute und Urin von Neugeborenen. Klin. Wschr. **1929**, Nr 38, 1767. — **Brugnatelli:** Cellules interstitielles et sécrétion interne de la mamelle. Arch. ital. Biol. (Pisa) **61**, 337 (1914). — **Bruno, G.:** Note strutturali della mammella maschile. Arch. ital. Anat. **51**, 213—218 (1946). — **Büsing, C. W.:** Zur Frage der Intumescentia mammae virilis. Med. Klin. **1948**, 13. — **Bunting, Henry:** Cytochemical properties of apocrine sweat glands normally present in the human mammary gland. Anat. Rec. **101**, 5—12 (1948). — **Burrows, H.:** Pathological changes induced in the mamma by oestrogenic compounds. Brit. J. Surg. **23**, 191 (1935). — **Busch, H.:** Das Geschlechtsleben des Weibes. Leipzig 1839. — **Buschke, W.:** Cystenmamma und Axillarorgan. Arch. Gynäk. **152**, 431—446 (1933).

Caffier, P., u. **E. Sirry-Özkayaalp:** Tierversuche zur Laktationshemmung mit Stilbenpräparaten (zugleich ein Beitrag zur Frage des Saugreizes). Zbl. Gynäk. **65**, Nr 1—17, 50—64 (1941). ~ Hormonale Laktationshemmung oder nicht? Zbl. Gynäk. **66**, Nr 18—35, 1353 (1942). **Caspari:** Beitrag zur Frage nach der Quelle des Milchfettes. Arch. f. Anat. Suppl. **1899**. — **Castiglioni, Giancarlo:** Considerazioni su quattro casi di ginecomastia. Minerva chir. (Torino) **1952**, 723—728. — **Catchpole, H. R., W. R. Lyons** and **W. M. Regan:** Induction of lactation in Heifers with the hypophyseal lactogenic hormone. Proc. Soc. Exper. Biol. a.

Med. **31**, 301 (1933/34). — **Chamberlin, T. L., W. U. Gardner** and **E. Allen:** Local responses of the sexual skin and mammary glands of monkey to cutaneous applications of estrogen. Endocrinology **28**, 753—757 (1941). — **Chamorro, A.:** Production d'hyperplasie kystique de la mamelle chez le rat femelle adulte, par thyroidectomie. Ann. d'Endocrin. 8/9, 350 (1947/48). — **Cherry, T. H.:** The action of the mammary gland upon the ovary. J. Labor. a. Clin. Med. **22**, 711 (1937). — **Cholnoky, Th. de:** Supernumerary breast. Arch. Surg. **39**, 926—941 (1939). — **Clara, M.:** Entwicklungsgeschichte des Menschen. Heidelberg: Quelle & Meyer 1949. — **Coen, E.:** Beiträge zur normalen und pathologischen Histologie der Milchdrüse. Beitr. path. Anat. **2**, 85—100 (1888). — **Cohen, Rose:** Effect of experimentally produced hyperthyroidism upon the reproductive and associated organs of the male rat. Amer. J. Anat. **56**, 143—153 (1935). — **Cohn:** Über Frauenmilch. Münch. med. Wschr. **1900**, Nr 21, 753. ~ Die innersekretorischen Beziehungen von Mamma und Ovarium. Mschr. Geburtsh. **37**, H. 1 (1913). — **Cole, H. A.:** The mammary gland of the mouse, during the oestrous Cycle pregnancy and lactation. Proc. Roy. Soc. Lond., Ser. B **114**, 136—161 (1933). — **Collin, R.,** et **J. Racadot:** La chute du taux de la substance Gomori-positive neurohypophysaire dans le post partum chez le cobaye. Ann. d'Endocrin. **14**, Nr 4, 546—549 (1953). — **Collin, R.,** et **Fr. Stutinsky:** Les problèmes posés par la neurohypophyse. J. of Physiol. **41**, 7—118 (1949). — **Collip, J. B., H. Selye** and **D. L. Thomson:** Further observations on the effect of hypophysectomy on lactation. Proc. Soc. Exper. Biol. a. Med. **30**, 913 (1933). — **Consolandi, Gianni:** Il problema del cancro gelatinosa della mammella: I. Gli epiteli mucipari nella mammella umana normale. Lav. Ist. Anat. Univ. Perugia **6**, 35—76 (1948). ~ II. Le mastzellen nella mammella umana normale. Lav. Ist. Anat. Univ. Perugia **6**, 119—155 (1948). ~ III. La cromotropia delle mastzellen della mammella umana normale. Lav. Ist. Anat. Univ. Perugia **6**, 287—299 (1948). — **Consten, A.:** Über diffuse Fibromatose der Brustdrüse beim Mann. Dtsch. Z. Chir. **167**, 264 (1921). — **Coolidge jr., H. J.:** Symetrical supernumerary mammae in a Chimpanzee. J. Mammal. **14**, 66—67 (1933). — **Cooper, A. P.:** On the anatomy of the breast. London: Longiman (and others) 1840. ~ The anatomy and disease of the breast. Lee & Blanchard 1845. — **Corner, G. W.:** The hormonal control of lactation: I. Non-effect of corpus luteum. 2. Positive action of extracts of the hypophysis. Amer. J. Physiol. **95**, 43 (1930). — **Courrier, R.,** and **G. Cohen-Solal:** Sur les rapports des hormones mâle et femelle, testosterone et folliculine. Etude quantitative de leur antagonisme. C. r. Soc. Biol. Paris **124**, 925—928 (1937). — **Creighton, Ch.:** J. Anat. Physiol. **9** (1877). — **Curtiss, Constance:** Factors influencing lobulo-alveolar development and mammary secretion in the rat. Endocrinology **45**, 284—295 (1949). — **Czerny, A.:** Über die Brustdrüsensekretion beim Neugeborenen und über das Verhältnis der sog. Kolostrumkörperchen zur Milchsekretion. Paediatr. Arb. Berlins, S. 194—226. 1890. ~ Über das Colostrum. Prag. med. Wschr. **1890**, 401, 416. — **Czomor, Győző,** u. **K. Hollosy:** Über die röntgenologische Darstellung der Brustgänge (Mammographie). Zbl. Gynäk. **67**, Nr 3, 119—127 (1943).

Dabelow, A.: Die Lymphknoten unter verschiedenartigen Bedingungen im Gebiet des Fettstoffwechsels. Verh. anat. Ges. 1931. ~ Der Entfaltungsmechanismus der Mamma: I. Das Verhalten von Gefäßsystem und Drüsenbaum während der Laktationsentwicklung bei Maus, Ratte, Meerschweinchen und Kaninchen. Morph. Jb. **73**, H. 1 (1933). ~ II. Die postnatale Entwicklung der menschlichen Milchdrüse und ihre Korrelationen. Morph. Jb. **85**, 361—416 (1941). ~ Vergleichende Untersuchungen zur Entwicklung einiger Drüsen, ihrer Gefäßbäume und ihrem Verhalten zum umgebenden Gewebe. Verh. anat. Ges. **1934**. ~ Die Gefäßversorgung der fetalen Mammaranlage. (Unveröffentlicht.) 1955. — Die Anordnung von Muskulatur, Bindegewebe und Drüsen in der Areola des Neugeborenen. (Unveröffentlicht.) 1955. ~ Die Anordnung des elastischen Materials in der weiblichen Brustdrüse. (Unveröffentlicht.) 1955. ~ Zum Bau der Areolardrüsen in verschiedenen Lebensaltern im männlichen und weiblichen Geschlecht. (Unveröffentlicht.) 1955. — **Da Fano, C.:** On Golgi's internal apparatus in different physiological conditions of the mammary gland. J. of Physiol. **56**, 459—476 (1922). — **Dahl, Iversen, E.:** Konshormonernes Betydning for fysiologiske og pathologiske Tilstande in corpus mammae. København: J. Jörgensen & Co. 1934. — **Dalton, A. J.:** Histogenesis of the mammary gland of the mouse. In: A Symposium on mammary tumors in mice, S. 39—47. The Science Press 1945. — **Danesino, V.:** Morfologia delle cellule esfoliate della mammella umana. Arch. Ostetr. **56**, 366—370 (1951). — **Dawson, E. K.:** A histological study of the normal mamma in relation to tumor growth. I. Development and growth in mammary tissue from embryonic to adult life. Edinburgh Med. J. **41**, 653 (1934). — II. The matury gland in pregnancy and lactation. Edinburgh Med. J. **42**, 569—598 (1935). ~ Fibrosing adenosis. A little recognised mammary picture. Edinburgh Med. J. **61**, 391 (1954). — **Delbet** u. **Mendaro:** Zit. nach Hamperl. — **Dempsey, E. W., H. Bunting** and **G. B. Wislocki:** Observations on the chemical cytology of the mammary gland. Amer. J. Anat. **81**, 309—334 (1947). — **Desclin, L.:** Influence de l'hypophysectomie sur la glande mammaire du cobaye gravide. C. r. Soc. Biol. Paris **131**, 837—840 (1939). ~ Recherches sur le déterminisme des phénomènes de sécrétion dans la glande mammaire du rat. Ann. d'Endocrin. **13**, 120—136 (1952). — **Dicker, S. E.,** and **Chr. Tylor:** The oxytocic and pressor factors of the pituitary gland of dogs, cats, rats and human foetuses. Proc. of the Physiol. Soc. J. of Physiol. **119** (1952). ~ Estimation of the antidiuretic, vasopressor and oxytocic hormones in the pituitary gland of dogs and puppies. J. of Physiol. **120**, 141—145 (1953). — **Dieckmann, K.:** Über die Histologie der Brustdrüse bei gestörtem und ungestörtem Menstruationsablauf. Virchows Arch. **256**, 321 (1925). — **Dietrich, A.:** Bemerkungen zur vorstehenden Erwiderung des Herrn Dr. Rosenburg. Dtsch. Z. Chir. **198**, 132 (1926). ~ Rückbildungsvorgänge, Fibromatose und Krebs der Brustdrüse. Dtsch. Z. Chir. **195**, 145 (1926). ~ **Dietrich, A.,** u. **P. Frangenheim:** Die Erkrankungen der Brustdrüse. In Neue Deutsche Chirurgie, 35, 2. Stuttgart 1926. — **Dietrich, E. F.:** Untersuchungen über das Verhalten der menschlichen Brustdrüse im 1. Lebensjahr. Virchows Arch. **264** (1927). — **Dmochowski, L.,** and **J. W. Orr:** Mammary tumor inducing factor and genetic constitution. Brit. J. Canc **2**, 94—101 (1948). — **Doering, G. K.:** Über Veränderungen des Brustvolumens im Cyclus. Arch. Gynäk. **184** (1), 51—58 (1953). — **Doetsch, H.:** Ein Beitrag zu den Atavismen der menschlichen Brustdrüse. Ärztl. Wschr. **1948**, 271—276. — **Donné, A.:** Du lait et enparticulier de celui des nourrices. Paris 1837. — **Doubrow, S.:** Rapports entre les caractères des tumeurs mammaires et les phases sécrétoires de la glande normale. Bull. Histol. appl. **2**, 51—64 (1925). — **Dubois, J.:** Détails techniques sur le prélèvement, l'étalement et le montage en totalité des glandes mammaires de la souris. C. r. Soc. Biol. Paris **135**, 52 (1941). ~ Méthode d'évolution quantitative du développement de la glande mammaire chez la souris traitée par des corps oestrogènes. C. r. Soc. Biol. Paris **138**, 149—151 (1944). — **Duclert, A. J.:** Etude histologique de la sécrétion lactée. Thèse Montpellier 1893. — **Duffy** and **Corsaro, Cleveland:** Laktationshemmung durch Testerone. J. Amer. Med. Assoc. **116**, 33—36 (1941).

Ebner, Viktor v.: A. Koellikers Handbuch der Gewebelehre des Menschen, Bd. 3. Leipzig: W. Engelmann 1902. — **Eckhardt, C.:** Die Nerven der weiblichen Brustdrüse und ihr Einfluß auf die Milchsekretion. In C. Eckhardt, Beitr. Anat. u. Physiol. **1**, 1—22 (1858). — **Eggeling, H. v.:** (a) Über die Hautdrüsen der Monotremen. Verh. anat. Ges. Pavia **1900**, 29—42. ~ (b) Über die Stellung der Milchdrüsen zu den übrigen Hautdrüsen. I. Die ausgebildeten Mammardrüsen der Monotremen und die Milchdrüsen der Edentaten nebst Beobachtungen der Speicheldrüsen der letzteren. Semon zool. Forsch. Australien Mal. Arch. 4. Jen. Denkschr. Bd. 7, S. 77—104. 1899. ~ (c) II. Die Entwicklung der Mammardrüsen, Entwicklung und Bau der übrigen Hautdrüsen der Monotremen. Semon usw. S. 173 bis 204. 1901. ~ (d) Über die Drüsen des Warzenhofes beim Menschen. Jenaische Z. Naturwiss. **39**, 423 bis 444 (1904a). ~ (e) Über ein wichtiges Stadium in der Entwicklung der menschlichen Milchdrüse. Anat. Anz. **24**, 595—605 (1904). ~ (f) Über die Stellung usw. III. Die Milchdrüsen und Hautdrüsen der Marsupialier. Semon usw. S. 299—332. 1905. ~ (g) Über die Stellung usw. Nachtrag zur II. Mitt. Neue Beobachtungen über die Mammardrüsenentwicklung bei Echidna. Semon usw. S. 335—340 1906. ~ Über die Form des Milchdrüsenkörpers beim menschlichen Weibe. Anat. Anz. **45**, 33—38 (1913). ~ Die Milchdrüse. In Handbuch der mikroskopischen Anatomie des Menschen von v. Moellendorff, Bd. 1. 1927. ~ Hautdrüsen. In Bolk, Göppert, Kallius, Lubosch' Handbuch der vergleichenden Anatomie der Wirbeltiere, Bd. 1, S. 633. 1931. — **Ehrhardt, K.:** Untersuchungen über den Einfluß des Ovarialhormons auf den Genitalapparat und die Mamma. Mschr. Geburtsh. **79**, 223—236 (1928). — **Elliot, J. R.,** and **C. W. Turner:** The mammary gland spreading factor in normal pregnant animals. Endocrinology **54**, 284—289 (1954). — **Ely, F.,** and **W. E. Petersen:** Factors involved in the ejection of milk. J. Dairy Sci. **24**, 211—223 (1941). — **Emmel, V. E., H. L. Weatherford** and **M. H. Streicher:** Leucocytes and Lactation. Amer. J. Anat. **38**, 1—39 (1926/27). — **Engel, St.:** Anatomy of the lactating breast. Brit. J. Childr Dis **38**, 14—21 (1941). ~ An investigation of the origin of the colostrum cells. J. of Anat. **87**, 362 (1953). ~ Some recent developments in knowledge of the physiology of the breast. Proc. Roy. Soc. Med. **40**, 899—900 (Sect. of Obstetr. and Gynec. S. 33—34). — **Engle, Earl T.:** Pituitary-gonadal mechanism and hetero-sexual ovarian grafts. Amer. J. Anat. **44**, 121—133 (1929). — **Enzmann, E. V.,** and **F. Pinkus:** The effect on lactating mice of injecting an extract of the urine of pregnancy. Amer. J. Physiol. **103**, 30—33 (1933). — **Erdheim, S.:** Über Gynäkomastie. Dtsch. Z. Chir. **208**, 181 (1928). — **Ernould, H. J., A. Fanard, C. Heusghem** et **Damiean-Gillet:** Contribution à la l'étude de la gynécomastie. Soc. d'Endocrin. Paris. 25. V. S. 2604—2608. 1951. — **Ernst, Max:** Rückbildungsvorgänge an der Mamma nach Menstruation und Gravidität. Zbl. Path. **34**, H. 22 (1924). ~ Die physiologischen Rückbildungserscheinungen in der weiblichen Brustdrüse nach Gravidität und Menstruation. Frankf. Z. Path. **31**, 500—506 (1925). ~ Untersuchungen über hormonale Wachstumsantriebe der Brustdrüse unter Einbeziehung des Parabioseverfahrens. Dtsch. Z. Chir. **202**, 231—240 (1927). — **Evans, E. I.:** Initiation of copious milk secretion in virgin goats by anterior pituitary. Proc. Soc. Exper. Biol. a. Med. **30**, 1372 (1933). — **Evans, H. M.,** and **M. E. Simpson:** Hyperplasia of the mammary apparatus of adult virginal females induced by anterior hypophyseal hormones. Proc. Soc. Exper. Biol. a. Med. **26**, 598 (1929). ~ Hormones of the anterior hypophysis. Amer. J. Physiol. **98**, 511 (1931).

Fasanotti, A.: Sulla natura e sul significato del cosidetto epitelio eosinofilio della mammella. Arch. Ostetr. **55**, 614—639 (1950). — **Fattovich, G.**: Sulla patogenesi della ginecomastia (Contributo clinico e anatomo-patologico.) Ommia Med. (Pisa) **28**, 193—237 (1950). — **Fauvet, E.**: Vergleichende Untersuchungen über die Entwicklung und Funktion der Milchdrüsen. I., II., III. Arch. Gynäk. **168**, H. 1 (1939). ~ IV. Das Verhalten der Milchdrüsen der weißen Ratte im Verlauf der Schwangerschaft. Arch. Gynäk. **170**, 238—243 (1940). ~ V. Experimentelle Untersuchungen über den Einfluß der Ovarialhormone auf die Milchdrüsen der Ratten. Arch. Gynäk. **170**, 444 (1940). ~ VI. Experimentelle Untersuchungen über die hormonalen Ursachen der Schwangerschaftsentwicklung der Milchdrüsen des Kaninchens. Arch. Gynäk. **170**, 400 (1940). ~ VII. Untersuchungen über den Einfluß einer Schwangerschaft auf die Laktation. Arch. Gynäk. **171**, H. 2 (1941). ~ VIII. Experimentelle Untersuchungen über die Wirkung von Follikelhormonzufuhr auf die Milchdrüsen säugender Ratten. Arch. Gynäk. **171**, H. 2 (1941). ~ IX. Experimentelle Untersuchungen über die Wirkung von Follikelhormonzufuhr bei säugenden Kaninchen. Arch. Gynäk. **175**, 184—198 (1944). ~ Experimentelle Untersuchungen über den Laktationsvorgang. Zbl. Gynäk. **65**, 580—584 (1941). ~ Laktation und Hormone. Ther. Gegenw. **1941**, Nr 2. ~ Kritische Bemerkungen zur Frage der Hormontherapie von Laktationsvorgängen. Dtsch. med. Wschr. **1941**, Nr 43, 1176. ~ Experimentelle Untersuchungen zur Frage der Laktationshemmung mit Follikelhormon. Z. Geburtsh. **123**, H. 1 (1941). ~ Zur Frage der hormonalen Hemmung der Laktation. Zbl. Gynäk. **65**, Nr 35 (1941). ~ Hypophyse und Laktation. Klin. Wschr. **1942**, Nr 17. ~ Über die Beeinflussung der Laktation mit gonadotropen Wirkstoffen im Tierexperiment und über das Wesen der sogenannten hormonalen Laktationshemmung beim Menschen. Geburtsh. u. Frauenheilk. **4**, H. 5 (1942). ~ Die hormonalen Grundlagen der Laktation und ihre Auswirkungen für die Therapie. Dtsch. med. Wschr. **1943**, Nr 25/26, 469 bis 471. ~ Über die Wirkung des Follikelhormons auf die funktionierende Milchdrüse. Zbl. Gynäk. **67**, Nr 3 (1943). ~ Künstliche Auslösung der Laktation. Dtsch. med. Wschr. **1946**, Nr 29—32, 304—306. ~ Aufbau und Funktion der Milchdrüse ohne Schwangerschaft. Dtsch. tierärztl. Wschr. **1947**, Nr 7/8, 49—54. ~ Laktation und Gelbkörper. Zbl. Gynäk. **69**, H. 7 (1947). ~ Die Regulierung der Laktation. Milchwiss. **3**, H. 3, 61—65 (1948). ~ Die Theorie der Laktation. Arch. Gynäk. **178**, 104—133 (1949). ~ Über die Funktion der Milchdrüsen. Med. Klin. **1952**, Nr 8, 244—245. — **Fekete, E.**: A comparative morphological study of the mammary gland in a high and a low tumor strain of mice. Amer. J. Path. **14**, 557—578 (1938). — **Fellner, C. O.**: Tierversuche zur inneren Sekretion. Zbl. Grenzgeb. Med. u. Chir. **1904**, H. 7. ~ Zur Theorie der Milchsekretion. Klin. Wschr. **1931**, 1164. ~ Experimentelle Untersuchungen über die Wirkung von Gewebsextrakten aus der Plazenta und den weiblichen Sexualorganen auf das Genitale. Arch. Gynäk. **100**, 641—719 (1913). — **Feyrter, F.**: Über die These von den peripheren endocrinen Drüsen. II. Die übrigen Fundorte der hellen Zellen. Wien. Z. inn. Med. **27**, 10 (1946). ~ Über die peripheren endokrinen (parakrinen) Drüsen des Menschen. Wien-Düsseldorf: Wilhelm Maudrich 1953. — **Fierz, F.**: Über die Wirkung von weiblichen Sexualhormonen auf die Meerschweinchenzitze. Helvet. chim. Acta **22**, 989—1004 (1939). — **Flaks, J.**: L'influence du propionate de testostérone sur la pigmentation des mamelons. Ann. d'Endocrin. **8/9**, 369 (1947/48). — **Flux, D. S.**: Growth of the mammary duct system in intact and ovariectomized mice of the CHI strain. Endocrinology **2**, 223—237 (1954). ~ The effect of adrenal steroids on the growth of the mammary glands, uteri, thymus and adrenal glands of intact, ovariectomized and oestrone-treated ovariectomized mice. J. of Endocrin. **2**, 238—254 (1954). — **Foged, Jens**: Die Symptomatologie bei Mammahypertrophie. Ugeskr. Laeg. (dän.) **1954**, 439—451. — **Foges, A.**: Beiträge zur Beziehung von Mamma und Genitale. Wien. klin. Wschr. **1907**, 1908. — **Folley, S. J.**: Lactation. Biol. Rev. Cambridge Philos. Soc. **15**, 421—458 (1940). ~ Endocrine control of the mammary gland. I. Mammary development. Brit. Med. Bull. **5**, 1100 (1947a). ~ Biochemical aspects of mammary gland function. Biol. Rev. Cambridge Philos. Soc. **24**, 316—354 (1949). — **Folley, S. J.**, and **Greenbaum**: Changes in the Arginase and Alkaline Phcsphatase contents of the mammary gland and liver of the rat during pregnancy, lactation and mammary involution. Biochemic. J. **41** (1947). ~ **Folley, S.J., A. Guthkelch** and S. Zuckerman: The mammary gland of the rhesus monkey under normal and experimental conditions. Proc. Roy. Soc. Lond. **126**, 469—491 (1939). — **Folley, S. J.**, and F. G. Young: The effect of anterior pituitary extracts on established lactation in the cow. Proc. Roy. Soc. Lond., Ser. B **126**, 45 1938. — **Forsell, P.**: Über die Kolostrumkörperchen. Mschr. Kinderheilk. **77**, 215—227 1939. — **Forster, A.**: Ein Fall überzähliger rudimentärer Mammabildung an der Innenseite des Oberschenkels eines Mannes. Anat. Anz. **49**, 529—535 (1917). — **Foster, G. L.**, and P. E. Smith: Hypophysectomy and replacement therapy in relation to basal metabolism and specific dynamic action in the rat. J. Amer. Med. Assoc. **87**, 2151—2153

(1926). — **Foti, D.:** Osservazioni istochimiche su quadri peculiari della mastopatia fibrocistica. Riv. Anat. Pat. **6**, 1053—1072 (1953). — **Francescou, A.:** Tissuto reticolare, istiociti mammarii e colostro. Monit. zool. ital. **45**, 45—102 (1934). — **Frank, R. T.:** Zur Frage der experimentellen Milchauslösung. Arch. Gynäk. **97**, 183—184 (1912). — **Frank, R. T.,** and **A. Unger:** An experimental study of the causes which produce the growth of the mammary gland. Arch. Int. Med. **7** (1911). — **Frantz, V., J. Kneeland, W. Pickren, G. W. Melcher** and **H. Auchincloss** jr.: Incidence of chronic cystic disease in so-called "normal breasts". A study based on 225 postmortem examinations. Cancer (N. Y.) **4**, 762—783 (1951). — **Fraser, J.:** The breast in health and in disease. Edinburgh Med. J. **1929**, No 36, 217—241. — **Frederikson, H.:** Endocrine factors involved in the development and function of the mammary glands of female rabbits. Acta Obstetr. scand. (Stockh.) **19**, Suppl. 1 (1939). — **Freud, J.:** Continued observations with reference to milk glands and pregnancy changes of the genital organs of rats. Acta brev. neerl. **7**, 72 (1937). — **Freyer, M. E.,** and **H. M. Evans:** Participation of the mammary gland in the changes of pseudopregnancy in the rat. Anat. Rec. **25**, 108 (1923). — **Fromme, A.,** u. **B. v. Zimmermann:** Über in der Kriegs- und Nachkriegszeit eingetretene Änderungen im chirurgischen Krankengut und ihre Ursachen. Ärztl. Wschr. **1946**, Nr 15/16.

Gabrielanz, A.: Organotherapy of Mastodynia. Amer. J. Obstetr. **25**, 499 (1933). — **Gaines, W. L.:** A contribution to the physiology of lactation. Amer. J. Physiol. **38**, 285—311 (1915). — **Gardner, W. U.:** The effect of ovarian hormones and ovarian grafts upon the mammary glands of the male mice. Endocrinology **19**, 656—667 (1935). ~ Influence of estrogenic hormones on abnormal growths, in H. B. Ward, Some fundamental aspects of the cancer problem, S. 67. Occasional Publications, Amer. Assoc. Sci. New York Press 1937. ~ Growth of the mammary glands in hypophysectomized mice. Proc. Soc. Exper. Biol. a. Med. **45**, 835—837 (1940). ~ Experiments on mammary growth in hypophysectomized and in tact male mice. Amer. Assoc. **57**. Sess. Anat. Chicago. 1941. Anat. Rec. **79**, Suppl. 23—24 (1941). ~ Inhibition of mammary growth by large amounts of estrogen. Endocrinology **28**, 53—61 (1941). ~ Estrogenic effects of adrenal tumors of ovariectomized mice. Cancer Res. **1**, 632—637 (1941). — **Gardner, W. U.,** and **E. Allen:** Effects of hypophysectomy at midpregnancy in the mouse. Anat. Rec. **83**, 75—97 (1942). — **Gardner, W. U.,** and **T. L. Chamberlin:** Local action of estrone on mammary glands of mice. Yale J. Biol. a. Med. **13**, 4, 461—465 (1941). — **Gardner, W. U.,** and **R. T. Hill:** Effect of progestin upon the mammary glands of the mouse. Proc. Soc. Exper. Biol. a. Med. **34**, 718 (1936). — **Gardner, W. U., A. Kirschbaum** and **L. C. Strong:** Lymphoid tumors in mice receiving estrogens. Arch. of Path. **29**, 1 (1940). — **Gardner, W. U., G. M. Smith** and **L. C. Strong:** Stimulation of abnormal mammary growth by large amounts of estrogenic hormone. Proc. Soc. Exper. Biol. a. Med. **33**, 148 (1935/36). — **Gardner, W. U.,** and **L. C. Strong:** The normal development of the mammary glands of virgin female mice of low strains varying in susceptibility to spontaneous neoplasms. Amer. J. Canc. **25**, 282—290 (1935). — **Gardner, W. U., L. C. Strong** and **G. M. Smith:** The mammary glands of mature female mice of strains varying in susceptibility to spontaneous tumor development. Amer. J. Canc. **37**, 4, 510 (1939). — **Gardner, W. U.,** and **C. W. Turner:** The function, assay and preparation of galactin, a lactation-stimulation hormone of the anterior pituitary and an investigation of the factors responsible for the control of normal lactation. Mo. Agricult. Exper. Stat. Res. Bull. **1933**, No 196. — **Gardner, W. U,** and **G. van Wagenen:** Experimental development of the mammary gland of the monkey. Endocrinology **22**, 164—172 (1938). — **Gaunt, R.,** and **C. E. Tobin:** Lactation in adrenalectomized rats. Amer. J. Physiol. **115**, 588—598 (1936). — **Gegenbaur, C.:** Zur Kenntnis der Mammarorgane der Monotremen. Leipzig 1886. ~ Morph. Jb. **9** (1884). — **Geschickter, C. F.:** Diseases of the breast, 2. Aufl. London 1945. ~ Corpus luteum studies: Progesterone Therapy in Chronic cystic Mastitis. J. Clin. Endocrin. **1**, 147 (1941). — **Geschickter, C. F.,** and **E. W. Byrns:** Factors influencing the development and time of appearance of mammary cancer in the rat in response to estrogen. Arch. of Path. **33**, 335 (1942). — **Geschickter, C. F.,** and **D. L. Lewis:** Pregnancy and Lactation Changes in Fibroadenoma of the Breast. Brit. Med. J. **1938**, 499. — **Gepts, W.:** Etude morphologique de l'hypophyse de la lapine au cours du postpartum. C. r. Soc. Biol. Paris **148**, 189—192 (1954). — **Gilbert, Dreyfus, R. Moricard** et **Roussel le Guen, J.:** Tumeur féminisante du testicule avec gynécomastie guérison chirurgicale. Ann. d'Endocrin. **9**, 136—148 (1947). — **Gillard, J. L.:** The effects of hysterectomy on mammary gland development in a rabbit. Amer. J. Physiol. **120**, 300 (1937). — **Glaesner, E.,** u. **R. Amersbach:** Die Pathologie der Hängebrust und ihre moderne operative Behandlung. Münch. med. Wschr. **1927**, 1171. — **Godet, R.:** Histogénèse mammaire comparée chez les bovins des deux sexes. Arch. d'Anat. microsc. **38**, 255—263 (1949). — **Goertzen, B. L.,** and **H. L. Ibsen:** Supernumerary mammae in guinea pigs. J. Hered. **42**, 307—311 (1951). — **Goes, João Sampaio** jr.: Anatomisch-röntgenologische Untersuchung von intracanaliculären Mammatumoren. An. Clin. Ginec. Fac. Med. S. Paulo **4**, 135—142 (1951). — **Goldschmidt, V.,** u. **W. Hueck:** Über die Architektonik der Mastopathia cystica. Virchows Arch. **324**, 193—201 (1953). — **Goltz:** Über die Funktion des Lendenmarks. Pflügers Arch. 8 (1874). ~ Über den Einfluß des Nervensystems auf die Vorgänge während der Schwangerschaft und des Gebäraktes. Pflügers Arch. **9** (1874). — **Goltz** u. **Ewald:** Der Hund mit verkürztem Rückenmark. Pflügers Arch. **63.** — **Gomez, E. T.,** and **C. W. Turner:** Non-effect of estrogenic hormones on mammary gland of hypophysectomized Guinea Pig. Proc. Soc. Exper. Biol. a. Med. **34**, 320 (1936). ~ Effect of Thyroxine and Galactin on Lactation in hypophysectomized Guinea Pigs. Proc. Soc. Exper. Biol. a. Med. **36**, 80 (1937). ~ Hypophysectomy and replacement therapy in relation to the growth and secretory activity of the mammary gland. Miss. Agricult. Exper. Stat. Bull. **1937**, No 259. ~ The effect of Anol on the growth of the mammary gland. Amer. J. Canc. **37**, 108—113 (1939). ~ **Gomez, E. T., C. W. Turner, W. U. Gardner** and **R. T. Hill:** Oestrogenic treatment of hypophysectomized male mice. Proc. Soc. Exper. Biol. a. Med. **36**, 287—290 (1937). — **Gomez, E. T., C. W. Turner** and **R. P. Reece:** Growth of mammary gland of hypophysectomized guinea pig. Proc. Soc. Exper. Biol. a. Med. **36**, 286 (1937). — **Goormaghtigh, N.,** et **A. Amerlinck:** Réalisation expérimentale de la maladie de Reclus de la mamelle chez la souris. Bull. Assoc. franç. Étude Canc. **19**, 527 (1930). — **Gorbunov, V. M.:** Bau und Funktion der Milchdrüse der Kuh. Usp. Sovrem. Biol. **39**, 95—110 (1955) (russ.).— **Graaf, H. J. de:** Development of the mammary gland under the influence of sex hormones. 1. Comparison of the reaction to oestrogenic substances in male and female castrates. 2. Experiments on a peripherous antagonism male hormone -oestrone. 3. Influence of gonadotropic hormone, prepared from the urine of pregnant women. Acta brev. neerl. **1943**, Nr 1—3, 60—68. — **Graaf, H. J. de,** and **J. H. Gaarenstroom:** On the development of the mammary gland in the rat. Arch. internat. Pharmacodynamic **77**, 1, 119—122 (1948). — **Graeper, L.:** Handbuch der Anatomie des Kindes, Bd. 2, S. 114. München 1938. — **Graham jr., W. R.:** The action of Thyroxin on the milk and milk fat production of cows. Biochemic. J. **28**, 1368 (1934). — **Grant, R. T., E. J. Tabah** and **F. E. Adair:** The surgical significance of the subareolar lymph plexus in cancer of the breast. Surg. a. Sci. Surg. **33**, 71 (1953). — **Graumann, W.:** Beitrag zur Kenntnis der Brustdrüse alter Männer. Med. Diss. Göttingen vom 10. Sept. 1945. ~ Entwicklung des Milchstreifens. Z. Anat. **114**, 500 (1950). ~ Mikroskopische Anatomie der männlichen Brustdrüse. 1. Kindheit und Pubertät. Z. mikrosk.-anat. Forsch. **58**, H. 3, 358—380 (1952). ~ 2. Mannesalter und Senium. Z. mikrosk.-anat. Forsch. **59**, H. 4 (1953). — **Grégoire, Ch.:** Contribution à l'étude des corpuscules du colostrum. Archives d'Anat. **13**, 67—127 (1931). — **Gregoria, G. de** (Neapel): Die Verhinderung des Einschießens der Milch durch Testosteronpropionat. Rass. Ostetr. **49**, H. 6 (1940). — **Greving, R.:** Die Nervenversorgung der Brustdrüse. Die Lebensnerven (L. R. Müller), S. 226—230. 1924. — **Grimm, H.:** Reifungstypen in der weiblichen Jugend einer Großstadt in Mitteldeutschland. Zbl. Gynäk. **1949**. — **Grosser, O.:** Grundriß der Entwicklungsgeschichte des Menschen, 3. Aufl., S. 96. Berlin: Springer 1948. — **Gruber, G. B.:** Über die Milchdrüsenschwellung bei Neugeborenen. Z. Kinderheilk. **30**, 336—362 (1921). ~ Beiträge zur Histologie und Pathologie der Mamma. Virchows Arch. **248**, 397—426 (1924). ~ Kasuistische Beiträge zur Kenntnis der Geschwülste. Zbl. Path. **84** (1948/49). ~ Sul problema della Intumescentia mammae dolorosa virilis. Arch. „De Vecchi" (Firenze) **16**, 1—5 (1951). — **Grünbaum, D.:** Milchsekretion nach Kastration. Dtsch. med. Wschr. **1907**, 1038. — **Grynfeltt, M. J.:** Contribution à l'étude histologique de la mamelle en période de lactation. C. r. Assoc. Anat. (28. Réun. Lisbonne) **1933**, 394—398. ~ Note histologique sur la glande mammaire d'une primipare à terme n'ayant pas allaité. C. r. Assoc. Anat. (29. Réun. Bruxelles) **1934**, 301—308. ~ Sur les sécrétions albuminoides de la glande mammaire de la femme au cours de la sécrétion colostrale. C. r. Assoc. Anat. (30. Réun. Montpellier) **1935**, 243—249. ~ Sur les cristalloides de la glande mammaire. C. r. Acad. Sci. Paris **202**, 1300—1302 (1936). ~ Sur le cycle menstruel de la mamelle chez la femme. Comm. au Cong. des Soc. Savantes Montpellier, S. 301—303. 1936. ~ Étude du processus cytologique de la sécrétion mammaire. Archives Anat. microsc. **33**, 177—208 (1937). ~ Etude histologique des phénomènes sécrétoires de la glande mammaire. Thèse Montpellier 1936. ~ Etude cytologique des phénomènes sécrétoires normaux de la mamelle en dehors de la lactation les sécrétions colostrales. Archives Anat. microsc. **33**, 209—250 (1937). — **Günther, R.:** Myoepitheliale Wucherungen in der Brustdrüse. Virchows Arch. **300**, H. 1/2, 449 (1937). — **Guillibeau, A.:** Die Neubildung von Drüsenzellen in der Milchdrüse ist ein wichtiger Vorgang bei der Sekretionstätigkeit dieses Organs. Virchows Arch. **221**, 1—14 (1916). — **Gulik, P. J. van,** and **R. Korteweg:** The anatomy of the mammary gland in mice with regard to the degree of its disposition for cancer. Proc. Kon. Ned. Akad. v. Wetensch. **43**, 891—900 (1940). — **Gusnar, K. v.:** Fibrosis mammae diffusa beim Manne. Dtsch. Z. Chir. **199**, 171 (1926). ~ Histologische Untersuchungen an männlichen Brustdrüsen. Arch. klin. Chir. **153**, 253 (1928).

Haacke, W.: Proc. Soc. Lond. **38** (1885). — **Haenel, H.:** Ein Fall von dauernder Milchsekretion beim Manne. Münch. med. Wschr. **1928**, 261. — **Hagensen, C. D.,** and **H. T. Randall:** Production of mammary carcinoma in mice by estrogens. Arch. of Path. **33**, 411—442

(1942). — **Halban, J.:** Über den Einfluß der Ovarien auf die Entwicklung des Genitales. Mschr. Geburtsh. **12**, 496 (1900). ~ Die innere Sekretion am Ovarium und Plazenta und ihre Bedeutung für die Funktion der Milchdrüse. Arch. Gynäk. **75**, 353—441 (1905). — **Hamilton, J. B., J. D. Boyd** and **H. W. Mossman:** Integumentary system. Mammary glands. Human Embryol. **88**, 322—325 (1946). — **Hammond, J.:** On the causes responsible for the developmental progress of the mammary glands in the rabbit during the latter part of pregnancy. Proc. Roy. Soc. Lond., Ser. B **89**, 534 (1917). ~ Reproduction in the rabbit. Biological Monographs and manuals, S. 130. Edinburgh u. London: Oliver & Boyd 1925. ~ The physiology of milk and butter fat secretion. Vet. Rec. **48**, 17, 520 (1936). — **Hammond, J., and F. H. A. Marshall:** The functional correlation between the ovaries, uterus and mammary glands in the rabbit with observations on the oestrus cycle. Proc. Roy. Soc. Lond., Ser. B **87**, 422 (1914). — **Hamperl, H.:** Über die Myothelien (myoepithelialen Elemente) der Brustdrüse. Virchows Arch. **305**, 171—215 (1939). — **Hangarter, W.:** Zur Histologie der Gynäkomastie. Dtsch. Z. Chir. **231**, 262 (1931). — **Hansen:** Über die Bildung und Rückbildung elastischer Fasern. Virchows Arch. **137**. — **Hansen, R.:** Über den diagnostischen Wert der Colostrumabsonderung. Zbl. Gynäk. **1942**, Nr 18—23, 135—150. — **Harde, E.:** Influence des hormones et des vitamines dans la production des adéno-carcinomes mammaires chez la souris. C. r. Soc. Biol. Paris **116**, 999 (1934). — **Harris, G. W.:** The physiology of the hypothalamus and pituitary gland in relationship to Gynaecology. Arch. Gynäk. **183**, 35—48 (1953). — **Harris, G. W., and D. Jacobsohn:** Functional grafts of the anterior pituitary gland. Proc. Roy. Soc. Lond., Ser. B **139**, 263—276 (1951/52). — **Hartman, C. G.:** Breeding habits and development and birth of the Opossum. Report of the Secretary of the Smithsonian Institution, Washington. Append. 1921. ~ Relative Sterility of the Adolescent Organism. Science (Lancaster, Pa.) **74**, 226 (1931). ~ Studies in the reproduction of the monkey, Macacus rhesus, with special reference to menstruation and pregnancy. Carnegie. Instn. Wash. Publ. **433**. Contr. Embryol. **23**, 1—161 (1932). — **Hartman, C. G., C. F. Geschickter** and **H. Speert:** Effects of continuous Estrogen administration in very large dosages. Anat. Rec. **79**, Suppl. 2, 31 (1941). — **Hartman, C. G., and H. Speert:** Action of progesterone on the genital organs of the unprimed Rhesus monkey. Endocrinology **29**, 639—648 (1941). — **Hass, E.:** Die Beziehungen zwischen Drüsengewebe und zugehörigem Fettlager bei der Milchdrüse der Maus. Z. mikrosk.-anat. Forsch. **34**, H. 2, 201—237 (1933). — **Hedinger, E.:** Zur Bedeutung der präsenilen Involution der Mamma. Berl. klin. Wschr. **1914**, Nr 11, 517. — **Heidenhain, H.:** Die Milchabsonderung. In Hermanns Handbuch der Physiologie, S. 374—406. Leipzig 1880. — **Heidenhain, M.:** Neue Grundlagen zur Morphologie der Speicheldrüsen. Anat. Anz. **52** (1920). ~ Die Spaltungsgesetze der Blätter. Jena 1932. — **Heim, K.:** On the biology of the mammary glands. Mschr. Geburtsh. **90**, 172 (1932). — **Henle:** Allgemeine Anatomie. 1843. — **Henneberg, B.:** Die erste Entwicklung der Mammarorgane bei der Ratte. Anat. H. **41** (1899). — **Herff, O. v.:** Beiträge zur Lehre der Galaktorrhoe. 1889. — **Herold, Ludolf:** Morphologische Untersuchungen über die hemmende Wirkung des Follikelhormons auf die Brustdrüse laktierender Ratten. Zbl. Gynäk. **62**, 155—159 (1938). — **Herold, L., u. G. Effkemann:** Beziehungen des Follikelhormons zu pathophysiologischen Wachstumsvorgängen der Brustdrüse. III. Unterschiedliche Wirkung einer langdauernden Follikelhormonzufuhr auf die Brustdrüsenstruktur kastrierter und nichtkastrierter Ratten. Arch. Gynäk. **163**, 309 (1937). — **Herring, P. T.:** The origin of the active material of the posterior lobe of the pituitary body. Quart. J. Exper. Physiol. **8**, 245—265 (1915). — **Hesselberg, C., and L. Loeb:** The cyclic changes in the mammary gland of the guinea pig. Proc. Soc. Exper. Biol. a. Med. **13**, 164—166 (1916). ~ The retrogression of the lactating mammary gland in the guinea pig. Amer. J. Physiol. **118**, 528 (1937). ~ The structure of the secreting and retrogressing gland in the guinea pig. Anat. Rec. **68**, 103 (1937). — **Heston, W. E.:** Genetics of mammary tumors in mice. In: Symposium on mammary tumors in mice, S. 55—84. The Science Press 1945. — **Hewlett, R. T., S. Villar** and **C. Revis:** On the nature of the cellular elements present in milk. J. of Hyg. **9**, 271—278 (1909). — **Hibbs, R. E.:** Gynecomastia associated with vitamin deficiency disease. Amer. J. Med. Sci. **213**, 176 (1947). — **Hieronymi, E.:** III. Die Milchdrüse und die Milchbildung. Die Milchproduktion, S. 220. Wien: Springer 1930. — **Higginson, J. F., and J. R. M. McDonald:** Apocrine tissue, chronic cystic mastitis and sweat gland carcinoma of the breast. Surg. etc. **88**, 1—10 (1949). — **Hildebrandt, P.:** Zur Lehre von der Milchbildung. Beitr. chem. Physiol. u. Path. Hofmeisters Beitr. **5**, 463 (1904). — **Hill, R. T., and Sutherland:** The effect of pituitary on milk secretion in the goat. Quart. J. Exper. Physiol. **8**, 103—111 (1915). — **Hillarp, A.:** Cell reactions in the hypothalamus following overloading of the antidiuretic function. Acta endocrinol. (Copenh.) **2**, 33 (1949). — **Hirschland, Leo:** Beiträge zur ersten Entwicklung der Mammarorgane beim Menschen. Anat. H. **2**, 221—242 (1899). — **Hoagensen, C. D., and H. T. Randall:** Production of mammary carcinoma in mice by estrogens. Arch. of Path. **33**, 411 (1942). — **Höfig, H. W.:** Gibt es einen Antagonismus der Sexualhormone bezüglich der Ausbildung der Milchdrüse? Med. Diss. Berlin vom 13. Sept. 1949. — **Hoeland, H.:** Über die Hexenmilch und die histologischen Veränderungen in den Brüsten des Neugeborenen. Mschr. Geburtsh. 77, 114—120 (1927). — **Hoffmann, F.**: Über die Entstehung der Laktation. Zbl. Gynäk. 60, 2882—2886 (1936). ~ Über die Wirkung des Follikelhormons auf den histologischen Aufbau der menschlichen Brustdrüse. Zbl. Gynäk. 63, 422—426 (1936). ~ Untersuchungen über die Progesteronbildung in der fötalen Nebenniere. Zbl. Gynäk. 69, 1, 42 (1947). — **Hooker, Ch.**, and **Lane Williams, W.**: Retardation of mammary involution in the mouse by irritation of the nipples. Yale J. Biol. a. Med. 12, 559—564 (1940). ~ Retardation of mammary involution in mice by injection of lactogenic hormone. Endocrinology 28, 42 (1941). — **Horava, A., R. Guillemin** et **H. Selye**: Influence du composé L (de Reichstein) sur certain effects de l'administration d'un extrait du lobe antérieur de l'hypophyse. Ann. d'Endocrin. 14, 779—783 (1953). — **Horn, Adelma**: Das Epithel der Ausführungsgänge der weiblichen Milchdrüse. Anat. Anz. 70, 1—22 (1930). — **Houssay, B. A.**: Sécrétion lactée provoquée par l'extrait anté-hypophysaire chez le chien. C. r. Soc. Biol. Paris 120, 502—503 (1935). — **Hoven, H.**: Du rôle du chondriome dans l'élaboration des produits de sécrétion de la glande mammaire. Anat. Anz. 39, 321—326 (1911). ~ Contribution à l'étude du fonctionnement des cellules glandulaires. Du rôle du chondriome dans la sécrétion. Arch. Zellforsch. 8, 555—611 (1912). — **Howard, N. J.**: Comparative studies of gonadotropic hormones. V. Growth response of rat mammary glands in chronic experiments. Proc. Soc. Exper. Biol. a. Med. 34, 732 (1936). — **Hughes, E. S. R.**: The development of the mammary gland. Ann. Roy. Coll. Surg. 6, 99—119 (1950). — **Hunt, Th. E.**: Comparison of the effect of repeated estrogen injections in young and old female rats. Anat. Rec. 106, No 2, 205 (1950). — **Huseby, R. A.**, and **J. J. Bittner**: A Comparative morphological study of the mammary glands with reference to the known factors influencing the development of mammary carcinoma in mice. Cancer Res. 6, 240—255 (1946). — **Huß, M.**: Beiträge zur Entwicklungsgeschichte der Milchdrüsen beim Menschen und bei Wiederkäuern. Jena. Z. Med. u. Naturwiss. 7, 176 (1873).

Ihnen, M., and **R. Perez-Tamayo**: Breast stroma. Morphological and histochemical study. Arch. of Path. 56, 46—47 (1953). — **Iki, K.**: Vergleichende Beobachtungen von Fett und Lipoiden in den Milchdrüsen von drei verschiedenen Tierarten. Arch. histol. jap. Okayama 4, 325—331 (1952). — **Ingelbrecht, P.**: Influence du système nerveux central sur la mamelle lactante chez le rat blanc. C. r. Soc. Biol. Paris 120, 1369—1371 (1935). — **Ingleby, H.**. Relation of fibro-adenoma and chronic mastitis to sexual cycle changes in the breast. Archl of Path. 14, 21—41 (1932). ~ Normal and pathologic proliferation in the breast with specia: reference to cystic disease. Arch. of Path. 33, 573 (1942). — **Ingleby, H.**, and **C. Holly**: A method for the preparation of serial slices of the breast. J. Techn. Meth. a. Bull. Internat. Assoc. Med. Mus. 19, 93—96 (1939). — **Iwai, T.**: A statistical study on the polymastia of the Japanese. Lancet 1907, 753—759.

Jack, E. L., and **S. L. Bechdel**: A study of the influence of thyroxin on milk secretion. J. Dairy Sci. 18, 195 (1935). — **Jacobs, E. C.**: Gynecomastia following severe starvation. Ann. Int. Med. 28, 792—797 (1948). — **Jacobsohn, D.**: The effect of transsection of the hypophysial stalk on the mammary glands of lactating rabbits. Acta physiol. scand. (Stockh.) 19, 10—18 (1949/50). ~ The action of ovarian hormones on the mammary gland of rabbits and rats with the hypophysial stalk transsected. Acta physiol. scand. (Stockh.) 19, 19—26 (1949/50). ~ Action of Estradiol Monobenzoate on mammary gland of hypophysectomized Rabbits. Acta physiol. scand. (Stockh.) 32, 304 (1954). — **Jadassohn, W. E., E. Uehlinger** u. **H. E. Fierz**: Über die Wirkung von weiblichen Sexualhormonen auf das Epithel der Meerschweinchenzitze. Schweiz. med. Wschr. 1941, 6—8. — **Jäämeri, K. E. U.**: De l'endocrinologie des glandes mammaires à propos d'un cas d'hypertrophie mammaire gravidique. Ann. chir. et gynaec. fenn. 37, 10—22 (1948). — **Jaroschka**: Ein Beitrag zur Kenntnis der Sekretionsvorgänge der Brustdrüse von Säuglingen. Mschr. Kinderheilk. 42 (1929). — **Jaschke, R. Th. v.**: Die weibliche Brust. In Halban u. Seitz, Biologie und Pathologie des Weibes, Bd. 5/2. Wien u. Berlin 1950. — **Jeffers, K. R.**: Cytology of the mammary gland of the albino rat: I. Pregnancy, lactation and involution. Amer J Anat. 56, 257 (1935). ~ II. Experimentally induced conditions. Amer. J. Anat. 56, 279 (1935). ~ The cytology of the mammary gland of the bat Myotis griscaclus. Amer. J. Anat. 67, 1—18 (1940). — **Joseph, S.**: Zur Biologie der Brustdrüse beim Neugeborenen. Mschr. Geburtsh. 58, 29 (1929). — **Jung, F. T.**, and **A. J. Shafton**: Mastitis, Mastalgia and Gynecomastia in normal adolescent Males. III. Med. J. 73, 115 (1938). — **Jung, F. T.**, and **A. J. Shafton**: The mammary gland in the normal adolescent male. Proc. Soc. Exper. Biol. a. Med. 33, 455 (1935).

Kahn, R.: Die Innervation der Milchdrüse. Klin. Wschr. 1925, 2256. — **Kaiser, R.**: Das Gelbkörperhormon und seine Beziehung zum Laktationsbeginn. Zbl. Gynäk. 1951, 898. ~ Oestrogene und Progesteronstoffwechsel. Klin. Wschr. 1955, Nr 1/2. — **Kaiser, R.**, u. E. **Regensburger**: Erfahrungen mit kombinierten Ovarialhormonen zur Lactationsverhinderung. Münch. med. Wschr. 1952, 2029. — **Kajava, Y., Schroderius, M. Walenius** u. **Wichman**: Das Vorkommen überzähliger Milchdrüsen bei der Bevölkerung in Finnland. Acta Soc. Medic. fenn. Duodecim 2, 1—163 (1921). — **Kallius, E.**: Ein Fall von Milchleiste bei einem menschlichen Embryo. Anat. H. 8, 153—164 (1897). — **Karnauchow, P.:** Myoepithelium in gynecomastia (Ottava). Amer. J. Med. Sci. **230,** 1169—1179 (1954). — **Karsner, H. T.:** Gynecomastia. Amer. J. Path. **22,** 235 (1946). — **Kay, H. D.:** Physiology of Lactation. Lancet **1936 I,** 519—520. — **Kehrer, F. A.:** Zur Morphologie des Milchcaseins. Arch. Gynäk. **2,** 1—28 (1871). — **Keiffer:** La glande mammaire chez le foetus et chez le nourisson. Ann. Soc. obstétr. France **1902,** 232—245. ~ Recherches sur l'Anatomie et la Physiologie de la mamelle. Bull. Soc. belge Gynéc. **1901—1902.** — **Kestner, A.:** Über die physiologische Form der Brustdrüse im frühen Kindesalter. Russ. Path. Ges. Moskau 1927. Ref. Zbl. Path. **42,** 559 (1928). — **Khanolkar, V. R.,** and **K. J. Ranadive:** The effect of foster-nursing on the morphology of the mammary glands in mice. J. of Path. **59,** 593—603 (1947). — **Kirkham, W. R.,** and **C. W. Turner:** Induction of mammary growth in rats by Estrogen and Progesteron. Proc. Soc. Exper. Biol. a. Med. **87,** 139 (1954). — **Klaatsch, H.:** Semon zool. Forschungsreisen **2** (1895). — **Klatskin, G.,** and **E. M. Rappaport:** Gynecomastia due to infectious hepatitis of the homologous serum type. Amer. J. Med. Sci. **214,** 121—127 (1947). — **Klatskin, G., W. T. Salter** and **F. D. Humm:** Gynecomastia due to malnutrition. I. Clinical studies. Amer. J. Med. Sci. **213,** No 898, 19, 31 (1947). — **Klinefelter, H. F., E. C. Reifenstein** and **F. Albright:** Syndrome characterized by gynecomastia, Aspermatogenesis without a-leydigism, and increased excretion of follicle-stimulating hormone. J. Clin. Endocrin. **2,** 615 (1942). — **Klink, Fritz:** Verhütung der Mastitis Neugeborener. Zbl. Gynäk. **1942,** 150—154. — **Knibbe, H. J.:** Betrachtung der alters- und funktionsmäßig bedingten Veränderungen der weiblichen Brustdrüse als Grundlage für eine pathogenetische Untersuchung der Mastopathia cystica. Inaug.-Diss. Tübingen (Prof. Letterer), unveröffentlicht 1946. — **Koch** (Gelsenkirchen): Zbl. Path. **84,** 287 (1948). — **Koch, A. G.:** Unteruchungen über die Physiologie der Brustdrüse. Mschr. Geburtsh. **1937/38,** 106—107. — **Koelliker, A.:** Mikroskopische Anatomie, Bd. 2, S. 467. Leipzig 1852. — **Koelliker Th.** Beiträge zur Kenntnis der Brustdrüse. Verh. physik.-med. Ges. Würzburg **14,** 141 (1880). — **Koelliker, A.** Grundriß der Entwicklungsgeschichte des Menschen und der höheren Tiere, S. 334. Leipzig 1884. ~ Handbuch der Gewebelehre des Menschen, Bd. 1. Leipzig 1889. — **Kolessnikow, N.:** Die Histologie der Milchdrüse der Kuh und die pathologisch-anatomischen Veränderungen derselben bei der Perlsucht. Virchows Arch. **70,** 531 (1877). — **Kolmer, W.:** Über einige durch Ramon y Cajals Uransilbermethode darstellbare Strukturen und deren Bedeutung. Anat. Anz. **48,** 506—519, 529—549 (1915/16). — **Korenchevsky, V., M. Dennison** and **S. Simpson:** The prolonged treatment of male and female rats with Androsterone and its derivates, alone or together with Oestrone. Biochemic. J. **29,** 2534, CCCIII (1935). — **Korteweg, R.:** Genetically determined differences in hormone production. A possible factor influencing the susceptibility to mammary cancer in mice. Brit. J. Canc. **2,** 91—94 (1948). — **Koyama:** Morphologische Studien über Fette der Haut und ihre angehörigen Drüsen und der Milch bei Menschen und Tieren. Mitt. aus dem Path. Inst. der Med. Fac. Nigata, fasc. 7 (en japonais, Résumé en allemand) S. 1—11. 1928. — **Krauss, K.:** Das Adenoma solidum gelatinosum der Brustdrüse. Beiträge path. Anat. **110,** 209 (1949). — **Kriss:** Über Gynäkomastie. Ein Beitrag zur Kenntnis der Beziehungen zwischen Keimdrüsen und Geschlechtscharakteren. Arch. Gynäk. **141,** 503 (1930). — **Krompecher, E.:** Zur Histogenese und Morphologie der Cystenmamma des intrakanalikulären Kystadenoms und der Kyst- adenokarzinome der Brustdrüse. Beitr. path. Anat. **62,** 403—472 (1916). ~ Weitere Beiträge über das Polycystoma mammae und dessen Beziehungen zu den Geschwülsten. Virchows Arch. **250,** 495—516 (1924). — **Krüger-Martius, H.:** Mißbildungen der Brustdrüse und ihre klinische Bedeutung. Z. ärztl. Fortbild. **39,** 170—174 (1942). — **Kudji:** Zur Pathologie der menschlichen Brustdrüse mit besonderer Berücksichtigung des Stromas. Stuttgart: Alfred Kernen 1921. — **Kueckens, H.:** Zur Frage der cyklischen Veränderungen der Mamma und des menschlichen Scheidenepithels. Z. Geburtsh. **96,** 55—76 (1929). — **Küster, H. A.:** Untersuchungen über die Zitzenanlagen bei Kälbern unter 4 Monaten. Tierärztl. Diss. Hochschule Hannover vom 22. Juni 1951. 1951. — **Kuhnert, J.:** Die Wirkung hoher Dosen örtlich verabreichten Follikelhormons auf die männliche Brustdrüse und das endokrine System. Frankf. Z. Path. **62,** 373 (1951). — **Kuhnke, Ingo:** Über Ursachen und therapeutische Beeinflußbarkeit der Gynäkomastie. Dtsch. med. Wschr. **1949,** 1260—1263. — **Kuntz, A.:** The autonomic Nervous System. Philadelphia: Lea a. Febiger 1929. — **Kuramitsu, Ch.,** and **L. Loeb:** The involution of the uterus following labor, the influence of castration and suckling on the process of involution. Amer. J. Physiol. **55,** 422 (1921a). ~ The effect of suckling and castration on the lactating mammary gland in rat and guinea-pig. Amer. J. Physiol. **56,** 40 (1921b). — **Kurzrock, R.:** The endocrine in Obstetrics and Gynecology. Baltimore: Williams & Wilkins Company 1938. — **Kurzrock, R., R. W. Bates, O. Riddle** and **E. G. Miller** jr.: The clinical use of Prolactin. Endocrinology **18,** 18 (1934). — **Kurzrock, R.,** and **C. P. O'Connell:** The inhibition of lactation during the puerperium by Testosterone Propionate. Endocrinology **23,** 476 (1938). — **Kuzma, J. F.:** Myoepithelial proliferations in the human breast. Amer. J. Path. **19,** 473—490 (1943).

Lacassagne, A.: Apparition de Cancers de la Mammelle chez la Souris male, soumise à des Injections de Folluculine. C. r. Acad. Sci. Paris **195**, 630 (1932). ~ Hormonal Pathogenesis of Adenocarcinoma of the breast. Amer. J. Canc. **27**, 217—228 (1936). ~ Tumeurs malignes, apparues au cours d'un traitement hormonal combiné, chez des souris appartenant à des lignées réfractaires au cancer spontané. C. r. Soc. Biol. Paris **121**, 607 (1936). ~ Relationship of hormones and mammary adrenocarcinoma in the mouse. Amer. J. Canc. **37**, 414—424 (1939). — **Lacassagne, A.,** and **W. Nyka:** Apropos d'une Pathogénie de l'Adeno-carcinome mammaire: Recherche de la Folliculine dans le Collostrum, C. r. Soc. Biol. Patis **111**, 844 (1934). ~ Certain biological problems relating to cancer, hormones and radiation, S. 12. Philadelphia: The internal Research Foundation 1936. — **Lacqueur, E., E. Borchardt, E. Dingemanse** u. **S. E.de Jong:** Über weibliches Sexualhormon, Menform. Dtsch. med. Wschr. **1928,** Nr 12. — **Lacqueur, E., S. E. de Jong** u. **M. Tausk:** Über weibliches Sexualhormon, Menform. V. Über den feminisierenden Einfluß des Hormons auf die unentwickelte Brustdrüse. Dtsch. med. Wschr. **1927,** 867. — **La Croix, E.:** De l'existence de cellules en panier dans l'acinus et les conduits excréteurs de la glande mammaire. C. r. Acad. Sci. Paris **119**, 748—751 (1894). — **Laffont, R.:** Recherches sur la sécrétion et l'innervation vaso-motrice de la mammelle. Gazette méd. Paris 1879, Nr 44. — **Lahn, W.:** Die Brustdrüse. In Handbuch der inneren Sekretion, Bd. 1, S. 187. 1932. — **Lane-Claypon, J. E.,** and **E. H. Starling:** An experimental enquiry into the factors which determine the growth and activity of the mammary glands. Proc. Roy. Soc. Lond., Ser. B **77**, 505 (1906). — **Lange, B.:** Brutflecke der Vögel. Verh. Anat. Ges., 36. Verslg, Kiel 1927. ~ Brutflecke der Vögel und der für sie wichtigen Hauteigentümlichkeiten. Morph. Jb. **59** (1928). — **Langer, C. v.:** Über den Bau und die Entwicklung der Milchdrüse bei beiden Geschlechtern. Denkschr. ksl. Akad. Wiss. Wien, Math.-naturwiss. Kl. **3,** 25 (1851). — **Langhans, Th.:** Zur pathologischen Histologie der weiblichen Brustdrüse. Virchows Arch. **58** (1873). — **Launoy, L.:** Contribution à l'étude des phénomènes nucléaires de la sécrétion. Thèse Sciences Paris 1903. — **Leborgne, Raul:** Estudio radilogico de la glandula mammaria. Arch. uruguay. Med. etc. **30** (I), 52—63 (1947). — **Lee, B., G. T. Pack** and **I. Scharnagel:** Sweat gland cancer of the breast. Surg. etc. **56,** 975—996 (1933). — **Lehmann, G.:** Ein neuer Weg zur Steigerung der Milchsekretion im Wochenbett. Zbl. Gynäk. **64,** 1480—1487 (1940). — **Lenfers, P.:** Zur Histologie der Milchdrüse des Rindes. Z. Fleisch- u. Milchhyg. **17,** 340, 383, 424 (1907). — **Leonard, S. L.:** Stimulation of mammary glands in hypophysectomized rats by Estrogen and Testosterone. Endocrinology **32,** 229 (1943). ~ The relation of the placenta to the growth of the mammary gland of the rat during the last half of pregnancy. Anat. Rec. **91,** 65—71 (1945). — **Leonard, S. L.,** and **R. P. Reece:** The relation of the thyroid to mammary gland growth in the rat. Endocrinology **28,** 65—69 (1941). — **Leriche, R.:** Essais de traitement de la mammite sclérokystique de Reclus par la Folliculine. Lyon chir. **30,** 54 (1933). — **Letterer, E.:** Die Morphologie der hormonalbedingten Veränderungen des Endometriums und der weiblichen Brustdrüse. Ärztl. Wschr. **1948,** 230—236. — **Lewis, A. A.,** and **C. W. Turner:** Chemical concentration of mammogen from prehypophyseal tissue. Proc. Soc. Eper. Biol. a. Med. **39,** 435—436 (1938). ~ The mammogenic hormones of the anterior pituitary. The duct factor. Mo. Agricult. Exper. Stat. Res. Bull. **1939,** 310. ~ Mammogen and unilateral mammary growth in the rabbit. Endocrinology **30,** 985—989 (1942). — **Lewis, D. L.,** and **C. F. Geschickter:** Ovarian hormones in relation to chronic Cystic Mastitis. Ann. Surg. **100,** 779 (1934). ~ Estrin in high concentration yielded by a Fibroadenoma of the breast. J. Amer. Med. Assoc. **103,** 1212 (1934). ~ Endocrine therapy in chronic Cystic Mastitis. J. Amer. Med. Assoc. **109,** 1894 (1937). — **Limon, M.:** Phénomènes histologiques de la sécrétion lactée. J. Anat. Physiol. Paris **38,** 14—34 (1902). — **Lindgren, S.:** On Mastopathia Cystica. Acta chir. scand. (Stockh.) **79,** 119 (1936). — **Lindig, P.:** Die Brustdrüsensekretion beim Neugeborenen. Mschr. Geburtsh. **47,** 534 (1918). — **Linzell, J. I.:** The silver staining of myoepithelial cells, particularly in the mammary gland and their relation to the ejection of milk. J. of Anat. **86,** 49—57 (1952). — **Liperowsky, L.:** Über das elastische Gewebe der menschlichen Milchdrüse. Anat. Anz. **45,** 504—511 (1914). — **Litten, L.:** Die histologischen Grundlagen der Sekretion nichtgravider Mammae. Virchows Arch. **259,** 126 (1926). — **Ljvraga, P.:** Ovarian hormones in the etiology of chronic Cystic Mastitis. Clinica chir. **40,** 291—304 (1937). — **Loeb, L.:** Observations on the mode of origin of the fibroadenoma of the mammary gland in the rat and on the delayed retrogression of the mammary gland after the period of lactation. J. Canc. Res. **1,** 415 (1916). ~ The relation of the ovary to the uterus and mammary gland, from the experimental aspect. Trans. Amer. Gynec. Soc. **42,** 172 (1917). ~ Further investigations on the origin of tumors in mice. VI. Internal secretion as a factor in the origin of tumors. J. Med. Res. **40,** 477 (1919). ~ The cytology of the mammary gland. In: Special Cytology, edited by E. V. Cowdry, Bd. 2, S. 1175 bis 1208. New York: Paul B. Hoeber Inc. 1928. ~ Oestrogene, Hormone und Karzinomgenese. J. Amer. Med. Assoc., Mai **1935.** — **Loeb, L.,** and **C. Hesselberg:** The cyclic changes in the mammary gland under normal and pathological conditions. I. The changes in the nonpregnant guinea-pig. II. The changes in the pregnant guinea-pig, the effect of lutein injections, etc. J. of Exper. Med. **25**, 285—305, 305—321 (1917). — **Loeb, L.,** and **Ch. Kuramitsu:** The influence of lactation on the sexual cycle in the rat and guinea-pig. Amer. J. Physiol. **55**, 443 (1921). — **Loeschke:** Die Achseldrüsen als Sexualdrüsen. Zbl. Path. **34**, 22/23 (1924). — **Loose, K. E.,** u. **J. Schroeder:** Beitrag zum Gynäkomastieproblem. Zbl. Chir. **78**, 433—443 (1953). — **Luchsinger** y **J. Centano:** Über die cyklischen Veränderungen der weiblichen Brustdrüse. Beitr. path. Anat. **78**, 594—617 (1927). — **Luschka:** Zur Anatomie der männlichen Brustdrüse. Müllers Arch. Anat. 1852, 402. — **Lustig, H.:** Zur Entwicklungsgeschichte der menschlichen Brustdrüse. Arch. mikrosk. Anat. **87**, 38—59 (1915). — **Lyons, W. R.:** The hormonal basis for witches milk. Proc. Soc. Exper. Biol. a. Med. **37**, 207 (1937). — Evidence of placental mammotrophin. Anat. Rec. **88**, 446 (1944). — **Lyons, W. R.,** and **H. R. Catchpole:** Availability of the rabbit for assay of the hypophyseal lactogenic hormone. Proc. Soc. Exper. Biol. a. Med. **31**, 305 (1933). — Assay with the Guinea Pig of the lactogenic hypophyseal hormone. Proc. Soc. Exper. Biol. a. Med. **31**, 299 (1933/34). — **Lyons, W. R., I. L. Chaikoff** and **F. L. Reichert:** Experiments with Hypophyseal Lactogenic Hormone on normal Ovariectomized and Hypophysectomized Dogs. Proc. Soc. Exper. Biol. a. Med. **31**, 303 (1933/34). — **Lyons, W. R.,** and **R. I. Pencharz:** Reactions of mammary glands of normal and hypophysectomized male Guinea pigs to female sex hormone. Proc. Soc. Exper. Biol. a. Med. **33**, 589 (1935).

MacBryde, C. M.: The production of breast growth in the human female. J. Amer. Med. Assoc. **112**, 1045 (1939). — **Macdonald, I. G.:** Response of the mammary gland to prolonged stimulation with ovarian hormones. Surg. etc. **63**, 138 (1936). — **Maeder, L. M. A.:** Changes in the mammary gland of the albino rat (Mus norvegicus albinus) during lactation and involution. Amer. J. Anat. **31**, 1 (1922/23). — **Malpress, F. H.:** Experimental induction of lactation. Brit. Med. Bull. **5**, 1105 (1947). — **Manstein** (Berlin): Experimentelle Untersuchungen zur Frage der hormonalen Laktationshemmung. Zbl. Gynäk. 1942, 246. — **Marcus, G. H.:** Untersuchungen über die arterielle Blutversorgung der Mamille. Arch. klin. Chir. **179**, 361 (1934). — **Marfan, A. B.:** Traité du allaitement, 2. Aufl. Paris 1903. — **Mark, J.,** and **G. R. Biskind:** The effect of long term stimulation of male and female rats with estrone, estradiol benzoate and testosterone propionate administered in pellet form. Endocrinology **28**, 465—477 (1941). — **Marshall, F. A. H.,** and **E. T. Halman:** On the post-oestrous changes occuring in the generative organs and mammary glands of the nonpregnant dog. Proc. Roy. Soc. Lond., Ser. B **89**, 546 (1917). — **Massenbach, W. Freih. v.:** Die Wirkung der Sexualhormone auf den Zitz des Meerschweinchens. Zbl. Gynäk. 1943, Nr 43, 1610—1617. — **Maximow, A.:** Über krebsähnliche Verwandlung der Milchdrüse in Gewebekulturen. Virchows Arch. **256**, 813 (1925). — **Mayor, J. M.:** Die hemmende Wirkung des Follikelhormons auf die Milchsekretion der Wöchnerin. Zbl. Gynäk. **60**, 2379 (1936). — **Mazer, Ch.:** The endocrine glands in relation to abnormal breast Hyperplasias. Med. Rec. **140**, 417, 476, 583 (1934). — **Maziarski, Sr.:** Über den Bau und die Einteilung der Drüsen. Anat. H. **18**, 171—237 (1902). — **McCormick, W. C., Jackson Dudley** and **C. M. Pomerat:** Observations on the behaviour of exfoliated cells from breasts of dogs in tissue culture. Texas Rep. Biol. a. Med. **2**, 257—273 (1953). — **McEuen, C. S.:** Observations on rats treated with the sex hormones estrin and testosterone. Amer. J. Canc. **36**, 551—566 (1939). — **McEuen, C. S., H. Selye** and **J. B. Collip:** Some effects of prolonged administration of oestrin in rats. Lancet 1936 1., 775. — **McFarlane, J..** Preliminary remarks upon the functional variations of the normal human mammary gland. Anat. Rec. **21**, 72—73 (1921). — **McFarlane, D., J. C. Rennie** and **P. S. Blackburn:** Some features of the normal bovine mammary gland of importance for the histopathological interpretation of mastitis. 1949. (Unveröffentlicht.) Zit. nach Turner 1952. — **McGinty, D. A., N. B. McCullough** and **J. G. Wolter:** Progestin content of human placenta. Proc. Soc. Exper. Biol. a. Med. **34**, 176 (1936). — **McMurrich, J. P.:** The development of the human body, 5. Aufl. Philadelphia 1915. — **Meckel, J. Fr.:** Ornithorynchi paradoxi descriptio anat. Lipsiae 1826. — **Merkel, F.:** Handbuch der topographischen Anatomie. 1907. — **Michaelis, L.:** Beiträge zur Kenntnis der Milchsekretion. Arch. mikrosk. Anat. **51**, 711—747 (1898). — **Mironow, R.:** De l'influence du système nerveux sur le fonctionnement des glandes mammaires. Arch. Biol. St. Petersburg **3**, 353 (1894). — **Mixner, J. P., A. A. Lewis** and **C. W. Turner:** Evidence for the presence of a second mammogenic factor in the anterior pituitary. Endocrinology **27**, 888 (1940). — **Mixner, J. P.,** and **C. W. Turner:** Role of estrogen in the stimulation of mammary lobule-alveolar growth by progesterone and by the mammogenic lobule-alveolar growth factor of the anterior pituitary. Endocrinology **30**, 591—597 (1942). — **Montgomery, W. F.:** An exposition of the signs and symptoms of pregnancy etc. London 1837. — **Moore, G. F., C. A. Wattenberg** and **D. K. Rose:** Breast changes due to diethylstilbestrol. J. Amer. Med. Assoc. **127**, 60—62 (1945). — **Morgutti, Luciano:** Modificazioni istologiche indotte da estrogeni e androgeni sulla mamella umana maschile. Tumori **36**, 221—227 (1950). — **Morozowa, M. G.:** Zur Morphologie der sensorischen Innervation der weiblichen Brustdrüse. (Russisch.) Arch. Anat. (Moskva) **31**, 50—55 (1954).

Mosimann, W.: Zur Anatomie der Rindermilchdrüse und über die Morphologie ihrer sezernierenden Teile. Acta anat. (Basel) 8, 347—378 (1949). — **Moskowicz, L.:** Über den monatlichen Zyklus der Brustdrüse. Arch. klin. Chir. 142, 374 (1926). ~ Sexualzyklus, Mastopathie und Geschwulstwachstum der Mamma. Arch. klin. Chir. 144, 138 (1927). ~ Mastopathie der männlichen Brustdrüse. Arch. klin. Chir. 148, 553 (1927). ~ Die hormonale Beeinflussung des Wachstums der Brustdrüse. Wien. klin. Wschr. 1927, Nr 4, 117. ~ Hermaphroditismus und andere geschlechtliche Zwischenstufen beim Menschen. München: J. F. Bergmann 1926. — **Mussio-Fournier, J. C., J. M. Cervino** et **E. Olivieri:** Action locale des oestrogènes sur la pigmentation de l'aréole de la glande mammaire. Ann. d'Endocrin. 8, 114—116 (1947). — **Myers, J. A.:** Studies on the mammary gland. I. The growth and distribution of the milk ducts and development of the nipple in the albino rat from birth to ten weeks of age. Amer. J. Anat. 19, 353 (1916). ~ Studies on the mammary gland. II. The foetal development of the mammary gland in the female albino rat. Amer. J. Anat. 22, 195 (1917a). ~ Studies on the mammary gland: III. A comparison of the developing mammary glands in male and female albino rats from the late fetal stages to ten weeks of age. Anat. Rec. 13, 205 (1917b). ~ Studies on the mammary gland. IV. The histology of the mammary gland in male and female rats from birth to ten weeks of age. Amer. J. Anat. 25, 395 (1919). ~ Studies on the mammary gland. V. The effects of inanition on the developing mammary glands in male and female albino rats from birth to ten weeks of age. Amer. J. Dis. Childr. 17, 311—328 (1919b). ~ Studies of the mammary gland. VII. The distribution of the subcutaneous fat and its relation to the developing mammary glands in male and female albino rats from birth to ten weeks of age Anat. Rec. 16, 159—160 (1919). — **Myers, F. J.,** and **J. A. Myers:** Studies on the mammary gland. VIII. Gross changes in mammary gland in female albino rat during the period of involution. Anat. Rec. 21, 74 (1921).

Nagel, A.: Das elastisch-muskulöse System der Brustwarze. Gegenbaurs Jb. 87 (1942). — **Nathanson, D., T. Shaw** and **Clifford C. Franseen:** Effect of simultaneous administration of growth complex and estradiol on mammary glands of hypophysectomized rats. Proc. Soc. Exper. Biol. a. Med. 42, No 1, 652—655 (1939). — **Nelson, J. H.:** Comparative studies of gonadotropic hormones. Growth response of rat mammary glands in chronic experiments. Proc. Soc. Exper. Biol. a. Med. 34, 732 (1936). — **Nelson, W. O.,** and **R. Gaunt:** Initiation of lactation in the hypophysectomized guinea pig. Proc. Soc. Exper. Biol. a. Med. 34, 671 (1936). ~ The adrenals and pituitary in initiation of lactation. Proc. Soc. Exper. Biol. a. Med. 36, 136 (1937). — **Nelson, W. O.:** Corpora lutea and experimental deciduomata in relation to mammary gland growth and function. Anat. Rec. 54, Suppl., 50 (1932a). ~ The reciprocal hypophyseal-ovarian relationship in the control of mammary gland development and function. Anat. Rec. 54, Suppl., 51 (1932). ~ Reciprocal relationship between ovaries and anterior hypophysis as factor in control of lactation. Proc. Soc. Exper. Biol. a. Med. 30, 953 (1933). ~ Studies on the physiology of lactation. III. The reciprocal hypophyseal-ovarian relationship as a factor in the control of lactation. Endocrinology 18, 33 (1934). ~ The effect of hypophysectomy upon mammary gland development and function in the guinea pig. Proc. Soc. Exper. Biol. a. Med. 33, 222 (1935). ~ Studies on the physiology of lactation. VI. The endocrine influences concerned in the development and function of the mammary gland in the guinea pig. Amer. J. Anat. 60, 341 (1937). ~ Endocrine control of the mammary gland. Physiologic. Rev. 16, 488 (1936). — **Nelson, W. O.,** and **J. J. Pfiffner:** An experimental study of the factors in mammary gland growth and in milk secretion. Proc. Soc. Exper. Biol. a. Med. 28, 1—2 (1930/31). ~ Studies on the physiology of lactation. I. The relation of lactation to the ovarian and hypophyseal hormones. Anat. Rec. 51, 51—79 (1932). — **Nelson, W. O.,** and **G. K. Smelser:** The induction of lactation in male guinea pigs bearing functional ovarian grafts. Anat. Rec. 52, 27 (1932). ~ Studies on the physiology of lactation. II. Lactation in the male guinea pig and its bearing on the corpus luteum problem. Amer. J. Physiol. 103, 374 (1933). — **Nelson, W. O.,** and **C. E. Tobias:** The effect of thyroidectomy upon lactation in the guinea pig. Amer. J. Anat. 60, 341 (1937). — **Neumann, H. O.:** Schwangerschaftsreaktionen im Neugeborenenorganismus. Sitzgsber. Ges. Naturwiss. Marburg 65, 61 (1930). — **Neumann, H. O.,** u. **M. Oing:** Polymastie und Polythelie. Eine klinische Studie mit einem entwicklungsgeschichtlich-historischen Beitrag. Arch. Gynäk. 138, 494 (1929). ~ 1929, aus Handbuch der speziellen Pathologie, Anatomie und Histologie (Lubarsch-Henke) 1933. — **Neumann, H. O.,** u. **F. Peter:** Die Hormonausscheidungen im Kindesalter. Z. Kinderheilk. 52, 24 (1931). — **Newton, W. H.:** Hormones of the placenta. Physiologic. Rev. 18, 419 (1938). — **Newton, W. H.,** and **N. Beck:** Placental activity in the mouse in the absence of the pituitary gland. J. of Endocrin. 1, 65—75 (1939). — **Newton, W. H.,** and **K. C. Richardson:** The secretion of milk in hypophysectomized pregnant mice. J. of Endocrin. 2, 322—328 (1940). — **Nishina, Ts.:** Morphologische Studien über die Milchkügelchen und Milchzellen des Menschen. Arch. histol. jap. Okayama 4, 207—215 (1952). — **Nissen, F.:** Über das Verhalten der Kerne in den Milchdrüsenzellen bei der Absonderung. Arch. mikrosk. Anat. 26, 337—342 (1886). — **Nordmann:** Fibrosis mammae virilis. Zbl. Path. 84, 286 (1948).

Oberndorfer, S.: In Handbuch der speziellen pathologischen Anatomie, herausgeg. von L. Henke u. O. Lubarsch, Bd. VI/3, S. 435. Berlin 1931. — **Oberling, Ch.:** Le système réticulo-endothélial. Ann. d'Anat. path. 1, 87—105 (1924). — **O'Donoghue, C. H.:** (a) The growth-changes in the mammary apparatus of Dasyurus. Quart. J. Microsc. Sci. 57, 187—234, 226 (1912). ~ (b) The relation between the corpus luteum and the growth of the mammary gland. J. of Physiol. 43 (1911). ~ The artificial production of corpora lutea and their relations to the mammary glands. J. of Physiol. 46, H. 2 (1913). — **Oesting, R. B.,** and **B. Webster:** Sex hormone excretion of children. Endocrinology 22, 307 (1938). — **Ottolenghi, D.:** Beitrag zur Histologie der funktionierenden Milchdrüse. Arch. mikrosk. Anat. 58, 591—608 (1901). — **Overzier, C.:** Fettansatz und Unterernährung. Ärztl. Wschr. 1948, Nr 9/10. ~ Gynäkomastie bei paradoxer Fettsucht, ein Beitrag zum Gynäkomastieproblem. Ärztl. Wschr. 1949, Nr 1/2. **Owen, R.:** Proc. Zool. Soc. Lond. 1832 II. ~ Philosophic. Trans. 1865, 155. ~ On the comparative anatomy and physiology of vertebrates. 3. Mammals. London 1868.

Palazzi, G.: Sopra alcune differenze microscopiche fra la secrezione mammaria durante la gravidanza e quella finito l'allatamento. Ann. Ostetr. 16, 425—455 (1894). — **Pallos, K. v.:** Organveränderungen bei Ratten, welche mit großen Mengen synthetischen oestrogenen Stoffen behandelt wurden. I. Mitt.: Die Wirkung der synthetischen oestrogenen Stoffe auf die Geschlechtsorgane und die innersekretorischen Drüsen. Arch. Gynäk. 170, 355—371 (1940). — **Pallot, G.:** Recherches histologiques sur la mamelle prémenstruelle. Bull. Histol. appl. 12, 378 (1935). ~ Reactions of the mammary gland of the rabbit to Folliculin, to the corpus luteum and to the anterior Hypophysis. Bull. Histol. appl. 13, 90 (1936). — **Palmer, A.:** Hormones in urine of a normal non-pregnant woman. Proc. Soc. Exper. Biol. a. Med. 37, 273 (1937/38). — **Parker, F.,** and **B. Tenney:** A study of the estrogenic content of the tissues in pregnancy. Endocrinology 23, 492 (1938). — **Partsch:** Über den feinen Bau der Milchdrüse. Inaug.-Diss. Breslau 1880. — **Patten, Br. M.:** Human Embryology, S. 240. Philadelphia u. Toronto: The Blakiston Company 1948. — **Patzelt, V.:** Lehrbuch der Histologie. Wien 1946. — **Pencharz, R. I.,** and **J. A. Long:** Hypophysectomy in the pregnant rat. Amer. J. Anat. 53, 117, 139 (1933). — **Pencharz, R. I.,** and **W. R. Lyons:** Hypophysectomy in the pregnant guinea pig. Proc. Soc. Exper. Biol. a. Med. 31, 1131—1132 (1934). — **Peräsalo, O.:** Über das Verhältnis der Brustdrüse zur Haut. Acta Inst. Anat. Univ. Helsinkiensis, XVI. Helsinki 1951. — **Peters, H. J., W. K. Sieber** and **N. Davis:** Familial gynecomastia associated with genital abnormalities: report of a family. J. Clin. Endocrin. a. Metabolism. 15, 182—198 (1955). — **Petersen, W. E.,** and **T. Ludnick:** Zit. aus Bargmann 1954. Federat. Proc. 1, 66 (1942). — **Petersen, W. E.:** New developments in the physiology and biochemistry of lactation, a review. J. Dairy Sci. 25, 71—96 (1942). ~ Effects of certain hormones and drugs on the perfused mammary gland. Proc. Soc. Exper. Biol. a. Med. 50, 298 (1942). ~ Lactation. Physiologic. Rev. 24, 340—371 (1944). — **Peyron, A., F. Corsy** et **J. Surmont:** Sur la Pathologie comparée des tumeurs de la mamelle. Bull. Assoc. franç. Étude Canc. 15, 21 (1926). — **Pfaltz, C. R.:** Das embryonale und postnatale Verhalten der männlichen Brustdrüse beim Menschen. II. Das Mammaorgan im Kindes-, Jünglings-, Mannes- und Greisenalter. Acta anat. (Basel) 8, 293 (1949). — **Pfaundler, M., v.:** Milchdrüsen, Lactation, Saugen. In Handbuch der normalen und pathologischen Physiologie, Bd. XIV, S. 605. 1926. — **Pfister, M.:** Die Wirkung der Kastration auf den weiblichen Organismus. Arch. Gynäk. 56, 583—634 (1898). ~ Über die reflektorischen Beziehungen zwischen Mammae und Genitalia muliebria. Beitr. Geburtsh. 5, 421 (1901). — **Philipp, E.:** Sexual Hormone, Placenta und Neugeborenes. Zbl. Gynäk. 53, 2386 (1929). — **Piana, G.,** u. **G. Fachini:** Di una azione organospecifica dell'estratto etereo di tessuto mammario funzionante. Biol. Lat. (Milano) 1, 485 (1948/49). — **Pinkus, Hermann:** Die Anatomie der Haut. Dermatologica (Basel) 106, 25—41 (1953). — **Pinkus** u. **Spalteholz:** Anatomie der Haut. In Handbuch der Haut- und Geschlechtskrankheiten. 1937. — **Plaut, Rahel:** Über den Einfluß des Uterus und der Ovarien auf die Entwicklung der Brustdrüse. Z. Biol. 79, 263 (1923). — **Polano, O.:** Mamma und Menstruation. Arch. Gynäk. 120 (1923). ~ Untersuchungen über die zyklischen Veränderungen der weiblichen Brust während der Geschlechtsreife. Z. Geburtsh. 87, 363 (1924). — **Ponse, K.:** Actions paradoxales des hormones genitales. Rev. suisse Zool. 55, 213 (1948). — **Porcher** et **Panisset:** Recherches expérimentales sur le colostrum. C. r. Acad. Sci. Paris 182, 187 (1926). — **Preissecker, E.:** Über den Einfluß des männlichen Sexualhormons auf die weibliche Brust während der Stillzeit. Zbl. Gynäk. 64, 999—1010 (1940). — **Price, D.:** Analysis of factors influencing growth and development of mammalian reproductive tract. Physiologic. Zool. 20, 213 (1947). — **Puente-Duany, N.:** Glandulas mamarias. Anatomia, embriologia, e histologia normal aplicada a la oncologia. Rev. med. Cubana 62, 255—272, 317—352, 431—435 (1951). — **Pullinger, B. D.:** The significance of functional differentiation in mammary tumors. Lancet 1949, 823. ~ Cystic disease of the breast. Human a. Exper. Path. Ber. 6, 4—5 (1950).

Ratzenhofer, M.: Zum Verhalten des Mesenchyms bei chronischer Mastopathie und Mammacarcinom. Wien. med. Wschr. 1951, 681—686. — **Rauber, A.:** Über die Absonderung der Milch. Sitzgsber. naturforsch. Ges. Leipzig 5, 30 (1878). ~ Bemerkungen über den feineren Bau der Milchdrüsen. Schmidts Jb. **182**, 7—8 (1879). — **Raubitschek:** Über die Brustdrüse menschlicher Neugeborener. Z. Heilk., Abt. path. Anat. **25**, 16 (1904). — **Rawlinson, H. E.,** and **G. B. Pierce:** Visible intra-epithelial iron in the mammary glands of various species. Dep. Anat. Univ. Alberta, Edmonton Sci. (Lancaster, Pa.) **117**, 33—34 (1953). — **Raynaud, A.:** Effect des injections d'hormones sexuelles à la souris gravide, sur le développement des ébauches de la glande mammaire des embryons. I. Actions des substances androgènes. Ann. d'Endocrin. **8/9**, 248 (1947/48). ~ Effect des injections d'hormones sexuelles à la souris gravide, sur le développement des ébauches de la glande mammaire des embryons. II. Actions de fortes doses de substances oestrogènes. Ann. d'Endocrin. **8/9**, 318 (1947/48). — **Reece, R. P.,** and **C. W. Turner:** Influence of suckling upon Galactin Content of the rat pituitary. Proc. Soc. Exper. Biol. a. Med. **35**, 367—368 (1936/37). ~ Influence of Estrone upon Galactin Content of male rat Pituitaries. Proc. Soc. Exper. Biol. a. Med. **34**, 402 (1936). ~ Effect of stimulus of suckling upon Galactin content of the rat pituitary. Proc. Soc. Exper. Biol. a. Med. **35**, 621—622 (1936/37). ~ The lactogenic and thyrotropic hormone content of the anterior lobe of the pituitary gland. Univ. Missouri Agricult. Exper. Stat. Bull. 1937, No 266. — **Reece, R. P., C. W. Turner** and **R. T. Hill:** Mammary gland development in the hypophysectomized albino rat. Proc. Soc. Exper. Biol. a. Med. **34**, 204 (1936). — **Reece, R. P.,** and **V. Warbritton:** 1950. Persönliche Mitteilung zit. nach Turner 1952. **Reimann, S. P.,** and **P. S. Seabold:** Correlation of X-ray Picture with Histology in Certain Breast Lesions. Amer. J. Canc. **17**, 34 (1933). — **Rein, G.:** Untersuchungen über die embryonale Entwicklungsgeschichte der Milchdrüse. Arch. mikrosk. Anat. **20/21**, 431 (1882). — **Reinhardt, B.:** Über die Entstehung der Körnchenzellen. Virchows Arch. **1**, 52—64 (1847). — **Reiss, M.,** und **S. Perny:** Thyreoidealhormone und Brunst. Endocrinology **2**, 181 (1928). — **Retterer, E.,** et **A. Leliévre:** Structure comparée de la glande mammaire à l'état normal et pathologique. J. Anat. Physiol. Paris **47**, 101 (1911). — **Ribbert, H.:** Über die Transplantation von Ovarium, Hoden und Mamma. Arch. Entw.mechan. **7**, 688 (1898). — **Richardson, F. L.,** and **A. M. Cloudman:** Anat. Rec. **96**, 525 (1946). — **Richardson, F. L.,** and **A. M. Cloudman:** The mammary gland development in male mice at nine weeks of age. Anat. Rec. **97**, 223—237 (1947). — **Richardson, F. L.:** Further studies on the mammary gland development in male mice at nine weeks of age. Anat. Rec. 1951, 669—694. — **Richardson, K. C.:** Some structural features of the mammary tissues. Brit. Med. Bull. **5**, 1099 (1947). ~ Contractile tissues in the mammary gland, with special reference to myoepithelium in the goat. Proc. Roy. Soc. Lond., Ser. B **136** (1949). — **Richter, I.:** Zur Frage über die Struktur der Ausführungsgänge der Milchdrüsen. Anat. Anz. **66**, 145—156 (1928). — **Riddle, O., R. W. Bates** and **S. W. Dykshorn:** A new hormone of the anterior pituitary. Proc. Soc. Exper. Biol. a. Med. **29**, 1211 (1932). ~ Prolactin, a new and third hormone of the anterior pituitary. Anat. Rec. **54**, Suppl. 25 (1932a). ~ Thyroid hypertrophy as a response to gonad-stimulating hormone of the pituitary. Proc. Soc. Exper. Biol. a. Med. **30**, 794 (1933). ~ The preparation, identification and assay of prolactin-a hormone. Amer. J. Physiol. **105**, 191—216 (1933). — **Riedel, G.:** Die Entwicklung und Entartung des elastischen Gewebes in der senilen Mamma. Virchows Arch. **256**, H. 1 (1925). — **Riese, W.:** Milchsekretion und Zwischenhirn. Klin. Wschr. 1928, 1954. — **Ritschel, E.,** u. **B. S. Schultze-Jena:** Über das vermehrte Auftreten der Fibrosis mammae virilis in der Nachkriegszeit. Frankf. Z. Path. **61**, 476 (1950). — **Roberts, F. L.:** Changes in the mammary gland of the albino rat during the second half of pregnancy. Papers of the Mayo Foundation for Medical Education and Research and the Medical School, 1, 1921. — **Robinson, M.:** Clinical treatment of hypogalactia by hormonal methods. Brit. Med. Bull. **5**, 1106 (1947). — **Robson, J. M.:** Action of testosterone on lactation. Proc. Soc. Exper. Biol. a. Med. **36**, 153 (1937). — **Röhmann, F.:** Über den Einfluß der Ernährung auf die Sekretion der Milchdrüse. Mschr. Geburtsh. **47**, 455, 487 (1918). — **Roehrig, A.:** Experimentelle Untersuchungen über die Physiologie der Milchabsonderung. Virchows Arch. **67** (1876). — **Romani, J.,** et **P. Recht:** Le blocage de la sécrétion lactée par les oestrogènes en association avec la progestérone. Ann. d'Endocrin. **9**, 247 (1948). — **Rosenburg:** Über menstruelle, durch das Corpus luteum bedingte Mammaveränderungen. Frankf. Z. Path. **27**, 466 (1922). ~ Disk.Bem. zu Polano. Arch. Gynäk. **120** (1923). — **Ross, J. R.:** Prolactin-its effect on the secretion of women's milk. Endocrinology **22**, 429 (1938). — **Roth, V.:** Cystisches Adenofibrom auf der Basis einer persistenten Brustdrüsenanlage in der linken Schamlippe. Zbl. Gynäk. **60**, 1006 (1936). — **Rotolo, G.:** Mammella sopranumeraria della faccia posteriore della coscia. Arch. ital. Chir. **54**, 868 (1940). — **Rotter-Pool, Paula:** Einseitige Mammahypertrophie nach doppelseitiger Leukotomie. Zbl. Gynäk. **76**, 1708—1710 (1954). — **Rozynek, M.:** Experimenteller Beitrag zur Frage des Gewebsgleichgewichtes. Acta anat. (Basel) **5**, 89 (1948). — **Rudolphi:** Abh. Akad. Wiss. Berlin 1831. — **Ruge, G.:** Die Hautmuskulatur der Monotremen und ihre Beziehungen zu dem Marsupial- und Mammarapparate. Semons zool. Forschungsreisen **2** (1895). — **Ruinen, F. H.:** Über den Angriffspunkt der Mammawirkung von Menformon. Acta brev. neerl. **2**, 161 (1932). — **Russell, J. A.,** and **L. L. Bennett:** Maintenance of Carbohydrate

Levels in Fasted Hypophysectomized Rats treated with anterior Pituitary Extracts. Proc. Soc. Exper. Biol. a. Med. **34**, 406 (1936).
Saefftigen: Zur feineren Anatomie der Milchdrüsen während der Laktationsperiode. Bull. Acad. Imp. Sci. St. Petersbourg **28**, 78. Quoted by Bab and by Szabo 1881. — **Salmon, M.:** Die Arterien der weiblichen Brustdrüse. Ann. d'Anat. path. **16**, Nr 4 (1939). — **Salter, W. T.,** G. Klatskin and **Humm:** Gynecomastia due to malnutrition. II. Endocrine studies. Amer. J. Med. Sci. **213**, No 898, 31 (1947). — **Saphir, O.:** Cytologic examination of breast secretions. Amer. J. Clin. Path. **20**, 1001—1010 (1950). — **Sartorius, E.:** Über das elastischmuskulöse System in der Haut der menschlichen Mamma. Med. Diss. Halle vom 25. April 1941. Bielefeld: Thomas 1941. — **Sauerteig, E.:** Zur Kenntnis der Mammafibrose beim Mann. Z. inn. Med. **7**, 233—236 (1952). — **Savini** u. **Savini-Castano:** Über das elastische Gewebe der Mamilla in normalem und pathologischem Zustande. Virchows Arch. **198** (1909). **Schäfer, E. A.:** Note on preceding paper by Simpson and Hill: The mode of action of pituitary extract on the mammary gland. Quart. J. Exper. Physiol. **8**, 397—381 (1915). — **Schaffer, J.:** Lehrbuch der Histologie und Histogenese. Leipzig 1922. ~ Die Hautdrüsenorgane der Säugetiere. Berlin u. Wien: Urban & Schwarzenberg 1940. — **Schairer, E.:** Kernmessungen und Chromosomenzählungen an menschlichen Geschwülsten. Z. Krebsforsch. **43**, 1—38 (1935). — **Schalm, O. W.,** and **C. M. Haring:** A technique for reducing soft-tissue organs to thin sereal slices with special reference to its use on bovine mammary glands. J. techn. Meth. **1939**, 1997. — **Scheel:** Neubildung des elastischen Gewebes im Carcinom, besonders der Mamma. Beitr. path. Anat. **39** (1906). — **Schereschewsky, N.:** Zur Pathogenese und Therapie der Gynäkomastie. Arb. II. Moskauer Staatsuniv. **1**, 332—339 (1928) (russ.). — **Schickele, G.:** Beiträge zur Morphologie und Entwicklung der normalen und überzähligen Milchdrüsen. Z. Morph. u. Anthrop. **1**, 507 (1899). ~ Der Einfluß der Ovarien auf das Wachstum der Brust. Z. Geburtsh. **74**, 332 (1913). — **Schiefferdecker:** Die Hautdrüsen des Menschen und der Säugetiere, ihre biologische und rassenanatomische Bedeutung sowie die Muscularis sexualis. Biol. Zbl. **37**, 534 (1917). — **Schil, L.:** Recherches sur la glande mammaire, sur les phases qu'elle présente à cours de son évolution et leur déterminisme. Thèse Nancy 1912. — **Schlachta, J.:** Beiträge zur mikroskopischen Anatomie der Prostata und Mamma des Neugeborenen. Arch. mikrosk. Anat. **64**, 405 (1904). — **Schmidbauer, H.:** Die fetale Milchdrüse des unfruchtbaren Rinderzwillings. Z. Anat. **99**, 686—695 (1933). — **Schmidt, Hugo:** Über normale Hyperthelie menschlicher Embryonen und über die erste Anlage der menschlichen Milchdrüsen überhaupt. Morph. Arb. **7**, 157 (1897). — **Schmidt-Vogt:** Die Entwicklungsbeschleunigung der heutigen Jugend in ihren Auswirkungen für die Jugendrechtspflege und für die Jugendfürsorge. Dtsch. Z. gerichtl. Med. **41**, 462—470 (1952). — **Schmitt, Heinrich:** Über die Entwicklung der Milchdrüse und die Hyperthelie menschlicher Embryonen. Morph. Arb. **8**, 236 (1898). — **Schneller, Julius:** Erkrankungen der männlichen Brustdrüse. Arch. klin. Chir. **119**, 169—210 (1922). — **Schnurbusch, F.:** Untersuchungen über die Morphologie der männlichen Brustdrüse während des Lebensablaufes als Grundlage für ein Studium der Gynäkomastie. Frankf. Z. Path. **62**, 402 (1951). — **Schultz, A.:** Pathologische Anatomie der Brustdrüse. In Handbuch der speziellen pathologischen Anatomie und Histologie (O. Lubarsch), Bd. 7, Teil II. 1933. — **Schultze, H. B.,** and **C. W. Turner:** Experimental initiation of milk secretion in the albino rat. J. Dairy Sci. **16**, 129—139 (1933). — **Schultze, K. W.:** Milchsekretion bei Abort und Schwangerschaft als Zeichen des Fruchttodes. Zbl. Gynäk. **60**, 916—919 (1936). — **Schultze, O.:** Über die erste Anlage des Milchdrüsenapparates. Anat. Anz. **8** (1892). ~ Beitrag zur Entwicklungsgeschichte der Milchdrüsen. Verh. physik.-med. Ges. Würzburg **26** (1893). ~ Grundriß der Entwicklungsgeschichte des Menschen und der Säugetiere, S. 337. Leipzig 1897. ~ Milchdrüsenentwicklung und Polymastie. Sitzgsber. physik.-med. Ges. Würzburg **8**. — **Sebening, W.:** Zu Physiologie und Pathologie der Brustdrüse. Arch. klin. Chir. **134**, 464 (1925). — **Seifert, G.:** Über Gewebsreaktionen der menschlichen Brustdrüse bei Leukämien. Virchows Arch. **322**, 336—358 (1952). — **Selye, H.:** Influence of the uterus on ovary and mammary gland. Proc. Soc. Exper. Biol. a. Med. **31**, 488 (1933/34). ~ On the nervous control of lactation. Amer. J. Physiol. **107**, 535—538 (1934). **Selye, H.,** J. S. Browne and **J. B. Collip:** Effect of large doses of progesterone in the female rat. Proc. Soc. Exper. Biol. a. Med. **34**, 472 (1936). — **Selye, H.,** J. B. Collip and **D. L. Thomson:** Anterior pituitary and lactation. Proc. Soc. Exper. Biol. a. Med. **30**, 588 (1933). ~ Effect of hypophysectomy upon pregnancy and lactation. Proc. Soc. Exper. Biol. a. Med. **31**, 82—83 (1933/34). ~ Nervous and hormonal factors in lactation. Endocrinology **18**, 237—248 (1934). — **Selye, H.,** C. S. McEuen and **J. B. Collip:** Effect of Testosterone on the mammary gland. Proc. Soc. Exper. Biol. a. Med. **34**, 201 (1936). — **Selye, H.,** and **T. McKeon:** The effect of mechanical stimulation of the nipples on the ovary and the sexual cycle. Surg. etc. **59**, 886 (1934). — **Severi, Lucio:** La mastopatia fibrocistica con particulare riguardo al cancro della mammella. Lav. Ist. Anat. Univ. Perugia **12**, 145—187 (1952). — **Sheldon, W. H.:** The myoepithelium in sweat gland tumors. Arch. of Path. **31**, 326 (1941). — **Shimkin, M. B.:** Hormones and mammary cancer in mice. In: A Symposium in mammary tumors

in mice, S. 85—122. The Science Press 1945. — **Siegmund:** Pathologisch-anatomische Demonstrationen von Korrelationsstörungen des inkretorischen Systems unter dem klinischen Bilde des Cushing-Syndroms und der Geschlechtsumstimmung. Med. Klin. **1948**, 43. — **Siemens. H. W.:** Über die Form der weiblichen Brust, insonderheit den Descensus mammae. Virchows Arch. **322**, 101—118 (1952). — **Silberberg, M., R. Silberberg** and **M. Opdyke:** Effects of anterior hypophysis on mammary glands and adrenals. Arch. of Path. **55**, 506—515 (1953). — **Silberberg, R.,** and **M. Silberberg:** Mammary growth in orchidectomized mice grafted with anterior lobes of hypophyses and ovaries at various ages. Arch. of Path. **49**, 733—751 (1950). — **Silver, I. A.:** Myoepithelial cells in the mammary and parotic glands. J. of Physiol. **125**, 8 (1954). — **Simpson, S.,** and **L. Hill:** The mode of action of pituitary extract on the mammary gland. Quart. J. Exper. Physiol. **8**, 377—378 (1915). — **Sinety, M. de:** Recherches sur la mammelle des enfants nouveaux-nés. Arch. Physiol. Paris **2**, 291—302. Quoted by Bizzozero and Ottolenghi 1875. ~ De l'innervation de la mammelle. Gazette méd. Paris **1879**, Nr 46. — **Skorpil, Ferdinand:** Über das Vorkommen von sogenannten hellen Zellen (Lamprocyten) in der Milchdrüse. Beitr. path. Anat. **108**, 378—394 (1943). — **Skorpil. F.:** Allgemeine und spezielle Pathologie der Geschwülste. Prag 1950. — **Sloboziano, H.:** Contribution à l'étude de la crise génitale des nouveau-nés. Ann. d'Endocrin. **9**, 506—512 (1948). **Smelser, G. K.:** The response of guinea pig mammary glands to injected sex hormones and ovarian grafts and its bearing on the problem of sex hormon antagonism. Physiologic. Zool. **6**, 396 (1933). — **Smith, Georg, S. van** and **O. Watkins Smith:** The inhibition of lactation in rabbits with large amounts of oestrin. Amer. J. Physiol. **103**, 356 (1933). — **Smith, P. E.,** and **E. T. Engle:** Experimental evidence regarding the role of the anterior pituitary in the development and regulation of the genital system. Amer. J. Anat. **40**, 159 (1927). ~ Evidence of a correlation between amount of gonadal stimulating hormone in the pituitary of the guinea pig and the stage of the reproductive cycle. Anat. Rec. **42**, 38 (1929). — **Smith, Th. C.:** The action of relaxion on mammary gland growth in the rat. Endocrinology **54**, 59—70 (1954). — **Smith, T. C.,** and **L. E. Bravermann:** The action of desoxycorticosteronacetate on mammary gland of immature, ovarectomized rats. Endocrinology **52**, 311 (1953). — **Sörensen, F.:** Die Fibroadenomatosis mammae und ihre Behandlung. Aarhus: Universitätsverlag 1941. ~ Experimentelle Veränderungen in der Brustdrüse des Macacus rhesus. Zbl. Gynäk. **1942**, 587. — **Spankus, W. H.,** and **R. N. Grant:** Gynecomastia. J. Clin. Endocrin. **7**, 586—601 (1947). — **Spee, F. Graf:** Anatomie und Physiologie der Schwangerschaft. I., S. 1—153. Bergmann 1915. — **Sperling, G.:** Die Form der apokrinen Haardrüsen des Menschen. Z. mikrosk.-anat. Forsch. **38** (1935). — **Speert, H.** (Washington): Mode of action of estrogens on the mammary gland. Science (Lancaster, Pa.) **92**, 461 (1940). ~ Hyperplastic mammary nodules in the castrate female Rhesus monkey. Bull. Johns Hopkins Hosp. **67**, 189—195 (1940). ~ Cyclic changes in the mammary gland of the Rhesus monkey. Surg. etc. **73**, 388—390 (1941). ~ Supernumerary mammae, with special reference to the Rhesus monkey. Quart. Rev. Biol. **17**, 59—68 (1942a). ~ „Pale epithelium" in the mammary gland and the experimental production in the Rhesus monkey. Surg. etc. **74**, 1098—1105 (1942b). ~ The normal and experimental development of the mammary gland of the Rhesus monkey, with some pathological correlations. Contr. Embryol. **32**, No 208, 207—212 (1948). — **Spuler, A.:** Abriß der Entwicklungsgeschichte der Milchdrüse. In Handbuch der Gynäkologie, herausgeg. von W. Stoeckel, Bd. 1. 1930. — **Stefko, W. H.:** Über die Veränderungen der Geschlechtsdrüsen des Menschen beim Hungern. Virchows Arch. **252**, 385 (1924). — **Steinhaus, J.:** Die Morphologie der Milchabsonderung. Arch. f. Physiol. Suppl. **1892**, 54—68.— **Sticker, A.:** Zur Histologie der Milchdrüse. Arch. mikrosk. Anat. **54**, 1—23 (1899). — **Stieve u. Stieda:** Über den Bau der vergrößerten männlichen Brustdrüse. Z. mikrosk.-anat. Forsch. **9**, 609 (1927). — **Stieve, H.:** Disk.-Bem. mit Lichtbildern. 3. Vortrag Dabelow. Verh. Anat. Ges. Würzburg 1934.— **Stival, Lorenzo:** Studio morfologico et statistico sulla mastopatia fibrocitsica e sul fibroadenoma mammario. Biol. Lat. (Milano) **1**, 291—331 (1948). — **Stoeckel, W.:** Handbuch der Gynäkologie, Bd. 1. 1930. — **Stöhr, Ph.:** Lehrbuch der Histologie, herausgeg. von Möllendorf, 20. Aufl. 1924. — **Storjohann:** Ein Fall von Chorionepitheliom im Hoden mit Gynäkomastie. F ankf. Z. Path. **43**, 80 (1932). — **Strahl:** Die erste Entwicklung der Mammaorgane beim Menschen. Verh. anat. Ges. (Kiel) 1898, 236. — **Strassburger:** Lehrbuch der Botanik, 14. Aufl. Jena 1919. — **Stricker, S.:** Handbuch der Lehre von den Geweben. Leipzig 1871. — **Stricker, P.,** and **F. Grueter:** Über die Wirkung eines Hypophysenvorderlappenhormones auf die Auslösung der Milchsekretion. Klin. Wschr. **1929**, 2322. ~ Recherches experimentales sur les fonctions du lobe antérieur de l'hypophyse, influence des extraits du lobe antérieur sur l'appareil génitale de la lapine et sur la montée laiteuse. Presse méd. **1929**, 1268. — **Stutinsky, Fr.:** La neurosécrétion au cours de la gestation et le postpartum chez la rate. Ann. d'Endocrin. **14**, 722—725 (1953). ~ Action du diéthylstilboestrol sur la neurosécrétion hypothalamique du rat blanc femelle. Ann. d'Endocrin. **14**, 101—106 (1953). ~ La neurohypophyse du rat au cours de la gestation. C. r. Assoc. Anat. (40 Réun. Bordeaux) 1953. — **Suntzeff, V., R. S. Babcock** and **L. Loeb:** Reversibility of hyalinization in the mouse uterus produced by injections of estrogen and the changes in the mammary gland and ovaries after cessation of injections. Amer. J. Canc. 38, 217—223 (1940). — **Suntzeff, V., E. Burns, H. Moskop** and **L. Loeb:** The effect of injections of Estrin on the incidence of mammary cancer in various strains of mice. Amer. J. Canc. 27, 229 (1936); 32, 256 (1938). — **Suntzeff, V., M. Kirtz, H. T. Blumental** and **L. Loeb:** The incidence of mammary gland carcinome and cancer in mice injected with estrogen and in non-injected mice of different strains. Cancer Res. 1, 446 (1941). ~ The experimental development of the mammary gland with special reference to the interaction of pituitary and ovarian hormones. Missouri Agricult. Exper. Stat. Res. Bull. 1948, No 418. — **Sutter, M.:** On the behaviour of the mammary epithelial cell toward vital dyes in various functional epochs of its life cycle. Anat. Rec. 16, 164—165 (1919). ~ Cyclic changes in the mammary gland of the rat associated with the oestrous cycle. Proc. Amer. Assoc. Anatomists. Anat. Rec. 21, 59 (1921). — **Sutton, J. B.:** Supernumerary mammae and nipples in man, monkeys, cows etc. Amer. J. Med. Sci. 97, 247 (1889). — **Swanson, E.,** and **C. W. Turner:** Evidence for the presence of smooth muscle elements surrounding the alveoli of the mammary gland. J. Dairy Sci. 24, 635 (1941). — **Szabo, J.:** Die Milchdrüse im Ruhezustand und während ihrer Tätigkeit. Arch. Anat. u. Entw.gesch. 1896, 352.

Talma: Beitrag zur Histogenese der weiblichen Brustdrüse. Arch. mikrosk. Anat. 20 (1882). — **Tamagava, Y.:** Über die zyklischen Veränderungen der weiblichen Brustdrüsen. Kinki Fujinkwa Gakkwai Zassi (jap.) 1925, No 4. Ref. Zbl. Gynäk. 50, 3246 (1925/26). — **Taylor jr., H. C.:** Relation of chronic mastitis to certain hormones of the ovary and pituitary and to coincident gynecological lesions: I. Theoretical considerations and histological studies. Surg. etc. 62, 129 (1936). ~ II. Clinical and hormone studies. Surg. etc. 62, 562 (1936). — **Taylor, jr. H. C.,** and **C. A. Waltmann:** Hyperplasias of the mammary gland in the human being and in the mouse. Arch. Surg. 40, 733—820 (1940). — **Tgetgel, B.:** Untersuchungen über den Sekretionsdruck und über das Einschießen der Milch im Euter des Rindes. Schweiz. Arch. Tierheilk. 68, 385—386 (1926). — **Thölen, H.:** Das embryonale und postnatale Verhalten der männlichen Brustdrüse beim Menschen. I. Das Mammaorgan beim Embryo und Säugling. Acta anat. (Ba el) 8, 201 (1949). — **Thorsrud, G.:** Breast Tumors in Men. Acta path. scand. (Copenh.) 27, 142 (1950). — **Tietze, A.:** Über Epithelveränderungen in der senilen weiblichen Mamma. Dtsch. Z. Chir. 75, 117 (1904). — **Tinjakov, G. G.:** Einige Eigentümlichkeiten der Frühentwicklung der Milchdrüsen beim Rind. Dokl. Akad. Nauk SSSR., N. S. 98, 483—485 (1954). — **Trautmann, F.,** u. **R. Kauther:** Über Parotidenschwellungen, Pankreatitis, Gynäkomastie. Erörterung des Zusammenhanges mit Inanitionsdystrophie, Malaria, Leberschädigungen. Z. inn. Med. 2, 582 (1947). — **Trentin, J. J.:** Inhibition of embryonic development of the mouse mammary gland by androgen. Anat. Rec. 106, 288 (1950). — **Trentin, J. J., A. Devita** and **W. U. Gardner:** Effect of moderate doses of estrogen and progesterone on mammary growth and hair growth in dogs. Anat. Rec. 113, 163 (1952). — **Trentin, J. J.,** and **C. W. Turner:** Effect of adrenalectomy on the mammary gland of the castrated and estrogen treated male rat. Endocrinology 41, 127—134 (1947). — **Turchini, J.,** et **J. Verne:** Développement du tissu érectile des corps caverneux du veau. C. r. Assoc. Anat. (18. Réun. Lyon) 479—483 (1923). — **Turchini, Jean:** Alcuni aspetti dell'istofisiologica della ghiandola mammaria. Monit. zool. ital. 57, Suppl. 91—92 (1950). — **Turner, C. W.,** and **E. Allen:** The normal and experimental development of the mammary gland of the monkey (Macacus rhesus). Anat. Rec. 55, Suppl. 80 (1933). — **Turner, C. W.:** Mammary glands. Chap. XI. Sex and internal secretions. E. Allen, C. H. Danforth and E. A. Doisy, Eds. Baltimore: Williams & Wilkins Company 1932 u. Chap. XII 1932. ~ The secretion of milk and the milking process. Mo. Agricult. Exper. Stat. Res. Bull. 1935. ~ The comparative anatomy of the mammary glands. Columbia Missouri: University Cooperative Store 1939 a. ~ The comparative anatomy of the mammary glands (with special reference to the udder of cattle.) Columbia 1939. ~ The mammary gland. Columbia Missouri: Lucas Brothers Publishers 1952. — **Turner, C. W.,** and **A. H. Frank:** The effect of the ovarian hormones Theelin and corporin upon the growth of the mammary gland of the rabbit. Mo. Agricult. Exper. Stat. Res. Bull. 1932, No 174. ~ The relation between the estrus-producing hormone and a corpus luteum extract on the growth of the mammary gland. Science (Lancaster, Pa.) 73, 295 (1931). — **Turner, C. W.,** and **W. U. Gardner:** The relation of the anterior pituitary hormone to the development and secretion of the mammary gland. Mo. Agricult. Exper. Stat. Res. Bull. 1931, No 158. ~ The development of the mammary glands. A. Initiation of secretion. Amer. Dairy Sci. Assoc. 1932, 10. — **Turner, C. W.,** and **E. T. Gomez:** The normal development of the mammary gland of the male and female albino mouse. Mo. Agricult. Exper. Stat. Res. Bull. 1933, No 182. ~ The normal development of the mammary gland of the guinea pig. Mo. Agricult. Exper. Stat. Res. Bull. 1933, No 194. ~ The normal and experimental development of the mammary gland II. The male and female dog. Mo. Agricult. Exper. Stat. Res. Bull. 1934, No 207. ~ The development of the mammary gland of the goat. Mo. Agricult. Exper. Stat. Res. Bull. 1936, No 240. — **Turner, C. W.,** and **W. R. de Moss:** The normal and experimental development of the mammary gland. I. The male and female domestic cat. Missouri Agricult. Exper. Stat. Res. Bull. **1934**, No 207. — **Turner, C. W.,** and **E. P. Reineke:** A study of the involution of the mammary gland of the goat. Mo. Agricult. Exper. Stat. Res. Bull. **1936,** No 235. — **Turner, C. W.,** and **A. B. Schultze:** A study of the causes of the normal development of the mammary glands of the albino rat. Mo. Agricult. Exper. Stat. Res. Bull. **1931,** No 157.

Uehlinger, E.: Untersuchungen über die Entwicklung der Milchdrüse des Pferdes. Inaug.-Diss. Zürich. Basel: Kreis & Co. 1922. — **Unger, E.:** Beiträge zur Anatomie und Physiologie der Milchdrüse. Anat. H. **1898,** Nr 10, 153—225. ~ Das Kolostrum. Virchows Arch. **151,** 159 (1898). — **Uriburi, J.,** y **E. Marino:** Displasia mamaria en mama aberrante. Prensa méd. argent. **1952,** 2961—2962.

Vanden, Driessche, M. R.: Action de l'acide diméthyl-éthyl-allénolique. Nouvel oestrogène de synthèse sur la montée laiteuse. Ann. d'Endocrin. **9,** 278—281 (1948). — **Vandevelde, P.:** Absence d'action des substances oestrogènes sur l'inhibition de la lactation chez la femme. Ann. d'Endocrin. **8/9,** 357 (1947/48). — **Varrier-Jones, P. C.:** The cellular content of milk variations met with under physiological and pathological conditions. Lancet **1924,** 537 bis 542. — **Vermel, E. M.,** u. **E. Glebina I.:** Die Entwicklung der Mammadrüse und deren sekretorische Tätigkeit. Arch. Anat. **26,** 82—89 (1947) (russ.). — **Villani, G.,** e **E. Zanella:** Il tissue elastico nei tumori e in altre forme patologiche della mammella. Arch. „De Vecchi" (Firenze) **17,** 537—552 (1951). — **Vintemberger, P.:** Action des injections de liquide folliculaire sur la glande mammaire. Archives de Biol. **35,** 125 (1925). — **Vladimirowa, A. D.:** Die reflektorisch herbeigeführten Veränderungen der Gefäßregulationen der Milchdrüse. (Russ.) Dokl. Akad. Nauk. SSSR., N. S. **95,** 689 (1954). — **Vogler, E.:** Über das basilare Helle-Zellen-Organ der menschlichen Brustdrüse. Klin. Med. (Wien) **2,** 159—168 (1947). — **Voss** (Mannheim): Zur Theorie der Laktation. Zbl. Gynäk. **71,** 918 (1949). — **Votquenne, Marius:** Action of oestrin on the vagina during lactation. Proc. Soc. Exper. Biol. a. Med. **34,** 207 (1936).

Wade, N. J., and **E. A. Doisy:** Effects of crystalline theelol and teelin and extracts of liquor folliculi on male rats. Proc. Soc. Exper. Biol. a. Med. **28,** 714 (1931). — **Wätjen, J. Z.:** Über die Gynäkomastie und ihr gehäuftes Auftreten in den Nachkriegsjahren. Z. inn. Med. **3,** 635 (1948). — **Wagenen, G. van,** and **S. J. Folley:** The effect of androgens on the mammary gland of the female Rhesus monkey. J. of Endocrin. **1,** 367—372 (1939). — **Wahl, H. M.:** Development of the blood vessels of the mammary gland in the rabbit. Amer. J. Anat. **18,** 515—524 (1915). — **Walchshofer, E.:** Über Rückbildungsvorgänge in der alternden Mamma. Dtsch. Z. Chir. **224,** 137 (1930). — **Walter, H. E.:** On transitory epithelial structures associated with the mammary apparatus in man. Anat. Anz. **22,** 97—111 (1902). — **Warbritton, V.,** and **R. P. Reece:** Mammary glands of rat during growth and senescence. Exper. Med. a. Surg. **5,** 33—48 (1947). — **Wassermann, F.,** u. **E. Hass:** Die Beziehungen zwischen Drüsengewebe und zugehörigem Fettlager bei der Milchdrüse der Maus. Sitzgsber. Ges. Morph. u. Physiol. München **1932.** — **Weatherford, H. L.:** A cytological study of the mammary gland: Golgi apparatus, trophospongium, and other cytoplasmic canaliculi, mitochondria. Amer. J. Anat. **44,** 199 (1929). — **Weatherford, H. L.,** and **V. E. Emmel:** The relation of leucocytes to mammary secretion. Anat. Rec. **27,** 191 (1924). — **Weber, H. W.:** Über anatomische Befunde bei männlicher Brustdrüsenvergrößerung. Frankf. Z. Path. **61,** 547 (1950). — **Weichert, C. K.:** Effect of experimental hyperthyroidism of the reproductive processes of the female albino rat. Physiologic. Zool. **3,** 461 (1930). — **Weichert, C. K.,** and **R. W. Boyd:** Induction of typical pseudopregnancy in the albino rat by means of experimental hyperthyroidism. Anat. Rec. **58,** 55 (1933). ~ Stimulation of mammary gland development in the pregnant rat under conditions of experimental hyperthyroidism. Anat. Rec. **59,** 157 (1934). — **Weichert, C. K.,** **R. W. Boyd** and **R. S. Cohen:** A study of certain endocrine effects in the mammary glands of female rats. Anat. Rec. **61,** 21 (1934). — **Weill** et **Trévenet:** Des éléments figurés du lait et du colostrum chez la femme. Arch. Méd. Enf. **6,** 470—486 (1903). — **Weitz, G.:** Über die Brustdrüsenschwellung beim Mann. Dtsch. med. Wschr. **1950,** Nr 19. — **Wenzel, D.:** Untersuchungen über die histologischen Veränderungen in der Brustdrüse zur Zeit des Prämenstruums. Med. Diss. Berlin 1947 (Maschinenschrift). — **Werner, A.,** and **W. D. Collier:** The effect of theelin injections on the castrated woman with histologic report. J. Amer. Med. Assoc. **100,** 633 (1933). — **West, H. C.:** The female breast and its development. Ann. Royal College Surgery (St. Louis) **4,** 317—325 (1949). — **Wheeler, C. E., E. P. Cawley** and **A. C. Curtis:** The effects of topically applied hormones on growth, pigmentation and keratinization of the nipple and areola. J. Invest. Dermat. **20,** 385—399 (1953). — **Whittlestone, W. G.,** and **C. W. Turner:** Effect of Acetylcholine on mammary gland of the lactating sow. Proc. Soc. Exper. Biol. a. Med. **80,** 194—196 (1952). — **Wiedersheim, R.:** Grundriß der vergleichenden Anatomie der Wirbeltiere, 3. Aufl. Jena 1893. — **Wiegand, M.:** The lactogenic activity of the pituitary of normal, pregnant and lactating animals. Endocrinology **22,** 150 (1938). — **Wieser, C.:** Über die hormonale Beeinflussung der Mäusebrustdrüse. Arch. Gynäk. **154,** 548 (1933); **156,** 534 (1934). — **Williams, W. L.:** Morphological aspects of mammary evolution in the mouse. Anat. Rec. **79,** 3, Suppl. 63 (1941). ~ Effects of lactogenic hormone on post-parturient unsuckled mammary glands of mouse. Anat. Rec. **93**, 171—183 (1945). — **Winge, H.**: Med. Udsigt over Pungdyrenes Slaegtskab. E. Mus. Lund, 2. 1893. — **Winkler, F. N.**: Beitrag zur Histologie und Nervenverteilung in der Mamma. Arch. Gynäk. **2** (1877). — **Witschie, E.**, and **U. W. Fugo**: Reponse of sex characters of the adult female starling to synthetic hormones. Proc. Soc. exper. Biol. a. Med. **45**, 10—14 (1940). — **Witte** (früher **Drewermann**), **H. J.**: Über Gynäkomastie im Rahmen hormonaler, wahrscheinlich hypophysärer Dysfunktion. Med. Diss. Bonn vom 2. März 1951. — **Wolf, G.**: Laktationshemmung durch Oestromon-Merck. Med. Klin. **1940**, 1417 ff.

Yoshida, J.: Über Fibrosis cystica Mammae (zugleich ein Beitrag zur normalen Histologie der Brustdrüsen beider Geschlechter in verschiedenem Lebensalter). Jap. J. Med. Sci., IX. Surg. etc. 1/2, 171 (1929—1932). — **Young, F. G.**: Experimental stimulation (Galactopoiesis) of lactation. Brit. Med. Bull. **5**, 1104 (1947/48).

Zambelli, R.: Follikeleinspritzungen zur Behandlung der puerperalen Mastitiden. Ann. Ostetr. **77** (1939). — **Ziegler, H.**, u. **W. Mosimann**: Neue Forschungsergebnisse über die Rindermilchdrüse. Schweiz. med. Wschr. **1949**, 503. — **Zimmerman, R.**: Spasm of nipple. Zbl. Gynäk. **44**, 520 (1920). — **Zondek, B.**: Cutaneous application of follicular hormone. Lancet **1938** I, 1107. Clinical and Experimental investigations on the genital functions and their hormonal regulation. Baltimore: Williams & Wilkins Company 1941. — **Zondek, B.**, u. **S. Aschheim**: Das Hormon des Hypophysenvorderlappens. Klin. Wschr. **1927**, 248. ~ Das Hormon des Hypophysenvorderlappens. Darstellung chemischer Eigenschaften, biologischer Wirkungen. Klin. Wschr. **1928**, Nr 18, 831. — **Zuckerman, S.**, and **A. S. Parkes**: The menstrual cycle of the primates. II. Some effects of oestrin on Baboons and Macaques. J. Anat. Cambridge **115**, 272 (1931). ~ The menstrual cycle of the primates. Part. V. Cycle of the Baboon. Proc. Zool. Soc. Lond. **139** (1932).

Kapitel XVI.

Im folgenden Literaturverzeichnis stehen nur die Angaben, welche sich auf den Artikel über die hormonale Steuerung der Milchdrüsenentwicklung beziehen und im ersten Teil noch nicht erwähnt wurden.

Abarbanel, A. R.: The effects of testosterone propionate, methyl testerone, andro-oxyprogesterone upon lactation in the nursing human being. Amer. J. Obstetr. **42**, 110 (1941). — **Allen, E.** u. Mitarb.: Sex and internal secretions. Herausgeg. E. Allen, 2. Aufl. Baltimore: Williams & Wilkins 1939. — **Allen, W. M.**, and **G. P. Heckel**: Prolongation of the corpus luteum in the pseudopregnant rabbit. Science (Lancaster, Pa.) **84**, 161 (1936). — **Archibald, J. G.**: Some effects of thyroprotein on the composition of milk. J. Dairy Sci. **28**, 941 (1945). — **Aschheim, S.**, u. **B. Zondek**: Das Hormon des Hypophysenvorderlappens. Klin. Wschr. **1927**, Nr 6, 248—252. — **Asimov, G. J.**, **N. K. Krouze**, **M. Skaržinskaja**, **A. Mahova** and **O. Fominskaja**: Problemy-Zibotnovodstva, No 8, 1936. — **Asimov, G. J.**, and **N. K. Krouze**: J. Dairy Sci. **20**, 289 (1937).

Bacq, Z. M.: The effect of sympathectomy on sexual functions, lactation, and the maternal behavior of the albino rat. Amer. J. Physiol. **99**, 444 (1932). — **Bargmann, W.**: Histologie und mikroskopische Anatomie des Menschen, Bd. II. Stuttgart: Georg Thieme 1951. ~ Das Zwischenhirn-Hypophysensystem, S. 81—83. Berlin: Springer 1954. — **Barnes, J.**: Hormonal inhibition of lactation. Brit. Med. Bull. **5**, 167 (1947). — **Barsantini, J. C.**, **G. Masson** et **H. Selye**: Effets des stéroides sur la lactation. Rev. canad. de Biol. **5**, 407 (1946). — **Beall, D.**, and **T. Reichstein**: Nature (Lond.) **142**, 479 (1938). — **Bergman, A. J.**, and **C. W. Turner**: Extraction, separation, and concentration of some anterior pituitary hormones. Res. Bull. Mo. Agricult. Exper. Stat. **1942**, No 356. — **Blaxter, K. L.**: Stimulation of the milk production of dairy cows by feeding thyroid-active iodinated proteins. Nature (Lond.) **152**, 751 (1943). ~ The effect of iodinated protein feeding on the lactating cow. I. The effects of preparations of low activity and of iodinated ardein. J. of Endocrin. **4**, 237 (1945a) u. 266 (1945b). — **Bradbury, J. T.**: Uterine distension and lactation. Endocrinology **29**, 393 (1941).~ Ovarian influence on the response of the anterior pituitary to estrogens. Anat. Rec. **94**, 6 (1946). — **Brown-Séquard, M.**: Des effects produits chez l'homme par des injections souscutanées d'un liquide retiré des testicules frais de cobaye et de chien. C. r. Soc. Biol. Paris **41**, 415, 420 (1889). — **Brown-Séquard, M.**, et **A. d'Arsonval**: Recherches sur les extraits liquides rétirés des glandes. Arch de Physiol. **23**, 491 (1891).

Cannon, W. B., and **E. M. Bright**: A belated effect of sympathectomy on lactation. Amer. J. Physiol. **97**, 319 (1931). — **Chamberlin, T. L.**, **W. U. Gardner** and **E. Allen**: Local responses of the sexual skin and mammary glands of monkey to cutaneous applications of estrogen. Endocrinology **28**, 753 (1941). — **Chamorro, A.**: Action de la progesterone seule sur la glande mammaire. C. r. Soc. Biol. Paris **138**, 453 (1944). — **Cowie, A. T.**, and **S. J. Folley**: Effect of adrenalectomy and anterior pituitary injections on mammary development. Nature (Lond.)

154, 302 (1944). ~ The role of the adrenal cortex in mammary development and its relation to the mammogenic action of the anterior pituitary. Endocrinology 40, 274 (1947).

Dandy, W.: J. Amer. Med. Assoc. 114, 312 (1940). — **Day, F. T.,** and **J. Hammond jr.:** J. Agricult. Sci. 35, 150 (1945). — **De Fremery, P.:** Arch. néerl. Zool. 3, Suppl., 48 (1938). — **Dempsey, E. W.,** and **U. Uotila:** The effect of pituitary stalk section upon reproductive phenomena in the female rat. Endocrinology 27, 573 (1940). — **Desclin, L.:** Influence of hypophyseal stalk section on milk secretion in the white rat. C. r. Soc. Biol. Paris 134, 267 (1940). — **Donahue, J. K.:** Studies on experimental lactation in the rabbit. Physiologic. Zool. 7, 479 (1934). — **Drummond-Robinson, G.,** and **S. A. Asdell:** The relation between the corpus luteum and the mammary gland. J. of Physiol. 61, 608 (1926).

Ehrhardt, K.: Über das Laktationshormon des Hypophysenvorderlappens. Münch. med. Wschr. 1936, II, 63. — **Ehrhardt, K.,** u. **Kittel:** Zur Behandlung hypophysärer Störungen durch Hypophysenimplantation. Z. klin. Med. 1937, 246.. — **Ehrhardt, K.,** u. **Voller:** Untersuchungen über das Laktationshormon des Hypophysenvorderlappens. Endocrinology 22, 19—24 (1939). — **Ehrhardt, K., Wiesbacher** u. **Foscaneanu:** Hypophysenvorderlappenimplantation bei Rhesusaffen. Endocrinology 1929. — **Evans, H. M., M. E. Simpson, W. R. Lyons** and **K. Turpeinen:** Anterior pituitary hormones which favor the production of traumatic uterine placentomata. Endocrinology 28, 933 (1941). — **Evans, H. M., M. E. Simpson** and **K. Turpeinen:** Stimulation of deciduomata around threads on administration of lactogenic and adrenocorticotropic hormone. Anat. Rec., Suppl. 70, 26 (1938).

Fawns, H. T., S. J. Folley and **F. G. Young:** J. of Endocrin. 4, 205 (1945). — **Folley, S. J.:** Effects of oestrogens on lactation. Lancet 1941, 40. ~ Non-effect of massive doses of progesterone and desoxycorticosterone on lactation. Nature (Lond.) 150, 266 (1942). ~ The hormonal control of lactation. J. Roy. Soc. Arts. 93, 114 (1944). — Endocrine control of the mammary gland. II. Lactation. Brit. Med. Bull. 5, 135 (1947). ~ The nervous system and lactation. Brit. Med. Bull. 5, 142 (1947). — **Folley, S. J., A. Guthkelch** and **S. Zuckerman:** The mammary gland of the rhesus monkey under normal and experimental conditions. Proc. Roy. Soc. Lond., Ser. B 126, 469—491 (1939). — **Folley, S. J.,** and **S. K. Kon:** The effect of sex hormones on lactation in the rat. Proc. Roy. Soc. Lond., Ser. B 124, 476 (1938). **Folley, S. J.,** and **F. H. Malpress:** J. of Endocrin. 4, 1 (1944a). ~ Artificial induction of lactation in bovines by oral administration of synthetic estrogens. J. of Endocrin. 4, 23 (1944b). ~ Hormonal control of lactation. In G. Pincus u. K. V. Thimann, Academic Press. New York 1948. — **Folley, S. J., F. H. Malpress** and **F. G. Young:** Induction of lactation in goats and cows with synthetic oestrogens and anterior pituitary extracts. J. of Endocrin. 4, 181 (1945). — **Folley, S. J., D. L. Stewart** and **F. G. Young:** Artificial induction of lactation in bovines by oral administration of synthetic estrogens. J. of Endocrin. 4, 43 (1944). — **Folley, S. J., H. M. Watson** and **A. C. Bottomley:** Induction of lactation in goats with diethylstilbestrol dipropionate. J. of Physiol. 98, 15 (1940). ~ Studies on experimental teat and mammary development and lactation in the goat. J. Dairy Res. 12, 241 (1941). — **Folley, S. J.,** and **P. White:** Proc. Roy. Soc. Lond., Ser. B 120, 346 (1936). — **Folley, S. J.,** and **F. G. Young:** Chem. a. Ind. 56, 96 (1937). ~ Biochemic. J. 33, 192 (1939). ~ J. of Endocrin. 2, 226 (1940). ~ Nature (Lond.) 148, 563 (1941a). ~ Lancet 1941 I, 380. ~ J. of Endocrin. 4, 193 (1945). — **Frankl, O.:** Relation between placenta and the secretion of milk. Amer. J. Obstetr. 6, 399 (1923). — **Freud, J.,** and **J. A. Wijsenbeck:** Reflexes controlling lactation. Acta brev. neerl. Physiol. 8, 11 (1938).

Gardner, W. U., G. M. Smith, E. Allen and **L. C. Strong:** Cancer of the mammary glands induced in male mice receiving estrogenic hormone. Arch. of Path. 21, 265 (1936). — **Gardner, W. U.,** and **A. White:** Mammary growth in the hypophysectomized male mice. Anat. Rec. 82, 16 (1942). — **Glebina, E. I.:** Die Struktur des Euters der Kuh in der Periode der Lactation und des Trockenstehens. Isz. Akad. Nauk SSSR., Ser. Biol. 1956, Nr 1, 116—128 (russisch). — **Gomez, E. T.,** and **C. W. Turner:** Further evidence for a mammogenic hormone in the anterior pituitary. Proc. Soc. Exper. Biol. a. Med. 37, 607 (1938). — **Graham jr., W. R.:** The action of thyroxin on the milk and milk fat production of cows. Biochemic. J. 28, 1368 (1934). — **Green, J. D.,** and **G. W. Harris:** The neurovascular link between the neurohypophysis and adenohypophysis. J. of Endocrin. 5, 136 (1947). — **Greene, R. R.:** Uterine distention and lactation in the rat. Endocrinology 29, 1026 (1941). — **Greep, R. O.,** and **H. E. Stavely:** "Mammogen" and the treatment of spayed hypophysectomized rats with lipoid extracts of cattle pituitary. Endocrinology 29, 18 (1941). — **Gregoire, Ch.:** Factors involved in maintaining involution of the thymus during suckling. J. of Endocrin. 5, 68 (1947a). ~ Failure of lactogenic hormone to maintain pregnancy involution of the thymus. J. of Endocrin. 5, 115 (1947b). — **Grueter, F.:** Antérieur de l'hypophyse. Contribution à l'étude du fonctionnement du lobe. C. r. Soc. Biol. Paris 98, 1215 (1928).

Hamblen, E. C.: Endocrine gynecology. Springfeld: Ch. C. Thomas 1940. ~ Endocrinology of woman. Springfield: Ch. C. Thomas 1945. — **Hammond, J.:** The physiology of reproduction in the cow. Cambridge 1927. — **Hammond jr., J.,** and **F. T. Day:** Oestrogen treatment of cattle: induced lactation and other effects. J. of Endocrin. 4, 53 (1944). — **Hartman, C. G., C. F. Geschickter** and **H. Speert:** Effects of continuous estrogen administration in very large dosages. Anat. Rec. 79, Suppl. 2, 31 (1941). — **Hartman, C. G.,** and **H. Speert:** Action of progesterone on the genital organs of the unprimed rhesus monkey. Endocrinology 29, 639 (1941). — **Herman, H. A., W. R. Graham jr.** and **C. W. Turner:** The effect of thyroid and thyroxine on milk secretion in dairy cattle. Res. Bull. Mo. Agricult. Exper. Stat. 1938, No 275. — **Herold, L.:** Effect of hypophyseal stalk section on lactation. Arch. Gynäk. 168, 534 (1939). — **Hess, W. R.:** Das Zwischenhirn, Syndrome, Lokalisationen, Funktionen. Basel: Benno Schwabe & Co. 1949. — **Heuverswyn, J. van, S. J. Folley** and **W. U. Gardner:** Mammary growth in male mice receiving androgens, estrogens and desoxycorticosterone acetate. Proc. Soc. Exper. Biol. a. Med. 938, 389. — **Hohlweg, W.:** Veränderungen des Hypophysenvorderlappens und des Ovariums nach Behandlung mit großen Dosen von Follikelhormon. Klin. Wschr. 1934, 92. — **Holst, S.,** and **C. W. Turner:** Lactogen content of the anterior pituitary of growing rabbits and guinea pigs. Proc. Soc. Exper. Biol. a. Med. 41, 198 (1939a). ∼ Lactogen content of pituitary of pregnant and lactating rabbits and guinea pigs. Proc. Soc. Exper. Biol. a. Med. 42, 479 (1939b). — **Houssay, B. A.:** Influencia de la hipofisaria sobre la prenz y la secrecion lactea en las perras. Rev. Soc. argent. Biol. 2, 196 (1935). — **Hurst, V., R. P. Reece** and **J. W. Bartlett:** J. Dairy Sci. 23, 536 (1940).

Jack, E. L., and **S. J. Bechdel:** A study of the influence of thyroxin on milk secretion. J. Dairy Sci. 18, 195 (1935). — **Jacobsohn, D.,** u. **A. Westman:** Acta physiol. scand. (Stockh.) 2, 284 (1945). — **Jones, T. S. G.:** Blood constituents and milk secretion as influenced by thyroxine. J. Soc. Chem. Industr. (Lond.) 54, 928 (1935).

Kay, H. D.: Biochemistry of milksecretion. Brit. Med. Bull. 5, 149 (1947). — **Klein, L. T.:** Treatment of agalactia in sterile cows and heifers by implantation of stilbestrol. Univ. Penn. Bull. (Vet. Ext. Quart. 101.) 46, 22 (1946). — **Koella, W.:** Die Bedeutung der Harnsekretion durch hypothalamische Reizung. Helvet. physiol. Acta 7, 498—514 (1949). ∼ Die Bedeutung des Hypophysenzwischenhirnsystems für die Wasserausscheidung. Schweiz. med. Wschr. 1951, Nr. 33 u. 34.

Lacassagne, A., and **A. Chamorro:** Consequences de l'hypophysectomie chez des souris sujettes au carcinome mammaire, traitées par hormone oestrogene. C. r. Soc. Biol. Paris 131, 1077 (1939). — **Landingham, A. H. van, H. O. Henderson** and **C. E. Weakley:** The effect of iodinated casein (protamone) on milk and butterfat production and on the ascorbic acid content of the milk. J. Dairy Sci. 27, 385 (1944). — **Laqueur, G. L.:** Effects of testosterone propionate on the mammary glands of female albino rats. Endocrinology 32, 81 (1943). — **Leonard, S. L.:** Stimulation of mammary glands in hypophysectomized rats by estrogen and testosterone. Endocrinology 32, 229 (1943). — **Leonard, S. L.,** and **R. P. Reece:** Failure of steroid hormones to induce mammary growth in hypophysectomized rats. Endocrinology 30, 32 (1942). — **Levin, L.:** The fecal excretion of estrogens by pregnant cows. J. of Biol. Chem. 157, 407 (1945). — **Lewis, A. A.,** and **C. W. Turner:** Effect of stilbestrol on the mammary gland. Ann. Proc. Amer. Soc. Anim. Prod. P. 63. 1940. ∼ Effect of stilbestrol on the mammary gland of the mouse, rat, rabbit and goat. J. Dairy Sci. 24, 845 (1941). ∼ The effects of stilbestrol and anterior pituitary extract upon lactation in goats. J. Dairy Sci. 25, 895 (1942a). ∼ Mammogen and unilateral mammary growth in the rabbit. Endocrinology 30, 965 (1942b). — **Li, C. H., W. R. Lyons** and **H. M. Evans:** Electrophoretic study of pituitary lactogenic hormone. Science (Lancaster, Pa.) 90, 622 (1939). ∼ Studies on pituitary lactogenic hormone. VI. Molecular weight of the pure hormone. J. of Biol. Chem. 140, 43 (1941). — **Linzell, J. J.:** Some observations on the contractile tissue of the mammary glands. J. of Physiol. 130, 257—267 (1955). — **Litt, S.:** Autotransplantation of placenta to the anterior chamber of the eye and its effects on lactation. Amer. J. Obstetr. 26, 37 (1933). — **Ludwig, V.,** u. **P. v. Mutzenbecher:** Die Darstellung von Thyroxin, Monojodthyroxin und Dijodthyroxin. Hoppe-Seylers Z. 258, 195 (1939). — **Lyons, W. R.:** The direct mammotrophic action of lactogenic hormone. Proc. Soc. Exper. Biol. a. Med. 51, 308 (1942). ∼ Lobule-Alveolar mammary growth induced in hypophysectomized rats by injections of ovarian and hypophyseal hormones. Essays in Biology, S. 317. University a California Press 1943. — **Lyons, W. R.,** and **D. A. McGinty:** Effects of estrone and progesterone on male rabbit mammary glands. I. Varying doses of progesterone. Proc. Soc. Exper. Biol. a. Med. 48, 83 (1941). — **Lyons, W. R.,** and **R. J. Pencharz:** Reactions of mammary glands of normal and hypophysectomized male guinea pigs to female sex hormone. Proc. Soc. Exper. Biol. a. Med. 33, 589 (1936). — **Lyons, W. R.,** and **Y. Sako:** Direct action of estrone on the mammary gland. Proc. Soc. Exper. Biol. a. Med. 44, 398 (1940). — **Lyons, W. R., M. E. Simpson** and **H. M. Evans:** Influence of lactogenic preparations on mammary glands and the time of vaginal opening in young rats. Proc. Soc. Exper. Biol. a. Med. 48, 634 (1941). ∼ Lobule-alveolar growth in hypophysectomized rats. Anat. Rec. 82, 430 (1942).

MacBryde, C. M.: The production of breast growth in the human female. J. Amer. Med. Assoc. 112, 1045 (1939). — **Malandra, Br.,** u. **S. Corbetta:** La sostanza Gomori-positiva della neuroipofisi del ratto dopo surrenectomia e trattamento con corticoidi surrenali e sale. Z. Zellforsch. **39**, 318—327 (1953). — **McPhail, M. K.:** Proc. Roy. Soc. Lond., Ser. B **117**, 34 (1935a); **1935**b, 45. — **McShan, W. H.,** and **H. E. French:** The chemistry of the lactogenic hormone. J. of Biol. Chem. **117**, 111 (1937). — **Meites, J.,** and **C. W. Turner:** Unpublished 1942. ～ Lactogenic content of pituitaries of pseudopregnant rabbits. Proc. Soc. Exper. a. Med. Biol. **49**, 193 (1942a). ～ Effect of estrone on lactogen content in pituitary and blood of male rabbits. Proc. Soc. Exper. Biol. a. Med. **49**, 190 (1942b). ～ Studies concerning the mechanism controlling the initiation of lactation of parturition. I. Can estrogen supress the lactogenic hormone of the pituitary? Endocrinology **30**, 711 (1942a). ～ II. Why lactation is not initiated during pregnancy? Endocrinology **30**, 719 (1942a). ～ III. Can estrogen account for the precipitous increase in the lactogen content of the pituitary following parturition? Endocrinology **30**, 726 (1942a). ～ IV. Influence of suckling on lactogen content of pituitary of postpartum rabbits. Endocrinology **31**, 340 (1942b). ～ Studies concerning the induction and maintenance of lactation. I. The mechanism controlling the initiation of lactation at parturition. Res. Bull. Mo. Agricult. Exper. Stat. **1947**a, No 415. ～ Effect of thiouracil and estrogen on lactogenic hormone and weight of pituitaries of rats. Proc. Soc. Exper. Biol. a. Med. **64**, 388 (1947b). ～ Studies concerning the induction and maintenance of lactation. II. The normal maintenance and experimental inhibition and augmentation of lactation. Mo. Res. Bull. Agricult. Exper. Stat. **1948**, No 416. — **Mixner, J. P., A. J. Bergman** and **C. W. Turner:** Relation of mammogenic lobule-alveolar growth factor of the anterior pituitary to other anterior pituitary hormones. Endocrinology **31**, 461 (1942). — **Mixner, J. P., J. Meites** and **C. W. Turner:** The stimulation and inhibition of milk secretion in goats with diethylstilbestrol. J. Dairy Sci. **27**, 957 (1944). — **Mixner, J. P.,** and **C. W. Turner:** Influence of local applications of turpentine on mammary gland growth and involution. Proc. Soc. Exper. Biol. a. Med. **46**, 437 (1941). ～ The mammogenic hormones of the anterior pituitary. II. The lobule-alveolar growth factor. Res. Bull. Mo. Agricult. Exper. Stat. **1943**, No 378. — **Müller, L. R.:** Lebensnerven und Lebenstriebe. Berlin: Springer 1931.

Nelson, W. O.: Effect of pituitary implants on the mammary glands of hypophysectomized rats. Anat. Rec. **70**, Suppl., 117 (1938b). ～ The effect of thyroidectomy upon lactation. Proc. Amer. Physiol. Soc. **1939**, 176.～ The effect of hypophyseal implants on the development of the mammary gland. Anat. Rec. **73**, Suppl. 2, 39 (1939). ～ The relation of the adrenal cortex to the production of sex hormones. Twenty-fifth annual meeting and scientific session of association for the study of internal secretions. May 2, 3, p. 24. 1941a. ～ Production of sex hormones in the adrenals. Anat. Rec. 81, Suppl. 1, 97 (1941b). — **Novak, E.:** The physiology of the endocrines in pregnancy, lactation and the puerperium. J. Clin. Endocrin. **3**, 274 (1943).

Ott, I., and **J. C. Scott:** The action of infundibulin upon the mammary secretion. Proc. Soc. Exper. Biol. a. Med. 8, 48 (1910).

Parkes, A. S.: The functions of the corpus luteum. III. Factors concerned in the development of the mammary glands. Proc. Roy Soc. Lond., Ser. B **104**, 189 (1929). — **Parkes, A. S.,** ad **R. M. Glover:** J. of Endocrin. 4, 90 (1944). — **Pincus, G.:** Assay of ovarian hormones. In G. Pincus u. K. V. Thimann, The hormones. New York: Academic Press 1948.

Ralston, N. P., W. C. Cowsert, A. C. Ragsdale, A. T. Herman and **C. W. Turner:** The yield and composition of the milk of dairy cows and goats as influenced by thyroxine. Res. Bull. Mo. Agricult. Exper. Stat. **1940**, No 317. — **Ranson, J. W., C. Fisher** and **W. R. Ingram:** Effects of lesion in the hypothalamus in cats. Amer. J. Physiol. **109**, 57 (1934). ～ Adiposity and diabetes mellitus in a monkey with hypothalamic lesions. Endocrinology **23**, 175 (1938).～ The hypothalamico-hypophyseal mechanism in diabetes insipidus. Res. Publ. Assoc. Res. Nerv. a. Ment. Dis. **17**, 410—432 (1938). — **Ranson, S. W.,** u. **H. W. Magoun:** The hypothalamus. Erg. Physiol. **41**, 56—163 (1939). — **Ravina, A.:** L'influence des hormones sur la lactation. Presse méd. **1939**, 1442. — **Reece, R. P.:** Lactogen content of female guinea pig pituitary. Proc. Soc. Exper. Biol. a. Med. **42**, 54 (1939). ～ Initiation and maintenance of lactation in dairy heifers by hormone administration. Proc. Soc. Exper. Biol. a. Med. **52**, 145 (1943). ～ The influence of a synthetic thyroprotein when fed to dairy cows over a three week period. J. Dairy Sci. **27**, 545 (1944). ～ The influence of a synthetic thyroprotein when fed to dairy cows over an extended period. J. Dairy Sci. **30**, 313 (1947). — **Reece, R. P.,** and **J. A. Bivins:** Progesterone effect on pituitary lactogen content and on mammary glands of ovariectomized rats. Proc. Soc. Exper. Biol. a. Med. **49**, 582 (1942). — **Reece, R. P.,** and **J. H. Leathem:** Growth of mammary glands of hypophysectomized rats following estrogen and lactogen administration. Proc. Soc. Exper. Biol. a. Med. **59**, 122 (1945). — **Reece, R. P.,** and **S. L. Leonard:** Further evidence for a mammogenic factor in the rat hypophysis. Proc. Soc. Exper. Biol. a. Med. **42**, 200 (1939).～ Effect of estrogens, gonadotropins and growth hormone on mammary glands of hypophysectomized rats. Endocrinology **29**, 297 (1941). — **Reece, R. P.,** and **C. W. Turner:** The lactogenic and thyrotropic hormone content of the anterior lobe of the pituitary gland. Res. Bull. Mo. Agricult. Exper.

Stat. **1937**, No 266. — **Reineke, E. P.**: J. Dairy Sci. **25**, 701 (1942). ∼ J. Dairy Sci. **26**, 750 (1943). — **Reineke, E. P.**, and **C. W. Turner**: Increased milk and fat production following the feeding of artificially formed thyroprotein (thyrolactin). J. Dairy Sci. **25**, 393 (1942a). ∼ Res. Bull. Mo. Agricult. Exper. Stat. **1942**b, No 355. — **Riddle, O.**: Lactogenic and mammogenic hormones. J. Amer. Med. Assoc. **115**, 2276 (1940). — **Riddle, O.**, and **R. W. Bates**: The preparation, assay and actions of lactogenic hormone. In E. Allen, sex and internal secretions, 2. Aufl. Baltimore: Williams & Wilkins Company 1939. — **Riddle, O.**, **R. W. Bates** and **S. W. Dykshorn**: Prolactin, a new and third hormone of the anterior pituitary. Anat. Rec. **54**, 25 (1932). ∼ The preparation, identification and assay of prolactin- a hormone of the anterior pituitary. Amer. J. Physiol. **105**, 191 (1933). — **Robinson, M.**: Clinical treatment of hypogalactia by hormonal methods. Brit. Med. Bull. **5**, 164 (1947).

Samuels, R., R. M. Reineke and **W. E. Petersen**: Relation of nutrition to mammary growth after estradiol administration to hypophysectomized rats. Proc. Soc. Exper. Biol. a. Med. **46**, 379 (1941). — **Scharf, G.**, and **W. R. Lyons**: Effects of estrogene and progesterone on male rabbit mammary glands. Proc. Soc. Exper. Biol. a. Med. **48**, 86 (1941). — **Selye, H.**: The effect of progesterone on the mouse ovary as influenced by gestation. Anat. Rec. **75**, 59 (1939). ∼ Activity of progesterone in spayed females not pretreated with estrin. Proc. Soc. Exper. Biol. a. Med. **43**, 343 (1940a). ∼ The effect of chronic progesterone overdosage on the female accessory sex organs of normal, ovariectomized rats. Anat. Rec. **78**, 253 (1940b). ∼ Textbook of endocrinology. 1947—1950. — **Selye, H., A. Borduas** and **G. Masson**: Endocrinology **30**, 71 (1942). — **Selye, H.**, and **T. McKeown**: Further studies on the influence of suckling. Anat. Rec. **60**, 323 (1934). ∼ **Simeone, F. A.**, and **J. F. Ross**: The effect of sympathectomy on gestation and lactation in the cat. Amer. J. Physiol. **122**, 659 (1938). — **Smith, G. van**, and **O. W. Smith**: The inhibition of lactation in rabbits with large amounts of oestrin. Amer. J. Physiol. **103**, 356 (1933). ∼ Pituitary stimulating property of stilbestrol as compared with that of estrone. Proc. Soc. Exper. Biol. a. Med. **57**, 198 (1944). — **Smith, J. A.**, and **N. N. Dastur**: The secretion of milk fat. III. The effect of thyroxine administration on the blood lipids and the nature of the milk fat. Biochemic. J. **34**, 1093 (1940). — **Smithcors, J. F.**, and **S. L. Leonard**: Limited effects of certain steroid hormones on mammary glands hypophysectomized rats. Proc. Soc. Exper. Biol. a. Med. **54**, 109 (1943). — **Speert, H.**: Mode of action of estrogens on the mammary gland. Science (Lancaster, Pa.) **92**, 461 (1940a). ∼ Hyperplastic mammary nodules in the castrate female rhesus monkey. Bull. Johns Hopkins Hosp. **67**, 189 (1940b). — **Spriggs, D. N.**: Vet. Rec. **57**, 519 (1945). — **Stricker, P.**, et **F. Grueter**: Action du lobe antérieur de l'hypophyse sur la montée laiteuse. C. r. Soc. Biol. Paris **99**, 1078 (1928). ∼ Recherches expérimentales sur les fonctions du lobe antérieur de l'hypophyse: influence des extraits du lobe antérieur sur l'appareil génital de la lapine et sur la montée laiteuse. Presse med. **37**, 1268 (1929).

Trentin, J. J., and **C. W. Turner**: Oral effectiveness of the dimethyl esther of diethylstilbestrol and of various steroid hormones on the mammary glands of mice and rabbits. Res. Bull. Mo. Agricult. Exper. Stat. **1948**, No 411. — **Turner, C. W.**: The mammary gland, chap. XI. In E. Allen, Danforth u. Doisy, sex and internal secretions, 2. Aufl. 1939 u. J. Dairy Sci. **23**, 535 (1940). — **Turner, C. W.**, and **W. D. Cooper**: Endocrinology **29**, 320 (1941). — **Turner, C. W., A. H. Frank, C. H. Lomas** and **C. W. Wibler**: A study of estrus producing hormone in the urine of cattle during pregnancy. Mo. Res. Bull. Agricult. Exper. Stat. **1930**, No 150. — **Turner, C. W.**, u. a.: J. Dairy Sci. **13**, 8 (1930). ∼ The development of the mammary gland as indicated by the initiation and increase in the yield of secretion. Res. Bull. Mo. Agricult. Exper. Stat. **1931**, No 156.

Verney, E. B.: The antidiuretic hormone and the factors which determine its release. Proc. Roy. Soc. Lond. **135**, 27—106 (1947). — **Voss, H. E.**: Erg. Physiol. **44**, 96 (1941).

Walker, S. M., and **A. J. Stanley**: Effect of diethylstilbestrol dipropionate on mammary development and lactation. Proc. Soc. Exper. Biol. a. Med. **48**, 50 (1941). — Anat. Rec. **78**, Suppl., 142 (1940). — **Waller, H. K.**: Lancet. **1943** I, 69. — **Weichert, C. K.**: Endocrinology **31**, 349 (1942). — **White, A.**: Preparation and chemistry of anterior pituitary hormones. Physiologic. Rev. **26**, 574 (1946). — **White, A., R. W. Bonsnes** and **C. N. H. Long**: Prolactin. J. of Biol. Chem. **143**, 447 (1942). — **White, A., H. R. Catchpole**, and **C. N. H. Long**: Crystalline protein with high lactogenic activity. Science (Lancaster, Pa.) **86**, 82 (1937). — **Williams, W. L.**: The effect of non-suckling and the non-removal of milk upon individual mammary glands in the lactating mouse. Yale J. Biol. a. Med. **14**, 201 (1941).

Young, F. G.: Biochemic. J. **32**, 656 (1938). — Endocrinology **26**, 345 (1940). — Biochemic. J. **39**, 515 (1945).

Zeckwer, I. T.: The histological changes in the pituitary caused by estrogen. Science **100**, 123 (1944a). ∼ Correlation of the alterations in mammary glands, pituitary body and ovaries of parabiotic rats. Arch. of Path. **38**, 99 (1944b). ∼ The passage of endogenous estrogen across the parabiotic union in rats. Endocrinology **38**, 249 (1946).

Nachtrag
zum Beitrag „Die Haut" von E. Horstmann.

Zur Elektronenmikroskopie der Epidermis.

Zwischen den Zellen des Stratum spinosum finden sich nach eigenen elektronenmikroskopischen Untersuchungen flächenhafte Kontaktstellen, in deren

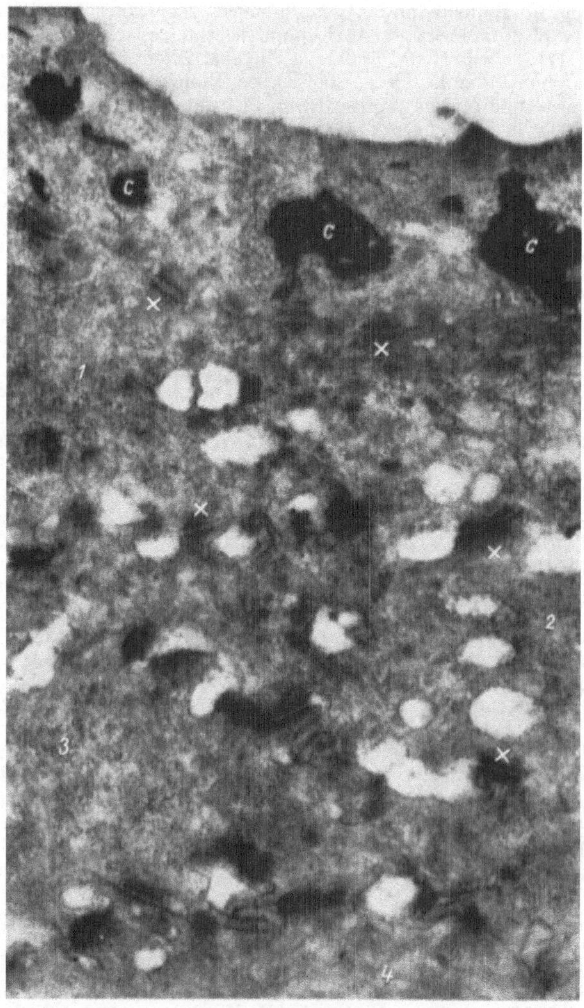

Abb. 208. Epidermis, Ratte. 1—4 Zellen des Stratum spinosum. C Keratohyalinkörnchen. ×, × Kontaktstellen der Epidermiszellen. (Osmium, Elektronenmikroskop. Vergr. 24000fach. Aufnahme Frau Dr. Knoop.)

Bereich die Saftspalten überbrückt werden, ohne daß die Grenzen zwischen den Nachbarzellen verschwinden. Die Zellmembranen sind an diesen Stellen besonders deutlich (Abb. 208) und durch Anlagerung elektronendichter Substanz auf der Innenseite der Membranen ausgezeichnet. Zwischen den Kontaktflächen liegt ein etwa 100 Å breiter Spalt, der dunkler erscheint als der übrige intercelluläre Raum (Abb. 209, 210). Der Spalt ist offenbar durch eine Kittsubstanz ausgefüllt, in der stellenweise eine etwas unscharfe Streifung senkrecht zur Zellmembran erkennbar ist. Diese Stellen erinnern an die Bilder von Kittlinien einschichtiger Epithelien[1].

Die Tonofibrillen erscheinen als Bündel paralleler etwa 50 Å dicker Fibrillen von geringer Elektronendichte. Die Bündel verlaufen im Cytoplasma in ver-

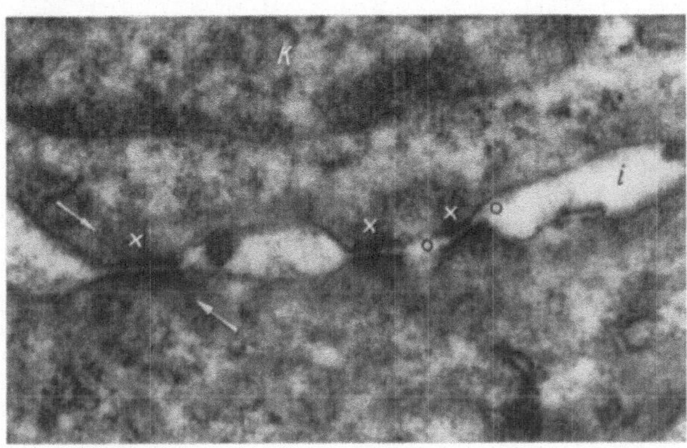

Abb. 209. Epidermis, Ratte. *i* Saftlücke zwischen zwei Zellen des Stratum spinosum. *K* Karyoplasma. ↓↑ Richtung zweier Tonofibrillenbündel. ×, × Kontaktstellen der Zellen. Zwischen o o senkrecht zur Zellmembran verlaufende Streifung der Kittsubstanz. (Osmium, Elektronenmikroskop. Vergr. 42000fach. Aufnahme Frau Dr. Knoop.)

schiedenen Richtungen, werden aber meistens in der Nähe der Zellmembran und parallel zu ihr angetroffen. Ein Bündel, das schräg oder senkrecht auf die Kontaktfläche zuläuft, wird oft durch ein Bündel der Nachbarzellen jenseits

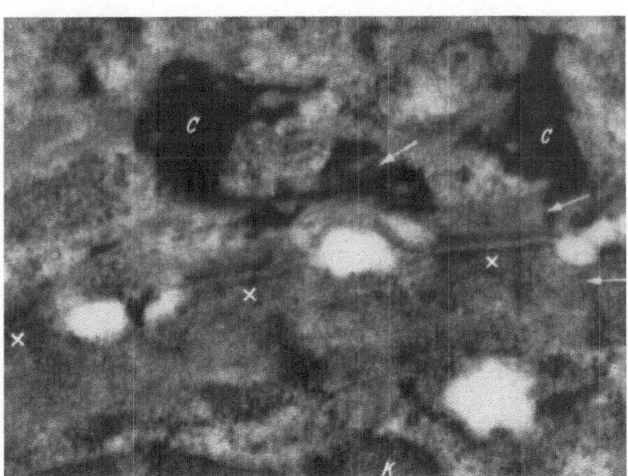

Abb. 210 wie 209. *C* Keratohyalin, *K* Karyoplasma. ×, × Kontaktstellen. In der Kittsubstanz der Kontaktstelle am linken Bildrand ist eine von Membran zu Membran ziehende Streifung sichtbar. ↑↑ zeigen die vorwiegend der Zelloberfläche entlanglaufenden Tonofibrillenbündel. (Technik und Vergr. wie Abb. 209).

des Spaltes in gleicher Richtung fortgesetzt, ohne daß ein Übergang der Fibrillen von einer Zelle in die nächste zu beobachten wäre (Abb. 209, 210). Im Lichtmikroskop ist die schmale Unterbrechung nicht sichtbar, zumal sich die Kontaktflächen mit den gleichen Färbungen darstellen wie die Tonofibrillen.

---

[1] Vgl. Vogel: Verh. dtsch. path. Ges. **1957**.

Im Stratum granulosum fallen unregelmäßig gebildete Körner verschiedener Größe und kräftiger Osmiophilie auf. Sie müssen wegen ihrer Lage und Verteilung als Keratohyalinkörnchen aufgefaßt werden. Die größten Körnchen sind 0,6—1,2 μ, die kleinsten 250—300 Å dick (Abb. 208, 209). Ihre unregelmäßige Form könnte durch Zusammensintern kleinerer Stücke bedingt sein. Wie die Abb. 209 zeigt, legt sich das Keratohyalin stellenweise den Tonofibrillenbündeln auf.

In Zellen, die dem Stratum lucidum entsprechen, findet sich eine feinfibrillierte Substanz, die das ganze Zellinnere gleichmäßig erfüllt. Die vollständig verhornten Zellen enthalten reticulär angeordnetes Material, das besonders an den Zellwänden verdichtet ist.

Namenverzeichnis.

(Die *kursiv* gedruckten Seitenzahlen beziehen sich auf die Literatur.)

Aavik, O. R. 113, *237*

Abarbanel, A. R. 449, *481*

Abderhalden, R. 99, *237*

Abel, J. J., u. W. S. Davis 81, *237*

— W. 235, *237*

Aberg, B. s. Frieberg, U. 66, *248*

Aberle, S. B. D. *461*

Abulafia, J. 9, *237*

Adachi, B. 94, *237*

Adair, F. E. s. Grant, R. T. *468*

Adler, R. *461*

Adolph, E. F. 103, *237*

— W. E., R. F. Baker u. G. M. Leiby 20, *237*

Agate, Fr. J. jr. *461*

Agostini, A. 127, *237*

Albert, A. s. Sprague, R. G. 99, *269*

— R. E., u. E. D. Palmes 103, *237*

Albertini, A. v. 9, 20, 31, *237*

Albright, F. 171, *237*

— P. H. Smith u. R. Fraser 171, *237*

— s. Klinefelter, H. F. *471*

Alden, R. H. s. Whitacre, F. E. 45, *274*

Alex, M. s. Lansing, A. J. 65, *256*

Alexanderson, B. s. Clausen, A. 105, *243*

Alexiu, M., u. O. Gantzoiu *461*

Algard, F. Th. 97, *237*

Algera, A. s. Schuringa, G. J. 161, *268*

Alkiewicz, J. 189, *237*

Allan, H., u. P. Wiles *461*

Allara, E. 68, 69, *237*

Allen, E. 441, *461*, *481*

— u. E. A. Doisy 441, *461*

— W. U. Gardner u. A. W. Diddle *461*

— s. Chamberlin, T. L. *464*, *481*

— s. Gardner, W. U. 442, *467*, *482*

— s. Turner, C. W. *479*

— W. M., u. G. P. Heckel 451, *481*

Alley, A. s. Reed, S. C. 169, *265*

Allgöwer, M. 236

— u. T. G. Blocker jr. 236, *237*

Allgöwer, M., u. B. W. D. Engley *237*

— G. M. Pomerat u. T. G. Blocker jr. 236, *237*

Alsberg, P. *461*

Altmann, R. *461*

Alverdes, K. 105, 120, *237*

Amerlinck, A. s. Goormaghtigh, N. *468*

Amersbach, R. s. Glaesner, E. *467*

Ancel, P., u. Bouin, P. 303, 441, *461*

— s. Bouin, P. *463*

Andersson, B. 460, *461*

Andreasen, E. 13, 168, 174, *237*

— u. J. Engelbreth-Holm 174, *237*

Andreewa, Z. A. *461*

Andrew, N. V. s. Andrew, W. 12, 13, *237*

— W. 12, 13, *237*

— u. N. V. Andrew 12, 13, *237*

Andrews, E., u. O. F. Kampmeier 408, 409, 434, 440, *461*

Anselmino, K. J., u. F. R. Hoffmann 441, 444, *461*

Apitz, K. 97, *237*

Arbenz, H. 51, *237*

Archibald, J. G. *481*

Argyris, T. S. 174, *237*

Aristoteles 170

Armen, D. s. Laden, E. L. 20, 70, 97, *255*

Arnold, J. 367, 375, *461*

Arnstein, C. *461*

Arvy, L. 68, *237*

Asboe-Hansen, G. 63, 66, 68, *237*

— u. K. Wersen 66, *238*

Aschheim, S., u. B. Zondek 442, 448, *481*

— s. Zondek, B. *481*

Aschner, B., u. C. Grigoriu *461*

Asdell, S. A. *461*

— H. J. Brooks, G. W. Salisbury u. H. R. Seidenstein 443, *461*

— u. J. Hammond *461*, *462*

— u. G. W. Salisbury *462*

— u. H. R. Seidenstein *462*

— s. Drummond-Robinson, G. 449, 451, *482*

Asimov, G. J., u. N. K. Krouze 456, *481*

— — M. Skaržinskaja, A. Mahova u. O. Fominskaja 456, *481*

Askanazy, M. 401, *462*

Astbury, W. T. 35, 36, 37, *238*

— s. Tunbridge, R. E. 65, *272*

Astwood, E. B. 443, *462*

— u. C. F. Geschickter *462*

— — u. E. O. Rausch 442, *462*

Athias, M. *462*

Atsugi, M. 215, *238*

Au, M. H. s. Lansing, A. J. 27, *256*

Auber, L., u. M. Burns 150, *238*

— s. Burns, M. 150, *242*

Auburtin, G. 174, *238*

Auchincloss, H., u. C. D. Haagensen *462*

— H. jr. s. Frantz, V. *467*

Aurell, G. 101, 105, *238*

Aykroyd, O. E., u. S. Zuckerman 53, 66, 67, *238*

Bab, H. *462*

Babcock, R. S. s. Suntzeff, V. *478*

Bachmann, R. *238*

Bacq, Z. M. 457, *481*

Baerfurth, D. *462*

Bahr, G. F. 65, *238*

Baier, W. 197, *238*

Bailey, E. E. s. Bissonnette, T. H. 164, *239*

Baitsch, H. 55, *238*

Baker 9, 128

— B. L. 169, 170, 171, *238*

— D. J. Ingle, C. H. Li u. H. M. Evans 18, 169, *238*

— u. W. L. Whitaker 169, *238*

— s. Castor, C. W. 18, *243*

— s. Whitaker, W. L. 169, *274*

— J. R. 23, 24, *238*

— R. F. s. Adolph, W. E. 20, *237*

Baldes, E. L. s. Gilje, O. 203, *248*

Baldridge, G. D. s. Flesch, P. 57, *247*

Balinsky, B. *462*

Sachverzeichnis.

514   Sachverzeichnis.

Corpus luteum-Hormon, Milch-
   drüse 441ff.
Corticotropes Hormon und
   Lactogen 453
Cortison 134
Cu-Ionen in der Epidermis 49
CUSHING-Syndrom 170
Cutane Gefäßnetze 198
Cuticularsaum, Schweißdrüsen
   106
Cutis, Milchdrüse 303
—, Milchdrüsenentwicklung
   300
Cutislamelle 54
Cutismesoderm 3
Cutisplatte 54
Cutiswall, Milchdrüse 283
Cyclische Sekretion, Milch-
   drüse 360ff.
— Veränderungen der Brust-
   drüse 339ff.
— — des Gesamtvolumens
   der Mamma 339
Cyclostomen, α-, β-Keratin 36
—, Hornzähne 26
—, Verhornung 27
Cystein 38ff.
Cystenbildung, männliche
   Brustdrüse 420
—, multiple Haarwurzeln 175
Cystin 37ff.
Cytochromoxydasen, Epider-
   mis 48
—, Melaningranula 97
Cytokrinie der Melanocyten 84
Cytologie, apokrine Drüsen
   112
—, ekkrine Drüsen 105ff.
—, Pigmentbildung 96ff.

Daumenschwielen, Anuren 29
Degenerative Veränderung
   elastischen Materials,
   Milchdrüse 406
Dehnbarkeit der Haut 73
Dehydrogenase, Haarwurzel
   166
„Dekapitation" der Zelle 308
— —, Milchdrüse 360
Delphin, Lederhaut 73
—, Melanocytenverteilung 95
Delphinapterus leucas, Haut-
   schichten 54
Dendritenzellen, Dendrocyten
   85, 87, 211
Desensibilisierte Mamillen 458
Desmosome 9
Desoxyribosenucleinsäure,
   Haarwurzel 166f.
—, Stratum granulosum 28
—, Verhornung 46
Desquamation, Milchdrüse 309
Desquamierte Epithelzellen,
   Collostrum 391
Diapedeseblutungen der Neu-
   geborenenmamma 316

Dichotomie, Milchdrüse 333
—, Milchdrüsenentwicklung
   305
Dictyosomen 23
Didelphyidae, Milchdrüse 280,
   282
Didelphys marsupialis 282
Diencephalon und Talg-
   produktion 134
Differenzierung des Milch-
   streifenmesenchyms 285
Diskordanz der Gewebe,
   männliche Brustdrüse 420f.
Disulfid-Bindung 37
Dopa 81ff.
Dopaoxydase 81f.
—, Melaningranula 97
Dopareaktion 81, 82
—, Epidermiszellen 85
Doppelbrechende Lipoide,
   a-Drüsen 113
— —, Talgdrüsen 129
— Substanz, Schweißdrüsen
   107
Doppelbrechung, Haarwurzel
   166f.
Dreihaargruppen 145
Druckkammern der Subcutis 75
Drüsenbaum der virginellen
   Milchdrüse 326
Drüsenbindegewebskörper 321
Drüsenfeld 279
—, männliche Brustdrüse 409
Drüsenfelder 282
Drüsenformen der e- und a-
   Drüsen 105f.
Drüsengänge, Mamille 424f.
Drüsenleisten, Entwicklung
   100f.
Ductus excretorius 305
— lactiferi 305
— sudorifer 109
Duftpinsel 135
Dunkle Zellen, Schweißdrüsen
   107
Durchblutung der Haut und
   Hormone 17

Echidna, Milchdrüse 279ff.
Eicosylalkohol, Talgdrüse 127
Einbau der Milchgänge 431
Eingekerbte Anlage der Milch-
   drüse 294
Einleitung der Lactation 448
Eisen, a-Drüsen 115
—, Melanin 81
—, Osmidrosis axillae 115
Eiweißkörper der Epidermis 35
Eiweißmangel, männliche
   Brustdrüse 423
Eiweißsekretion, Milchdrüse
   307f.
Ekkrine Drüsen 105ff.
— Schweißdrüsen, Areola 434
— —, Anordnung 146
— —, Ausführungsgang 109

Ekkrine Schweißdrüsen, Ent-
   wicklung 100ff.
— —, Geschlechtsunterschiede
   117
Ekzem und Calciumgehalt der
   Epidermis 49
Elastase der Haut 66
Elastische Fasern, Elektronen-
   mikroskopie 65
— —, erstes Erscheinen 54
— —, Haarbalg 157
— —, Milchdrüse 405
— Fasertextur, Milchgang
   406f.
— Sehnen, Flughaut von
   Vögeln 65
— —, Haarbalgmuskeln 78
— Zwischensehnen, Mamille
   427f.
Elastisches Material, Milch-
   drüse 387
Elastisch-muskulöses System,
   Mamille 430
Eleidin 35
Elektrische Ladung der Epi-
   dermis 51
Elektronenmikroskopie, Am-
   phibienepidermis 7
—, Basalmembran 70f.
—, Bindegewebsfasern 64f.
—, BIZZOZEROsche Knötchen 9,
   486
—, Epidermis 486ff.
—, Haar 161
—, Mastzellen 66
—, Melaningranula 97
—, Relief der Epidermiszellen
   30, 31
—, Spindelzellen des Haares 160
—, Talgdrüsen 128, 131
—, Tonofibrillen 19ff.
Elementarfibrillen, kollagene
   Fasern 64
Embryologie der Milchdrüse
   283ff.
Embryonale Epidermis 1ff.
Endbläschen der Milchdrüse
   302
Endocuticula, Haar 161
Entleerung der Schweißdrüsen
   103f.
Entwicklung, Basalmembran
   68f.
—, Corium 54ff.
—, Epidermis 1ff.
—, Grenzflächenrelief 95ff.
—, Haare 101, 137ff.
—, Hautsinnesorgane 209
—, Melanocyten 87
—, mesodermale Anteile der
   Milchdrüse 311
—, MONTGOMERYsche Drüsen
   438
—, Nagel 176f.
—, Schweißdrüsen 100ff.
—, Talgdrüsen 121ff.